国家科学技术学术著作出版基金资助出版

循证针灸治疗学

Evidence-based Acupuncture Therapeutics

主　编　杜元灏

副主编　黎　波　关　玲　熊　俊

编　委（以姓氏笔画为序）

万　欢　王　栩　付　梅　刘　倩　闫　超　李　丹
李　晶　李丹丹　李桂平　李海双　杨丽红　吴晓敏
邹蓓蕾　陈　然　胡亚才　施　静　骆雄飞　贾蓝羽
高　靓　崔景军　董　琦　颜雪珍

人民卫生出版社

图书在版编目（CIP）数据

循证针灸治疗学/杜元灏主编. —北京：人民卫生
出版社，2014

ISBN 978-7-117-17250-9

Ⅰ.①循… Ⅱ.①杜… Ⅲ.①针灸疗法 Ⅳ.①R245

中国版本图书馆 CIP 数据核字(2014)第 030799 号

| 人卫社官网 | www.pmph.com | 出版物查询，在线购书 |
| 人卫医学网 | www.ipmph.com | 医学考试辅导，医学数
据库服务，医学教育资
源，大众健康资讯 |

循证针灸治疗学

主　　编：杜元灏

出版发行：人民卫生出版社（中继线 010-59780011）

地　　址：北京市朝阳区潘家园南里 19 号

邮　　编：100021

E - mail：pmph @ pmph.com

购书热线：010-59787592　010-59787584　010-65264830

印　　刷：北京铭成印刷有限公司

经　　销：新华书店

开　　本：710×1000　1/16　　印张：46　　插页：2

字　　数：851 千字

版　　次：2014 年 12 月第 1 版　2014 年 12 月第 1 版第 1 次印刷

标准书号：ISBN 978-7-117-17250-9/R·17251

定　　价：158.00 元

打击盗版举报电话：010-59787491　E -mail：WQ @ pmph.com
（凡属印装质量问题请与本社市场营销中心联系退换）

主编简介

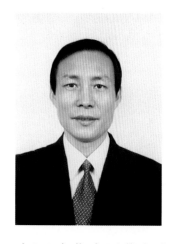

杜元灏，男，1964年1月出生。医学博士，教授、主任医师，博士生导师，天津市特聘教授滨海学者，天津市第八届青年科技奖获得者，中共天津市委组织部派遣第六批援藏干部。兼任全国针灸临床研究中心副主任，天津中医药大学针灸标准化研究所副所长；兼任中国针灸学会针法灸法分会副主任委员、中国针灸学会脑病科学专业委员会秘书长、急症专业委员会主任委员、天津市人民政府咨询专家；《中医杂志》、《中华中医药杂志》等多家杂志审稿专家，《美国针灸临床杂志》、《天津中医》、《陕西中医学院学报》及《现代中医药》等杂志编委，历任天津市政协委员、西藏昌都地区人民医院业务副院长、天津中医药大学第一附属医院科研处处长。长期从事针灸病谱研究和针刺治疗中风的微血管机制研究。先后主持国家科技部（"十一五"科技支撑计划项目"针灸适宜病症研究"）、国家自然科学基金、天津市自然科学基金、教育部及国家中医药管理局项目（"针灸疗法优势病种和作用的调查研究"）等国家及省部级科研项目10余项。近年来尤其在针灸病谱和循证针灸学的研究领域卓有成效，首次提出了"针灸病谱"及"针灸等级病谱"的概念，并建立了16个系统的循证等级针灸病谱和效能等级针灸病谱，成为我国针灸病谱研究的开拓者；本研究成果已被5部全国高等中医药院校规划教材引用，并被全国30余家高校及省部级医院所应用。首次提出了缺血性脑血管病发生发展的"微血管枢纽学说"，发现并命名了"高速低效振荡"现象；首次提出了郁证中医病机为"脑神失调，肝失疏泄"，创立了"调

神疏肝针刺法";提出了"肾精亏虚,脑肾失济"的围绝经期综合征中医病机新理论,创立了"调神益肾"针法。先后赴德国、日本、法国、奥地利、意大利等多个国家进行讲学及学术交流。主编全国高等中医药院校规划教材《针灸治疗学》及《针灸学》多部,另主编专著7部,其中2部专著先后获天津市科学技术协会科学著作出版基金及国家出版基金项目资助,参编学术著作10余部,国内外发表学术论文100余篇。先后获中华中医药学会科学技术一等奖1项、三等奖2项;获天津市自然科学二、三等奖各1项,天津市科技进步二等奖5项、三等奖6项;中国针灸学会科技进步三等奖1项。

编写说明

循证医学在现代临床研究与实践中扮演着越来越重要的角色。在循证医学的背景下,我们需要一种有别于传统的新的诊疗模式,即能够最大限度地利用科学研究为医生提供疾病诊疗的最佳证据,使患者获得当前最佳的治疗及从循证医学的发展中受益。因此,针灸学与循证医学的融合已成为必然趋势,应用循证医学的方法来分析总结当前针灸临床研究中的证据信息,建立循证针灸治疗学,才能为针灸临床的科学发展注入新的活力。

循证针灸治疗学是基于现阶段最好的针灸临床证据,严谨、科学地评价目前临床文献所报道的质量较高的针灸临床治疗方案,结合疾病亚型病理生理机制的不同制订方案,同时我们全面权衡治疗方案的利弊,综合考虑中医的传承特性,针灸学自身特色,以及疾病病理生理机制等多方因素,推荐出科学实用的针灸临床治疗方案,对于针灸临床诊疗有着较强的指导性。

1. 病种的选择　循证针灸治疗学旨在涵盖针灸疗法在病症防治中起到有益干预的所有病症,不论是只用针灸防治还是针灸为主或为辅助性防治手段,只要针灸干预治疗就能产生效果的病症。但这是一项长期的系统工程,需要分步骤完成,而且随着新证据的产生,循证针灸治疗学也是个动态的完善和补充过程。当前最紧要的任务是选择一些有代表性的病症作为切入点,进行临床证据的汇总和撰写。在确立病种时,参考了国家"十一五"科技支撑计划"针灸适宜病症研究"成果,即循证等级针灸病谱和效能等级针灸病谱,筛选病谱等级较高的病症,最终初步确定了 74 种针灸临床常见病症,按照世界卫生组织关于疾病和有关健康问题的国际统计分类(ICD10)进行系统和病症的分类,共涉及 16 个系统。在以后的研究中,我们将有计划地扩大循证针灸治疗学的病症范围。

2. 临床证据的检索及分级评价标准 临床实践要基于现有最好的临床证据。高质量的证据因其良好的试验设计,能最大可能减少偏倚和误差,且科学、客观地显示试验的真实性和可靠性,为临床治疗提供有益的信息和策略。我们全面收集了国内外针灸治疗的临床文献,按照循证医学证据等级进行逐级总结,提炼较高质量的证据信息,并进行分析总结。

(1)临床证据的检索:针对每一个选择的病种,我们广泛检索国内外相关数据库,主要数据库包括:国内有中国知网(CNKI 1978—2012)、中国生物医学文献数据库(CBM 1978—2012)、中文科技期刊文献数据库(VIP 1989—2012)、中国数字化期刊群(WF 1994—2012),其中中国知网包括会议论文和学位论文;国外检索有循证医学图书馆(Cochrane Library 2012 Ⅱ)、PubMed(1966—2012)、Embase(1966—2012)以及其他相关数据库。首先寻找相关高质量随机对照试验,国内追溯到 1978 年;国外追溯到 1966 年。我们是按照随机对照试验、观察性研究逐级检索,优先使用质量高、偏倚小的证据,具体检索策略按照 Cochrane Handbook 5.0 执行,检索日期截止到 2012 年 6 月 30 日。

(2)临床证据的分级评价标准:临床证据分级是按照论证强度将证据定性分成多个级别,并进一步定量评价证据利弊关系的一种方法。证据分级系统自从循证产生开始就不断变化和修正,从最初的"老五级"到"新五级"、"新九级"等分级体系,分级越来越多、越来越不易把握。而针灸临床证据主要分布在防治性研究领域,而且高级别证据不多、起步晚,低级别证据丰富、涵盖广。我们考虑针灸临床证据的实际情况,对新五级分类法进行一定改良,使其更适用于针灸临床文献的证据评价,具体证据评价信息见表 1。

表 1 改良的针灸临床证据分级标准

证据级别	研究类型:治疗或预防
1a	同质性 RCTs 的 SR 或 Meta 分析
1b	多中心大样本的 RCT
1c	单个真正的高质量(Jadad 评分 5~6 分)的 RCT,且可信区间窄

续表

证据级别	研究类型：治疗或预防
2a	同质性队列研究的 SR、同质性较差的 RCTs 的 SR 或 Meta 分析，较高质量的 RCT（Jadad 评分至少 3 分及以上）
2b	单个队列研究，Jadad 评分在 2 分的 RCT、及 Jadad 评分在 2 分及以上随机字样的对照试验
2c	仅提及随机字样的对照试验
3a	病例对照研究的 SR
3b	单个病例对照研究、非随机对照试验
4	病例系列观察 低质量的队列研究或病例对照研究
5	专家意见或经验

　　为了更进一步细化对证据质量的评价，我们采用改良的 Jadad 量表进行质量评估。需要说明的是，多中心随机对照试验在针灸领域尚属起步阶段，但研究意义重大，所以我们把具备合适样本量的多中心随机对照试验也列为 1b 级证据；为了更好地区分 RCT 的质量等级，将单个真正高质量（Jadad 评分 5～6 分）并且可信区间窄的 RCT 设为 1c 级证据；将较高质量（Jadad 评分至少 3 分及以上）的 RCT 设为 2a 级证据，而 2b 级证据为 Jadad 评分在 2 分的 RCT，随机字样的对照试验 Jadad 评分在 2 分及以上；2c 级证据为仅提及随机字样的对照试验。病例对照研究的 SR 设为 3a 级；单个病例对照研究、非随机对照试验设为 3b 级证据。本次临床证据收集依据从高原则，依次从高质量向低质量筛选，当高质量证据不充分或不适宜时则考虑筛选下一级别证据，但最终筛选的证据级别在 2 级及以上，以避免证据质量的级别过低影响方案的可靠性。上述界定是为了在执行该标准时有更好的操作性。

　　3. 编写体例　在编写体例上，我们既参考了西医《循证内科学》等的编写体例，又根据针灸治疗学自身的特点进行了创新，每一病症都以统一的格式进行论述。首先以表格的总结方式提出针灸治疗方案推荐意见，以后则分别从如下几个方面进行介绍，即临床流行病学资料、临床评估与诊断、针灸治疗效能等级与治疗目标、针灸治疗流程与推荐方案、影响针灸疗效因素、针灸治疗的环节和机制、预后、代表性临床试验以及附表(其他相关知识信息)。

(1) 针灸治疗方案推荐意见:是每个疾病循证针灸治疗的最重要内容。推荐意见主要根据每个治疗方案的临床证据等级强度而制定。根据目前针灸临床证据的实际情况,本次在制定推荐意见时作出以下规定:

1) 首先将证据按照Ⅰ级、Ⅱ级证据划分为两个大类,源于Ⅰ级证据的针灸治疗方案,均以"推荐以下方案可应用于某病的治疗"来描述;源于Ⅱ级证据的针灸治疗方案,均以"建议以下方案可试用于某病的治疗"来描述,通过语气的强弱,体现出证据的强弱。

2) 根据Ⅰ级、Ⅱ级证据中各自又划分的3个亚型证据(1a、1b、1c及2a、2b、2c),又进一步对推荐或建议意见的强度进行区分,凡来源于a级证据者,即以"强力推荐(或建议)某方案可应用(或试用)于某病的治疗"来描述;源于b级证据者,以"较强推荐(或建议)某方案可应用(或试用)于某病的治疗"来描述;源于c级证据者,以"弱度推荐(或建议)某方案可应用(或试用)于某病的治疗"来描述。

(2) 临床流行病学资料:检索最新的文献,主要对该病的概念以及发病率或患病率等临床流行病学信息进行介绍。

(3) 临床评估与诊断:临床评估是指医生全面收集患者病史、症状、相关检查等相关可靠信息,综合考虑后对患者的疾病作出诊断,对病变程度进行评价。临床评估是疗效获得的先决条件,正确的临床评估的重要性在于针对目前患者实际状况的评判,从而科学合理地选择治疗方案,以及对预后的远期判断。本书参考国外国内最新的临床治疗指南,以图表形式简明扼要地列出可疑病史、鉴别诊断、典型症状、特异性指征、必要特殊检查、需要注意的问题,以及疾病的分型和严重程度的分级等临床诊断中的重要信息。读者借鉴于此有助于作出正确的诊断和评估。

(4) 针灸治疗效能等级与治疗目标:针灸效能就是指依靠针灸刺激实现其治疗病症的最佳效价的总体趋势。针灸治疗疾病大致有4种结局,即临床治愈、症状的整体好转、缓解部分症状和基本无效。而在同一种疾病的不同亚型或者不同的介入时间,其针灸的效能等级也会有不同程度的差别,为了进一步对针灸治疗有关病症的效能总趋势和针灸选用情况进行分析归纳,在国家"十一五"科技支撑计划"针灸适宜病症研究"中,我们对全国范围内开展了大样本的问卷调查研究,收集了全国 31 个省、自治区及直辖市的 524 名针灸临床专家的意见信息,通过综合模糊评判技术形成效能等级针灸 3 级病谱。效能Ⅰ级病谱是指单用针灸治疗以获得临床治愈结局为主要趋势。效能Ⅱ级病谱是指针灸治疗以获得整体好转结局为主要趋势,可采用针灸为主要治疗方法,或为了进一步提高疗效,可结合其他疗法。效能Ⅲ级病谱是指针灸治疗以获得部分症状缓解结局为主要趋势,在此类病症治疗中针灸效能发挥着辅助的治疗效应。这类疾病多为疾病的严重型或晚期;或发病机制不清楚,病理机制复杂;或疾病危及患者生命安全;或针灸治疗并非针对原发病而是针对部分症状或并发症等;在治疗上目前以综合治疗为主,针灸仅可作为治疗方法之一;或应以其他治疗方法为基础,针灸起到配合治疗作用。本次的针灸效能等级结论则源于以上的研究结果。治疗目标是指通过针灸治疗或针灸结合其他方法治疗后,有望达到的治疗结局。

(5) 针灸治疗流程与推荐方案:本次选择对照组设计合理的针灸治疗方案,采用 RevMan5.1 软件评价方案疗效结局指标的效应量(RR,WMD)是否据有统计学差异。在方案的实施方面我们首先注重临床治疗的普适性和实用性,优先推荐易操作、患者依从性高的治疗方案,同时我们充分考虑针灸临床治疗的多样性,推荐不同针灸干预措施的治疗方案。本部分内容主要从以下几个方面编写,即针灸治疗某病的流程,一般(基础)治疗方案,分型、分期治疗方案,伴随症状(并发症)治疗方案,特殊人群治疗方案以及其他治疗方案。

1) 针灸治疗某病的流程:主要以流程图的形式对针灸治疗某病的过程进行高度概括。本书给读者提供一个针灸治疗的流程图。流程图以简洁形式表达治疗方式的选择,治疗的顺序,阶段性治疗结局,后续治疗方案的制订,最终结局情况等等一系列烦琐复杂的治疗信息。有利于读者从整体上认识治疗方案,有助于对治疗方案的全面性考虑,帮助临床医生制订更好的治疗方案。

2）一般（基础）治疗方案：基于高质量临床证据获得具有共性的治疗方案，大都可通用于疾病整体治疗过程。

3）分期、分型的针对性治疗方案：如果某种疾病的针灸治疗有分型、分期的针对性治疗方案，将按照分型、分期分别筛选出高质量的临床证据支持针灸疗效优良的治疗方案，如腰椎间盘突出症急性期、恢复期。同时根据效能等级（Ⅱ级病谱、Ⅲ级病谱）列出相应的配合措施的具体方法以及治疗中需要注意的问题，使读者明确针灸治疗可达到的效能等级的同时，全面了解该疾病的其他主要治疗方法，更为科学地运用针灸治疗疾病。

4）伴随症状（并发症）治疗方案：疾病本身严重的伴随症状或并发症适用的治疗方案，如抑郁症的神经症、躯体症状、睡眠障碍、胃肠功能障碍。

5）特殊人群治疗方案：是针对具有共同特点一类特征人群的治疗方案，如便秘中的糖尿病患者便秘、脊髓损伤所致便秘、骨科术后长期卧床便秘、产妇便秘、老年性便秘以及儿童性便秘。

6）其他治疗方案：其他有特色的治疗方案。

7）对于每一个治疗方案的编写方式：在每个推荐方案后应用"★"号多少标识其来源的证据强度，1a 为 6 个★号，1b 为 5 个★号，1c 为 4 个★号；2a 为 3 个★号，2b 为 2 个★号，2c 为 1 个★号。对每个方案均从选穴、操作及疗效说明几个方面进行描述。1a 级证据支持的优势方案，在疗效说明中以"疗效肯定优于对照组"来描述；1b 级、1c 级证据支持的方案，均以"疗效很可能优于（相当于）对照组"描述；2a 级证据支持的方案以"疗效可能优于（相当于）对照组"描述；2b 级、2c 级证据支持的方案则以"疗效或许优于（相当于）对照组"描述。

另外，对于针灸治疗方案的疗效进行定量的分析说明。疗效是临床的核心问题，是医生、患者、卫生行政部门最为关心的问题。治疗的临床结局是临床决策必须考虑的重要因素，是决策取向的基础。因此，当告诉患者治疗有效时，同时还应指明在什么结局指标上有效，有效的定义和范围是哪些。如针刺治疗原发性痛经疼痛发作时，针刺治疗后多长时间起效（5～10 分钟），降低疼痛程度（VAS）多少（疼痛程度下降 50％），可以维持止痛效果的时间多久（2 个小时）。我们对治疗方案的治疗效果进行定量分析、说明、描述，可以帮助医生和患者作出更准确、更精细的决定。内容包括描述临床痊愈率、临床总有效率等总体疗效情况，列举出具有显著疗效（优于常规对照疗法）的特征性结局指标，通过对结局指标效应量（RR，WMD）的评价与对照干预措施相比较治疗效果的大小。总之，对疗效结果进一步的细化分析，提供更多的定量信息，给临床医生选用以及实际患者的适用性提供参考依据。

（6）影响针灸疗效因素：本书的特色之一是疗效分析。这是与临床指南不同之处，之所以增加本内容，目的在于提示针灸医师科学地掌握影响针灸疗效的因素，以及针灸治病的关键环节和机制，使针灸医师能正确把握针灸治病的阶段和类型，预测针灸疗效，有利于临床科学选用针灸疗法和充分发挥针灸自身的治病特点。临床问题的核心就是疗效，只有科学分析这些因素和掌握这些知识才能提高针灸疗效，客观认识针灸治疗的特点，从而在临床中扬长避短。

（7）针灸治疗的环节和机制：主要选择现代有关针灸治疗疾病的机制研究。

（8）预后：是指预测疾病的可能病程和结局。它既包括判断疾病的特定后果（如康复，某种症状、体征和并发症等其他异常的出现或消失及死亡），也包括提供时间线索，如预测某段时间内发生某种结局的可能性。由于预后是一种可能性，主要指病人群体而不是个人。本部分内容主要介绍文献对有关疾病预后的一些认识。

（9）代表性临床试验：选择具有代表性的推荐方案，对其主要信息情况进行概括。具体每一个证据信息包含研究类型、干预措施、患者特征、疗程、主要结局指标等方面的内容，既有定量信息，也有定性结论。

（10）附表：主要提供有关疾病的一些其他相关知识信息，如疗效评价量表等。

参 考 文 献

[1] 世界卫生组织. 疾病和有关健康问题的国际统计分类［M］. 北京协和医院世界卫生组织疾病分类合作中心，编译. 北京：人民卫生出版社，2002.

［2］卫生部卫生统计信息中心,北京协和医院世界卫生组织疾病分类合作中心.国际疾病分类(ICD-10)应用指导手册［M］.北京:中国协和医科大学出版社,2001.

［3］英国医学杂志出版集团.临床证据(全版本)［M］.第 15 版.唐金陵,王杉,译.北京:北京大学医学出版社,2007.

［4］杜元灏.中华针灸临床诊疗规范［M］.南京:江苏科学技术出版社,2007.

［5］杜元灏.现代针灸病谱［M］.北京:人民卫生出版社,2009.

［6］吕卓人.循证内科治疗学［M］.天津:天津科学技术出版社,2001.

［7］李幼平.循证医学［M］.北京:高等教育出版社,2003.

［8］杨克虎.循证医学［M］.北京:人民卫生出版社,2007.

［9］刘建平.循证中医药临床研究方法［M］.北京:人民卫生出版社,2009.

［10］董碧蓉.循证临床实践［M］.北京:人民卫生出版社,2008.

前　言

　　循证医学（evidence-based medicine，EBM）作为一门新兴的学科，虽然仅有十几年的发展历史，但循证医学的理念和方法却很快为国际医学界所普遍接受，并日益成为临床医学的发展方向和未来模式。20世纪90年代成立的Cochrane中心以及随后成立的Cochrane协作网，现已有系统综述专业组50余个，几乎涵盖了临床医学各专业，其生产、储存、传播、更新医学诸领域防治效果的系统综述，大大促进和规范着临床医疗实践和决策。循证医学的核心思想是"任何医疗卫生方案、决策的确定都应遵循客观的临床科学研究产生的最佳证据"，从而制订出科学的预防对策和措施，达到预防疾病、促进健康和提高生命质量的目的。因此，随着循证医学的普及，作为21世纪的临床医师，掌握学习现代循证医学方法，在临床工作中遵循循证医学理念是提高临床实践和决策能力的必由之路。

　　我国引入循证医学的时间并不长，以华西医院成立中国循证医学中心为标志，近年来在多种疾病的循证医学研究方面也取得了丰硕的成果。但是，我国的临床工作者大多数仍停留在检索文献和评估证据的水平，还没有掌握运用证据指导临床实践的技能和方法，在很大程度上仍然依靠局限的经验，由此带来的不必要检查和过度治疗不仅增加了病人的痛苦，还浪费了宝贵的卫生资源。中国作为一个发展中国家，卫生资源十分匮乏，在临床医学工作中克服上述问题显得更为重要和迫切。因此，加强临床工作者的循证医学应用水平，是我国提高医疗服务水平的重要课题。

　　针灸学是传统医学的重要分支，在几千年的医疗实践中，积累了丰富的经验，疗效确切。如何应用循证医学的理念和方法，科学评价和归纳针灸临床实践中形成的丰富而宝贵的经验，是近年来国内针灸界正在深刻思考和探索的问题。针灸要走向世界，就要提供高质量的临床证据作为支撑，而在这方面我们的工作还很薄弱，面对临床问题时，我们的临床实践和决策往往还停留在局限的个人经验上，这成为针灸学规范临床行为和走向世界的制约因素。

据笔者的研究分析，从1978年到2008年，国内针灸的临床随机对照试验累计有10293篇，而在国外仅PubMed收录国外开展的临床随机对照试验亦有587篇。在系统评价/Meta分析方面，国内有38篇文献分布在2001年到2008年间，国外有30篇针灸的系统评价发布在循证医学图书馆（Cochrane Library）上。可见大量的不同类型的针灸临床研究为证据的使用创造了必备的条件。但是，迄今为止现有的针灸临床证据并没有得到很好的总结与推广，也没有为针灸的科学理性的选择发挥应有的作用。究其原因，临床研究者过多关注于针灸临床证据的产生，诸如大样本、多中心临床研究的实施，严格的高质量随机对照试验的开展等，而忽略了当前针灸临床证据的有效提炼和总结，以至于临床实践者产生无证可循的困惑。不断扩大针灸适宜病症和提高临床防治效果，是针灸临床实践与研究的目标，而应用循证医学方法研究总结针灸治疗方案及疗效特点等，就成为亟待解决的重要课题。因此，实现循证医学与针灸治疗学的融合和交叉，创立一门新的学科即循证针灸治疗学就成为必然的客观需求。

循证针灸治疗学，是循证医学体系中一个新的分支学科，是在循证医学的理论方法指导下，以当前最佳证据为基础，规范针灸疗法的选用，向临床提供最有效的针灸治疗方面的证据，提供最有利的针灸治疗效能以及成本-效果分析等信息的一门临床学科。本书的编写是一次探索性的工作，为循证针灸治疗学新学科的建立将做一些奠基性工作。在病种选择上，引用了杜元灏教授主持的国家"十一五"科技支撑计划项目"针灸适宜病症研究"的最新成果，初步选择了目前针灸临床证据级别较高的74种病症作为示范；在病症的分类上按照世界卫生组织制定的"疾病和有关健康问题的国际统计分类"即ICD10，将针灸治疗的疾病分为16个系统。在针灸临床证据的荟萃中遵循循证医学的方法，广泛涉猎国内外论证级别较高的临床证据。在编写体例上既参考了经典的《循证内科治疗学》和《循证中医内科治疗学》，又结合针灸临床的自身特点，每一个病的论述按临床流行病学资料、临床评估与诊断、针灸治疗效能等级与治疗目标、针灸治疗流程与推荐方案、影响针灸疗效因素、针灸治疗的环节和机制、预后、代表性临床试验、附表及参考文献几个部分进行论述。目前循证针灸治疗学尚属起步阶段,本书的主要内容还局限在针灸疗法方案及其疗效特点的证据研究和论述上,针灸治疗成本-效果分析等信息还没有涉猎。

全书内容共分 17 章。第一章为绪论,主要介绍了循证医学、循证针灸治疗学的概念等内容;第二章至第十七章分别按肌肉骨骼系统与结缔组织疾病、神经系统疾病、精神和行为障碍疾病、消化系统疾病、泌尿生殖系统疾病、妊娠分娩和产褥期疾病、损伤中毒和外因的某些后果、皮肤及皮下组织疾病、呼吸系统疾病、眼和附器疾病、内分泌及营养代谢疾病、循环系统疾病、某些特定的传染性疾病、肿瘤放化疗后毒副反应、耳部疾病、血液及造血器官疾病等 16 个系统来论述 74 个病的循证针灸治疗的相关内容。

本书适宜于针灸、中医、中西医结合专业的临床医生、研究生以及教学、科研工作者,具有广泛的读者和社会需求。相信本书的出版,将为针灸临床工作者提供医疗实践和临床决策的循证证据,将对促进针灸循证医学的发展作出贡献。由于本书是国内外第一部循证针灸治疗方面的专著,因此,在编写中许多问题都是一次大胆的尝试。如何编好一本既符合循证医学方法,又能体现针灸治疗学自身特点的《循证针灸治疗学》,仍然是今后需要不断探索的课题。鉴于我们还没有足够的经验,书中也一定有不妥之处,恳求广大读者多提宝贵意见,以便再版时不断修正和完善。

《循证针灸治疗学》编写组
2013 年 10 月

目　录

第1章

绪　论

第1节　循证医学概述

（一）循证医学的概念

循证医学（evidence-based medicine，EBM）即遵循证据的医学，又称实证医学，是在临床医学实践中发展起来的一门新兴学科。其主要创始人 David Sackett 给予的最初定义为"有意识地、明确地、审慎地利用当前的最佳证据，制定有关的诊疗决策方案"。根据这一定义，循证医学要求临床医师认真、明确和合理应用现有最好的证据来决定具体病人的医疗处理，作出准确的诊断，选择最佳的治疗方法，争取最好的效果和预后。但是，随着循证医学研究的不断深化，最近 Sackett 教授对过去的定义进行了完善和修正，使之更加全面。循证医学的最新定义为"慎重、准确和明智地应用目前可获取的最佳研究证据，同时结合临床医师个人的专业技能和长期临床经验，考虑患者的价值观和意愿，完美地将三者结合在一起，制订出具体的治疗方案"。从最新的循证医学定义可以看出，循证医学要求临床医师既要努力寻找和获取最佳的研究证据，又要结合个人的专业知识以及临床工作经验；既要遵循医疗实践的规律和需要，又要根据"病人至上"的原则，尊重患者的个人意愿和实际可能性，综合以上三方面的情况后再作出治疗上的决策。因此，循证医学的核心思想是在医疗决策中将临床证据、个人经验与患者的实际状况和意愿三者相结合，即最佳的研究证据、临床经验和病人的意见是实施循证医学的三要素。这对于我们在临床实践中如何正确地应用证据提出了更高的要求。

循证医学的创立对现代临床医学的科学化、规范化等方面产生深远的影响，总体上可以归纳为以下 6 个方面：①促进临床医疗决策科学，避免乱医乱治，浪费资源，促进临床医学的发展；②促进临床医生业务素质的提高，紧跟科学发展水平；③发掘临床难题，促进临床流行学的新研究；④促进教育水平的全面发展，培养高素质人才；⑤提供可靠的科学信息，有助于卫生决策科学化；⑥有助于保护患者自身权利，参与并监督医疗过程。

（二）循证医学的发展

循证医学创建于 20 世纪 90 年代中期。1992 年国际著名临床流行病学家

1

大卫·萨基特(David Sackett)及工作组首次提出了"evidence-based medicine"概念,同年在英国伦敦成立了以已故临床流行病学家 Cochrane 名字命名的"Cochrane 中心"。此后,循证医学在西方发达国家得到了较快发展,对于临床医学起到了巨大的推动作用。Cochrane 中心旨在收集世界范围的 RCT(随机对照临床试验),并对其进行 Meta 分析,即将各专业的 RCT 集中起来进行 Meta 分析,向世界各国临床医生提供临床决策的最佳证据。1993 年 10 月,正式建立了世界范围的 Cochrane 协作网,并迅速在全世界引起了积极的响应,目前在各国已成立了 15 个 Cochrane 分中心。英国医学杂志出版集团于 2000 年初出版了 *Clinical Evidence*(《临床证据》),主要介绍当前根据临床试验或系统评价所取得的最新临床证据,每半年更新一次,成为目前循证医学的重要资源。美国医学会和英国医学杂志社也联合创办了 *Evidence-based Medicine* 杂志,这是 EBM 发展的又一里程碑。

目前,在国外循证医学越来越多地影响着临床实践,医师的临床决策也开始从基于过去的专家意见、临床经验,转向基于临床证据。如在英国、美国、澳大利亚等发达国家,EBM 已较普遍地应用到了临床实践。EBM 与医学各个领域相结合,产生了循证医疗(evidence-based health care)、循证诊断(evidence-based diagnosis)、循证决策(evidence-based decision-making)、循证医疗卫生服务购买(evidence-based purchashing)等许多分支领域。尤其是 EBM 与临床各专科的结合,产生了循证外科(evidence-based surgery)、循证内科(evidence-based internal)、循证妇产科(evidence-based gynecoogy & obstetrtics)、循证儿科(evidence-based pediatrics)、循证护理(evidence-based nursing)等循证医学的分支学科,因此,随着循征医学的发展,其内容十分丰富,涵盖了病因学、诊断试验、治疗性临床试验、药物不良反应、疾病预后、临床经济学、卫生技术评估、临床决策分析等多个领域的研究评价,循证医学正处在大发展的良好时期。

我国循证医学的引入,以 1998 年在成都华西医科大学成立的中国 Cochrane 中心为起点,标志着我国临床医学正在走近 EBM。该中心的成立,为我国循证医学方法学的研究和普及推广方面做了大量的工作。近年来,我国各种类型的循证医学学术活动和培训班逐年增多,有关循证医学的论文也开始出现在中文医学期刊中,大大推动了我国临床医学和防治工作的发展。1998—2001 年 4 月澳大利亚 Cochrane 中心受世界 Cochrane 协作网的委托在中国举办了四期培训班。2001 年 6 月,中国循证医学/Cochrane 中心在纽约中华医学基金会(CMB)的资助下创办了《中国循证医学杂志》,该杂志的创刊是我国循证医学发展的又一个重要成果。

然而,有专家认为目前能胜任生产高质量循证医学证据的工作者不足

5%，而95%为循证医学证据的使用者。尤其是国内临床医学模式仍停留在传统的经验医学模式，多数临床研究仍停留在叙述性临床病例总结的水平，临床研究方法十分混乱，许多先进的循证医学方法不了解、不会运用，还处在总结临床经验的阶段。循证医学在我国的临床诊治实践、撰写论文、开展临床科研等方面的应用还非常薄弱。大多数临床医师仍停留在检索文献的水平，没有对证据的评估、系统评价的能力，更没有掌握运用证据指导临床实践的技能和方法，在很大程度上仍然依靠局限的经验。因此，从目前国内的总体现状来看，循证医学依然还是一个新领域，特别是在如何提供证据、产生证据方面，所开展的临床科研工作远不能满足循证医学方法学的要求。我国的临床论文数量非常大，但在科研立项、设计和质量控制上与循证医学的要求相差较远。大样本随机对照临床试验的设计，随机化分组，安慰剂对照以及随访到终末事件发生，这些都是循证医学中最根本的重要环节。国内许多试验得不到国际同行认可，就是由于临床研究的方法学落后和不科学，难以提供高质量的临床证据。

我国实施循证医学有许多有利的条件，如病例资源丰富、协作医院多、组织协调相对容易，研究费用也相对国外低廉，因此，加强临床工作者的循证医学研究、应用水平，是我国提高临床试验质量和医疗服务水平的重要课题。

（三）循证医学的证据质量分级划分方法

循证医学中最重要的方法学内容就是对于证据的质量评价和分级，其方法学也是随着实践不断地发展和完善。临床证据分级是按照论证强度将证据定性分成多个级别，并进一步定量评价证据利弊关系的一种方法。证据分级系统自从循证产生开始就不断变化和修正，从最初的"老五级"到"新五级"、"新九级"等分级体系，分级越来越多，但总体上它们均将随机对照的临床研究（RCT）的Meta分析或系统评价定为最高级别的证据，将专家意见定为最低级别的证据。由于指导临床决策的证据质量是由临床数据的质量以及这些数据的临床"导向性"综合确定的，尽管各种证据分级系统之间有差异，但其目的相同，均使临床研究信息的应用者明确哪些研究更有可能是最有效的。

对于临床证据的分级和应用要有全面正确的认识，如认为应用某项RCT结果作为治疗的依据和指南，就是循证医学，这种看法是片面的。首先对RCT结果应根据治疗性试验的评价标准进行打分，如果试验设计合理，科学性强，也要根据自己病人的情况分析是否适用；其次循证医学并不仅局限于RCT和Meta分析，EBM是用最佳的外部证据来回答临床问题，如为了找出诊断试验的正确性，就需要寻找一个正确的临床上可疑病人人群的横断面调查；当涉及治疗性问题时，为了避免非试验性手段导致效力假阳性结果，常需采用RCT以及RCT的系统综合结果，它可以提供最大信息避免最大偏倚误导，因此，成为确定治疗措施是有利还是有害的金标准。但是,某些情况下如对于致死性疾病的成功治疗或不能等待试验结果时就不一定需要 RCT。当某一疗法目前尚没有 RCT 时,我们可以随访自己的病人得到外部证据,将此证据提供给他人使用。循证医学提供的"最佳证据"也是动态的,它不仅可以否定现有的"金标准",而且会被未来更准确、更有效、更有说服力的新证据所取代。循证医学的思维体现了医学哲学辩证唯物主义思想。

目前在应用临床证据分级上,研究者也通常根据研究的类型和具体情况进行选用,下面介绍应用较广的方法。

1. Jadad 量表 Jadad 量表是经典的一项评价随机对照试验真实性的工具。目前最新的为改良 Jadad 量表,整个量表分为三部分,总分是 6 分,3~6 分是高质量试验,3 分以下是低质量试验。具体分值如表 1-1-1 所示。

表 1-1-1　Jadad 量表

1. 随机分配序列的产生方法	2分:通过计算机产生的随机序列或随机数表产生的序列
	1分:试验提到随机分配,但产生随机序列的方法未予交待
	0分:半随机或准随机试验,指采用交替分配病例的方法,如入院顺序、出生日期单双数
2. 双盲法	2分:描述了实施双盲的具体方法并且被认为是恰当的,如采用完全一致的安慰剂等
	1分:试验仅提及采用双盲法
	0分:试验提及采用双盲,但方法不恰当,如比较片剂与注射剂而未提及使用双伪法
3. 退出与失访	1分:对退出与失访的病例数和退出理由进行了详细的描述
	0分:没有提到退出与失访
4. 分配隐藏	1分:采用了分配隐藏
	0分:未采用

2. 临床证据分级 2001 年英国 Cochrane 中心联合循证医学和临床流行病学领域最权威的专家,根据研究类型分别制定了详细的分级并沿用至今(表 1-1-2)。这个版本将证据仍分 5 级,但对每个级别进行了细化。

3. 推荐强度分级 证据等级是根据研究设计的严谨性、方法学的可靠性、研究特征和作用、可应用性等方面划分证据优劣。推荐强度是证据的又一个重要概念,高质量研究证据如果表明干预措施有良好疗效,并为患者接受,则研究者提出"推荐使用"建议;一些证据,如小样本、质量较低的 RCT 或非随机研究证据强度不够高,或结果不确定,则研究者推荐"选择性使用";高质量研究究如果表明干预措施无效,甚至有害,或在经济学上不合理时,则研究者建议

表 1-1-2　　UK Cochrane 中心证据分级(2001)

证据级别	研究类型:治疗或预防
1a	同质性 RCT 的系统评价
1b	单个 RCT(可信区间窄)
1c	全或无病案系列
2a	同质队列研究的系统评价
2b	单个队列研究(包括低质量 RCT,如随访率<80%)
2c	结果研究,生态学研究
3a	同质病例对照研究的系统评价
3b	单个病例对照
4	病例系列研究(包括低质量队列和病例对照研究)
5	基于经验未经严格论证的专家意见

"不使用或禁止使用"。因此,在获得当前临床证据以后,通过对证据的总体情况分析及分级、评价,研究者对应用其结果的可行性应进一步提出推荐性意见。尤其是在制定临床指南时,通过衡量医疗行为的风险与获益以及该操作基于何种证据等级,来对医疗行为的医患沟通作出指导。推荐强度的级别分类方法也较多,1979 年加拿大预防保健工作组(CTFPHC)的 Fletche 等首次按临床研究设计将证据强度分为Ⅲ级 5 等,推荐强度分为 Good、Fair 和 Poor 3 级。之后又有多个组织制定了证据的分级和推荐强度分级,如 1996 年美国预防服务工作组(USPSTF)评估系统将证据分Ⅲ级 5 等,推荐强度分 5 级;1996 年美国卫生与政策研究机构(AHCPR)将证据分 7 级,推荐强度分 3 级;1998 年英国约克大学"北英格兰循证指南制定计划"将证据分 6 级,推荐强度分 4 级。

目前应用较多的推荐强度分级标准,为 2001 年 5 月牛津循证医学中心制定的临床证据水平分级和推荐级别(表 1-1-3)。证据水平评价标准,是基于研究设计论证因果关系的力度不同将证据水平分为 5 级(前文已述)。推荐建议则根据证据质量、一致性、临床意义、普遍性、适用性等将推荐意见分为 A(优秀)、B(良好)、C(满意)、D(差)4 级。其中 A 级推荐意见应来自于Ⅰ级水平的证据,所有研究结论一致,临床意义大,证据研究的样本人群与目标人群吻合,因此该推荐意见可直接应用于各医疗行为中;而 B、C 级推荐意见则在上述各方面存在一定问题,其适用性受到不同限制;D 级推荐意见无法应用于医疗行为。

表 1-1-3　牛津循证医学中心临床证据水平分级和推荐级别

推荐级别	证据水平	治疗(有效/有用/有害)
A	1a	同质性 RCT 的系统综述
	1b	单一的 RCT(可信区间较窄)
	1c	全或无(未治疗前所有患者均死亡或部分死亡,治疗后仅部分死亡或全部存活)
B	2a	同质性队列研究的系统综述
	2b	单一的队列研究(包括低质量的 RCT,例如:随访率＜80％)
	2c	"结局"研究:生态学研究
	3a	同质性病例对照研究的系统综述
	3b	单独的病例对照研究
C	4	病例系列(和低质量的队列和病例对照研究)
D	5	没有严格评价的专家意见,或完全基于生理学和基础研究

2008 年,*JAMA* 发表了"GRADE 证据分级的评估、制定与评价"推荐意见,进一步规范了证据等级和推荐应用建议(表 1-1-4)。GRADE 证据分级具有以下 4 方面优势:由国际指南研究小组担任分级工作;在证据质量与推荐强度之间有清楚的分割;对不同处理措施的重要性有明确的评价;对证据质量分级的上升和下调有明确的标准。

表 1-1-4　GRADE 证据质量及定义

质量等级	定　义
高	未来研究几乎不可能改变现有疗效评价结果的可信度
中	未来研究可能对现有疗效评估有重要影响,可能改变评价结果的可信度
低	未来研究很有可能对现有疗效评估有重要影响,改变评价结果可信度的可能性较大
极低	任何疗效的评估都很不确定

此外,研究者在评价证据质量时应注意相关影响因素,如可能降低 RCT 证据质量的因素包括:①现有 RCT 研究设计和实施质量低下,强烈提示存在偏倚;②研究结果不一致(异质性);③非直接证据;④证据不足;⑤报告偏倚。可能提高观察性研究(如队列研究和病例对照研究)证据质量的因素包括:①干预措施疗效显著[如比值比(*OR*)＞5];②证据显示存在剂量效应关系;③存在各种可能导致疗效显著降低的偏倚。

（四）循证医学与传统医学的区别及联系

循证医学的核心思想是任何医疗决策的确定都要根据现有的最可靠的临床证据来进行,也就是遵循系统科学依据的医学实践,严格、谨慎、准确地运用所能获得的最好证据来指导对疾病的诊断、治疗和预后的决策。因此,凡是综合考虑当前的最好临床研究证据、自己临床专业知识技能和第一手诊治资料,同时尊重患者的选择来指导临床诊断和治疗的实践,即为循证医学,其核心是强调在医学实践中不能单凭临床经验或过时的或不够完善的理论知识处理问题,而要遵循科学的原则和依据。传统医学或称经验医学,主要根据医生的个人经验、实验室检查结果或病理生理原理等来处理病人,对于预后、诊断、治疗的有效性评价是建立在非试验性的临床经验,以及对发病机制和病理生理知识理解的基础上,专家及经验是其临床实践的基础。因此,传统医学常根据经验、生物学知识、教科书或请教专家等方法解决临床问题。循证医学与传统医学模式的主要区别表现在以下几个方面:

1. 证据来源和收集方式不同 这是和传统医学截然不同的。传统医学主要根据个人的临床经验,遵从上级或高年资医师的意见,参考来自教科书和医学刊物的资料等为患者制订治疗方案。显然,传统医学处理患者的最主要依据是个人或他人的实践经验。传统医学并非不重视证据,更不是反对寻找证据。实际上传统医学十分强调临床实践的重要性,强调在实践中善于寻找证据,善于分析证据和善于根据这些证据解决临床实际问题。但传统医学强调的证据和循证医学所依据的证据并非一回事。在传统医学的模式下,医师详细询问病史、进行系统体检和各种实验室检查,力求从中找到有用的证据——阳性发现;医师试验性地应用治疗药物,观察病情的变化,药物的各种反应,从而获取评价治疗方法是否有效,是否可行的证据。利用这些证据,临床医师可以评估自己的处理是否恰当。如果效果不理想,则不断修正自己的处理方案。在实践中临床医师从正反两方面的经历中逐渐积累起临床经验,掌握了临床处理各种状况的方法和能力。这种实践和个人的经验积累仍然值得重视,但此种医疗实践模式存在局限性,因为它所反映的往往只是个人或少数人的临床活动,容易造成偏差,以偏概全;一些无效或有害的治疗方法,由于长期应用已成习惯,或从理论上、动物实验结果推断可能有效而继续被采用。理论上可能有效或动物实验中提示有效的治疗方法并不必然也会在临床上产生有益的治疗效果。因此,一种治疗方法的实际疗效,必须经过严格的随机对照临床试验的验证,仅仅根据个人或少数人的临床经验和证据,是远远不够的。因此,传统医学是通过非系统不全面地观察和收集一些相关资料和信息;而循证医学是要求系统全面地收集相关内容资料。

2. 评价证据标准和判效指标的不同 传统医学对评价证据不够重视,临床决策很大程度上要取决于个人意识;而循证医学是以评价证据为依据,并有专门的方法学来进行综合评价指导。传统医学的疗效判断依据,主要是一些中间指标,如病理改变、实验室指标的改变或仪器或影像学结果;循证医学则是要求以患者最终结局和生存质量为判效指标。

3. 医疗模式的不同 传统医学以疾病和医生为中心,认为只需要掌握疾病的发病机制和病理生理学原理即足以指导临床实践,较少考虑成本效益与卫生经济学等要求;循证医学则以患者为中心,积累经验和掌握疾病的机制是必要的,但是系统的最佳证据才能作为指导临床实践的依据,成本效益和经济技术等问题也作为诊疗决策的重要信息。循证医学的核心是使以经验为基础的传统医学向以科学为依据即有据可循的现代医学发展。治疗的模式也从治疗"人患的病"到治疗"患病的人"。

循证医学认为在没有偏倚而又有可重复性情况下,系统地记录观察结果,可以明显地增强个人对于预后、诊断、治疗疾病的信心。循证医学也认为对于疾病基础知识的理解是重要的,可以帮助说明临床观察的结果和证据,但对于临床实践的指导是不够的。循证医学并不能取代临床技能、临床经验和临床资料,所获得的证据必须根据在仔细采集病史、体格检查和实验室检查基础上作出的临床判断,慎重地决定此项研究结果能否用于自己的病人。因此循证医学与传统医学并不矛盾,掌握熟练的临床经验有助于识别和决定采用那些适合于病人的最好证据,并能够迅速对患者状况作出准确和恰当的分析与评价。循证医学的实践就是通过系统研究,将个人的经验与能获得最佳外部证据融为一体。循证医学的出现并不是去取代原来的专业教科书,而是提供了更为科学的临床数据资料,使其更完善、更科学。Guyatt 等在《美国医学会杂志》(AMA)上,强调了循证医学与传统医疗实践的重要区别并指出:①系统收集的证据优于非系统的临床观察证据;②以患者的最终结局作为判定试验效果,优于仅依据生理学原理制定的试验指标;③熟练解释医学文献是医师的一项重要技能;④医师对患者的个体化评价优于专家对患者的意见。

总之,循证医学是一种以证据为基础的医学模式,是对传统经验医学的补充和发展,它将最好的临床证据与医师个人临床实践的经验和患者的价值观(对于诊治结果的关注、期望、需求)结合起来,使医疗服务建立在目前所能获得的全部证据之上,显然,有更强的科学性。

(五) 循证医学的局限性

循证医学的模式和理念是理想地获得最佳临床证据的方法学,无疑对提高医疗卫生服务的质量、效率和使用者获得最多的益处具有重要价值,但是由于客观条件的限制,循证医学的发展和广泛应用还有很多的实际困难。

首先,医学的研究和服务对象是人,这就决定了在获得临床证据过程中必须遵循伦理学,研究必须受到各种实际情况的制约,人体的试验不可能像动物实验那样完全有可设计性和可控性,不是每个临床试验都是可以采用理想的大样本、双盲、多中心随机对照试验的研究设计。更何况随机对照临床试验对于有关病原学、诊断方法和预后的信息获得较少。临床实际收集到客观证据的可靠性也不是绝对的,还有如观察时间、对照设置、效益低估等都是研究本身可能存在的缺陷。同时,由于研究人群的不同,年龄、国家、种族等的差异,客观证据也会存在很大的偏倚性。因此,循证医学在收集、总结和正确利用研究证据上存在很大的实际难度。

其次,由于循证医学研究所需的信息量大,对于各个研究结果的评价、总结,要求临床医生具有更快、更可靠的文献检索能力,以及利用证据的方法学知识,这对于大多数临床医生来说都存在一定难度。文献的查全率和正确纳入率也常受到一定限制,由于各种客观原因的存在,系统评价可能还有大量的研究和试验没有纳入汇总分析,这些实际困难都影响着循证医学的发展。客观证据只能帮助但不能代替医生的专长,临床上还是需要依靠医生个人专长去判断客观证据是否适合某一具体病人,来综合决策。另外,建立循证医学体系,需要花费一定的资源,因医疗卫生决策还受经济、价值取向、伦理等影响,科学证据也必须作出让步。

中医学在几千年的医疗实践中,积累了丰富的经验,疗效确切,如何应用循证医学的理念和方法,科学归纳中医临床实践中形成的丰富而宝贵的经验,是近年来国内中医界正在深刻思考和实践改革的问题。众所周知,产生于西方的循证临床证据方法学在提炼和评价大量证据群的时候,主要考虑西药干预人体的效应特点,强调严格的随机对照试验,把大样本、多中心随机对照试验或根据严格随机对照试验合并形成的系统评价/Meta 分析作为最高级别证据;并强调对照组的设置,认为安慰剂对照是判断一项干预措施是否有效的优先考虑方法。然而中医药治疗疾病的理念和模式常常不同于西医,其治疗的目的在于调整人体阴阳气血的失衡状态,其作用的环节和靶点目前尚不明确,用西医学的评价标准来评价中医学并不完全适用。因此,循证医学的方法学如何结合中医学自身的特点,建立新的方法体系是我国中医工作者面临的挑战。正如王永炎院士所说,中医面对循证医学,一要学,二要用,三要知道局限性,四要建立新方法。如何实现循证医学的中医"本土化"是个艰巨的任务。

第 2 节　循证针灸治疗学

(一) 循证针灸治疗学的概念

循证医学(evidence-based medicine,EBM)创立后,相继出现了以"循证"

冠名的临床各学科,如循证中医内科学、循证内科学、循证外科学等。循证医学要求在对患者作出新的医疗决策的过程中,必须"审慎、明确和明智地运用当前所能获得的最佳证据",其本质是永远追求最好的证据、方法和结果,循证医学的这一概念同样适用于循证针灸治疗学。循证针灸治疗学,是循证医学体系中一个新的分支学科,是在循证医学的理论方法指导下,以当前最佳证据为基础,规范针灸疗法的选用,向临床提供最有效的针灸治疗方面的证据,提供最有利的针灸治疗效能以及成本-效果分析等信息的一门临床学科。目前循证针灸治疗学尚属起步阶段,其主要内容还主要局限在针灸疗法方案及其疗效特点的证据研究和论述。

（二）循证针灸治疗学的原则

循证针灸治疗学的原则就是提高针灸治疗的质量(治疗效果的高效性和益处,最大限度降低其风险和副作用)和更合理地运用针灸疗法改善临床结局。循证针灸治疗学的理念是:基于临床针灸治疗疾病问题的研究,不断更新、止于至善。建立循证针灸治疗学的目的,是探讨循证医学干预在针灸治疗学中的应用,就是进一步推动循证医学对针灸防治疾病的科学化、规范化和现代化,实现针灸医学的公益性,使患者从针灸医疗中获得最大益处。

（三）循证针灸治疗学的现状

循证医学是近10多年来迅速兴起的一门新学科,对传统医学思维带来了极大冲击。循证医学在西医学临床治疗干预方面已经获得了一大批临床研究的评价证据。Cochrane图书馆已经积累了数量可观的循证医学研究数据。由英国医学杂志出版集团主编的《临床证据》已经先后出版了15版,最新的《临床证据》中收录了200多种常见疾病近3000种治疗措施,肯定有效和很可能有效的措施也仅占38%。与西医学的临床学科相比,针灸治疗学的临床证据研究还处于起步阶段,《临床证据》在评价某个病症的防治效果的多种干预措施中,将针灸仅作为干预措施的一种,而且只有20余种病症涉及了针灸疗法,因此,循证针灸治疗学尚处于处女地。

2006年12月,世界卫生组织西太地区传统医学办公室(WHO-WPR)与中国中医科学院签署了关于制定中医临床指南的任务书,首次对5种疾病(带状疱疹、中风后吞咽障碍、偏头痛、贝尔面瘫、抑郁症)进行针灸临床指南的制定,于2009年1月形成了《WHO西太区循证针灸临床实践指南(草案)》。2010年4月,国家中医药管理局启动了《临床病症诊疗指南》项目,包括腰痛、痛经、坐骨神经痛等10个病症的针灸临床指南。针灸临床指南是依据可获得的、最新的最佳科学证据,进行系统整合和转化,并综合了方法学专家、临床专家、患者代表等的意见后制定的,因此,是我国目前在循证针灸治疗学方面作出的重要贡献。

（四）循证针灸治疗学的发展思路

循证针灸治疗学还处在起步阶段，其发展需要我们不懈的努力。首先，要培养一批具有针灸专业背景，又同时掌握循证医学方法的人才队伍，为创建循证针灸学奠定基础。目前，这样素质的人才非常缺乏，这是我们针灸学科发展过程中必须尽快解决的首要任务。在此基础上，要发展循证针灸学，我们需要做以下工作：

1. 建立针灸学科的循证医学数据库 我们要对当前针灸临床证据进行归纳、分析、评价，建立针灸学科的循证医学数据库。通过期刊检索系统和电子检索系统等方式来获得有关针灸临床证据，收集研究证据是循证医学实践一个不可缺少的重要组成部分，其目的是通过系统检索最全面地获得当前的针灸临床证据，为循证针灸医学实践获取最佳证据奠定坚实的基础。

目前有大量可供医学研究证据查询的来源，包括各种数据库、杂志、指南等。根据第一步提出的临床问题确定"关键词"，应用电子检索系统和期刊检索系统，检索相关文献，从这些文献中找出与拟弄清的临床问题关系密切的资料，作分析评价用。循证医学的证据来源主要是随机对照试验或一些流行病学调查研究以及综合性分析的结果等。现有的能够有助于临床决策的循证医学参考资源有 3 种，分别是循证医学图书馆（Cochrane Library）、各种循证医学杂志（Evidence Based Medicine Journals）和《临床证据》（Clinical Evidence）。循证医学图书馆是目前最权威最全面的系统评价文献库，但对于临床实践者而言，系统评价报告过于冗长，不便解读，而且一个报告只涵盖一项干预措施的某一个方面的证据。各种循证医学杂志，例如 ACP Journal Club 是对部分新的重要的系统评价或原始临床研究的简明总结和评述，简称证据概要，缺点是经过高度筛选，收入的题目有限，涵盖范围窄，不足以回答多数临床实践问题。而英国医学杂志出版集团主编的《临床证据》是评价多种干预措施在某个病症中的防治效果，主要是西医的治疗措施，针灸只作为一种干预措施，而且只有 20 余种病症涉及了针灸。上述资源还有一个共同的缺点，由于历史的原因，大量中文文献没有被检索，从而导致一定的语种偏倚。须知，针灸临床试验的主体开展在中国，所以针灸临床实践者迫切需要一个能够整合国内外所有针灸的较高质量临床研究，围绕针灸临床中常见的重要问题，科学回答针灸疗法防治某个具体疾病是否有效、有效的结局、与其他干预措施的比较，以及具体刺法灸法的选择、不同针灸治疗方案的选择等。因此，总结针灸临床证据，建立数据库势在必行。

2. 要大力推广循证医学理念和方法 循证医学的主要倡导者 Sackett 教授认为，未来 20 年最重要的发展将是传播随机对照的系统性评价，为临床第一线提供有用的诊治信息，帮助临床医师应用和实施循证医学。同样，对针灸医生进行循证医学基本知识的普及和培训,使更多的针灸医生了解和逐渐掌握如何运用临床证据,是发展和真正应用循证针灸治疗学的基本保证。要成为21世纪优秀的临床医生和卫生管理决策人员,必须要认真深入学习循证医学,运用其方法学原理,在个人临床经验的基础上,有效地去获取最新、最好证据,提高诊疗服务水平并学习新理论、新技术、新方法,形成卓有成效的医学继续教育的不断学习模式。目前,我们绝大多数针灸医师还停留在传统的检索文献水平,对循证医学方法不了解,不能分辨临床证据的质量,更不会进行临床证据的荟萃分析、系统评价;对于循证医学的相关针灸研究论文看不懂,更不会合理应用临床证据指导临床实践,因此,医疗水平仍然停留在传统的医疗模式上。

3. 要运用循证医学方案指导生产针灸临床证据　针灸临床专家及研究人员必须和循证医学专家进行密切合作,规范针灸临床研究的设计方案和实施过程。需按照循证医学的原则,制订和规范针灸的各种类型的研究、设计原则。只有这样,才能保证我们临床研究的质量和结果的可靠性,为临床决策提供高质量的临床证据。应认识到,未经循证的、不科学的设计和实施过程,可能提供错误或不必要的信息,从而使我们的临床研究在低水平上重复,浪费人力、财力。遵循循证医学的思维和采用循证医学的实践原则,循证针灸治疗学将会逐步走向相对规范化。中国是针灸医学的发祥地,我们有大批的针灸医师、丰富的临床基地和患者资源,因此,完全有条件成为生产高质量针灸临床证据的主力军。

参 考 文 献

[1] 李幼平. 循证医学[M]. 北京:高等教育出版社,2003.

[2] 杨克虎. 循证医学[M]. 北京:人民卫生出版社,2007.

[3] 刘建平. 循证中医药临床研究方法[M]. 北京:人民卫生出版社,2009.

[4] 董碧蓉. 循证临床实践[M]. 北京:人民卫生出版社,2008.

第2章

肌肉骨骼系统和结缔组织疾病

第3节 颈 椎 病

(检索时间:2012年6月30日)

针灸治疗方案推荐意见

基于Ⅰ级证据的推荐性意见

◎ **较强推荐** 以下方案可应用于颈椎病的治疗

神经根型颈椎病综合方案——针刺法(颈4~7夹脊、风池、肩井、肩髃、肩贞、外关、后溪)+牵引+推拿+TDP

椎动脉型颈椎病方案——针刺法(风池、颈4~7夹脊、百会)+推拿

基于Ⅱ级证据的建议性意见

□ **强力建议** 以下方案可试用于颈椎病的治疗

颈型颈椎病方案——①针刺法及刺络拔罐法(大椎、天柱、后溪、颈夹脊);②针刺法(养老、病变颈椎及其上下相邻颈椎双侧夹脊)

神经根型颈椎病方案——电针法(天柱、颈百劳、大杼/随症配穴)

椎动脉型颈椎病方案——项七针法(风池、天柱、完骨、风府)

颈椎病颈痛方案——①一般针刺治疗方案(颈椎阳性反应平面双侧夹脊、双侧肩中俞、大椎、中渚);②针刺法(百劳、神门、腕骨)+艾灸法(大椎、心俞、肾俞)+皮内针法(百劳、心俞、肾俞);③针刺结合艾灸法(颈百劳、大椎、肩中俞、中渚)

◇ **较强建议** 以下方案可试用于颈椎病的治疗

颈型颈椎病方案——针刺法(风池、颈6~7夹脊、阿是穴、昆仑、后溪)

脊髓型颈椎病方案——三步针罐法(整脊穴、中平、后溪、颈夹脊、大椎、阿是穴)

△ **弱度建议** 以下方案可试用于颈椎病的治疗

交感型颈椎病方案——针刺法(百会、风池、颈夹脊、内关、三阴交、太冲/随症配穴)

13

颈椎病(cervical spondylosis,CS)是指因颈椎椎间盘退行性改变及其继发病理改变累及其周围组织结构(神经根、脊髓、椎动脉、交感神经等),出现相应临床表现的一类疾病。颈椎病的主要症状是头、颈、肩、背、手臂酸痛,颈项僵硬,活动受限。根据受累组织和结构的不同,颈椎病分为颈型、神经根型、脊髓型、交感型、椎动脉型。如果两种以上类型同时存在,称为"混合型",各型有不同的临床表现。

国内文献报道本病的患病率约为 3.8%～17.6%,男女之比约为 6:1[1],其发病率随年龄的增大而增高[2],50 岁左右的人群中大约有 25% 的人患过或正患此病,60 岁左右则达 50%,70 岁左右几乎为 100%。国外有资料[3]显示 50 岁以上人群 97% 有不同程度的椎间盘组织退行性病理变化,可见颈椎病是中老年人的常见病和多发病。随着现代从事低头工作方式的人群增多,人们屈颈频率和损伤因素的不断增加,造成本病的患病率不断上升,且发病年龄有年轻化的趋势。有专家预测,在未来 50 年内颈椎病将成为与现代社会相伴随的一种现代病。

颈椎病临床评估

颈椎病的临床评估重点在于评价临床典型症状以及特征检查,以确定颈椎病相应的分型(表 2-3-1)。注意影像检查的重要性,除外其他疾患和支持症状的证据。注意:病理征检查是必须的,不要忽视任何下肢或上肢无力的症状,如若病理征阳性,并出现其他原因无法解释的肢体无力症状,需进一步做CT、MRI 检查,以尽早确诊脊髓型颈椎病。

表 2-3-1 颈椎病临床评估要点简表

	颈型	神经根型	椎动脉型	交感型	脊髓型
病因	颈部软组织损伤	椎间盘退变	椎动脉受挤压	刺激交感神经末梢	压迫颈脊髓
典型症状	颈项强直、疼痛	上肢放射性疼痛、麻木或无力	发作性眩晕	交感神经兴奋症状	一侧或双侧下(上)肢麻木无力
合并症状	肩臂手疼痛、胀麻	颈(肩胛部)痛和颈部发僵	恶心、呕吐、耳鸣或听力下降	头晕、眼胀、恶心及心血管症状	躯干部出现感觉异常,膀胱和直肠功能障碍

续表

	颈型	神经根型	椎动脉型	交感型	脊髓型
特征检查	颈部活动受限	臂丛神经牵拉试验阳性	旋颈试验阳性	心率、心律、血压等变化	霍夫曼征、巴宾斯基征
影像检查	生理曲度消失	椎间盘退变	节段性失稳或钩椎关节增生	颈椎节段失稳	颈椎管狭窄
鉴别疾病	落枕、肩关节周围炎、肩颈风湿纤维炎	颈椎外病变（胸廓出口综合征、网球肘、腕管及肘管综合征等）	耳源性眩晕、内眼源性眩晕、脑源性眩晕、血管源性眩晕、梅尼埃病、神经症、冠状动脉供血不足	颈椎节段失稳	进行性肌萎缩性脊髓侧索硬化症、脊髓肿瘤、脊髓损伤、继发性粘连性蛛网膜炎

颈椎病临床诊断(颈椎病诊治与康复指南,中国康复医学会,2010年)

1. 颈椎病分型 根据受累组织和结构的不同,颈椎病分为颈型(又称软组织型)、神经根型、脊髓型、交感型、椎动脉型、其他型(目前主要指食管压迫型)。如果两种以上类型同时存在,称为"混合型"。

(1)颈型颈椎病:是在颈部肌肉、韧带、关节囊急、慢性损伤,椎间盘退化变性,椎体不稳,小关节错位等的基础上,肌体受风寒侵袭、感冒、疲劳、睡眠姿势不当或枕高不适宜,使颈椎过伸或过屈,颈项部某些肌肉、韧带、神经受到牵张或压迫所致。多在夜间或晨起时发病,有自然缓解和反复发作的倾向。30～40岁女性多见。

(2)神经根型颈椎病:是由于椎间盘退变、突出、节段性不稳定、骨质增生或骨赘形成等原因在椎管内或椎间孔处刺激和压迫颈神经根所致。在各型中发病率最高,约占60%～70%,是临床上最常见的类型。多为单侧、单根发病,但是也有双侧、多根发病者。多见于30～50岁者,一般起病缓慢,但是也有急性发病者。男性多于女性1倍。

(3)脊髓型颈椎病:发病率占颈椎病的12%～20%,由于可造成肢体瘫痪,因而致残率高。通常起病缓慢,以40～60岁的中年人为多。合并发育性颈椎管狭窄时,患者的平均发病年龄比无椎管狭窄者小。多数患者无颈部外伤史。

(4)交感型颈椎病:由于椎间盘退变和节段性不稳定等因素,从而对颈椎周围的交感神经末梢造成刺激,产生交感神经功能紊乱。交感型颈椎病症状繁多,多数表现为交感神经兴奋症状,少数为交感神经抑制症状。由于椎动脉表面富含交感神经纤维,当交感神经功能紊乱时常常累及椎动脉,导致椎动脉的舒缩功能异常。因此交感型颈椎病在出现全身多个系统症状的同时，还常常伴有椎-基底动脉系统供血不足的表现。

（5）椎动脉型颈椎病：正常人当头向一侧歪曲或扭动时，其同侧的椎动脉受挤压，使椎动脉的血流减少，但是对侧的椎动脉可以代偿，从而保证椎-基底动脉血流不受太大的影响。当颈椎出现节段性不稳定和椎间隙狭窄时，可以造成椎动脉扭曲并受到挤压；椎体边缘以及钩椎关节等处的骨赘可以直接压迫椎动脉或刺激椎动脉周围的交感神经纤维，使椎动脉痉挛而出现椎动脉血流瞬间变化，导致椎-基底供血不全而出现症状，因此不伴有椎动脉系统以外的症状。

2. 颈椎病的临床表现

（1）颈型颈椎病：①颈项强直、疼痛，可有整个肩背疼痛发僵，不能作点头、仰头及转头活动，呈斜颈姿势。需要转颈时，躯干必须同时转动，也可出现头晕的症状。②少数患者可出现反射性肩臂手疼痛、胀麻，咳嗽或打喷嚏时症状不加重。③临床检查：急性期颈椎活动绝对受限，颈椎各方向活动范围近于 0°。颈椎旁肌、胸 1-胸 7 椎旁或斜方肌、胸锁乳突肌有压痛，冈上肌、冈下肌也可有压痛。如有继发性前斜角肌痉挛，可在胸锁乳突肌内侧，相当于颈 3-颈 6 横突水平，扪到痉挛的肌肉，稍用力压迫，即可出现肩、臂、手放射性疼痛。

（2）神经根型颈椎病：①颈痛和颈部发僵，常常是最早出现的症状。有些患者还有肩部及肩胛骨内侧缘疼痛。②上肢放射性疼痛或麻木。这种疼痛和麻木沿着受累神经根的走行和支配区放射，具有特征性，因此称为根型疼痛。疼痛或麻木可以呈发作性、也可以呈持续性。有时症状的出现与缓解和患者颈部的位置和姿势有明显关系。颈部活动、咳嗽、喷嚏、用力及深呼吸等，可以造成症状的加重。③患侧上肢感觉沉重、握力减退，有时出现持物坠落。可有血管运动神经的症状，如手部肿胀等。晚期可以出现肌肉萎缩。④临床检查：颈部僵直、活动受限。患侧颈部肌肉紧张，棘突、棘突旁、肩胛骨内侧缘以及受累神经根所支配的肌肉有压痛。椎间孔部位出现压痛并伴上肢放射性疼痛或麻木，或者使原有症状加重具有定位意义。椎间孔挤压试验阳性，臂丛神经牵拉试验阳性。仔细、全面的神经系统检查有助于定位诊断（表 2-3-2）。

（3）脊髓型颈椎病：①多数患者首先出现一侧或双侧下肢麻木、沉重感，随后逐渐出现行走困难，下肢各组肌肉发紧、抬步慢，不能快走。继而出现上下楼梯时需要借助上肢扶着拉手才能登上台阶。严重者步态不稳、行走困难。患者双脚有踩棉感。有些患者起病隐匿，往往是自己想追赶即将驶离的公共汽车，却突然发现双腿不能快走。②出现一侧或双侧上肢麻木、疼痛，双手无

表 2-3-2　神经根损伤的症状体征

神经根	椎间盘	症　状	肌力及反射变化
颈 3	颈 2-3	颈背部皮肤麻木感,耳郭部及乳突的疼痛,枕大神经有压痛	临床不能发现,除非做肌电图
颈 4	颈 3-4	颈背部麻木感,疼痛沿肩胛提肌放射,有时可放射至前胸	无发现,除非做肌电图
颈 5	颈 4-5	疼痛沿颈侧方放射至肩部,三角肌上部麻木(腋神经分布区),有时上臂外侧及前臂桡侧亦有,但手部无影响,上肢及肩伸无力,特别在 90°以上,三角肌萎缩	无反射变化
颈 6	颈 5-6	疼痛放射至上臂及前臂的外侧,常到拇指及示指。拇指尖或手背第一背侧骨间肌处麻木感	肱二头肌无力,肱二头肌反射降低
颈 7	颈 6-7	疼痛放射至前臂中段、中指,但示、环指亦常有疼痛,肩胛骨内缘及胸大肌有压痛	肱三头肌无力、肱三头肌反射降低,伸腕及伸指力量有减退
颈 8	颈 7-胸 1	疼痛放射至前臂内侧、环小指及环指中段有麻木感,但很少在腕关节以上	肱三头肌及手指小肌肉无力,无反射改变

力、不灵活,写字、系扣、持筷等精细动作难以完成,持物易落。严重者甚至不能自己进食。③躯干部出现感觉异常,患者常感觉在胸部、腹部或双下肢有如皮带样的捆绑感,称为"束带感"。同时下肢可有烧灼感、冰凉感。④部分患者出现膀胱和直肠功能障碍。如排尿无力、尿频、尿急、尿不尽、尿失禁或尿潴留等排尿障碍,大便秘结。性功能减退。病情进一步发展,患者须拄拐或借助他人搀扶才能行走,直至出现双下肢呈痉挛性瘫痪,卧床不起,生活不能自理。⑤临床检查:颈部多无体征。上肢或躯干部出现节段性分布的浅感觉障碍区,深感觉多正常,肌力下降,双手握力下降。四肢肌张力增高,可有折刀感;腱反射活跃或亢进:包括肱二头肌、肱三头肌、桡骨膜、膝腱、跟腱反射;髌阵挛和踝阵挛阳性。病理反射阳性:如上肢 Hoffmann 征、Rossolimo 征、下肢 Barbinski 征、Chacdack 征。浅反射如腹壁反射、提睾反射减弱或消失。如果上肢腱反射减弱或消失,提示病损在该神经节段水平。

（4）交感型颈椎病:①头部症状:如头晕或眩晕、头痛或偏头痛、头沉、枕部痛,睡眠欠佳、记忆力减退、注意力不易集中等。偶有因头晕而跌倒者。②眼耳鼻喉部症状:眼胀、干涩或多泪、视力变化、视物不清、眼前好像有雾等;耳鸣、耳堵、听力下降;鼻塞、"过敏性鼻炎";咽部异物感、口干、声带疲劳等;味觉改变等。③胃肠道症状：恶心甚至呕吐、腹胀、腹泻、消化不良、嗳气及咽部异物感等。④心血管症状：心悸、胸闷、心率变化、心律失常、血压变化等。⑤面部或某一肢体多汗、无汗、畏寒或发热，有时感觉疼痛、麻木但是又不按神经节段或走行分布。以上症状往往与颈部活动有明显关系，坐位或站立时加重，卧位时减轻或消失。颈部活动多、长时间低头、在电脑前工作时间过长或劳累时明显，休息后好转。⑥临床检查：颈部活动多正常，颈椎棘突间或椎旁小关节周围的软组织压痛。有时还可伴有心率、心律、血压等的变化。

（5）椎动脉型颈椎病：①发作性眩晕，复视伴有眼震。有时伴随恶心、呕吐、耳鸣或听力下降。这些症状与颈部位置改变有关。②下肢突然无力猝倒，但是意识清醒，多在头颈处于某一位置时发生。③偶有肢体麻木、感觉异常。可出现一过性瘫痪，发作性昏迷。

3. 颈椎病诊断标准

（1）临床诊断标准

1）颈型：具有典型的落枕史及上述颈项部症状体征；影像学检查可正常或仅有生理曲度改变或轻度椎间隙狭窄，少有骨赘形成。

2）神经根型：具有根性分布的症状（麻木、疼痛）和体征；椎间孔挤压试验或（和）臂丛牵拉试验阳性；影像学所见与临床表现基本相符合；排除颈椎外病变（胸廓出口综合征、网球肘、腕管综合征、肘管综合征、肩周炎、肱二头肌长头腱鞘炎等）所致的疼痛。

3）脊髓型：出现颈脊髓损害的临床表现；影像学显示颈椎退行性改变、颈椎管狭窄，并证实存在与临床表现相符合的颈脊髓压迫；除外进行性肌萎缩性脊髓侧索硬化症、脊髓肿瘤、脊髓损伤、继发性粘连性蛛网膜炎、多发性末梢神经炎等。

4）交感型：诊断较难，目前尚缺乏客观的诊断指标。出现交感神经功能紊乱的临床表现，影像学显示颈椎节段性不稳定。对部分症状不典型的患者，如果行星状神经节封闭或颈椎高位硬膜外封闭后，症状有所减轻，则有助于诊断。除外其他原因所致的眩晕：①耳源性眩晕：由于内耳出现前庭功能障碍，导致眩晕，如梅尼埃综合征、耳内听动脉栓塞。②眼源性眩晕：屈光不正、青光眼等眼科疾患。③脑源性眩晕：因动脉粥样硬化造成椎-基底动脉供血不全、腔隙性脑梗死、脑部肿瘤、脑外伤后遗症等。④血管源性眩晕：椎动脉的 V1 和 V3 段狭窄导致椎-基底动脉供血不全；高血压、冠心病、嗜铬细胞瘤等。⑤其他原因：糖尿病、神经症、过度劳累、长期睡眠不足等。

5）椎动脉型：曾有猝倒发作，并伴有颈性眩晕；旋颈试验阳性；影像学显示节段性不稳定或钩椎关节增生；除外其他原因导致的眩晕；颈部运动试验阳性。

（2）影像学及其他辅助检查：X 线检查是颈椎损伤及某些疾患诊断的重要手段，也是颈部最基本最常用的检查技术，即使在影像学技术高度发展的条件下，也是不可忽视的一种重要检查方法。

X 线平片对于判断损伤的疾患严重程度、治疗方法选择、治疗评价等提供影像学基础。常拍摄全颈椎正侧位片，颈椎伸屈动态侧位片，斜位摄片，必要时拍摄颈 1-2 开口位片和断层片。正位片可见钩椎关节变尖或横向增生、椎间隙狭窄；侧位片见颈椎顺列不佳、反曲、椎间隙狭窄、椎体前后缘骨赘形成、椎体上下缘（运动终板）骨质硬化、发育性颈椎管狭窄等；过屈、过伸侧位可有节段性不稳定；左、右斜位片可见椎间孔缩小、变形。有时还可见到在椎体后缘有高密度的条状阴影——颈椎后纵韧带骨化（ossification of posterior longitudinal ligament，OPLL）。

颈椎管测量方法：在颈椎侧位 X 线片上，C_3 到 C_6 任何一个椎节，椎管的中矢状径与椎体的中矢状径的比值如果小于或等于 0.75，即诊断为发育性颈椎管狭窄。节段性不稳定在交感型颈椎病的诊断上有重要意义。测量方法：即在颈椎过屈过伸侧位片上，于椎体后缘连线延长线与滑移椎体下缘相交一点至同一椎体后缘距离之和≥2mm；椎体间成角＞11°。CT 可以显示出椎管的形状及 OPLL 的范围和对椎管的侵占程度；脊髓造影配合 CT 检查可显示硬膜囊、脊髓和神经根受压的情况。

颈部 MRI 检查则可以清晰地显示出椎管内、脊髓内部的改变及脊髓受压部位及形态改变，对于颈椎损伤、颈椎病及肿瘤的诊断具有重要价值。当颈椎间盘退变后，其信号强度亦随之降低，无论在矢状面或横断面，都能准确诊断椎间盘突出。磁共振成像在颈椎疾病诊断中，不仅能显示颈椎骨折与椎间盘突出向后压迫硬脊膜囊的范围和程度，而且尚可反映脊髓损伤后的病理变化。脊髓内出血或实质性损害一般在 T2 加权图像上表现为暗淡和灰暗影像。而脊髓水肿常以密度均匀的条索状或梭形信号出现。

经颅彩色多普勒（TCD）等可探查基底动脉血流、椎动脉颅内血流，推测椎动脉缺血情况，是检查椎动脉供血不足的有效手段，也是临床诊断颈椎病，尤其是椎动脉型颈椎病的常用检查手段。椎动脉造影和椎动脉"B 超"对诊断有一定帮助。

针灸治疗效能等级与治疗目标

1. 效能等级 颈型颈椎病属于椎体不稳引起颈椎局部的内外平衡失调及颈肌的防御性痉挛，直接刺激分布于后纵韧带及两侧根袖处的神经末梢出现的颈部症状。通过针灸疗法完全可以获得临床治愈或临床控制，属于效能等级Ⅰ级病谱。神经根型颈椎病以神经根受刺激或压迫为病理基础。针灸具有较好的止痛作用,并对消除神经根水肿有一定的促进作用,针灸治疗的同时配合推拿牵引是非常有意义的,属于效能等级Ⅱ级病谱。椎动脉型颈椎病的主要症状是椎-基底动脉供血不足所致的头晕,针灸有很好的缓解作用,但有配合颈椎牵引的必要性,属于效能等级Ⅱ级病谱。交感型颈椎病是颈交感神经节受压或刺激所引起的症候群,但常因交感神经受刺激的程度过强,针灸需要配合其他疗法,属于效能等级Ⅱ级病谱。脊髓型颈椎病是脊髓遭受压迫所出现的证候,因此是颈椎病中比较重的一型,针刺在缓解部分症状方面有效,属于效能等级Ⅲ级病谱。

　　2. 治疗目标　颈椎病出现的急性症状,如头晕、颈部疼痛及僵硬、上肢疼痛麻木等应尽早控制及消除;对于慢性症状,应减轻及改善症状,恢复正常活动,减轻或预防复发。

针灸治疗流程与推荐方案

针灸治疗颈椎病流程(图2-3-1)

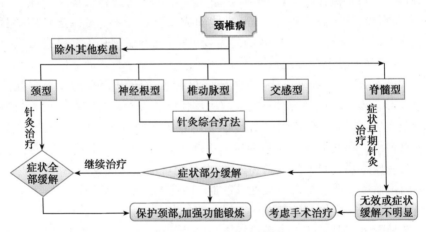

图2-3-1　针灸治疗颈椎病流程

针灸治疗颈椎病推荐方案

1. 颈型颈椎病一般治疗方案

● 针刺结合刺络拔罐法[4](2a级证据)★★★

『主穴』大椎、天柱、后溪、颈夹脊。

『配穴』风寒痹阻加风门、风府,劳损血瘀加膈俞、合谷、太冲,肝肾亏虚加肝俞、肾俞、足三里。

『操作』患者取端坐位,毫针垂直皮肤进针至7分深,行平补平泻捻转加小幅提插手法,留针30分钟。中间行针2次,起针后点刺大椎,按耐受程度刺

5～6 次,用中号火罐拔罐 8～10 分钟,每周治疗 2 次,4 周为 1 个疗程。

疗效说明　疗效标准参照《中医病证诊断疗效标准》中有关颈椎病的疗效评定,临床治愈率(原有病症消失,肌力正常,颈、肢体功能恢复正常,能参加正常劳动和工作)为 24%,改善颈部疼痛 NPQ 颈痛量表评分[改善(3.16±0.37)分]及颈部功能 Vernon 颈椎残疾指数评分[改善(8.84±1.71)分],可能优于常规针刺(仅进行针刺治疗)。

● 远近配穴针刺法[5](2b 级证据)★★

『主穴』风池、颈 6～7 夹脊、阿是穴、昆仑、后溪。

『操作』患者取坐位或者俯卧位,风池向鼻尖方向斜刺 1.2 寸,颈项部阿是穴直刺 0.7～1.2 寸,肩背部阿是穴采用斜刺 1.2 寸左右,均行捻转提插手法,得气为度。留针 30 分钟,中间行针 1 次,每日治疗 1 次,5 次为 1 个疗程,疗程间隔 1 天,共治疗 2 个疗程。

疗效说明　综合疗效标准参照临床症状、体征总积分减少比例[(治疗前分数－治疗后分数)/治疗前分数],VAS 疼痛计分。镇痛评分计算公式＝(治疗前疼痛分数－治疗后疼痛分数)/治疗前疼痛分数×100%。综合疗效临床痊愈率(临床症状消失,颈、肢体功能恢复正常,能参加正常劳动和工作;临床症状、体征总积分为 0 分)为 50%。镇痛疗效显效(镇痛评分≥60%)率为 43.3%。

● 养老穴配合夹脊穴针刺法[6](2a 级证据)★★★

『主穴』养老、病变颈椎及其上下相邻颈椎双侧夹脊。

『操作』毫针刺入养老穴后行捻转法,要求针感向颈部放射,以患者能忍受为度,行针同时嘱患者活动颈部,每 5 分钟行针 1 次,留针 20 分钟。取相应病变颈椎及其上下相邻颈椎双侧夹脊穴。将针直刺入 1～1.2 寸,行提插捻转使得气,每 5 分钟行针 1 次,留针 20 分钟。疗程每日 1 次,6 次为一疗程,一个疗程结束后进行评定。

疗效说明　疗效标准参照《中医病证诊断疗效标准》和 MPQ 疼痛询问量表及 NDI(颈椎功能障碍指数量表),痊愈率(临床症状全部消失,肌力正常,颈、肢体功能恢复正常,能参加正常工作和劳动,)达 57.89%,总有效率(临床症状部分消失或明显改善,颈肩背疼痛明显减轻,颈、肢体功能改善。)为 94.74%,优于单纯针刺养老组,MPQ 评分(分)改善 4.47±1.98,NDI 评分(分)改善 13.26±8.44,其改善分值可能优于单纯针刺养老组。

2. 神经根型颈椎病一般治疗方案

● 针刺综合疗法[7](1b 级证据)★★★★★

『主穴』颈 4～7 夹脊、风池、肩井、肩髃、肩贞、外关、后溪。

『操作』患者坐位或俯伏坐位,颈夹脊沿脊柱方向以 75°角斜刺入 25mm;风池向鼻尖方向刺入 32mm;肩井以 75°角斜向下后刺入 25mm;肩髃以 45°角斜向前下刺入40mm；肩贞以75°角斜向外刺入40mm；外关直刺25mm；后溪直刺40mm。进针至所需深度后均行小幅度(幅度5~7mm)、较快频率(100~150次/分)的提插捻转，针刺得气后接G6805-1型电针仪。电极：分2组，肩井(－)、风池(＋)，肩贞(－)、后溪(＋)；选择频率100~300Hz，脉冲疏密波，以能引起肌肉明显收缩而患者能忍受为度，并在留针期间每隔10分钟适当增加刺激强度，以消除耐受治疗，每日1次，1个疗程20次。

『配合治疗』牵引，推拿，TDP。

　　疗效说明　疗效标准参照改善率［(治疗前积分－治疗后积分)÷治疗前积分×100％］作为判定依据，并参照《中医病证诊断疗效标准》制定。临床痊愈率(症状积分改善率≥90％)为42.9％，在治疗3~4次后起效，在改善症状方面，证候总积分改善(23.73±0.85)分，针刺对改善颈肩肢痛程度、频度、持续时间和上肢感觉异常以及缓解项僵硬的作用显著；在改善颈部活动方面，针刺尤其在前屈和旋转活动方面作用显著；体征方面针刺可改善椎旁压痛试验阳性率，尤其是压顶试验、臂丛神经牵拉试验。

　　● 电针法[8](2a级证据)★★★

『主穴』天柱、颈百劳、大杼。

『配穴』风寒湿痹型加大椎、风池、风门、肩井、外关；痰瘀阻络型加曲池、脾俞、丰隆、膈俞；气滞血瘀型加膈俞、肩井、曲池、肩中俞、肩外俞；气血不足型加肝俞、脾俞、足三里；肝肾不足型加养老、肝俞、肾俞、太溪。

『操作』快速进针后按辨证施补泻手法，得气后主穴加电针，连续波，频率120~250次/分，强度以患者耐受度，治疗30分钟。每天治疗1次，15次为1个疗程，每疗程之间休息2天，3个疗程。

　　疗效说明　疗效标准参照《中医病证诊断疗效标准》制定，临床痊愈率(症状完全消失，肌力正常，颈肩肢体功能恢复正常，能参加正常劳动和工作，随访半年未复发)为37％，电针在改善疼痛方面疗效显著，PRI(疼痛分级指数)总分在第1~3疗程均有改善，尤其在第一及第三疗程，可能优于同期的牵引对照组(P<0.05)；疗效随年龄趋势递减，30岁以下疗效显著(临床痊愈率为50％，总有效率为91.67％)，65岁以上疗效较差(临床总有效率为50％)，与风寒湿痹型、痰瘀阻络型、气滞血瘀型、气血亏虚型相比，肝肾不足型疗效较差(临床总有效率75％)。

　　3. 椎动脉型颈椎病一般治疗方案

　　● 针刺联合推拿法[9](1b级证据)★★★★★

『主穴』风池、颈4~7夹脊、百会。

『联合治疗』推拿。

『操作』患者坐位，或俯伏坐位。颈夹脊沿脊柱方向以75°左右的倾斜度刺入 25mm;风池向鼻尖方向刺入 30mm;百会以 15°左右的倾斜度向前刺入 25mm,进针至所需深度后均行小幅度(幅度 5~7mm)、较快频率(100~150 次/分)的提插捻转,使针刺得气,每日 1 次,针刺后配合推拿四步,第一步揉擦法,第二步分筋点穴,第三步拔伸复位,第四步放松结束。每疗程 7 次,2 个疗程。

疗效说明 疗效标准参照改善率[(治疗前积分-治疗后积分)÷治疗前积分×100%]及《中医病证诊断疗效标准》中"眩晕"的疗效标准,临床痊愈率(症状积分改善率≥90%)为 47%,治疗后 2~3 次起效,症状及体征改善较好[症状积分改善(16.86±4.96)分]。

● 项七针法[10](2a 级证据)★★★

『主穴』风池、天柱、完骨、风府。

『操作』患者俯卧位,风池、完骨、天柱 6 个穴位,针刺深度 0.8~1.2 寸,风池针尖向鼻尖方向,天柱直刺,完骨向下刺,风府向下斜刺 0.8~1.0 寸,得气后行平补平泻法,使酸胀感扩散至颈项部。留 30 分钟,每日 1 次,6 次为 1 个疗程,疗程间休息 1 天,治疗 2 个疗程。

疗效说明 疗效标准参照(治疗后总分-治疗前总分)÷治疗前总分×100%,项七针组临床愈显率(治疗后积分率>50%)为 76.32%,在症状[积分改善(16.41±3.61)分]、眩晕症状[积分改善(9.15±1.14)分]、起效时间[(2.1±1.762)天]、眩晕消失时间[(6.14±1.23)天]方面可能优于颈夹脊对照组,颈夹脊在改善颈部疼痛方面优于项七针。

4. 脊髓型颈椎病一般治疗方案

● 三步针罐法[11](2b 级证据)★★

『主穴』整脊穴(位于印堂穴与前正中发际连线中点)、中平(位于外膝眼与外踝尖连线中点)、后溪、颈夹脊、大椎、阿是穴。

『配穴』类痉证加外关、阳陵泉、太冲,类痿证加肺俞、肾俞、足三里。

『操作』整脊穴针尖向下,提插进针,沿皮下骨膜外入针 1.5 寸,施提插泻法,令酸麻胀感放射至鼻根部。后溪穴及中平穴,施提插捻转法,后溪穴向腕部斜刺 1 寸,令针感向前臂放射,中平穴针感下至足。嘱患者活动患部 2 分钟,不留针,类痉证组的配穴用平补平泻手法,类痿证组的配穴用补法,得气后配穴不留针。在颈夹脊穴上通以 KWD-808 型电针仪,输以疏密波,电流大小以患者能耐受为度,留针 2 分钟。三棱针在大椎穴及阿是穴上快速散刺 3~8 点,进针 0.1~0.2 寸,加拔闪火罐,拔出瘀血 2~5ml,每日 1 次,10 次为 1 个疗程,疗程间隔 2 天,治疗 3 个疗程。

疗效说明 临床痊愈率(临床症状体征消失,恢复至正常生活工作,3 个月内无复发)为 43.3%,锥体束征分级恢复正常水平为 43%,好转(锥体束征分级缓解≥1级)为94.2%,屈颈试验转阴率为71.3%,疗效或许优于西药氯唑沙宗组。

5. 交感型颈椎病一般治疗方案[12](2c级证据)★

『主穴』百会、风池、颈夹脊、内关、三阴交、太冲。

『配穴』偏头痛加率谷、太阳;眼痛眼胀加攒竹、太阳、鱼腰;耳鸣、耳聋加听宫、翳风;类冠心病加膻中、阴郄;失眠、焦虑加神门、照海;恶心、呕吐、上腹不适加足三里。

『操作』内关、三阴交针刺用捻转泻法,其他穴位用平补平泻,每日1次,10次为1个疗程。

疗效说明 临床痊愈率(临床症状消失,颈部活动自如,正常工作生活无影响)为28%,总有效率(至少临床症状减轻,颈部活动好转,低头工作后易复发)为93%。或许优于口服西比灵片组。

6. 颈椎病颈痛治疗方案

● 一般针刺治疗方案[13](2a级证据)★★★

『主穴』取颈椎阳性反应平面双侧夹脊、肩中俞、大椎、中渚。

『操作』各主穴毫针直刺入穴位,进针深度按照选穴部位和受试者体型设定为10~20mm,各穴均进行运针至得气,留针20分钟。针刺完毕后休息5分钟进行穴位埋针治疗,取穴分为a(夹脊、大椎)、b(夹脊、肩中俞)两组,两组穴位交替使用。使用撖钉型皮内针,对准所选穴位皮肤直刺撖入,以3M医用胶布固定,直至下次治疗时方取下。隔日治疗1次,每周治疗2~3次,4周10次治疗为1个疗程。

疗效说明 疗效标准采用 Northwick Park 颈痛量表(NPQ)评分,一疗程后针刺优化组 NPQ 评分改善(29.7±1.84)分,随访1、3个月其 NPQ 评分改善分别为(32.27±5.29)分、(30.36±5.11)分,其疗效可能优于穴位浅刺组(取穴同优化方案组,要求针尖仅刺入皮下浅层)和安慰组(按照优化方案组穴位进行取穴,其中大椎穴沿脊柱下移1寸处定为安慰穴位,中渚穴向手腕方向上移1寸、第4与第5掌骨间定为安慰穴位,其余穴位均在每穴向外1寸处定为安慰穴位)。

● 针刺、艾灸及皮内针治疗方案[14](2a级证据)★★★

『主穴』百劳、神门、腕骨。

『配穴』大椎、心俞、肾俞。

『操作』主穴直刺入穴位,进针深度按照选穴部位和受试者体型设定为10~20mm,各穴均进行运针至得气,留针20分钟。取大椎、心俞及肾俞,艾炷麦粒大小,先在穴位处涂以万花油或凡士林,然后将艾炷放于穴位上点燃,直到患者感觉痛时换第二壮,每穴灸五壮,灸后取百劳、心俞及肾俞,使用撖钉型皮内针,长度约为 2～3mm,对准所选穴位皮肤直刺揿入,以 3M 医用胶布固定,直至下次治疗时方取下。每周 2 次,共治疗 10 次。

疗效说明　疗效标准参照《中医病证诊断疗效标准》及 Northwick Park 颈痛量表(NPQ)和 McGill 疼痛量表,心肾组痊愈天数(15.51±7.089)天,优于对照组(常规针灸),远期疗效(随访 3 个月时的复发次数)心肾论治组[复发次数(1.22±1.492 次)]可能优于对照组。

● 针刺结合艾灸治疗方案[15](2a 级证据)★★★

『**主穴**』颈百劳、大椎、肩中俞、中渚。

『**操作**』选定穴位,取双侧颈百劳、肩中俞、中渚,采用直径 0.30mm 的一次性管针,颈背部穴位采用长度为 40mm 的针灸针,中渚穴采用长度为 25mm 的针灸针。针刺操作时直刺入穴位,深度依穴位部位、体型胖瘦定为 10～20mm,每个穴位均运针至得气为度,留针 20 分钟。在选定的穴位上涂以万花油,将艾炷放到穴位上,点燃艾炷,当病人有痛感时用镊子将艾炷移开,此为灸 1 壮,每个穴位共灸 5 壮,灸完后在施灸部位涂以万花油防止起疱,施灸穴位以皮肤潮红效果最佳。每 3 天治疗 1 次,两次治疗时间间隔在 48～72 小时之间,每周完成 2～3 次治疗,10 次为 1 个疗程,4 周内完成。

疗效说明　疗效标准参照 Northwick Park 颈痛量表(NPQ)及麦-吉尔疼痛问卷(MPQ),针灸组在治疗结束后、随访 1 个月及随访 3 个月 NPQ 量表评分分别改善(24.6±2.4)分、(23.1±2.8)分、(18.6±3)分,均优于针刺组和灸法组;针灸组在 1、3 个月随访结束后,MPQ 评分分别为(4.8±2.3)分、(7.5±2.2)分,疗效可能优于针刺组。

影响针灸疗效因素

1. 病变的类型　颈椎病的类型较多,病变的类型直接关系着针灸的疗效。一般而言,颈型颈椎病是颈椎病中最轻的一型,以枕颈部痛、颈活动受限、颈肌僵硬、有相应压痛点为特征。仅有颈椎生理弧度在病变节段的改变,有人认为是颈椎病的前期阶段,甚至有部分学者认为属于颈肌肌筋膜炎,属于单纯的软组织痉挛或炎症病变;针灸对本型的疗效最好,疗程短,可达到临床治愈。神经根型针灸疗效也比较优越,椎动脉型疗效也较好,而交感型、脊髓型和食管型疗效较差。尤其是脊髓型是脊髓直接受压,比神经根型、椎动脉型要复杂,针灸改善神经根水肿和椎动脉的功能状态要比改善脊髓本病受压水肿要容易。针灸疗效排序为颈型>神经根型>椎动脉型>交感型>脊髓型。

2. 病变的性质和程度　除颈型颈椎病外,其他各种类型的颈椎病即使同一类型均存在病变程度的差异,而病变程度直接关系着针灸的疗效。颈椎间盘突出症是突出的髓核刺激或压迫神经根或脊髓,其症状和体征的波动性较大,但针刺治疗可取得显著疗效;一般而言,神经根刺激的针灸疗效要优于神经根明显受压。颈椎间盘突出症的针灸疗效要优于脱出症,所谓颈椎间盘脱出症是髓核穿过破裂的后纵韧带进入椎管内,突然出现较重的神经根及脊髓症状,早期针刺治疗可获得一定疗效,但应配合其他综合治疗。单一椎间盘病变或骨赘造成脊髓及神经根的损害肯定较多个椎间盘病变为轻,因此,单一椎间盘或骨赘病变的针灸疗效要优于病变范围多发者。相对而言,椎间盘性颈椎病针灸疗效要优于骨源性。

骨源性颈椎病主要是增生的骨赘刺激和压迫脊髓、脊神经、交感神经和椎动脉所致,此时椎管矢状径的大小直接关系着疾病的发生和发展,对针灸疗效也有决定性影响。中央型的骨赘位于椎体后方中央,压迫脊髓前方及其血管,引起以运动障碍为主的一系列症状;此型颈椎病针灸难以取得疗效,因为针刺无法直接刺激到病变部位。侧后型骨赘偏向一侧,刺激压迫脊髓的边缘和脊神经根,引起同侧神经根及脊髓症状;针刺对神经根症状可发挥较好的治疗作用。钩椎关节型是关节骨质增生所致,分别或同时刺激椎动脉、脊神经根,引起椎动脉型及神经根型;针刺对其有一定的疗效。食管压迫型和弥漫型采用针灸治疗很难取得疗效。对于脊髓长期受压而致的脊髓变性,针灸难以取效。当然,有时颈椎病的临床表现和压迫程度并不成比例,这可能与个体差异及自我代偿能力有关。

颈椎有骨质增生性变化不一定引起临床症状,偶遇轻微外伤后,往往立即出现脊髓和神经损害的临床表现。这是因为脊髓组织较为耐受慢性磨损和慢性外压,但不能耐受即使是轻微的急性损伤,故其针灸疗效以神经组织损害的不同程度而定,损伤程度轻,针灸疗效好。不论是先天性或后天性的椎管狭窄,其狭窄程度轻,针灸疗效较好。

3. 病程　颈椎病要及早治疗,病程越短,疗效越好。病程较长而缓慢,虽症状较轻,针刺疗效并不一定属于优良;病程较短,病情可能虽表现较重,针灸治疗后恢复往往较快,而且疗效良好。这可能主要与病程长,局部的病理损伤已经固定,很难再减轻或恢复有关。

4. 患者的配合　治疗期间要限制患者的头颈活动,对颈椎失稳者要制动。治愈以后应避免过度摇摆头颈部,纠正工作中的不良体位,避免头颈部长时间前屈或转向一侧,以头、颈、胸保持生理曲线为好。这些都关系着针灸的近期疗效和远期疗效。

关于针灸治疗颈椎病,国外学者也提供了一些证据,如 Caon RM 等(*American Journal of Chinese Medicine*,1981)采用随机对照研究,结果表明针刺治疗 12 周后,患者病情明显好转,疼痛平均减轻 40%,止痛药少用 54%,每天的疼痛时间减少 68%,32% 活动较少受限。英国的 David(*British

Journal of Rheumatology,1993)等研究也证实了针刺和理疗都是治疗慢性颈痛的有效方法。

需要指出的是,针灸对于颈椎退行性病变(骨质增生等)和椎间盘突出症引起的颈椎病,表现为慢性颈臂疼痛和手指麻木以及椎动脉压迫而出现的头痛、头晕等症状,通常也只能改善症状,而不可能改变颈椎出现的器质性变化。因此,治疗前后不会有 X 线或 CT 影像学的改变。但这也同时提醒我们,颈椎病的临床症状显然是其局部软组织炎症水肿或骨赘压迫脊神经或椎动脉而引起,颈椎本身的病变只是为该病发生提供了局部异常的环境和条件,使其容易在日常的活动中受到损伤。这正是我们有时在临床上看到颈椎本身的退行性变化严重程度和临床症状表现并不完全一致的原因。因此,针灸也只能通过改善局部微循环、促进炎症吸收、止痛等作用消除局部的炎症刺激等因素达到缓解症状的目的。

针灸治疗的环节和机制

针灸治疗颈椎病和其他保守疗法一样,通常只能缓解症状,不可能改变颈椎已经存在的器质性变化。针灸治疗颈椎病的环节和机制包括:

(1) 止痛:针灸通过缓解肌肉紧张和痉挛,而起到止痛作用,有利于颈椎活动。另外针刺还可通过促进人体内源性镇痛物质的释放,减弱或拮抗感觉神经的痛觉传入而提高痛阈等达到止痛作用。

(2) 促进局部微循环:神经根型颈椎病在神经根受到刺激或压迫后,其周围的无菌性炎症必然导致有渗出物填充在椎间孔及其周围的软组织中,使其组织间压力增高,针灸可通过刺激局部的微循环,促进局部的新陈代谢和炎性产物的吸收,从而达到"引流减压"效果,可消除或缓解神经根管中各种压迫和限制神经根活动的因素,起到松解神经根和软组织粘连,缓解症状的效果。

(3) 改善椎动脉供血:大量的试验研究表明针刺颈项部的风池等穴可舒张椎动脉,增加椎动脉的血供,从而缓解眩晕等症状。

(4) 协调椎间盘周围的肌肉和韧带:最新研究认为,颈椎的退变或损伤是不可逆的病理因素,而其继发的病理改变,引起动静力学平衡失调,才是关键的发病机制。因为颈脊柱的主要功能是承受头颅重量和维持头颅平衡,并为适应听、嗅、视觉的刺激反应,而有较大敏锐活动性,这些功能的实现是通过颈椎体及其各联接结构复杂而严密的组织活动调节来完成,即"活动"是其功能实现的关键,若失去"活动",则其"动"的力学平衡失调,其静力学和稳定性不能随时调节,脊柱的刚度和强度异常,内源性和外源性稳定受到破坏,则颈椎的压缩、牵拉、扭转、剪切等载荷出现改变,从而导致异位压迫或化学刺激引起颈椎病。颈椎病发生后,病变局部的肌肉、韧带、肌腱等处于失衡的生物力学状态,针灸通过局部刺激,可对其进行协调,减轻其痉挛状态,从而可缓解局部的肌肉、肌腱和韧带的紧张状态,达到缓解疼痛,减轻椎间盘、神经及血管的压力,有利于局部血液循环和组织损伤的修复。

(5) 神经调节:针刺可直接刺激神经,引起神经冲动的传导,这对于受刺激和压迫的神经根具有反射性促进神经细胞代谢和自我修复作用。国外学者 Peng AT 等(*Acupuncture & Electro-Therapeutics Research*,1987)研究表明,电针治疗慢性颈肩痛可获得 64.9% 显著长期改善,并认为其作用原理是电针组织了外周交感神经,引起局部微循环增加而促进了组织康复和疼痛缓解。

预　后

临床上颈椎病以颈型、神经根型和椎动脉型多见,大多数患者经过非手术治疗可使症状改善或消失,但常可反复发作,多数病人一般有从急性发作到缓解、再发作、再缓解的规律,大部分颈椎病患者预后良好。

颈型颈椎病并非由颈椎骨质增生引起,而是因为颈椎生理弧度改变及颈部软组织劳损所致,预后好。神经根型颈椎病预后不一,其中根痛型预后良好,萎缩型较差,麻木型介于二者之间;因单纯性颈椎髓核突出所致者,预后大多良好,治愈后少有复发;髓核脱出已形成粘连者则易残留症状;因钩椎关节增生引起者,早期及时治疗预后多较满意。如病程较长,根管处已形成蛛网膜下腔粘连时,则易因症状迁延而预后欠满意。骨质广泛增生患者,不仅治疗复杂,且预后较差。

椎动脉型颈椎病预后大多良好,尤以因椎节不稳所致者,症状严重经手术治疗之病例预后亦多满意。椎动脉型颈椎病,对脑力的影响较严重,对体力无明显影响,有终因椎-基底动脉系统供血不足形成偏瘫等,但较少见。

脊髓型颈椎病对患者的体力损害较为严重,如不积极治疗,多致终身残疾,但对脑力的影响小,本型主要采用手术治疗。因椎间盘突出或脱出所致者预后较佳;椎管矢状径明显狭小伴有较大骨刺或后纵韧带钙化者,预后较差;病程超过 1 年且病情严重者,尤其是脊髓已有变性者,预后最差;高龄者,特别是全身伴有严重疾患或主要脏器(心、肝、肾等)功能不佳者,预后亦差。

另外,也有应用肌电图检查对神经根病损进行预后判定,在神经根型颈椎病急性期,常可观察到插入电活动延长,肌松弛时出现束颤电位、纤颤电位和正锐波等异常自发电位,肌收缩时运动单位电位数量减少,波幅降低。病程较长者可见运动单位电位相位增多,时限延长,波幅增高。这符合临床的发病机制,因为在神经根型颈椎病中,病理改变主要是各种因素造成神经根受挤压,随着病情的进展,根袖处发生炎症反应,逐渐纤维化,甚至发生瓦勒变性,因而肌肉出现失神经电位。恢复期病损神经修复过程出现大的再生电位,表示肌肉已重新获得神经支配,预后良好。

表 2-3-3　针灸治疗颈椎病代表性临床试验

试验观察方案	试验设计	治疗组/对照组	结果
神经根型颈椎病方案[7]	多中心大样本 RCT	治疗组($n=317$,针刺配合推拿、牵引),对照组为物理疗法组($n=311$,仅针刺治疗)	针灸综合组与物理疗法组痊愈率 $RR=2.57[1.94,3.39]$,针灸综合组与物理疗法组症状积分 $WMD=3.61[2.31,4.91]$
椎动脉型颈椎病方案[9]	多中心大样本 RCT	治疗组($n=60$,针刺配合推拿);针刺组($n=60$,仅针刺治疗);推拿组($n=60$,仅推拿治疗)	针推组与针刺组痊愈率 $RR=2.55[1.40,4.63]$,与推拿组痊愈率 $RR=22.15[1.24,3.74]$,与针刺组症状积分 $WMD=5.08[3.72,6.44]$,针推组与针刺组症状积分 $WMD=4.69[3.26,6.12]$
脊髓型颈椎病方案[11]	RCT	治疗组($n=120$ 例,针刺整脊穴、中平、后溪,颈夹脊加电针,大椎及阿是穴刺络),对照药物组($n=40$ 例,氯唑沙宗 200mg,每日 3 次;心痛定 10mg,每日 3 次;维生素 E 5mg,每日 2 次;胞二磷胆碱静脉滴 0.2~0.6g/d,或肌注 0.1~0.2g/d)	针灸组与药物组临床总有效率 $RR=1.20[1.02,1.40]$

参 考 文 献

[1] 孙宇,陆琪宏.第二届颈椎病专题座谈会纪要[J].中华外科杂志,1993,31(8):472.

[2] 邱贵兴.骨科诊疗常规[M].北京:人民卫生出版社,2004:296.

[3] Nerlich AG,Schleicher ED,Boos N. 1997 Volvo Award winner in basic science studies: Immunohistologic markers for age-related changes of human lumbar intervertebraldiscs [J]. Spine,1997,22(24):2781-2795.

[4] 李刚.针刺配合大椎刺络拔罐治疗颈型颈椎病的临床研究[D].广州:广州中医药大学:2009.

[5] 李丰军,衣华强,姚朋华,等.不同配穴方法针刺治疗颈型颈椎病 90 例疗效评价[J].中医杂志,2008,49(11)998-1000.

[6] 史岩.养老穴针刺治疗颈型颈椎病的临床研究[D].福州:福建中医药大学:2011.

[7] 周建伟,蒋振亚,叶锐彬,等.针灸推拿为主治疗神经根型颈椎病:多中心随机对照研究[J].中国针灸,2006,26(8):537-542.

[8] 张洪来,靳瑞.电针与牵引治疗神经根型颈椎病的随机对照研究[J].中国针灸,2003,

23(11):637-639.

[9] 周建伟,胡玲香,李宁,等.针刺推拿综合方案治疗椎动脉型颈椎病的多中心随机对照研究[J].中国针灸,2005,25(4):227-231.

[10] 贾红玲.项七针与颈夹脊穴治疗椎动脉型颈椎病(CSA)的疗效对比观察[D].济南:山东中医药大学:2006.

[11] 蒋戈利,邢军,刘玉珍,等.三步针罐疗法治疗脊髓型颈椎病疗效观察[J].中国针灸,2002,22(5):309-310.

[12] 祝才银.针灸结合推拿治疗交感神经型颈椎病32例观察[J].浙江中医杂志,2010,45(4):28.

[13] 符文彬,狄忠,梁兆晖,等.针刺优化方案治疗颈椎病颈痛的初步临床评价[C]//广东省针灸学会第十二次学术研讨会暨全国脑卒中及脊柱相关性疾病非药物诊疗技术培训班论文集.广州:广东省针灸学会,2011:15.

[14] 于鹏,王谦,狄忠.针灸从心肾论治颈椎病颈痛的疗效评价研究[J].辽宁中医杂志,2012,39(5):912-914.

[15] 狄忠.针刺配合艾灸治疗颈椎病颈痛的临床随机对照研究[D].广州:广州中医药大学,2012.

第4节　肩关节周围炎

（检索时间:2012年6月30日）

针灸治疗方案推荐意见

基于Ⅰ级证据的推荐性意见

● **强力推荐**　以下方案可应用于肩周炎的治疗

电针法——透刺法(条口)

◎ **较强推荐**　以下方案可应用于肩周炎粘连期的治疗

芒针配合锋钩针、拔罐法——针刺法(患侧肩前、肩髃、臑俞、臑会)配合锋钩针、拔罐(压痛点)

○ **弱度推荐**　以下方案可应用于肩周炎的治疗

肩周炎冻结期方案——针刺法(条口透承山、肩髃、肩髎、肩贞)

基于Ⅱ级证据的建议性意见

□ **强力建议**　以下方案可试用于肩周炎的治疗

心胆经论治远端取穴法方案——针刺法(患侧阿是穴2个、肩髃、肩髎、内关、健侧阳陵泉)

肩周炎冻结期方案——针刺法(肩髃、肩髎、阳陵泉、中平)＋系统的肩关节训练法

肩周炎粘连期方案——肩六透针法(肩髃透臂臑、肩前缝透臂臑、肩后缝透臂臑、腋前透腋后、腋后透腋前/曲垣、天宗、曲池、外关)

针灸治疗方案推荐意见

◇ **较强建议**　以下方案可试用于颈椎病的治疗

颈型颈椎病方案——针刺法(风池、颈 6～颈 7 夹脊、阿是穴、昆仑、后溪)

△ **弱度建议**　以下方案可试用于颈椎病的治疗

交感神经型颈椎病方案——针刺法(百会、风池、颈夹脊、内关、三阴交、太冲/随症配穴)

临床流行病学资料

肩关节周围炎(periarthritis of shoulder),又称冻结肩(frozen shoulder)、肩凝症,是以肩关节疼痛和活动不便为主要症状的常见病症。由于软组织退行性改变,对各种外力的承受能力减弱,而引起肩周肌肉、肌腱、滑囊及关节囊的慢性损伤性炎症。近年来,有学者认为肩关节周围炎的名称不确切,与病理变化有差距,应称为粘连性肩关节囊炎较为准确。

肩周炎起病一般较为缓慢,病程较长,病史多在数月甚至 1～2 年。因此,隐匿起病、逐渐发展是本病早期临床特点之一。一项调查显示,在成人中冻结肩的年发病率约为 2‰～5‰,最新的研究显示其发病率上升到 10‰～38‰,40～70 岁的人群最常受累[1,2]。本病女性多于男性,左侧肩部发病率高于右侧,亦可两侧先后发病,主要发病人群为中老年人,大约有 2‰～5‰的发病率。

临床评估与诊断

肩关节周围炎临床评估

对于肩关节周围炎的评估,2009 年国际肩关节周围炎物理康复循证指南推荐了三种评估方式,分别为病因评估、患者应激度评估和粘连期时相症状评估(图 2-4-1,表 2-4-1～表 2-4-3)。

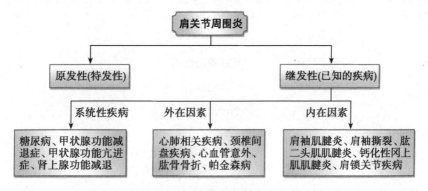

图 2-4-1　肩关节周围炎病因评估

表 2-4-1　肩关节周围炎患者应激度评估

高度应激	中度应激	轻度应激
高度疼痛(7/10)	中度疼痛(4~6/10)	轻度疼痛(3/10)
持续夜间或静止疼痛	间歇夜间或静止疼痛	无夜间或静止疼痛
高度失用(dASH、ASES、PSS)	中度失用(dASH、ASES、PSS)	轻度失用(dASH、AS-ES、PSS)
疼痛在结束活动范围之前	疼痛在结束活动范围时	疼痛在结束活动范围时
AROM 小于 PROM	AROM 相似 PROM	AROM 等同 PROM

注:AROM,主动活动范围;ASES,美国肩肘外科评分;dASH,美国臂肩手残疾问卷;PROM,被动活动范围;PSS,佩恩肩部评分。

表 2-4-2　肩关节周围炎粘连期时相症状评估

时相	症状持续时间	活动疼痛	功能障碍
早期	0~3 个月	AROM 和 PROM 时疼痛	前屈、外展、内旋、外旋的限制
冻结期	3~9 个月	AROM 和 PROM 慢性疼痛	明显的前屈、外展、内旋、外旋的限制
粘连期	9~15 个月	ROM 结束时轻度疼痛	明显的前屈、外展、内旋、外旋的限制
恢复期	15~24 个月	轻度疼痛	进行性症状改善

表 2-4-3　肩关节周围炎临床评估要点

评估项目	评估内容	要　　点
既往史	全面了解	除外其他疾患
	发病年龄	40~65 岁
病史	夜间睡眠	持续的夜间疼痛
	主要症状	疼痛、僵直感
	持续时间	是否超过 3 周及以上
体格检查		检查前屈、后伸、外展、内收、内旋、外旋的活动度,大多数患者被动外旋不超过 30°,结束活动时均会疼痛,回旋肌疼痛剧烈
影像学	X 线,MRI	明确诊断

肩关节周围炎临床诊断

1. 病史 老年人、妇女多发,多数人为单侧发病,起病缓慢,不一定或回忆不起来是否有外伤史,部分患者有肩部受凉史。

2. 症状 ①疼痛:逐渐发生并加重的肩周疼痛,其特点是活动后加重、夜间加重、影响睡眠、可半夜痛醒。疼痛可向颈、背及上臂放散,但多数不超过肘关节,疼痛呈持续性。②功能障碍:患侧肩关节活动度逐渐减少。患者自觉肩部僵硬,以至于梳头、穿衣、脱衣或系腰带等日常活动均感困难。

3. 体征 ①患肩外展、外旋及手臂上举明显受限并使疼痛加重,病史长者可因神经营养障碍及肌肉失用导致三角肌萎缩。②肩关节周围压痛点较多,主要是肌腱与骨组织的附着点及滑囊、肌腱等处,如喙突、结节间沟、肩峰下、三角肌止点、冈下肌群及其联合腱等。

4. 特殊试验 肌肉抗阻力试验:使欲检查的肌肉主动做功,并被动施加阻力,引起该肌起、止点的疼痛为阳性,并可证实其病变之所在。如检查三角肌时,嘱患者主动将肩关节外展,术者同时施以一定阻力加以对抗,若出现疼痛加重,表示该肌受累。

5. 影像学检查 X线平片:可摄肩部正位片,部分病人可显示肌腱钙化影像、骨质疏松或肋骨头骨质增生等改变,但大多数为正常影像。若同时摄颈部正侧位像则可能有不同程度颈椎退变征象。

针灸治疗效能等级与治疗目标

1. 效能等级 本病早期的病理表现为肩肱关节腔内的纤维素样渗出,是针灸介入的最佳时机,可获得临床治愈,属于针灸Ⅰ级病谱。粘连期病理表现为病变组织产生粘连,肌肉萎缩,功能障碍加重,而疼痛程度减轻,针灸作为主要治疗方法疗效显著,但此期必须配合肩关节的松解术、推拿、功能锻炼,属于针灸的Ⅱ级病谱。

2. 治疗目标 减轻疼痛,改善肩关节活动范围及功能,积极预防肩关节局部肌肉的失用性萎缩及严重的关节软组织粘连及挛缩。

针灸治疗流程与推荐方案

针灸治疗肩关节周围炎流程(图 2-4-2)

33

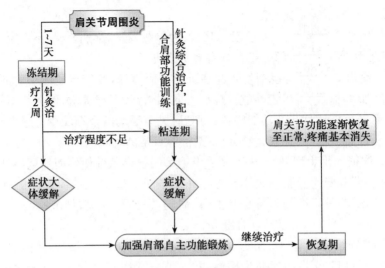

图 2-4-2　针灸治疗肩关节周围炎流程

针灸治疗肩关节周围炎推荐方案

1. 肩关节周围炎一般治疗方案

● 条口透刺法[3~5]（1a 级证据）★★★★★★

『主穴』条口。

『操作』毫针直刺健侧或患侧条口穴 1 寸,行平补平泻手法,得气后接通电针仪,施以频率为 2Hz/100Hz、电流强度 10mA 的疏密波电针刺激,治疗中嘱患者最大幅度活动肩关节,每天针刺 1 次,每次留针 30 分钟,5 次为 1 个疗程。

疗效说明　治疗组在治疗 1 次后镇痛效果（VAS 量表）即刻改善 0.3±0.21,1 个月后镇痛效果长期改善 2.92±0.1;治疗 1 次后肩关节活动功能（Mallet 量表）即刻改善为 0.14±0.25,治疗 1 个月后肩关节活动功能长期改善为 2.77±0.3。说明针刺组治疗肩周炎镇痛效果显著,疗效肯定优于对照组（口服诺福丁片）,近期疗效确切,远期疗效更具有优势。

● 心胆经论治远端取穴法[6]（2a 级证据）★★★

『主穴』患侧阿是穴 2 个、肩髃、肩髎、内关、健侧阳陵泉。

『操作』取坐位,先取远端阳陵泉、内关快速进针,捻转得气后,嘱患者最大限度地活动患肩,隔 5 分钟行针 1 次,留针 10 分钟,出针。然后取近端穴快速进针,捻转得气后,分别在肩髃与肩髎、2 个阿是穴接上电针仪,疏密波,留针30 分钟。每日 1 次,10 次为 1 个疗程,连续治疗 2 个疗程。

疗效说明　每个疗程结束后观察近期疗效,2 个疗程结束后随访 1 个月观察远期疗效。治疗组临床痊愈率（临床治愈:肩关节疼痛症状消失,活动自如,上臂上举≥150°,前伸≥90°,外展≥90°,肩关节功能恢复正常,肌肉萎缩基本恢复)为 51.72%;1 个疗程后治疗组疼痛程度(MPQ 积分)、肩关节功能活动量改善分别为 17.86±1.24、32.86±1.34;随访时治疗组的疼痛程度(MPQ 积分)、肩关节功能活动量改善分别为 33.64±4.44、46.64±4.44。说明治疗组在镇痛、肩关节活动功改善方面显著优于对照组,并且在改善症状、体征和活动功能方面有着相互协同、相互增强的作用;治疗组疗效可能优于对照组(局部取穴组患侧阿是穴 2 个、肩髃、肩髎、内关;远端取穴组健侧阳陵泉),远期疗效肯定。

2. 肩关节周围炎冻结期治疗方案

● 针刺条口透承山法[7](1c 级证据)★★★★

『主穴』条口、承山、肩髃、肩髎、肩贞。

『操作』患者取侧卧位,条口穴刺入到达承山穴的皮下,进针后不采用任何手法,嘱患者配合做肩关节小范围的被动活动训练,外展、外旋及上举各 3 次,角度以患者能耐受为度,进针后即出针,继而对于肩髃、肩髎穴斜刺入皮肤 40mm,与皮肤呈 45°角,肩贞穴直刺入皮肤 40mm,采用平补平泻手法,以患者局部有酸胀感为度,留针 20 分钟,每日针刺 1 次,每周治疗 5 次,共治疗 10 次。

疗效说明　治疗组总有效率(有效≥33%)为 100%;治疗后肩关节活动(Constant-Murley 量表)改善 26.91±0.56。说明条口穴不同针刺深度对肩周炎有不同的疗效,透刺法疗效最好,在改善肩关节功能方面条口透刺承山疗效显著,治疗组临床疗效很可能优于对照组(对照 a、b、c 组分别采用刺入 40mm、只刺入皮下、假针刺治疗)。

● 针刺配合功能训练法[8](2a 级证据)★★★

『穴位』肩髃、肩髎、阳陵泉、中平(足三里下 1~2cm)。

『操作』每个穴位刺入深度为 1 寸,先取健侧腿部腧穴,然后让患者患肢伸直尽可能地抬高 2 分钟,再取患侧肩部腧穴,四个穴位均使用电针疏密波 5~10Hz,治疗时间 15 分钟,每周治疗 1 次,疗程 8 周。

『配合治疗』系统的肩部功能锻炼,早晚各锻炼 1 次,每个动作 10 次,详见图 2-4-3。

疗效说明　治疗 6 周后,疗效显著症状改善提高 76.4%,治疗第 20 周症状改善提高 77.2%,可能优于功能锻炼。

3. 肩关节周围炎粘连期治疗方案

● 肩六透针法[9](2a 级证据)★★★

『主穴』肩髃、臂臑、肩前缝(肩髃前 1 寸)、肩后缝(肩髃后 1 寸)、腋前(腋前纹头上 1 寸)、腋后(腋后纹头上 1 寸)。

『配穴』据疼痛放射部位加曲垣、天宗、曲池、外关。

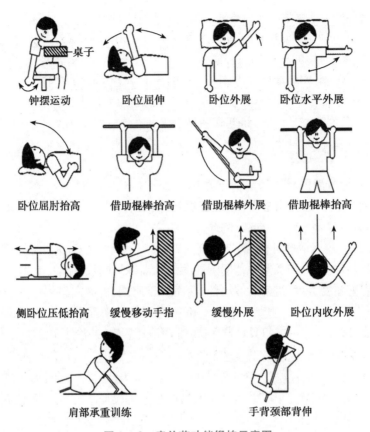

图 2-4-3　肩关节功能锻炼示意图

『操作』肩髃透臂臑,肩前缝透臂臑,肩后缝透臂臑,腋前透腋后,腋后透腋前,平补平泻,每天针刺 1 次,每周治疗 5 次,共治疗 10 次。

疗效说明　临床痊愈率(痊愈:肩关节周围疼痛消失,功能恢复,无任何不适感)为 47％,治疗第 7～8 天显效,可能优于常规针刺。

● 芒针深刺配合锋钩针、拔罐法[10](1b 级证据)★★★★★

『主穴』患侧肩前、肩髃、臑俞、臑会。

『操作』患者坐位,暴露患侧肩关节。①肩前透极泉:患者肘关节屈曲向后伸肩关节,取长 150mm 芒针,深刺肩前透极泉,缓慢进针 100～120mm,捻转滞针手法产生针感后不留针;②肩髃透臂臑:放松上臂垂直向下,深刺肩髃透臂臑,缓慢进针 125mm 许,手法同前;③臑俞透肩贞:从臑俞缓慢进针 100mm 左右至肩贞,手法同前;④平刺臑会 100mm 左右针尖至对侧皮下,行提插手法不留针;⑤肩髃透极泉:将患者上臂托起使肩平举,深刺肩髃透极泉,缓慢进针 125mm 左右,在极泉穴皮下可看到或摸到针尖,行提插手法不留针。芒针每日 1 次,7 次为 1 个疗程,休息 3 天,再治疗 1 个疗程,并嘱患者每天坚持向各个方向自行活动肩关节。

　　『配合治疗』锋钩针、火罐治疗。①体位：患者取俯卧位或侧卧位，暴露患侧肩部。②取穴：压痛点，每次取 1～3 个压痛点（在肩关节周围按压找准局部压痛点，用甲紫溶液做标记）。③操作：医者用左手示、中指紧绷所刺痛点部位的皮肤，右手拇、示、中指持捏针柄，中指置于针身下部，微露针头，针尖与皮肤呈 75°角迅速刺入皮下，针头刺入所达深度，稍等片刻，将针体扭正与皮肤垂直，然后上下提动针柄，与肌纤维垂直进行勾割，此时可以听到割断皮下纤维的"吱吱"声，每个压痛点上勾割 2～3 下，勾割完毕使针尖顺针孔而出。出针后用火罐拔在锋钩针勾割的穴位上，留罐 5～10 分钟，以局部拔出瘀血为度。起罐后擦净血迹，用碘伏棉签消毒针孔，外贴创可贴。并嘱患者针孔局部 3 日内不得沾水，以防感染。每周治疗 1 次。并嘱患者每天坚持向各个方向自行活动肩关节。

　　疗效说明　观察组镇痛疗效愈显率（疗效指数≥66%，且<100%）为 91.7%；肩部功能活动改善方面愈显率（疗效指数≥66%，且<100%）为 91.7%。观察组治疗后肩痛（VAS 评分）改善 5.58±1.013；肩关节功能活动（Melle 评分）改善 8.13±1.702。说明观察组镇痛疗效和改善肩关节功能活动效果显著，观察组疗效很可能优于对照组（传统肩部取穴针刺法配合拔罐）。

影响针灸疗效因素

　　1. 病程　肩周炎的病程直接关系到针灸的疗效，病程越短疗效越好。一般肩关节的活动受限发生在疼痛症状明显后的 3～4 周，早期的肩关节功能活动限制因素主要是疼痛、肌肉痉挛等。因此，针灸在此时介入可获得优越的疗效。

　　肩周炎分也常被分为三个期，早期（即疼痛期）、冻结期及恢复期。疼痛期是本病的初期，主要表现为软组织的无菌性炎症，以疼痛为主；初始疼痛症状往往较轻，且呈阵发性，常因天气变化或劳累而引发，此时是针灸治疗的最佳时机，针灸疗效优越。伴随时间的推移，逐渐发展为持续性疼痛，尤其是在肩关节内旋、后伸、上举、外展等运动时更为明显，甚至剧痛难忍。此时，病人往往会采用限制上肢运动的方法来缓解疼痛。除了肩关节运动时疼痛症状加重外，在休息时疼痛症状也会加重，尤其是夜间睡眠时，严重者可夜不能寐，不能向患侧压肩侧卧，有时甚至还会感到任何姿势都不能舒适地搁置患肩。失眠又可进一步产生抑郁和烦躁而加重病情。肩周炎的疼痛部位一般局限于三角肌及邻近区域，但是一旦疼痛诱发了肌肉痉挛，疼痛范围可较为广泛，有时还可沿上臂后侧放射至肘部。此外，病人还可因为邻近的肌肉过多代偿而造成上背部和颈部等邻近部位的疼痛。疼痛的性质一般是不明确的，但也有部分病人可对疼痛十分敏感。此时仍然是针灸治疗的好时机，针灸具有良好效果，但比初期的阵发性疼痛的治疗需要更长的时间。

　　病程中后期，肩周组织广泛粘连、挛缩、肩关节功能活动明显障碍，甚至关节僵硬强直,称之为"粘连性肩周炎"或"冻结肩"。冻结期的早期可出现关节的部分粘连,肩关节活动范围受限,此时针灸也有较好疗效,但疗效不及初期,需要更长的治疗时间。当本病进入冻结肩的后期时,将出现关节广泛的粘连和肌肉萎缩,以功能障碍为主,而疼痛减轻,肩关节呈不同程度僵直,手臂上举、外旋、后伸等动作均受限制,呈现典型的"扛肩"现象,此时针灸也有较好的疗效,但由于粘连严重,要在麻醉条件下采用被动外力强行拉开肩关节粘连的组织。因此,此时并非针灸独立治疗所能。

晚期的病理变化,除肩肱关节囊的严重收缩外,关节囊还有纤维化、增厚,关节周围的其他软组织也受到波及,呈现普遍的胶原纤维退行性变,受累的组织都呈进行性的纤维化。有的部分血管分布增加,软组织失去弹性、短缩与硬化,软组织变脆易在肱骨外展时造成撕裂。最后关节囊和周围的肌腱、韧带均发生粘连,关节腔内滑膜增厚,肩盂下滑膜峰壁间隙闭锁,滑膜与关节软骨粘连,关节容量明显减少;尤其是因长时间缺乏运动萎缩严重,又有骨质疏松,这样的患者治疗方法将更局限,针灸也缓解症状,但疗效较差。

2. 病性　单纯性肩周炎的针灸疗效要优于患者有高血压、糖尿病、中风、颈椎病肩部放射痛等合并症者;局部无红肿者的针灸疗效要优于局部明显红肿者。广义的肩周炎包括肩峰下滑囊炎、冈上肌腱炎、肩袖病变、肱二头肌长头腱炎及其腱鞘炎、喙突或喙肱韧带炎、冻结肩、肩锁关节炎、肩峰下撞击综合征等多种疾病,它们在疗效和预后上具有较大差异。一般而言:单纯的肌腱炎针灸疗效要好于单一的小关节炎;单一小关节炎针灸疗效要好于大关节炎、滑囊炎;韧带炎的针灸疗效较差。针灸疗效可排列为冈上肌腱炎＞肱二头肌长头腱炎及其腱鞘炎＞肩锁关节炎＞肩峰下滑囊炎＞冻结肩、肩袖病变、肩峰下撞击综合征＞喙突或喙肱韧带炎。

明显由风寒湿所致者,针灸疗效最好;由肌肉劳损所致者针灸疗效也很好;有严重的组织退行性变化,尤其是骨质增生或韧带的钙化等,针灸疗效要差于前两者。

3. 年龄　肩周炎患者的年龄也影响针灸的疗效,相对而言年龄小者疗效较好,这主要与患者的自我康复能力和配合运动锻炼的能力有关。

4. 刺灸法　肩周炎的治疗主要在局部选穴,应该采用多种刺灸法相结合以提高疗效。局部穴位要进行较强的刺激,如肩髃应深刺,用提插法使局部产生强烈的针感,甚至向上肢放射。肩背部的肩井、天宗、秉风等穴位针刺时应向单方向捻转使肌纤维缠绕针体,然后行雀啄法使局部有较强的针感,并可结合刺络拔罐法、灸法等。另外,在选远端穴位时,针刺行针时要鼓励患者配合运动肩关节,这样可提高针刺的疗效。肩部穴位应用电针也可提高疗效。

5. 患者的配合　肩周炎针灸的治疗效果与患者配合进行功能锻炼密切相关。在治疗过程中医生应根据患者的具体情况,制订科学的肩关节运动方法。

功能锻炼可改善局部血运和营养,促进无菌性炎症的吸收,恢复关节活动度,增加肌力,使运动协调。功能锻炼分主动运动和被动运动,二者常常是互补的,对于肩关节粘连较严重的患者,医生可开始时帮助患者做被动运动,逐渐以主动运动为主,要使患者了解其意义,掌握正确的锻炼方法,进行上肢"爬墙活动"、"弯腰画圈"、"抱头扩胸"、"体后拉手"等肩和上肢的主动功能锻炼。针刺的目的在于止痛后可促进上肢和肩关节的主动运动,形成良性循环。因此,主动的肩关节功能锻炼是针灸治疗方法取效的关键环节之一,直接影响针灸的疗效。

6. 其他疗法的配合　在急性期配合超短波治疗,慢性期与各种热疗配合可提高针灸的疗效。总的原则为急性期采用无热量,慢性期采用微热量方法配合。

针灸治疗的环节和机制

1. 止痛作用　止痛是针灸治疗早期肩周炎的主要作用。肩周炎的初期主要表现为肩关节周围肌肉、肌腱、韧带、滑囊以及关节囊等软组织的慢性无菌性炎症,出现疼痛和肌肉痉挛。早期的病变部位在纤维性关节囊、肌腱和韧带,病理为关节囊的收缩变小,关节腔内可见滑膜充血,绒毛肥厚增殖充填关节间隙及肩盂下峰壁间隙,使关节腔狭窄,容量减少,肱二头肌长头腱关节腔内段表面为血管翳所覆盖。患病的肩关节则发现有关节囊的收缩与关节囊下部皱襞的闭锁,其他的软组织则显示正常。

针灸通过局部刺激可减弱或拮抗痛觉感受器(感觉末梢神经)对痛觉的传导,提高痛阈,达到止痛的目的。针刺还可通过刺激人体内源性镇痛物质的释放达到镇痛作用。疼痛与运动障碍往往是互为因果的恶性循环,疼痛使患者畏惧活动,加速组织的粘连,结果活动范围越来越小;运动减少,局部代谢产物堆积而不能及时运走,又成为致痛因子。因此,患者每次针灸治疗后要抓住疼痛缓解的几个小时,充分活动肩关节。

2. 促进循环　肩周炎出现局部无菌性炎症是其基本病理变化之一,针刺通过调节微血管的功能状态,促进肩关节局部的微循环及营养代谢,促进充血的消散,从而有利于炎症水肿吸收和局部堆积的代谢产物的输送,缓解肌肉的痉挛,松解粘连,改善功能。

预　　后

一般认为本病具有自愈倾向,不过,这种自然恢复的时间不能预计,一般要经过数月至 2 年左右的自然转归时间。即使肩周炎有自我缓慢恢复的可能,仍应采取积极主动的治疗措施。因此,早期诊断、及时治疗是决定本病预后好坏的关键。

肩关节周围炎通过恰当的治疗,一般能在数月内得以康复,少数病人病程虽达 1～2 年,但最终也能恢复正常。对于严重关节挛缩及关节活动功能障碍,经保守治疗 6 个月以上无明显改善者,可以考虑外科手术治疗。

肩周炎的预后好坏与功能锻炼密切相关。发生"扛肩"现象时,穿衣、插手、摸兜、梳头、摸背、擦肛、晾晒衣物等日常活动都会发生困难,严重时甚至会累及肘关节,屈肘时手不能摸背。伴随着疼痛和肩关节活动障碍,在晚期还会出现三角肌等肩部肌肉不同程度的萎缩现象,特别是肩外侧三角肌萎缩不仅可以使患侧肩部失去原有的丰满外观,出现肩峰突起现象,而且还可由此加重肩关节运动障碍的程度,进一步产生臂上举不便、后伸困难等症状。从整个病理变化过程看,早期和晚期肩关节病理变化存在着显著差异。早期的病变在关节囊,晚期则波及关节囊以外的软组织,两期病理变化之间还存在着复杂的中间变化。

代表性临床试验

表 2-4-4　针灸治疗粘连性肩关节周围炎代表性临床试验

试验观察方案	试验设计	治疗组/对照组	结果
电针条口方案[3~5]	251 例多中心 RCT	电针条口($n=127$)/氯西汀($n=124$,双氯酚酸钠缓释剂,75mg 口服,每天 1 次,6 天为 1 个疗程)	两组即刻镇痛评分 $WMD=0.16$,$95\%CI(0.10,0.22)$,$P<0.00001$;两组即刻肩关节活动评分 $WMD=0.27$,$95\%CI(0.13,0.41)$,$P=0.0002$
针刺配合肩部锻炼方案[8]	35 例 RCT	针刺配合功能锻炼($n=13$,肩髃、肩髎、阳陵泉、中平,配合功能锻炼)/功能锻炼($n=22$,2 次/日)	6 周后症状评分为 $WMD=10.30$,$95\%CI(8.08,12.52)$,$P<0.00001$,12 周后症状评分为 $WMD=10.80$,$95\%CI(8.90,12.70)$,$P<0.00001$
芒针深刺配合锋钩针、火罐方案[10]	120 例 RCT	芒针深刺配合锋钩针、火罐治疗肩周炎($n=60$,患侧肩前、肩髃、臑俞、臑会配合锋钩针、火罐治疗)/传统针刺配合火罐($n=60$,1 次/日)	两组肩关节功能活动评分 $WMD=2.65$,$95\%CI(2.46,2.84)$,$P<0.00001$;两组镇痛评分 $WMD=1.99$,$95\%CI(1.97,2.01)$,$P<0.00001$

参 考 文 献

[1] Lundberg B. The frozen shoulder[J]. Acta Orthop Scand,1969(suppl119):1-59.

[2] Kelley MJ,McClure PW,Leqqin BG. Frozen shoulder:evidence and a proposed model guiding rehabilitation[J]. J Orthop Sports Phys Ther ,2009,39(2):135-148.

[3] 邵萍,忻志平,裘敏蕾,等. 电针条口穴治疗肩关节周围炎临床研究[J]. 中医正骨,2006,18(1):8-9.

[4] 宣丽华,张万清,高宏,等.电针条口穴治疗肩关节周围炎的临床多中心观察[J].中国中医药科技,2008,15(3):221-222.

[5] 郭长青,张佛明,付平,等.针刺条口穴治疗肩关节周围炎临床疗效研究与评价[J].北京中医药大学学报,2006,29(11):23-24.

[6] 陈福展."心胆论治"远端取穴治疗肩周炎的临床研究[D].广州:广州中医药大学,2012.

[7] 赵宏,赵婷,刘保延,等.条口穴不同刺法对肩周炎疗效差异的观察[J].中国针灸,2006,16(10):729-731.

[8] Sun KO,Chan KC,Lo S,et al. Acupuncture for frozen should[J]. Hong Kong Medical Journal,1996(4):81-91.

[9] 张士银,陈松,申开荣.肩"六透"针法治疗肩周炎临床观察[J].湖南中医学院学报,1996,16(2):62-63.

[10] 张江层,刘帅,吕俊玲,等.芒针深刺配合锋钩针、火罐治疗肩周炎:多中心随机对照研究[J].中国针灸,2011,11(10):869-873.

第5节 肱骨外上髁炎

(检索时间:2012 年 6 月 30 日)

针灸治疗方案推荐意见

基于Ⅰ级证据的推荐性意见

○ **弱度推荐** 以下方案可应用于肱骨外上髁炎的治疗

　　毫针齐刺法——压痛点

基于Ⅱ级证据的建议性意见

◇ **较强建议** 以下方案可试用于肱骨外上髁炎的治疗

　　一般性肱骨外上髁炎方案——①龙虎交战针法结合艾灸法方案(阿是穴、曲池、手三里);②针刺配合火针法(阿是穴、曲池、手三里、外关、冲阳);③刃针配合推拿方案(压痛点)

　　顽固性肱骨外上髁炎方案——①针刺法(天宗、曲池、手三里、阿是穴)＋TDP 照射法;②浮针法(病灶压痛点)

△ **弱度建议** 以下方案可试用于肱骨外上髁炎的治疗

　　梅花针叩刺配合毫针刺法——曲池、手三里/天井、外关、申脉、尺泽、列缺

　　穴位贴敷法——曲池、手三里、阿是穴/炒马钱子 50g、公丁香 10g、山柰 10g、甘松 10g、白芷 10g、青木香 10g

　　化脓灸法——阿是穴(最痛点)

肱骨外上髁炎(lateral epicondylitis)又称网球肘,是肱骨外上髁处附着的前臂伸肌群,特别是桡侧伸腕肌起点反复牵拉而产生的慢性损伤性炎症,也是过劳性综合征之一。本病受累的结构仅包括骨膜、腱膜、关节滑膜等,而骨质并无实质性损害,因此,有学者也提出了肱骨外上髁炎的名称值得商榷。

近年来,国外有多项研究指出本病依然是上肢最常见的疾病诊断类型之一。据国外流行病学调查表明,总人口发生率为0.1%~0.3%[1],国内发病率为1%~3%,青壮年居多[2],男女发病比例为3:1。年发病率0.01%,而成年人的年发病率为1%~3%,好发年龄在40~50岁,尤其是在42~46岁的妇女,其发病率会提高到10%。超过50%的网球运动员会经历各种肘部疾患,其中75%~80%最终诊断为本病[3]。

临床评估与诊断

肱骨外上髁炎临床评估(表2-5-1)

表2-5-1 肱骨外上髁炎的临床评估简表

评估项目	评估内容	评估要点
病史	诱因	积累性劳损
	好发人群	发生于前臂及手腕劳动(活动)强度较大,经常做旋转前臂伸肘关节工作或运动的人,如机械工、网球、羽毛球乒乓球运动员等,男性多于女性,约为3:1
症状	疼痛特点	肱骨外上髁部有局限性压痛点,持续性的酸痛,疼痛可放射到前臂、腕部或向上臂方向扩散,有的患者夜间疼痛加剧
	局部表现	无红肿现象
	关节受限程度	肘关节屈伸活动一般不受影响,前臂旋前或旋后时局部疼痛
	伴随症状	晨起时肘关节有僵硬感,大部分患者处于屈肘、前臂旋后位
	并发症	可并发伸肌总腱下滑囊炎,肱骨外上髁骨膜炎,骨炎,环状韧带变性及肱桡关节滑膜皱襞增生、肥大,神经、血管嵌顿等

评估项目	评估内容	评估要点
辅助检查	体格检查	Mills 试验阳性
	X 线检查	无明显异常,有时可见到肱骨外上髁处有钙化阴影或者骨赘增生
鉴别诊断		①颈椎病:神经根型颈椎病可表现两上肢外侧疼痛,为放射性痛,手及前臂有感觉障碍区,无局限性压痛,注意与肘部掌侧骨间神经卡压症鉴别。②肱桡滑膜炎:本病除局部压痛外,肘部旋前、旋后受限。前臂旋前引起剧烈疼痛,其痛点位置比肱骨外上髁炎稍高,压痛比肱骨外上髁炎为轻,局部可有肿胀和触痛,穿刺可见有积液

肱骨外上髁炎诊断标准

依据国家中医药管理局颁布的《中医病证诊断疗效标准》中肱骨外上髁炎的诊断标准。

(1)肘外侧疼痛,不敢拧毛巾,提物时有突然"失力"的现象,在肱骨外上髁部有局限性压痛点,压痛可向桡侧伸肌腱总腱方向扩散,局部无红肿现象,肘关节屈伸活动一般不受影响,前臂旋前或旋后时局部疼痛。晨起时肘关节有僵硬感,大部分患者处于屈肘、前臂旋后位。

(2)Mills 试验阳性,即肘、腕、指屈曲,前臂被动旋前并逐渐伸直时,肱骨外上髁部出现疼痛。

(3)X 线检查无明显异常,有时可见到肱骨外上髁处有钙化阴影或者骨赘增生。

针灸治疗效能等级与治疗目标

1. 效能等级　肱骨外上髁炎是伸肌总腱处的慢性损伤性肌筋膜炎。本病为自愈性疾病,针灸可显著促进局部无菌性炎症的恢复,缩短病程,疗效肯定,是针灸治疗的优势病谱。一般经过针灸治疗可获得痊愈。极少数患者症状严重,保守治疗无效者可采用手术治疗。急性期制动1~2周,属于效能等级Ⅰ级病谱。

2. 治疗目标　消除或减轻肘部疼痛症状或局部肿胀,恢复上肢正常功能活动。

针灸治疗流程与推荐方案

针灸治疗肱骨外上髁炎流程(图 2-5-1)

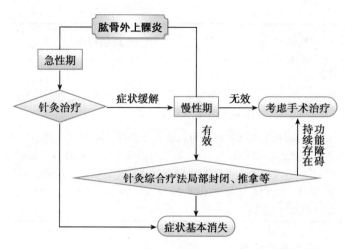

图 2-5-1　针灸治疗肱骨外上髁炎流程

针灸治疗肱骨外上髁炎推荐方案

1. 肱骨外上髁炎一般治疗方案

● 毫针齐刺法[4]（1c 级证据）★★★★

『穴位』压痛点。

『操作』在肱骨外上髁附近或者肱桡关节后方处找到压痛点,毫针采用爪切进针法,进针深度为 1.0~1.2 寸,局部产生酸胀感为度,左右旁 2cm 处各斜刺 1 针(针尖朝向压痛点),分别行针以增强针感,使针感向深层与四周扩散。隔日 1 次,10 次为 1 个疗程。

疗效说明　临床治愈率 72.2%(参照 1998 年上海市卫生局《上海市中医病证诊疗常规》,治愈:疼痛、压痛消失,持物无疼痛,肘部活动自如;好转:疼痛减轻,肘部功能改善)、总有效率 94.4%,对照西药治疗(美洛昔康片剂)疗效很可能有优势。

● 龙虎交战法结合雷火灸法[5]（2b 级证据）★★

『穴位』阿是穴、曲池、手三里。

『操作』患肢曲肘平放于胸前,找到最明显的压痛点,针刺得气后施以龙虎交战手法:拇指先向前(左)捻转 9 次,再向后(右)捻转 6 次,一补一泻,此为一度,一般操作 3~6 度,捻转的角度跟力度要根据患者耐受性而定,一般先轻后重,预防晕针的发生;肘关节外侧阿是穴、手三里、外关,距离皮肤 2~3cm 行纵向温灸法,每移动 8 次为 1 壮,每壮之间用手触以试探温度。肘部皮肤潮红、深部组织发热,时间约 10 分钟,然后灸手三里、外关,用雀啄灸法,8 次为 1 壮,每穴雀啄 8 壮,最后在肱骨外上髁压痛点雀啄 8 壮。治疗 10 次为 1 个疗程。

疗效说明　临床治愈率 50％、显效率 28.13％、好转率 12.5％(参照《中医病证诊断疗效标准》:治愈:腕、肘关节活动度正常,疼痛消失,握力指数＞50;显效:腕、肘关节活动度基本正常,疼痛明显好转,握力指数＞40;好转:治疗后上述指标有进步),对照普通针刺加艾灸治疗,在治愈率上或许有优势。

● 梅花针配合针刺法[6](2c 级证据)★

『主穴』曲池、手三里。

『配穴』天井、外关、申脉、尺泽、列缺。

『操作』患者取坐位,用七星针叩刺痛点,使其微出血,然后拔罐,使瘀血外溢,约 5～10 分钟取罐,刺入得气施捻转泻法。2 天治疗 1 次,5～7 次为 1 个疗程。半年以后随访。

疗效说明　近期治愈率为 89.3％(参考《中医病证诊断疗效标准》疼痛及压痛消失,手握力恢复正常),半年后复发率为 11.9％,对照西医痛点注射治疗(79.7％、25.5％),疗效或许有优势。

2. 顽固性肱骨外上髁炎方案　肱骨外上髁炎由慢性积累性劳损所致,临床上运用常规取穴方法治疗该病也多能取得较好的疗效,但还是有相当一部分网球肘患者难以治愈或反复发作,称为顽固性肱骨外上髁炎。

● 针刺法[7](2b 级证据)★★

『患者人群』伴有肩胛骨背面软组织高度敏感压痛点的顽固性网球肘患者。

『穴位』天宗、曲池、手三里、阿是穴。

『操作』患侧天宗穴为中心,采取齐刺法,行捻转泻法以得气。常规取曲池、手三里和阿是穴针刺,针刺完毕后用 TDP 照射局部,每次治疗 30 分钟。隔天治疗 1 次,10 次为 1 个疗程。

疗效说明　对照常规针刺治疗(取穴曲池、手三里和阿是穴),疼痛改善显效率(78.13％、46.67％)、日常生活能力(ADL)改善程度(2.81±0.31、1.87±0.23)、综合疗效痊愈率(肘关节外侧疼痛及压痛消失,关节活动功能正常,且随访 3 个月未反复)(71.9％、43.3％),或许有优势。

3. 其他针灸疗法推荐方案

● 刃针配合推拿法[8](2b 级证据)★★

『穴位』压痛点。

『操作』在肱骨外上髁周边、软组织压痛及 Mills 试验疼痛处选点,再沿桡侧腕伸长、短肌肌腱选取 1～2 个压痛点,选取一次性刃针,针刃与桡侧腕伸长、短肌肌腱走行一致,针体与局部体表垂直刺入,做"十"字或"米"字切割,穿越肌腱,触及骨面即可,出针,外贴创可贴。出针后,医者立患者身侧,一手握住患侧腕部做肘关节屈伸、旋前、旋后被动运动 2～3 次,牵伸抖动数次。每周

1次,连做2次。

疗效说明 参照 Verhaar 网球肘疗效评估判断标准(临床治愈:外上髁疼痛完全解除,没有感觉握力下降,腕关节背伸时不诱发疼痛;②显效:外上髁疼痛偶尔发生,用力活动后出现疼痛,没有或感觉握力有轻微下降,腕关节背伸时不诱发疼痛;③有效:用力活动后外上髁感觉不舒服,但与治疗前比较有好转,感觉握力轻微或中度下降,腕关节背伸时诱发轻度或中度疼痛),对照常规针刺治疗(患侧阿是穴,配曲池、肘髎、手三里、合谷),治愈率(83.3%、56.6%)或许有优势。

● 浮针法[9](2b级证据)★★

『患者人群』经1～3个月的物理或药物治疗未见好转者。

『穴位』病灶压痛点。

『操作』采用符氏研制的直径0.6mm、长32mm中号浮针,于距离病灶压痛点上或下10cm处进针,针尖直指痛点,尽量快速透皮,针体与皮肤呈15°～30°角,达皮下疏松结缔组织后缓慢平行运针,以进针点为支点,手握针座左右摇摆做匀柔平稳扫散,约10分钟后取出钢针芯,软套管置留皮下约24小时后出针。2天治疗1次,7次为1个疗程。

疗效说明 对照常规封闭治疗(2%利多卡因、醋酸氢化可的松注射液),愈显率(疼痛消失或明显好转,肘关节活动基本正常,ADL评分>28分)(70.2%、45.0%)或许相当。

● 针刺配合火针法[10](2b级证据)★★

『穴位』阿是穴(即肱骨外上髁压痛明显处)、曲池、手三里、外关、冲阳。

『操作』毫针刺冲阳穴平补平泻,其余穴位施捻转泻法,留针30分钟,用特制钨钢火针在酒精灯上烧至白亮,阿是穴处速刺疾出,深约3分。火针治疗后,5天内不宜着水,防止针孔感染。毫针针刺1次/天,火针治疗1次/5天,10次为1个疗程。

疗效说明 对照组常规针刺治疗痊愈率(肘关节外侧疼痛及压痛消失,关节活动功能正常,且随访3个月未复发)为50%、17.6%,疗效或许相当。

● 穴位贴敷法[11](2c级证据)★

『穴位』曲池、手三里、阿是穴。

『操作』取放置药物于所选穴位,并用布胶包扎,嘱患者每天在以上3个穴位按摩2次,每次10分钟,轻重适中。3天换药1次,2周为1个疗程。

『配合药物』炒马钱子50g,公丁香10g,山柰10g,甘松10g,白芷10g,青木香10g。按此比例碾末,用50%乙醇溶液浸湿后密封1周备用。

疗效说明 参照《中医病证诊断疗效标准》(治愈:肘关节无疼痛,肘外侧无压痛,Mills试验阴性,患肘屈伸旋转功能恢复正常),对照穴位注射,痊愈率

(84.2％、59.1％)、半年内复发率(5.9％、14.8％)、一年内复发率(17.8％、25％),或许有优势。

● 化脓灸法[12](2c 级证据)★

『穴位』肱骨外上髁处阿是穴(最痛点)。

『操作』涂上姜汁,放上药炷(麦粒大小)施灸,1 次连续灸 7 壮,然后任施灸处化脓,4 周后形成的灸疤缩小成瘢痕。

疗效说明　治疗前后在局部压痛度(2.01±0.08)、自发性疼痛(3.22±0.16)、ROM(1.12±0.08)和 ADL 评分(1.40±0.37)等方面均有显著改善,对照药物穴位注射治疗,痊愈率(73.75％、53.12％)或许有优势。

影响针灸疗效因素

1. 病程和病情　一般而言,病程越短,局部的炎性后遗病理变化(粘连)就轻,针灸疗效好。如果早期局部仅有疼痛而无明显肿胀,针灸疗效最好;如果局部有明显肿胀,伴有炎症反应,针灸也有很好疗效;如果到了后期局部有硬结粘连,针灸也可取得疗效,但需较长的治疗时间;如果长期不愈,且疼痛严重,针灸疗效较差,亦可考虑手术治疗。

2. 刺灸法　本病的治疗要在病变局部综合运用刺灸法,如局部围刺、灸法、电针和穴位注射等的结合运用,可提高针灸疗效。另外,在局部压痛点针刺时,针刺应抵达腱止点及腱膜下间隙,电针的阳极应接此点,可很好地促进局部炎症的吸收。围刺时,在痛点 2cm 范围内四周斜刺,针尖要向痛点方向并抵达痛点。部分患者比较敏感,针刺后可有局部疼痛短时间内加重的反应,可隔日 1 次,不必每日 1 次针刺治疗,或针刺和艾灸交替进行。

3. 患者的配合　在急性期针灸治疗的同时,患者肘腕关节制动 1～2 周是必须的,这样给局部肌腱、筋膜提供一个休息的静态恢复时机,有利于炎症的吸收,对提高针灸疗效有重要意义。要禁止患者在针灸治疗后稍有恢复,就做大量的有关伸肌总腱性运动,必然导致复发和加重。急性损伤者,24 小时内禁止热敷,可采用冷敷法,减轻炎性渗出,其后可配合局部热敷法,促进血液循环和炎症的吸收。

针灸治疗的环节和机制

肱骨外上髁附有桡侧腕长、短伸肌,指总伸肌,小指固有伸肌和尺侧腕伸肌,这些肌肉的主动和被动牵拉,都将在伸肌总腱附着处产生应力,如超出此适应能力,则损伤伸肌总腱,而致损伤性肌腱炎及筋膜炎,使附近的细小血管、神经卡压,而产生肘部肱骨外上髁部至前臂的放射性疼痛,这就是本病发生的机制。因此,针灸治疗本病的环节和机制可概括为[12]:

（1）止痛作用：针灸可通过局部刺激减弱或拮抗痛觉感受器的痛觉传导，促进人体分泌内源性镇痛物质，促进局部致痛性化学物质的转运和代谢等，达到镇痛的作用。

（2）促进局部循环：病变局部通过针灸的刺激，可调节微血管的舒缩功能，促进局部血液循环，利于局部肌腱炎、筋膜炎的炎症吸收和致痛性化学物质的输送代谢，促进其康复，从而又可缓解血管和神经的卡压，形成良性循环。

（3）解痉作用：本病发生后，受炎性产物的刺激，相应的肌肉出现痉挛状态，肌肉的痉挛又对伸肌总腱附着处产生应力，既可产生疼痛，又不利于肌腱和筋膜的修复。针灸可通过神经-肌肉的调节机制，松弛骨骼肌的痉挛，产生良性效应。

预　　后

本病预后良好，早期局部制动休息，部分患者可自行缓解。一般经过针灸治疗可获得痊愈。极少数患者症状严重保守治疗无效者可采用手术治疗。日常生活和工作中要尽量减少或避免肘、腕部过长时间的活动，需要长时间活动时，要定时休息，一般以1小时休息1次，每次休息10分钟为好，这样为肌肉、肌腱提供休息和松弛时间，休息时可在肘部轻轻按摩，促进其松弛，改善循环。

代表性临床试验

表 2-5-2　针灸治疗肱骨外上髁炎的代表性临床试验

试验观察方案	试验设计	治疗组/对照组	结果
局部阿是穴齐刺法[4]	68例（纳入平均病程3～4个月的肱骨外上髁炎患者）RCT	齐刺法（$n=36$，选局部阿是穴，进针深度为1.0～1.2寸，在其左右旁开2cm处各斜刺1针，针尖方向朝压痛点，使针感向深层与四周扩散，隔日1次，10次为1个疗程）/口服西药（$n=32$，美洛昔康片剂，7.5mg，1次/日，10天为1个疗程）	1个疗程后两组比较，临床总有效率 $RR=1.37$，$95\% CI (1.07, 1.76)$，$P=0.01$

续表

试验观察方案	试验设计	治疗组/对照组	结果
梅花针配合针刺法[6]	213 例 RCT	梅花针加针刺法[n＝122,肱骨外上髁七星针叩刺痛点,并配合针刺(主穴为曲池、手三里。配穴为天井、外关、申脉、尺泽、列缺),隔天 1 次,5～7 次为 1 疗程]/西药[n＝123,强的松龙 2ml(50rag)加 0.5% 利多卡因配成 8～15ml,压痛点注入 2～3ml,每周 1 次,连续 2～3 次]。1 个疗程后判定疗效	2 组近期有效率比较,$P>0.05$;2 组近期治愈率比较,$P<0.05$。2 组复发率比较,$P<0.05$
浮针法[9]	117 例 RCT	浮针法($n＝57$,阿是穴,采用符氏研制的直径 0.6mm、长 32mm 中号浮针;2 天 1 次,7 次为 1 个疗程)/局部封闭法($n＝60$,采用 2% 利多卡因 5ml＋醋酸氢化可的松注射液 125mg,用 1ml 常规局部封闭治疗,每周 1 次,2 次为 1 个疗程)。1 个疗程后判定疗效	临床总有效率 $RR＝1.09$,95% $CI(0.97,1.23)$,$P＝0.13$;临床治愈率 $RR＝1.40$,95% $CI(0.52,3.79)$,$P＝0.50$
龙虎交战法配合雷火灸法[5]	64 例 RCT	相同选穴的基础上比较了龙虎交战手法结合赵氏雷火灸治疗组($n＝32$,阿是穴、曲池、手三里)及普通针刺加艾灸对照组($n＝32$,穴位同前,常规针刺,艾灸)的疗效。均每日 1 次,10 次为 1 个疗程	两组好转率比较:$RR＝1.04$,95% $CI[0.87,1.23]$,$P＝0.69$;治愈率比较:$RR＝3.20$,95% $CI[1.33,7.69]$,$P＝0.009$

附　表

表 2-5-3　肘关节功能 JOA 评定法

A. 疼痛程度：分为 4 个等级，即无疼痛、轻度疼痛、中度疼痛、重度疼痛，分别计 30 分、20 分、10 分、0 分

无疼痛 └──────┴──────┴──────┴──────┘ 重度疼痛

B. 日常动作

Ⅰ. 得分数

	容易	困难	不能
洗脸	2—	1—	0—
吃饭	2—	1—	0—
系衬衣扣	2—	1—	0—
往杯中倒水	2—	1—	0—
大小便	2—	1—	0—

C. 肘部活动度

屈伸度

Ⅰ. 得分数

	无痛	轻痛	中等	极痛		
1. 136°以上	22—	18—	15—	10—	5—	0—
2. 121°~135°	22—	18—	15—	10—	5—	0—
3. 91°~120°	22—	18—	15—	10—	5—	0—
4. 61°~90°	22—	18—	15—	10—	5—	0—
5. 31°~60°	22—	18—	15—	10—	5—	0—
6. 16°~30°	22—	18—	15—	10—	5—	0—
7. 15°以下	22—	18—	15—	10—	5—	0—

旋转度

	无痛	轻痛	中等	极痛	
1. 151°以上	8—	6—	4—	2—	0—
2. 121°~150°	8—	6—	4—	2—	0—
3. 91°~120°	8—	6—	4—	2—	0—
4. 31°~90°	8—	6—	4—	2—	0—
5. 31°~60°	8—	6—	4—	2—	0—
6. 30°以下	8—	6—	4—	2—	0—

以上内容满分为 72 分，分数越低，病情越重。

参 考 文 献

[1] Ashe MC, McCauley T, Khan KM. Tendinopathies in the upper extremity：a paradigm shift[J]. J Hand Ther, 2004, 17(3)，329-334.

[2] Smidt N, Lewis M, van der Windt DA, et al. Lateral epicondylitis in general practice：course and prognostic indicators of outcome[J]. J Rheumatol, 2006, 33(10)，2053-2059.

[3] Walker-Bone K, Palmer KT, Reading I, et al. Prevalence and impact of musculoskeletal disorders of the upper limb in the general population[J]. Arthritis Rheum, 2004, 51(4)：642-651.

[4] 张必萌, 吴耀持. 齐刺法治疗网球肘疗效观察[J]. 中国中医药信息杂志, 2007, 1(14)：61.

［5］钟卫正.龙虎交战法合雷火灸治疗肱骨外上髁炎临床观察［C］//广东省针灸学会第十一次学术研讨会论文汇编.广州:广东省针灸学会,2010.

［6］刘国建.梅花针叩刺对肱骨外上髁炎愈后复发的影响［J］.中医药临床杂志,2007,19(2):162.

［7］顾钧青,单永华.齐刺天宗穴为主治疗顽固性网球肘疗效观察［J］.中国针灸,2007,27(2):109-111.

［8］燕军,蒋素英,胡赟.刃针治疗肱骨外上髁炎临床疗效观察［J］.针灸临床杂志,2011,27(2):34-35.

［9］查和萍,熊艳红,黄伟昌.浮针治疗顽固性网球肘疗效观察［J］.中国针灸,2004,9(24):611.

［10］丁燕.针刺配合火针治疗肱骨外上髁炎疗效观察［J］.中国实用医药,2007,2(33):28-29.

［11］王伟杰,钱菊娣.自拟马钱五香散穴位敷贴治疗网球肘 208 例［J］.实用中西医结合临床,2007,7(3):54.

［12］金瑛.化脓性麦粒灸治疗网球肘 80 例疗效观察——附西药治疗 32 例对照［J］.浙江中医杂志,2005(8):362.

第 6 节　膝骨关节炎

（检索时间:2012 年 6 月 30 日）

针灸治疗方案推荐意见

基于 I 级证据的推荐性意见

◎ **较强推荐**　以下方案可应用于膝骨关节炎的治疗

　　温针灸法——血海、内膝眼、犊鼻、足三里、三阴交、肾俞、大肠俞、脾俞

　　透针刺法——膝阳关透曲泉、外膝眼透内膝眼、阳陵泉透阴陵泉、梁丘透血海

○ **弱度推荐**　以下方案可应用于膝骨关节炎的治疗

　　经筋辨证刺法——痛点、胫骨外髁、委中次、阴谷次、成骨次、膝关次

　　经筋刺法——阿是穴（条索状、磨砂样病灶，伴有明显压痛处）

基于 II 级证据的建议性意见

□ **强力建议**　以下方案可试用于膝骨关节炎的治疗

　　温针灸肌肉刺激法——股四头肌、股内侧肌、股外侧肌等膝关节附着部位

◇ **较强建议**　以下方案可试用于膝骨性关节炎的治疗

　　针刺法——阳陵泉、阴陵泉、足三里、犊鼻、膝眼

　　刺络放血疗法——点刺怒张细小的静脉或腘静脉

据流行病学资料的统计,美国成年人膝骨关节炎(knee osteoarthritis)的发病率为38%,我国部分地区的调查结果为25.5%,其发病率与年龄的增长呈正相关,且女性发病稍多于男性。膝骨关节炎的病因尚不明确,可能与肥胖、创伤、炎症和重体力劳动有关,尤其是需要采取蹲或跪姿势的劳动更会增加其发病率。近年来认为,股四头肌无力是膝骨关节炎发病的危险因素[1]。

膝骨关节炎临床评估(表 2-6-1)

表 2-6-1 膝骨关节炎临床评估要点简表

评估项目	评估内容	要　　点
诊断线索	发病人群特点	中老年患者(≥40 岁)或体力劳动的青壮年
	既往病史	青壮年多继发于创伤、炎症、关节不稳定、慢性反复的积累性劳损或先天性疾病,中老年多无明确的全身或局部诱因
	关节疼痛及压痛	初期为轻度或中度间断性隐痛,休息时好转,活动后加重,疼痛常与天气变化有关;晚期可出现持续性疼痛或夜间痛
	关节僵硬	晨僵,活动后可缓解;关节僵硬在气压降低或空气湿度增加时加重;持续时间很少超过 30 分钟
	关节肿大	膝关节因骨赘形成或关节积液造成关节肿大
	骨摩擦音感	关节软骨破坏、关节面不平,活动时出现骨摩擦音(感)
	关节无力活动障碍	关节疼痛、活动度下降、肌肉萎缩、软组织挛缩可引起关节无力,行走时腿软或关节交锁,不能完全伸直或活动障碍
X 线检查	膝关节非对称性关节间隙变窄;膝软骨下骨硬化和(或)囊性变;膝关节边缘增生和骨赘形成或伴有不同程度的关节积液,膝关节内可见游离体或关节变形	
实验室检查	血常规、蛋白电泳、免疫复合物及血清补体等指标一般在正常范围。伴有滑膜炎的患者可出现 C-反应蛋白(CRP)和血细胞沉降率(ESR)轻度升高	本病是非有菌性炎症、非免疫系统疾病,但如果是继发性膝骨关节炎患者可出现原发病的实验室检查异常

应注意年龄、肥胖程度、下肢畸形(膝内翻畸形最常见,与股骨内髁圆而凸起,胫骨内侧平台又较凹陷,而且骨质相对疏松又兼内侧半月板较薄弱有关)、关节活动受限(骨关节炎所引起的功能障碍可分为关节活动协调性异常及关节屈伸活动范围减少的改变。绝大多数属于功能受限,很少见到关节功能永久性完全丧失者)、肿胀(由于软组织变性增生、关节积液及滑膜肥厚、脂肪垫增大等致,甚至是骨质增生、骨赘引起,较多见的是两种或三种原因并存)等。

膝骨关节炎临床表现与功能障碍

1. 临床表现[2]

(1)疼痛:几乎所有病例都有膝部疼痛,疼痛的程度一般为轻度和中度,少数为重度,偶见剧痛或不痛。疼痛的特点为:始动痛、负重痛、主动活动痛及休息痛。疼痛多与气温、气压、环境、情绪有关,秋冬季节和天气变换时加重。疼痛多位于髌股之间或髌骨周围、膝关节内侧。

(2)肿胀畸形:由于关节积液、软组织变性增生(如滑膜增厚、脂肪垫增大)、骨质增生骨赘形成。

2. 功能障碍 关节活动协调性改变,如打软、滑落感、跪倒感。运动能力减弱,如关节僵硬、不稳、活动范围减少及生活和工作能力下降。

膝骨关节炎的分类与诊断标准[3~5]

1. 膝骨关节炎的分类 膝骨关节炎可分为原发性和继发性。原发性膝骨关节炎多发生于中老年,无明确的全身或局部诱因,与遗传和体质因素有一定的关系。继发性膝骨关节炎可发生于青壮年,可继发于创伤、炎症、关节不稳定、慢性反复的积累性劳损或先天性疾病等。

2. Kellgren-Lawrance 膝骨关节炎 X 线分级标准 0 级:无骨赘;1 级:可疑骨赘;2 级:轻微骨赘,可伴有关节间隙的狭窄,或关节面硬化,囊性变;3 级:中等程度的骨赘伴有关节间隙的中度狭窄;4 级:严重或较大的骨赘,关节间隙狭窄。

3. 膝骨关节炎在临床上分为 4 期

(1)关节炎的发生前期,关节在活动后稍有不适,活动增加后伴有关节的疼痛及肿胀,在 X 线及 CT 检查上看不到明显软骨损害迹象。

(2)关节炎改变的早期,活动后多有明显的疼痛,休息后减轻,X 线观察改变较少,只有 CT 可见软骨轻度损害,同位素检查示被损关节可见凝聚现象。

(3)骨关节炎的进展期,骨软骨进一步损害,造成关节畸形,功能部分丧失,X 线可见关节间隙变窄,关节周围骨的囊性变,有时有游离体出现。

(4)骨关节炎的晚期,骨的增生、软骨的剥脱以及导致功能完全丧失,关节畸形明显,X 线示关节间隙变窄,增生严重,关节变得粗大,甚至造成骨的塌陷。

针灸治疗效能等级与治疗目标

1. 效能等级　针灸治疗膝关节骨性关节炎的效能与其病程密切相关,膝骨关节炎(早期)属于效能等级Ⅱ级病谱;膝骨关节炎(晚期)属于效能等级Ⅲ级病谱。

2009 年国际骨关节炎研究学会髋与膝骨关节炎治疗指南指出[6],针灸可能对有症状的膝 OA 患者有效(SOR:59%,95%CI:47-71)。在现有的 8 个提及针灸疗法的 OA 诊疗指南中有 5 个推荐使用针灸。本方案经 Delphi 法反馈后的一致赞同推荐率为 69%。ARSI 治疗指南制定委员会对支持本方案(下肢 OA 患者临床疗效)的循证依据进行总结,显示针灸缓解疼痛的效能为 0.51(95%CI:0.23,0.79),改善僵硬度的效能为 0.41(95%CI:0.13,0.69)。

2. 治疗目标　减轻或消除疼痛,矫正畸形,改善或恢复关节功能;改善生活质量。

针灸治疗流程与推荐方案

针灸治疗膝骨关节炎流程(图 2-6-1)

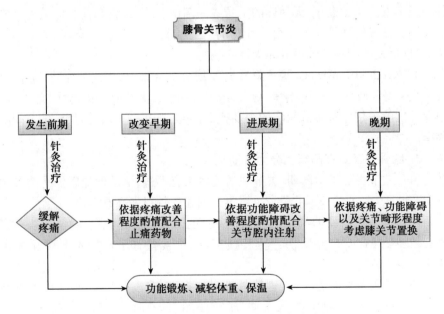

图 2-6-1　针灸治疗膝骨关节炎的临床流程

针灸治疗膝骨关节炎推荐方案

1. 温针灸法[7](1b 级证据)★★★★★

『穴位』血海、内膝眼、犊鼻、足三里、三阴交、肾俞、大肠俞、脾俞。

『操作』分别于仰卧及俯卧位对以上穴位进行温针灸治疗,每次每穴 2 壮为宜,约 40 分钟,每日 1 次,5 次为 1 个疗程,疗程间休息 2 天,共治疗 2 个疗程。

疗效说明 膝骨关节炎自评量表(Western Ontario and Mc-Master University Osteoarthri-tis Index,WOMAC)评分差值分别为:疼痛(31.37±4.49)、僵硬(21.07±4.07)、日常活动难度(20.98±2.79)、总积分(22.59±2.97);中文版简明健康状况调查表(the MOS I-tem Short Form Health Survey,SF-36)评分:精神健康评分(12.25±0.69)、身体健康评分(11.29±1.64),除僵硬外,均优于对照组(口服布洛芬缓释胶囊,每次 0.3g,2 次/日),治疗 2 周后试验组(温针灸)的临床痊愈率为 13.3%,总有效率为 86.7%,与对照组相当。治疗 10 周后,试验组的临床痊愈率为 13.3%,总有效率为 83.3%,与对照组相当。说明温针灸法的总体疗效很可能优于布洛芬。

2. 透针法[8](1b 级证据)★★★★★

『穴位』膝阳关透曲泉、外膝眼透内膝眼、阳陵泉透阴陵泉、梁丘透血海。

『操作』膝阳关透曲泉:屈膝,由膝阳关穴垂直刺入透曲泉穴,进针约 3~4 寸,膝关节部酸胀,向大腿部放散。外膝眼透内膝眼:自外膝眼进针向内膝眼方向透刺,进 1.5~2 寸,膝关节局部酸胀感。阳陵泉透阴陵泉:由阳陵泉直刺进针,向阴陵泉方向透刺,进针 3~4 寸,局部酸胀感或有麻电感向足部放散。梁丘透血海:从梁丘穴进针,向血海方向透刺,进针 2~3 寸,局部酸胀感。得气后平补平泻各 10 秒,留针 30 分钟,隔日 1 次,10 次 1 个疗程,连续治疗 2 个疗程。

疗效说明 试验组(透刺法)症状体征积分差值为 10.63±0.5,优于对照组(常规针刺法)8.88±0.42;试验组临床控制率为 44.44%,总有效率为 96.53%,优于对照组 25.21%、83.19%;治疗后透刺组无痛率为 44.44%,优于对照组 26.05%。说明透刺法的疗效很可能优于常规针刺法。

3. 经筋辨证刺法[9](1c 级证据)★★★★

『穴位』痛点。若无痛点,按以下结筋病灶点取穴。

胫骨外侧髁:在膝部,当胫骨外髁高突处。筋结点在膝筋膜与膝外侧副支持带止点处。

委中次:腘窝横纹中央。结筋点在腘筋膜层处。

阴谷次:腘窝横纹内侧端,当半膜肌、半腱肌肌腱间。结筋点在腘筋膜层或半腱半膜肌腱间滑液囊与腱鞘层,或在腓肠肌起点及腱下滑液囊处。

成骨次:在股外侧,正当股骨外侧髁处。结筋点在膝外侧副韧带下滑液囊处。

成腓间:在膝外侧,正当膝关节间隙处。浅层结筋点在膝筋膜与膝外侧副韧带层,深层结筋点在膝外侧副韧带下滑液囊处。

膝关次:在小腿内侧部,当胫骨内侧髁内侧缘。结筋点在胫骨内侧髁,膝内侧副韧带滑液囊处。

『操作』腘窝垫起约 8～9cm,微屈曲,快速进针,提插得气后,留针 30 分钟,隔 10 分钟行针 1 次,提插手法,每穴每次约 30 秒,针刺提插频率为每穴 15～20 次/分钟。每日 1 次,10 次 1 个疗程,治疗 1 个疗程。

疗效说明　试验组(经筋辨证刺法)治愈率为 36.67%,总有效率为 100%,分别与对照组(常规针刺法)26.67%、90%疗效相当;试验组 Lysholm 膝关节评分差值为 20.9±1.002,JOA 评分差值为 24.17±0.4,均优于对照组。说明经筋辨证刺法的疗效很可能优于常规刺法。

4. 经筋刺法[10](1c 级证据)★★★★

『主穴』阿是穴(一般可在股四头肌的起止点,内收肌与股直肌的交叉点,缝匠肌沿线,膝关节前后交叉韧带,内外侧副韧带,髌骨下脂肪垫等处查及条索状、磨砂样病灶,伴有明显压痛)。

『配穴』风盛者加膈俞、血海;湿盛者加阴陵泉;寒盛者加肾俞、关元;热甚者加大椎。

『操作』毫针快速刺入病灶点,深度 1.5～2 寸,并沿经筋循行路线于该病灶点上下各 1 寸处傍刺。每隔 5 分钟行针 1 次,手法为捻转泻法,要求每分钟频率达到 120 次。配穴常规针刺,5 分钟行针 1 次,平补平泻,均留针 30 分钟。隔日 1 次,3 次为 1 个疗程,共 3 个疗程,疗程间休息 2 天。

疗效说明　治疗组(经筋刺法)目测类比疼痛评分(VAS)差值为 4.51± 0.62,临床症状评分差值 5.45±1.07,WOMAC 评分差值:疼痛(5.69± 0.98)、僵硬(3.33±0.08)、日常生活困难(18.63±0.58),均优于对照组(常规刺法)。治疗组总有效率为 76.67%,与对照组 63.33%相当。说明经筋刺法的疗效很可能优于常规刺法。

5. 针刺配合隔姜灸法[11](2b 级证据)★★

『主穴』犊鼻、内膝眼、阳陵泉、阴陵泉、足三里、合阳、梁丘、血海、鹤顶。

『操作』患者仰卧屈膝,自犊鼻进针向内膝眼方向透刺,进针 40～50mm,膝关节局部有酸胀感;自阳陵泉直刺进针,向阴陵泉方向透刺,进针 75～100mm 局部有酸胀感或有麻电感向足部放射;由足三里进针向合阳方向透刺 75～100mm,局部有酸胀感或有麻电感向足部放射,由梁丘向鹤顶方向透刺 40～50mm,再由血海向鹤顶方向透刺 40～50mm,均以不刺透对侧皮肤为度,有较强的酸胀、麻电放射感为佳,得气后留针 30 分钟。再将患肢伸直,选用大块新鲜生姜,切成厚约 5mm、直径约 5～6cm,上戳小孔,放置在犊鼻、内膝眼上,姜片上放置大艾炷,每次灸 3～5 壮,灸至局部皮肤潮红。

疗效说明　总有效率为 88%;治疗组(减轻患膝疼痛及僵硬,减轻关节活动时的摩擦音,恢复活动功能)疗效或许优于对照组。

6. 刺络法[12]（2b 级证据）★★

『穴位』点刺怒张细小的静脉或腘静脉。

『操作』患者直立位,观察膝关节周围包括腘窝部浅表静脉的颜色、形态、充盈度及是否有压痛等情况。用 5 号注射针头快速点刺怒张细小的静脉或腘静脉,令其出血,待血液自然流尽或血液由紫黑转为鲜红即可,出血量控制在 10ml 以内。若出血量不够,还可加拔火罐,5～10 分钟后血不再出即可起罐。注意在点刺时以刺破血管壁为宜,尽量不要穿透血管以免血液瘀于皮下。每周治疗 1 次,共治疗 4 周。

疗效说明　临床控制(WOMAC 总积分减少≥95%)5 例,总有效率为 90.32%,而对照组总有效率为 87.5%;治疗组疗效或许优于对照组。

7. 温针灸肌肉刺激法[13]（2a 级证据）★★★

『穴位』股四头肌、股内侧肌、股外侧肌等膝关节附着部位。

『操作』患者取仰卧位,使膝关节适度弯曲。用 0.30mm×70mm 毫针,针刺股四头肌、股内侧肌、股外侧肌等膝关节附着部位,采用直刺捻转进针法,针刺直达骨膜,引出较强烈的酸沉胀的针感后快速抖动。针刺方向一般与皮肤垂直,进针深度约 2.5～5cm。当针刺入上述挛缩缩短的肌肉时感到针会被抓住,即"得气"现象,将约 2cm 长的艾条置于针柄上点燃,待艾条烧完后除去灰烬,将针取出。每周治疗 1 次,共治疗 4 周。

疗效说明　治疗 3 个月之后,治疗组总有效率(临床症状减轻,膝关节活动功能好转)可能优于对照组(西乐葆,每日饭后口服 200mg,治疗 4 周);且治疗组对疼痛视觉模拟评分(VAS)的改善可能优于对照组;治疗组国际关节炎 Lequesne 指数降低,优于对照组。

影响针灸疗效因素

针灸治疗骨关节炎,并不能使增生的骨质消除,其作用主要是止痛,改善症状,恢复功能,延缓病情的发展。但针灸无法修复严重破坏了的关节软骨面及解除晚期出现的关节畸形。影响疗效的因素包括:

1. 病程　针灸治疗的目的在于缓解症状,改善关节功能,避免或减少畸形,减少病情进展的风险性及有利于受损关节的修复。本病的整个过程不仅影响到关节软骨,还涉及整个关节,包括软骨下骨、韧带、关节、滑膜及关节周围肌肉,最终导致关节疼痛和功能丧失。不同的病变阶段关节会有损伤轻重之别,病变早期表现主要可见退行性变,关节出现疼痛、肿胀、关节内渗液等,此时,针灸疗效较好,可缓解症状。中期可出现关节的形态变化,如膝关节退变性膝内翻或膝外翻,此时,针灸可在一定程度上缓解症状,但疗效远不及早期。晚期全关节间隙消失,伴屈曲畸形,关节内出现游离体等,针灸很难再取得满意疗效。总之对增生不严重、无关节内游离体及关节畸形的早期患者来说,针灸是一种行之有效的方法。针灸治疗应着眼于早诊断、早治疗及长疗程,在患者出现症状,而关节软骨尚未发生明显病变、关节间隙尚未变窄及骨赘尚未达到显而易见的程度时,即开始预防和综合性治疗。

2. 患者的配合　当骨关节炎急性发作时,患者应充分休息,对病患关节制动或尽量减少关节负重;当关节炎基本消除后,应进行肌肉锻炼,增加肌力及其稳定性。这些都对提高针灸的近期疗效和远期疗效具有重要意义。

关于针灸治疗骨关节病,国外已有一些可靠的证据。如美国的 Berman 等在一项随机对照研究中,对 73 例膝骨关节炎老年患者疼痛缓解与功能恢复情况进行观察,发现在针刺加西医标准化治疗的第 4、8 周时,该组比只接受标准治疗的对照组明显有效,患者自我评分的 WOMAC 骨关节炎指数和 Lequesne 指数都有明显改善,从而认为针刺是治疗本病的一种安全有效的辅助疗法。同时研究组在另一项回顾性研究中认为,膝骨关节炎患者的精神社会变量,如年龄、受教育程度、焦虑、疲劳等并不对针刺效应产生影响。

针灸治疗的环节和机制

骨关节炎的发生机制复杂,但总的来说是合成代谢与分解代谢失调性活动性动力病,是全身性易感因素与局部机械性因素相互作用的结果。本病目前无法根治,治疗上主要针对关节退行性变所引起的继发效应。关节退行性变的情况在 X 线上的表现与疼痛并不一致,个体差异较大,这更加说明了退行性变的继发效应是其临床症状体征的主要问题。因此,针灸治疗本病的环节和机制包括:

1. 改善微循环　针灸可促进关节局部的微循环,使局部血液循环增加,促进关节囊及滑膜炎症的吸收、消散,松解关节粘连,改善骨内微循环,降低骨内压,提高氧分压,加快关节软骨的新陈代谢。因骨关节炎常伴有滑膜炎症,可使关节内压力升高,阻碍滑膜静脉的血液循环,造成氧分压下降。后者可使滑膜内层细胞所产生的酸性磷酸酶及颗粒酶增加引起软骨退变加重。骨关节炎常在关节中出现积液,针灸可促进局部的循环和代谢,促进关节积液的吸收和消除。从而使滑液分泌正常,软骨的代谢废物易于排出,软骨得到充分的营养,延缓软骨的退变。

2. 止痛作用　疼痛是骨关节炎最常见的症状。针灸可通过促进人体分泌镇痛性物质以及对痛觉传入环节的拮抗提高痛阈,从而达到止痛的目的;同时促进关节局部微循环,消除局部的致痛性代谢产物的堆积也是针灸镇痛的机制。

3. 解除痉挛　骨关节炎的继发效应可使关节局部的肌肉发生反射性痉挛,这种痉挛又使骨关节内压增高,影响微循环,增加了关节积液的形成,如此形成恶性循环。针灸可通过神经-肌肉的调节,缓解关节周围的反射性肌痉挛,改善局部血供和营养。

4. 清除自由基　氧自由基是极强的致软骨破坏的物质。关节内细胞产生的活性氧族和参与的氧化性损伤,可致透明质酸解聚及蛋白聚糖和Ⅱ型胶原降解。针灸可能具有清除关节内部组织中过多的氧自由基,提高抗氧自由基系统的功能,使自由基代谢恢复正常,有效地阻止自由基对软骨细胞及基质的损害。另外,针灸还可能促进关节软骨创伤部位周围软骨细胞增生,并改善创伤状态下的成骨功能,促进软骨的修复。

预　　后

骨关节炎发病缓慢,以关节软骨退行性变为主,大多经过积极治疗可改善关节功能,极少数形成功能障碍。骨关节炎的治疗,早期用针灸和物理治疗就可以控制病情,到了中期则需要用关节镜微创手术治疗,而到了关节变形、挛缩,甚至失去功能时,治疗难度就加大,甚至需要进行人工关节置换手术。骨关节炎急性发作时,最重要的是受累关节充分休息。关节承受压力或过度活动,往往容易加重关节软骨磨损。适当限制患病关节活动,不但减轻疼痛,并防止病情加重,但不宜卧床休息。一旦关节炎症状消除,应尽快恢复受累关节锻炼。长时间制动可以加重骨钙丢失,肌肉萎缩,促使骨质增生加重。平时要适当活动锻炼,但不宜过度劳累。

由于骨关节炎与肥胖、脱钙、维生素A和维生素D缺乏有关,因此,在饮食起居上要注意适当增加户外活动、功能锻炼、尽量避免长期卧床休息。补充高钙食品,以保证骨质代谢的正常需要。老年人的摄取量较一般年轻人增加50%左右,即每日钙摄入不少于1200mg,同时要增加多种维生素摄入,故宜多食牛奶、蛋类、豆制品、蔬菜和水果,必要时补充钙剂。超体重者宜控制饮食,增加活动,减轻体重,以利于减轻关节负重。

代表性临床试验

表 2-6-2　针灸治疗膝骨关节炎的代表性临床试验

试验观察方案	试验设计	治疗组/对照组	结　果
温针灸法[7]	60 例 RCT	温针灸组($n=30$)采用温针疗法,穴取血海、内膝眼、犊鼻、足三里等/药物组($n=30$)口服布洛芬缓释胶囊	WOMAC 评分比较:疼痛 $WMD=1.85$, $95\%CI(0.24,3.46)$,$P=0.02$;僵硬 $WMD=-2.32$,$95\%CI(-4.29,-0.35)$,$P=0.02$;日常活动难度 $WMD=2.21$,$95\%CI(0.76,3.66)$,$P=0.003$;总积分 $WMD=1.97$,$95\%CI(0.82,3.12)$,$P=0.0008$;SF-36 评分比较:精神健康评分 $WMD=0.76$,$95\%CI(-0.54,2.06)$,$P=0.25$;身体健康评分 $WMD=2.32$,$95\%CI(1.58,3.06)$,$P<0.00001$。治疗 2 周后总有效率 $RR=0.96$,$95\%CI(0.80,1.16)$,$P=0.69$
透刺法[8]	263 例 RCT	针刺组($n=119$)/透刺组($n=144$,膝阳关透曲泉、外膝眼透内膝眼、阳陵泉透阴陵泉、梁丘透血海)	两组间症状体征评分比较 $WMD=1.75$,$95\%\ CI(1.57,1.93)$,$P<0.00001$;临床综合疗效评定:临床控制率 $RR=1.76$,$95\%CI(1.23,2.53)$,$P=0.002$;总有效率 $RR=1.16$,$95\%CI(1.06,1.27)$,$P=0.0008$;两组间疼痛分级比较:无痛 $RR=1.71$,$95\%\ CI(1.20,2.43)$,$P=0.003$

参 考 文 献

[1] 陈临新. 膝关节骨关节炎的诊疗[J]. 中国全科医学,2009:297-298.

[2] 中华医学会骨科学分会. 骨关节炎诊治指南(2007 年版)[J]. 中华关节外科杂志,2007,1(4):254-256.

[3] Dieppe PA,Cushnaghan J,Shepstone L. The Bristol 'OA 500' study:progression of osteoarthritis (OA) over 3 years and the relationship between clinical and radiographic changes at the knee joint[J]. Osteoarthritis Cartilage,1997,5(2):87-97.

[4] Wolfe F,Lane NE. The longterm outcome of osteoarthritis:rates and predictors of joint space narrowing in symptomatic patients with knee osteoarthritis[J]. Journal of Rheumatology,2002,29(1):139-146.

[5] 蒋协远,王大伟. 骨科临床疗效评价标准[M]. 北京:人民卫生出版社,2005:275-277.

[6] Zhang W,Moskowitz RW,NukiG,等. 国际骨关节炎研究学会髋与膝骨关节炎治疗指南——第二部分:基于循证和专家共识之治疗指南[J]. 国际骨科学杂志,2009,30(4):208-217.

[7] 丁明晖,张宏,李燕.温针灸治疗膝关节骨性关节炎:随机对照研究[J].中国针灸,2009,29(8):603-607.

[8] 李学武,赵吉平,汤立新,等.透针法治疗膝关节骨性关节炎的临床疗效评价[J].北京中医药大学学报,2006,29(12):844-846.

[9] 杨帆.经筋辨证针刺治疗膝关节骨性关节炎[D].广州:广州中医药大学,2012.

[10] 曾兆晖.经筋刺法治疗膝关节骨性关节炎的临床研究[D].广州:广州中医药大学,2011.

[11] 张卓才.透刺配合隔姜灸治疗膝骨关节炎疗效观察[J].上海针灸杂志,2009,28(6):348-349.

[12] 王曙辉,许明珠,崔韶阳,等.针刺结合刺络放血疗法治疗膝关节骨性关节炎的临床随机对照研究[J].针刺研究,2010,35(2):129-133.

[13] 杨晓初,何少峰,王仁灿,等.温针灸肌肉刺激疗法治疗膝骨性关节炎疗效观察[J].针刺研究,2012,37(3):237-242.

第7节 类风湿关节炎

(检索时间:2012年6月30日)

针灸治疗方案推荐意见

基于Ⅰ级证据的推荐性意见

○ **弱度推荐** 以下方案可应用于类风湿关节炎的治疗

局部针刺法——阿是穴、局部经穴

基于Ⅱ级证据的建议性意见

◇ **较强建议** 以下方案可试用于类风湿关节炎的治疗

活动期治疗方案——电针法(曲池、合谷、阳陵泉/大杼、肝俞、肾俞、足三里、太冲、肩三针、腕三针、踝三针、八邪)+药物(美洛昔康、甲氨蝶呤、柳氮磺胺吡啶)

缓解期治疗方案——电针法(百会、风池、曲池、外关、关元、足三里、阳陵泉、悬钟、三阴交、肾俞、脾俞、阿是穴)

其他特色性治疗方案——①火针法(阿是穴及师氏颈夹脊/肩关节疼痛配肩髎、肩髃、臂臑,肘关节疼痛配肘髎、曲池、手三里,腕关节疼痛配阳池、阳溪、阳谷/辨证配穴);②铺灸法[督脉穴(大椎至腰俞)、华佗夹脊/阿是穴];③隔姜灸法[肾俞、足三里、阿是穴(每次根据病情使用2个穴位)];④合谷刺配合化脓灸法[针刺法(曲池、三阴交、关元、足三里、丰隆)+化脓灸(大椎、三焦俞、脾俞、肾俞)/合谷、腕骨、犊鼻、内关、外关、阳陵泉、阴陵泉、手五里、髀关、膝阳关];⑤电磁疗法配合电针治法(阿是穴、局部经穴);⑥温针灸法(内膝眼、犊鼻、血海、阳陵泉、膝阳关、阴陵泉、足三里、三阴交、绝骨、丘墟)

61

　　类风湿关节炎(rheumatoid arthritis,RA)是一种以关节滑膜炎为特征的不明原因的慢性全身性自身免疫性疾病,免疫反应多发生于关节滑膜,为最常见的结缔组织疾病。

　　类风湿关节炎临床常表现为对称性多关节炎,可侵犯多个大小关节,并伴有晨僵、乏力、体重减轻及全身多系统受累。随着病情的进展,RA 患者逐渐丧失劳动力,出现关节功能障碍。有报道,未及时诊治的 RA 患者两年致残率达50%,三年致残率达 70%,与同龄人比较,RA 患者平均寿命缩短 5~10 年。全球各人种总发病率为 1%~2%,男女之比为 1∶2.5,以 30~50 岁为发病高峰。我国 RA 患病率约为 0.2%~0.4%[1]。

临床评估与诊断

类风湿关节炎临床评估

　　临床评估应详细了解病史,全面进行体格检查,特别是评估疾病活动度,主要指标有关节痛的程度、晨僵的持续时间、触诊时出现关节疼痛的数目、关节肿胀的数目、患者整体情况及血沉等。

　　1. 病史询问　①现病史:询问起病的诱因,受凉、劳累、妊娠、分娩、感染及精神因素等;起病可急可缓,但多数患者为缓慢发病;关节表现为对称性关节肿痛、晨僵、关节功能障碍、畸形;询问在病程中是否伴有发热、贫血、皮下结节、眼炎、心包炎及淋巴结肿大等关节外表现。②既往史:是否曾在阴冷潮湿的环境中生活。③个人史:月经是否正常,有无流产史。④家族史:可有类风湿关节炎或其他自身免疫性疾病病史。

　　2. 体格检查　手足小关节或受累关节对称性肿胀、畸形或强直,关节功能受限。

　　3. 辅助检查　①实验室检查:患者有轻度贫血,白细胞计数及分类多正常,但嗜酸性粒细胞可增多,其他可有高丙种球蛋白血症、低补体血症。病变活动期血沉、C-反应蛋白增高。类风湿因子试验阳性者约占 70%~80%。②关节液检查:关节液混浊,白细胞数增多,中性粒细胞占 50%~70%,关节液中类风湿因子阳性率高。③X 线表现:早期仅见软组织肿胀,以后出现骨质疏松,关节间隙变窄,关节面边缘侵蚀及骨质内小囊状破坏,可发生关节畸形和骨质强直。④MRI 和 CT:可以直接观察到齿状突的骨侵蚀,关节早期移位,颈椎脊髓受压,MRI 也可以较早显示滑膜及软骨的病变。

类风湿关节炎诊断标准与分类

　　1. 类风湿关节炎的诊断标准(1987 年美国风湿病学会)

　　①晨僵:关节及其周围僵硬感至少持续 1 小时(病程≥6 周)。②3 个或 3

个区域以上相关部位的关节炎:医生观察到下列 14 个区域(左侧或右侧的近端指间关节、掌指关节、腕、肘、膝、踝及跖趾关节)中至少累及 3 个,且同时有软组织肿胀或积液(不是单纯骨隆起)(病程≥6 周)。③手关节炎:腕、掌指关节或近端指间关节炎中,至少有一个关节肿胀(病程≥6 周)。④对称性关节炎:两侧关节同时受累(双侧近端指间关节、掌指关节及跖趾关节受累时,不一定绝对对称)(病程≥6 周)。⑤类风湿结节:医生观察到在骨突部位,伸肌表面或关节周围有皮下结节。⑥类风湿因子阳性:任何检测方法证明血清类风湿因子含量异常,而该方法在正常人群中的阳性率小于 5%。⑦放射学改变:在手和腕的后前位相上有典型的类风湿关节炎放射学改变,骨质侵蚀或受累关节及其邻近部位有明确的骨质脱钙。

满足分类标准中 4 条或 4 条以上并排除其他关节炎即可诊断类风湿关节炎。

2. RA 分期标准

(1) 病程分为:<6 个月(早期),6~24 个月(中期),>24 个月(长期慢性过程)。美国风湿病学会(ACR)2008 年 RA 治疗推荐意见。

(2) 病程分为:早期(病程<6 个月)和已确诊(病程 6 个月)。美国风湿病学会(ACR)2012 年 RA 治疗推荐意见。

3. RA 分级标准和评分系统

表 2-7-1　ACR/EULAR 2009 年 RA 分级标准和评分系统

评估项目	得分
关节受累情况(0~5)	
中、大关节	
1 个大关节	0
2~10 个中大关节	1
小关节	
1~3 个小关节	2
4~10 个小关节	3
至少 1 个为小关节,受累关节数超过 10 个	5
血清学(0~3)	
RF 和抗 CCP 抗体均(−)	0
RF 和抗 CCP 抗体低滴度(+)	2
RF 和抗 CCP 抗体高滴度(+)	3

续表

评估项目	得分
滑膜炎持续时间	
<6周	0
>6周	1
急性时相反应物	
CRP 或 ESR 均正常	0
CRP 或 ESR 增高	1

注:表内 RF 为类风湿因子,CCP 为环瓜氨酸肽,CRP 为 C 反应蛋白,ESR 为红细胞沉降率。

4. RA 的 X 线分期标准(标准前冠有*号者为病期分类的必备条件) ①Ⅰ期(早期):X 线检查无破坏性改变;可见骨质疏松。②Ⅱ期(中期):骨质疏松,可有轻度的软骨破坏,有或没有轻度的软骨下骨质破坏;*可见关节活动受限,但无关节畸形;邻近肌肉萎缩;有关节外软组织病损,如结节和腱鞘炎。③Ⅲ期(严重期):骨质疏松加上软骨或骨质破坏;关节畸形,半脱位,尺侧偏斜,无纤维性或骨性强直;广泛的肌萎缩;有关节外软组织病损,如结节或腱鞘炎。④Ⅳ期(末期):纤维性或骨性强直,Ⅲ期标准内各条。

针灸治疗效能等级与治疗目标

1. 效能等级 类风湿关节炎是一种以关节滑膜炎为特征的不明原因的慢性全身性自身免疫性疾病,为最常见的结缔组织疾病。本病可对关节形成严重的骨破坏,导致关节变形,是目前医学无法治愈的疑难疾病。西医以抗炎、抗风湿为基本治疗原则,防止关节破坏,保护关节功能。最大限度提高患者的生活质量是目前本病治疗的目标。针灸也只能作为一种辅助治疗方法,取得一些有限的缓解症状性疗效,属于Ⅲ级病谱;针灸能否延缓本病的进程,目前还缺乏确切的证据。

2. 治疗目标 尽早达到疾病缓解或低度活动状,减轻疼痛,缓解功能障碍,改善生活质量。

针灸治疗流程与推荐方案

针灸治疗类风湿关节炎流程(图 2-7-1)

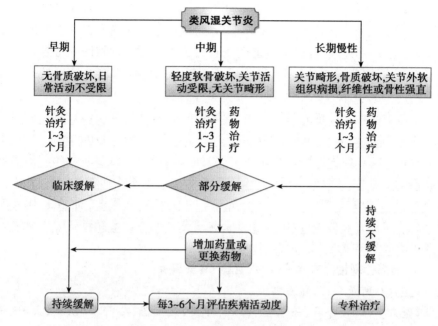

图 2-7-1 针灸治疗类风湿关节炎流程

针灸治疗类风湿关节炎推荐方案

1. 类风湿关节炎活动期一般治疗方案[2]**（2b 级证据）★★**

『主穴』曲池、合谷、阳陵泉。

『配穴』大杼、肝俞、肾俞、足三里、太冲、肩三针（肩髃、肩髎、肩贞）、腕三针（阳池、阳溪、阳谷）、踝三针（解溪、丘墟、中封）、八邪。

『操作』穴位常规消毒，行针得气后，曲池、合谷、阳陵泉穴，接电针治疗，采用连续波，频率 60Hz，强度以病人耐受为度，留针 25 分钟。治疗 1 次/天，5次/周，1 个月/疗程。

『配合药物』美洛昔康片每次 75mg，1 次/天；甲氨蝶呤（MTX）每次 10mg，1 次/周；柳氮磺胺吡啶（SASP）第 1 周开始服用每次 0.5g，2 次/天，如果无不良反应，第 2 周开始服用每次 0.75g，3 次/天。

疗效说明 治疗组总有效率（6 项至少 4 项改善 50%）为 79.7%，CRP 改善（11.43±7.7）g/L，疗效或许优于对照组（美洛昔康片＋甲氨蝶呤＋柳氮磺胺吡啶），表明电针配合西药可以缩短临床有效治疗时间、降低急性期反应物。

2. 类风湿关节炎缓解期一般治疗方案[3]**（2b 级证据）★★**

『穴位』百会、风池、曲池、外关、关元、足三里、阳陵泉、悬钟、三阴交、肾俞、脾俞、阿是穴。

『操作』选择 3～5 个穴位,结合病痛所在关节局部选穴,毫针直刺约 12～35mm(视腧穴所在部位而定),平补平泻,得气后选择病痛所在关节附近一组穴位,接电针,用连续波,以患者能耐受且有舒服感为度,留针 30 分钟。然后患者俯卧位,取背部穴位针刺,得气后予以脾俞及肾俞穴接电针,留针 15 分钟。治疗 1 次/2 天,10 次/疗程,共治疗 3 个疗程。

疗效说明　电针组外周血与关节滑液中 IL-1 分别改善(41.32±37.43)pg/ml、(46.18±37.56)pg/ml,IL-4 分别改善(12.15±8.24)pg/ml、(11.45±7.35)pg/ml,IL-6 分别改善(6.84±3.04)pg/ml、(3.14±1.23)pg/ml,提示电针在降低患者外周血和关节滑液中 IL-1 含量上优于单纯针刺的作用,升高外周血中 IL-4 含量上与单纯针刺的作用基本相当,但在升高关节滑液中 IL-4 含量上优于单纯针刺的作用,IL-6 含量上作用基本相当。研究者认为电针可改善类风湿关节炎发生、发展的内环境。

3. 局部针刺治疗方案[4](1c 级证据)★★★★

『主穴』阿是穴、局部腧穴。

『配穴』三间、合谷、手三里、曲池、外关、足三里、公孙、三阴交、太冲、膏肓、承筋、昆仑、申脉、阳陵泉、阳辅、悬钟、足临泣、命门、大椎、百会。

『操作』根据穴位进针 1.5～8.0cm,行针得气后,留针 30～45 分钟,12 次为 1 个疗程,共 3 个疗程。每 2 个疗程间隔 2 周。

疗效说明　治疗组在 VAS 评分改善 32.1±8.6、Laitinen 评分及 Zytkowski 调查问卷评分改善 4.5±1.1,ESR 改善(0.6±6.0)mm/h、CRP 改善(0.7±4.9)mg/L。由此可见,针刺在改善 VAS、Laitinen 评分及 Zytkowski 调查问卷方面疗效很可能优于假针刺组,而在改善 ESR、CRP 方面针刺组与假针刺组相当。

4. 类风湿关节炎其他推荐方案

● **火针法[5](2b 级证据)★★**

『主穴』阿是穴及师氏颈夹脊。其中肩关节疼痛配肩髎、肩髃、臂臑,肘关节疼痛配肘髎、曲池、手三里,腕关节疼痛配阳池、阳溪、阳谷。

『配穴』风寒者配风池、膈俞等穴;风热者配血海、大椎、曲池、合谷等穴;风湿者常选大椎、膈俞、脾俞、足三里等穴。

『操作』小关节多选用细火针,用酒精灯将针烧至通红,迅速刺入已严格消毒的穴位。深度多为 0.1～0.5 寸,速入疾出,浅而点刺。较大关节、大关节、夹脊穴和随证配穴多用中火针,用酒精灯将针烧至白亮,迅速刺入,角度以所选穴的解剖结构而定,深度多为 0.5～2 寸,深而速刺,速刺速出。针刺 3 次/周,10 次为 1 个疗程,治疗 3 个疗程。

疗效说明　治疗组总有效率为91.1%,疗效标准为[临床治愈:症状全部消失,功能活动恢复正常,主要实验指标(ESR、抗链"O"、RF)正常;显效:全部症状消失,或主要症状消除,关节功能基本恢复,能参加正常工作,实验室检查结果基本正常;好转:主要症状基本消失,主要关节功能基本恢复或明显进步,生活能够自理,或失去工作和劳动能力者转为劳动和工作能力有所恢复,实验室检查无明显变化],1年随访火针组复发率为19.51%。治疗组或许优于对照组(青霉胺口服,每次0.25g,3次/天;CTX每次25mg,2次/天;布洛芬每次0.2g,3次/天)。

● **铺灸法**[6] (2b级证据) ★★

『主穴』督脉穴(大椎至腰俞)、华佗夹脊。

『配穴』阿是穴。

『操作』取350g鲜姜加工成泥,艾绒250g,药粉(羌活、独活、牛膝、秦艽、细辛、川芎、人工麝香等组成)10g备用。每次先选主穴6～8个,配穴4～6个,用提插配合捻转行补虚泻实手法,速刺不留针。然后以督脉为中心,在大椎至腰俞、华佗夹脊处均匀敷上药粉5～10g,再在其上铺厚2cm、宽5cm姜泥一层,最后将做好的宽4cm、高3cm形似三棱柱的长条艾炷平放于姜泥上(艾炷与姜泥等长),在对应大椎、中枢、腰俞三处穴位的地方点燃,让艾炷自然燃尽,勿吹其火,移去其灰,再铺1壮。灸毕,用卫生纸吸干姜泥之汁,用长条胶布将姜末固定于背上,在固定期间患者背部有明显的温热感,此感觉能持续6～8小时,待温热感消失后移去姜泥,用湿毛巾轻轻揩净。如背部起水疱,用消毒针刺破,药棉或纱布揩干即可。治疗1次/7天,3次/疗程,疗程间休息7天,共治疗2个疗程。

疗效说明　治疗组总有效率为100%,或许优于单纯针刺组。疗效标准为:完全缓解:关节疼痛消失,活动无障碍,无晨僵,外观如常,复查ESR及RF均正常,随访半年无复发;基本缓解:关节疼痛明显减轻,活动稍受限,晨僵不明显,外观略有肿胀,ESR值降低;进步:关节疼痛减轻,活动受限,晨僵存在。

● **隔姜灸法**[7] (2b级证据) ★★

『穴位』肾俞、足三里、阿是穴(每次根据病情使用2个穴位)。

『操作』将生姜切成直径为2～3cm、厚0.2～0.3cm的薄片,中间以针穿刺数孔,艾炷用精制艾绒2g,制成直径为1.5cm、高为1.2cm圆锥体状。把艾炷置于姜片上,依次放在患者双侧的肾俞穴、足三里穴和阿是穴上。每穴各灸3壮/次,以皮肤红晕而不起疱为度,在施灸过程中,若患者感觉灼热不可忍受时,可将姜片向上提起,或缓慢移动姜片。隔日1次,30天为1个疗程,共治疗2个疗程。

疗效说明　治疗组总有效率为93.7％,(疗效标准为:显效:主要症状、体征改善率≥75％,血沉及C-反应蛋白正常,或明显改善,或接近正常;进步:主要症状、体征改善率≥50％,血沉及C-反应蛋白有改善;有效:主要症状、体征改善率≥30％,血沉及C-反应蛋白有改善或无改善),与对照组(口服雷公藤多苷片)比较无显著性差异。治疗60天后,关节疼痛个数、程度分别改善5.84±1.85,(3.13±0.36)分,关节肿胀个数、程度分别改善5.71±1.44,(2.96±0.73)分,关节压痛个数、程度分别改善5.55±1.18,(3.08±0.72)分,晨僵时间改善(3.21±0.83)小时,量表总积分改善15.58±1.84,在临床症状体征(关节疼痛、肿胀和压痛个数、程度,晨僵时间)的改善或许优于对照组。实验室检查指标RF、ESR、CRP、RBC、HGB、PLT分别改善(102.74±53.89)IU/ml、(50.28±16.56)mm/h、(19.02±7.18)mg/L、($0.6±0.07$)×10^{12}/L、(21.36±3.83)g/L、(67.62±28.88)×10^9/L,在RBC、HGB指数上的改善或许优于对照组,而在PLT、RF、ESR、CRP指数上无明显差异。

● **合谷刺配合化脓灸法**[8]**(2b级证据)★★**

『主穴』曲池、三阴交、关元、大椎、足三里、三焦俞、脾俞、肾俞、丰隆。

『配穴』合谷、腕骨、犊鼻、内关、外关、阳陵泉、阴陵泉、手五里、髀关、膝阳关。

『操作』针入穴位下近骨处之深部肌肉,深度以近骨为度,不论浅深,刺犊鼻时应屈膝成90°,刺入后提针至皮下,再分别向左右两侧各斜刺1次,成"个"字形,单针呈垂直于皮肤状态,留置30分钟后出针,不按压针孔,治疗1次/日。从针刺第1天开始行大椎、脾俞化脓灸1次,第11天行三焦俞、肾俞化脓灸1次,第21天行足三里、丰隆化脓灸1次。取艾绒捻成麦粒样大小圆锥形艾炷,穴位皮肤轻抹大蒜汁或芦荟,将艾炷置于穴位上,以线香点燃后让艾炷自行燃烧,至艾炷燃尽、起小水疱为度,灸疮勿沾水,局部可涂抹烧伤膏,防止感染。治疗共2个疗程。

疗效说明　治疗组总有效率为76.7％,(疗效标准为:近期控制:经治疗后受累关节肿痛消失,关节功能改善或恢复正常,ESR、RF恢复正常,且停药后可维持3个月以上;显效:受累关节肿痛明显好转或消失,ESR、RF滴度降低或ESR、RF已恢复正常,但关节肿痛尚未消失;有效:经治疗后受累关节疼痛或肿痛有好转),与对照组(口服双氯灭痛;甲氨蝶呤)比较无显著差异,在缓解类风湿关节炎活动期症状及体征方面疗效或许与对照组相当,不良反应发生率较西药明显降低。

● **电磁疗法配合电针法**[9]**(2a级证据)★★★**

『主穴』阿是穴、局部经穴。

『局部取穴』 肩部取肩髃、肩髎；肘部取天井、曲池；腕部取阳池、外关；指部取合谷、八邪；髋部取环跳、居髎；膝部取膝眼、鹤顶；踝部取申脉、照海；趾部取太冲、八风。

『配穴』 行痹加膈俞、血海；痛痹加肾俞、关元；着痹加阴陵泉、足三里；热痹加大椎、曲池。

『操作』 取局部经穴及相应配穴进行针刺，针刺至患者产生酸、麻、重、胀的感觉后，接电针治疗仪。然后把圆形磁片（规格为直径10mm，厚度3mm，磁场强度为800GS）置于相应阿是穴，磁片上放置电针机电极，用胶布固定。先选用密波治疗20分钟，频率约100Hz，再改为疏密波治疗10分钟，频率约2Hz/100Hz，强度以患者能耐受为度。关于磁片的放置方法如下：若所选阿是穴处于相对的位置，则将两块磁片的异名磁极，以相对的方向放置到治疗穴位上，根据异极相吸的原理，使磁力线充分穿过治疗部位；如选用的阿是穴在同一平面，则把磁片的同名极并排放置在穴位上，使磁力线深达内部组织。每天治疗1次，每周5次，休息2天后再继续治疗，共治疗20次。

疗效说明 治疗组显效率（主要症状、体征整体改善率≥75%，血沉及C-反应蛋白正常或明显改善或接近正常）为13.33%，进步率（主要症状、体征整体改善率≥50%，血沉及C-反应蛋白有改善）为50.00%，有效率（主要症状、体征整体改善率≥30%，血沉及C-反应蛋白有改善或无改善）为30.00%；总有效率为93.3%，优于单纯电针组。疼痛强度（VAS评分）改善2.96±1.38、晨僵时间减少（40.06±9.24）分钟、双手平均握力增加（36.93±12.50）mmHg、压痛关节数目减少（5.50±2.92）个、压痛指数减低（14.36±2.87）分、肿胀关节数目减少（2.80±1.29）个、肿胀指数减少（7.46±2.33）分。治疗组在改善症状、体征方面，可能优于单纯电针组。说明电磁疗法配合电针能更有效地控制活动期RA患者的病情。

● 温针灸法[10]（2b级证据）★★

『主穴』 内膝眼、犊鼻、血海、阳陵泉、膝阳关、阴陵泉、足三里、三阴交、绝骨、丘墟。

『操作』 直刺进针，刺入深度一般为15～20mm，运用捻转及提插等手法得气后，选取艾条（选用2cm长的艾条段）1～2根，将艾条段截取适宜的长度施温针灸。每日1次，时间为20分钟。6次为1个疗程，共治疗5个疗程。

疗效说明 疗效标准根据（WOMAC关节炎量表），治疗组总有效率为90.00%，治疗评分改善20.2±0.358、疼痛评分改善9.46±0.17、僵硬评分改善4.6±0.31、功能困难评分改善6.134±0.474。从上可分析出，温针灸组在改善膝关节炎性疼痛、关节僵硬程度方面疗效较单纯针刺组显著，但在改善膝关节功能活动的评分方面或许与单纯针刺组效果相同。

影响针灸疗效的因素

1. 治疗时机　在目前类风湿关节炎不能被根治的情况下,防止关节破坏,保护关节功能,最大限度提高患者的生活质量,是治疗的基本目标。因此,治疗时机非常重要。患病第一年采用保守治疗,约75%的患者有改善,仅有10%的患者尽管全力治疗最终仍造成残疾。因此,早期针灸介入疗效较好。在急性发作期,应以药物治疗为主,疾病的缓解期关节遗留慢性疼痛,是针灸介入治疗的最佳时机,西医的应用难以长期维持,其毒副作用难以避免,因此,针灸可发挥独特的治疗作用,可取得较好的止痛作用。

2. 病情　病变初期骨关节尚未变形,针灸疗效较好;当中后期关节强直、肌肉挛缩时,针灸也可取得一定的康复效果;当关节骨质破坏严重,严重畸形,针灸疗效较差。反复发作次数越多,针灸疗效越差,预后较差。

3. 大小关节　临床发现,相对而言针灸对大关节炎比小关节炎易于取效。这可能与小关节局部软组织分布较少,血液循环相对较差,针刺也很难直接刺入关节内相关组织有关。大关节局部经穴分布较大,小关节局部穴位较少也难以施行手法,不能获得强烈针感,而且针刺疼痛较强烈等。

4. 刺灸法　有人[11]指出有两种特殊的针法常有助于提高疗效。一是传统的"短刺法",即"置针骨所,上下摩骨",把粗针刺入大关节腔内或在骨组织表面,反复来回提插数分钟,针刺局部或关节腔内经常能有温热舒适感产生。它适用于治疗关节局部发生的骨质破坏和骨质增生。二是神经干(点)针刺法,它适用于全身疼痛剧烈,尤其是长期依赖激素的患者,疼痛控制后即停止。当患者接近痊愈时,要坚持治疗,最好以局部压痛点基本消失才停止治疗,这样可使疗效比较稳定。在治疗中关节局部应用电针、刺络拔罐、灸法、皮肤针叩刺等都可提高针灸疗效。治疗本病常不能拘泥疗程,应一直坚持治疗至症状全部消失为止,当患者多次治疗后出现全身疲惫、精神不振或疗效稳定时才可适当休息几天,再继续治疗。

5. 患者的配合　本病的治疗是一个长期的过程,需要患者的良好配合,充分发挥患者的主观能动性,加强主动锻炼配合治疗,对提高针灸疗效有重要意义。另外,关节疼痛、害怕残疾等常给类风湿关节炎患者带来精神压力,他们渴望治疗,却又担心药物不良反应或对药物实际作用效果信心不足,这又加重了患者的心理负担。抑郁是患者中最常见的精神症状,严重的抑郁不利于疾病的恢复。因此,在积极合理治疗的同时,还应进行心理治疗。

急性期发热关节肿痛,急性期关节肿胀发热、剧烈疼痛和伴有全身症状者应卧床休息,并注意休息时的体位,至症状基本消失为止。待病情改善 2 周后应逐渐增加活动,以免过久卧床导致关节失用,甚至促进关节强直。

夹板固定关节可减轻局部炎症,也可减轻症状。急性炎症被控制之前,为防止挛缩进行被动性锻炼要小心,避免发生剧烈疼痛。当炎症消退时,为使肌群康复应进行主动锻炼,保持关节正常活动范围,但不能使之疲劳。在病情允许的情况下,进行被动和主动的关节活动度训练,防止肌萎缩。对缓解期患者,在不使患者感到疲劳的前提下,多进行运动锻炼,恢复体力,保存关节的活动功能,加强肌肉的力量和耐力。

已形成的屈曲挛缩需要加强锻炼,采取连续性夹板固定或矫形外科措施。合适的矫形鞋或运动鞋通常是很有用的,可被调整以适合个人的需要;放在疼痛趾关节下面的跖骨板可减轻负重引起的疼痛。这些都对提高针灸疗效具有重要意义。另外,配合推拿对于已经发生关节强直者可提高针灸效果。

针灸治疗的环节机制

类风湿发生的病理机制十分复杂,针灸治疗的目的就是缓解症状,延缓骨破坏的进程。目前本病治疗的目的包括控制关节及其他组织的炎症,缓解症状;保持关节功能和防止畸形;修复受损关节以减轻疼痛和恢复功能。针灸治疗的环节和机制包括[12]:

1. 止痛作用 针灸可有效缓解类风湿关节炎出现的疼痛症状,其机制可能包括针灸促进人体分泌内源性镇痛物质,促进关节局部致痛物质的清除,拮抗或减弱痛觉感受的传入等途径达到止痛治标的目的。

2. 增加局部血液循环 针灸可直接刺激关节局部的自主神经-血管反射,增加局部血液循环量,促进代谢和增加营养物质,有利于局部炎性反应的吸收和消散,促进局部堆积代谢产物的排除,促进局部组织的修复。

3. 肌肉松弛 针灸可达到关节局部的消炎、祛肿和镇痛作用,同时对关节局部肌肉的炎性刺激所致的挛缩具有缓解作用。在炎症控制后针灸能够减轻或预防肌肉的屈曲挛缩和成功地使肌力恢复,减轻关节的症状,对于保持和增进关节功能具有重要意义。

4. 调节免疫 免疫功能紊乱表现在关节上被认为是本病的发病机制之一。大量的实验研究表明,针灸对机体免疫有一定的良性调节作用,因此,针灸治疗本病可能从整体上调节免疫功能紊乱,对本病发挥实质性治疗作用。

预　后

本病至今尚无特效疗法,当前国内外应用的各种药物,均不能完全控制关节破坏,而只能缓解疼痛、减轻或延缓炎症的发展。治疗仍停留在对炎症及后遗症的治疗,采取综合疗法,多数患者均能得到一定的疗效。一般说来,早期即予积极正确的综合性治疗,可使80％以上的类风湿关节炎患者病情缓解。只有10％～20％的患者因治疗不及时或病情本身很严重而致残疾。本病不直接引起死亡,但严重晚期病例可死于继发感染。类风湿关节炎患者经过积极正规的保守治疗,病情仍不能控制,为防止关节的破坏,纠正畸形,改善生活质量,可考虑手术治疗。但手术并不能根治类风湿关节炎,大多数类风湿关节炎患者病程迁延,开始2～3年的致残率较高,如不及早合理治疗,3年内关节破坏率达70％。目前尚无准确预测预后的指标,通常认为:

（1）男性较女性预后好。瑞典的一项研究表明,即便在类风湿关节炎（RA）早期就进行治疗,女性也比男性病情严重,缓解率低。

（2）发病年龄晚者较发病年龄早者预后好。研究表明30岁以下发病者,预后较差。

（3）起病急的优于起病缓者。发病呈急骤者的病程进展较短促,常常在一次发作后可数月甚至数年暂无症状,也有静止若干时间后再反复发作者,但急剧的发病可得到及时的对症治疗,易引起患者的重视,因此,预后较好。发作呈隐袭者的病程进展缓慢渐进,全程可达数年之久,其间交替的缓解和复发是其特征,这种类型不易被患者所发现和重视,常不能及时得到治疗,当确诊时关节的损害已经较重,预后较差。本病约有10％～20％的病人每次发作后缓解是完全性的,容易引起患者的思想松懈,缓解期也是治疗的重要环节,尤其是中医介入的好时机。

（4）累及关节少预后较好。起病时关节受累数多或有跖趾关节受累,或病程中累及关节数大于20个,预后差;仅累及少数关节而全身症状轻微者,或累及关节不属对称分布者,往往病程短暂,预后较好。

（5）有严重全身症状和关节外表现者预后差。如有发热、贫血、乏力和关节外表现(类风湿结节、巩膜炎、间质性肺病、心包疾病、系统性血管炎等内脏损伤),预后不良。

（6）对激素治疗反应不佳预后差。短期激素治疗症状难以控制或激素维持剂量不能减至10mg/d以下者预后差。

（7）与预后不良有关的一些表现。持续高滴度类风湿因子阳性、持续血沉增块、C-反应蛋白增高、血中嗜酸性粒细胞增多增高均提示预后差;典型的病变如对称性多关节炎,伴有皮下结节和类风湿因子的高滴度预后差;病情持续活动1年以上而不缓解者预后差。

另外,患者也应注意休息和营养,在高度活动伴剧痛的严重病例,需短期完全卧床休息。故术后仍需内科药物等保守治疗。必须坚持关节所能承受的最大限度的运动和锻炼。鱼油或植物油能通过减少前列腺素的产生而促进症状的改善。

表 2-7-2　针灸治疗类风湿关节炎的代表性临床试验

试验观察方案	试验设计	治疗组/对照组	结果
电针联合药物方案[2]	146 例 RCT	试验组（电针配合药物，$n=74$）：主穴为曲池、合谷、阳陵泉。药物组（$n=72$）：美洛昔康片 75mg/次，1 次/天；甲氨蝶呤（MTX）每次 10mg,1 次/周；柳氮磺胺吡啶（SASP）第 1 周开始服用每次 0.5g,2 次/天，第 2 周开始服用每次 0.75g,3 次/天	治疗后两组有效率比较 $RR=1.55,95\%CI(1.21,2.00)$，$P=0.0006$；两组血沉比较 $WMD=2.60,95\%CI(0.30,4.90),P=0.03$；C-反应蛋白比较 $WMD=4.30,95\%CI(2.24,4.36),P<0.00001$；RF 比较 $WMD=0.30,95\%CI(-8.99,9.59),P=0.95$
电针方案[3]	63 例 RCT	电针组（$n=32$）：穴位为百会、风池、曲池、外关、关元、足三里、阳陵泉、悬钟、三阴交、肾俞、脾俞、阿是穴/单纯针刺组（$n=31$）	治疗后两组外周血中 IL-1、IL-4、IL-6、IL-8 含量分别比较 $WMD_1=18.36,95\%CI(16.70,20.02),P<0.00001$；$WMD_2=5.44,95\%CI(4.90,5.98),P<0.00001$；$WMD_3=0.54,95\%CI(0.01,1.07),P=0.05$；$WMD_4=0.13,95\%CI(0.07,0.19),P<0.0001$；关节液中 IL 含量比较分别为 $WMD_1=25.50,95\%CI(20.07,30.93),P<0.00001$；$WMD_2=7.19,95\%CI(7.10,7.48),P<0.00001$；$WMD_3=-0.38,95\%CI(-0.62,-0.14),P=0.002$；$WMD_4=0.53,95\%CI(0.34,0.72),P<0.00001$

续表

试验观察方案	试验设计	治疗组/对照组	结果
隔姜灸法[7]	95 例 RCT	隔姜灸组($n=48$,肾俞、足三里、阿是穴)/药物组($n=47$,雷公藤多苷片每次 0.2g,2 次/日)	两组治疗有效率比较 $RR=1.07$,$95\%CI(0.94,1.23)$,$P=0.28$;主要症状量表积分改变比较 $WMD=10.90$,$95\%CI(10.35,11.45)$,$P<0.00001$
合谷刺配合化脓灸方案[8]	60 例 RCT	合谷刺组($n=30$,曲池、三阴交、关元、大椎、足三里、三焦俞、脾俞、肾俞、丰隆)/药物组($n=30$,肌注甲氨蝶呤,1 次/周,第 1 周 5mg,第 2 周 10mg,第 3 周 15mg;口服双氯灭痛,每次 25mg,3 次/日)	两组治疗有效率比较 $RR=1.05$,$95\%CI(0.78,1.40)$,$P=0.77$;两组晨僵之间比较 $WMD=-3.41$,$95\%CI(-58.53,51.71)$,$P=0.90$;关节压痛指数比较 $WMD=0.80$,$95\%CI(-0.02,1.62)$,$P=0.06$;关节肿胀指数比较 $WMD=0.7$,$95\%CI(-0.54,1.94)$,$P=0.27$;血沉含量比较 $WMD=-1.30$,$95\%CI(-3.50,0.90)$,$P=0.25$

附　表

1. 疼痛的评定标准

(1) Ritchie 关节指数:通过对指定关节(双侧手近端指间关节、腕关节、肘关节、肩关节、膝关节等 28 个关节或更多关节)进行压诊,视其产生的反应对每一个关节评分。

无触痛:0 分;有触痛 1 分;有触痛且触之患者有躲避 2 分;有触痛且触之患者有躲避并回缩 3 分。将各关节评分合计即为 Ritchie 关节指数。

(2) Fuchs28 个关节定量关节指数:双侧手近端指间关节(10 个)、腕关节(2 个)、肘关节(2 个)、肩关节(2 个)、膝关节(2 个)。

肿胀:正常 0 分;轻微 1 分;关节区域内有肿胀 2 分;超出正常范围的肿胀 3 分。

压痛:无压痛 0 分;轻微压痛 1 分;按压时肢体有退缩现象 2 分;按压时肢体有躲闪现象 3 分;患者拒绝按压 4 分。

活动受限分:活动正常 0 分;活动受限达 25% 1 分;活动受限达 50% 2 分;活动受限达 75% 3 分;关节强直 4 分。

2. 功能障碍及其严重程度的评定

类风湿关节炎功能指数评分

Ⅰ级	日常活动不受任何限制,能完成日常一般活动(生活自理*、职业活动**、业余活动***)
Ⅱ级	能完成一般生活自理活动和职业活动,但业余活动受限制
Ⅲ级	能完成一般生活自理活动和职业活动,但职业活动和业余活动受限制
Ⅳ级	一般生活自理活动、职业活动和业余活动均受限制

注:*一般生活自理项目包括穿衣、进食、洗澡、梳妆、修饰和如厕等。**职业活动包括工作、学习、家务活动。***业余活动包括娱乐(消遣性)和(或)闲暇活动;职业活动和业余活动与患者的愿望、年龄、性别有一定关系。)

参 考 文 献

[1] 骨科病相关专家小组.类风湿关节炎的诊断与治疗骨科专家共识[J].中华骨科学杂志.2012,32(12):1184-1186.

[2] 艾宙,刘媛媛.电针配合药物治疗类风湿关节炎活动期疗效观察[J].中国针灸,2005,25(8):531-533.

[3] 欧阳八四,车建丽.电针与单纯针刺对类风湿关节炎患者外周血与关节滑液中白介素改变作用的观察[J].中国针灸,2010,30(10):840-844.

[4] Zukow W, Kalisz Z, Muszkieta R, et al. Acupuncture for rheumatoid arthritis: A randomized, sham-controlled clinical trial[J]. Journal of Acupuncture and Tuina Science, 2011,9(3):168.

[5] 谭立明.火针治疗类风湿性关节炎 45 例[J].中医药导报,2010,16(4):68-69.

[6] 谢潇侠,雷秋慧.铺灸为主治疗类风湿关节炎疗效观察[J].中国针灸,2008,28(10):730-732.

[7] 郝锋,胡玲.隔姜灸对活动期类风湿关节炎临床疗效的影响[J].中医药临床杂志,2011,23(4):313-316.

[8] 陈兴华,姚文敏.合谷刺配合化脓灸治疗类风湿性关节炎活动期疗效观察[J].中国针灸,2009,29(11):884-886.

[9] 何冠蘅.电磁疗法配合电针治疗类风湿性关节炎的临床研究[D].广州:广州中医药大学,2011.

[10] 李朋.温针灸改善类风湿性膝关节炎疼痛、僵硬临床疗效观察[D].武汉:湖北中医药大学,2011.

[11] 金观源,相嘉嘉,金雷.临床针灸反射学[M].北京:北京科学技术出版社,2004:217.

[12] 郭义.实验针灸学[M].北京:中国中医药出版社,2008.

第 8 节　腰椎间盘突出症

(检索时间:2012 年 6 月 30 日)

针灸治疗方案推荐意见

基于Ⅰ级证据的推荐性意见

◎ **较强推荐**　以下方案可应用于腰椎间盘突出症的治疗

　　腰椎间盘突出症Ⅲ期综合方案——针刺＋激光针刀治疗法(病变椎间盘下各 1 个椎体两侧的夹脊/配穴/激光针刀)

基于Ⅱ级证据的建议性意见

□ **强力建议**　以下方案可试用于腰椎间盘突出症的治疗

　　腰椎间盘突出症恢复期、Ⅱ期方案——电针法(夹脊、腰阳关、环跳、阳陵泉/配穴)

◇ **较强建议**　以下方案可试用于腰椎间盘突出症的治疗

　　腰椎间盘突出症Ⅰ期方案——龙虎交战针法(病变椎间盘部位及其上下椎体双侧夹脊/配穴)

　　腰椎间盘突出症Ⅰ期方案——温针灸及温针法(气海俞、大肠俞、关元俞、承扶、委中、飞扬)

　　腰椎间盘突出症急性期方案——芒针法(病变椎间盘及上下椎体双侧夹脊、肾俞、大肠俞、小肠俞、腰阳关)

　　腰椎间盘突出症术后下肢麻木方案——电针法(十七椎、腰阳关、环跳、委中、阳陵泉、承山、悬钟)

临床流行病学资料

　　腰椎间盘突出症(lumbar intervertebral disc protrusion)系因腰椎间盘发生退行性变,并在外力的作用下,使纤维环破裂、髓核突出,超出椎间盘的空间,刺激或压迫神经根而引起腰痛及下肢坐骨神经放射痛等症状为特征的腰腿痛疾患,是临床最常见的腰腿痛原因之一。

　　本病好发于青壮年,男性多于女性。国内文献[1]报道腰痛门诊中大约 10%～15% 的患者诊断该病,因腰腿痛收治住院患者中诊断该病的病例大约占 25%～40%;国外相关研究[2]统计,轻体力劳动者中约 53%、重体力劳动者中约 64% 的人出现腰痛,其中约 35% 的腰痛患者会发展成为腰椎间盘突出症。国内统计的发病率大约 18%,西方总发病率 15.2%～30%[3]。在芬兰和意大利的调查研究显示,有症状的腰椎间盘突出症的患病率约为 1%～3%,不同年龄和性别的数据有所不同[4]。年龄 30～50 岁的人群患病率最高,男女比例 2∶1。在 25～55 岁之间的病例,大约 95％的椎间盘突出发生于下腰部脊柱(L_4-L_5节段);高于这个节段的椎间盘突出多见于 55 岁以上的年龄[5]。L_{3-4}椎间盘突出占 2％,两个节段同时突出占 6％～19％。

<h2>临床评估与诊断</h2>

腰椎间盘突出症临床评估(图 2-8-1)

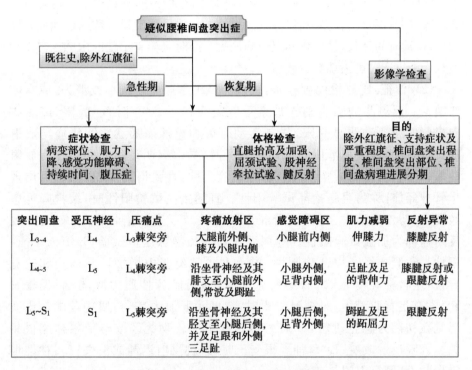

图 2-8-1　腰椎间盘突出症临床评估

1. 了解既往史　排除红旗征(鉴别腰痛的恶性事件),例如恶性肿瘤、骨质疏松性骨折、脊神经根炎和马尾综合征。

2. 评估发病时期及症状、体征　①采集病史以确定病变的部位,严重程度,肌力下降的程度,感觉功能障碍,持续时间,发病过程,咳嗽、休息、运动的影响,日常活动的结果等;②体格检查:直腿抬高及加强试验、屈颈试验、股神经牵拉试验、腱反射等;③对于皮节区感觉异常、直腿抬高试验阳性、肌力下降或感觉功能障碍的患者,进行以下试验:反射(跟腱反射或膝跳反射),足与足趾内侧与外侧的感觉,踇趾背伸肌力,足趾和足跟着地行走(比较左右差异),

健侧 Lasègue 征。

3. 影像学检查 ①除外红旗征（鉴别腰痛的恶性事件），支持症状及严重程度；②椎间盘突出的程度（膨出：小于 3cm；突出：大于 3cm；脱出：脱离椎间盘）；③椎间盘突出的部位（内突型、外侧型、中央型、侧位型、多突型）。

腰椎间盘突出症诊断标准与分类

1. 腰椎间盘突出症的诊断标准

（1）症状：大多数患者具有腰扭伤和（或）腰痛病史，以后腰痛可缓解，而下肢痛明显，或两者同时存在。腹压增高时下肢痛加剧，疼痛严重时患者可卧床不起、翻身困难。较多患者疼痛可反复发作，并伴随发作次数的增加而程度加重、持续时间延长，且发作间隔时间缩短。同时可伴有小腿麻木感。突出物大且为中央型时可出现双下肢痛。

（2）体征：①腰椎曲度异常：表现为腰椎生理曲度减小或消失，或有侧弯畸形。反侧凸的强直动作加重下肢痛症状。②腰部活动受限：前屈或向患侧侧屈活动明显受限，强制活动时可加重疼痛症状。③压痛与放射痛：深压椎间盘突出部位的椎体棘突旁时，局部有明显疼痛并可伴有放射性痛。④直腿抬高试验和（或）加强试验阳性：直腿抬高 60° 以内即可出现坐骨神经痛，称为直腿抬高试验阳性。直腿抬高试验阳性时，缓慢降低患肢高度，待疼痛消失，再被动背屈患肢踝关节以牵拉坐骨神经，如又出现反射痛称为加强试验阳性。⑤屈颈试验与颈静脉压迫试验（Naffziger 征）阳性。⑥股神经牵拉试验阳性，提示 $L_{2\sim4}$ 神经张力增加。⑦运动和感觉异常：坐骨神经受累时，腓肠肌张力减低，足趾背伸肌力减弱；病程较长者，常有足背肌萎缩；股神经受累时，股四头肌肌力减弱，肌肉萎缩。皮肤感觉在初期为感觉过敏，以后为迟钝或消失。改变区域与受累神经根相关。⑧腱反射改变：L_5-S_1 神经根受压时，跟腱反射迟钝或消失；L_{3-4} 神经根受压时，膝腱反射迟钝或消失。

（3）影像学检查：①X 线平片：腰椎生理曲度消失，腰椎侧弯。部分患者可见某一或更多节段腰椎间隙前窄后宽。大多数患者伴有脊柱退行性改变。同时可除外局部结核、肿瘤等导致腰骶神经痛的骨病。②CT：可见椎间盘髓核向后、侧方突出，压迫硬膜囊或神经根。同时可显示是否有椎管或侧隐窝狭窄等情况。③MRI：可显示椎间盘髓核突出及压迫硬膜囊或神经根等情况。同时可鉴别有无马尾肿瘤、椎管狭窄等其他疾病。④肌电图检查：若患者存在脊神经根损害时，肌电图检查可协助定位诊断和鉴别诊断。

注意：无论何种影像学检查，均必须结合病史、症状和体征方能作出最后诊断。

2. 腰椎间盘突出症的分期标准

（1）典型症状分期：①急性期，以腰腿部疼痛为主，咳嗽、排便等腹压增高时疼痛加剧；突出椎间盘压迫硬脊膜和神经根，引起充血、水肿，持续时间（8.8±1.7）天。②恢复期，腰（腿）痛症状缓解，活动受限，活动时引起疼痛；神经根充血、水肿基本消失，神经损伤逐渐恢复，但椎间盘关节位置产生变化，脊柱结构力学紊乱。

（2）椎间盘病理进展分期：①Ⅰ期（功能障碍期，属于退变早期，椎间盘相对稳定，临床症状较轻）：一般发生在15～39岁之间，椎间盘生物合成活性逐步降低，Ⅱ型胶原降解逐渐减少。特点为椎间盘纤维环的周缘性和放射状撕裂，以及小关节的局限性滑膜炎。临床表现以腰痛为主，影像学检查显示椎间盘轻度退变。②Ⅱ期（退变失稳期，椎间盘突出明显，伴不稳定，临床表现较为严重）：一般发生在40～59岁之间，此期椎间盘蛋白多糖、Ⅱ型胶原生物合成减少，降解增加，Ⅰ型胶原合成增加，表现为椎间盘内部撕裂、进行性吸收、小关节退变伴有关节囊松弛、半脱位和关节面破坏。临床表现以腿痛症状为主，伴有部分神经功能障碍，影像学检查显示椎间盘中重度退变，间盘高度降低，椎间隙狭窄。③Ⅲ期（增生狭窄期，骨赘增生，关节突肥大，节段性僵硬，椎管狭窄）：一般发生在60岁以上病人，该期椎间盘纤维化、老化，其周围和小关节内骨赘进行性增生，导致节段性僵硬或明显的强直，骨质过度增生压迫神经组织产生以下肢麻木疼痛为主要表现的神经功能障碍。影像学检查显示髓核游走、皱缩、钙化，间盘内积气，出现"真空征"。

针灸治疗效能等级与治疗目标

1. 效能等级 腰椎间盘突出症的临床症状复杂多样，病情的严重程度及患病时间对针灸疗效。针灸对于腰椎间盘突出症早期的功能障碍疗效显著，即腰椎间盘突出症Ⅰ期为针灸的效能Ⅰ级病谱。对于腰椎间盘突出症的急性期、恢复期以及椎间盘突出明显（Ⅱ期）来说，针灸临床疗效较好，但因急性期的神经根水肿以及恢复期后的椎间盘的退变失稳等病理特点，需要配合药物、推拿等方法提高疗效。而对于腰椎间盘突出症Ⅲ期，骨质病理损害已形成，针灸可以改善疼痛、下肢麻木无力等症状。

2. 治疗目标 缓解疼痛，增加活动度和功能，并提高生活质量。

针灸治疗流程与推荐方案

针灸治疗腰椎间盘突出症流程（图2-8-2）

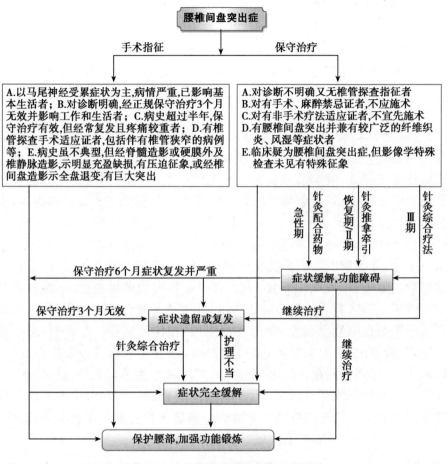

图 2-8-2 针灸治疗腰椎间盘突出症流程

针灸治疗腰椎间盘突出症推荐方案

1. 腰椎间盘突出症Ⅰ期治疗方案

● **龙虎交战针法**[6,7]**(2b级证据)★★**

『主穴』夹脊(病变椎间盘部位及其上下椎体的双侧)。

『配穴』疼痛、麻木部位加患侧环跳、殷门、风市、委中、阳陵泉、承山、昆仑。

『操作』用1.5～3.5寸毫针直刺进针,夹脊要求直刺,深刺至两椎板之间1～1.5寸,环跳、殷门、风市、委中直刺1.5～3.0寸,阳陵泉向下斜刺、承山向上斜刺2～3寸,昆仑直刺0.2～0.3寸。各穴得气后施龙虎交战针法,即先拇指向前(左)用力捻转9次,然后拇指向后(右)用力捻转6次,先左后右,一补一泻,此为1度,一般每穴操作3～6度(以患者的体质和对针刺的敏感度和忍受度而定,以患者能忍受为度),第一次治疗要求操作 6 度。留针 30 分钟,每日治疗 1 次,12 次为 1 个疗程。治疗 2 个疗程。

疗效说明　临床治愈率(腰腿痛消失,直腿抬高试验 70°以上,能恢复原工作)为 86%;在疼痛量表积分差值上,选词阳性项目数为(3.91±1.20)个;PRI 感觉分为(4.96±1.1)分;PRI 总分为(7.42±2.10)分;VAS 为 6.89±1.83;PPI 为 2.98±0.95,优于常规平补平泻法,显示龙虎交战组镇痛效果优于平补平泻组。说明龙虎交战组的疗效或许优于平补平泻组。

● 温针灸及温针法[8]（2b 级证据）★★

『穴位』气海俞、大肠俞、关元俞、承扶、委中、飞扬。

『操作』腰臀部穴位垂直刺入约 50～70mm,腿部穴位垂直刺入 20～40mm,进针后行提插捻转手法,患者感觉有酸、麻、胀、重等针感后,分别予艾条温针及酒精温针。温针治疗穴位为椎间盘突出节段两侧的背俞穴,分别为 L_{4-5} 突出对应的大肠俞,L_5-S_1 突出对应的关元俞。

艾条温针方法:将 12mm×15mm 的艾条套入针柄上,从下端点燃艾条,每穴灸 1 炷,艾条燃烧约 4 分钟。酒精温针方法:止血钳夹持脱脂棉球,于 95%乙醇溶液中浸泡片刻,点燃后烧灼针柄,每穴约 4 分钟,热度以患者能耐受为度。上述治疗每天 1 次,每次留针时间 30 分钟,期间行针 1 次,10 次为 1 个疗程,疗程之间休息 3 天。

『注意』患者应睡硬板床且尽量卧床休息,注意腰部保暖,勿做弯腰及用力的动作。

疗效说明　艾条温针组的愈显率(症状及体征消失,功能完全或基本恢复,$n＝100\%$,为治愈;疼痛基本消失,功能基本恢复,$70\%≤n<100\%$,为显效)为 74.07%,与酒精温针组的愈显率 77.77%相当,但均优于毫针针刺组(36%)。治疗后的腰腿疼痛视觉模拟评分(VAS),艾条温针组的改善 3.53±0.38,酒精温针组的改善 3.25±0.6;功能活动度积分(ODI),艾条温针组的改善 20.77±0.06,酒精温针组的改善 18.71±0.4,均优于毫针针刺组。艾条温针组与酒精温针组均能有效减轻腰椎间盘突出所致的疼痛,改善功能活动障碍,说明艾条温针组与酒精温针组的疗效或许优于毫针针刺组。

2. 腰椎间盘突出症急性期治疗方案[9]（2b 级证据）★★

急性期患者应卧硬板床休息,慎用骨盆牵引治疗,可配合止痛药、营养神经药以及脱水药,以缓解神经根水肿,减轻疼痛。

『主穴』夹脊(病变椎间盘及上下椎体双侧)、肾俞、大肠俞、小肠俞、腰阳关(患)。

『配穴』根据循经取穴,太阳经加委中;少阳经加阳陵泉;阳明少阳合病加环跳,均为患侧。根据辨证选穴,血瘀配血海;寒湿配足三里;湿热配丰隆;肾虚配太溪,均选患侧。

『操作』毫针针刺得气后,夹脊穴、肾俞、大肠俞、小肠俞、腰阳关用导气法弱刺激,后留针,余穴行提插捻转泻法刺激 1 分钟,得气后接电针仪,频率 4Hz,选用连续波(以患者耐受为宜),留针 30 分钟,针刺完毕后患者俯卧位,在患椎上放置艾盒,每次灸半根艾条的艾绒量,以舒适为度。1 次/天,共治疗 10 天。

疗效说明 临床治愈率(腰腿痛等自觉症状消失,直腿抬高试验70°以上,恢复正常工作,镇痛评分≥90%)为 56.67%,治疗 10 天后疼痛程度(VAS)下降 3.33±0.1,活动(JOA 评分)改善 9.6±0.44,或许优于对照组。说明急性期电针夹脊穴,背俞穴能显著缓解疼痛及改善活动程度。

3. 腰椎间盘突出症恢复期、Ⅱ期治疗方案[10](2a 级证据)★★★

『主穴』 夹脊、腰阳关、环跳、阳陵泉。

『配穴』 寒湿型配合谷;血瘀型配膈俞;肝肾亏虚型配三阴交。

『操作』背部腧穴针刺深度为 1.5～2.5 寸,捻转补泻每穴,2 分/次,要求有麻电感,其中针刺环跳穴时,方向应朝外生殖器;接 G6805-Ⅱ型电针仪,连续波,频率为 4Hz,电流强度 2mA;持续时间为 20 分钟,1 次/天,10 次为 1 个观察疗程,共治疗 2 个疗程(疗程间休息 5 天)。

疗效说明 临床治愈率为 43.88%,优于对照组(莫比可,每次 7.5mg,1 次/日)22.96%,对下肢痛或麻木、步行能力、下肢皮肤感觉功能、直腿抬高以及肌力的改善优于药物治疗。说明电针疗法的功效可能优于口服莫比可。

4. 腰椎间盘突出症Ⅲ期治疗方案[11](1b 级证据)★★★★★

『主穴』 夹脊(病变椎间盘下各 1 个椎体两侧)。

『配穴』病变在 L_4-L_5 者加承扶、秩边、殷门、委中、承山、昆仑;病变在 L_5-S_1 者加环跳、风市、阳陵泉、悬钟。

『操作』针刺配合激光针刀。毫针在患侧夹脊穴处直刺进针,进针深度一般为 75～90mm。当毫针进入一定深度后,针尖可触及相应椎体的横突或椎弓根,此时可将针尖向上下左右微调,以寻找椎间隙进行深刺。当针尖到达椎间孔附近时,行雀啄法刺激神经根。L_4-L_5 椎间盘突出者要求针感放射至小腿外侧足大趾;L_5-S_1 椎间盘突出者要求针感放射至小腿内侧或足小趾,针刺环跳要求针感沿相应坐骨神经纤维向下扩散,针刺委中、承山、昆仑时均以针感向下放射至足趾部为佳,得气后接电针,疏密波,频率 10～20Hz,强度以患者能耐受为度,持续时间为 30 分钟,每日治疗 1 次,治疗 3 周。

『配合治疗』激光针刀法。患者俯卧于治疗床上。以病变椎间盘上下腰椎棘间隙及棘间隙左右各旁开 1.5～2.5cm 压痛明显处(伴坐骨神经痛者,加用环中、臀点、腘点和腓点)作为进针点,常规碘伏消毒,行 2%利多卡因注射液局麻。将 SJ-L 型激光针刀刀口线与脊柱纵轴平行、针刀体与皮肤垂直,加压后瞬时刺入,松解棘间韧带、横突棘肌、横突间肌等,进行松解、剥离、提插,手感无阻滞即留置激光针刀进行照射 30 分钟。出针后加拔火罐 5 分钟放出瘀血,局部消毒后,用创可贴固定即可。术后 24 小时局部不沾水,减少活动。每周 1 次,共治疗 3 次。

疗效说明 临床治愈率(疼痛症状消失,病变部位活动功能正常,恢复原工作)为 47.4%,治疗第 1 周末始,简化 Mcgill 疼痛量表(SF-MPQ)评分改善 12.15±0.72;治疗 2 周后,改善 28.64±0.27;治疗 3 周后,改善 36.6±0.44,均优于单纯针刺组和激光针刀组,说明改善腰腿疼痛程度疗效显著,6 个月后随访复发率为 55.2%,优于单纯针刺组(63.0%)和激光针刀组(74.2%)。说明针刺配合激光针刀改善疼痛很可能优于单纯针刺和激光针刀。

5. 腰椎间盘突出症术后下肢麻木治疗方案[12] **(2b级证据)★★**

『穴位』 十七椎、腰阳关、环跳、委中、阳陵泉、承山、悬钟。

『操作』采用爪切和夹持进针法,除环跳穴深度为 2.5 寸外,其余穴位深度均为 1.2 寸;施以大幅度的捻转补泻手法,每次每穴 1 分钟,要求有麻电感,其中环跳穴的针刺角度要向外生殖器方向;接电针仪,连续波,频率为 40Hz,电流强度 2mA;治疗持续时间为 20 分钟,每日 1 次,10 次为 1 个疗程;连续治疗 2 个疗程,疗程间休息 5 天。

疗效说明 临床治愈率(治愈:腰腿痛消失,直腿抬高 70°以上,弯腰 50°以上,恢复正常工作)为 13.95%,愈转率(好转:腰腿痛明显减轻,基本胜任日常生活,但活动多时腰部疼痛,休息后能缓解)为 87.21%,或许优于对照组(口服甲钴胺片)74.42%,F 波传导速度改善情况:胫神经 26.1±1.4,腓神经 25±0.7;治疗后及 6 个月后随访 F 波发生频率改善 42.9±8.8,说明电针疗法能显著改善 F 波传导速度和发生频率,缓解腰椎间盘突出症术后的下肢麻木症状。

影响针灸疗效因素

针灸治疗腰椎间盘突出症具有较好的止痛效果,是非手术疗法中重要的方法,为保证针灸取得良好疗效,选择适应证就显得更为重要。因此,针灸治疗要遵循保守治疗的适应证,即年轻、初次发作或病程较短者,休息后症状可自行缓解者,影像检查无椎管狭窄者,将可取得良好疗效。

1. 病程和分期 一般而言,近期发病的针灸疗效要优于反复发作,病程缠绵者。因多次长期的发病,将导致神经周围软组织的粘连,甚至神经根的严重损害,针灸的疗效将受到极大的限制。

根据髓核的病理阶段临床常分为三期。突出前期是髓核因退变或损伤可变成碎块状物或瘢痕样的结缔组织,变形的纤维环可因反复的损伤而变薄变软或产生裂隙,此期病人有腰痛或腰部不适,针灸疗效最好,可有效缓解腰痛,促进局部循环。突出期为当椎间盘压力增高时,髓核从纤维环薄弱处或裂隙处突出,突出物压迫或刺激神经根而产生放射性下肢痛,当压迫马尾神经时可出现大小便障碍,针灸也有较好的疗效。突出晚期是腰椎间盘突出后病程较长时,椎间盘本身和邻近结缔组织发生一系列继发性病理改变,如椎间盘突出物钙化、椎间隙变窄、椎体边缘骨质增生、神经根损害变性、继发性黄韧带肥厚、关节突间关节增生、继发性椎管狭窄等,针灸疗效较差。

2. 分型 目前椎间盘突出症的分型不尽统一。国际腰椎研究会(ISSLS)和美国矫形外科学会(AAOS)将腰椎间盘突出症分为退变型、膨出型、突出型(后纵韧带下)、脱出型(后纵韧带后)及游离型。实质上退变是椎间盘突出症的早期改变或基本病理变化,可能会出现在各型中。目前一般按病理分为4型。

膨出型为生理退变,其纤维环松弛但完整、髓核皱缩,表现为纤维环均匀超出椎体终板边缘。一般无临床症状,有时可因椎间隙狭窄,椎节不稳,关节突继发性改变,出现反复腰痛,很少出现根性症状,针灸疗效最好。如同时合并发育性椎管狭窄,则表现为椎管狭窄症,应行椎管减压,针灸疗效较差。突出型为髓核突入纤维环内但纤维环外层完整,表现为椎间盘局限性向椎管内突出,可无症状,部分患者出现典型神经根性症状、体征。此型通过针灸治疗也可获得良好疗效,但由于破裂的纤维环愈合能力较差,复发率较高。脱出型为纤维环、后纵韧带完全破裂,髓核突入椎管内,多有明显症状和体征,脱出多难自愈,针灸和保守治疗效果相对较差,大多需要微创介入或手术治疗。游离型为突出髓核与相应椎间盘不连接,可游离到椎管内病变的上或下节段、椎间孔等,其临床表现为持续性神经根症状或椎管狭窄症状,少数可出现马尾神经综合征,此型针灸和其他保守疗法效果差,常需手术治疗。因此从分型与针灸疗效关系看,针灸疗效由优到差为退变型＞膨出型＞突出型＞脱出型＞游离型。

另外,根据髓核的病理变化可分为3型。隆起型为突出物多呈半球状隆起,表面光滑,针灸疗效好。破裂型为突出物不规则,呈碎片状或菜花样,常与周围组织粘连,针灸也有一定疗效。游离型同上,针灸疗效差。根据髓核突出的方向和部位分5型:前方突出、后方突出、侧方突出、四周突出、椎体内突出,以后方突出多见。后方突出又分为旁侧型和中央型。总体而言后方突出的针灸疗效优于前方突出,侧方突出针灸疗效优于中央型突出,椎体内突出疗效优于四周突出和椎体外突出。根据突出物的不同水平层面分为单节段与多节段突出,单节段突出患者比多节段突出患者针灸对腰椎功能改善明显。膨出型患者比突出型和膨出加突出型患者腰椎功能改善明显。可见腰椎间盘突出症患者椎间盘突出的程度和节段与治疗后功能恢复程度也密切相关。

3. 临床表现　当患者仅有腰痛时,说明突向椎管内的髓核或纤维环的裂片尚未压及神经根,只有后纵韧带被刺激而产生腰痛;当突破后纵韧带而压及神经根时,却只有腿痛。一般而言,局部腰痛的针灸疗效要优于腿痛或腰痛合并腿痛。一切因素对神经根压迫的程度可分为痛、麻、木三种情况。当神经处于兴奋状态,其所支配区非常敏感,每当牵拉坐骨神经(直腿抬高)和脊髓压增高时(咳嗽、加大腹压),都能加重腿痛;木是神经有破坏性的表现,处于完全无痛状态;麻是介于痛与木之间的状态。所以没有单纯的麻,多数为又麻又痛。针灸对痛的疗效优于麻,麻优于木。

4. 其他疗法的配合　牵引是本病治疗常用的方法,可解除肌肉痉挛,使紧张的肌肉舒张、放松,减轻了椎间盘的压力,椎间隙加大后中间形成负压,可起到类似吸吮作用,牵引同时配合手法,以促使脱出的髓核不同程度的回纳。另外,牵引状态下,神经根与椎间盘的位置发生改变,调整了神经根管的容积,神经根卡压得以缓解;松动上下关节突,使神经根管内容和小关节的粘连获得松解,改善局部循环,有利于神经根恢复正常状态。椎间盘突出的患者,常处于保护性体位,腰椎向一侧侧弯,使骨盆倾斜,牵引情况下,单独牵引短缩的下肢,有助矫正骨盆倾斜,使脊柱恢复正常的生理状态,既可加速患者痊愈,又可预防患者复发。因此,针灸治疗的同时配合牵引、推拿,可为椎间盘的复位,扩大椎间孔,减轻神经根的压迫提供良好的条件;佩戴腰带可起到制动作用,为局部软组织的修复起到保护作用。另外,治疗期间患者应睡硬板床,康复阶段正确进行适度的腰肌锻炼;注意腰部不要受寒,腰部用力要注意平衡等,这些都对提高和保持针灸疗效具有重要意义。

针灸治疗的环节和机制

腰椎间盘突出症最主要的两大症状为腰痛和腿痛。现代研究认为,腰椎间盘突出症受累的神经根由于突出的椎间盘的机械性压迫、牵拉,致使神经根充血、水肿、缺血,引起毛细血管通透性增加,血浆外渗,导致神经根内纤维组织增生,与周围组织粘连,神经根受挤压后血供受到不同程度改变,导致神经鞘膜水肿。椎间盘纤维环的病变、创伤炎症反应对椎间盘边缘产生机械性或化学性刺激,以及突出的椎间盘对脊根神经节的压迫,对脊神经后根的牵拉刺激,可产生腰腿痛。而腰神经本身又无神经外膜及束膜,对化学物质的屏蔽功能缺乏,耐缺血能力差,因此易发生炎症和水肿。各种非手术疗法治疗的关键环节就是尽快消除其炎症和水肿。针灸治疗的关键环节和机制有:

1. 镇痛作用　放射性神经根性疼痛是本病最主要的症状,其产生有两个因素,一是椎间盘破裂产生化学物质使神经根发炎或敏感;二要加压于神经根,其中可能有缺血因素。因此,治疗过程中镇痛是最主要的机制之一。针灸可通过刺激反射性促进人体内源性镇痛物质的释放,缓解疼痛;针灸也可通过局部刺激感觉神经末梢,减轻或拮抗痛刺激信号的传入,提高人体痛阈而达到止痛或缓解疼痛的效果。另外,针灸也可通过促进局部循环清除致痛的化学物质,促进其代谢和分解。

2. 改善局部循环　椎间盘受到寒冷刺激后使腰背部肌肉痉挛和小血管收缩。局部血液循环减少,进而影响椎间盘的营养。同时,肌肉的紧张、痉挛导致椎间盘的内压升高,特别对于已又变性的椎间盘,更可造成进一步的损害,致使髓核突出。椎间盘突出后,神经根受到刺激或压迫,其周围的无菌性炎症必然导致有大量的渗出物填充在椎间孔及其周围的软组织中,使其组织间压力增高,针灸可通过刺激局部的微循环,调节微血管的舒缩功能,增加循环血量和营养,降低毛细血管的通透性,促进局部的新陈代谢和炎性产物的吸收,从而达到"引流减压"效果,减轻椎间盘的机械性牵拉,消除或缓解神经根管中各种压迫和限制神经根活动的因素,起到松解神经根和软组织粘连,缓解症状的效果。

3. 协调椎间盘周围的肌肉和韧带　针灸通过局部刺激,可对病变局部的肌肉、韧带、肌腱等失衡的生物力学状态进行协调,减轻其痉挛状态,从而可缓解局部的肌肉、肌腱和韧带的紧张状态,达到缓解疼痛,减轻椎间盘、神经及血管的压力,促进循环和损伤修复的目的。

4. 神经调节　椎间盘突出后,病变的神经根将受到刺激或压迫,其功能将严重障碍,神经细胞代谢异常。针刺可直接刺激神经,引起神经冲动的传导,这对于受刺激和压迫的神经根具有反射性促进神经细胞代谢和自我修复的作用。

预　后

很难确定腰椎间盘突出症的自然病史,这是因为大多数患者都曾接受过各种形式的针对腰痛的治疗,并且没有正式确诊。本病经过保守治疗,一般大多数患者会获得临床症状的缓解,仅有大约 10% 的患者 6 周后仍然较重,需要手术治疗。序列 MRI 影像显示突出的椎间盘部分经过一段时间后有复位的趋势,2/3 的病例 6 个月后可以得到部分至全部的缓解。一般认为,只有当持续性或间歇性疼痛经保守治疗半年无效,有进行性下肢神经功能损害或有较重的马尾神经综合征者,才考虑手术。国外学者 Tom 等对 100 例患者分别应用手术治疗和保守治疗进行对比研究,并随访 10 年,认为若症状轻微,小于 3 个月时,保守治疗有 50% 的患者疗效满意。

表 2-8-1　针灸治疗腰椎间盘突出症的代表性临床试验

试验观察方案	试验设计	治疗组/对照组	结　果
温针灸及温针法[8]	79 例多中心 RCT	艾条温针组($n=$27,气海俞,大肠俞,关元俞,承扶,委中,飞扬,针刺后大肠俞、关元俞加艾灸)/酒精温针组($n=$27,穴位同上,针刺后大肠俞、关元俞以酒精棉球烧灼针柄)/毫针针刺组($n=$25,穴位同上,毫针针刺)	三组治疗后愈显率比较:艾条组 VS 毫针组:$RR=2.06,95\%CI(1.17,3.63)$,$P=0.01$,酒精组 VS 艾条组:$RR=0.95,95\%CI(0.71,1.29)$,$P=0.75$。三组 VAS 积分比较:艾条组 VS 毫针组:$WMD=1.22,95\%CI(1.07,1.37)$,$P<0.00001$,艾灸组 VS 酒精组:$WMD=0.28,95\%CI(0.01,0.55)$,$P<0.04$。三组 ODI 评分比较:艾条组 VS 毫针组:$WMD=4.98,95\%CI(4.76,5.20)$,$P<0.00001$,艾灸组 VS 酒精组:$WMD=2.06,95\%CI(1.91,2.21)$,$P<0.00001$,酒精组 VS 毫针组:$WMD=2.92,95\%CI(2.65,3.19)$,$P<0.00001$
电针配合激光针疗法[11]	115 例多中心 RCT	电针夹脊穴法($n=$38,选取椎间盘突出部位,选病变椎间盘下各 1 个椎体两侧的夹脊穴为主穴)配合激光针刀疗法/激光针刀疗法($n=$37)/单纯电针夹脊穴组($n=$40)	三组治愈率比较:电针配合激光针刀组 VS 激光针刀组:$RR=1.35,95\%CI(0.78,2.34)$,$P>0.05$;电针配合激光针刀组 VS 电针组:$RR=1.89,95\%CI(1.01,3.57)$,$P=0.05$。治疗 3 周后比较:电针配合激光针刀组 VS 激光针刀组:$WMD=2.77,95\%CI(2.42,3.12)$,$P<0.00001$;电针配合激光针刀组 VS 电针组:$WMD=4.09,95\%CI(3.94,4.24)$,$P<0.00001$,均有统计学差异。治疗半年后随访复发率比较:电针配合激光针刀组 VS 激光针刀组:$RR=0.74,95\%CI(0.50,1.10)$,$P>0.05$;电针配合激光针刀组 VS 电针组:$RR=0.88,95\%CI(0.57,1.36)$,$P>0.05$

续表

试验观察方案	试验设计	治疗组/对照组	结　果
电针治疗腰椎间盘突出症术后下肢麻木方案[12]	172例RCT	电针组($n=86$,十七椎,腰阳关,环跳,委中,阳陵泉,承山,悬钟,环跳深度为2.5寸,其余1.2寸,电针连续波,40Hz,电流强度2mA)/药物组($n=86$,口服甲钴胺片0.5mg,1日3次,连续服用25天)	2个疗程后,两组愈转率$RR=1.17$,95%$CI(1.01,1.36)$,$P=0.04$;两组F波传导速度:胫神经:$WMD=8.60$,95%$CI(8.26,8.94)$,$P<0.00001$,腓神经:$WMD=10.00$,95%$CI(9.68,10.32)$,$P<0.00001$;治疗后及6个月后F波出现频率:$WMD=13.10$,95%$CI(10.64,15.56)$,$P<0.00001$,电针组的疗效优于对照组。研究者认为,电针疗法能显著改善F波传导速度和发生频率,缓解腰椎间盘突出症术后的下肢麻木症状

参 考 文 献

[1] Andersson G. Epidemiology of spinal disorders In:Frymoyer JW,Ducker TB,Hadler NM,et al,eds. The adult spine:principlesand practice[M]. New York,NY:Raven Press,1997:93-141.

[2] Schultz A,Andersson G,Ortengren R,et al. Loads on the lumbar spine[J]. J Bone Joint Surg Am,1982,64:713-720.

[3] Deyo RA,Weinstein JN. Low back pain[J]. Engl J Med,2001,344:365-370.

[4] Koes,B. W. ,M. W. van Tulder,et al. Diagnosis and treatment of sciatica[J]. BMJ,2007,334(7607):1313-1317.

[5] Hildreth,CJ,C. Lynm,et al. JAMA patient page. Sciatica[J]. JAMA 2009,302(2):216-219.

[6] 贾红玲.龙虎交战与平补平泻针法治疗腰椎间盘突出症镇痛作用比较[J].山东中医药大学学报,2007,31(3):218-219.

[7] 贾红玲.龙虎交战合平补平泻针法治疗腰椎间盘突出症疗效对比观察[J].辽宁中医药大学学报,2007,9(3):132.

[8] 罗文才,李明亮,刘汉平,等.两种不同的温针方法治疗早期腰椎间盘突出症[J].颈腰痛杂志,2012,33(3):205-208.

[9] 金蓉.不同针灸方式分期治疗腰椎间盘突出症的临床疗效观察[D].南京:南京中医药大学,2009.

[10] 张必萌,吴耀持,邵萍,等.电针疗法在腰椎间盘突出症中的应用:随机对照[J].中国组织工程研究与临床康复,2008,12(2):353-355.

[11] 穆敬平,程建明,敖金波.夹脊电针配合激光针刀治疗腰椎间盘突出症:多中心随机对照试验[J].中国针灸,2007,27(8):553-556.

[12] 竺永达,张峻峰.电针治疗腰椎间盘突出症术后下肢麻木 172 例及肌电图变化[J].浙江中医药大学学报,2012,36(5):565-567.

第 9 节　纤维肌痛综合征

(检索时间:2012 年 6 月 30 日)

针灸治疗方案推荐意见

基于 Ⅰ 级证据的推荐性意见

◎ *较强推荐*　以下方案可应用于纤维肌痛综合征的治疗

　　针刺结合拔罐联合西药综合方案——针刺法(神堂、魂门、魄户、意舍、志室)+河车路走罐+西药(阿米替林)

基于 Ⅱ 级证据的建议性意见

□ *强力建议*　以下方案可试用于纤维肌痛综合征的治疗

　　针刺联合西药及锻炼法综合方案——针刺法(印堂、太冲、合谷、内关、阳陵泉、三阴交)+西药(三环类抗抑郁药)+锻炼法(散步、深呼吸、放松精神等)

　　辨经选穴针刺法——疼痛处所过经络的井穴和输穴及阿是穴、阳陵泉

临床流行病学资料

纤维肌痛综合征(fibromyalgia syndrome,FMS)是一种非关节性风湿病,临床表现为广泛的痛觉过敏及触摸痛的慢性疼痛及痛阈降低,可伴有疲劳、抑郁、焦虑、睡眠障碍、头痛、肠易激综合征、弥漫性腹痛、尿频。本病可继发于外伤、各种风湿病,如骨性关节炎、类风湿关节炎及各种非风湿病(如甲状腺功能低下、恶性肿瘤)等,这一类纤维肌痛综合征被称为继发性纤维肌痛综合征,如不伴有其他疾患,则称为原发性纤维肌痛综合征。原发性纤维肌痛综合征,肌肉僵硬和疼痛的发作,多为渐进性和弥漫性,具有酸痛的性质。

美国风湿病协会指出原发性纤维肌痛综合征是最常见的风湿病之一,仅次于类风湿关节炎(RA)和骨关节炎(OA),占第三位[1]。美国学者最近一项对 3006 人群随机调查,FMS 发病率为 2%,好发于女性,其中女性占 3.4%,男性占 0.5%[2],多见于 20~70 岁,患病率随年龄增长而升高;风湿科门诊中该病所占比率高达 15.17%。国内尚无流行病学统计数据。其发病机制尚不明确,可能与病毒感染、营养缺乏及睡眠障碍等因素有关[3]。最常见年龄为25~45 岁,过重的体力劳动,精神紧张,睡眠不足,外伤、潮湿、寒冷等均能引起本病

或使其加重,全身性疾病(通常为风湿痛)偶尔也能诱发本病,病毒或其他全身感染(如莱姆病)也能诱发易感者发病。

纤维肌痛综合征临床评估(表 2-9-1,图 2-9-1)　(纤维肌痛综合征诊断和治疗指南,中华医学会风湿病学分会,2011 年)[4]

表 2-9-1　纤维肌痛综合征临床评估要点简表

项目		要　点
病史	现病史	年龄:25~60 岁,青少年多见,无明显诱因的慢性广泛疼痛或痛觉过敏>3 个月;伴随症状:疲劳、抑郁、焦虑、睡眠障碍、头痛的严重程度
	既往史	是否有风湿病史、传染病史(莱姆病、丙肝)
	个人史	居住地环境
	家族史	家族成员是否罹患此病
体格检查		关节:活动度及范围、关节肿胀程度、关节周围皮肤颜色及温度
		皮疹及皮肤溃疡
		18 个压痛点中至少有 11 个有压痛
实验室检查		全血细胞计数、综合代谢率、甲状腺功能、红细胞沉降率、C-反应蛋白

纤维肌痛综合征临床表现与辅助检查

1. 症状和体征

(1)疼痛:全身广泛存在的疼痛是 FMS 的主要特征。一般起病隐匿,疼痛呈弥散性,一般很难准确定位,常遍布全身各处,以颈部、肩部、脊柱和髋部最常见。其疼痛性质多样,时轻时重,休息常不能缓解,不适当的活动和锻炼可使症状加重。

(2)压痛:FMS 唯一可靠的体征即全身对称分布的压痛点。在压痛点部位,患者对“按压”反应异常敏感,出现痛苦的表情或拒压、后退等防卫性反应。压痛点弥散分布于全身。常位于骨突起部位或肌腱、韧带附着点等处。

(3)疲劳及睡眠障碍:约 90％以上的患者主诉易疲劳,约 15％可出现不同程度的劳动能力下降,甚至无法从事普通家务劳动。患者常诉即使在清晨醒后也有明显疲倦感。90％~98％的患者伴有睡眠障碍,表现为多梦、易醒甚至失眠等。精神紧张、过度劳累及气候变化等均可加重上述症状。

(4)神经、精神症状:情感障碍是 FMS 常见临床症状,表现为情绪低落,对自己病情的过度关注,甚至呈严重的焦虑、抑郁状态。一半以上 FMS 患者

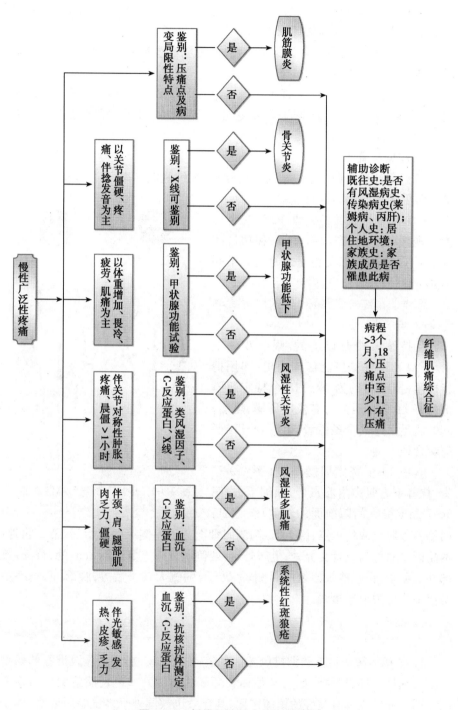

图 2-9-1 纤维肌痛综合征评估简图

伴有头痛,以偏头痛最为多见。眩晕、发作性头晕以及四肢麻木、刺痛、蚁走感也是常见症状,但无任何神经系统异常的客观证据。

(5)关节症状:患者常诉关节疼痛,但无明显客观体征,常伴有晨僵,活动后逐渐好转,持续时间常>1小时。

(6)其他症状:约30%以上患者可出现肠易激综合征,部分患者有虚弱、盗汗、体重波动以及口干、眼干等表现,也有部分患者出现膀胱刺激症状、雷诺现象、不宁腿综合征等。

2. 辅助检查

(1)实验室检查:血常规、血生化检查、红细胞沉降率、C-反应蛋白、肌酶、类风湿因子等均无明显异常。

(2)功能性磁共振成像:FMS患者可能出现额叶皮质、杏仁核、海马和扣带回等激活反应异常,以及相互之间的纤维联络异常。

纤维肌痛综合征诊断(美国风湿病学会1990年修订)

①持续3个月以上的,限于双侧上身、下身和脊柱的广泛疼痛病史;②用拇指按压(按压力约为4kg)18个特定肌腱部位有11个在压迫时有极度压痛、疼痛。同时满足上述2个条件者,可诊为纤维肌痛综合征。

其中18个特定肌腱部位(图2-9-2)为:枕骨下方肌肉附着点处;颈部下方:第5~7颈椎横突间隙前面的两侧;斜方肌:

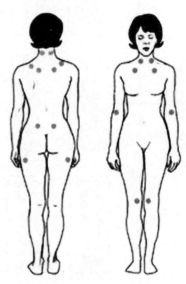

图2-9-2 1990年纤维肌痛综合征分类标准中压痛点的部位

两侧斜方肌上缘的中点;冈上肌:两侧肩胛上方近内侧缘的起始部;第2肋骨:两侧第2肋骨与软骨交界处;上髁外侧:两侧肱骨外上髁远端2cm处;臀部:臀部外上象限,臀肌前皱褶处的两侧;大转子:两侧大转子后方;膝部:两侧膝脂肪垫中央近关节皱褶线。

针灸治疗效能等级与治疗目标

1. 效能等级 目前欧洲抗风湿病联盟(EULAR)提出的A级推荐的药物包括小剂量三环类药物(如阿米替林和环苯扎林等)[5],但长期使用可出现毒副作用。而针灸具有良好的镇痛作用,其疗效也被国外众多试验所证明,属于效能等级Ⅱ级病谱。

2. 治疗目标　缩小疼痛范围,减低痛觉感受器的敏感性;改善睡眠状态及肌肉血流。

针灸治疗纤维肌痛综合征流程(图 2-9-3)

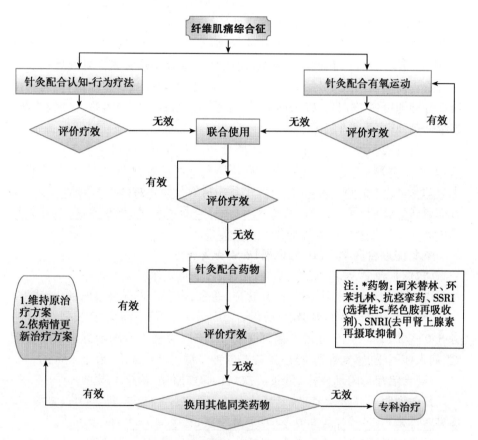

图 2-9-3　针灸治疗纤维肌痛综合征流程

针灸治疗纤维肌痛综合征推荐方案

针灸治疗纤维肌痛综合征一般治疗方案

● 针刺联合基础治疗[6](2a 级证据)★★★

『穴位』印堂、太冲、合谷、内关、阳陵泉、三阴交。

『操作』除印堂穴针刺时与皮肤呈 45°,其余直刺,平补平泻,留针 20 分钟,1 周两次,共针 20 次。

『基础治疗』三环类抗抑郁药(12.5～75mg),1 次/日。配合锻炼(散步、深呼吸、放松精神等),一周两次,每次 30 分钟。

　　疗效说明　治疗 3 个月末,在减轻疼痛、提高痛阈、减少压痛点数目方面优于基础治疗。治疗 6 个月末,在提高痛阈、减少压痛点数目方面优于基础治疗。治疗 12、24 个月末,与基础治疗组相比,可能效果相当。

　　● **辨经选穴针刺法**[7]**(2a 级证据)** ★★★

　　『穴位』取疼痛处所过经络的井穴和输穴、阿是穴、阳陵泉。

　　『操作』①辨证归经取穴:取疼痛处所过经络的井穴和输穴,每隔 5 分钟,捻针 1 次。②阿是穴:根据部位不同,针刺深度亦不同。穴位下面有重要器官,应适当浅刺;穴位下面为骨组织,则应将针直接刺达骨膜。得气后每 5 分钟行捻转提插强刺激 1 次。取针时可摇大针孔,并可挤出少量血液,然后再按压 2 分钟即可,1 次/日。③阳陵泉:平补平泻。留针 30 分钟,每日针刺 1 次,连续针刺 30 次为 1 个疗程。

　　疗效说明　治疗组临床治愈率[疼痛的分级指数(PRI)及现有疼痛强度(PPI)评分减到 0]为 50%,总有效率(PRI 积分减少至少 30% 以上,PPI 积分至少 2 分以上)为 96.4%,治疗组治疗后疼痛的分级指数(PRI)降低 23.57,现有疼痛强度(PPI)降低 2.89,均优于对照组(口服谷维素、维生素、阿米替林)。说明辨证选穴针刺的疗效可能优于口服药物。

　　● **针罐联合药物**[8]**(1b 级证据)** ★★★★★

　　『穴位』神堂、魂门、魄户、意舍、志室、河车路走罐。

　　『操作』①五志穴:神堂、魂门、魄户、意舍、志室。得气后接电针(疏密波、2～50Hz、电压 2～4V),刺激 20 分钟。②河车路走罐:沿大椎到长强,在脊柱旁开 0.5 寸、1.5 寸、3 寸的 3 条河车路上,施以缓慢柔和的走罐。以皮肤潮红、病人能耐受、感觉舒适为度,走罐 5 分钟。每周治疗 3 次,治疗 4 周。

　　『配合治疗』阿米替林 25mg,1 次/日,睡前服用,治疗 4 周。

　　疗效说明　临床愈显率(尼莫地平法,临床痊愈:改善率≥90%;显效:改善率≥75%)为 65%,总有效率(尼莫地平法,改善率≥30%)为 95%,总体疗效优于单纯应用针罐及西药阿米替林。麦吉尔疼痛量表(MPQ)评分降低 12.01±0.62;HAMD 抑郁量表评分降低 11.81±2.59;压痛点数目减少(10.84±1.7)个;均优于针罐组及西药组。说明针罐配合西药的疗效很可能优于单纯针罐及单纯口服西药。

影响针灸疗效因素

　　1. 局部与整体治疗的结合　有研究表明单纯使用阿是穴进行治疗无法收到良好的治疗效果,而针刺触发点与传统穴位结合,在近期和远期疗效上明显优于单纯针刺局部触发点。

2. 患者的配合训练 在美国疼痛学会(APS)的主持下,对现有治疗方法进行了评价,认为在非药物治疗方面,心血管适应训练、肌电图生物反馈训练、认知行为治疗和病人教育有一定疗效。心血管适应锻炼(有氧锻炼)可改善FMS患者的症状、功能及体力,增强自信。锻炼项目包括步行、水上运动及肌肉强化训练等。锻炼应循序渐进,不应突然增大运动量,过度的锻炼相反可使疼痛和疲劳加重,进而使患者的依从性差。锻炼的目标是至少每周训练3次,每次30分钟。同时应避免夜间锻炼,以免引起失眠。多项目联合锻炼最为有效,患者进行适量的锻炼对提高针灸疗效具有重要意义。

3. 心理治疗和健康教育 随机临床试验发现,对FMS患者进行合适的教育可大大改善疼痛、睡眠和疲乏,增强自信心,提高生活质量。

针灸治疗的环节和机制

1. 止痛作用 针灸止痛的作用包括促进人体释放内源性镇痛物质,如类啡肽等;还可通过针刺干预或拮抗痛觉的传入,对中枢痛觉感受进行调节,提高痛阈;针灸对继发性FMS的相关疾病的治疗作用也对调节中枢敏化、提高痛阈具有重要意义。

2. 改善睡眠 大量研究表明,针灸可通过调节自主神经和大脑皮质相关中枢,起到改善睡眠的作用,这是针灸治疗本病的环节之一。

3. 调节神经递质分泌 大量的研究表明,针灸可升高5-HT的浓度,具有抗抑郁作用。而对于P物质有良性调节作用,因此,针灸升高5-HT浓度,降低P物质浓度可能是治疗本病的机制之一。

4. 调节免疫 据报道,纤维肌痛综合征病人有急性血管损伤,组织缺氧及通透性增强。病人常出现的原因不明的体重增加、手弥漫性肿胀及夜尿增多,可能与通透性增强有关。接受IL-2治疗的肿瘤病人会出现纤维肌痛综合征样症状,包括广泛的疼痛、睡眠障碍、晨僵及出现压痛点等。上述现象提示免疫调节紊乱。针灸对免疫功能的良性调节作用已被大量研究所证实,因此,这可能也是针灸治疗本病的环节之一。

预 后

纤维肌痛综合征并不会造成残疾,更不会危及生命,经过积极治疗后多数患者有较好的预后。治疗上首先要消除患者的精神压力,以解除焦虑和抑郁。有精神或情绪创伤诱因的应予以排解。病人应努力改善睡眠,以积极的态度配合治疗;平时应注意保暖,避免寒冷与潮湿。对患者进行适当的教育,鼓励患者多行有氧锻炼,必要时配合合适的药物进行治疗。本病的疼痛主要来自中枢神经系统的敏化作用,治疗上应强调包括风湿科、神经精神科、理疗体疗科、医学心理科及疼痛科等的多学科协作。对于有严重精神性疾病、阿片类药物依赖、经多方面积极治疗无效、病程长的患者预后较差。

表 2-9-2　针灸治疗纤维肌痛综合征的代表性临床试验

试验观察方案	试验设计	治疗组/对照组	结果
针刺联合基础治疗方案[6]	58 例 RCT	针刺配合基础治疗组($n=34$，印堂、太冲、合谷、内关、阳陵泉、三阴交配合三环类抗抑郁药与锻炼)/基础治疗组($n=24$，三环类抗抑郁药与锻炼)。分别在 3、6、12、24 个月后分别评定结果	第 3 个月在 VAS、TePsN、PPT 方面均 $P<0.0001$。第 6 个月只有 TePsN、PPT 方面均 $P<0.05$，VAS $=0.18$。第 12、24 个月三者均 $P>0.05$
辨经针刺法[7]	56 例 RCT	辨经针刺组($n=28$，取疼痛处所过经络的井穴和输穴、阿是穴、阳陵泉)/西药组($n=28$，口服谷维素 30mg，3 次/日；维生素 B_1 30mg，3 次/日；阿米替林，从每日 10mg 开始，每 10 天增加 10mg，至 30mg 时止，分 2 次服，服药治疗 30 天为 1 个疗程)。1 个疗程后评定治疗结果	在总有效率方面：$RR=1.50$，95% $CI(1.13,1.99)$，$P=0.005$；治愈率方面：$RR=3.50$，95% $CI(1.31,9.33)$，$P=0.01$
针罐联合西药方案[8]	179 例多中心、大样本 RCT	针刺配合西药组($n=60$，神堂、魂门、魄户、意舍、志室+河车路走罐。配合阿米替林 25mg)/针刺组($n=63$，神堂、魂门、魄户、意舍、志室)/西药组($n=56$，药物同试验组)。1 个月后评定结果	在愈显率方面与针罐组及西药组比较分别为：$RR=4.10$，95% $CI(2.25,7.45)$，$P<0.00001$；$RR=4.04$，95% $CI(2.16,7.57)$，$P<0.0001$。MPQ 量表评分方面：$WMD=3.44$，95% $CI(3.27,3.16)$，$P<0.00001$；$WMD=4.11$，95% $CI(3.92,4.30)$，$P<0.00001$。压痛点数目变化方面：$WMD=4.24$，95% $CI(3.70,4.78)$，$P<0.00001$；$WMD=5.31$，95% $CI(4.88,5.74)$，$P<0.00001$

附　表

简化的 McGILL 疼痛问卷表(SF-MPQ)

项目	治疗前	治疗后
(1) 跳痛		
(2) 刺痛		
(3) 刀割样痛		
(4) 锐痛		
(5) 痉挛牵掣痛		
(6) 绞痛		
(7) 热灼痛		
(8) 持续固定痛		
(9) 胀痛		
(10) 触痛		
(11) 撕裂痛		
(12) 软弱无力		
(13) 厌烦		
(14) 害怕		
(15) 受罪惩罚感		

说明:简化的 McGILL 疼痛问卷表(SF-MPQ)是在 MPQ 基础上简化而来,它包括四个部分:①疼痛评定指数(PRI),包括 PRI 感觉分(由前 11 个感觉类词组成)、PRI 情绪分(由后 4 个情感类词组成)和 PRI 总分(由前 11 个感觉类词和后 4 个情感类词组成)。所有描述词均用 0~3 分表示"无痛"、"轻度痛"、"中度痛"和"重度痛"。②选出词的词数总和。③现有疼痛强度(PPI):用 6 分 NRS 评定当时患者全身总的疼痛强度,即无痛——0 分,轻度不适——1 分,不适——2 分,难受——3 分,可怕的疼痛——4 分,极为痛苦——5 分。④目测类比定级法(VAS):国内临床上通常采用中华医学会疼痛学会监制的 VAS 卡。在卡中心刻有数字的 10cm 长线上有可滑动的游标,两端分别表示"无痛"(O)和"最剧烈的疼痛"(10),患者面对无刻度的一面,病人将游标放在当时最能代表疼痛程度的部位;医生面对有刻度的一面,并记录疼痛程度。

参 考 文 献

[1] Louis A,Healey MD. A description of rheumatology practice. The American Rheumatism Association Committee on Rheumatologic Practice[J]. Arthritis Rheum,1977,20(6):1278-1281.

[2] Wolfe F,Ross K,Anderson J. et al. The Prevalence and characteristics of fibromyalgia in the general population[J]. Arthritis Rheum,1995,38:19-28.

[3] 姚庆萍.调督通脉法针刺治疗纤维肌痛综合征的临床研究[D].哈尔滨:黑龙江中医药大学,2006.

[4] 中华医学会风湿病学分会.纤维肌痛综合征诊断和治疗指南[J].中华风湿病学杂志,

2011,15(8):559-561.

[5] Carville SF, Arendt-Nielsen S, Bliddal H, et al. EULAR evidence-based recommendations for the management of fibromyalgia syndrome[J]. Ann Rheum Dis,2008,67(4): 536-541.

[6] Rosa Alves Targino, Marta Imamura, Helena HS Kaziyama. et al. A randomized controlled trial of acupuncture added to usual treatment for fibromyalgia[J]. J Rehabil Med,2008,40(7):582-588.

[7] 王寿彭,王小帆,张大旭. 等. 辨经针刺为主治疗纤维肌痛综合征疗效观察[J]. 中国针灸,2002,22(12):807-809.

[8] 蒋振亚,李常度,邱玲.针罐药结合治疗纤维肌痛综合征:多中心随机对照研究[J]. 中国针灸,2010,30(4):265-269.

第 10 节　肌筋膜炎(颈背部)

(检索时间:2012 年 6 月 30 日)

针灸治疗方案推荐意见

基于Ⅱ级证据的建议性意见

△ **弱度建议**　以下方案可试用于肌筋膜炎的治疗

颈部筋膜炎方案——①浮针法(刺激疼痛点);②针刺夹脊(病变相应脊髓节段的夹脊、阿是穴)

腰背部筋膜炎方案——①拔罐法(背痛者取大椎、天宗、阿是穴,腰痛者取肾俞、大肠俞、腰眼、阿是穴)+耳穴(腰骶椎、肾、神门、皮质下、肾上腺、上耳背、下耳背);②刺络拔罐法(患侧厥阴俞和压痛敏感点);③电针加拔罐法(肾俞、大肠俞、秩边、阿是穴、委中);④经筋挑刺法(痛性筋结点);⑤穴位埋线法(肾俞、委中、阿是穴);⑥走罐配合艾灸法(足太阳膀胱经及其腧穴、夹脊、阿是穴);⑦温针灸、TDP 结合刺络拔罐法(委中、肾俞、大肠俞、关元俞、小肠俞、大椎、阿是穴)

临床流行病学资料

　　肌筋膜炎(myofascitis)是指由于急慢性损伤、感受风寒湿邪等原因引起的肌肉、筋膜的无菌性炎症反应,以疼痛为主要临床表现。本病的病名比较混乱,有称肌筋膜纤维织炎、肌纤维组织炎、肌硬结病、肌筋膜综合征等。

　　多见于中壮年男性。北方发病率高于南方,与气候有关,寒冷潮湿的地区发病率高于温热带地区。与职业及长期工作的姿势有关,长期伏案工作者的发病率高于活动工作者。长期进行适度体育活动者发病率极低,而过度的负力可增加发病率。据有关文献报道[1]，腰背肌筋膜炎是一种常见的运动创伤，在举重运动员伤病当中，腰背肌筋膜炎的发病率占首位。有资料显示，人在一生中至少有 1 次以上的肌筋膜损伤，其发病率高达 30%～93%。

临床评估与诊断

肌筋膜炎临床评估(表 2-10-1，表 2-10-2)

表 2-10-1　颈部筋膜炎临床评估要点简表

评估项目	评估内容	要点
诊断线索	发病人群	中老年
	临床特点	自觉颈部疼痛、发僵
	诱发因素	得温则缓，得寒则剧
	发病部位	后项部和肩部，也可见于颈前部
	体征检查	压痛点，或神经传导性疼痛；但无皮肤感觉障碍，腱反射(－)
实验室检查	血沉或抗链"O"	微增高
影像学检查	X 线平片	无异常

表 2-10-2　腰背部筋膜炎临床评估要点简表

评估项目	评估内容	要点
诊断线索	发病人群	中老年
	既往病史	吹风、受凉、受湿、劳损或损伤史
	临床特点	自觉腰背部隐痛或胀痛等
	诱发因素	得温则缓，得寒则剧
	发病部位	腰背部
	体征检查	急性发作时，腰背僵硬，肌肉拘谨，活动受限，可触及激痛点或较硬的筋结或条索状的筋束
实验室检查	血沉或抗链"O"	微增高
影像学检查	X 线平片	无异常

肌筋膜炎临床诊断

1. 颈肌筋膜炎[2]　①颈项部、后项部、颈前部、肩部的疼痛、僵硬，固定压痛点；②晨起和气候变化或受凉时疼痛加重，活动后或遇暖则疼痛减轻；③皮肤感觉正常，腱反射正常；④实验室检查、影像学检查无异常。

2. 背肌筋膜炎[2]　①症状：腰背部、臀部等处的弥漫性疼痛，且以腰部两侧及髂嵴上方最为明显。疼痛性质以隐痛、酸痛或胀痛为主，同时可伴有酸沉、僵硬、麻木等其他不适感觉。疼痛可随时间、体位、气候和劳累程度发生改变。②体征:腰背部、臀部等处有固定的压痛点,压痛点常可放射。触诊检查时,在腰背部可摸到呈弥漫状分布的大小不等的结节或条索状物。③X 线检查:常无异常。④其他检查:0.5%普鲁卡因注射液进行疼痛引发点封闭时,疼痛可消失或缓解。

针灸治疗效能等级与治疗目标

1. 针灸效能　肌筋膜炎患者大部分经过针灸治疗,可获得良好的疗效,属于效能Ⅰ级病谱。但对于肌肉、筋膜已形成晚期的挛缩和变性,针灸疗效较差,属于效能Ⅱ级病谱。

2. 治疗目标　控制、减轻或消除疼痛症状,改善生活质量。

针灸治疗流程与推荐方案

针灸治疗肌筋膜炎流程(图 2-10-1)

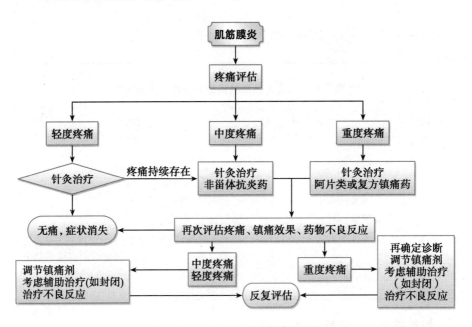

图 2-10-1　针灸治疗肌筋膜炎流程

针灸治疗肌筋膜炎推荐方案

1. 颈部筋膜炎治疗一般方案

● 浮针法[3](2c 级证据)★

『穴位』疼痛点。

『操作』用左手捏起所刺部位皮肤,右手挟持一次性浮针针柄,针体与皮肤呈 30°角快速刺入皮下,快速平刺进针,透过皮肤后将针身平贴皮下横向进针直至逼近针柄,一般为针尖抵至距最痛点 0.5～1.0cm 左右即可。留针时间一般 1 天为宜,取针后,若疼痛仍未消失,可再行浮针治疗,每 2 天 1 次,3 次(6天)为 1 个疗程。

疗效说明 临床痊愈率(疼痛、酸胀症状完全消除)为 62%,总有效率(疼痛、酸胀减轻)为 96%。浮针治疗颈肩肌筋膜炎在止痛与缓解酸胀方面疗效或许优于毫针治疗。

● 针刺夹脊法[4](2c 级证据)★

『选穴』病变相应脊髓节段的夹脊、阿是穴。

『操作』病人取俯卧位,以右手持针快速刺入皮下后缓慢进针 1.5 寸左右,向脊柱斜刺达脊椎横突处(脊神经),用导气法使穴处有胀麻触电感,向患处放射。阿是穴采用常规针刺。留针 30 分钟后缓慢出针,期间每 5 分钟施上法 1 次,10 次为 1 个疗程。

疗效说明 治愈率(症状及体征消失,肌肉功能完全恢复)为 64.51%,总有效率为(症状及体征部分减轻,肌肉功能有所恢复)96.78%。针刺夹脊治疗颈肩肌筋膜炎在恢复肌肉功能方面疗效或许优于针刺其他经穴治疗。

2. 腰背部筋膜炎治疗一般方案

● 拔罐配合耳穴法[5](2c 级证据)★

『选穴』体穴:背痛者取大椎、天宗、阿是穴,腰痛者取肾俞、大肠俞、腰眼、阿是穴。

耳穴:腰骶椎、肾、神门、皮质下、肾上腺、上耳背、下耳背。

『操作』体穴操作:先用 0.5 寸针刺体穴,再用闪罐法将玻璃罐扣在针刺的穴位上,留置 15～20 分钟,隔日 1 次,10 次为 1 个疗程。耳穴操作:常规消毒后,在胶布上粘一粒王不留行贴于耳穴上,用手按压,使局部有明显胀、热、痛感应为止,嘱病人每天自行按压 2～3 次,每次 3～5 分钟,隔日换贴另一侧,10 次为 1 个疗程。

疗效说明 治愈率(症状、体征全部消失)为 73.33%,总有效率(症状、体征明显改善或基本消失,但天气变化偶有酸痛)为 100%。拔罐配合耳穴贴压治疗腰背肌筋膜炎疗效或许优于单纯拔罐治疗。

● 刺络拔罐法[6](2c 级证据)★

『穴位』患侧厥阴俞和压痛敏感点。

『操作』将三棱针快速点刺上述穴位,以见血为度,1～2 点,再用闪火法迅速拔罐吸留 5 分钟为宜,每隔 3 天 1 次,每次 2～3 个治疗点,3 次为 1 个疗程。

疗效说明 治愈率(治疗后症状基本消失,局部无压痛,无挛缩肌肉硬块)为

63.33％,总有效率(治疗后症状减轻,局部压痛较前改善)为 90.62％。刺络拔罐组治疗腰背肌筋膜炎在止痛方面疗效或许优于西药组(芬必得口服)治疗。

● 电针结合拔罐法[7](2c 级证据)★

『穴位』腰骶部选取肾俞、大肠俞、秩边、阿是穴、委中。

『操作』先将毫针按常规方法刺入穴位,待得气后,针柄连接电针仪,强度以患者能耐受为宜,留针 30 分钟。另外,用闪罐法反复吸拔 5～6 次后,留罐 10～15 分钟。

疗效说明　治愈率为(症状、体征全部消失)65％,总有效率(症状、体征显著改善)为 100％。电针加拔罐组治疗腰背肌筋膜炎疗效或许优于对照组(单纯拔火罐、单纯电针组)治疗。

● 经筋挑刺法[8](2c 级证据)★

『穴位』痛性筋结点。

『操作』三棱针针尖朝下对准筋结点,以平刺法迅速刺入皮肤 0.1～0.2cm,挑断表皮少许白色纤维,以不出血为佳,每穴挑刺 2～3 次,然后将棱针垂直刺入筋结点,深度约 1～3cm,待出现酸麻胀痛感即可出针,出针后用大拇指每穴按摩约 30 秒。隔日挑刺 1 次,10 次为 1 个疗程,共治疗 2 个疗程。

疗效说明　治愈率为(背部疼痛消失、活动自如、无压痛,随访 3 个月无复发)32.14％,总有效率(局部压痛减轻、轻度压痛,肢体活动有改善,可参加轻便工作,观察 3 个月病情无加重)为 89.3％。经筋挑刺组治疗腰背肌筋膜炎疗效或许优于对照组(电针)治疗。

● 穴位埋线法[9](2c 级证据)★

『穴位』肾俞、委中、阿是穴、腰痛范围相应夹脊(病侧)。

『操作』将 3cm 长医用羊肠线穿入 9 号腰穿针针管内,快速穿过皮肤(不需局麻)后缓慢进针至得气为止,缓慢边退针边将羊肠线埋入穴位,拔针后用创可贴覆盖针眼。20 天后进行第 2 次埋线,共 2 次为 1 个疗程。

疗效说明　显效率(腰痛消失,活动不受限,天气变化不复发)80 例,有效(腰痛明显减轻,活动不受限,偶发腰部酸楚疼痛,不影响日常生活和工作)4 例,总有效率为 96.67％。穴位埋线组治疗腰背肌筋膜炎疗效或许优于对照组(针刺组,口服消炎痛组)治疗。

● 走罐配合艾灸法[10](2c 级证据)★

『穴位』取背腰部足太阳膀胱经及其腧穴,夹脊以及阿是穴。

『操作』拔罐:将火罐沿双侧膀胱经走行,自上而下,再自下而上来回推动。至皮肤出现潮红或红紫为度,然后将火罐在阿是穴处重点做旋转走罐,最后停罐于阿是穴,5 分钟后取下。

艾灸:取阿是穴。将艾条点燃,对准阿是穴回旋温和灸,距离以患者有温热感而无灼痛为度。每次灸 15 分钟。走罐配合艾灸隔日 1 次,5 次为 1 个疗程。

疗效说明　痊愈率(背痛消失,活动自如)为 80%,总有效率(背痛减轻,活动时稍有不适)为 93.3%。走罐配合艾灸组治疗腰背肌筋膜炎在止痛方面疗效或许优于对照组(针刺组)治疗。

● 温针灸、TDP 配合刺络拔罐法[11](2c 级证据)★

『穴位』委中、肾俞、大肠俞、关元俞、小肠俞、大椎、阿是穴。

『操作』温针灸:针刺得气后,取 2cm 长艾条,点燃艾条下部,套于针柄上温灸,使热力通过针身传导到体内,艾条彻底燃烧后除去灰烬,连灸 2 壮起针。

TDP 照射:将 TDP 治疗器对准腰背阿是穴,照射距离为 30cm 左右,以病人感觉温热舒适为宜。每次 40 分钟。

刺络拔罐:选取阿是穴(以不超过 5 个部位为宜),用七星针叩刺,然后用火罐吸拔于点刺的部位上,使之出血,拔罐留置 10～15 分钟,亦可稍长,以皮肤呈黯紫色不起疱为度。刺络拔罐,3～5 天 1 次,温针灸结合 TDP 照射,每日 1 次,1 周为 1 个疗程,一般治疗 2～3 个疗程。

疗效说明　痊愈率(临床症状和体征完全消失,功能活动正常)为 25%,总有效率(腰痛减轻,功能活动有所改善,劳累后仍感疼痛不适)为 93.7%。温针灸、TDP 配合刺络拔罐治疗腰背肌筋膜炎在止痛方面疗效或许优于对照组(口服普威片,外用麝香追风膏)治疗。

影响针灸疗效因素

1. 病程　病程短者,针灸可取得良好效果,一般治疗 3～5 次可见明显效果;病程长者,尤其是肌肉、筋膜已形成晚期的挛缩和变性,针灸疗效较差。

2. 病因　本病的病因较多,其确切的原因尚不清楚,一般认为与损伤、寒冷和潮湿、感染、精神紧张及痛风、风湿症有关。一般而言,由寒冷、潮湿和精神紧张所致者,针灸疗效最好;由损伤所致者,针灸也可取得良好疗效;由感染、痛风、风湿病所致的继发性筋膜炎,尤其是坏死性筋膜炎,针灸疗效较差。

针灸治疗的环节和机制

西医学认为,本病发生与损伤、寒冷潮湿、感染、精神长期处于紧张状态等因素有关,因此,针灸治疗本病的主要环节和机制包括:

1. 促进循环　急性损伤与慢性损伤时,肌筋膜长期反复受到牵拉,或受到暴力外伤,积累性损伤,可发生肌纤维撕裂,小血管破裂出血,组织液渗出而引起肌张力增高,局部肿胀,压迫周围组织,使末梢神经或神经干受卡压产生疼痛,久之渗出物积聚形成粘连,局部血液循环、组织营养代谢受阻而变成慢性疼痛,迁延不愈。寒冷和潮湿是腰背部肌筋膜炎发病的主要原因之一,在寒冷的环境下,可使腰背部血液循环发生改变,血管收缩、缺血,从而造成局部纤维组织炎症。因此,局部缺血是本病的主要原因,针灸可舒张局部血管,增加循环血量,改善局部代谢,有助于炎症的吸收,同时促进了局部代谢产物堆积的消散,可消除水肿对神经末梢的卡压症状。研究发现,针灸及拔罐可使人体局部皮温和脉搏波幅均增高,提示可改善局部及同侧肢体血液循环功能[12]。

2. 神经调节 潮湿环境可使皮肤的代谢功能发生改变,特别是排汗功能降低,导致腰背部肌肉、筋膜等组织的血液流速减慢,引起微血管充血、瘀血、渗出、变形,最终形成筋膜纤维织炎。针灸可通过神经调节机制,调节自主神经功能,协调人体的排汗,促进局部的新陈代谢。

3. 调节精神状态 精神长期处于紧张状态,一种姿势过久的工作可使肌肉张力增加,甚至痉挛,产生反射性深部疼痛过敏,经过疼痛-痉挛-疼痛的过程,使疼痛加重,形成恶性循环,焦虑症的患者对疼痛的反应敏感而强烈。针灸可协调人体的中枢神经系统功能,调节精神状态,从而有效地减轻痛觉反应过敏。另外,针刺可通过调节神经-肌肉反射,解除肌肉痉挛,打破疼痛-痉挛-疼痛的恶性循环。

4. 促进局部组织修复 火针具有将炽热的针体迅速刺入病变组织,可使针体周围微小范围内的病变组织被灼至炭化,可使病变组织破坏,激发自身对坏死组织及周围炎症的吸收作用,促进组织的修复,使粘连的组织得以疏通、松解,局部血液循环得到改善。灸法在艾燃烧过程中辐射出的近红外线,可直接渗透到人体的较深部位,可增加细胞的吞噬功能,有利于组织的修复[13]。

5. 止痛作用 针灸可以促进局部血液循环,促进致痛因素消失;针刺可促进人体释放内源性镇痛物质,提高痛阈等,从而达到止痛的作用。

预　后

本病经过治疗可明显改善或控制症状,大多数患者预后良好。尤其是早期治疗见效更显著。患者应加强项背部功能锻炼,积极参加体育活动,如体操、太极拳等,增强项背部的肌力和身体素质。避免过度疲劳,适当劳逸结合,注意局部保暖,防止受凉、感冒。对于深筋膜部的纤维变性,表面出现裂隙,下方的脂肪组织因张力较大而由此裂隙处疝出,如疝颈较细或粘连严重,或疝出的脂肪较多,经非手术治疗无效,且末梢神经卡压症状明显者,可行脂肪疝摘除术。

代表性临床试验

表 2-10-3 针灸治疗肌筋膜炎的代表性临床试验

试验观察方案	试验设计	治疗组/对照组	结果
刺络拔罐法[6]	52 例 RCT	刺络拔罐组(32 例)取患侧厥阴俞和压痛敏感点/西药组(20 例,口服芬必得)	刺络拔罐组与西药组治疗筋膜炎有效率 $RR=1.65,95\%$ $CI(1.09,2.49)$;$P=0.02$
穴位理线疗法[9]	237 例 RCT	穴位理线疗法组(86 例,肾俞、委中、阿是穴、腰痛范围相应夹脊穴/针刺组(73 例,取穴同穴位埋线组,取平补平泻手法)/西药组(78 例,消炎痛 25mg tid/40d;维生素 E tid/40d)	穴位理线疗法组与针刺组治疗筋膜炎有效率 $RR=1.03$,95% $CI(0.97,1.10)$;$P=0.32$;穴位理线疗法组与西药组治疗筋膜炎有效率 $RR=1.66,95\%CI(1.37,2.00)$;$P<0.00001$;针刺组与西药组治疗筋膜炎有效率 $RR=1.60,95\%CI(1.32,1.94)$;$P<0.00001$

参 考 文 献

[1] 陈孝平.外科学[M].第 2 版.北京:人民卫生出版社,2010.

[2] 史和福,李旭坤.备战第 27 届奥运会女子举重集训队运动损伤调查分析[J].中国运动医学杂志.2003,22(1):95-96.

[3] 张玉兰,刘杰,向科明,等.浮针治疗颈肩肌筋膜炎的临床实践[J].现代医院,2007,7(8):80-81.

[4] 吕颖霞,裴萍芝,张勇.针刺夹脊加导气法治疗颈肩背肌筋膜炎 62 例[J].中国临床医生,2003,31(6):40.

[5] 王联庆.拔罐配合耳穴贴压治疗肌纤维织炎 60 例[J].山东中医杂志,1996,15(1):24.

[6] 夏志云.刺络拔罐治疗背肌筋膜炎 32 例[J].针灸临床杂志,2001,17(12):26.

[7] 刘丽军.电针加拔罐治疗肌纤维织炎 40 例[J].中国针灸,1994,14(77):20.

[8] 梁树勇.经筋挑刺治疗腰背肌筋膜炎疗效观察[J].中国针灸,2008,28(8):621-622.

[9] 李玉智,江杰士,黄秉枢,等.穴位埋线治疗慢性腰肌纤维炎 86 例[J].遵义医学院学报,1996,19(2):143-144.

[10] 王锦.走罐配合艾灸治疗腰背肌筋膜炎 30 例疗效观察[J].现代临床医学,2005,31(4):233-234.

[11] 杨春花.温针灸、TDP 配合刺络拔罐治疗腰背肌筋膜炎 32 例[J].浙江中医杂志,2012,47(6):445.

[12] 吴雷,陈思荣,尹东,等.针刺配合"阿是穴"神经阻滞治疗后颈部肌筋膜综合征 36 例

[J].针灸临床杂志,2005,21(9):13-14.

[13] 杨海文,赵忠扬.动力灸治疗腰背肌筋膜炎 36 例[J].甘肃中医学院学报,2006,23
(6):34-35.

第 11 节　梨状肌综合征

(检索时间:2012 年 6 月 30 日)

针灸治疗方案推荐意见

基于Ⅱ级证据的建议性意见

◇ *较强建议*　**以下方案可试用于梨状肌综合征的治疗**

　　扬刺法——阿是穴、环跳

　　抑制法-针刺阿是穴法——梨状肌体表投影区

　　电针联合推拿——针刺法(阿是穴、环跳、委中、承山、阳陵泉)＋推拿
(患侧臀部)

△ *弱度建议*　**以下方案可试用于梨状肌综合征的治疗**

　　苍龟探穴法——针刺法(阿是穴、阳陵泉)

　　电针配合 TDP 法——针刺法(膀胱俞、胞肓)＋TDP

临床流行病学资料

　　梨状肌综合征(pyriformus syndrome)是由于梨状肌损伤,局部充血水肿,保护性痉挛,损伤或慢性炎症浸润使梨状肌发生变性肥厚僵硬,反复修复,使梨状肌形成瘢痕、粘连纤维化,导致梨状肌下孔狭窄,压迫坐骨神经或高位分支的腓总神经而出现的症候群。发病率在逐年增高,根据国内文献报道,梨状肌综合征占腰臀腿软组织损伤的 15%～25%,由于如久蹲、久坐、跨越、踢腿等动作,均能导致梨状肌被牵拉过长而受损。

临床评估与诊断

梨状肌综合征临床评估(表 2-11-1)

表 2-11-1　梨状肌综合征临床评估

评估项目	评估内容
病史	1. 有无外伤史、紧张体力劳动或受凉史 2. 有无臀部钝痛、刺痛并伴有紧困、酸胀感,且疼痛常向大腿后侧、小腿外侧及足背部或足外缘放射,走路、其他体力劳动、大小便、咳嗽和喷嚏均可增加疼痛

续表

评估项目	评估内容
体格检查	触诊梨状肌紧张、增厚、压痛,偶尔感到部分肌束呈条索状隆起。臀点、腘窝点等坐骨神经径路常有显著的压痛,但腰部一般无压痛点
专科检查	1. 直腿抬高试验:患侧下肢抬高在 30°～60°时疼痛逐渐加重,超过 60°后,疼痛减轻。常见小腿外侧皮肤感觉过敏或减退及跟腱反射改变 2. 梨状肌紧张试验:出现臀部疼痛并伴下肢放射者即为阳性

梨状肌综合征临床诊断

1. 症状　①臀部有酸、胀、疼痛并沿坐骨神经走行方向放射引起大腿后面、小腿外侧疼痛,会阴部抽痛,小腿外侧和足趾麻木。严重者疼痛可呈刀割样、跳动性剧痛,影响睡眠,翻身困难,生活难以自理。腹压增加时疼痛无明显加重。②多数病人有间歇性跛行,自觉患腿短缩。

2. 体征　①强迫体位,走路跛行。②腰部一般无阳性发现。臀部可触及梨状肌紧张、明显的压痛,可向足背放射。③直腿抬高试验及其加强试验阳性,抬高超过 60°时疼痛又可减轻。

3. 根据病史、症状、体征,无腰痛,压痛在坐骨大孔区的梨状肌处诊断本病。但应注意除外根性坐骨神经痛、腰扭伤、骶髂关节病变等。

4. 组织液压测定　坐骨神经出口周围压力测试高于健侧的 50% 以上即有诊断意义。

5. 其他可酌情行肌电图、神经传导速度等测试。

针灸治疗效能等级与治疗目标

1. 效能等级　梨状肌综合征由多种原因导致,梨状肌本身的病变(不包括继发性损伤),最常见的病因有外伤、劳损、潮湿和炎症等,针灸对原发性梨状肌综合征有很好的疗效,可迅速控制症状并达到临床治愈。经过正确的治疗,大部分患者可获得痊愈,一般预后良好,属于针灸的Ⅰ级效能病谱。继发性者应以病因治疗为主,属于Ⅱ级效能病谱。对于那些除外器质性病变所致,又经反复非手术治疗无效,影响患者工作和生活者,可考虑手术治疗。急性期患者卧床休息是必要的,可减轻梨状肌的牵拉刺激。

2. 治疗目标　缓解疼痛,改善行动障碍,避免症状反复。

针灸治疗流程与推荐方案

针灸治疗梨状肌综合征流程(图 2-11-1)

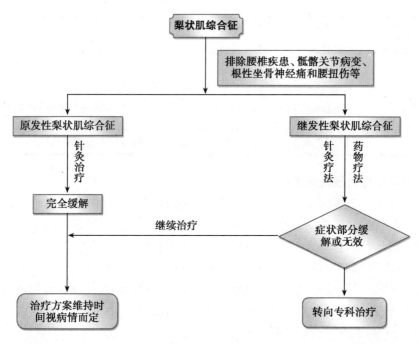

图 2-11-1　针灸治疗梨状肌综合征流程

针灸治疗梨状肌综合征推荐方案

梨状肌综合征一般治疗方案

● **扬刺法[1](2b 级证据)★★**

『**取穴**』阿是穴、环跳(患侧)。

『**操作**』取 28 号 2 寸毫针以痛点为中心上下左右各 1 寸处浅刺,刺入深度为 1 寸,平补平泻;环跳以 28 号 2 寸毫针直刺 1 寸,勿使针感下传,以局部产生胀感为佳。每日针刺 1 次,每次留针 30 分钟,5 次为 1 个疗程,共观察 4 个疗程,疗程间休息 1~2 天。

　疗效说明　治疗组总有效率(治愈:臀腿痛消失,梨状肌无压痛,功能恢复正常;好转:臀腿痛缓解,梨状肌压痛减轻,但长时间行走仍痛)为 94.29%,疗效或许优于对照组常规针刺(局部皮肤常规消毒,以 28 号 2 寸毫针直刺 1 寸,勿使针感下传至足趾)。

● **抑制法——针刺阿是穴法[2](2b 级证据)★★**

『**主穴**』阿是穴(梨状肌体表投影区深层明显压痛点,以髂后上棘为 A 点,尾骨尖为 B 点,股骨大转子尖为 C 点,AB 两点连线的中段 1/3 部分与 C 点连线所围成的三角形即为梨状肌体表投影区)。

『配穴』上髎、委中。

『操作』用 0.30mm×75mm 毫针刺阿是穴,配穴用 0.30mm×50mm 毫针。采用针刺抑制Ⅱ型手法(行捻转手法,频率为 60 次/分钟,得气后稍加压力,逐渐把针捻进,进针后再由浅入深逐层向下捻针,按天、人、地三层即皮肤、皮下、肌层)操作,最后捻进预定的深度行针。阿是穴刺入深度约 60~65mm,刺激时患者明显感觉酸胀或麻,频率保持平稳,使每层产生较舒适针感。留针 20 分钟,每日 1 次,10 次为 1 个疗程,疗程间休息 2 天。

疗效说明　治疗组有效率(痊愈:主观症状及体征完全消失;显效:疼痛显著减轻或稍有疼痛但不影响工作;好转:症状稍有好转,疼痛减轻,能做轻工作或勉强从事原工作)为 92.50%;对疼痛症状改善方面(疼痛 VAS 评分为依据)治疗组治疗前后改善为 4.56±0.07;在即时止痛方面(以第 1 次治疗后的效果作依据),治疗组显效率为 75%;治疗组在镇痛方面或许优于对照组(取环跳、秩边、阳陵泉、上髎等穴,行提插捻转泻法,产生酸麻胀针感,以针感向下放射)。

● **电针联合推拿**[3]**(2b 级证据)★★**

『取穴』阿是穴、环跳、委中、承山、阳陵泉。

『操作』采取 30 号 12.5cm 和 5.0cm 不锈钢毫针,予平补平泻,刺激量以中等为宜;腰臀部的阿是穴、环跳穴深刺,以向下有放电感为佳;其余的穴位以得气为准,针刺后加电针仪 30 分钟,环跳接正极,阿是穴接负极;委中接正极,承山接负极。用疏密波,电流强度以患者能耐受刺激量为宜。每日 1 次,每 5 日为 1 个疗程,每疗程休息 2 天。

『联合』电针治疗后在患侧臀部施以滚法、掌跟按揉法和点按穴位为主,手法由轻到重,以达到松解梨状肌的目的。每次推拿 20 分钟,每日 1 次,5 次为 1 个疗程,每疗程间休息 2 天。

疗效说明　治疗组总有效率(《中医病证诊断疗效标准》)为 92.80%;在疼痛症状改善方面(视觉模拟评分法 VAS),电针加推拿组治疗前后差值为 0.66±0.12,治疗组在镇痛方面或许优于对照组。

● **苍龟探穴法**[4]**(2c 级证据)★**

『取穴』阿是穴、阳陵泉。

『操作』取 0.40mm×75mm 毫针,选阿是穴(梨状肌体表投影处寻找压痛点),术者右手持针快速垂直刺入穴位皮内,慢慢捻入,边进针边小幅度快速捻针,刺入深度约 2.5~2.8 寸,直达梨状肌病变处,施平补平泻手法 2~3 分钟,得气后将针慢慢退至浅层,调整针尖方向,向穴位下方分天、地、人三层透刺。注意进针速度要慢,边进针边捻转,逐渐加深,使针下产生酸麻胀感,然后慢慢退针至浅层,依照上法,调整针尖方向,向下、左、右三方依次透刺,最后将针退至浅层,再次垂直缓慢刺入穴内至人部,施平补平泻手法 2～3 分钟。阳陵泉用 0.40mm×75mm 毫针直刺,施平补平泻手法,令酸麻胀痛针感向小腿方向放射。留针 30 分钟,每隔 10 分钟行针 1 次,每日 1 次,10 次为 1 个疗程,间隔 7 天,再行第 2 个疗程。

　　疗效说明　治疗组治愈率(臀部及下肢疼痛消失,梨状肌紧张试验阴性,功能恢复,随访半年未复发)为 93.3%,有效率(临床症状有改善)为 100.0%,疗效或许优于针刺组[取穴秩边、阿是穴(梨状肌体表投影处)、阳陵泉、委中、殷门,施提插捻转泻法,使产生酸麻胀针感并向下肢放射]和局部封闭治疗组(患者阿是穴常规消毒后,取 10ml 注射器,选用 7 号 3 寸长针头,吸取曲安缩松注射液 40mg、2% 利多卡因注射液 5ml、维生素 B_{12} 注射液 0.5mg、维生素 B_1 注射液 100mg,混合后注射)。

　　● **电针配合 TDP 法**[5]**(2c 级证据)**★

　　『主穴』患侧膀胱俞、胞育。

　　『辨证取穴』下肢痛者加环跳、委中、飞扬。

　　『操作』膀胱俞采用斜刺法,进针深度约 1.5 寸,使针感扩散至整个腰骶部;胞育穴采用直刺,针刺深度约 2～2.5 寸,以针感能放射至整个下肢效果更佳。然后接电针仪,采用疏密波,以患者能耐受为度,留针 30 分钟,加 TDP 照射。每日 1 次,10 次为 1 个疗程。

　　『配合治疗』TDP 照射

　　疗效说明　针刺组总有效率为 97.1%,疗效或许优于对照组直流感应电疗机。

影响针灸疗效因素

　　1. 病性　梨状肌综合征的发生因素复杂,但总体上而言,由其他器质性病变所致者,针灸疗效差。由梨状肌本身所致者,针灸疗效好。其他器质性病变常见于盆腔、附件炎症、盆腔内肿瘤、骶骨肿瘤或结核、L_5-S_1 椎间盘突出症等,这些疾病均可刺激或压迫骶神经而出现梨状肌综合征的表现。在这些器质性病变中,肿瘤及结核的针灸疗效最差,或者说不是针灸的适宜病症;盆腔、附件炎症、L_5-S_1 椎间盘突出症,可在治疗梨状肌综合征时,根据情况进行配穴治疗原发病,而针灸也能取得一定疗效,但疗效不及梨状肌本身病变。

　　2. 病因　在梨状肌综合征由梨状肌本身所引起者中,常可见的病因有外伤、劳损、潮湿和炎症等。相对而言,外感潮湿寒冷,使梨状肌痉挛而压迫坐骨神经干和血管所致者,病情最轻,针灸疗效最好,一般 1 次可治愈;急性外伤所致者,针灸疗效也很好,一般针刺后症状可立即减轻,1～3 次可治愈。慢性劳损一般病程较长,指触梨状肌成束变硬、坚韧、弹性减低,针灸可取得较好疗效,但需要较长时间的治疗。炎症所致者,针灸疗效相对前几种类型效果较差,但也可取得一定疗效。

3. 病变程度　本病的病变程度直接影响针灸疗效,各种因素引起梨状肌的变化包括痉挛、肥厚、粘连、挛缩、肌腱紧张。病变如果以痉挛为主,针灸疗效最好;如出现肥厚、粘连,针灸要取得疗效需一定的时间,疗效次之;如出现肌肉挛缩、肌腱紧张,尤其是形成条索状瘢痕组织时,针灸疗效较差,同时需要较长时间的治疗。

针灸治疗的环节和机制

梨状肌综合征的发病机制观点并不统一,但大多数学者认为坐骨神经与梨状肌解剖关系的变异,是本病的内在因素。但只有在梨状肌或坐骨神经已有病理改变的基础上才能发病。由于变异的梨状肌和坐骨神经容易受到外伤、劳损、潮湿和炎症等刺激而致痛,并引起梨状肌痉挛、肥厚、粘连、挛缩、肌腱紧张而挤压梨状肌内和坐骨神经的营养血管,引起局部微循环的障碍,出现一系列的症候群。因此,针灸治疗的机制可概括为:

1. 解痉止痛　由于各种刺激导致梨状肌痉挛是本病的关键环节,针灸对于梨状肌的痉挛可起到良好的解痉作用,其机制可能是针刺可通过调节躯体运动神经末梢释放相关的递质,到达神经肌肉接头处,达到松弛肌肉的目的。梨状肌痉挛的解除,可缓解由其压迫所出现的症候群。另外,针刺可减弱或拮抗痛觉感觉器的痛觉传导,促进人体内源性镇痛物质的释放,达到止痛效应。

2. 促进循环　梨状肌炎症、痉挛等因素而挤压其下的坐骨神经的营养血管,引起局部微循环的障碍也是本病的另一个关键环节。针灸通过调节自主神经系统,舒张微血管,增加局部的血液循环量,改善微循环,缓解梨状肌和坐骨神经的缺血状态,促进其代谢,提供足够的营养,有利于肌肉神经损伤的修复。同时对于局部堆积的代谢产物、炎性渗出和致痛物质的输送和消除产生积极作用。

预　　后

梨状肌综合征经过正确的治疗,大部分患者可获得痊愈,一般预后良好。对于那些除外器质性病变所致,又经反复非手术治疗无效,影响患者工作和生活者,可考虑手术治疗。急性期患者卧床休息是必要的,可减轻梨状肌的牵拉刺激。

代表性临床试验

表 2-11-2　针灸治疗梨状肌综合征的代表性临床试验

试验观察方案	试验设计	治疗组/对照组	结果
扬刺法[1]	70 例 RCT	治疗组(n＝35,采用扬刺法)/对照组(n＝35,采用常规针刺法)	治疗 4 个疗程后,治疗组与对照组 $RR＝1.32$,95% CI(1.05,1.65),$P＜0.05$
抑制法针刺阿是穴疗法[2]	80 例 RCT	抑制法针刺组(n＝40,采用抑制法针刺阿是穴)/对照组(n＝40,采用常规针刺)	治疗 2 个疗程后,抑制法针刺组与常规针刺组疗效及疼痛症状改善比较 $RR＝1.12$,95% CI(0.95,1.33);$P＞0.05$;$RR＝1.58$,95% CI(1.49,1.67),$P＜0.00001$
电针联合推拿手法[3]	120 例 RCT	电针加推拿组(n＝42,电针联合推拿疗法)/电针组(n＝38,单纯电针疗法)/单纯针刺加推拿组(n＝40,单纯针刺配合推拿疗法)	电针加推拿组与电针组疗效及疼痛症状改善比较:$RR＝1.18$,95% CI(0.98,1.14),$P＞0.05$;$RR＝0.20$,95% CI(0.13,0.27),$P＜0.00001$。电针加推拿组与单纯针刺加推拿组疗效及疼痛症状改善比较:$RR＝1.43$,95% CI(1.12,1.82),$P＜0.05$;$RR＝0.14$,95% CI(0.07,0.21),$P＜0.00001$

参 考 文 献

[1] 王克键,孙海舒. 扬刺法治疗梨状肌综合征 35 例疗效观察[J]. 中国中医药信息杂志,2007,14(11):75.

[2] 陈仁年,陈永斌. 抑制法针刺阿是穴为主治疗梨状肌综合征即时止痛及疗效观察[J]. 中国针灸,2009,29(7):550-552.

[3] 彭力群,何玲娜. 电针配合推拿手法治疗梨状肌综合征随机对照临床观察[J]. 四川中医,2011,29(8):115-116.

[4] 刘娜,邓玉霞. 苍龟探穴治疗梨状肌综合征疗效观察[J]. 上海针灸杂志,2007,26(11):25-26.

[5] 齐惠景,齐惠涛,杨萧荟,等. 电针加 TDP 治疗梨状肌综合征 68 例疗效观察[J]. 上海针灸杂志,2006,25(6):31.

第 12 节　强直性脊柱炎

（检索时间：2012 年 6 月 30 日）

针灸治疗方案推荐意见

基于 Ⅱ 级证据的建议性意见

◇ **较强建议**　以下方案可试用于强直性脊柱炎活动期的治疗

　　针灸联合药物方案——针刺法（夹脊）＋药物（口服柳氮磺吡啶片 1.0g，2 次/天；塞来昔布 0.2g，1 次/天）

　　以下方案可试用于强直性脊柱炎的一般治疗

　　针刺法——风池、夹脊、肾俞

△ **弱度建议**　以下方案可试用于强直性脊柱炎的一般治疗

　　铺灸法联合药物方案——灸法（督脉及膀胱经第 1、2 侧线，药物：麝香、马钱子、川芎、当归、淫羊藿等）＋药物（口服甲氨蝶呤每次 10mg，1 次/周，扶他林每次 25mg，1 次/日）

　　针刺联合功能锻炼法方案——针刺法（大椎、筋缩、命门、腰俞、腰阳关、肾俞、八髎）＋功能锻炼法

临床流行病学资料

　　强直性脊柱炎（ankylosing spondylitis，AS）是一种慢性进行性疾病，主要侵犯骶髂关节、脊柱骨突、脊柱旁软组织及外周关节，并可伴发关节外表现。严重者可发生脊柱畸形和关节强直。

　　本病的患病率在各国报道不一，日本为 0.05％～0.2％，我国患病率初步调查为 0.3％左右。本病男女之比约为（2～3）：1，女性发病较缓慢且病情较轻。发病年龄通常在 13～31 岁，高峰为 20～30 岁，40 岁以后及 8 岁以前发病者少见。

　　AS 的病因未明。从流行病学调查发现，遗传和环境因素在本病的发病中发挥作用。已证实，AS 的发病和人类白细胞抗原（HLA）-B27 密切相关。并有明显家族聚集倾向。健康人群的 HLA-B27 阳性率因种族和地区不同差别很大，如欧洲的白种人为 4％～13％，我国为 2％～7％，可是 AS 患者的 HLA-B27 的阳性率在我国患者高达 90％左右[1]。

临床评估与诊断

强直性脊柱炎临床评估

通过详细了解病史，根据临床症状、体格检查、实验室及影像学检查，以作

为本次诊断评估及制订治疗方案的重要参考。

1. 诊断线索　对本病诊断的主要线索基于患者的症状、体征、关节外表现和家族史。AS 最常见的和特征性的早期主诉为下腰背晨僵和疼痛。由于腰背痛是普通人群中极为常见的一种症状,但大多数为机械性非炎性背痛,而本病则为炎性疼痛。2009 年国际 AS 评估工作组(ASAS)炎性背痛专家推荐诊断炎性背痛标准为:以下 5 项中至少满足 4 项:①发病年龄＜40 岁;②隐匿起病;③症状活动后好转;④休息时加重;⑤夜间痛(起床后好转)。符合上述 5 项指标中的 4 项,诊断 AS 炎性背痛。其敏感性为 79.6%,特异性为 72.4%。

2. 体格检查　骶髂关节和椎旁肌肉压痛为本病早期的阳性体征。随病情进展可见腰椎前凸变平,脊柱各个方向活动受限,胸廓扩展范围缩小,及颈椎后突。以下几种方法可以检查骶髂关节和脊柱病变进展情况:①Schober 试验:于患者双髂后上棘连线中点上方垂直距离 10cm 及下方 5cm 处分别作出标记,然后令病人弯腰(保持双膝直立)测量脊柱最大前屈度,正常移动增加距离在 5cm 以上,脊柱受累者则增加距离＜4cm。②指-地距:病人直立,弯腰伸臂,测指尖与地面距离。③枕-墙距:令病人靠墙直立,双足跟贴墙,双腿伸直,背贴墙,收腹,眼平视,测量枕骨结节与墙之间的水平距离,正常应为 0;如枕部不能贴墙,为异常。④胸廓活动度:病人直立,用刻度软尺测第 4 肋间隙水平(妇女乳房下缘)的深呼气和深吸气之胸围差。＜2.5cm 为异常。⑤骨盆按压:患者侧卧,从另一侧按压骨盆可引起骶髂关节疼痛。⑥下肢"4"字试验:患者仰卧,患侧膝屈曲并将足跟放置到对侧伸直的膝上,并用另一只手压对侧骨盆,可引出对侧骶髂关节疼痛则视为阳性。有膝或髋关节病变者也不能完成"4"字试验。

3. 实验室检查　活动期患者可见血沉增快,C-反应蛋白增高及轻度贫血。类风湿因子阴性和免疫球蛋白轻度升高。虽然 AS 患者 HLA-B27 阳性率达 90% 左右,但无诊断特异性,因为正常人也有 HLA-B27 阳性。HLA-B27 阴性患者只要临床表现和影像学检查符合诊断标准,也不能排除 AS 可能。

4. 影像学检查　X 线表现具有诊断意义。AS 最早的变化发生在骶髂关节。X 线片显示骶髂关节软骨下骨缘模糊,骨质糜烂,关节间隙模糊,骨密度增高及关节融合。通常按 X 线片骶髂关节炎的病变程度分为 5 级:0 级:正常;Ⅰ级:可疑;Ⅱ级:有轻度骶髂关节炎;Ⅲ级:有中度骶髂关节炎;Ⅳ级:关节融合强直。脊柱的 X 线片表现有椎体骨质疏松和方形变,椎小关节模糊,椎旁韧带钙化以及骨桥形成。晚期广泛而严重的骨化性骨桥表现称为"竹节样脊柱"。耻骨联合、坐骨结节和肌腱附着点(如跟骨)的骨质糜烂,伴邻近骨质的反应性硬化及绒毛状改变,可出现新骨形成。对于临床早期或可疑病例,可选择 CT 或 MRI 检查。

强直性脊柱炎的诊断与分期

1. 强直性脊柱炎的诊断标准(表 2-12-1)　近年来较多用 1984 年修订的纽约标准。但是,对一些暂时不符合上述标准者,可参考欧洲脊柱关节病初步诊断标准,符合者也可列入此类进行诊断和治疗,并随访观察。

表 2-12-1　强直性脊柱炎早期诊断标准

项　目	标　准	记　分
遗传学	HLA-B27(+)	1.5
临床表现	炎性脊柱痛	1
	自发或压迫骶髂关节引起的腰背痛,放射至臀部或大腿部	1
	自发或压迫诱发胸痛或扩胸受限(<2.5cm)	1
	外周关节炎或足跟痛	1
	眼色素膜炎	1
	颈椎或腰椎各方向活动受限	1
实验室检查	ESR 增快:男性>15mm/h;女性>25mm/h	1
影像学检查	脊柱征象:韧带骨赘、椎体变方、桶状椎体及骨突关节或肋骨横突关节增生	1

以上总积分≥3.5分,可诊断早期强制性脊柱炎。

(1) 修订的纽约标准(1984 年):①腰背部疼痛至少 3 个月,运动后可改善,不因休息而缓解;②腰椎矢状面、额状面运动受限;③胸廓活动减少(与年龄、性别的相应正常值比较),呼吸差<2.5cm;④双侧骶髂关节炎 2～4 度或单侧骶髂关节炎 3～4 度。如果患者具备④并分别附加①～③条中的任何 1 条可确诊为 AS。

(2) 欧洲脊柱关节病研究组标准:炎性脊柱痛或非对称性以下肢关节为主的滑膜炎,并附加以下项目中的任何一项,即:①阳性家族史;②银屑病;③炎性肠病;④关节炎前 1 个月内的尿道炎、宫颈炎或急性腹泻;⑤双侧臀部交替疼痛;⑥肌腱末端病;⑦骶髂关节炎。(附:骶髂关节炎 X 线分级:0 度:正常;1 度:可疑变化;2 度:轻微变化,小的局限侵蚀、硬化,无关节间隙变化;3 度:明显变化,中度或进行性骶髂关节炎,具有侵蚀、硬化、间隙变窄、增宽或部分强直等变化的一项或多项;4 度:关节完全融合,骨性强直)。

(3) 2009 年 ASAS 推荐的中轴型 SpA 的分类标准:起病年龄<45 岁和腰背痛≥3 个月的患者,加上符合下述中 1 种标准。①影像学提示骶髂关节炎加上≥1 个下述的 SpA 特征;②HLA-B27 阳性加上≥2 个下述的其他 SpA 特征。其中影像学提示骶髂关节炎指的是:①MRI 提示骶髂关节活动性(急性)炎症,高度提示与 SpA 相关的骶髂关节炎或②明确的骶髂关节炎影像学改变(根据 1984 年修订的纽约标准)。SpA 特征包括:①炎性背痛;②关节炎;③起止点炎(跟腱);④眼葡萄膜炎;⑤指(趾)炎;⑥银屑病;⑦克罗恩病,溃疡性结肠炎;⑧对非甾体抗炎药(NSAIDs)反应良好;⑨SpA 家族史;⑩HLA-B27 阳性;⑪ CRP 升高。

2. 强直性脊柱炎的分期 ①早期:脊柱活动功能受限,X 线显示骶髂关节间隙模糊,椎小关节正常或关节间隙改变;②中期:脊柱活动功能受限甚至部分强直,X 线显示骶髂关节锯齿样改变,部分韧带钙化、方椎,小关节骨质破坏间隙模糊;③晚期:脊柱强直或驼背畸形固定,X 线显示骶髂关节融合,脊柱呈竹节样改变。

针灸治疗效能等级与治疗目标

1. 效能等级 强直性脊柱炎(早期)为针灸效能Ⅱ级病谱,针灸配合药物治疗可以缓解症状控制的病情的进行性发展;强直性脊柱炎(晚期)为针灸效能Ⅲ级病谱,针灸介入治疗可以缓解疼痛,改善关节活动度,提高生活质量。强直性脊柱炎的发病机制目前并不清楚,因此尚无根治方法,西医也无安全有效的办法,针灸治疗本病可缓解一些症状,但疗效也有一定限度,很难对疾病本质有针对性治疗,在目前情况下针灸不失为一种可供选择的方法之一。

2. 治疗目标 ①缓解症状和体征:消除或尽可能最大程度地减轻症状,如背痛、晨僵和疲劳等;②恢复功能:最大程度地恢复患者身体功能,如脊柱活动度、社会活动能力和工作年龄等;③防止关节损伤:要防止累及髋、肩、中轴和外周关节的患者的新骨形成、骨质破坏、骨性强直和脊柱变形;④提高患者生活质量:包括社会经济学因素、工作、病退、退休等;⑤防止脊柱疾病的并发症:防止脊柱骨折、屈曲性挛缩,特别是颈椎。

针灸治疗流程与推荐方案

针灸治疗强直性脊柱炎流程(图 2-12-1)

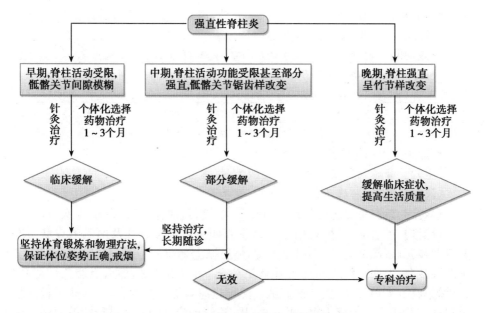

图 2-12-1 针灸治疗强直性脊柱炎流程

针灸治疗强直性脊柱炎推荐方案

1. 强直性脊柱炎的活动期治疗方案

● 针灸联合药物[2](2a 级证据)★★★

『主穴』夹脊。

『配穴』大椎、颈百劳、大杼、肝俞、肾俞等。

『药物』口服柳氮磺吡啶片 1.0g,2 次/天;塞来昔布 0.2g,1 次/天。

『操作』患者取俯卧位或坐位,取病变部位相应的夹脊穴,针尖朝脊柱方向,进针 1～1.5 寸,平补平泻,得气后在针柄上插上长 1.5cm 的艾条,每次选 4～6 穴,留针 30 分钟。治疗 1 次/日,10 次为 1 个疗程,共治疗 2 个疗程。

疗效说明 治疗组对 AS 患者症状积分的改善程度优于单纯服用柳氮磺吡啶和塞来昔布($P<0.05$),温针灸配合药物疗法能减轻活动期的炎症反应,实验室指标治疗前后改善为 ESR(28.24 ± 28.86)mm/h、PLT(80.14 ± 4.98)$\times10^9$/L 和 CRP(22.02 ± 20.28)μg/ml。1、2 个疗程治疗后患者的胸廓活动度(0.85 ± 0.26)cm、指地距(8.88 ± 7.78)cm、腰椎侧屈度(4.8 ± 1.14)°,改善程度均较对照组明显,治疗组疗效可能优于对照组。

2. 强直性脊柱炎的一般治疗方案

● 针刺法[3](2a 级证据)★★★

『主穴』风池、夹脊、肾俞。

『操作』风池向对侧眼球方向刺 1～1.5 寸,捻转泻法 1 分钟;华佗夹脊直刺 1～1.5 寸,上下反复行针 3 次;肾俞直刺 1～1.5 寸,捻转平补平泻,针后加灸。针刺时行针,留针时间为 20～30 分钟,温灸时间为 5 分钟。治疗 2 次/天,15 天为 1 个疗程,连续 6 个疗程。

疗效说明　治疗组总有效率(以晨僵、关节疼痛数、关节肿胀数、扩胸度、Schober 试验、ESR 和 CRP 改善 50%)为 75%。在晨僵时间(2.52±0.66)小时、关节肿痛个数(2.13±0.39)个、血沉(30.56±12.57)mm/h、扩胸度(0.67±0.17)cm 方面改善优于对照组($P<0.05$)。治疗组不良反应(无)较药物组(20%)少。治疗组可能与对照组(柳氮磺胺吡啶加双氯灭痛)总体疗效相当。

● 铺灸法[4](2b 级证据)★★

『主穴』督脉及膀胱经第 1、2 侧线。

『药物』麝香、马钱子、川芎、当归、淫羊藿等。

『联合』口服甲氨蝶呤每次 10mg,1 次/周;扶他林每次 25mg,1 次/日。

『操作』患者取俯卧位,用七星针垂直叩刺已消毒脊柱及两侧的皮肤,使其有明显充血、潮红,但以不出血为度,然后撒上薄薄的一层中药粉末,在其上铺两层纱布,上面放约 1.5cm 厚捣碎的生姜,再放上艾绒,然后点燃艾绒待其自然熄灭后,去掉艾灰,换 2 次艾绒。热度以患者能忍受为度,若太热,可轻轻上提纱布并移动。治疗 1 次/日,6 次/周,连续治疗 3 个月后进行疗效评估。

疗效说明　治疗组愈显率(受累关节疼痛及晨僵明显减轻,脊柱活动有改善,血沉明显下降)77.5%,在晨僵时间、疼痛程度、血沉方面比较优于对照组。治疗组或许与对照组(服用甲氨蝶呤和扶他林)总体疗效相当。

● 针刺联合功能锻炼[5](2b 级证据)★★

『主穴』大椎、筋缩、命门、腰俞、腰阳关、肾俞、八髎。

『配穴』督脉穴、夹脊穴、阿是穴。

『操作』根据病情选取主穴 3～4 穴,针后行温针灸,脊柱疼痛节段夹脊穴排刺,针尖斜向脊柱方向,针尖如能触及椎体横突为最好,最痛点处温针灸法。5 次/日,30 分钟/次。

『联合』功能锻炼:①两足开立,与肩同宽,双手叉腰,拇指向前,四指在后按住腰部两侧肾俞穴,腰部做环形摆动,左右重复 10 次;②患者仰卧位,用双脚后跟和头颈部做支点,腰部用力向上挺,同时吸气,恢复仰卧,同时呼气,重复 10 次;③患者俯卧位,双下肢伸直,双手向后,使头部、两侧上肢和下肢同时做背伸运动,尽量背伸并重复 10 次。运动量宜循序渐进,以运动后第 2 日不感疲劳和疼痛不加重为宜。

疗效说明　治疗组总有效率(晨僵、关节疼痛数、关节肿胀数、胸廓活动度、ESR 和 CRP 改善>50%,其中超过 2 项)为 40%,在胸廓活动度、关节疼痛数和ESR 改善程度方面优于单纯功能锻炼($P<0.05$)。治疗组疗效或许优于对照组。

影响针灸疗效因素

1. 病程　强直性脊柱炎的早期症状是骶髂关节部、腰背部、髋关节或四肢大关节疼痛,同时伴有腰背部僵硬,这种僵硬以晨起最明显,经活动后可减轻,这就是所谓的晨僵症状。但是在临床中多数以腰骶和髋部疼痛为首发症状,也有首先发生膝关节疼痛,或者首先发生踝关节或足跟疼痛,或首发腿痛和坐骨神经痛者。早期针灸治疗可缓解症状,延缓进程,是针灸治疗的最佳时机。强直性脊柱炎早期症状如果不能进行有效治疗,尽快控制病情,将丧失最佳治疗时机,不可避免关节畸形致残。进入脊柱症状期,患者已经脊柱关节韧带化骨形成骨桥,通过针灸治疗只能达到缓解疼痛症状。因此,强直性脊柱炎早期诊断与治疗对疾病的恢复起着决定性作用。

2. 刺灸法　本病是病情较为严重的顽疾沉疴,因此,根据《黄帝内经》"病有沉浮,刺有深浅,各至其理,无过其道"原则,针灸治疗本病要强调大剂量。由于先天禀赋不足,肾气匮乏是导致本病的首要因素,而督脉总督一身之阳,肾中之阳又可鼓舞一身之阳气,所以阳气不足、督脉空虚也是发病的一个重要因素。在脊柱上"铺灸",能直接作用于督脉及膀胱经穴。灸法艾炷要大,火气要足,并应借助暑夏之伏天(阳中之阳)炎热之气候,温通督脉及膀胱经诸腧穴,能起强壮真元、祛邪扶正作用,从而鼓动气血流畅。敷灸时选用材料也非常重要,常用大蒜(具有解毒散寒作用)、麝香(具有开窍通络透骨作用)。两药通过温热作用直接作用于督脉并逐渐吸收,故疗效较普通温灸为佳。目前,根据临床研究结果发现,在督脉上、膀胱经上进行大刺激量的敷灸法是最为有效的刺灸法。在治疗中,要针灸并用,这样才可提高针灸的疗效。

3. 患者的配合　强直性脊柱炎的发病与自身免疫力有着密切的关系。即使是急性发展期患者,如能进行科学的自我调理,就会起到防止关节畸形的作用,这就需要患者对自身的调理有一个正常的认识。在治疗强直性脊柱炎过程中,为了避免骨关节强直,必须每日进行轻微关节功能锻炼,避免关节畸形,造成终身残疾。强直性脊柱炎的病因多,病程长,病情复杂多变,缓解和发作交替,疗程长达数年甚至数十年,因此,要鼓励患者持之以恒,坚持长期的治疗和功能锻炼。这对于提高和巩固针灸疗效具有十分重要的意义。

针灸治疗的环节和机制

1. 促进循环　针灸并施疗法可以改善病变关节周围的血液循环,促进血管的舒张,增加循环血量,有利于促进局部肌腱等炎症的吸收,达到缓解强直性脊柱炎患者的疼痛、增强其关节活动、避免关节骨化和骨质疏松等。

2. 免疫调节作用　针灸可调节强直性脊柱炎病人血清中免疫球蛋白,并使网状内皮系统功能活动增强,对机体内各种特异性免疫抗体均有所增加,促进局部损伤组织的修复。

3. 止痛作用　针灸可通过改善微循环,促进止痛物质的排泄,促进机体分泌内源性镇痛物质,提高患者的痛阈等环节,达到止痛作用。

预　后

强直性脊柱炎尚无根治方法。但是患者如能及时诊断、合理治疗，一般可达到控制症状，改善预后。目前主张本病的治疗以非药物、药物和手术等综合方法，缓解疼痛、发僵，控制或减轻炎症，保持良好的姿势，防止脊柱或关节变形，必要时应矫正畸形关节，以达到改善和提高患者生活质量的目的。针灸疗法可缓解症状。要对患者进行疾病知识的教育和社会心理治疗；鼓励患者不间断进行体育锻炼，维持脊柱关节的最佳位置，增强椎旁肌肉力量和肺活量；应睡硬板床，多取仰卧位，避免促进屈曲畸形的体位。枕头应低，一旦出现上胸或颈椎受累，应立即停用枕头。髋关节受累出现的关节间隙狭窄、僵直和畸形，是本病致残的主要原因，必要时可进行手术治疗。

本病在临床上表现的轻重程度差异较大，部分患者病情反复持续进展，有些患者长期处于相对静止状态，可正常工作和生活。但是一般而言，轻型患者的存活期与一般人无差别，然而骨折、心血管系统受累、肾脏淀粉样变等严重的并发症会使部分患者生存期缩短。发病年龄小，髋关节和脊柱受累较早，反复发作虹膜睫状体炎和继发性淀粉样变性，诊断延迟，治疗不及时和不合理，不坚持长期功能锻炼者，预后较差。

研究证明，有多个指标对判断 AS 的预后有参考价值，包括：髋关节炎；腊肠样指或趾；NSAIDs 疗效差；ESR 升高（>30mm/1h）；腰椎活动度受限；寡关节炎和发病年龄＜16 岁。其他一些因素也可能与 AS 患者预后不良相关，如抽烟、进行性加重的放射学改变、活动性病变（由疾病活动指数评定）、功能障碍（自我报告评估）、受教育程度较低、存在其他与 SpA 相关的疾病（如银屑病、炎症性肠病）、男性、有葡萄膜炎病史和各种涉及动柔度（能够快速、反复弯曲、扭转和伸展）或身体震动的职业活动（如驾驶卡车或操作重型设备）。

代表性临床试验

表 2-12-2　针灸治疗强直性脊柱炎代表性临床试验

试验观察方案	试验设计	治疗组/对照组	结果
针灸联合西药方案[2]	58 例 RCT	治疗组（$n=28$，华佗夹脊穴；第 1 颈椎至第 5 腰椎为主，联合口服柳氮磺吡啶片 1.0g，每日 2 次；塞来昔布 0.2g，每日 1 次）/对照组（$n=28$，口服柳氮磺吡啶片 1.0g，每日 2 次；塞来昔布 0.2g，每日 1 次）	治疗后病情活动指数 BASDAI 比较 $WMD=1.49$，$95\%CI$（0.97，2.01），$P<0.00001$；骨骼和肌肉系统活动度评估（BASMI）比较 $WMD=0.94$，$95\%CI$（0.62，1.26），$P<0.00001$；脊柱炎症积分比较 $WMD=0.25$，$95\%CI$（0.10，0.40），$P=0.0001$

续表

试验观察方案	试验设计	治疗组/对照组	结果
针刺法[3]	120 例 RCT	针灸组($n=60$)/药物组($n=60$,双氯灭痛,50mg,柳氮磺胺吡啶第 1 周每次 0.5g,第 2 周起每次 1g,均 3 次/日)	两组治疗总有效率比较 $RR=1.18,95\%CI(0.93,1.51)$,$P=0.17$;晨僵时间比较 $WMD=0.28,95\%CI(0.09,0.47)$,$P=0.003$;关节肿痛个数比较 $WMD=1.04,95\%CI(0.91,1.17)$,$P<0.00001$;血沉下降比较 $WMD=14.24,95\%CI(10.85,17.63)$,$P<0.00001$;扩胸度比较 $WMD=0.53,95\%CI(0.47,0.59)$,$P<0.00001$
铺灸法[4]	80 例 RCT	治疗组($n=40$,督灸联合药物)/对照组($n=40$,甲氨蝶呤每次 10mg,1 次/周,扶他林每次 25mg,1 次/日)	两组治疗愈显率比较 $RR=1.29,95\%CI(0.95,1.75)$,$P=0.10$;晨僵时间比较 $WMD=7.94,95\%CI(3.66,12.22)$,$P=0.0003$;疼痛综合评分比较 $WMD=7.58,95\%CI(4.62,10.54)$,$P<0.00001$;血沉下降比较 $WMD=8.88,95\%CI(7.13,10.63)$,$P<0.00001$

参 考 文 献

[1] 中华医学会风湿病分会.强直性脊柱炎诊断及治疗指南[J].中华风湿病学杂志,2010,14(8):557-559.

[2] 周昭辉,陈振虎,徐展琼.温针灸夹脊穴治疗强直性脊柱炎临床研究[J].针灸临床杂志,2011,27(3):11-13.

[3] 刘维,张磊.针灸治疗强直性脊柱炎 60 例疗效观察[J].中国针灸,2002,22(10):665-666.

[4] 张庆力,许朝刚,高冠华.督灸治疗强直性脊柱炎 40 例[J].中医外治杂志,2007,16(4):46-47.

[5] 陈艳红.温针灸配合功能锻炼治疗强直性脊柱炎疗效观察[J].中国中医急症,2009,18(10):1611.

第3章

神经系统疾病

第13节　周围性面神经麻痹

(检索时间:2012年6月30日)

针灸治疗方案推荐意见

基于Ⅰ级证据的推荐性意见

◎ **较强推荐**　以下方案可应用于周围性面神经麻痹的治疗

急性期及恢复期方案——针刺法(地仓、颊车、阳白、太阳、翳风、颧髎、下关、合谷)

基于Ⅱ级证据的建议性意见

◇ **较强建议**　以下方案可试用于面神经麻痹后遗症期及并发症的治疗

后遗症期方案——①口三针滞针牵拉法(地仓、口禾髎、夹承浆/攒竹、四白、牵正、颊车);②针刺法(足三里、合谷;额纹异常:阳白、鱼腰;眼部异常:攒竹;口部异常:地仓、颊车;鼻唇沟异常:迎香、颧髎)+中药(桃红四物汤合牵正散加减)

并发症(面肌痉挛)方案——电针法(百会透曲鬓、神庭透颔厌、头维透悬厘、本神透率谷)

△ **弱度建议**——以下方案可试用于面神经麻痹后遗症期并发症的治疗

联带运动方案　①解结针法(患侧紧张肌群);②穴位注射法(安定注射液)(闭眼时患侧口角不自主上提者取患侧巨髎,进食时反射性流泪取患侧颊车)

上睑下垂方案——皮内针埋藏法(攒竹、丝竹空、阳白、鱼腰)+中药(麻黄、肉桂、甘草、杏仁、党参、防风、防己、黄芩、川芎、白芍、制附子、地龙、蜈蚣1~2条)

鳄鱼泪综合征(溢泪症)方案——针刺法(承泣、翳风、阳白、攒竹、地仓、颊车、人中、迎香、承浆、合谷)

临床流行病学资料

周围性面神经麻痹(peripheral facial paralysis),是因面神经非特异性炎症所致的以患侧眼裂变大、额纹消失、鼻唇沟变浅、口角歪斜等面部表情肌瘫痪为主要表现，又可根据面神经受损的不同定位分为单纯性面神经炎(simple facial neuritis)、贝尔麻痹(Bell's palsy)、亨特面瘫(Hunter's palsy)，其中以贝尔麻痹最为多见。

周围性面神经麻痹在 15～40 岁有一个发病高峰，男女发病比率近乎相同[1]。1982 年根据"中国六城市居民神经系统疾病的流行病学调查"显示本病患病率为 425.7/10 万人口[2]。1989 年统计国内贝尔麻痹发病率为 35.4/10 万人口，1993 年美国贝尔麻痹发病率统计结果为男性 23.5/10 万人口、女性 32.7/10 万人口。我国贝尔麻痹的发病率高，城市发病率为 38.0/10 万人口，农村为 26.0/10 万人口。

临床评估与诊断

周围性面神经麻痹临床评估

周围性面神经麻痹临床评估应着重于临床症状、定位诊断以及神经肌肉电生理的检测。周围性面神经麻痹的预后评价是治疗的一个必要组成部分，在发病早期确定神经病变的程度，对于制订有效的治疗方案和提供患者自信心有着重要指导作用。需要注意的是，要详细询问患者的既往病史，确定致病原因以鉴别中枢性面瘫、带状疱疹病毒、创伤、术后、肿瘤、先天造成的面瘫，详细评估要点见表 3-13-1 和表 3-13-2。

表 3-13-1　周围性面神经麻痹临床症状评估要点

	失用型 (H-B Ⅱ级)	轻度 (H-B Ⅲ级)	中度 (H-B Ⅳ级)	重度 (H-B Ⅴ～Ⅵ级)
乳突疼痛	轻度或无	轻度或无	隐痛或中度，部分颞部或后枕部疼痛	中度或剧烈，部分颞部或后枕部疼痛
额纹、抬眉、皱眉	抬眉明显	抬眉有或隐约	抬眉无或隐约	额纹消失，伴有或无眉目外侧下垂
眼裂、眼睑、闭眼	闭眼不露白或露白 0.1～0.3cm	闭眼露白0.1～0.3cm	闭眼不全	上眼睑外侧下垂，下眼睑轻度外翻，闭眼内侧呈三角形露白(0.4～0.5cm)
鼻唇沟、鼻孔、耸鼻	鼻唇沟存或变浅	耸鼻可	鼻唇沟明显变浅	面颊部平坦，鼻唇沟明显变浅或消失
口角、示齿、努嘴、鼓腮	提口角明显或微弱，略能鼓腮	提口角无运动，鼓腮漏气	提口角无运动，鼓腮漏气	患侧口角下垂，示齿仅露患侧前门牙的 1/5，努嘴呈带鱼状，下颌处扁平
食滞、漏水	有	明显	明显	明显
膝状神经节及以上	流泪或眼干，患侧舌前 2/3 味觉障碍，听觉过敏			

123

表 3-13-2　周围性面神经麻痹预后评估要点

	失用型 (H-B Ⅱ级)	轻度 (H-B Ⅲ级)	中度 (H-B Ⅳ级)	重度 (H-B Ⅴ～Ⅵ级)
镫骨反射	发病 4 天存在	起病后 4 天内消失		4 周后仍不出现
面神经兴奋性试验	面神经的兴奋阈,比较患侧与正常侧的阈值。若两侧阈值大于 3.5mA,提示面神经功能恢复预后较差			
最大刺激试验	患侧面肌运动明显减弱或消失提示面神经功能恢复预后不良			
神经电图	若发病后 4 日出现患侧纤维变性达 50%,发病 6 日出现纤维变性达 90%,或随访 2 日内纤维变性增加 15%～20%以上者,提示有手术探查指征;若发病 3 周内神经变性少于 90%者可保守治疗			
肌电图	面神经功能恢复前 6～12 周即可出现多相电位,故可作为面神经再生的早期征象			
恢复时间	15～29 天	20～40 天	3～5 个月	3～4 个月 *
抬眉无恢复	\	\	\	36%
口周肌恢复差	\	\	36%	88%
挛缩及连带运动	\	\	67%	56%
毁容性挛缩及连带运动	\	\	\	36%
后遗症及并发症	\	\	67%	92%

* 出现提口角运动的时间

周围性面神经麻痹临床诊断

（1）起病突然。

（2）患侧眼裂大,眼睑不能闭合,流泪,额纹消失,不能皱眉。

（3）患侧鼻唇沟变浅或平坦、口角低并向健侧牵引。

（4）根据损害部位不同而又分为：①茎乳突孔以上影响鼓索支时,则有舌前 2/3 味觉障碍;②损害在镫骨神经处,可有舌前 2/3 味觉障碍;③损害在膝状神经节,可有乳突部疼痛,外耳道与耳郭部的感觉障碍或出现疱疹;④损害在膝状神经节以上,可有流泪,唾液减少。

针灸治疗效能等级与治疗目标

1. 效能等级　针灸在介入治疗周围性面神经麻痹的不同时间段的对疗效有一定程度的影响,一般来说针灸介入治疗时间越早,疗效越好,恢复时间缩短,降低后遗症和并发症的几率。效能等级针灸病谱显示：周围性面神经麻痹恢复期前,单纯针灸治疗可以达到临床治愈(效能Ⅰ级),周围性面神经麻痹后遗症期,针灸可以改善整体的症状,减少后遗症的严重程度(效能Ⅱ级)。

2. 治疗目标　防止患者从部分性麻痹进展到完全性麻痹；使恢复率达到最高；增加完全性恢复者的比率；降低面肌的连带运动和挛缩的发生率；防止眼部共病。

针灸治疗流程与推荐方案

针灸治疗周围性面神经麻痹流程(图 3-13-1)

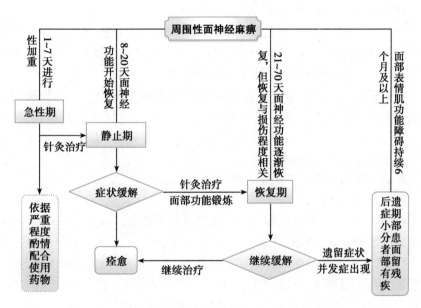

图 3-13-1　针灸治疗周围性面神经麻痹流程

针灸治疗周围性面神经麻痹推荐方案

1. 一般治疗方案[3](1b 级证据)★★★★★

『主穴』地仓、颊车、合谷(健)、阳白、太阳、翳风、颧髎、下关。

『配穴』鼻唇沟变浅加迎香，抬眉困难加攒竹，人中沟歪斜加口禾髎，颏唇沟歪斜加承浆。

『操作』面部穴位及翳风取患侧，合谷取双侧。常规针刺，平补平泻，留针30 分钟，每日治疗 1 次。5 次为 1 个疗程，疗程间休息 2 天，治疗 4 个疗程。

疗效说明　1 项 900 例的多中心的针灸择期治疗周围性面神经麻痹的大样本的 RCT，将分期针刺、分期针刺加灸、分期针刺加电针、分期针刺加经筋排刺以及不分期针刺 5 种治疗方案作对照研究，不分期针刺组临床痊愈率[痊愈：House-Brackmann 量表总体评分Ⅰ级，局部评分Ⅰ级，面部残疾指数量表躯体功能评分≥20，社会功能评分≤10，面神经麻痹程度分级评分为 100]为46.9%，与其他 4 中心针刺治疗方案(分期针刺：49.2%；分期针刺加灸：

49.4%;分期针刺加电针:47.5%;分期针刺加经筋排刺:42.7%)比较均无差异(均 $P>0.05$),针灸的最佳介入时机为急性期(痊愈率为 50.1%)和静止期(痊愈率为 52.9%),即发病后的 1~3 周。

2. 周围性面神经麻痹后遗症期治疗方案(6 个月以上)

● 口三针滞针牵拉法[4](2b 级证据)★★

『主穴』地仓、口禾髎、夹承浆。

『配穴』攒竹、四白、牵正、颊车。

『操作』针尖均向内下方刺入 10mm 后向左捻转针柄,感觉手下沉紧滞涩后向外上方缓慢提拉 5 次后留针;进针得气后即留针。留针 30 分钟,每日 1 次,10 天为 1 个疗程,疗程间间隔 2 天,治疗 2 个疗程。

疗效说明　治疗组临床痊愈率(面神经功能指数 FNFI 为 1,即面神经功能完全恢复)为 29.2%、有效率为 93.8%,面神经功能恢复率为 87.5%,治疗后 FNFI 改善为 0.45 ± 0.04,优于单纯口三针治疗方案,说明口三针滞针牵拉法的疗效或许优于单纯口三针治疗。

● 针刺联合中药[5](2b 级证据)★★

『主穴』足三里、合谷。

『配穴』额纹异常加阳白、鱼腰;眼部异常加攒竹;口部异常加地仓、颊车;鼻唇沟异常加迎香、颧髎。

『操作』患侧和健侧面部诸穴交替使用,穴位采用常规针刺,平补平泻,中度刺激。每次留针 30 分钟,手法行针,每 10 分钟行针 1 次,上述治疗 6 次为 1 个疗程,连续 3 个疗程,每疗程中间休息 1 天,疗程结束后观察疗效。

『联合治疗』中药内服(桃红四物汤合牵正散加减):桃仁、红花、地龙、鸡血藤各 15g,川芎、当归、黄芪各 10g,赤芍 12g,僵蚕、天麻各 8g,白附子(炮制)3g,全虫(炮制)6g,每日 2 次冲服,患者实热内盛者,暂停或改为每日 1 次冲服。

疗效说明　治疗组临床痊愈率(H-B 面神经功能分级评定为Ⅰ级者)为 40%、总有效率为 90%,血浆内皮素水平含量降低 0.39 ± 0.01,优于单纯中药内服,说明针刺配合中药内服疗效或许优于单纯针刺。

3. 周围性面神经麻痹并发症治疗方案　周围性面神经麻痹的并发症包括面肌挛缩、连带运动、上睑下垂、面肌痉挛、鳄鱼泪综合征。在一般周围性面神经麻痹针灸治疗基础上根据并发症的不同分别对症治疗。

(1) 面肌痉挛治疗方案

● 透刺法[6](2b 级证据)★★

『穴位』百会透曲鬓、神庭透颔厌、头维透悬厘、本神透率谷。

『操作』针尖与头皮呈 30°角快速刺入头皮下帽状腱膜下层,由百会透曲鬓、神庭透颔厌、头维透悬厘、本神透率谷,以快速小幅度捻转,200 转/分钟,行针 2～3 分钟,然后接电针仪,百会接负极,神庭接正极;头维接负极,本神接正极。采用密波强刺激,以患者能耐受为度,通电 30 分钟。每日 1 次,15 天为 1 个疗程。疗程间休息 3 天,共治疗 2 个疗程。

疗效说明 治疗组临床痊愈率(症状完全消失,劳累及精神刺激面肌无抽搐)为 35%,痉挛强度完全缓解(Albert 级降为 0 级)为 37.5%,痉挛频度完全缓解(Penn 分级降为 0 级)为 35%,电生理变化为:时程:(214 ± 108)ms;波幅:(156 ± 51)mv;暴发频率:2.5 ± 0.8;潜速率:11 ± 0.6,均优于药物卡马西平。说明头部电针透穴疗效或许优于口服西药卡马西平。

(2) 连带运动治疗方案

● 穴位注射法[7](2c 级证据)★

『穴位』闭眼时患侧口角不自主上提者取患侧巨髎,进食时反射性流泪取患侧颊车。

『操作』安定注射液 2ml(10mg),直刺 0.3～0.5 寸,待针下有酸胀感后,回抽无回血,将药液缓缓注入,每穴注入 1ml(5mg),5 天治疗 1 次,共治疗 5 次。

『注意事项』出针后令其休息片刻,观察局部是否肿胀或面瘫是否加重,如出现以上现象可不做处理,3～4 天能自行恢复。

疗效说明 治疗组临床痊愈率(闭眼时患侧口角不自主上提,进食时反射性流泪症状消失)为 52.5%,或许优于常规针刺组 22.5%。说明穴位注射法的疗效或许优于常规针刺。

● 解结针法[8](2c 级证据)★

『穴位』健侧面部最紧张肌群。

『操作』采用 45 号 1.5 寸毫针,右手持针,左手触摸面部,寻找最紧张的肌群,在肌群中间及起止处各取一点进针,进针后针尖穿刺到该肌群对侧,针尖下无触电感及血管搏动感时,将肌纤维纵向分离,然后把针退到肌肉中层,横行挑断部分肌纤维。解结针法每周 2 次。

『配合治疗』面部功能锻炼,每日 2 次,每次 30 分钟。

『注意事项』 如有出血,压迫针孔片刻,待无出血后迅速出针。

疗效说明 治疗组临床痊愈率(参照《实用耳鼻咽喉学》面神经功能恢复评定标准进行评定,痊愈:面部所有区域正常)为 63%,治疗第 14 天面部神经功能积分降低 13.3 ± 0.3,第 21 天降低 17.6 ± 0.1,第 28 天降低 22.3 ± 0.7,均优于常规针刺治疗方案,在第 14 天开始症状改善显著。说明解结针法疗效或许优于常规针刺。

(3) 上睑下垂治疗方案

● 皮内针法联合中药方案[9](2c 级证据)★

『穴位』攒竹、丝竹空、阳白、鱼腰。

『操作』皮内针针尖从攒竹向对侧丝竹空,阳白向对侧鱼腰,针尖向上下沿皮平刺,埋藏固定后,在露出皮外部分的针身和针柄下的皮肤之间粘贴胶布以固定,3~6 天治疗 1 次。

『联合治疗』中药内服基本方为小续命汤加减,麻黄 3g、肉桂 4g、甘草 5g、杏仁 10g、党参 10g、防风 18g、防己 10g、黄芩 10g、川芎 10g、白芍 10g、制附子 10g、地龙 15g、全大蜈蚣 1~2 条,每天 1 剂。7 天为 1 个疗程,连用 5 个疗程。加减:恶寒、头项强痛、身痛者,加羌活;项背强、项强者,加葛根;身热、烦渴或头额痛者,加生石膏;唇舌深红、面身热者,加夏枯草、大青叶或板蓝根;久病或素体虚弱者,加黄芪、白术、当归、枸杞子等。

疗效说明　治疗组临床痊愈率(症状及体征消失,外观如常,面肌功能完全恢复)为 56.2%,优于常规针刺治疗方案和单纯中药内服。说明皮内针配合中药内服的疗效或许优于常规针刺及单纯中药。

(4) 鳄鱼泪综合征(溢泪症)治疗方案

● 针刺法[10](2c 级证据)★

『穴位』承泣、翳风、阳白、攒竹、地仓、颊车、人中、迎香、承浆、合谷(健)。

『操作』常规针刺,每疗程 6 周。

疗效说明　治疗组有效率(取密闭于干燥瓶中的 5cm×5cm 滤纸一片,对折后,内侧一端抵泪湖,以双折后的中线缘紧挨眼裂下缘,立即取下后展开,如泪迹已展平,则用铅笔标记横径和纵径,如泪迹未平展则待泪迹平展后立即标记横径和纵径;测量泪迹的横径与纵径,求得平均值,并作记录。治疗 1 周后,再做同样测量,如第 1 次测量其平均值减去第 2 次的差>+3mm 则作有效计,否则作无效)为 86%,优于对照组 54.5%。说明常规针刺加承泣疗效或许优于常规针刺加睛明。

4. 特殊人群的周围性面神经麻痹治疗

● 妊娠期周围性面神经麻痹治疗方案　目前尚无高质量的针灸治疗妊娠期周围性面神经麻痹的临床证据,可参照一般治疗方案[11]。在针刺前应对孕妇及家属详细讲解具体事项,在操作过程中,应做好孕妇的心理疏导,注意胎动,观察孕妇的反应;禁止针刺水沟、合谷、太冲、三阴交及下腹部孕妇禁用或慎用的穴位;针刺手法宜缓宜轻,忌重刺激。

● 儿童周围性面神经麻痹治疗方案　目前尚无高质量的针灸治疗儿童周围性面神经麻痹的临床证据,针对儿童该病可使用面部穴位按摩等治疗方法,针刺时也应手法轻盈。

● 糖尿病合并周围性面神经麻痹　目前尚无高质量的针灸治疗糖尿病合并周围性面神经麻痹的临床证据,可参照一般治疗方案[12]。治疗时要以严格控制血糖为前提,针刺时要注意无菌操作,避免引发感染。

疗效说明　治疗组糖尿病性周围面瘫恢复时间较普通面瘫长,平均要比普通周围性面神经麻痹长 4.12 周。[12]

影响针灸疗效因素

西医学认为,本病有较高的自愈倾向,甚至高达 75%,但是近年来通过大量的临床研究证实针刺对本病的治疗效果是肯定的,国内一项按循证医学设计的研究表明,针灸治疗 Bell 面瘫的疗效明显优于西医治疗组(应用维生素和激素治疗)。因此,本病是采用针灸独立治疗疗效较好的病种。患者痊愈的条件是面神经功能恢复。针灸治疗本病在 2 周到 1 个月疗效最显著,1 个月以上疗效较慢。影响针灸疗效的因素包括:

1. 病性　导致周围性面神经麻痹的因素直接关系着面神经的损伤性质,如果面瘫由感受风寒,单纯的血管痉挛所致,疗效好;如果由细菌、病毒所致(如疱疹病毒所致的 Hunt 面瘫)或外伤所致等疗效就较差。总之,单纯性面神经炎痊愈时间最短,Bell 面瘫稍长,Hunt 面瘫最长。针灸治疗单纯性面神经炎疗效优于 Bell 面瘫,Bell 面瘫针灸疗效优于 Hunt 面瘫。另外,青壮年、儿童较老年人恢复快些。

2. 病位　周围性面神经麻痹面神经损害的平面不同,治疗的效果也不同。茎乳突孔或以下部位受损者(单纯性面神经炎)疗效最佳,在面神经管内(茎乳突孔内),在面神经管中鼓索和蹬骨肌神经之间受损者(Bell 面瘫)疗效次之,膝状神经节处受损及岩浅大神经受累(Hunt 面瘫)者疗效较差。即面神经损伤平面越低,疗效越好,反之则越差。

3. 病情的严重程度　如果面神经仅仅是水肿状态,疗效好;如果面神经出现变性,疗效差,一般约 15% 以上的面瘫患者面神经常发生神经变性,这就是为什么他们的病情非常重,恢复也和大多数面瘫患者不同。在临床上判断病情的严重程度,可用 House-Brackmann 面神经恢复评价标准进行评分,Ⅰ～Ⅲ级表明面神经损伤较轻,Ⅳ～Ⅵ级则表明病情较重。另外,乳突部有疼痛的面神经麻痹提示病情较严重,虽然面神经属于运动神经,其损伤程度应该与感觉神经无直接关系,但是临床观察的结果却发现其与面神经损伤有某种相关性,这可能是面神经水肿等较重而波及了感觉神经。

4. 病程　病程短的较病程长的治愈率高。研究表明周围性面神经麻痹发病 1～7 天接受针灸疗效要比病程在 8～90 天接受针灸治疗的疗效要好。另外,首次发病要比再次发病疗效好。

针灸治疗的环节和机制

1. 解除血管痉挛　促进血液循环,改善面神经的水肿等炎性病变。实验研究表明,针刺可使面部的红外热像图发生变化;激光多普勒血流仪测定表明针刺可使面部的血流量增加。这些有助于面神经的水肿吸收,增加营养代谢,促进其损伤修复和功能康复。

2. 神经调节 通过神经刺激反射性引起面神经功能活动,有助于功能低下的面神经功能恢复。包括刺激三叉神经引起面部感觉的恢复,直接刺激面神经和三叉神经兴奋反射性引起面神经兴奋等。

3. 调节免疫 针灸对人体免疫功能和自身修复功能的提高也有助于本病的恢复。

预　　后

周围性面神经麻痹预后与面神经麻痹程度相关[12],85％的病例通常在 3 周～6 个月内好转,总的来说,71％的患者面部肌肉功能逐步恢复(61％的患者是完全麻痹,94％的患者是部分麻痹),余下的 29％留下轻度或严重的面神经功能障碍,17％有挛缩,16％有半侧面部痉挛或连带运动。面部表情的不全恢复对生活质量有长期的影响。儿童贝尔麻痹总体预后良好,自然恢复率大于90％,部分原因是由于儿童不全性麻痹多,而完全性则和成人一样预后不良。

代表性临床试验

表 3-13-3　针灸治疗周围性面神经麻痹的代表性临床试验

试验	治疗组/对照组	结果
针灸择期治疗周围性面瘫多中心大样本 RCT[3]	分期针刺组(A 组)　急性期:地仓、颊车、合谷、阳白、太阳、翳风、颧髎、下关;静止期:地仓透颊车、太阳透颧髎,余同上;恢复期:加足三里,余同静止期 分期针刺加灸组(B 组)　急性期、静止期、恢复期同 A 组,针后每个主穴加艾条温和灸 分期针刺加电针组(C 组)　急性期同 A 组。静止期、恢复期同 A 组,并地仓与下关、太阳与阳白得气后接电针 分期针刺加经筋组(D 组)　急性期同 A 组。静止期、恢复期同 A 组,并采用阳明经筋排刺 不分期针刺组(E 组)　不分期治疗,常规针刺,用平补平泻法	A/B:RR=0.99[0.81,1.23], A/C:RR=1.04[0.83,1.28], A/D:RR=0.87[0.69,1.09], A/E:RR=0.95[0.77,1.19], B/C:RR=0.96[0.78,1.19], B/D:RR=0.86[0.69,1.08], B/E:RR=0.95[0.77,1.18], C/D:RR=0.90[0.71,1.13], C/E:RR=0.99[0.79,1.23], D/E:RR=1.10[0.87,1.38]。 以上各项 P 值均大于 0.05。研究结果提示,5 种针灸方法疗效相比无统计学差异

参 考 文 献

[1] 李世绰,程学铭,王文志,等.神经系统疾病流行病学[M].北京:人民卫生出版社,
2000.

[2] 孔繁元.中国六城市面神经炎流行病学调查[J].中国神经精神疾病杂志.1989,12
(22):36.

[3] 李瑛,李妍,刘立安,等.针灸择期治疗周围性面瘫多中心大样本随机对照试验[J].中
国针灸,2011,31(4):289-293.

[4] 冯骅,丁敏,蒋亚秋,等.口三针滞针牵拉法治疗顽固性面瘫面神经功能指数评价[J].
中国针灸,2010,30(9):736-738.

[5] 郭飞,阮春鑫,马艳.针药结合治疗周围性面瘫后遗症期的疗效及对血浆内皮素影响的
观察[J].浙江中医杂志,2010,45(11):791-792.

[6] 桑鹏,王顺,赵佳辉.头部电针透穴治疗面肌痉挛临床观察[J].中国针灸,2006,26(8):
563-565.

[7] 朱士涛.安定穴位注射治疗面神经麻痹后联带运动 40 例[J].中国中西医结合杂志,
1994(12):753-754.

[8] 陈小凯.解结针法治疗顽固性周围性面瘫[J].针灸临床杂志,2007,23(10):35-36.

[9] 李卫东.皮内针配合中药内服治疗顽固性面瘫疗效观察[J].光明中医,2008,23(5):
605-606.

[10] 石育才,吴玲.针灸治疗周围性面瘫溢泪症临床初探[J].上海针灸杂志,2003,22(6):
38.

[11] 中国中医科学院.中医循证临床实践指南(针灸)[M].北京.中国中医药出版社,
2011.

[12] 张冲,万军.针灸治疗糖尿病性周围性面瘫与 Bell 麻痹 72 例[J].中国中医药现代远
程教育,2010,23(3):48-50.

第 14 节　脑卒中恢复期功能障碍

（检索时间：2012 年 6 月 30 日）

针灸治疗方案推荐意见

基于Ⅰ级证据的推荐性意见

◎ 较强推荐

以下方案可应用于运动功能障碍的治疗

醒脑开窍针法——内关、水沟、三阴交

靳三针法——颞三针、足三针、手三针、上肢挛三针、下肢挛三针

贺氏三通法——针刺法(四神聪、曲池、合谷、中脘、天枢、丰隆、太冲)

针灸治疗方案推荐意见

电针中药康复综合方案——电针法(①血管舒缩区、肩髃、髀关、合谷、太冲;②运动区、曲池、阳陵泉、肾俞)+中成药香丹注射液及康复治疗

调理髓海、通阳柔筋针法——针刺法(百会、风府)

经穴电体操法——经皮电刺激(手三里、外关、阳陵泉、足三里)

以下方案可应用于吞咽障碍治疗

祛风化痰针刺法——风池、完骨、廉泉、丰隆

常规针刺法——风池、完骨、翳风、上廉泉、人迎

针刺联合康复训练——针刺法(上廉泉、风池、完骨、翳风、人迎)+康复训练法

基于Ⅱ级证据的建议性意见

□ **强力建议**

以下方案可试用于本体觉障碍(平衡功能)的治疗

电针刺联合康复训练法——针刺法(廉泉、外金津、外玉液、风池、完骨、翳风、病灶侧运动区下2/5)+康复训练法

以下方案可试用于语言障碍(失语症)的治疗

针刺联合语言康复法——针刺法(百会、四神聪、梗死部位的头部投影区、金津、玉液、廉泉、哑门、血海、通里、悬钟、合谷、太冲)+语言训练法

◇ **较强建议** **以下方案可试用于脑卒中恢复期肢体痉挛的治疗**

针刺拮抗肌联合康复法——针刺法(肩髃、肩贞、肩前、臂臑、髀关、伏兔、血海)+Bobath疗法

张力平衡针法——针刺法(上肢屈肌侧极泉、尺泽、大陵,下肢伸肌侧血海、梁丘、照海;上肢伸肌侧肩髃、天井、阳池,下肢屈肌侧髀关、曲泉、解溪、申脉)

头针联合康复法——针刺法(患顶区、顶前区、额区、颞区、项区)+Bobath方法为主的运动疗法与运动再学习方案综合康复疗法

芒针透刺联合肌张力平衡促通技术法——针刺法(肩髃向臂臑透刺、臑会向天井透刺、三阳络向外关透刺、阳溪向温溜透刺;阳陵泉向悬钟透刺、曲泉向阴包透刺、丘墟向足临泣透刺、太冲向中封透刺)+肌张力平衡促通技术

电针法(100Hz)——患侧居髎、曲泉、阴包、足三里、丰隆、悬钟、太冲

◇ **较强建议**

以下方案可试用于脑卒中恢复期肢体痉挛的治疗

经筋排刺法配合皮肤针循经叩刺法——针刺法(上肢三阳经连线)-叩刺法(肺经、心包经及心经的五腧穴)

针灸治疗方案推荐意见

以下方案可试用于脑卒中恢复期手腕部功能障碍的治疗

电针肌肉运动点法——电针法(肌肉运动点)

以下方案可试用于脑卒中恢复期足下垂/足内翻的治疗

针刺联合康复方案 1——针刺法(患侧至阴、足窍阴)＋三级平衡渐进康复训练

针刺联合康复方案 2——针刺法(申脉、照海、风池、阳陵泉、合谷、曲池、肩髃、足三里、环跳、三阴交)＋康复训练法

以下方案可试用于脑卒中恢复期言语障碍(失语症)的治疗

针刺配合火针法——火针(金津、玉液)。

以下方案可试用于脑卒中恢复期言语障碍(构音障碍)的治疗

针刺联合语言训练——针刺法(内关、通里、风池、金津、玉液、舌三针)＋语言训练法

以下方案可试用于脑卒中恢复期肩手综合征的治疗

针刺配合刺络法——阿是穴、肩髃、肩髎、臂臑、曲池、手三里、合谷、上八邪

蜂针联合康复法——蜂针法(阿是穴,以痛为腧)＋康复疗法

靳三针联合康复法——针刺法(病灶侧颞三针、偏瘫侧肩三针、偏瘫侧上肢挛三针)＋康复疗法

温针灸联合康复法——温针灸法(肩髃、肩髎、肩贞、天宗、曲池、手三里、外关、养老、中渚)＋康复疗法

透刺联合作业法——透刺法(肩髃透曲池、合谷透后溪、曲池透小海、臑会透天井、四渎透外关)＋作业疗法

以下方案可试用于脑卒中恢复期压疮的治疗

热敏灸法——艾灸法(疮面)

火针法——疮面及疮周阿是穴

以下方案可试用于脑卒中恢复期呃逆的治疗

针刺法——攒竹、人中、内关、中脘、足三里、三阴交、行间

以下方案可试用于脑卒中恢复期单侧空间忽略的治疗

针刺联合个体化作业法——针刺法(软瘫期:督脉、百会、风池、瞳子髎、阳陵泉、光明、足三里、丰隆、攒竹、手三里、曲池、合谷;痉挛期:照海、复溜、太冲、内关、三阴交、阴陵泉、顶中线、顶旁 1 线、顶旁 2 线)＋个体化作业疗法

头针联合康复——针刺(额中线、病侧顶颞后斜线)＋康复训练法

针灸治疗方案推荐意见

△ **弱度建议** 以下方案可试用于脑卒中恢复期手腕部功能障碍的治疗

　　电针伸-屈肌交替运动点法——伸-屈肌交替运动点

　　合谷刺法及电针法——上廉、外关

△ **弱度建议**

　　以下方案可试用于脑卒中恢复期足下垂/足内翻的治疗

　　经筋刺法联合康复——针刺法（患肢踝关节附近的肌腱两侧压痛点）＋体位主动被动康复训练

　　排刺法联合康复——针刺法（患侧胆经的阳陵泉穴以下腧穴）＋康复训练

　　以下方案可试用于本体觉障碍（平衡功能）的治疗

　　针刺法联合康复——针刺法（阳陵泉、申脉、照海、足三里、肝俞、脾俞、肾俞）＋康复训练法

　　以下方案可试用于脑卒中恢复期肩关节半脱位的治疗

　　经筋刺法——患侧上臂外侧，排刺3组：第1组为肩髃-曲池连线；第2组为肩贞-小海连线；第3组为肩髃-天井连线

　　功能性电刺激法——经皮电刺激（伸侧肌群为主）。

临床流行病学资料

　　脑卒中（cerebral apoplexy）具有高发病率、高致残率的特点。中国每年新发脑卒中患者约200万人，其中70%～80%的脑卒中患者因为残疾不能独立生活[1]。以往根据世界卫生组织（WHO）提出的标准，当患者生命体征平稳，神经系统症状不再进展，48小时以后开始介入恢复期的治疗，因此脑卒中恢复期的治疗应尽早开始。

　　脑卒中的功能障碍主要包括运动功能障碍、感觉功能障碍、认知障碍、情绪障碍、言语和语言障碍、吞咽障碍、排泄障碍等。

　　运动功能障碍：包括肢体偏瘫、肌肉痉挛。脑卒中偏瘫后3周内，约有90%的患者会发生肢体痉挛[2]，主要表现为上肢屈肌和下肢伸肌的共同运动模式，严重妨碍了肢体功能活动的完成。

　　本体感觉障碍：脑卒中常导致偏身感觉障碍，它对躯体的协调、平衡及运动功能有明显影响。

　　认知障碍：脑卒中后出现的认知损害或痴呆称为卒中后认知障碍或卒中后痴呆。主要表现为结构和视空间功能、记忆力、执行功能、定向力、注意力障碍等。脑卒中患者3个月时认知损害的发生率可达30%[3]。

情绪障碍：卒中后抑郁是脑卒中后以持续情感低落、兴趣减退为主要特征的心境障碍。总体发生率高达 40％～50％，其中约 15％为重度抑郁，可伴严重自杀倾向，甚至自杀行为[4]。

言语障碍：交流障碍[例如说、听、读、写、做手势和(或)语言运用的问题]及其相关的认知损害存在于高达 40％的脑卒中患者中。脑卒中后最常见的交流障碍是失语症和构音障碍。

吞咽障碍：吞咽障碍是脑卒中患者的常见症状，其发生率在 22％～65％[5]。吞咽障碍常对患者的生理、心理健康造成严重影响。在生理方面，吞咽功能减退可造成误吸、支气管痉挛、气道阻塞、窒息、脱水和营养不良。

尿便障碍：脑卒中后发生膀胱和直肠功能障碍很常见，可能是脑卒中后各种相关损害的综合结果。尿失禁是脑卒中后的一个常见问题，大约 40％～60％的脑卒中患者在急性住院期会出现尿失禁，而脑卒中后 6 个月时下降到20％[6]。年龄的增长、卒中严重程度、并发糖尿病或其他的残障性疾病都会增加脑卒中后尿失禁的危险性。

脑卒中患者由于疾病造成的功能障碍及在治疗中的失用、误用，可引起多种继发障碍，肩痛、肩手综合征、压疮、脑卒中的继发障碍多由卧床时间长、训练和护理不当等原因引起。

中枢性疼痛：脑卒中患者出现疼痛可能是原有疼痛症状恶化，也可能是脑卒中的直接后果。脑卒中后中枢性疼痛(central post stroke pain，CPSP)发生率为 2％～8％，是一种表浅的、烧灼样、撕裂般或针刺样的感觉，通常因触摸、接触水或运动而加重[7]。

肩痛：是脑卒中患者常见的并发症之一，可以发生在脑卒中早期，也可以发生在中后期，通常发生在脑卒中后 2～3 个月，发生率为 5％～84％[7]。

肩手综合征：又称反射性交感神经营养不良，于 1994 年被国际疼痛研究学会归纳为复杂局域疼痛综合征Ⅰ型，即与交感神经介导性密切相关的疼痛。肩手综合征发病率及发病年龄各文献报道不一，多为 10％～75％，在 45～78岁之间[8]，影响肢体功能恢复。

肩关节半脱位：脑卒中患者肩关节半脱位的发生率为 17％～81％，多数在起病 3 个月内发生[9]。

大约 9％的住院患者和 23％在家庭护理的患者会发生皮肤压疮[10]。

临床评估与诊断

脑卒中恢复期功能障碍临床评估　(中国脑卒中康复治疗指南，中华医学会神经病学分会神经康复学组，中华医学会神经病学分会脑血管病学组，卫生

部脑卒中筛查与防治工程委员会办公室,2011 年)

1. 运动障碍的评估　目前对偏瘫的评定有两大类:一类是以肌力变化、关节活动范围评定为标准的;另一类则是以运动模式改变为标准。大量文献资料表明,后一种方法更能客观地反映偏瘫恢复过程,并对康复治疗起指导作用,故常被临床所采用。目前国际上对偏瘫运动功能评定的主要方法有 Fugl-Meyer 评定法、Brunnstrom 法、Bobath 方法、上田敏评价法及国际上公认的卒中量表。

(1) 肌力评定:肌力是指肌肉收缩时产生的最大力量。肌力评定是测定受试者在主动运动时肌肉或肌群的力量,以此评定肌肉的功能状态。手法肌力检查不需借助任何器材,仅靠检查者徒手对受试者进行肌力测定,操作简便、易行,在临床中得到广泛的应用,其中 Lovett 肌力分级标准(表 3-14-1)及百分数分级标准最为常用。施行 MMT 时,应先查健侧后查患侧,先抗重力后抗阻力,再两侧对比。阻力应加在被测关节的远端并须使用相同强度。

表 3-14-1　Lovett 肌力分级标准

级别	肌力
0	无可测知的肌肉收缩
1	有轻微收缩,但不能引起关节活动
2	在除重状态下能做关节全范围运动
3	能抗重力做关节全范围活动,但不能抗阻力
4	能抗重力、抗一定阻力运动
5	能抗重力、抗充分阻力运动

(2) 关节活动度(ROM)评定:关节活动度又称关节活动范围是指关节远端向着或离开近端运动,远端骨所达到的新位置与开始位置之间的夹角,即远端骨所移动的度数。常用的关节活动范围测量工具有通用量角器、手指量角器、多功能测角器等。躯体运动功能评定时,需将肌力评定、关节活动度评定与其他的评定方法结合起来,才能表示机体的病损情况或功能状态。

(3) 张力的评定:张力是维持肢体位置,保证肢体运动滞空的能力,是进行各种复杂运动所必要的条件。肌张力过高或过低,都会影响正常运动功能的执行。肌张力的评定,一般国际上都用 Ashworth 量表(表 3-14-2)。分为0~4 级,记分 0~4 分。

表 3-14-2　修订的 Ashworth 痉挛评定量表

级别	肌张力及活动特征
0	正常,无肌张力增高
1	肌张力轻度增加,受累部分被动屈伸时,在 ROM 之末时呈现最小的阻力或出现突然卡住和释放感
1+	肌张力轻度增加,在 ROM 后 50％范围内出现突然卡住,然后在 ROM 的后 50％均呈现最小的阻力
2	较明显肌张力提高,通过 ROM 的大部分时,肌张力均较明显地增加,但受累部分仍能较易地被移动
3	明显肌张力增高,肢体屈伸活动受限,被动活动困难
4	僵直,受累部分被动屈伸时呈现僵直状态而不能动

（4）运动模式改变为标准的评定：Brunnstrom 评定是临床上应用最早的半定量评估方法,Brunnstrom 对大量的偏瘫病人进行了观察,注意到偏瘫的恢复几乎是定型的连续过程,提出著名的恢复六大阶段理论。评定包括躯干、四肢、步态等方面的内容。它能精细观察偏瘫者肢体恢复的全过程,是脑卒中患者康复治疗的基础。Brunnstrom 偏瘫恢复 6 个阶段的理论详见表 3-14-3。

表 3-14-3　Brunnstrom 脑卒中运动功能评定

阶段	上肢	手	下肢
1级	弛缓,无随意运动	弛缓,无随意运动	弛缓,无随意运动
2级	开始出现共同运动或其成分,不一定引起关节运动	无主动手指屈曲	最大限度的随意运动,开始出现共同运动或其成分
3级	痉挛加剧,可随意引起共同运动,并有一定的关节运动	能全指屈曲,钩状抓握,但不能伸展,有时可由反射引起伸展	①随意引起共同运动或其成分②坐位和立位时,髋、膝、踝可屈
4级	痉挛开始减弱,出现一些脱离共同运动模式的运动:①手能置于腰后部;②上肢前屈 90°(肘伸展);③屈肘 90°,前臂能旋前、旋后	能侧方抓握及拇指带动松开,手指能半随意、小范围地伸展	开始脱离共同运动的运动:①坐位,足跟触地,踝能背屈;②坐位,足可向后滑动,伸屈膝大于 90°

续表

阶段	上肢	手	下肢
5级	痉挛减弱,基本脱离共同运动,出现分离运动:①上肢外展90°(肘伸展,前臂旋前);②上肢前平举及上举过头(肘伸展);③肘伸展位,前臂能旋前、旋后	①用手掌抓握,能握圆柱状及球形物,但不熟练;②能随意全指伸开,但范围大小不等	从共同运动到分离运动:①立位,髋伸展位能屈膝;②立位,膝伸直,足稍向前踏出,踝能背屈
6级	痉挛基本消失,协调运动正常或接近正常	①能进行各种抓握;②全范围伸指;③可进行单个指活动,但比健侧稍差	协调运动大致正常:①立位,髋能外展超过骨盆上提的范围;②坐位,髋可交替地内、外旋,并伴有踝内、外翻

2. 本体感觉障碍评估

平衡功能的评定:平衡功能障碍严重程度的分级,通常采用修订后的 Semans 标准。该评定方法将障碍的程度分为 6 个级别,具体内容见表 3-14-4。

表 3-14-4 平衡功能障碍严重程度分级

级别	特征
Ⅴ	能单腿站立
Ⅳ	能单膝跪立
Ⅲ	一腿前一腿后地站着时能将身体重心从后腿移向前腿
Ⅱ-3	能双足站立
Ⅱ-2	能双膝跪立
Ⅱ-1	能手膝位站立
Ⅰ	能在伸直下肢的情况下坐着
Ο	伸直下肢时不能坐

3. 情绪障碍评估 应用简易精神状态检查(MMSE)、蒙特利尔认知评估量表(MoCA)、长谷川痴呆量表(HDS)和韦氏成人智力量表(WAIS)进行认知功能评定。详见抑郁症、焦虑症章节。

4. 言语障碍评估

(1) 失语症评估:应包括疾病诊断及言语诊断两个部分(表 3-14-5)。

表 3-14-5 几种主要失语症的病灶部位和言语障碍特征

类别	病灶部位	自发言语	言语理解	口语复述能力	物品(人物)命名	阅读理解能力	书写能力
运动性失语	优势侧额下回后部皮质或皮质下	不流利,费力	部分障碍	差	部分障碍到完全障碍	朗读困难理解好	中等度障碍
感觉性失语	优势侧额上回后1/3区域及其周围部分	流利,空洞	完全障碍	差	部分障碍到完全障碍	朗读困难、理解差	差
传导性失语	优势侧颞叶峡部,岛叶皮质下的弓状束和联络纤维	流利,言语错乱	接近正常	很差	常严重障碍	朗读困难理解好	中等度障碍
命名性失语	优势侧颞、枕、顶叶结合区	流利,空洞	正常	正常	完全障碍	稍差或正常	轻度障碍
经皮质运动性失语	优势侧额叶内侧面运动辅助区或额叶弥散性损害	不流利,费力	正常	正常	部分障碍	部分障碍	中等度障碍
经皮质感觉性失语	优势侧颞顶分水岭区主要累及角回和颞叶后下部	流利,言语错乱,病理性模仿言语	严重障碍	正常	部分障碍	严重障碍	差
完全性(球性)失语	颈内动脉或大脑中动脉分布区	不流利,费力	完全障碍	完全障碍	完全障碍	完全障碍	差

1) 疾病诊断是根据病史、神经系统体征及神经影像学资料做出的,其目的有以下 2 个方面:a. 确定病变的部位、病因,为进一步的治疗提供依据; b. 确定病人言语障碍的性质,对非失语症性的言语障碍进行鉴别诊断。

明确失语症病人所处的病期及全面状况,以确定用失语症床边测查还是用成套量表的测查。急性期的病人常常不能耐受长时间的检查,故应采用简短的床边测查,待病情平稳后做更为详尽的测查,检查内容可根据病人情况精简或分多次测查。

2）言语诊断是通过失语症测查做出的，其目的有以下 3 个方面：a. 辨清言语症状；b. 判定失语症的性质，即弄清损害了表达、理解、复述、呼名、阅读及书写哪些环节；c. 确定失语症的类别。

（2）构音障碍评定：是由于发音器官本身或者支配这些器官的神经发生病变导致发音异常和构音不清的一种语音形成障碍。表现为发音不准、吐字不清、语调及速率异常、鼻音过重等。患者通常听理解正常并能正确选择词汇及按语法排列词句，但不能很好地控制重音、音量及音调（表 3-14-6）。

表 3-14-6 构音障碍的病变特征

类型	常见原因	神经肌肉病变	言语特征
弛缓型	球麻痹（低位脑干卒中、延髓空洞症）、重症肌无力、面神经麻痹	弛缓性瘫痪无力、肌张力低下、肌肉萎缩、舌肌震颤	伴有呼吸音、鼻音过重，辅音不准确，单音调音量降低，空气由鼻孔逸出而语句极短促
痉挛型	痉挛型脑性瘫痪脑卒中、假性球麻痹（脑炎、外伤肿瘤）	痉挛性瘫痪无力、活动范围受限、运动缓慢	辅音不准确、单音调、刺耳音、紧张窒息样声音、鼻音过重、偶尔音调中断、言语缓慢无力、音调低、语句短
共济失调型	脑卒中、肿瘤、外伤、共济失调型脑性瘫痪、感染、中毒	不协调运动、运动缓慢、肌张力低下	不规则的言语中断、不规则的音调与响度辅音不规则，不准确，发元音变调，刺耳音，所有音节发同样的重音，音节与字之间的间隔延长
运动减少型	帕金森病、药物中毒	运动缓慢、活动范围受限、活动贫乏、强直丧失自主运动	单音调、重音减弱、辅音不准确，不恰当的沉默，刺耳音、呼吸音、语音短促、速率缓慢
运动过多型运动快速运动缓慢	舞蹈症、手足徐动症	迅速不自主运动、肌张力异常扭转或扭曲运动、运动缓慢、不自主运动、肌张力亢进	语音不准确，异常拖长，说话时快时慢，刺耳音，辅音不准确，元音延长，变调、刺耳音、语音不规则中断、音量变化过度和声音终止

续表

类型	常见原因	神经肌肉病变	言语特征
混合型(痉挛与弛缓,痉挛、弛缓共济失调)	肌萎缩性侧索硬化、脑外伤、多发性硬化	无力、运动缓慢、活动范围受限多样化(肌无力、肌张力高)、反射亢进、假性球麻痹征	速率缓慢,低音调,紧张窒息音、鼻音过重,鼻漏(空气从鼻孔逸出),音量控制障碍,刺耳音,鼻音过重,不适当的音调和呼吸音,重音改变

5. 吞咽障碍的评估　吞咽障碍和吞咽功能的筛查通常在患者入院 24 小时内完成。筛查能帮助临床医生识别高风险吞咽障碍患者,确定患者是否需要进一步评价。尽管筛查不足以确保安全的吞咽过程,但对尽早发现可能有吞咽障碍的患者至关重要。床旁筛查的目的是发现有误吸、营养不良、脱水风险及需要专业人员进一步评价的患者。患病 2 周内应每天进行吞咽功能的监测,明确是否能快速恢复。饮水试验可以作为脑卒中患者判断误吸危险的筛选方法之一。但约有 1/3～1/2 的误吸患者为隐匿性误吸,需要进一步的仪器检查明确诊断。

6. 膀胱功能障碍评估

(1) 主诉:有无尿频、尿急、排尿犹豫、排尿困难和尿失禁。

(2) 既往病史:既往排尿情况及外科手术史,如有无腹部手术、骨盆或经尿道手术以及下肢手术等。

(3) 药物治疗史:是否服用镇静剂、催眠剂、抗胆碱能药、抗抑郁药、抗精神病药、抗组胺药、解痉药等。

(4) 其他临床问题:是否有脑卒中、认知疾病、内分泌疾病(如糖尿病),有无泌尿系感染,了解 24 小时尿出入量,ADL 情况。

诊断试验主要是尿流动力学检查,为排尿障碍的重要检查手段,为了解下尿道功能提供客观依据。尿流动力学的检测可了解膀胱容积及压力、尿流率、尿道压力分布及肌电图等情况。

7. 中枢性疼痛　推荐使用 0～10 分量表评价疼痛。进行全方位的疼痛检查,包括:可能的病因,疼痛的位置,疼痛的性质、量、持续时间和强度,以及疼痛加重或缓解的因素。

8. 肩关节半脱位　评定方法有多种,应用较多的是通过肩关节正侧位 X 线检查测量肩峰下缘与肱骨头关节面之间的最短距离及肩峰下缘中点与肱骨头中心之间的距离。

9. 肩-手综合征　根据其表现可分为 3 期。

第 1 期:患手骤然出现肿胀,很快产生明显的运动受限,水肿以手背明显。

皮肤皱纹消失,水肿处柔软、膨隆,看不清手上的肌腱。手的颜色发生变化,呈粉红色或淡紫色,手温热,指甲较健侧变白或无光泽。关节活动度受限的表现:手被动旋后受限,并常感腕部疼痛;腕背伸受限,掌指关节屈曲明显受限;手指外展严重受阻,双手难以叉握在一起,近端指间关节强直、肿大,只能稍屈,不能完全伸直。如果被动屈曲该关节,则出现疼痛。远端指间关节伸直位,不能或只能微屈。

第2期:症状越来越明显,疼痛加重直至不能忍受任何对手和手指的压力,X线检查可能出现骨质的变化,在背侧豌豆骨及掌骨连接区的中部出现明显坚硬的隆突。

第3期:未治疗的手变成固定的典型畸形。水肿和疼痛可完全消失,但关节活动则永久丧失。腕屈曲伴尺偏,背屈受限,无水肿后,豌豆骨区的隆凸更明显。前臂旋后严重受限,掌指关节不能屈曲,几乎不能外展,虎口变小无弹性,近端和远端指间关节固定在屈曲位上,几乎不能再进一步屈曲,手掌变平,大小鱼际肌群明显萎缩。

10. 压疮的评估 早期识别压疮高危患者并由护理人员参与合作来预防压疮至关重要。压疮高危患者可能具有以下情况:①自主活动能力受损;②糖尿病;③外周血管疾病;④尿便失禁;⑤体重指标过高或过低;⑥感觉障碍;⑦并发其他恶性疾病。应用可靠有效的压疮危险性评估工具,如 Braden 量表,有助于预测压疮的产生。

压疮可发生于身体受压的任何部位,通常情况下多发生于肌体骨性突起部位表面的皮肤,如坐骨结节、骶尾部、后枕部等。以坐骨结节、骶部、股骨大转子及足跟最为常见。另外,对于使用矫形器等的患者,也可因这些器具的压迫造成压疮,长期使用轮椅者,坐骨结节部位发生压疮的比例也较高。

脑卒中恢复期功能障碍临床诊断

可参照脑卒中的有关诊断,功能障碍可参照上述临床评估有关内容。

针灸治疗效能等级与治疗目标

1. 效能等级 总体来说,脑卒中恢复期的功能障碍属于效能等级Ⅱ级病谱,针灸治疗大都可以获得较好的疗效,根据患者病情的不同需要配合相应的康复训练,促进机体残缺功能的恢复,提高生活质量,积极改善预后,但病情较重者,如肩-手综合征(Ⅲ期),则属于Ⅲ级病谱。

2. 治疗目标 脑卒中恢复期治疗的根本目的:最大限度地减轻障碍和改善功能,预防并发症,提高日常生活活动能力,最终使患者回归家庭,融入社会。针对性改善患肢的肌力,防治异常运动模式,对于情绪障碍而言,应减少并最终消除心理障碍的所有症状和体征;恢复心理、社会和职业功能,保持良好心理状态;尽量减少复发和再发的可能性。言语障碍的患者,促进交流的恢复;帮助患者制订交流障碍的代偿方法;教育并促进患者周围的人们与患者进行交流,减少患者的孤独感,并满足患者的愿望和需求。吞咽障碍的患者,应使患者能够达到安全、充分、独立摄取足够的营养及水分。

针灸治疗流程与推荐方案

针灸治疗脑卒中恢复期功能障碍流程(图 3-14-1)

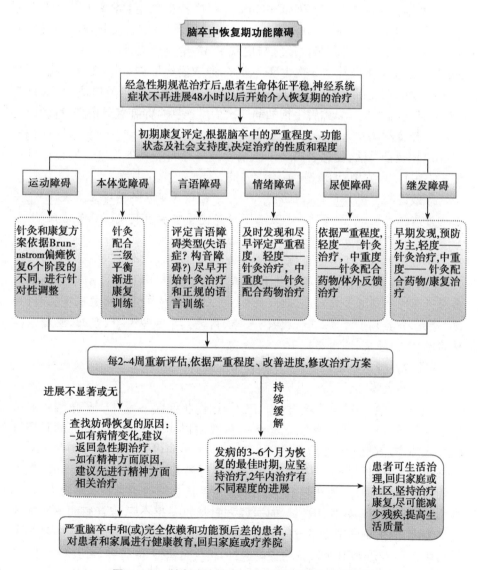

图 3-14-1　针灸治疗脑卒中恢复期功能障碍流程图

针灸治疗脑卒中恢复期功能障碍推荐方案

1. 脑卒中恢复期运动功能障碍推荐方案

（1）脑卒中恢复期运动功能障碍一般治疗方案

● 醒脑开窍针法[11]（1b 级证据）★★★★★

『主穴』内关、水沟、三阴交（患侧）。

『辅穴』极泉、委中、尺泽（患侧）。

『配穴』手指握合不利加合谷（患侧），足内翻加丘墟透照海（患侧）。

『操作』先刺内关：直刺 15～25mm，用捻转提插结合泻法，施手法 1 分钟；继刺水沟，向鼻中隔方向斜刺 10～25mm，用重雀啄法，至眼球湿润或流泪为度，再刺三阴交，沿胫骨内侧缘与皮肤呈 45°角斜刺，进针 25～40mm，用提插补法，使患侧下肢抽动 3 次为度。极泉：原穴沿经下移 1 寸，避开腋毛，直刺 25～40mm，用提插泻法，以患侧上肢抽动 3 次为度；尺泽：屈肘成 120°，直刺 25mm，用提插泻法，以患者手指抽动 3 次为度；委中，仰卧直腿抬高，直刺 15～25mm，施提插泻法，使患侧下肢抽动 3 次为度。合谷，针向三间穴，进针 25～40mm，用提插泻法，使患者第 2 手指抽动或五指自然伸展为度。极泉、尺泽、委中不留针，余穴留针 20 分钟，治疗 4 周。

疗效说明 配合药物基础治疗，治疗组在改善斯堪的纳维亚量表评分、患者生活质量评估、牛津残障评分改善很可能优于常规针刺组（《针灸治疗学》五版教材的针刺治疗方案）。

● 靳三针法[12]（1b 级证据）★★★★★

『穴位』颞三针（患侧耳尖直上发际 2 寸处为第 1 针，第 1 针水平向前后各旁开 1 寸为第 2、3 针）、足三针（伏兔、足三里、阳陵泉）、弛缓瘫取手三针（曲池、外关、合谷）、上肢挛三针（极泉、尺泽、内关）、下肢挛三针（鼠蹊，腹股沟动脉搏动处、阴陵泉、三阴交）。

『配穴』肝阳暴亢证加风池，风痰阻络证加丰隆，气虚血瘀证加足三里，阴虚风动证加太溪。

『操作』颞三针，首先垂直刺入皮下，达帽状腱膜下后，以 15°角的针刺方向沿皮轻微、快速、不捻转刺入 30mm，得气后以 180～200 次/分钟的频率捻转 2 分钟；曲池向少海方向深刺 25～35mm，外关向内关方向深刺 20～30mm，合谷向后溪方向深刺 30～40mm；极泉进针时避开动脉直刺 30～35mm，以上肢抽动为度，尺泽、内关直刺 15～20mm，为手指末端抽动或麻木感为度；鼠蹊在腹股沟动脉搏动处外侧进针，向居髎方向刺 30～35mm，以针感向下肢末端放射为度，阴陵泉向阳陵泉方向透刺 30～35mm，三阴交沿胫骨后缘向悬钟方向透刺 30～35mm；其余穴位均直刺进针，得气后留针 30 分钟，每天治疗 1 次，每周治疗 6 次，共治疗 5 周。

疗效说明 配合药物基础治疗,治疗组的总有效率(ADL 改善减分率＞20%)为 85.4%,很可能优于常规针刺组(《针灸学》中风中经络针刺法)总有效率为 70.0%,BI 指数评分改善 16.97±1.8。

● 贺氏三通法[13](1b 级证据)★★★★★

『穴位』 四神聪、曲池、合谷、中脘、天枢、丰隆、太冲。

『配穴』 上肢不遂加条口;下肢不遂加环跳;足内翻加悬钟、丘墟;强痉加火针局部取穴;抖颤难自止加少海、条口、合谷、太冲;麻木者加十二井穴放血。

『操作』 温通法,四神聪、曲池、合谷、中脘、天枢、丰隆、太冲均采用细火针点刺,进针后速出针,不留针,整个过程只需要 0.1 秒的时间。随后采用微通法治疗,穴取患侧为主,平补平泻,留针 30 分钟,每日治疗 1 次。

疗效说明 配合药物基础治疗,治疗组的总有效率(神经功能缺损积分的功能改善减分率＞18%)为 91.93%,很可能优于对照组(常规针刺,曲池、内关、合谷、阳陵泉、足三里、三阴交)为 70.25%,神经功能积分改善 8.18±0.07。

● 电针中药康复综合方案[14](1b 级证据)★★★★★

『穴位』 ①血管舒缩区、肩髃、髀关、合谷、太冲;②运动区、曲池、阳陵泉、肾俞。以上两组穴位交替进行。

『操作』 进针得气后,接电针机,采用疏波,频率为 16～18 次/分钟,持续治疗 30 分钟。肾俞穴位针刺时患者取侧卧位,得气后行补法 1 分钟即出针,不必留针。电针机穴位接线方案:①双侧血管舒缩区,同侧肩髃、合谷(两侧同取),同侧髀关、太冲(两侧同取);②双侧运动区,同侧曲池、阳陵泉(两侧同取)。每天针灸 1 次,每周治疗 5 天,进行 4 周,共治疗 20 次。

『配合』 中成药香丹注射液 20ml 加 500 葡萄糖溶液 250ml 或 0.9%氯化钠注射液 250ml,静脉点注,每天 1 次,治疗 2 周,共治疗 14 次。

软瘫期:①加强急性期护理,使患者保持良肢位,适当应用支具(矫形器),定时变换体位,以及采取其他急性期常规护理;②进行关节活动度(ROM)被动训练,每日 1 次,每次 15～20 分钟;③进行床上主动被动运动:等长收缩、自助上下肢运动(桥式运动、夹腿运动、下肢外展、自助上肢伸展和伸屈肘训练),每日 1 次,每次 15～20 分钟。

痉挛期:①抗痉挛手法(PT)＋关节活动术＋肌力增强术、肌张力减压;②进行垫上运动以诱发分离运动,进行平衡训练、转移训练。每日 1 次,每次 30 分钟。

恢复期:在继续痉挛期的治疗方案上,加入精细活动训练:上肢作业疗法、异常步态纠正,每日 1 次,每次 30 分钟,每周进行 5 天,共 4 周 20 次治疗。

疗效说明 配合药物基础治疗,治疗组 3 个月,以死亡/残障率作为指标进行疗效评价,综合组 17.5%,电针配合康复组 22.5%,中药配合康复组40.0%,康复组 31.3%[(综合组疗效最佳,与其他组比较,差异有统计学意义(均 $P<0.05$)]。

● 调理髓海、通阳柔筋针法[15](1b 级证据)★★★★★

『患者人群』脑卒中后 3 个月后遗症者。

『主穴』百会、风府。

『配穴』肩髃透极泉、四渎、合谷透后溪、大肠俞、委中、承筋、丘墟透照海、八邪、八风、太冲透涌泉,均为患侧。

『操作』进针得气后,接电针机,采用疏波,频率为 16~18 次/分钟,持续治疗 30 分钟。肾俞穴位针刺时患者取侧卧位,得气后行补法 1 分钟即出针,不必留针。电针机穴位接线方案:①双侧血管舒缩区,同侧肩髃、合谷(两侧同取),同侧髀关、太冲(两侧同取);②双侧运动区,同侧曲池、阳陵泉(两侧同取)。每天针灸 1 次,每周治疗 5 天,进行 4 周,共治疗 20 次。

疗效说明　治疗组在生活自理能力方面依据 Barthel 指数评定,生存质量评定根据 WHO 生存质量测定量表简表(WHO QOL-100)和脑卒中特异性生存质量量表评价(卒中-QOL),评价结果很可能优于常规穴位针刺方案(肩髃、曲池、手三里、外关、合谷、环跳、阳陵泉、足三里、解溪、昆仑)。

(2) 脑卒中恢复期运动功能障碍其他治疗方案

● 经穴电体操法[16](1b 级证据)★★★★★

『穴位』手三里、外关、阳陵泉、足三里。

『操作』患者取仰卧位,将 JD-2008 型偏瘫治疗仪 2 对电极的正负极分别贴在上肢的手三里和外关、下肢的足三里和阳陵泉上。选用该仪器的"8"号处方(选择 C、D、E 路,特定脉冲调制波,电流幅度 30~18mA,脉冲频率4 000Hz,调制频率 5Hz),刺激强度以患者能忍受为度。每次治疗 20 分钟,隔日 1 次,10 次为 1 个疗程,共治疗 2 个疗程。

疗效说明　配合药物基础治疗,治疗组在 Fugl-Meyer 评测表,上肢运动改善 5.38 ± 0.77,下肢运动改善 10.50 ± 0.21,平衡功能 1.86 ± 0.20,关节运动 1.75 ± 0.44,关节疼痛 2.58 ± 0.82,感觉功能 1.27 ± 0.30。

(3) 脑卒中恢复期运动功能障碍并发症治疗方案

1) 肢体痉挛

● 针刺拮抗肌联合康复[17](2b 级证据)★★

『穴位』上肢:肩髃、肩贞、肩前、臂臑(刺激三角肌,使臂外展,拮抗肩内收);天井、臑会(使肘部伸展);手三里尺骨侧 0.5 寸、外关(刺激桡侧腕长伸肌、桡侧腕短伸肌和指伸肌,使手腕伸展或手指伸展,防止手指屈曲)。

下肢:髀关、伏兔、血海(刺激股四头肌,保持膝关节的稳定性);阳陵泉、丰隆、悬钟(刺激腓骨长肌、趾长伸肌,使足外翻、背伸,防止足内翻)。

『操作』针刺得气后连接电针仪,采用疏密波,频率为100Hz,刺激强度以患者能耐受为度,每次 40 分钟,每天 1 次,每周 5 天,共治疗 4 周。

『联合』康复治疗以 Bobath 疗法为主,配合作业疗法。

疗效说明　治疗组两组 ADL 评分改善 19.67±5.65,显效率(肌张力下降 2 级以上,改良 Barthel 指数评分提高 40 分以上)36.8%,与对照组(巴氯芬,起始剂量 5mg,每天 2~3 次,每周 5 天。1 周后增加 5mg,直至肌张力降低至较理想的程度,最大剂量 80mg/d)疗效或许相当。

● 张力平衡针法[18](2b 级证据)★★

『穴位』第 1 组穴:上肢屈肌侧极泉、尺泽、大陵,下肢伸肌侧血海、梁丘、照海。

第 2 组穴:上肢伸肌侧肩髃、天井、阳池,下肢屈肌侧髀关、曲泉、解溪、申脉。

『操作』毫针,第 1 组穴快速进针,行柔和均匀的捻转手法,以不出现肌肉抽动为度,出针轻慢。第 2 组穴快速进针,行较强的提插捻转手法,以出现较强针感为度,出针较快。每日治疗 1 次,每次留针 30 分钟,10 天为 1 个疗程,疗程之间间隔 2 天,连续治疗 3 个疗程。

疗效说明　治疗组基本恢复率[主症(指偏瘫肢体拘挛)及体征(指肌张力增高)改善>85%]为 30%,总有效率[主症(指偏瘫肢体拘挛)及体征(指肌张力增高)改善>20%)]为 96.3%,优于对照组(阳经穴为主针刺法),肌张力评分改善 8.57±0.26,肌力评分改善 1.48±0.69,痉挛状态评分改善 1.85±0.09,关节活动度改善 24.17±4.36,或许优于对照组。

● 头针联合康复[19](2a 级证据)★★★

『穴位』患顶区(百会至前顶及其向左、右各 1 寸及 2 寸的平行线)、顶前区(前顶至囟会及其向左、右各 1 寸及 2 寸的平行线)、额区(神庭透囟会、与其平行的曲差和本神向上透刺)、颞区(头维、承灵及二者之间,向下刺入40mm)、项区(风府、风池及两穴之间)。

『操作』毫针按上述穴区向前或后透刺,针体与皮肤呈 15°角至帽状腱膜下,进针约 20mm。针后捻转,每分钟 200 次,每根针捻转 1 分钟,留针 6 小时。留针期间,开始每隔 30 分钟。捻转 1 次,重复 2 次,然后每隔 2 小时捻转 1 次,直至出针,每日 1 次,8 周为 1 个疗程。

『联合』Bobath 方法为主的运动疗法与运动再学习方案综合康复疗法,循序渐进进行肢体功能锻炼,包括良肢位摆放,卧位四肢关节的主动、被动运动、上肢功能、口面部功能、床上翻身、移动及肌耐力、床边坐起、坐位平衡、站起和坐下、站立平衡、行走等训练内容。通过滚筒、球操及日常生活运动输入正确的运动模式。每日1次,每周5次,每次30～45分钟,8周为1个疗程。

疗效说明　治疗组总有效率(神经功能缺损评分改善＞18％)为93.1％,Fugl-Meyer运动功能评分改善45.75±5.01,肩关节外展活动度改善44.12±4.59,前臂关节自然屈曲度改善3.83±1.13,踝关节背屈度改善37.97±1.79,踝关节内翻度改善14.76±0.12,肩痛改善16.1±5.94。

● 芒针透刺联合肌张力平衡促通技术[20](2b级证据)★★

『穴位』上肢:肩髃向臂臑透刺、臑会向天井透刺、三阳络向外关透刺、阳溪向温溜透刺;下肢:阳陵泉向悬钟透刺、曲泉向阴包透刺、丘墟向足临泣透刺、太冲向中封透刺。

『操作』针刺顺序一般是先上后下,平补平泻,以观察到所属肌群收缩产生拮抗作用为度,捻压结合使针尖迅速刺过表皮,然后再徐徐捻进,达到预计的深度,进针时要轻巧,捻转进针时要轻捻慢进,捻转幅度不宜过大。进针时右手拇指对食、中二指做前后捻动,不能只单方向捻转,以防止出现滞针或局部疼痛。留针40分钟,期间行针1次,每天针刺1次,每周针刺6天,休息1天,4周为1个疗程。

『联合』肌张力平衡促通技术进行康复训练:

良姿位的摆放:卧床时肢体置于抗痉挛体位,仰卧时上肢举肩上抬前挺,上臂外旋稍外展,肘与腕均伸直,掌心向上,手指伸直并分开,整个上肢放在枕上;下肢采取骨盆和髋前挺,大腿稍向内夹紧并稍内旋,患腿外侧放置垫物,踝呈90°,足尖向上,健侧与患侧交替。

抑制下肢伸肌痉挛:患者仰卧,双腿屈曲,交叉双手抱住双膝,抬头轻轻前后摆动或更加屈曲,然后再减少脊柱的屈曲;握住患者足,使背屈旋前,腿屈曲,努力保持髋关节不外展外旋,伸腿时应防内收内旋;抵住患足使其充分背屈,患者以静态的伸肌收缩做伸膝等运动,抑制小腿三头肌痉挛。

刺激足和足趾的主动背屈:患者仰卧位,下肢屈曲,在踝关节的前方握住患者压其向下放在床上,然后活动患者下肢从内收到外展,即通过下肢近端的活动使足外翻。

抑制上肢屈肌痉挛:两手握在一起,十指交叉,患侧拇指位于最上面并稍外展。在抬上肢之前,保证肩胛骨前伸,伸肘时,双手对握在一起,然后上抬;坐位时,健腿交叉放在患腿上,患侧呈屈髋、屈膝、踝背屈位,双手交叉抱膝。

抑制手的屈肌痉挛:患者双手十指交叉握起并翻转,对屈的双手使掌心向上,然后双臂向健侧倾斜。双手平放治疗台上,手心向下,伸肘状态下,负重训练。

运动状态下偏瘫模式抑制:行走时,治疗师将双手放在患者骨盆两侧,拇指或手掌放在臀肌上促进伸髋行走,使骨盆前翘;患者健手在身后握住偏瘫手臂使之保持伸直外旋,或在患者身后握住双臂于伸直、外旋位步行;使用绷带将足牢固地拉成外翻位或者使用足矫形器。

　　疗效说明　治疗组 Ashworth 分级评定痉挛程度改善 2.44±0.06,痉愈率(按 Ashworth 痉挛量表积分值标准评定达正常)为 27%,总有效率为 100%,Fugl-Meyer 评分改善 17.6±0.13,整体疗效或许优于对照组(仅针刺治疗)。

● **电针 100Hz 法**[21]**(2b 级证据)★★**

『适宜人群』脑卒中后下肢痉挛患者。

『穴位』患侧居髎、曲泉、阴包、足三里、丰隆、悬钟、太冲。

『操作』太冲直刺 12～20mm,余穴直刺 25～36mm,得气后连接电针仪,选择密波 100Hz,电极接于针柄进行电针治疗,电流强度以病人能承受为度,留针 30 分钟。每天 1 次,每周 5 天,共治疗 4 周。

『配合』进行改善肢体运动功能、抑制异常运动模式的康复训练。

　　疗效说明　治疗组在股直肌、腓肠肌积分肌电值(IEMG)降低以及膝屈曲的协同收缩率、踝背屈的协同收缩率改善方面或许优于 2Hz 组。3 组治疗后 Fugl-Meyer 功能评分改善 2.27±1.24、痉挛指数改善 2.9±0.75 和 Holden 步行功能分级改善 2.71±0.01。

● **经筋排刺法配合皮肤针循经叩刺法**[22]**(2b 级证据)★★**

『适宜人群』脑卒中后上肢痉挛患者。

『穴位』手指屈伸困难者:

第 1 组为合谷-曲池连线

第 2 组为阳池-天井连线

第 3 组为阳溪-小海连线

上肢屈曲者:

第 1 组为手三里-臂臑连线

第 2 组为外关-肩髎连线

第 3 组为支正-肩贞连线

上肢内旋者:

第 1 组为曲池-巨骨连线

第 2 组为天井-肩髎连线

第 3 组为小海-臑俞连线

叩刺:肺经、心包经及心经的五输穴、原穴、络穴、郄穴及循行部位,上肢内旋者加肩胛骨内侧缘。

『操作』患者取仰卧位,毫针垂直刺入,刺入肌腱浅层即止,在两穴的连线上每隔 2 寸左右刺 1 针,一般每线 5～7 针。每日选用两组,轮流使用。施以平补平泻法,每 10 分钟行针 1 次,留针 30 分钟。皮肤针叩刺,给予中度刺激(腕力稍重,局部有潮红,但不出血),针尖起落要呈垂直方向。每天治疗 1 次,

7 次为 1 个疗程。

『配合』给予抗痉挛康复运动训练,如上肢位的摆放、关节活动度的保持、缓解身体运动控制点周围痉挛、静态牵拉肌肉、被动运动与按摩等。

疗效说明　治疗组的肩关节内收缓解率(93.75%)、前臂旋前缓解率(90.69%)、肘关节屈曲缓解率(85.51%)、腕关节屈曲缓解率(86.11%)、手指屈曲缓解率(82.81%)或许优于对照组(脑复康注射液、脑蛋白水解物)。治疗组的痊愈率(肌张力完全恢复正常)为 65.33%,总有效率(肌张力下降)为 94.7%。

2) 手腕部功能障碍

● **电针肌肉运动点法**[23]**(2b 级证据)**★★

『穴位』肌肉运动点,即患侧指伸肌、尺侧腕伸肌、桡侧腕短伸肌、桡侧腕长伸肌等四块肌肉的肌腹最丰满处。

『操作』针刺上述肌肉运动点,患者感局部酸、麻、胀、重后,SDZ-Ⅱ电针仪电极分别置于指伸肌和尺侧腕伸肌,桡侧腕短伸肌和桡侧腕长伸肌;选择疏密波,强度以出现伸腕伸指动作且患者能耐受为度,刺激 30 分钟,每日 1 次,治疗 4 周。

『配合』针刺外关、合谷、阳池、八邪。

疗效说明　治疗组手运动功能评分 2.5±0.26,Barthel 指数改善 23.43±0.66。

● **电针伸-屈肌交替运动点法**[24]**(2c 级证据)**★

『穴位』伸-屈肌交替运动点,指伸肌和拇长展肌运动点。

『操作』运动点 1 组(伸肌运动点针刺)针刺指伸肌和拇长屈肌运动点,通过电刺激引出腕背伸、手指伸展的动作。运动点 2 组(伸-屈肌交替运动点针刺)针刺指伸肌和拇长展肌运动点;针刺掌长肌和拇内收肌运动点,通过电刺激引出腕掌屈、手指屈曲的动作。连接电针仪,脉冲波形为断续波,脉冲频率 25Hz。治疗时间均为每次 30 分钟,每日 2 次,20 天为 1 个疗程。

疗效说明　治疗组 Fugl-Meyer 评分改善 18.7±6.25,Barthel ADL 评分改善 30.71±5.97,或许优于伸肌运动点(指伸肌和拇长展肌运动点)、常规针刺(肩髃、臂臑、手三里、外关或肩髃、臂臑、手三里、外关、尺泽、内关)。

● **合谷刺法**[25]**(2c 级证据)**★

『穴位』上廉、外关。

『操作』取 1 寸毫针在上述二穴中心垂直刺入,提拉至浅层,沿手三阳经方向上下各向外侧斜刺 2 针,与第 1 针约成 45°角后加用脉冲频率 50Hz 断续波,连接三组电极线,使上廉穴处全为副极,外关穴处全为主极,刺激量以诱导出腕背伸动作为佳。各组治疗时间均为 15 分钟,每日 2 次,20 日为 1 个疗程。

疗效说明　治疗组 Fugl-Meyer 评分改善 13.93±3.52,Barthel ADL 评分改善 17.83±1.65,或许优于常规上廉、外关针刺。

3）足下垂/足内翻

● **针刺联合康复**[26]（**2b 级证据**）★★

『穴位』患侧至阴、足窍阴。

『辅穴』患侧丘墟透解溪、中封透商丘、阳陵泉透阴陵泉。

『操作』至阴、足窍阴直刺捻转,以使足部出现明显的背屈外翻为度。丘墟透解溪由丘墟进针沿皮下横刺透到解溪穴,中封透商丘由中封进针沿皮下刺至商丘,阳陵泉透阴陵泉由阳陵泉直刺进针透向阴陵泉方向,以局部出现酸胀感和麻电感向足部放射为度。以上针刺均以小幅度提插捻转行针 1 分钟,留针 30 分钟。留针期间行针 1 次,每穴行针 1～2 分钟。每周治疗 5 次,10 次为 1 个疗程,治疗 3 个疗程。

疗效说明　治疗组显效率(踝背屈角度提高 4°以上)为 50%,总有效率(治疗后踝背屈角度提高 2°以上)为 98.1%,或许优于对照组(康复易化技术等方法,诱发患者分离运动的出现)。

● **经筋刺法联合康复**[27]（**2c 级证据**）★

『穴位』患肢踝关节附近的肌腱两侧压痛点。

『操作』直刺或斜刺进针,针尖直达骨膜,捻转得气后,将针尖退至皮下,再顺肌腱走向一前一后透刺,并反复提插捻转(捻转幅度为 180°～360°,频率 90～100 次/分钟;提插上下幅度 2～5mm),针感强度以病人能忍受、关节不发生阵挛为度。1 次/天,10 次为 1 个疗程,治疗 3 个疗程。

『联合』①早期患者采取正确的姿势摆放,仰卧位时,患膝下放一小枕头维持髋膝轻度屈曲,踝关节保持中立位,防止踝内旋。当患者进入 Brunstroms Ⅲ期后,采用抑制性体位,踝部采用背屈外翻式,即患者仰卧位,健足背置于患足后跟外侧,足背前部伸入患足底前部,呈交叉状;②全范围被动活动踝关节并做跟腱牵张训练;③通过下肢屈肌协同模式训练髋屈肌的收缩激活踝背屈;④站立及平衡功能训练采用站斜坡板等方式练习下蹲动作,诱发足背屈;⑤步行功能的训练尽量使髋、膝、踝及全身各部联合动作协调,保持患侧足背屈,膝伸展,腿向前迈出时,脚跟着地。

疗效说明　治疗组踝关节背屈主动活动度改善 9.0±1.0,踝关节背屈被动活动度改善 9.7±1.7,踝关节外展主动活动度改善 2.6±1.0,踝关节外展被动活动度改善 9.7±1.8,FMA 评定法中踝关节运动评分改善 3.2±0.3,FMA 评定法中跟腱反射评分 1.40±0.67,总有效率(患侧关节活动度为健侧的 30%,踝关节运动、跟腱反射评分增加大于 30%)或许优于对照组(康复训练)。

● 排刺法联合康复[28]（2c 级证据）★

『穴位』患侧胆经的阳陵泉穴以下腧穴。

『操作』针刺每天 1 次，每次留针 40 分钟，每周 6 次，治疗 4 周。康复训练每日 1 次，每次 40 分钟，每周 6 次，治疗 4 周。

『联合』①在足内翻早期，可采用踝关节背屈外翻法。患者取仰卧位，双下肢自然伸直，医者双手分别握住患肢足跟部和足底前部，做缓慢足背屈、外翻，到位后停顿 5～8 秒，然后缓缓复原。重复操作 15～20 次。②在足内翻中、后期，可采用牵拉足跟踝关节背屈外翻法。患者取仰卧位，医者一手握其患肢足跟向下缓慢牵拉，另一手握住足底前部做缓慢足背屈、外翻，到位后停顿 5～8 秒，然后缓缓复原。重复操作 15～20 次。若跖屈、内翻肌群痉挛明显，可先采用按摩手法缓解其痉挛，然后再行被动康复手法。③在足内翻出现后，还应指导患者进行如下主动功能锻炼，足外展内收式：患者端坐体位，双膝关节呈 90°屈曲并自然放松。吸气，抬患足尖，缓慢做外展运动，到位后停顿 3～5 秒；呼气，缓缓内收再复原到起始位。重复运动 10～20 次。足后拉提跟式：患者端坐体位，双膝关节呈 90°屈曲并自然放松。吸气，患肢膝关节屈曲尽力向后拉足并提跟，到位后停顿 3～5 秒；呼气，缓缓放下足跟，足底平稳着地再复原到起始位。重复运动 10～20 次。

疗效说明　治疗组痊愈率（足内翻完全消失，功能恢复正常）为 71%，或许优于对照组（阳陵泉、足三里、丰隆、解溪）。

2. 脑卒中恢复期本体觉障碍推荐方案
脑卒中恢复期运动功能障碍（平衡功能）一般治疗方案

● 针刺法联合康复 1[29]（2c 级证据）★

『穴位』阳陵泉、申脉、照海、足三里、肝俞、脾俞、肾俞。

『操作』患者健侧卧位，毫针进行针刺。阳陵泉直刺 1～1.5 寸，申脉直刺 0.2～0.3 寸，照海直刺 0.5～0.8 寸，足三里直刺 0.5～1.5 寸，针刺得气后，采用平补平泻法。肝俞、脾俞向内斜刺 0.5～1 寸，肾俞直刺 1～1.5 寸，针刺得气后，行提插、捻转补法。留针 30 分钟，每 10 分钟行针 1 次。每天 1 次，每周连续治疗 6 天，休息 1 天。持续治疗 4 周。

『联合』按三级平衡渐进的原则进行。具体方法：①静态平衡训练：如坐位静态平衡训练、站位静态平衡训练、单腿站立静态平衡训练；②自动态平衡训练：如自动转体平衡、伸手触物平衡、坐-站和站-坐转移平衡、躯干重心转移平衡、保护性伸展反应训练等；③其他动态平衡训练：如施予外力患者平衡的保持训练等，在动态平衡训练中，结合日常生活活动进行功能性平衡训练。

疗效说明　治疗组平衡功能改善 16.45±0.29，Fugl-Meyer 评价中下肢运动功能积分 8.3±1.21，或许优于对照组（康复训练）。

● 针刺法联合康复 2[30] (2b 级证据)★★

『穴位』 申脉、照海、风池、阳陵泉、合谷、曲池、肩髃、足三里、环跳、三阴交。

『操作』 常规操作,得气后不行针,留针 20 分钟,每日 1 次,每周治疗5 次。

『联合』 床上仰卧活动、坐位平衡训练、站立位平衡训练、从坐位到站立位平衡训练及步行训练等 5 项训练。

疗效说明 治疗组 Fugl-Meyer 平衡功能积分 7.86±0.63,或许优于对照组(康复训练)。治疗组对平衡功能改善主要在无支撑站立、健侧单腿站立、患侧保护等方面。

3. 脑卒中恢复期吞咽障碍推荐方案

脑卒中恢复期吞咽障碍一般治疗方案

● 祛风化痰针刺法[31] (1b 级证据)★★★★★

『穴位』 风池(双)、完骨(双)、廉泉、丰隆(双)。

『操作』 患者取坐位,颈项直立,术者立于患者身后,按从左至右、从上至下的顺序,依次对风池、完骨、廉泉、丰隆等穴进行消毒、针刺。双侧风池、完骨均以针尖朝喉结方向(即前下 45°角)刺入,进针深度不超过 1.5 寸,一般 1.2 寸左右,得气后捻转运针 180°～260,60～80 次/分钟,连续 1～3 分钟;廉泉穴以针尖朝舌根方向进针,深度不超过 1.5 寸,一般 1.2 寸左右,得气后提插捻转运针,提插幅度不超过进针深度,捻转幅度为 180°,50～70 次/分钟,共计 1分钟;丰隆穴直刺,深度不超过 2 寸,一般 1.5 寸左右,得气后提插捻转运针1～3 分钟,50～70 次/分钟,提插幅度不超过进针深度,捻转幅度为 180°～260°。所刺穴位均不留针。每天治疗 2 次,上、下午各 1 次,每 6 天为 1 个疗程,疗程间休息 1 天,连续治疗 4 个疗程。

『注意事项』 风池、完骨穴禁用提插手法,进针深度严禁超过 1.5 寸,以免损伤椎动脉,刺激强度不要过大,运针用力宜均匀。

疗效说明 治疗组吞咽功能痊愈率(吞咽障碍消失,恢复正常饮食,洼田饮水试验评定 1 级)为 31.73%;显效率(吞咽障碍明显改善,可正常饮食,但偶有呛咳,洼田饮水试验评定 2 级)为 43.3%,吞咽功能评级改善(2.11±0.3)很可能优于对照组(浅刺法)。

● 深刺电针法[32] (1b 级证据)★★★★★

『主穴』 风池、完骨、翳风、上廉泉、人迎。

『配穴』 舌体运动障碍加内大迎;唇闭合不全,咀嚼运动受限加太阳、下关、地仓、颊车;咽反射迟钝或消失,点刺咽后壁。

『操作』 风池针尖向喉结方向直刺 1.5 寸;完骨针尖向喉结方向直刺 1.0

寸,翳风针尖向喉结方向直刺 2.5 寸,上廉泉针尖向咽部直刺 0.8 寸,人迎直刺 1 寸,内大迎用 2.5 寸毫针,向舌根方向直刺 1.5～2.0 寸。主穴进针后,以小幅度(<90°)、高频率(>120 转/分钟)捻转手法行针 1 分钟,再用电针仪电针夹连接双侧风池、人迎,正极连接人迎,负极连接风池,选断续波,频率 15～20Hz,电流强度 5mA,或以患者耐受为度,刺激时间 30 分钟。其余穴位常规进针,得气后,留针 30 分钟。疗程:每日 1 次,每周针 6 次,共计 4 周。

疗效说明　治疗组改良吞钡试验(MBS)中的口咽效能评分(1.65±0.48)很可能优于对照组(康复训练法)。

● 针刺联合康复[33](1b 级证据)★★★★★

『主穴』上廉泉、风池、完骨、翳风、人迎。

『操作』患者采用坐位,先针刺上廉泉,向咽部直刺 0.8 寸,行针 1 分钟后出针;再针风池:1.5 寸毫针向喉结方向直刺 1.2 寸;完骨:1.5 寸毫针,向喉结方向直刺 1.0 寸;翳风:1.5 寸毫针,向喉结方向直刺 1.2 寸;人迎:1.5 寸毫针,直刺 1 寸。风池、完骨、翳风、上廉泉、人迎进针后,以小幅度(<90°)、高频率(>120 转/分钟)捻转手法行针 1 分钟后,用 SDZ-Ⅱ型电子针疗仪电针夹连接双侧风池、人迎,选断续波,频率 15～20Hz,电流强度 5mA,或以患者耐受为度。除上廉泉外,余穴留针 30 分钟。

『联合』根据吞咽功能评价结果,选择相应的康复训练法。包括舌肌训练,咽部冷刺激法,呼吸训练。把训练方法和注意事项告知并教会家属,嘱家属协助治疗。

疗效说明　治疗组痊愈率(功能评分减少≥90%)为 6.85%,总有效率(功能评分减少≥33%)为 83.56%,很可能优于对照组(康复训练)。

● 电针联合康复[34](2a 级证据)★★★

『主穴』廉泉、外金津、外玉液、风池、完骨、翳风、病灶侧运动区下 2/5。

『操作』外金津、外玉液进针针向舌根 1.5～2.0 寸,取廉泉时,先向舌根方向斜刺 40～50mm,将针尖提至皮下后,再向咽部方向刺入 50～55mm,最后刺旁廉泉,针尖向舌根方向,深度为 40～50mm,风池、完骨、翳风进针 2.0～2.5 寸,每穴施手法 1 分钟;运动区针尖向下平刺 0.5～0.8 寸。针刺采用平补平泻手法,得气后,以外金津、外玉液分别与双风池或双完骨(风池与完骨隔日交替)组成 2 组,运动区组成 1 组,共 3 组接电针治疗仪,选取疏密波,疏密交替持续约 1.5 秒,刺激量以患者可耐受为度,留针 30 分钟,每日 1 次,共治疗 15 次。

『联合』吞咽功能障碍的康复训练,主要为舌咽肌功能训练及感觉刺激训练。

疗效说明　治疗组 VFSS(电视荧光吞咽功能研究)评分总分改善 2.89±

1.16,VFSS 评分口腔期分值 1.09±0.61,VFSS 评分咽期分值改善 0.71±
0.62,VFSS 评分误咽分值改善 1.14±0.73,可能优于对照组(康复训练)。

4. 脑卒中恢复期言语障碍推荐方案

(1) 脑卒中恢复期失语症一般治疗方案

● 针刺联合语言康复[35](2a 级证据)★★★

『适宜人群』卒中后运动性失语。

『主穴』百会、四神聪、梗死部位的头部投影区、金津、玉液、廉泉、哑门、血
海、通里、悬钟、合谷、太冲。

『配穴』气虚加气海、关元;阴虚加三阴交、太溪;痰浊加足三里、丰隆,其
中偏痰热者加内庭,偏痰湿加上、下巨墟,偏风痰者加风池。

『操作』金津、玉液点刺放血;廉泉用 28 号毫针向舌根方向刺入皮下,再
直刺 3cm,施以小幅度震颤手法 1 分钟左右,然后将毫针提至皮下,分别向左
右斜刺入舌根方向,仍施以震颤法,直至舌体、舌根部有酸麻感即可拔针,拔针
后用干棉球按压 1 分钟止血;梗死部位的头部投影区采用扬刺法:穴取损伤侧
耳尖直上 2 寸和上下左右各旁开 1 寸进行针刺,中央的穴位采用直刺,旁四针
采用斜针(约 30°)浅刺;其他穴位均毫针直刺,平补平泻手法。连续实施针刺
治疗 1 个月,每天针刺 1 次,针刺 10 次后休息 1～2 天,每次留针 30 分钟。治
疗组和对照组均实施语言康复训练 3 个月,语言康复治疗隔日 1 次,共治疗 3
个月。

『联合』根据语言功能测评结果制定一对一个性化康复训练治疗计划,包
括发音训练、应答训练、手势训练、语言交流训练、命名训练、口语交流训练、阅
读康复训练、书写康复训练、语文康复训练、言语肌肉运动功能的训练等。

疗效说明 治疗组显效率(BDAE 分级提高≥2 级)为 52%,有效率
(BDAE 分级提高至少 1 级)为 91.3%,在听理解、说、出声读、听写、描写方面
可能优于对照组(语言康复训练)。

● 针刺配合火针法[36](2b 级证据)★★

『穴位』金津、玉液。

『配穴』百会、哑门。

『操作』患者取仰卧位,张口,舌舔上腭。取 5 号注射长针头,常规消毒,
直接在金津、玉液进行点刺,以出血约 1ml 为度。百会平刺 0.5～0.8 寸,快速
捻转,200 次/分钟,哑门直刺或向下斜刺 0.5～1 寸,捻转进针,患者有酸麻胀
感,留针 10 分钟。1 周治疗 5 次,15 次为 1 个疗程。

『配合』采用 Schuell 刺激法进行正规的语言康复训练,为 30 分钟,1 周 5
次,15 次为 1 个疗程。

疗效说明 治疗组口语表达评分改善 53.83±1.0,听语理解评分改善

15.23±0.94,阅读能力评分改善 26.85±1.86,日常生活语言沟通能力改善 88±6.81,或许优于对照组(言康复训练)。

(2) 脑卒中恢复期构音障碍—一般治疗方案

● 针刺联合语言训练[37](2b级证据)★★

『适宜人群』脑卒中患者痉挛型构音障碍

『穴位』内关、通里、风池、金津、玉液、舌三针(第一针上廉泉,第二针与第三针为上廉泉旁开1寸处)。

『配穴』阴虚风动加太溪、风池,风痰阻络者加合谷、丰隆,肝肾亏虚者加关元、肾俞。

『操作』患者仰卧,常规消毒,金津、玉液穴点刺,出血量 0.2~0.3ml,舌三针朝舌根方向、风池向鼻尖方向斜刺,深约1~1.5寸,以针感向咽喉部放射为宜,通里、内关等直刺 0.5~0.8寸,运针后针感向上臂传导为佳。30分钟/次,每10分钟运针1次。

『联合』①松弛训练:包括肌肉与精神放松,可采用对比法、交替法、暗示法;②呼吸训练:呼吸控制可降低咽喉部的肌紧张,从而有利于发声;③舌唇运动训练:唇的张开、闭合、前突、缩回,舌的前伸、后缩、上举、向两侧的运动、鼓腮、叩牙,2分钟/次,3次/日;④软腭运动训练:用"推掌疗法"即两手掌相对推,并同时发出"啊"音,30分钟/次,2次/日;⑤发音训练:发元音→发辅音→元音+辅音→单词和句子。

疗效说明 治疗组改良 Frenchay 构音障碍评价法总有效率为 93.33%,或许优于对照组(语言训练组)。

5. 脑卒中恢复期肩手综合征推荐方案
脑卒中恢复期肩手综合征—一般治疗方案

● 针刺配合刺络法[38](2b级证据)★★

『穴位』阿是穴(以痛为腧,多位于肩前部)、肩髃、肩髎、臂臑、曲池、手三里、合谷、上八邪。

『操作』用提插捻转相结合的泻法,以关节部有强烈的酸胀感并向关节上下放射为度,留针30分钟,期间行针1次,每日1次。每次针刺结束之后,再取阿是穴、肩髃、肩髎、曲池等穴中的两穴,用三棱针点刺出血,然后予以拔罐,使出血量为2~5ml,每日1次。两组治疗均以10次为1个疗程,疗程间休息2天,共3个疗程。

『配合』基础药物。

疗效说明 治疗组疼痛程度改善 3.89±0.05,疼痛频度改善 3.09±0.29,总有效率(浮肿减轻,疼痛、关节活动缓解)为 92.5%,或许优于基础治疗。

● **蜂针联合康复法**[39]（2b 级证据）★★

『穴位』阿是穴（以痛为腧）。

『辅穴』肩髃、肩髎、臂臑、外关、合谷、阳陵泉、足三里、解溪。

『操作』用活蜂直刺法治疗，先行蜂毒过敏试验。皮试阴性者，即可进行治疗。穴位消毒后，用镊子轻捏蜜蜂腰部，将其尾部对准穴位，使其尾针螫入穴位，1～5 分钟后将蜂刺拔出。对于精神紧张或特别敏感的患者可用散刺或点刺法。疗程：隔日 1 次，每周 3 次，共治疗 4 周。

『联合』康复疗法，①正确摆放体位。②被动运动：仰卧位，术者按从近端到远端的顺序依次进行肩、肘、腕和指间关节的被动活动，动作轻柔缓慢，以不产生疼痛为度。③主动运动：患者仰卧，上肢处于上举的体位，进行抓握训练或 Bohath 握手上肢辅助上举训练。每天给予康复训练 1 次，每周 6 次，每次 4～5 分钟，共治疗 4 周。

疗效说明 治疗组显效率（关节水肿、疼痛消失，活动功能无明显受限，手部小肌肉无萎缩）为 58.62%，总有效率为（关节水肿基本消失，疼痛基本缓解，关节活动轻度受限）96.55%，疼痛改善 2.79±0.17，关节活动度改善 1.58±0.01。

● **靳三针联合康复**[40]（2b 级证据）★★

『穴位』病灶侧颞三针（以耳尖直上入发际 2 寸为颞Ⅰ针，颞Ⅰ针同水平向前 1 寸为颞Ⅱ针、向后 1 寸为颞Ⅲ针）、偏瘫侧肩三针（肩髃穴为肩Ⅰ针，肩髃穴同水平向前 2 寸为肩Ⅱ针、向后 2 寸为肩Ⅲ针）、偏瘫侧上肢挛三针（极泉、尺泽、内关）。

『操作』颞三针首先垂直刺入皮下，达帽状腱膜下后，以 15°角沿皮轻微、快速、不捻转刺入 30mm，得气以 180～200 转/分钟的频率捻转 2 分钟，分别在进针后第 10 分钟、第 20 分钟、第 30 分钟行针 3 次，共留针 30 分钟；肩三针向远端斜刺 30～35mm；极泉避开腋下动脉直刺入 30～35mm，以上肢出现抽动为度；尺泽、内关直刺入 15～20mm，以手指末端抽动或麻木感为度，针刺后留针 30 分钟。

『联合』康复疗法，正确摆放体位、被动运动、主动运动。

疗效说明 治疗组上肢简化 FMA 评分改善 23.57±7.93，上肢疼痛 VAS 评分改善 39.07±14.48，功能综合评定量表评分改善 25.23±9.43，或许优于对照组（康复训练）。

● **温针灸联合康复**[41]（2b 级证据）★★

『穴位』肩髃、肩髎、肩贞、天宗、曲池、手三里、外关、养老、中渚。

『操作』患者取仰卧位，患侧上肢伸直，常心向内，体位摆放应避免腕屈曲，进针 1 寸左右，用提插捻转平补平泻手法，每穴行手法 1 分钟，然后艾条一段套于针尾,距皮肤 2cm,点燃艾条下端,每次每穴用两小段艾条温针,留针 30 分钟,每日治疗 1 次,每周 5 次,连续治疗 4 周。

『联合』康复疗法,正确摆放体位、被动运动、主动运动。

疗效说明 治疗组上肢运动功能评分改善 20.21±2.78,上肢活动度评分改善 1.61±0.45,痊愈率(关节水肿、疼痛消失,活动功能无明显受限,手部小肌肉无萎缩)为 66.1%,或许优于对照组(康复训练)。

● 透刺联合作业[42](2b 级证据)★★

『主穴』肩髃透曲池、合谷透后溪、曲池透小海、臑会透天井、四渎透外关。

『辅穴』水沟、内关、通里、极泉、足三里、悬钟、三阴交。

『操作』得气后留针 30 分钟,每隔 10 分钟行针 1 次,每日治疗 1 次,共治疗 25 次。

『联合』作业疗法:主要采用向心性缠绕压迫手指,冰水浸泡法,冰水及温水交替浸泡法,主动运动,被动运动,每周 5 次,每日 1 次,治疗 25 次。

疗效说明 治疗组疼痛评分改善 3.1±0.11,上肢活动度评分改善 32.44±0.78,或许优于对照组(作业疗法)。

6. 脑卒中恢复期肩关节半脱位推荐方案
脑卒中恢复期肩关节半脱位一般治疗方案

● 经筋刺法[43](2c 级证据)★

『穴位』患侧上臂外侧　排刺 3 组:

第 1 组为肩髃—曲池连线
第 2 组为肩贞—小海连线
第 3 组为肩髃—天井连线

『操作』选在两穴的连线上每隔 2 寸刺 1 针,一般每线 4～5 针。每日选用两组,轮流使用。针深 1 寸,垂直刺入,施以补法。留针 30 分钟,每天 1 次,每个疗程 10 天,治疗 3 个疗程。

『配合』醒脑开窍针法。

疗效说明 治疗组痊愈率(肩关节复位,肩关节活动正常;两侧肩关节 AHI 值相等,指检肩峰与肱骨头间距<1/2 横指,表示肩关节复位)为 17.2%,总有效率(肩关节半脱位功能活动改善)为 79.31%,或许优于对照组(醒脑开窍针法)。

● 功能性电刺激法[44](2c 级证据)★

『穴位』伸侧肌群为主,患侧肩贞、肩髃、臑俞(位于三角肌),天宗穴(位于冈下肌),秉风穴(浅部为斜方肌,深部为冈上肌),肩井穴(浅部为斜方肌,深部为肩胛提肌与冈上肌)。

『操作』选用不同低频电刺激并磁疗的强度、时间、频率、疗程等。一般功能性电刺激并磁疗的最佳频率为 30Hz,刺激强度以患者能接受而又不导致肌肉疲劳为度,治疗时间 20～30 分钟/日,1 次/日,25 天为 1 个疗程。

『配合』康复疗法,正确摆放体位、被动运动、主动运动。

疗效说明　治疗组复位率(无出现肩关节脱位并肩痛)为 66.7%,或许优于对照组(三角巾吊带制动、活动肩关节)。

7. 脑卒中恢复期压疮推荐方案

脑卒中恢复期压疮一般治疗方案

● **热敏灸法**[45]**(2b 级证据)★★**

『穴位』热敏化穴,充分暴露压疮部位的体位,在患者压疮部位附近穴区进行寻找,距离皮肤 3cm 左右施行回旋灸探查。

『操作』在热敏化穴进行艾条悬灸,灸疗剂量为热敏化灸性感传现象消失,则为完成 1 次灸疗时间,每天 1 次。疮面则用无菌纱布覆盖,每日 1 次。

疗效说明　治疗组痊愈率(Ⅰ期皮肤颜色恢复正常;Ⅱ期皮肤硬结或水疱消失脱痂)为 87.1%,或许优于对照组(TDP 配合百多邦软膏外用)。

● **火针法**[46]**(2b 级证据)★★**

『穴位』疮面及疮周阿是穴。

『操作』治疗Ⅱ期压疮,将 2～3 根毫针捏住一起刺;治疗Ⅲ期、Ⅳ期压疮,用 5～10ml 注射器针头刺。毫针和注射器针头均在酒精灯上烧红,迅速焠刺疮面,速进速出,不留针,深度至压疮基底部位,疮边缘及疮周呈环形直刺,针间距在 0.5～1.0cm,针孔要均匀,针刺数量多少根据疮面大小而定。每周治疗 1 次,1 次为 1 个疗程,连续 5 个疗程。

疗效说明　治疗组痊愈率(疮面消失,表皮愈合)为 77.6%,总有效率(疮面缩小≥25%;)为 91.4%,Ⅱ期压疮所需疗程为 1.81±0.53,Ⅲ期、Ⅳ期压疮所需 3.11±0.62,或许优于对照组(针刺周围疮面阿是穴)。

8. 脑卒中恢复期其他病症推荐方案

(1) 脑卒中恢复期呃逆一般治疗方案

● **针刺法**[47]**(2b 级证据)★★**

『穴位』攒竹(双)、人中、内关(双)、中脘、足三里(双)、三阴交(双)、行间(双)。

『操作』攒竹直刺 0.2 寸,大幅度低频率捻转泻法 1 分钟;人中向鼻中隔方向斜刺 0.3 寸,行提插手法 15 次;内关、中脘、足三里、三阴交直刺 1 寸,行大幅度低频率捻转泻法 1 分钟;行间直刺 0.5 寸,行大幅度低频率捻转泻法 1 分钟。均留针 30 分钟,每日针刺 2 次,连续治疗 7 天。

疗效说明　治疗组痊愈率(呃逆消失,愈后 2 周无复发)为 62.5%,或许优于对照组(巴氯酚每次 5mg,3 次/日,连续服 7 天)。

（2）脑卒中恢复期单侧空间忽略一般治疗方案

● 针刺联合个体化作业[48]（2b 级证据）★★

『穴位』软瘫期：督脉、百会、风池、瞳子髎、阳陵泉、光明、足三里、丰隆、攒竹、手三里、曲池、合谷。

痉挛期：照海、复溜、太冲、内关、三阴交、阴陵泉、顶中线、顶旁 1 线、顶旁 2 线。

『操作』体穴均平补平泻，头皮针透刺，每周连续治疗 5 天，每天治疗 1 次，每次针刺留针 30 分钟，具体针刺深度视患者的胖瘦和肌肉丰厚程度而定，共治疗 8 周。

『联合』个体化作业活动设计：根据患者的年龄、视力、体质状况、临床表现等情况进行有针对性的个体化作业活动设计。

疗效说明　治疗组 Fugl-Meyer 运动功能评分改善 2.78 ± 0.95，日常生活活动能力采用功能独立性评分改善 4.57 ± 0.59，认知功能采用简易精神状态评分 1.35 ± 0.71，或许优于对照组（作业治疗）。

● 头针联合康复[49]（2b 级证据）★★

『穴位』额中线、病侧顶颞前斜线（前神聪至悬厘）、病侧顶颞后斜线（百会至曲鬓）。

『操作』在顶颞前斜线，顶颞后斜线从上至下连刺 3 针，即三段接力刺法。针尖与头皮呈 30°左右夹角，快速刺入头皮下，当针尖抵达帽状腱膜下层时，指下感到阻力减少，然后使针与头皮平行，沿刺激线刺入 3.0～4.5cm，以捻转补泻手法，频率 200 次/分钟，持续 1 分钟，然后留针 6 小时。每隔 30 分钟运针 5 遍。每日治疗 1 次，每周 6 次。留针期间，进行以上的康复训练。治疗 8 周后评定疗效。

『联合』康复训练，包括运动治疗、感觉整合训练、视觉扫描训练、调整环境、USN 知识宣教。

疗效说明　治疗组 Fugl-Meyer 运动功能评分改善 67.4 ± 3.3，Barthel 指数评分改善 48.7 ± 1.0，重度忽略下降率 50%，中度忽略下降率 43%，或许优于对照组（康复训练）。

影响针灸疗效因素

1. 病变性质　中风后脑损伤的严重程度是影响针灸疗效的最关键因素。患者的脑部损伤越严重，则度过危险期后的康复也较差，针刺疗效就会受到限制。一般而言，局灶性脑梗死的针灸疗效优于大面积或多发性的脑梗死，病灶位于脑表浅部（如皮质）比深部（如基底核、内囊）疗效好，尤其是表浅局灶性病灶，如出现单瘫者，针灸疗效最好，这主要与脑表面侧支循环较丰富，而脑实质内部缺乏侧支循环有关；初次发病比再次发病疗效好。

2. 病程　脑血管病患者，神经功能的康复与病程密切相关，病程在 3 个月内,特别是 1 个月之内,针灸常有显著疗效;针灸在 6 个月到 1 年仍有一定疗效,但进展比较缓慢,疗效不及前者。最近国外学者认为 3 年之内仍有进一步恢复的可能,因此,中风患者应早接受针灸治疗,并应长期坚持。

3. 发病情况 中风发病时是否有过昏迷及昏迷持续时间的长短。凡有昏迷的中风患者提示脑部损害较重。昏迷时间越长,则病情越重,过了危险期以后的康复也越慢,最后针灸的效果也越差。

4. 康复的配合 康复的目的是预防和矫治各类功能障碍,提高和加强躯体控制功能,改善和增进日常生活能力。临床实践证实康复训练对于减轻中风后遗症和降低致残率至关重要,目前主张脑梗死发病的第 2 天就可做肢体被动运动,运动功能康复在病后 3 个月内最快,后 3 个月明显减慢。因此,良好的早期康复训练可明显提高针灸疗效。

5. 年龄 一般而言年龄越大,针灸疗效越差,这与患者自身的整体情况和自我康复能力等有密切关系。

6. 治疗时机 无论出血或梗死,若等脑水肿、血肿完全消散吸收,再行针刺,可能神经细胞已丧失活力,神经功能代偿受到限制,丧失最佳时机。因此,针刺治疗愈早,恢复愈迅速,疗效越好。

7. 刺灸法 针刺的深度和手法刺激量,均可影响针刺治疗的效果,如针刺深度不够,手法操作刺激量不足,则疗效差。尤其是局部特殊穴位的针刺,如翳风、崇骨等穴,无论是针刺方向、深度,还是手法的刺激量,对患者吞咽障碍和构音障碍的恢复程度都有重要影响。

针灸治疗的环节和机制

针灸治疗脑卒中的研究报道较多,可归纳为以下几个方面:①改善脑血流:针刺可调节脑血管的舒缩运动,促进脑侧支循环的启动和血管重建,改善脑的缺血缺氧状态,抢救半暗带区的脑细胞。针灸对颈内动脉、椎-基底动脉具有扩张作用,增加脑的血流量,建立侧支循环,改善病变脑组织的血氧供应。针刺还具有增加冠脉血流量和血氧供应,调整脑血流。②兴奋中枢:通过针刺对脑电图的影响发现,针刺能使中风患者的脑电图(EEG)A 指数显著增加,能使用 A 波幅增高,$\delta c/s$ 慢化波改善,异常 BQD 波减少,调幅、调率、对称性改善,各项指标逐渐接近正常水平。针刺多发性脑梗死痴呆患者脑电图观察,针刺后脑波平趋于增快,波幅趋于增高,A 波指数明显增多,B 波指数趋增大,而Q 波指数稍减少,说明大脑皮质兴奋性有所提高,可有效地改善病人的智力和记忆力。③对有关生化因素的影响:针刺能调节 LPO 与 SOD 水平,使自由基生成与清除系统处于动态平衡中,从而控制脑水肿,保持细胞稳定性,起到脑保护作用。针刺可显著提高体内 PGI_2 水平,降低 TXA_2 含量,纠正 TXA_2-

PGI$_2$平衡失调状态。针刺可降低脑梗死急性期 ET 浓度,改善血管弹性,有利于缺血区侧支循环血管开放,促进大脑血液循环。针刺可明显降低急性脑梗死患者 B-EP 含量,并且逐步降至正常水平,从而减轻脑水肿,促使病灶区脑组织得到逐渐恢复。④对神经递质和神经元的影响:针刺可防止脑缺血时脑细胞内钙离子超载,避免或减轻神经元坏死有意义;促进中风患者脑损伤后星形胶质细胞的增殖,胶质细胞衍生神经营养因子是促进神经再生的细胞因子,对受损的神经元有阻止其死亡和萎缩的作用。电针可升高大鼠缺血区中枢单胺类神经递质,如 NE、DA、5-HT 等,纠正脑缺血后单胺类神经递质的代谢紊乱,从而保护缺血性损害。⑤神经细胞保护作用:电针能显著加强急性全脑缺血沙鼠海马各区 c-fos 蛋白的表达,同时电针能改善缺血后 CAI 区神经元的变性坏死等。

预　　后

脑卒中是目前导致人类死亡的三大主要疾病之一,并且存活者中 50%～70%患者遗留有严重残疾,给社会和家庭带来沉重的负担。

代表性临床试验

表 3-14-7　针灸治疗脑卒中恢复期功能障碍的代表性临床试验

试验观察方案	试验设计	治疗组/对照组	结果
醒脑开窍针法[11]	234 例多中心 RCT,纳入发病在 16 天～6 个月的脑梗死恢复期患者	试验组(n＝116):在西医治疗基础上施醒脑开窍针刺治疗,每日 1 次,共 4 周。主穴取内关、水沟、三阴交(患侧);辅穴有患侧极泉、委中、尺泽;配穴,吞咽障碍加风池、翳风、完骨,手指握固加合谷(患侧),语言不利加上廉泉,金津、玉液放血,足内翻加丘墟透照海(患侧)。对照组(n＝118):在西医治疗基础上施常规针刺法,针具同试验组,针刺处方及操作参考《针灸治疗学》五版教材,每日 1 次,共 4 周	治疗结束后 6 个月时,试验组病死率为 1/116,对照组 2/118,两者无差异;试验组继续治疗的比例为 42/116,与对照组 43/118 相比,无差异;试验组复发比例 5/116,对照组复发比例为 34/118,两者差异有统计学意义。随访期末神经功能 SSS 评分有差异($P＝0.001$)。随访期末 SS-QOL 总分 $WMD＝23.3$,95% CI $(10.48, 35.58)$,$P＝0.0003$

续表

试验观察方案	试验设计	治疗组/对照组	结果
靳三针针法[12]	多中心 RCT病程在 2 周以内肢体功能缺损评分累计＞10 分患者	治疗组($n=82$)：颞三针、足三针、手三针、上肢挛三针、下肢挛三针，对照组($n=80$)：中风中经络的针刺法，肩髃、曲池、手三里、外关、合谷，下肢取环跳、伏兔、阳陵泉、足三里、解溪、昆仑两组均每天治疗 1 次，每周治疗 6 次，共治疗 5 周	治疗 5 周后治疗组在改善 BI 指 数 评 分 有 优 势 $WMD=9.35,95\%CI(8.94,9.76)$，$P<0.0001$。总有效率 $RR=2.21,95\%CI(1.01,4.85)$，$P=0.04$；痊愈率 $RR=1.48$，$95\%CI(0.80,2.76)$，$P=0.21$，无统计学差异
调理髓海、通阳柔筋针刺法[15]	400 例多中心 RCT，纳入以偏瘫为主要症状且病程超过 3 个月的脑卒中后遗症患者	试验组($n=200$)：调理髓海，通阳柔筋。主穴：百会、风府。配穴，肩髃透极泉、四渎、合谷透后溪、大肠俞、委中、承筋、丘墟透照海、八邪、八风、太冲透涌泉，以上穴位均取患侧；对照组($n=200$)：常规针刺。主穴，上肢取肩髃、曲池、手三里、外关、合谷，下肢取环跳、阳陵泉、足三里、解溪、昆仑；配穴为语言謇涩配哑门、廉泉、通里；肌肤不仁用梅花针局部叩刺。每日 1 次，1 周 5 次，疗程为 4 周	生活自理能力依据 Barthel 指数评定，生存质量评定根据 WHO 生存质量测定量表简表（QOL-100）和脑卒中特异性生存质量量表评价（卒中-QOL）评价。两组生活自理能力差值比较 $WMD=8.3,95\%$ $CI(6.31,10.29)$；两组患者 BI 残疾度改善情况 $RR=1.75$，$95\%CI(1.32,2.32)$；WHO QOL-100 评价总分比较 $WMD=2.66,95\%CI(1.04,4.28)$；两组患者治疗前后卒中-QOL 总分比较 $WMD=16.86$，95% CI（11.31，22.41）
贺氏三通法[13]	多中心 RCT，病程属于急性期（2 周以内）和恢复期（发病半年以内）	治疗组($n=161$)：四神聪、曲池、合谷、中脘、天枢、丰隆、太冲采用细火针点刺，穴取患侧为主，平补平泻；对照组($n=158$)：双侧曲池、内关、合谷、阳陵泉、足三里、三阴交。两组均每天治疗 1 次，治疗 30 天	两组患者神经功能缺损评分[$RR=2.97,95\%CI(2.90,3.04),P<0.0001$]；总有效率差异有统计学意义[$RR=1.73,95\%CI(1.04,2.89)$，$P=0.04$]

参 考 文 献

[1] 吴兆苏,姚崇华,赵冬.我国人群脑卒中发病率、死亡率的流行病学研究[J].中华流行病学杂志,2003,24(3):236-239.

[2] West C,Hesketh A,Vail A,et al. Interventions for apraxia of speech following stroke [J]. Cochrane Database Syst Rev,2005(4):CD004298.

[3] 张庆元,王耀光,黄建平,等.103例脑卒中患者急性期心理障碍的研究[J].中国神经精神疾病杂志,2006,32(1):83-84.

[4] Martino R,Foley N,Bhogal S,et al. Dysphagia after stroke:incidence, diagnosis, and pulmonary complications[J]. Stroke,2005,36(12):2756-2763.

[5] Gross JC,Hardin-Fanning F,Kain M,et al. Effect of time of day for urinary catheter removal on voiding behaviors in stroke patients[J]. Urol Nurs,2007,27(3):231-235.

[6] Jensen TS,Klit H,Marcussen NS,et al. Post stroke pain[J]. Ugeskr Laeger,2007,169 (40):3395-3398.

[7] Snels IA K,Beckerman H,Lankhorst GJ. Risk factors for hemiplegic shoulder pain:a systematic review[J]. Phys Rehabi Med,2002,14(3,4):223-233.

[8] Pertoldi S,Di Benedetto P. Shoulder-hand syndrome after stroke. A complex regional pain syndrome[J]. Eura Medicophys,2005,41(4):283-292.

[9] Ada L,Foongchomcheay A,Canning C. Supportive devices for preventing and treating subluxation of the shoulder after stroke[J]. Cochrane Database Syst Rev,2005(1):CD003863.

[10] Sackley C,Brittle N,Patel S,et al. The prevalence of joint contractures, pressure sores,painful shoulder,other pain,falls,and depression in the year after a severely disabling stroke[J]. Stroke,2008,39(12):3329-3334.

[11] 杨志新,卞金玲,石学敏.针刺治疗脑梗死恢复期远期疗效及安全性研究:多中心随机对照[J].中国针灸,2008,28(4):239-241.

[12] 徐世芬,庄礼兴,贾超."靳三针"对脑卒中偏瘫患者认知功能和日常生活能力的影响:多中心随机对照研究[J].中国针灸,2009,29(9):689-692.

[13] 王麟鹏,刘慧林,贺普仁.贺氏三通法对缺血性中风患者神经功能缺损的影响:多中心随机对照研究[J].中国针灸,2006(5):14.

[14] 符文彬,郭元琦,陈小凯.电针联合中药、康复训练综合方案治疗脑梗死:多中心随机对照研究[J].中国针灸,2010,30(1):6-9.

[15] 刘志顺,王丽平,杨光,等.调理髓海、通阳柔筋针刺法对中风偏瘫患者生存质量及生活自理能力的影响[J].中医杂志,2008,49(2):138-142.

[16] 杨华元,刘堂义,王延红.经穴电体操疗法治疗中风偏瘫:多中心随机对照研究[J].中国针灸,2008,28(9):635-637.

[17] 关莹,张立,邢艳丽.针康法对脑卒中后痉挛状态的影响[J].中国康复理论与实践,2011,17(4):325-327.

[18] 娄必丹,章薇,刘智,等.张力平衡针法改善脑卒中痉挛瘫痪患者残损功能的临床评价[J].中国针灸,2010,30(2):89-92.

[19] 张慧敏,唐强.针刺加康复防治脑卒中异常运动模式的康复学评定[J].中国针灸,2011,31(6):497-451.

[20] 李佩芳,齐慧萍,董赟,等.芒针透刺结合肌张力平衡促通技术治疗脑卒中后痉挛性瘫痪[J].针灸临床杂志,2010,26(3):1-5.

[21] 王艿斌,陈剑,李天骄,等.不同频率电针对脑卒中下肢痉挛患者肌电图及步行能力的影响:随机对照研究[J].中国针灸,2011,31(7):580-582.

[22] 韩淑凯,左永发.经筋排刺法配合皮肤针循经叩刺对脑卒中后上肢痉挛患者运动功能的影响[J].辽宁中医杂志,2010,37(4):729-730.

[23] 高燕玲,陈立典,陶静.电针肌肉运动点对脑卒中患者手功能障碍的影响[J].中国康复医学杂志,2011,26(12):1167-1168.

[24] 王东岩,王岩,杨晓东.不同穴位与肌肉运动点针刺在脑卒中患者腕手功能重建中的对比研究[J].上海针灸杂志,2009,28(5):253-255.

[25] 王东岩,冯丽媛,董旭.合谷刺动作针法对脑卒中后腕背伸功能重建的研究[J].中医药信息,2011,28(1):88-89.

[26] 曾学清,李艳,滕东时,等.针刺治疗中风后足下垂疗效观察[J].上海针灸杂志,2008,27(1):23-24.

[27] 石学慧,谭涛,吴清明,等.经筋刺法结合康复技术治疗脑卒中后足下垂39例临床观察[J].中医药导报,2009,15(5):58-59.

[28] 郭文海,王艳,陈慧杰.排针疗法结合康复训练治疗脑卒中后足内翻的临床观察[J].中国现代医生,2009,47(30):58-60.

[29] 陶静.针刺配合功能训练对脑卒中患者平衡功能的影响[D].福州:福建中医药大学,2004.

[30] 蔡定均,廖方正,付弋.针刺结合康复锻炼改善脑卒中患者平衡功能及其影响因素的临床研究[J].中医药学刊,2006,24(10):1862-1863.

[31] 吴清明,史佳,刘未艾.祛风化痰针刺法改善假性球麻痹吞咽功能障碍的多中心临床观察[J].湖南中医药大学学报,2012,32(1):62-64.

[32] 石江伟,于涛,刘碌.针刺改善中风后吞咽障碍患者口咽效能59例临床观察[J].江苏中医药,2008,40(7):57-58.

[33] 武平,梁繁荣,李瑛,等.针刺联合康复训练治疗脑卒中后吞咽障碍多中心随机对照临床观察[J].中医杂志,2011,52(1):45-67.

[34] 杨海芳,李小霞,王婷.电针联合康复训练治疗脑卒中后吞咽障碍的电视荧光透视研究[J].广州中医药大学学报,2011,28(3):239-241.

[35] 常静玲,高颖,李胜利.针刺配合语言康复治疗脑卒中后运动性失语[J].中国康复理论与实践,2010,16(1):58-59.

[36] 胡向阳,周武.刺络疗法治疗脑卒中后基底节性失语症的临床观察[J].时珍国医国药,2010,21(8):2084-2085.

[37] 陈立早,王丽菊.针刺结合语言训练治疗脑卒中患者痉挛型构音障碍[J].针灸临床杂志,2011,27(8):29-30.

[38] 付磊,刘未艾,吴清明,等.刺络拔罐治疗脑卒中后肩手综合征疗效观察[J].上海针灸

杂志,2009,28(3):132-134.

[39] 崔韶阳,李万瑶,刘悦,等.蜂针结合康复训练对脑卒中后肩手综合征患者的疼痛及运动功能影响[J].中华中医药杂志,2011,25(5):1128-1129.

[40] 谢芹,庄礼兴,贺君.靳三针疗法结合康复训练治疗脑卒中后肩手综合征的疗效研究[J].中国康复医学杂志,2011,26(8):720-723.

[41] 韩冰,何扬子,冉春风.温针灸结合康复训练治疗脑卒中后肩手综合征的临床研究[J].四川中医,2010,28(5):119-121.

[42] 廖华薇.作业疗法合针灸治疗肩手综合征45例疗效观察[J].上海针灸杂志,2006,25(3):9-10.

[43] 李春梅,尹丽丽,王理康.醒脑开窍针法配合经筋排刺法治疗中风后肩关节半脱位58例临床观察[J].中医杂志,2008,49(9):809-811

[44] 曾秋萍.功能性电刺激并磁疗治疗脑卒中后肩关节半脱位及肩痛临床观察[J].中国社区医师(医学专业),2010,12(15):20-21.

[45] 张翠蓉,肖慧华,陈日新.腧穴热敏化艾灸疗法治疗压疮的疗效观察[J].中华中医药杂志,2010,25(3):478-480.

[46] 阎翠兰,刘清军,杨鹏,等.火针治疗褥疮疗效观察[J].中国针灸,2010,30(10):819-820.

[47] 张晓彤.针刺治疗脑梗死后顽固性呃逆63例临床观察[J].四川中医,2006,24(3):105.

[48] 林桦,胡永善,成巍,等.针刺结合作业治疗对脑卒中单侧忽略后综合功能的影响[J].中国康复医学杂志,2011,26(1):25-27.

[49] 傅建明,顾旭东,姚云海,等.头皮针长时间留针法结合康复训练治疗脑卒中单侧空间忽略的疗效观察[J].中国中医药科技,2011,18(1):53-55.

第15节　原发性头痛

（检索时间:2012年6月30日）

针灸治疗方案推荐意见

基于Ⅰ级证据的推荐性意见

◎ 较强推荐　以下方案可应用于原发性头痛(偏头痛)的治疗

体穴结合耳穴法——针刺法(丝竹空、率谷、太阳、风池、合谷、列缺、太冲、足临泣)＋电针法(上述头部穴位)＋刺络放血法(太阳紫脉或太阳或阿是穴)＋针刺耳穴(神门、交感、皮质下、脑点、敏感点)

偏头痛方案——针刺及电针法(太冲、阳陵泉、风池、曲泉)

伴焦虑和抑郁紧张型头痛方案——针刺法(本神、神庭、四神聪、百会、印堂、内关、太冲)

针灸治疗方案推荐意见

基于Ⅱ级证据的建议性意见

☐ **强力建议**　以下方案可试用于原发性头痛的治疗

　　偏头痛方案——耳穴埋针刺法(额、颞、枕;伴恶心或呕吐加胃、交感,伴畏光加眼)

　　无先兆偏头痛方案——针刺法(风池、百会、神庭、本神、率谷)

　　紧张型头痛方案——针刺法(风池、百会、神庭、头维、太阳、太冲)

◇ **较强建议**　以下方案可试用于原发性头痛的治疗

　　偏头痛方案　①针刺法(涌泉、太冲、阿是穴/部位辨经配穴);②针刺法(列缺、丰隆、蠡沟/头维、太阳、率谷、风池、阿是穴)

　　无先兆偏头痛方案——针刺结合电针法(丝竹空、率谷、颔厌、悬颅/风池、列缺、太阳及随证配穴)

　　紧张型头痛方案——刺络放血法(耳尖、太阳、头维、大椎)

　　丛集性头痛治疗方案——电针法(风池、阳白、太阳、百会)+耳穴贴压法(额、神门、肾上腺、胆、面颊)

临床流行病学资料

　　原发性头痛(primary headache)最常见的有偏头痛(migraine)、紧张型头痛(tension-type headache,TTH)和丛集性头痛(cluster headache)等。偏头痛是血管性头痛的一种,是以头部血管舒缩功能障碍及大脑皮质调济失常为主要特点的一组临床综合征。紧张型头痛,又称紧张性头痛、肌收缩性头痛、心因性头痛、压力性头痛等,是原发性头痛中仅次于偏头痛的常见类型;主要表现为两颞侧、后枕、头顶部,甚至弥漫到整个头部都有疼痛感,有时伴有颈肌僵硬、不适或肩部疼痛。丛集性头痛常固定于一侧,每次发作时间较短,头痛一般在 10~15 分钟内迅速达到高峰,剧烈头痛平均持续 1 小时左右,难以忍受,过后便迅速缓解。患者常用"钻、刺、剐、烙"等词来形容头痛的惨烈。发作时患者常坐立不安,伴有眼、鼻、面部等处的自主神经症状。部分患者的发作符合一定的昼夜节律,常在一天的某一固定时间发病。

　　我国偏头痛的患病率为 985.2/10 万,年发病率为 79.7/10 万,男女之比为 1∶4。25~29 岁患病最高,为 1927.4/10 万,10 岁以下最低,为 42.6/10 万。近年来,随着人们生活节奏加快,社会竞争日益激烈,偏头痛的发病率呈现明显上升趋势[1]。紧张型头痛发病率高,国内的流行病学统计显示本病约占头痛病人的 40%,其终身患病率为 37%~78%。多在 20~40 岁发病,女性患者多于男性患者。近年来随着现代生活节奏的加快,社会竞争压力的增大,导致长期焦虑、忧郁、紧张或疲劳等因素,引起其患病率有逐渐上升的趋势。国外学者的流行病学调查显示,紧张型头痛其每年的发病率为 30%～80%,在国内尚无较确切的数字表明其患病率,但随着现代社会竞争日趋激烈,发病率有上升趋势[2]。我国 1986 年对全国 26 个省、自治区进行流行病学调查表明:丛集性头痛的患病率为 6.8/10 万;男女之比为 62:1;发作型的丛集期秋季最多,其次为春季;73.7% 的患者有夜间发作的固定时间;其发病年龄男性为40～57 岁,女性为 55～59 岁;发病可能与一次多量饮酒、急慢性副鼻窦炎、睡眠打鼾和高原缺氧有关[3]。

临床评估与诊断

原发性头痛临床评估(图 3-15-1)

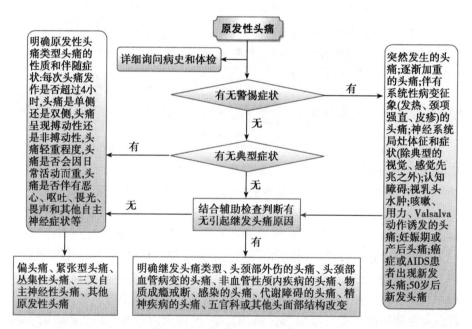

图 3-15-1　原发性头痛临床评估

原发性头痛诊断标准与分类

1. 偏头痛的诊断标准[4]

● 无先兆偏头痛

(1) 符合(2)～(4)特征的至少 5 次发作。

(2) 头痛发作(未经治疗或治疗无效)持续 4～72 小时。

(3) 至少有下列中的 2 项头痛特征:①单侧性;②搏动性;③重或重度头痛;④日常活动(如步行或上楼梯)会加重头痛,或头痛时避免此类活动。

（4）头痛过程中至少伴有下列 1 项：①恶心和（或）呕吐；②畏光和畏声。

（5）不能归因于其他疾病。

● **伴典型先兆的偏头痛**

（1）符合（2）～（4）特征的至少 2 次发作。

（2）先兆至少包括以下 1 条，但没有运动无力症状：①完全可逆的视觉症状，包括阳性表现（如点状、色斑或线形闪光幻觉）和（或）阴性症状（如视野缺损）；②完全可逆的感觉异常，包括阳性症状（如针刺感）和（或）阴性症状（如麻木感）；③完全可逆的语言功能障碍。

（3）至少具有以下 3 项中的 2 项：①同向视觉症状和（或）单侧感觉症状；②至少一个先兆症状逐渐发展的过程≥5 分钟和（或）不同的先兆症状接连出现，过程≥5 分钟；③每个先兆症状≥5 分钟并且≤60 分钟。

（4）在先兆症状同时或先兆症状后 60 分钟内出现符合无先兆性偏头痛的（2）～（4）项诊断标准的头痛。

（5）不能归因于其他疾病。

2. 紧张型头痛的诊断标准

A. 至少有符合 B-E 标准的 10 次发作。每月发作的天数：<1（偶发性的 TTH）、1～14（频发性的 TTH）、>15（慢性 TTH）。

B. 头痛持续 30 分钟～7 天。

C. 疼痛至少具有以下 2 个特征：①压迫/紧缩感（非搏动性）；②轻或中度（不影响日常生活）；③双侧性；④日常生活如行走或上楼梯不加重疼痛。

D. 具有以下 1 项：①无恶心和（或）呕吐（可以厌食）；②通常无畏光和畏声，或仅出现其中之一。

E. 不归因于其他疾病。

3. 丛集性头痛的诊断标准

（1）至少有符合标准（2）～（4）的 5 次发作。

（2）重度或极重度的单侧眶部、眶上和（或）颞部疼痛，未经治疗者持续 15～180 分钟。

（3）头痛至少伴有下列中的一项：①同侧结膜充血和（或）流泪；②同侧鼻塞和（或）流涕；③同侧眼睑水肿；④同侧额面部出汗；⑤同侧瞳孔缩小及（或）眼睑下垂；⑥躁动或感觉不宁。

（4）发作频率从隔天 1 次至每天 8 次。

（5）不能归因于其他疾病。

发作性丛集性头痛：

（1）符合以上诊断（1）～（5）。

（2）持续 7 天～1 年的丛集期，无痛缓解期≥1 个月。

慢性丛集性头痛：

（1）符合以上诊断（1）～（5）。

（2）发作超过1年不缓解或缓解期小于1个月。

4. 头痛分期标准

（1）前驱期：精神症状如抑郁、欣快、不安、倦睡等；神经症状如畏光、畏声、嗅觉过敏等；以及厌食、腹泻、口渴等，出现在发作前数小时到数日。

（2）先兆期：视觉先兆，如闪光、暗点、视野缺损、视物变形和物体颜色改变等；躯体感觉先兆，如一侧肢体或（和）面部麻木、感觉异常等；运动先兆性先兆较少。先兆症状可持续数分钟到3小时。

（3）头痛期：多为一侧眶后或额颞部搏动性头痛或钻痛，可扩展到一侧头部或全头部，不经治疗或治疗无效头痛可持续4～72小时，儿童持续2～6小时。常伴有恶心、呕吐、畏光、畏声、颞动静脉突出等症状。头痛可因摇动头颈部而加重，睡眠后减轻。

（4）头痛后期：头痛消退后常有疲劳、倦怠、烦躁、注意力不集中、不愉快等症状。

针灸治疗效能等级与治疗目标

1. 效能等级　头痛是多种疾病的一种常见症状，常呈现阵发性，大量的文献表明，针刺在缓解头痛方面有很好疗效，尤其对非器质性头痛大部分可达到临床控制或临床治愈的目的，为效能等级Ⅰ级病谱。本处所指的头痛排除有明确诊断的头痛类型和器质性因素导致的头痛。

偏头痛的确切发病机制目前并不十分清楚，目前认为与遗传、内分泌因素、生化因素、血管功能、心理因素和对某些食物过敏有关。因此，西医目前没有特效的治疗方法，而且认为本病是不可治愈性疾病，治疗的目的是缓解发作的频率和程度，针灸作为一种治疗方法，在缓解其症状，减少发作频率及缩短头痛的持续时间方面有一定疗效，为效能等级的Ⅱ级病谱是比较合理的。

紧张型头痛分为反复发作性紧张型头痛和慢性紧张型头痛，以压迫或紧束样的（非搏动性）头痛为特点，发病是焦虑-肌紧张恶性循环，以及无菌性炎症使致痛物质释放等所致，大部分患者经过针灸治疗和心理调适可打破焦虑-肌紧张之恶性循环，可以达到临床治愈，效能Ⅰ级病谱。

2. 治疗目标　一般认为偏头痛不可治愈，通过治疗可控制头痛症状，减少头痛发作频率和持续时间，减轻疼痛程度；紧张型头痛可消除头痛症状，达到临床治愈；丛集性头痛治疗较为困难，着重于预防头痛发作，以达到减少发病次数以及减轻头痛的程度。

针灸治疗原发性头痛流程(图3-15-2)

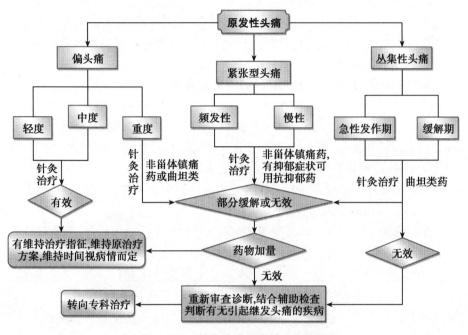

图3-15-2　针灸治疗原发性头痛流程

针灸治疗原发性头痛推荐方案

1. 偏头痛一般治疗方案[5] (1b级证据)★★★★★

『局部取穴』丝竹空、率谷、太阳、风池。

『远端取穴』合谷、列缺、太冲、足临泣。

『辨证配穴』痰瘀内阻型加中脘、丰隆、阴陵泉、血海、膈俞,肝阳上亢型加肝俞、阳陵泉、丘墟、太溪。

『耳穴』神门、交感、皮质下、脑点、敏感点(在颞、枕、额部探测敏感点,如无敏感点则选取脑点)。

『放血法』太阳紫脉或太阳、阿是穴(患处压痛点、敏感点、结节或显露的浅静脉)。

『操作』丝竹空和率谷穴采用透刺法,其余腧穴使用常规刺法,针刺深度为25～30mm;电针疗法在毫针刺的基础上在头部腧穴加用电针,选用疏密波,强度以患者能耐受为度。放血疗法:穴取太阳紫脉或太阳、阿是穴(患处压痛点、敏感点、结节或显露的浅静脉)。用中号三棱针刺破皮肤后挤出1～2ml

血液。疗程:毫针刺和电针的留针时间均为30分钟。

疗效说明 采用视觉模拟评分法(VAS),在治疗后10分钟、20分钟这两个时点,缓解头痛强度最佳的针刺方案组合均为:毫针刺法(局部＋远端＋辨证取穴)＋耳穴电针＋(太阳紫脉或太阳＋阿是穴)放血。说明在偏头痛发作期,采用局部、远端、结合辨证取穴进行毫针刺,同时配合耳穴电针以及在太阳紫脉或太阳和阿是穴进行放血治疗,可获得较为理想的即刻镇痛效果。

2. 偏头痛治疗方案

● 针刺肝胆经穴法[6](1b级证据)★★★★★

『选穴』 太冲、阳陵泉、风池、曲泉。

『操作』 选用0.30mm×40mm毫针,进针方法为直刺,将针刺入15~20mm,用捻转和提插手法得气后接电针仪,采用疏密波,刺激频率为2Hz/100Hz变频方波,以患者能够耐受的强度为度,留针20分钟。留针期间如果患者感到强度减弱,可适当调节强度,至患者能够耐受为度。每天1次,5天为1个疗程,疗程间隔2天,共治疗4个疗程。

疗效说明 治疗组总有效率为87.7%(疗效标准为临床控制:疗程结束无发作性偏头痛症状,停药1个月不发病;显效:治疗后积分减少50%以上;有效:治疗后积分减少20%~50%)。治疗组平均发作次数(次/月)减少2.4±0.16;平均持续时间(小时/次)减少3.19±0.73;头痛积分改善为2.33±0.34。治疗6个月后,治疗组疗效很可能优于对照组口服西药盐酸氟桂利嗪;治疗1年后治疗组复发率19.4%。

● 耳穴埋针刺法[7](2a级证据)★★★

『主穴』 额、颞、枕。

『辨证配穴』 伴恶心或呕吐者加胃、交感,伴畏光者加眼。

『操作』 用左手固定耳郭,拇指在前,食指和中指从后方将所刺穴区的耳郭局部顶起,右手持镊子夹住皮内针的圈柄,分别以额、颞为进针点,由额部向颞部、颞部向枕部呈接续状以小于10°的角度沿皮刺入两针,以患者局部有胀痛或麻热感效果为好,用肤色防过敏胶布覆盖。先于患侧耳郭埋针,第2次在健侧埋针,两耳交替运用。埋针期间嘱患者每日自行按压2~3次,以加强刺激。埋针处避免被水淋湿或浸泡。埋针针具采用一次性使用皮内针(颗粒型)。每次埋针留针5天,5天为1个疗程,疗程间隔2天,共治疗4个疗程。

疗效说明 治疗组在治疗6个月后总有效率为83.7%(总有效率≥有效:治疗后积分减少20%~50%),治疗1个月后和6个月后,临床症状综合评分改善为分别为9.26±4.75、7.81±4.23,治疗组疗效可能优于对照组(口服西药尼莫地平)。

● **涌泉透太冲法**[8]（**2b 级证据**）★★

『**主穴**』涌泉、太冲、局部取阿是穴。

『**辨证取穴**』以颞部疼痛为主加角孙透率谷，以前额疼痛为主加头维透阳白，枕部疼痛明显取风池，向对侧沿皮横刺；疼痛剧烈者，配合耳背刺络放血。

『**操作**』取涌泉穴，向太冲穴方向直刺 1～1.5 寸左右，反复提插捻转刺激，以患者能耐受为度。留针 30 分钟，每 10 分钟捻转 1 次。局部取阿是穴，斜刺 0.5～0.8 寸，针刺手法为小幅度快频率捻转。配合局部经穴平刺，一针透两穴，均小幅度捻转提插。针刺得气后，选取阿是穴和疼痛部位局部经穴接电针治疗仪，选择连续波同时将频率调至 3.3Hz，电流强度以患者耐受为宜。电针持续刺激 40 分钟，每日 1 次。10 天为 1 个疗程，休息 2 天后进行下个疗程，共治疗 2 个疗程。

疗效说明　治疗组总有效率为 93.5%，有效率为 34.8%（疗效标准为控制：疗程结束无发作性头痛症状，停止治疗 1 个月不复发；显效：头痛程度减轻 1 级以上，并达到至少 0～1 级；有效：治疗后头痛发作频率、持续时间、程度及伴随症状 4 项指标至少有 1 项明显改善），疗效或许优于对照组（口服西药尼莫地平）。

● **络穴止痛法**[9]（**2b 级证据**）★★

『**主穴**』列缺、丰隆、蠡沟。

『**配穴**』头维、太阳、率谷、风池、阿是穴。

『**操作**』手法平补平泻法，每日针 1 次，每次留针 30 分钟。治疗 5 天后休息 2 天。针 10 次为 1 个疗程。

疗效说明　治疗组总有效率为 92.5%（有效：治疗后发作频率、头痛持续时间、头痛程度及伴随症状 4 项指标至少有 1 项明显改善），大脑中动脉平均血流速度提高（14±0.93）cm/s；大脑前动脉平均血流速度提高（10.26±3.09）cm/s；椎动脉平均血流速度提高（2.01±5.11）cm/s；基底动脉平均血流速度提高（29.32±0.97）cm/s，治疗组疗效可能优于对照组（常规针刺和口服西药尼莫地平）。

3. 无先兆型偏头痛治疗方案

● **针刺法**[10]（**2a 级证据**）★★★

『**选穴**』风池、百会、神庭、本神、率谷（患侧）。

『**操作**』用直径 0.25mm、长 40mm 毫针直刺风池，得气后行捻转手法。用 40mm 或 50mm 毫针平刺百会、神庭、本神、率谷（患侧），先斜刺到帽状腱膜下再平刺并捻转，术者须感到针下明显阻力，患者针刺局部胀（痛）得气，捻转 180° 5～10 次，留针 30 分钟。针刺连续 4 周，3 次/周。

疗效说明　治疗组治疗后1个月和3个月有效率分别为56.7%、68.0%（有效率定义为每月头痛发作天数与治疗前相比减少50%以上的患者比例）。采用SF-36生存质量表评分在治疗后1个月和3个月，躯体健康状况评分改善为6.1±0.8、6.7±2.4，精神健康状况评分改善为7.6±0.6、6.4±1.8。治疗组疗效可能优于对照组（口服西药盐酸氟桂利嗪）。

● **透穴法**[11]**（2b级证据）★★**

『主穴』丝竹空、率谷、颔厌、悬颅。

『辅穴』风池、列缺、太阳。

『辨证配穴』水不涵木型加太溪、太冲，痰热内阻型加丰隆、外关，肝风上扰型加行间、合谷。

『操作』选用1～1.5寸不锈钢毫针，进针到常规深度，得气后主穴电针仪，使用疏密波，刺激强度以病人能耐受为度，通电时间为30分钟；其他体穴在留针过程中每隔10～15分钟捻转运针1次，采用平补平泻手法。每天治疗1次，10次为1个疗程，休息5天后再进行第2个疗程，共治疗3个疗程。

疗效说明　治疗组总有效率为71.3%、有效率为24.2%（疗效标准为基本恢复：治疗后观察2个月，90%≤疗效百分数≤100%；显效：55%≤疗效百分数＜90%；有效：20%≤疗效百分数＜55%），疗效或许优于对照组（口服西药颅痛定）。

4. 紧张型头痛治疗方案

● **一般针刺法**[12]**（2a级证据）★★★**

『主穴』风池、百会、神庭、头维（双侧）、太阳（双侧）、太冲（单侧）。

『辨证取穴』气血虚加取三阴交、足三里、气海，肾虚加取太溪、气海，痰浊加取丰隆、膻中、天枢，瘀血加取血海，肝阳上亢加取蠡沟、印堂。

『操作』头部穴位平刺。先斜刺到帽状腱膜下再平刺并捻转，患者胀（痛）得气。其他穴位直刺，患者须得气。补泻方法：捻转180°，5～10次，留针30分钟。每周治疗3次，共4周。

疗效说明　治疗组第4周和16周有效率均为69.2%（头痛发作天数减少50%以上者为有效），第4周和第16周头痛天数、头痛时间改善程度分别为$WMD=10.59,95\%CI(5.58,15.60)$，$P<0.0001$；$WMD=165.27,95\%CI(118.77,211.77)$，$P<0.0001$；$WMD=11.54,95\%CI(6.30,16.78)$，$P<0.0001$；$WMD=153.66,95\%CI(108.85,198.47)$，$P<0.0001$，有显著统计学意义；治疗组疗效可能优于对照组（安慰针刺加口服艾司唑仑）。

● **三棱针刺络法**[13]**（2b级证据）★★**

『主穴』耳尖、太阳、头维、大椎。

『操作』嘱患者坐位俯视,用毛巾勒紧颈部,使头面部充血。轻轻揉按耳郭使之血液通畅,用三棱针点刺耳尖穴,挤压出血,直至血液挤尽。轻轻拍打太阳穴和头维穴,使附近的血管显露,用三棱针沿血管走行方向刺破血管,使血色由黯红色变鲜红色或颜色变浅直至血液流出自凝。大椎穴用三棱针点刺后拔火罐。总出血量在 10~30ml,治疗 2 次/周,3 周为 1 个疗程,休息 1 周后开始第 2 个疗程。

疗效说明　治疗组总有效率为 93.33%,有效率为 15.6%(疗效标准:基本恢复:疗效百分数 90%~100%;显效:疗效百分数为 55%~90%;有效:疗效百分数为 20%~55%),头痛程度评分(VAS)改善为 4.15±0.38;头颈活动程度 ROM 改善为 0.87±0.84;头痛指数改善为 7.59±3.32,疗效或许优于对照组(毫针刺)。

5. 伴有焦虑和抑郁症状紧张型头痛治疗方案

● 疏肝调神法[14](1b 级证据)★★★★★

『选穴』本神、神庭、四神聪、百会、印堂、内关、太冲。

『操作』针刺三神穴、百会、印堂时,毫针与皮肤呈 15°角斜向针刺,进针深度约为 15mm,得气后行小幅度捻转手法,平补平泻;针刺内关、太冲,毫针与皮肤呈 90°角直刺,进针深度约为 20mm,得气后行小幅度捻转手法,平补平泻;每 10 分钟行 1 次针,留针 30 分钟。

疗效说明　治疗组 SAS 评分改善为 13.9±2.5;SDS 评分改善为 15.7±1.8,疗效肯定优于对照组(常规针刺)。3 个月后随访结果,疏肝调神针刺法对于改善焦虑、抑郁症状很可能有较好的远期效果。

6. 丛集性头痛治疗方案

● 电针配合耳穴压豆法[15](2c 级证据)★

『选穴』风池、阳白、太阳、百会。

『耳穴』额、神门、肾上腺、胆、面颊。

『操作』依次快速刺入上述穴位,行针得气后接通电针治疗仪,采用疏密波,频率 200 次/分钟,电流强度逐渐增大,以患者能耐受为度,留针 20 分钟。耳穴压豆:将王不留行分别贴压在上述耳穴上。嘱患者按揉王不留行,每个耳穴 3~5 分钟,强度以患者感到耳郭疼痛或发热为度。第 2 天揭去小橡皮膏,在另一耳上压豆。两耳交替运用。每日 1 次,15 天为 1 个疗程。

疗效说明　治疗组总有效率为 91.1%,治愈率为 32.1%(治愈:头痛及伴见症状完全消失,随后 10 天内无复发;有效:头痛完全消失,伴见症大部分消失,随后 10 天头痛无复发;好转:头痛部分消失,伴见症部分消失),疗效或许优于对照组(口服安神定志汤)。

影响针灸疗效因素

1. 偏头痛影响针灸疗效因素

(1) 治疗时机：偏头痛的发作常有前期症状，在头痛发作前数天，患者可有情绪不稳、困倦、浮肿、不能耐受强光和声的刺激等预告性症状，此时开始针灸进行治疗，则能较好的预防偏头痛的发生及减轻偏头痛发作的程度。

(2) 病情：对于新病不久、病情较轻或发病原因较单纯的偏头痛，针灸治疗效果较好；患病时间较长、病情较重，头部血管、肌肉、机体内分泌受累严重，则针灸疗效不及前者。

2. 紧张型头痛影响针灸疗效因素

(1) 治疗时机：紧张型头痛呈发作性或持续性，针灸治疗时应注意治疗时机的选择，结合患者的发病特点，在头痛发作前开始治疗，或持续疼痛稍缓解后继续预防性治疗，以减轻头痛发作的程度，减少头痛发作的频率，可提高针灸疗效。

(2) 心理疏导：紧张型头痛的发病机制不十分清楚，一般认为系焦虑、抑郁、妄想等精神因素，导致头、颈部肌纤维持续地紧张、相应部位的血管收缩或扩张所致。紧张型头痛的触发可由应激引起，单纯心理应激即可通过边缘系统引发肌肉紧张，从而引起头痛。因此，改善生活环境、提高心理素质、保持良好的心态对于提高针灸疗效有十分重要的意义。

针灸治疗的环节和机制

偏头痛

偏头痛的确切发病机制目前并不十分清楚，目前认为与遗传、内分泌因素、生化因素、血管功能、心理因素和对某些食物过敏有关。针灸治疗的功能可能有：

1. 调节血管功能　偏头痛患者在头痛前期为脑血管收缩，头痛期表现为脑血管扩张，有人认为头痛期是颅外血管扩张，针灸对脑血管的舒缩运动具有良性双向调节作用，因此，可协调脑血管的舒缩运动，改善脑血管功能和脑循环，从而达到治疗偏头痛的目的。

2. 调节内分泌　有研究认为偏头痛发作与雌激素、黄体酮及催乳素等水平偏高有关，针灸可调节下丘脑-垂体-性腺轴的功能，调节有关激素的分泌异常，有利于偏头痛的恢复。

3. 对生化因素的调节　血浆中 5-HT 增加导致脑血管收缩，而后又逐渐耗竭导致脑血管的扩张，大约有 87% 的患者在发作时血浆 5-HT 下降达 40%，针刺可调节 5-HT 的释放、代谢等过程,发挥治疗作用。

4. 止痛作用　偏头痛发作时脑脊液中内源性脑啡肽减少,针刺可促进机体释放内源性脑啡肽,发挥镇痛作用。

紧张型头痛

紧张型头痛的发病是心理-肌紧张恶性循环,以及无菌性炎症使致痛物质释放等所致,因此,针灸治疗本病的环节和机制可能包括:

1. 缓解肌肉痉挛　有研究证实,紧张型头痛在发作期间,肌电图示颈部肌肉较颞部肌肉收缩更强;国外有研究报道,紧张型头痛是一种与枕部压痛点有关的疼痛。因此针灸通过局部刺激可松弛肌肉痉挛,改善肌肉的血液循环,达到治疗的目的。

2. 改善局部炎症　针灸可舒张血管,增加局部血流量,改善微循环,促进局部无菌性炎症的吸收。

3. 止痛作用　针灸可改善微循环,促进局部致痛性物质和堆积代谢产物的消散;可促进机体释放内源性镇痛物质的释放,可减弱或拮抗局部痛觉感觉纤维信号传导,提高痛阈,达到镇痛效果。

4. 调节中枢　单纯心理应激即可通过边缘系统引发肌肉紧张,从而引起头痛,针刺可协调中枢神经的兴奋和抑制过程,调节自主神经功能的紊乱,从而打破精神-肌紧张的恶性循环。

预　后

由于偏头痛的发病机制尚未完全揭示清楚,西医学目前认为,偏头痛是不可治愈的疾病,但可通过适当的医疗、护理等缓解其症状,减少偏头痛的发作频率及缩短头痛的持续时间。诱发偏头痛发作的因素有精神疲劳、紧张、月经期、食物及某些药物等,因此,避免上述诱发因素对本病的预防具有重要的意义。本病预后难以判断,对于发病与月经有关的女性而言,一般而言青春期发病率高,在月经初期患病,当怀孕后发作减少甚至停止,但分泌后又重新发作,在绝经期偏头痛加重。

紧张型头痛比偏头痛、丛集性头痛的预后好。有研究认为本病患者约70%有焦虑情绪,本病的发病与患者的体质、心理因素及生活环境均有密切的关系。因此,一旦确诊,需及时向患者及家人说明情况,并告知本病的性质,争取患者的配合。在治疗的同时,做好病人的心理疏导,使其解除思想顾虑,保持积极、乐观的心态,养成规律的日常生活习惯,注意加强体育锻炼,提高身体素质及心理承受能力,通过心理调适和针灸治疗,打破焦虑-肌紧张之恶性循环,完全可达到临床治愈。

代表性临床试验

表 3-15-1 针灸治疗原发性头痛的代表性临床试验

试验观察方案	试验设计	治疗组/对照组	结果
针刺肝胆经穴方案[6]	253 例多中心大样本 RCT	针刺组（$n=132$，针刺肝胆经腧穴治疗，穴取太冲、阳陵泉、风池、曲泉为主）/西药组[$n=121$，采用口服盐酸氟桂利嗪（西比灵片剂)治疗]	治疗 4 个疗程，两组头痛发作次数 $WMD=0.60,95\%CI(0.54,0.66)$，$P<0.00001$；平均持续时间 $WMD=0.74,95\%CI(0.50,0.98)$，$P<0.00001$；头痛积分 $WMD=0.74,95\%CI(0.66,0.82)$，$P<0.00001$；止痛疗效 $RR=1.09,95\%CI(0.99,1.19)$，$P=0.08$；3 个月疗效 $RR=0.97,95\%CI(0.87,1.09)$，$P=0.63$；6 个月疗效 $RR=1.27,95\%CI(1.10,1.47)$，$P=0.001$
疏肝调神法[14]	120 例多中心大样本 RCT	治疗组（$n=60$，采用疏肝调神针刺法，取本神、神庭、四神聪、百会、印堂、内关、太冲穴）/对照组（$n=60$，采用常规针刺太阳、头维、风池、太冲、足三里、三阴交、颈夹脊穴)	治疗 2 个疗程，两组 SAS 评分 $WMD=-1.80,95\%CI(-2.94,-0.66)$，$P<0.0002$；SDS 评分 $WMD=-1.50,95\%CI(-1.72,-1.28)$，$P<0.00001$

参 考 文 献

[1] 郭述芬. 中国偏头痛流行病学调查[J]. 临床神经病学杂志,1991,4(2):65.

[2] 冉固生. 疏肝解郁开窍方治疗紧张性头痛的临床研究[D]. 武汉:湖北中医药大学,2010.

[3] 石剑峰. 针刺配合隔蒜灸治疗丛集性头痛的临床研究[D]. 天津:天津中医学院,2005.

[4] Headache Classification Committee of the International Headache Society. The International Classification of Headache Disorders[J]. Cephalalgia,2004,24:1-160.

[5] 王巧妹,王京京,胡静,等. 偏头痛针刺即刻镇痛效应方案优选研究[J]. 中国针灸,2010,30(10):798-801.

[6] 钟广伟,李炜,罗艳红,等. 针刺肝胆经穴治疗偏头痛:多中心随机对照研究[J]. 中国针灸,2009,29(4):259-263.

[7] 郑丽娅. 耳穴额-颞-枕透穴埋针刺法治疗偏头痛的随机对照研究[D]. 石家庄:河北医

科大学,2009.

[8] 金碧琳,唐伟兰,周梅,等.涌泉透太冲为主治疗偏头痛疗效观察[J].上海针灸杂志,
　　2009,28(3):158-159.

[9] 冯毅,裴音."络穴止痛方"治疗偏头痛的临床观察[J].北京中医药大学报,2004,11
　　(4):31-33.

[10] 张琰,张路,李彬,等.针刺预防性治疗对无先兆偏头痛患者生存质量的影响[J].中国
　　针灸,2009,29(6):431-435.

[11] 老锦雄,赖新生.透穴为主治疗无先兆偏头痛的临床疗效观察[J].中国针灸,2002,22
　　(7):448-450.

[12] 张路,张琰,刘慧林.针刺治疗慢性紧张型头痛随机对照研究[J].首都医科大学学报,
　　2009,30(4):441-444.

[13] 陈兴奎,陈泽林,郭义.三棱针刺络法对照毫针刺法治疗紧张性头痛的临床研究[J].
　　天津中医药,2010,27(3):205-207.

[14] 杨佃会,朱蓬燕,韩晶,等.疏肝调神针刺法对紧张型头痛患者伴随焦虑和抑郁症状的
　　疗效观察[J].上海针灸杂志,2011,30(2):87-89.

[15] 周国赢,史耀亭.电针配合耳穴压豆治疗群集性头痛 56 例[J].河南实用神经病杂志,
　　1999,2(4):57-58.

第 16 节　三叉神经痛

（检索时间:2012 年 6 月 30 日）

针灸治疗方案推荐意见

基于Ⅰ级证据的推荐性意见

○ **弱度推荐**　以下方案可应用于三叉神经痛的治疗

深刺人迎穴法——针刺法(患侧人迎,略向内直刺 0.8~1.2 寸)

基于Ⅱ级证据的建议性意见

□ **强力建议**　以下方案可试用于三叉神经痛的治疗

穴位注射法——下关,药物维生素 B_{12}

◇ **较强建议**　以下方案可试用于三叉神经痛的治疗

深刺下关穴法——下关,第 1 支痛配鱼腰,第 2 支痛配四白,第 3 支痛
配夹承浆

火针法——下关

△ **弱度建议**　以下方案可试用于三叉神经痛治疗

透刺法——太阳透刺下关

齐刺法——颧髎

三叉神经痛(trigeminal neuralgia,TN)是面部疼痛常见的疾病,是一种在三叉神经分布区出现的反复发作的面部阵发性剧痛,为神经性疼痛疾患中最常见者。

本病多见于 50 岁以上的中老年人,女性略多于男性,男女比例约为 1∶1.6。三叉神经痛是神经痛中最为常见的类型,年发病率为(4~5)/100000。三叉神经痛大多发于单侧,以右侧(60%)多见。根据三叉神经的分布情况,临床可将三叉神经痛分为眶上神经支(第一支)痛、眶下神经支(第二支)痛和颏神经支(第三支)痛,疼痛以二、三支分布区最常见,双侧痛仅占1.4%~4.2%[1]。

三叉神经痛的临床评估

临床评估应重点询问疼痛的特点,详细了解病史,全面进行体格检查,以作为本次诊断评估及制订治疗方案的重要参考。

1. 病史询问

(1) 发病年龄:多在 40 岁以后发病,男女发病比例各报道有所不同。

(2) 发病诱因:说话、吃饭、洗脸、剃须、刷牙以及风吹等均可诱发疼痛发作。

(3) 疼痛特点:多发生于右侧,以第二、三支最易受累。疼痛性质如电击样或刀割样剧烈难忍,呈发作性,轻触或刺激扳机点可激发疼痛。

(4) 体征:发作时常突然停止说话、进食等活动,疼痛侧面部可呈现痉挛,即"痛性痉挛",皱眉咬牙、张口掩目,或用手掌用力揉搓颜面以致局部皮肤粗糙、增厚、眉毛脱落、结膜充血、流泪及流涎。

2. 电生理检查　在规范的电生理实验室检测三叉神经反射异常被认为有助于症状性 TN 和原发性 TN 鉴别。

三叉神经痛的临床诊断与分类

1. 三叉神经痛的诊断

(1) 原发性三叉神经痛:疼痛至少包含以下 4 种标准:①疼痛只限于三叉神经的一支或多支分布区;②疼痛为突然的、强烈的、尖锐的、皮肤表面的刺痛或烧灼痛;③疼痛程度严重,刺激扳机点可诱发疼痛;④具有痉挛发作间歇期;⑤无神经系统损害表现;⑥每次发作形式刻板;⑦排除其他引起面部疼痛的疾患。

(2) 继发性三叉神经痛(症状性):分布区域内出现类似于原发性三叉神

经痛在颜面部疼痛发作的表现,但其疼痛程度较轻疼痛发作的持续时间往往较长,或呈持续性,而且阵发性加剧。一般多见于40岁以下。通常没有扳机点,诱发因素不明显,可见三叉神经痛损害和原发性疾病的表现。脑脊液、X线颅底拍片、MRI乃至鼻咽部或组织检查等有助于诊断。

(3) 鉴别要点[2]:①对不伴有三叉神经以外神经症状的患者应行常规影像学检查排除症状性TN。②年轻发病、三叉神经第一支受累、对治疗反应不佳以及异常的三叉神经诱发电位不宜认为有助于提示症状性TN。③三叉神经感觉缺失或双侧三叉神经受累有助于原发性TN与症状性TN的鉴别。但缺失上述情况,则不应认为对鉴别有帮助。

2. 三叉神经痛的分类

(1) 按病因分类:临床上通常将三叉神经痛分为原发性和继发性两种。原发性三叉神经痛是指临床上未发现有神经系统阳性体征,检查又无器质性病变;继发性三叉神经痛一般指可发现与疼痛发作有关的明确的器质性病变,如肿瘤、炎症等,继发性三叉神经痛常表现有神经系统阳性体征。

(2) 按发病部位分类:分为单侧性或双侧性三叉神经痛。又可进一步分为:第一支痛;第二支痛;第三支痛;第一、二支痛;第一、三支痛;第二、三支痛;第一、二、三支痛。发病部位右侧多于左侧,以二、三支受累最多见,单支受累较多者为第二支。

(3) 按疼痛程度分类:用数字评价量表0~10代表不同程度的疼痛:0为无痛,1~3为轻度疼痛(疼痛尚不影响睡眠),4~6为中度疼痛,7~9为重度疼痛(不能入睡或睡眠中痛醒),10为剧痛。

针灸治疗效能等级与治疗目标

1. 效能等级 原发性三叉神经痛(轻度)属于Ⅰ级效能针灸病谱,可以较好地缓解疼痛,减少复发的频率和程度;原发性三叉神经痛(中度、重度)为Ⅱ级效能针灸病谱,针灸治疗可缓解疼痛。三叉神经痛的发病原因目前尚无明确的结论,一种观点认为病因在中枢部,而另一种观点认为在周围部。本病呈阵发性反复发作,自愈可能性较小。由于发病机制尚不清楚,因此西医也没有特效的治疗方法,一般在保守治疗无效的情况下采用手术治疗。西医常用的方法包括药物治疗、神经阻滞疗法、手术疗法等,目前认为X线刀、伽马刀是治疗本病的最有效方法。手术治疗可产生许多并发症,其他治疗也有副作用和较高的复发率,因此,针灸疗法目前仍然有意义,大量的临床报道显示针灸治疗有一定疗效。但是本病是临床比较难治的顽疾,很难治愈,治疗的目的是减轻发作症状和减少发作频率。针灸可起到一定的治疗作用,因此归入针灸的Ⅱ级病谱。

2. 治疗目标 ①解除或缓解疼痛;②改善功能;③减少药物的不良反应;

④提高生活质量,包括身体状态、精神状态的改善。

针灸治疗三叉神经痛流程(图 3-16-1)

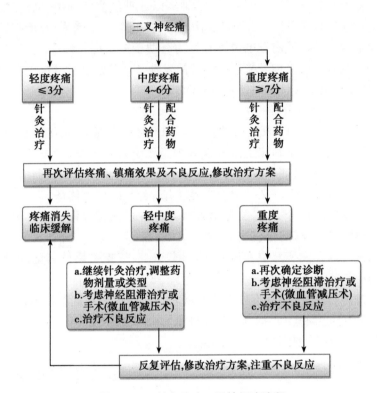

图 3-16-1　针灸治疗三叉神经痛流程

针灸治疗三叉神经痛推荐方案

1. 三叉神经痛一般治疗方案

● 深刺人迎穴[3](1c 级证据)★★★★

『主穴』人迎(患侧)。

『配穴』第 1 支痛者加阳白、攒竹、鱼腰;第 2 支痛者加四白、迎香、下关;第 3 支痛者加地仓、颊车、夹承浆。

『操作』患者仰卧,医者押手拇指或食指将颈总动脉轻轻推向外侧,约喉结旁 1.5 寸进针,针刺方向略向内直刺 0.8～1.2 寸,得气后施以捻转平补平泻手法,不提插,使穴位周围产生酸胀感,若针感向患侧面部放射则更佳。配穴均按常规操作。留针 30 分钟,每隔 10 分钟行针 1 次,每日治疗 1 次,10 次为 1 个疗程,共治疗 3 个疗程。

疗效说明 临床总有效率(疼痛程度减低及发作频率减少,症状积分减少≥20%)为 96.7%;治疗前后疼痛差值比较,治疗组 PRI 总分 5.72±0.51,VAS 3.01±0.29,PPI 总分 1.98±0.16,且无不良反应,随访 1 年复发率低(22.4%)。治疗组疗效很可能优于对照组(卡马西平)。

● 深刺下关穴[4](2b 级证据)★★

『主穴』 下关(患侧),第 1 支痛配鱼腰,第 2 支痛配四白,第 3 支痛配夹承浆。

『配穴』 合谷、内庭、天枢。

『操作』 针下关时,针尖呈 85°角向下、向后朝对侧乳突方向刺入 25～40mm,行小幅度提插捻转手法,使针感传导至口唇或下颌处;针刺鱼腰向上、向后约 45°角刺入眶上孔约 25～40mm,小幅度捻转,使针感放射至前额;针四白向外下方 45°角刺入眶下孔约 25～40mm,小幅度捻转,使针感放射至脸下部、上唇及鼻翼处;针刺夹承浆,向外后方向约 30°角刺入颏孔内 25～40mm,行小幅捻转,使下颌部出现电麻感。得气后留针 30～50 分钟。治疗 1 次/日,10 次为 1 个疗程,观察 3 个疗程。

疗效说明 治疗组临床愈显率(疼痛消失或偶发,程度减轻)为 80%,总有效率(临床症状较前缓解)为 95.6%,疗效或许优于常规针刺组[局部取下关(患侧),第 1 支痛配鱼腰,第 2 支痛配四白,第 3 支痛配夹承浆;远端取合谷、内庭、天枢]。

● 太阳透刺下关穴[5](2c 级证据)★

『主穴』 太阳透下关。

『配穴』 第 1 支痛配阳白;第 2 支痛配颧髎;第 3 支痛配颊车、承浆。

『操作』 太阳穴用 3 寸毫针先直刺 0.3 寸,再向下斜刺,透过颧骨内孔至下关穴,行提插捻转手法使局部产生酸胀之感;配穴均采用 1 寸毫针,阳白向下平刺 0.5～0.8 寸;颧髎穴、颊车穴直刺 0.3～0.5 寸;承浆斜刺 0.3～0.5 寸。针刺得气后,留针 30 分钟,每隔 10 分钟行针 1 次。治疗 1 次/日,10 次为 1 个疗程,共治疗 2 个疗程。

疗效说明 治疗组总有效率(疼痛消失或发作频率减少、疼痛程度减低)为 96.0%,并且年龄小于 50 岁、病程 3 个月内的治疗有效率更高。治疗组疗效或许优于对照组(主穴:攒竹、四白、下关、地仓、合谷、内庭、太冲;配穴:同治疗组,穴位常规消毒后,均选用 1 寸毫针进行常规操作)。

● 颧髎齐刺法[6](2c 级证据)★

『主穴』 颧髎。

『配穴』 阳陵泉、丰隆。

『操作』 患者取仰卧位,指切法进针先直刺颧髎穴,以患者出现可耐受的电击样麻胀感为佳,然后距此穴左右 1.5cm 处,呈 45°斜刺,三点一线,进针 2～

4cm,得气后采用平补平泻手法。留针 40 分钟,每 10 分钟行针 1 次。常规针刺阳陵泉、丰隆,提插捻转泻法。

疗效说明　治疗组总有效率(疼痛消失或发作频率减少、疼痛程度减低)为 90.3%,疗效或许优于对照组(卡马西平)($P>0.05$)。

2. 三叉神经痛其他治疗方案

● **穴位注射法**[7]**(2a 级证据)★★★**

『主穴』下关。

『配穴』第一支痛者加阳白、攒竹、太阳,第二支痛者加四白、迎香、颧髎,第三支痛者加地仓、颊车、承浆。

『药物』维生素 B_{12}。

『操作』穴位常规消毒,直刺进针 15～25mm,待有酸胀感后,推药前抽动针栓无回血缓慢注射药液,维生素 B_{12} 2000μg(4ml),下关穴注射 2.5ml,其余穴位注射每穴 0.5ml。隔日注射 1 次,10 天为 1 个疗程。治疗 3 个疗程后进行疗效评定。

疗效说明　治疗组临床愈显率(发作频率明显减少,治疗后积分减少>50%)为 82.5%,总有效率(疼痛程度减低及发作频率减少,症状积分减少>20%)为 98.2%,治疗前后治疗组疼痛积分差值(2.21±0.46),疗效可能优于对照组(卡马西平)。

● **火针法**[8]**(2b 级证据)★★**

『主穴』下关。

『配穴』眶上神经痛加阳白、鱼腰、丝竹空;眶下神经痛加四白;第三支痛加承浆、颊车、地仓。

『操作』下关穴以细火针直刺 2～3 寸,得气后留针 30～60 分钟,同时以酒精灯烘烤针柄,使热力往里传导。其余各穴使用师氏毫针,留针 30～60 分钟,隔日 1 次。共治疗 1 个月,随访 3 个月后复查疗效。

疗效说明　治疗组总有效率(临床症状明显减轻)为 96.87%,不良反应发生率低,随访复发率较低。治疗组疗效或许优于对照组(卡马西平)。

影响针灸疗效因素

1. 病性　由于三叉神经痛根据其是否由器质性病变所引起分为原发性和继发性两类,相对而言针刺对原发性三叉神经痛的疗效要优于继发性。意大利的 Costaintini 通过对 104 例患者的针灸治疗观察,针刺对继发性三叉神经痛患者都有效,对原发性三叉神经痛的疗效受先前接受过的疗法和病程长短的影响。首选针刺的患者有最好的疗效,而先前接受过其他疗法或手术疗法治疗的患者,针灸的疗效就差。

2. 病位　原发性三叉神经痛的病位可分为中枢部和周围部。俄罗斯

Grecko 通过 82 例患者的研究,发现针刺只对外周性原因引起的患者有效。

3. 病程 如果三叉神经痛发病只有数月而不超过 1 年,针灸的效果较好,如果病程超过 1 年,就不容易治疗。

三叉神经痛的发生机制并不十分清楚,目前有癫痫学说、神经变性学说和微血管压迫学说,因此针灸治疗本病的环节和机制可概括为[9]:

1. 止痛作用 针灸可通过促进人体释放内源性镇痛物质,提高痛阈,以及促进局部循环有利于致痛的代谢产物的输散,产生一定的镇痛作用。

2. 抑制神经兴奋性 面部是神经、血管分布比较丰富的部位,疼痛的发生形式和传导方式也非常复杂。三叉神经痛发生机制之一是癫痫学说,针刺可通过神经反射对三叉神经的异常放电产生抑制作用,从而减轻疼痛程度及频率等。

3. 解除血管痉挛 针刺可通过神经-血管反射,舒张血管,增加循环血量,为受损的三叉神经提供营养,有利于其水肿的消除,改善其代谢,促进神经修复。

大部分病人其疼痛是发作性的,可有几周、几月甚至几年的自发缓解,于缓解期间疼痛可完全消失。很少症状持续消失,但随年龄增长其发作缓解期有逐渐缩短趋势。三叉神经痛本身并不致命,但可因频繁发作而使病人丧失劳动能力,甚至因怕发作而不参加各项活动。大部分病人因怕痛而变得无欲状,但自杀和吗啡成瘾罕见。

表 3-16-1 针灸治疗三叉神经痛的代表性临床试验

试验观察方案	试验设计	治疗组/对照组	结果
人迎穴深刺方案[3]	120 例 RCT	针刺组($n=60$,主穴:人迎。配穴:第一支痛者加阳白、攒竹、鱼腰;第二支痛者加四白、迎香、下关;第三支痛者加地仓、颊车、夹承浆)/药物组($n=60$,卡马西平 150mg,3 次/日)	两组治疗愈显率比较 $RR=1.50$,$95\%CI(1.15,1.96)$,$P=0.003$,疼痛评估指数(PRI)比较 $WMD=3.66$,$95\% CI(3.45,3.87)$,$P<0.00001$;VAS 评分比较 $WMD=2.18$,$95\% CI(2.06,2.30)$,$P<0.00001$;现在疼痛程度(PPI)比较 $WMD=0.91,95\%CI(0.85,0.97)$,$P<0.00001$

续表

试验观察 方案	试验设计	治疗组/对照组	结果
穴位注射[7]	90例RCT	穴位注射($n=45$，予以维生素 B_{12} 2000μg下关穴位注射)/西药组($n=45$，卡马西平 100mg，3次/日)	两组治疗愈显率比较 $RR=1.44$，$95\%CI(1.09,1.89)$，$P=0.01$；VAS评分比较 $WMD=0.80$，$95\%CI(0.58,1.02)$，$P<0.00001$

参 考 文 献

[1] 冯殿明.三叉神经痛[M].北京:人民卫生出版社,2003.

[2] Cruccu G,Gronseth G, Alksne J,et al. AAN-EFNS guidelines on trigeminal neuralgia management[J]. Eur J Neurol,2008,15(10):1013-1028.

[3] 郑盛惠,吴玉娟,焦建凯,等.人迎穴深刺为主治疗三叉神经痛的临床观察[J].湖南中医药大学学报,2010,30(5):70-72.

[4] 张晓阳.深刺局部穴治疗三叉神经痛疗效观察[J].中国针灸,2005,25(8):549-550.

[5] 王民集,李明玉,张勇."太阳透下关"治疗三叉神经痛的临床观察[J].辽宁中医杂志,2011,38(1):147-148.

[6] 周仲瑜,李家康,罗惠平.齐刺法治疗原发性三叉神经痛疗效观察[J].中国针灸,2004,24(12):835-836.

[7] 周长山,孔德清,韩正勇.穴位注射治疗三叉神经痛疗效观察[J].中国针灸,2007,27(9):667-680.

[8] 汪志成.九针疗法治疗三叉神经痛32例[J].湖南中医杂志,2006,22(1):33.

[9] 张涛,杭群.针灸现代研究与临床[M].北京:中国医药科技出版社,1998:508.

第 17 节 脑源性瘫痪

（检索时间:2012 年 6 月 30 日）

针灸治疗方案推荐意见
基于Ⅱ级证据的建议性意见

◇ **较强建议** 以下方案可试用于脑源性瘫痪的治疗

　　热补针法联合康复训练综合方案——针刺法（百会、强间、哑门、风池、曲池、合谷、环跳、阳陵泉、阴陵泉、三阴交、智三针、运动区、平衡区）＋运动疗法＋作业疗法＋语言疗法

　　健脾益智针刺法联合西药综合方案——针刺法（三阴交、中脘、脾俞、胃俞、关元、足三里、百会、大椎、四神聪、悬钟、合谷/随症配穴）＋西药（胞二磷

针灸治疗方案推荐意见

胆碱注射液）

　　语言障碍治疗方案——头针法（运动区、语言区、足运感区/平衡区、智三针）＋语言训练法

△ **弱度建议　以下方案可试用于脑源性瘫痪的治疗**

　　智力低下治疗方案——头针法（百会、四神针、智三针、颞三针、运动区、足运感区、感觉区、平衡区、语言区）＋康复训练法

　　流涎症治疗方案——针刺法（百会、语言1、2、3区、地仓透刺颊车、下关）＋口部功能训练＋西药（东莨菪碱静滴）

临床流行病学资料

　　脑源性瘫痪（cerebral palsy，CP）简称脑瘫，是指一组持续存在的导致活动受限的运动和姿势发育障碍症候群，这种症候群是由于发育中的胎儿或婴儿脑部受到非进行性损伤而引起的。脑性瘫痪的运动障碍常伴随感觉、认知、交流、感知，和（或）行为障碍，和（或）癫痫，和（或）继发性肌肉骨骼障碍。

　　近年来，孕产期保健技术的进步和人们产前保健意识的提高，已使发达国家婴儿死亡率下降至10‰以下，但儿童脑瘫患病率却维持在2‰左右[1]。据统计我国的患病率为1.8‰～4‰左右[2]。目前国内约有脑瘫儿童31万，且每年以4.6万人左右的速度递增[1]，这可能与产前护理技术的提高、早产儿或低体重儿成活率的上升有关[3]。脑瘫已成为儿童致残的主要因素，给社会、家庭和个人带来极大的心理和经济负担。

临床评估与诊断

脑源性瘫痪的临床评估（表3-17-1，图3-17-1）

表3-17-1　脑源性瘫痪临床评估要点简表

评估项目	评估内容	要点
病史	病因	孕妇产前、产时及婴儿产后情况
	主要临床症状	临床症状是否呈进行性或退行性
	伴随损伤	伴随损伤的症状
	功能障碍	性质、部位、范围、严重程度
体格检查	体征	肌张力、关节活动度、腱反射是否异常
实验室检查	CT、MRI、EEG、TCD	协助了解病因和判定病情

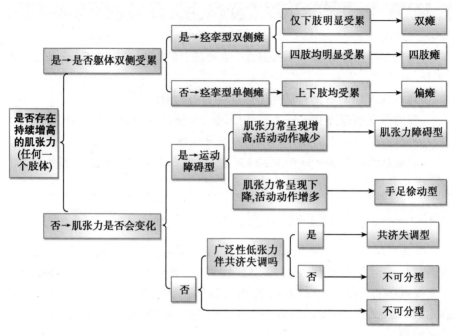

图 3-17-1　欧洲脑瘫监测组织推荐脑瘫临床树状分型法(2002)

脑源性瘫痪的诊断与分类

1. 脑源性瘫痪的诊断标准(2006 年全国小儿脑瘫康复学术会议)
①引起脑性瘫痪脑损伤为非进行性；②引起运动障碍的病变部位在脑部；③症状在婴儿期出现；④有时合并智力障碍、癫痫、感知觉障碍及其他异常；⑤除外进行性疾病所致的中枢性运动障碍及正常小儿暂时性的运动发育迟缓。

2. 脑源性瘫痪的分型标准

(1) 国内脑源性瘫痪的分型标准(2006 年全国小儿脑瘫康复学术会议)

按临床分型包括：①痉挛型(spastic)：以锥体系受损为主；②不随意运动型(dyskinetic)：以锥体外系受损为主，不随意运动增多，表现为手足徐动(athetoid)、舞蹈样动作(choreic)、肌张力不全(dystonic)、震颤(tremor)等；③共济失调型(ataxic)：以小脑受损为主；④肌张力低下型(hypotonic)：往往是其他类型的过渡形式；⑤混合型(mixed)；⑥强直型(rigid)：以锥体外系受损为主，呈齿轮、铅管样持续性肌张力增高。

按瘫痪部位(指痉挛型)分型包括：①单瘫：单个肢体受累；②双瘫：四肢受累，上肢轻，下肢重；③三肢瘫：三个肢体受累；④偏瘫：半侧肢体受累；⑤四肢瘫：四肢受累，上、下肢受累程度相似。

（2）国外脑源性瘫痪的分型标准：2002 年欧洲脑瘫监测组织（Surveillance of Cerebral Palsyin Europe，SCPE）推荐脑瘫临床树状分型法，见图 3-17-1。

3. 脑源性瘫痪的功能分级　国际脑瘫研讨会（2004 年）系统化的脑瘫分类应该包括：①运动障碍（类型、功能受损程度）；②伴随损伤（感觉、认知、交流、行为、癫痫等）；③解剖学（瘫痪部位）和神经影像学；④病因学（发病时间、高危致病因素等）。

针灸治疗效能等级与治疗目标

1. 效能等级　目前国际上对小儿脑瘫的治疗以康复疗法为主，旨在改善异常运动模式、姿势、运动失调及肌张力异常。而近年来国内外大量文献表明，针灸配合康复疗法可达增效之功。其中痉挛型、手足徐动型、肌张力低下型属于效能等级 Ⅱ 级病谱，共济失调型属于效能等级 Ⅲ 级病谱。

2. 治疗目标　①解决脑瘫患儿的运动功能障碍：运动障碍和姿势异常是脑瘫的核心表现。临床治疗应围绕其核心，提高患儿运动功能及日常生活活动能力。并尽可能使患儿主观参与，通过学习正常的运动模式，不断地重复训练，以建立和恢复运动功能。②改善相关伴随损伤（感觉、认知、交流、行为、癫痫等）：脑瘫的伴随损伤很大程度上降低患儿的生活质量。此外，脑的早期发育异常和损害是静止的，但其临床表现并不是静止不变，且随着生长发育，由于肌群之间力量不均衡、痉挛肌群与骨骼生长速度不一致、生物力学对线不佳等，还可导致肌腱挛缩、骨关节畸形和疼痛等进一步障碍[4]。在临床实践中应结合患儿自身症状，个体化、全面、综合治疗，预防继发性损害，避免过度、盲目治疗。

针灸治疗流程与推荐方案

针灸治疗脑源性瘫痪流程（见图 3-17-2）

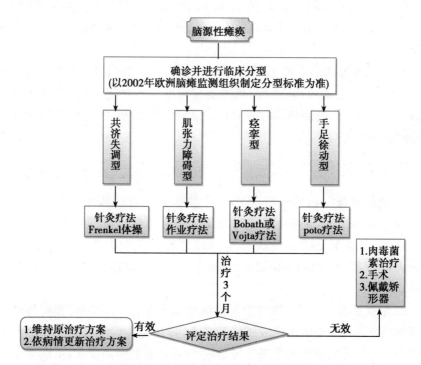

图 3-17-2　针灸治疗脑源性瘫痪流程

针灸治疗脑源性瘫痪推荐方案

1. 脑源性瘫痪一般治疗方案

● **热补针法联合康复训练[5]（2b级证据）★★**

『穴位』体针：百会、强间、哑门、风池、曲池、合谷、环跳、阳陵泉、阴陵泉、三阴交。

头针：智三针（前发际与头部正中线交界处为第1针，左右旁开3寸各1针）、脑三针（脑户为第1针，左右旁开1.5寸各1针）、运动区、平衡区。

『操作』体针：右手将针进至穴内施热补针刺手法，即得气后，左手拇指或食指紧按针穴，右手拇指向前捻按，使针下沉紧，针尖拉着有感应的部位，连续重插轻提，拇指再向前连续捻按，针尖顶着产生感应的部位守气，使针下持续沉紧，不留针。头针：与头皮水平线呈15°快速进针，平刺0.5～0.8寸，深度达帽状腱膜下，不提插捻转，留针1小时。隔日1次，3个月为1个疗程，共治疗2个疗程。

『联合治疗』运动疗法、作业疗法、语言疗法。①运动疗法（PT）：以Bobath和Vojta训练手法为主，包括翻身、腹爬、四点位保持、跪位、立位平衡训练、卧位与坐位的体位转换、减重步行训练、小腿三头肌牵张、右下肢单腿负重等。②作业疗法(OT)：以上肢精细动作和日常生活能力训练为主，包括提高认知、上肢精细动作训练、中线位上的手眼协调、双手协调动作训练、双手协同操作训练等。③语言疗法(ST)：以促进语言发育水平和构音障碍训练为主，包括手势-符号阶段训练、语言模仿训练等。每次 30 分钟，每周 5 次，3 个月为 1 个疗程，共治疗 2 个疗程。

注意事项　囟门未闭者禁头针，极不配合者禁针；呼吸功能或体质较差的患儿禁康复训练。

疗效说明　临床显效率(运动功能和日常生活活动能力基本恢复正常，临床症状基本消失，肌肉痉挛明显缓解，肢体功能基本恢复正常，能言语，生活能自理)为 85.71%，总有效率(运动功能和日常生活活动能力得到改善)为 85.71%，总体疗效或许与康复训练相当。在粗大运动功能(GMFM)及综合功能评定方面疗效显著。

● 健脾益智针刺法联合西药[6](2b 级证据)★★

『主穴』三阴交、中脘、脾俞、胃俞、关元、足三里、百会、大椎、四神聪、悬钟、合谷。

『配穴』语言障碍配通里、廉泉、金津、玉液；颈瘫配天柱；面瘫配颊车、下关；上肢瘫配肩髃、曲池；下肢瘫配环跳、阳陵泉；腰部软瘫配腰阳关；耳聋配听宫、听会。

『操作』中脘、脾俞、胃俞、关元、大椎，采用快速点刺法，不留针，一般针刺 0.1～0.3 寸。头部腧穴采用平刺方法，进针 0.5～0.8 寸。其余腧穴则采用直刺方法，进针 0.5～0.8 寸，采用捻转式飞法进针。除中脘、脾俞、胃俞、关元、大椎外，其余穴位留针 30 分钟，每 10 分钟捻转 1 次，每支针捻转 1 秒，第三次捻针后全部出针。隔日针刺 1 次，每周治疗 3 次，36 次为 1 个疗程，共进行 2 个疗程。

『联合药物』胞二磷胆碱注射液 2ml 肌内注射，隔日 1 次，15 日为 1 个疗程，间隔 3 天，进行下一疗程，共进行 10 个疗程。

注意事项　囟门未闭者禁头针，极不配合者禁针。

疗效说明　显效率(评价综合量表评分提高 20% 或以上)为 20%，总有效率(评价综合量表评分提高 40%)为 90%，总体疗效与单纯针刺及西药相当。在评价综合量表总体积分变化方面与单纯针刺及西药相比或许疗效显著。

2. 伴随症状治疗方案

● 语言障碍治疗方案(头针联合语言训练)[7](2b 级证据)★★

『主穴』运动区、语言区、足运感区。

『配穴』平衡障碍者加平衡区，智力障碍者加智三针。

『操作』头顶刺激区进行针刺，沿皮刺快速进针，针尖抵达帽状腱膜下层后，将针与头皮平行推进一定深度后留针 1～1.2 寸。带针语言训练 1～2 小时,留针期间捻针 3～5 次。每日 1 次,治疗 5 天后休息 2 天,20 次 1 个疗程,连续治疗 3 个疗程。

『联合治疗』采用语言疗法。①身体姿势控制训练;②呼吸与发声训练;③辅助语言表达与沟通系统运用;④构音器官运动训练;⑤语言理解发展学习训练。每日 2 次,每次 20 分钟,1 个月为 1 个疗程,连续观察 3 个疗程。

注意事项 囟门未闭者禁头针,极不配合者禁针。

疗效说明 显效率(接受语言能力、表达语言能力、智力评估、构音障碍评估 4 项中至少有 2 项提高 40 分以上,或智力提高 20 分以上)为 29.03%,总有效率(语言功能及智力得到改善)为 83.87%,总体疗效或许与单纯语言训练相当,但在接受语言能力、表达语言能力、智力评估、构音障碍上疗效显著。

● 智力低下治疗方案(头针联合康复训练)[8](2c 级证据)★

『穴位』百会、四神针、智三针、颞三针、运动区、足运感区、感觉区、平衡区、语言区。

『操作』沿头皮斜刺(囟门未闭者应避开),捻转进针,当针尖抵达帽状腱膜下层时,再沿刺激线平头皮刺入 1cm,用食指桡侧面与拇指掌侧面捏紧针柄,以食指掌指关节不断伸屈,使针身左右旋转 200 次/分钟,1～2 分钟。每次留针 0.5～2 小时。每日 1 次,共治疗 3 个月。

『联合治疗』康复训练,治疗 40 分钟,每日 1 次,共治疗 3 个月。

注意事项 囟门未闭者禁头针,极不配合者禁针。

疗效说明 显效率[智力发育指数(MDI)分数提高≥15 分]为 23.5%,总有效率(MDI 分数提高≥5 分)为 82.4%,总体疗效或许优于康复训练。智力发育方面疗效显著。

● 流涎症治疗方案(针刺联合药物及口部功能训练)[9](2c 级证据)★

『穴位』头针:百会穴,语言 1、2、3 区;口针:地仓透刺颊车,下关。

『操作』头部穴位采用平刺方法,每次留针 4 小时,留针期间行电针治疗 15 分钟,快速捻转(300 转/分)3 次。口针每次留针 30 分钟。头针、口针均治疗 10 次,休息 10～15 天,30 次为 1 个疗程。

『口部功能训练』有顺序地压舌,轻揉口唇、颊部、摩擦齿龈,按压舌根,上提喉结部,压迫廉泉穴、承浆穴。每日 1 次,每次 20 分钟,60 次为 1 个疗程。

『联合药物』东莨菪碱每次 0.05～0.3mg 静脉滴注,每日 1 次,2 次后休息 10～15 天,60 次为 1 个疗程。

注意事项 囟门未闭者禁头针,极不配合者禁针。

疗效说明 显效率(流涎减轻二级为有效)为 17.39%,总有效率(流涎至少减轻一级)为 56.52%,总体疗效或许优于西药东莨菪碱。

影响针灸疗效因素

1. 病情和病程 如脑损伤轻微,CT检查无异常改变或仅有轻度异常的患儿,给予及时针灸治疗,配合功能训练,可获得较好的康复。如果脑损伤较重,CT检查可见弥漫性脑萎缩及多发性脑软化灶等,则针灸有一定的改善症状作用;如果脑损伤非常严重,CT显示为脑穿通畸形等发育异常时,针灸疗效较差。一般而言,年龄越小针灸效果越佳,病情越轻并发症越少,针灸效果越好。随着年龄的增大,若得不到及时正规的康复治疗,其肌腱挛缩、关节变形、肌肉萎缩等并发症也越来越多,越来越严重,针灸疗效也越差。一般在2岁之前是针灸及各种康复治疗的最佳时期。

2. 病变类型 针灸对于肌张力低下型的疗效要优于其他类型。从肢体瘫痪情况看,针灸对偏瘫的疗效优于双瘫和四肢瘫。

3. 配合其他治疗 针灸治疗本病有一定疗效,但必须配合必要的功能锻炼,这对于提高针灸疗效具有非常重要的意义。如运动疗法被公认为本病康复治疗的主要手段,运动疗法包括头部控制功能训练、上下肢功能训练、翻身训练、坐姿训练、爬行训练、直跪训练、站立行走训练、躯干调节和平衡训练等;作业治疗包括进食、穿脱衣服、大小便和手技巧训练等。另外也要配合语言训练等。

针灸治疗的环节和机制

1. 促进脑细胞的代偿 针刺作为一种物理刺激,必然引发中枢神经系统的反应,这种正性的刺激促进了脑电活动和神经递质的分泌,激活了有关脑细胞的代偿功能,改善了脑干功能,使外周信息能顺利地到达大脑皮质,有效地调节了大脑皮质功能。有研究观察到针刺能使痉挛型脑瘫患者F波受到明显抑制,说明针刺治疗可使痉挛型患者的痉挛活动有明显改善。进而推论,这种改善是由于脑代谢功能活动增强的结果。可见针刺治疗对改善脑代谢有积极作用[10]。

2. 提高脑供血率,纠正缺血缺氧状态 针刺治疗患儿后,观察脑血流图的改变,发现针刺后脑血流图明显改善,大脑前、中、后动脉的血流速度均有不同程度的增加,与治疗前相比,有非常显著的意义。说明针刺后脑的供血量明显增加,血管紧张度降低,供血率提高。表明头针治疗可增加脑血流量,纠正其缺血缺氧状态,有利于脑组织的恢复[11]。

3. 改善循环 针刺通过神经-血管反射途径具有良好的促进血液循环作用,增加脑和肢体的血液循环,尤其是痉挛型脑瘫患儿四肢因长期痉挛而发生肌肉的供血供氧障碍,营养代谢障碍,肌细胞的变性,四肢运动、感觉神经脱髓鞘变性等。

预　　后

　　脑瘫的康复是一项长期缓慢而复杂的过程,其预后主要取决于脑损伤的程度和治疗的时机。年龄越小,症状越轻,病程越短,正确的治疗越及时,预后越好。一般而言,2 岁前的治疗与其后的治疗在预后上有很大的差异。年龄越大,症状越多、越来越重,恢复机会就越小。所以脑瘫要做到早发现、早诊断、早治疗。CP 合并癫痫有可能使患儿的运动障碍及认知障碍进一步加重,因此发作越频繁,CP 的康复预后效果越差。CT 无异常改变或仅有轻度异常的患儿给予及时治疗及功能训练,均可得到不同程度的康复,预后较好;弥漫性脑萎缩及多发性脑软化灶等则提示预后不良;而 CT 显示为脑穿通畸形等发育异常时亦能提醒患儿家长避免做无效治疗。当然也有部分患儿形态改变与临床表现不一致,因此,判断预后也应结合临床。

代表性临床试验

表 3-17-2　针灸治疗脑瘫的代表性临床试验

试验观察方案	试验设计	结果
热补针法联合康复训练方案[5]	40 例 RCT 分为针刺联合康复训练组($n=21$,头体针联合康复训练)与康复训练组($n=19$,单纯采用康复训练),共治疗 2 个疗程后评定结果	在总有效率与显效率方面为:$RR=1.36$,$95\%CI(0.92,2.00)$,$P=0.12$。在综合功能评定方面:$WMD=4.40$,$95\%CI(1.09,7.71)$,$P=0.009$。两组患儿 GMFM 评分方面:$WMD=6.43$,$95\%CI(5.95,6.91)$,$P<0.00001$
健脾益智针法联合西药方案[6]	60 例 RCT 分为健脾益智针法联合西药组($n=20$,健脾益智针法联合胞二磷胆碱注射液 2ml)与健脾益智针法组($n=20$,健脾益智针法)和西药组($n=20$,胞二磷胆碱注射液 2ml)。6 个月后评定结果	在总有效率方面与西药组及针刺组比较分别为:$RR=1.50$,$95\%CI(1.02,2.21)$,$P=0.04$;$RR=1.06$,$95\%CI(0.84,1.34)$,$P=0.63$。在显效率方面:$RR=4.00$,$95\%CI(0.49,32.72)$,$P=0.20$;$RR=0.8$,$95\%CI(0.25,2.55)$,$P=0.71$。评价综合量表积分变化方面:$WMD=8.80$,$95\%CI(7.75,9.85)$,$P<0.00001$;$WMD=-4.05$,$95\%CI(-6.16,-1.94)$,$P=0.002$。而针刺组与西药组相比评价综合量表积分变化方面:$WMD=12.85$,$95\%CI(10.99,14.71)$,$P<0.00001$

续表

试验观察方案	试验设计	结果
头针联合语言训练方案[7]	61 例 RCT 分为头针带针联合语言训练组($n=31$,头针带针联合语言训练)与语言训练组($n=30$,单纯采用语言训练)。3 个月后评定结果	在总有效率方面:$RR=1.14,95\%\ CI(0.88,1.49)$,$P=0.32$。在显效率方面:$RR=2.18,95\%CI(0.75,6.32)$,$P=0.15$。在接受语言能力评定方面:$WMD=1.02,95\%CI(0.92,1.12)$,$P<0.00001$。在表达语言能力评定方面:$WMD=1.27,95\%CI(1.21,1.33)$,$P<0.00001$。智力评估方面:$WMD=2.19,95\%CI(2.06,2.32)$,$P<0.00001$。在构音障碍评定方面:$WMD=0.24,95\%CI(0.22,0.26)$,$P<0.00001$

附　表

粗大功能运动量表(GMFM)88 项(每一标目下 0、1、2、3 分别代表 0 分、1 分、2 分、3 分)

A. 卧位与翻身

1. 仰卧位:头正中位:在四肢保持对称的情况下旋转头部

   0 头不能维持于中线　1 头能维持于中线 1~3 秒　2 头能维持在中线,转头时四肢不对称　3 完成

2. 仰卧位:双手纠正到中位,手指相接触

   0 双手没有向中线移动　1 双手开始时向中线移动　2 手能放在身体前面,但不能手指相对　3 完成

3. 仰卧位:抬头 45°

   0 颈部没有屈曲　1 颈部有屈曲,但不抬头,抬不起来　2 抬头小于 45°　3 完成移动并离开他们的视线,希望他们为追逐玩具而抬头。也可以假装抱孩子期望他能抬头

4. 仰卧位:右侧髋、膝关节能在全关节范围内屈曲

   0 右侧髋、膝关节没有屈曲　1 右侧髋、膝关节有屈曲　2 局部屈曲右髋、膝关节　3 完成

5. 仰卧位:左侧髋、膝关节能在全关节范围内屈曲

   0 左侧髋、膝关节没有屈曲　1 左侧髋、膝关节有屈曲　2 局部屈曲左髋、膝关节　3 完成

6. 仰卧位:右上肢过中线抓玩具

   0 没有像中线移动的迹象　1 开始伸手向中线移动　2 伸出右臂,但手不能过中线　3 完成

7. 仰卧位:左上肢过中线抓玩具

0 没有像中线移动的迹象　1 开始伸手向中线移动　2 伸出左臂、但手不能过中线　3 完成

8. 仰卧位:向右翻身成俯卧位

　　0 没有翻身的迹象　1 开始翻　2 部分翻、不成俯卧　3 完成

9. 仰卧位:向左翻身成俯卧位

　　0 没有翻身的迹象　1 开始翻　2 部分翻、不成俯卧　3 完成

10. 仰卧位:竖直抬头

　　0 没有抬头的迹象　1 开始抬头、但下巴不能离垫　2 抬头、下巴能离垫、头不能竖起　3 完成

11. 肘支撑成俯卧位:头抬高,肘部伸展,胸部离开床面

　　0 没有抬头迹象　1 抬头、下巴不能离垫　2 抬头、没有竖起、前臂承重　3 完成

12. 肘支撑俯卧位:右肘支撑躯体,朝前完全伸展左臂

　　0 右前臂没有支撑体重的迹象　1 右前臂承重、左臂不支撑,但没有向前伸展　2 右前臂承重、左臂部分向前伸展　3 完成

13. 肘支撑俯卧位:左肘支撑躯体,朝前完全伸展右臂

　　0 左前臂没有支撑体重的迹象　1 左前臂承重、右臂不支撑,但没有向前伸展　2 左前臂承重、右臂部分向前伸展　3 完成

14. 俯卧位:向右翻身成仰卧位

　　0 没有翻身的迹象　1 开始有翻身　2 部分向仰卧位翻身　3 完成

15. 俯卧位:向左翻身成仰卧位

　　0 没有翻身的迹象　1 开始有翻身　2 部分向仰卧位翻身　3 完成

16. 俯卧位:使用四肢向右侧旋转 $90°$

　　0 没有向右旋转的迹象　1 开始用肢体向右旋转　2 用四肢向右旋转 $<90°$　3 完成

17. 俯卧位:使用四肢向左侧旋转 $90°$

　　0 没有向左旋转的迹象　1 开始用肢体向左旋转　2 用四肢向左旋转 $<90°$　3 完成

B. 坐位

18. 仰卧位:检查者握孩子双手,拉自己到坐位,头部控制好(头与脊柱成直线或稍向前倾)

　　0 拉到坐位时,头不能控制　1 拉到坐位时,头部有控制的迹象　2 拉到坐位时,头能控制部分时间　3 完成

19. 仰卧位:向右侧翻身,坐起

　　0 没有向右翻身坐起的迹象(先成俯卧然后坐起不给分)　1 向右侧翻,开始有坐起的动作　2 向右侧翻,部分坐起　3 完成

20. 仰卧位:向左侧翻身,坐起

　　0 没有向左翻身坐起的迹象(先成俯卧然后坐起不给分)　1 向左侧翻,开始有坐起的动作　2 向左侧翻,部分坐起　3 完成

21. 坐于垫子上:检查者支撑孩子胸部,头部竖直保持 3 秒

　　0 头部没有抬起的迹象　1 开始有抬起的迹象　2 抬头但不能竖直维持 3 秒　3 完成(头部到垂直位并维持 3 秒)

22. 坐于垫子上:检查者支撑孩子胸部,头正中位保持 10 秒

0 没有抬起的迹象　1 开始抬头、但不在中线　2 头抬起位于中线,保持小于 10 秒　3 完成

23. 用上肢支撑坐于垫子上,保持 5 秒

　　0 手臂不能支撑　1 保持小于 1 秒　2 保持 1~4 秒　3 完成

24. 坐在垫子上:没有上肢支撑保持坐位 3 秒

　　0 不能保持坐位、除非手臂支撑　1 单个手臂支撑下保持坐位　2 没有上臂支撑保持坐位小于 3 秒　3 完成

25. 坐于垫子上:前面放置小玩具,身体前倾触摸玩具,没有上肢支持返回直立坐位

　　0 没有向前倾的迹象　1 倾向前但不返回　2 倾向前,触摸玩具,在手臂支持下回到直立坐位　3 完成

26. 坐于垫子上:触摸右后方 45° 放置的玩具,返回开始姿势

　　0 没有触摸玩具的迹象　1 开始伸手,但不达到后面　2 伸到后面,但没有触及玩具或没有回到原地(手伸到大转子外)　3 完成

27. 坐于垫子上:触摸左后方 45° 放置的玩具,返回开始姿势

　　0 没有触摸玩具的迹象　1 开始伸手,但不达到后面　2 伸到后面,但没有触及玩具或没有回到原地(手伸到大转子外)　3 完成

28. 右侧横坐:没有上肢支持保持 5 秒

　　0 不能保持右侧横坐　1 右侧横坐、双手支撑 5 秒(肘部必须离开垫子)　2 右侧横坐、右臂支撑 5 秒(肘部必须离开垫子)　3 完成

29. 左侧横坐:没有上肢支持保持 5 秒

　　0 不能保持左侧横坐　1 左侧横坐、双手支撑 5 秒(肘部必须离开垫子)　2 左侧横坐、左臂支撑 5 秒(肘部必须离开垫子)　3 完成

30. 坐于垫子上:有控制地降低身体成俯卧位

　　0 没有在控制下降低身体至俯卧位的迹象　1 有控制下降低身体至俯卧位的迹象　2 降低身体至俯卧位,但有碰撞(失去控制的动作)　3 完成

31. 足向前坐于垫子上:身体向右侧旋转成四点支撑位

　　0 没有转成四点位的迹象　1 开始有向右转成四点位的动作出现　2 部分完成向右翻成四点位　3 完成

32. 足向前坐于垫子上:身体向左侧旋转成四点支撑位

　　0 没有转成四点位的迹象　1 开始有向左转成四点位的动作出现　2 部分完成向左翻成四点位　3 完成

33. 坐于垫子上:不用上肢帮助旋转 90°

　　0 没有开始旋转的迹象　1 开始旋转　2 靠手臂帮助旋转 90°　3 完成

34. 坐于凳上:上肢及双足不支撑保持 10 秒

　　0 不能在凳子上保持坐姿　1 保持,手臂支撑,脚支撑 10 秒(坐于凳子)　2 保持,手臂放松,脚支撑 10 秒(坐于凳子)　3 完成

35. 站立位:落坐小凳子

　　0 没有坐上小凳子的迹象　1 开始坐凳子(有上凳子的企图)　2 部分坐上凳子　3 完成

36. 从地面:坐落小凳子

　　0 没有坐上小凳子的迹象　　1 开始坐凳子(有上凳子的企图)　　2 部分坐凳子(靠凳子站立或以凳子为支撑基本达到站立位)　　3 完成

37. 从地面:落坐大椅子

　　0 没有坐上大凳子的迹象　　1 开始坐凳子(有上凳子的企图)　　2 部分坐凳子(靠凳子站立或以凳子为支撑基本达到站立位)　　3 完成

C. 爬与跪

38. 俯卧位:向前方腹爬 1.8m

　　0 没有匍匐向前的迹象　　1 匍匐向前小于 0.6m　　2 匍匐向前 0.6～1.5m　　3 完成

39. 点支持位:用手与膝支撑身体 10 秒

　　0 手和膝不能持续承重　　1 手和膝能承重,维持小于 3 秒(有企图保持姿势现象)　　2 手和膝能承重维持 3～9 秒　　3 完成

40. 四点位:不用上肢支撑成坐位

　　0 没有坐的迹象　　1 开始尝试成坐位　　2 成坐位、但需手臂支撑(有 1～2 个手臂支撑)　　3 完成

41. 俯卧位:成四点位,手和膝承重

　　0 没有成四点位的迹象　　1 开始有成四点位的动作(<10%)　　2 部分成四点位(10%～90%)　　3 完成

42. 四点位:右上肢向前伸出,手的位置高于肩部

　　0 右手臂没有伸出向前的迹象　　1 右手臂开始向前伸出(<10%)　　2 右手臂部分向前伸出(10%～90%)　　3 完成

43. 四点位:左上肢向前伸出,手的位置高于肩部

　　0 左手臂没有向前的迹象　　1 左手臂开始向前伸出(<10%)　　2 左手臂部分向前伸出(10%～90%)　　3 完成

44. 四点位:向前四点爬或蛙跳 1.8m

　　0 没有向前四点爬或蛙跳的迹象　　1 向前四点爬或蛙跳小于 0.6m　　2 向前四点爬或蛙跳 0.6～1.5m　　3 完成

45. 四点位:向前四点交替性四点爬 1.8m

　　0 没有向前交替性四点爬的迹象　　1 向前交替四点爬小于 0.6m　　2 向前交替四点爬 0.6～1.5m　　3 完成

46. 四点位:用手和膝/脚爬上四级台阶

　　0 没有爬台阶的迹象　　1 用手和膝/脚爬 1 级　　2 用手和膝/脚爬 2～3 级　　3 完成

47. 四点位:用手和膝/脚退着爬下四级台阶

　　0 没有退着爬下台阶的迹象　　1 退着爬下 1 级　　2 退着爬下 2～3 级　　3 完成

48. 坐垫子上:先使用上肢帮助孩子成高跪位,然后不用上肢支撑保持 10 秒

　　0 当被放置在高跪位时,孩子不能抓着凳子维持该姿势　　1 当被放置在高跪位时,孩子能抓着凳子维持 10 秒(开始位置:把孩子放置在高跪位抓住凳子)　　2 孩子抓着凳子成高跪位并维持 10 秒(开始位置:坐于垫子,前面放凳子)　　3 完成(从垫子上的任何坐姿开始)

49. 高跪位:先使用上肢帮助成右膝半跪位,然后不用上肢支撑保持 10 秒

0 当被放置在半跪位置,孩子不能抓着凳子维持该姿势　1 当被放置在半跪位置,孩子能抓着凳子维持 10 秒(开始位置:把孩子放置在右膝半跪位并抓住凳子)　2 孩子抓着凳子成半跪位置,并维持 10 秒(开始位置:跪于垫子,前面放置凳子)　3 完成(开始位置:在垫子上成高跪位)

50. 高跪位:先使用上肢帮助成左膝半跪位,然后不用上肢支撑保持 10 秒

0 当被放置在半跪位置,孩子不能抓着凳子维持该姿势　1 当被放置在半跪位置,孩子能抓着凳子维持 10 秒(开始位置:把孩子放置在左膝半跪位并抓住凳子)　2 孩子抓着凳子成半跪位置,并维持 10 秒(开始位置:跪于垫子,前面放置凳子)　3 完成(开始位置:在垫子上成高跪位)

51. 高跪位:不用上肢支撑向前跪走 10 步

0 没有跪着向前走的迹象　1 需两手拉着向前跪走 10 步(可以使用本测试中任何器械用来抓握,如小凳子或者平行杆,但不可以拉着人跪走)　2 需单手拉着向前跪走 10 步　3 完成

D. 站立位

52. 地面:抓着大凳子拉自己站起

0 不能　1 完成 10%　2 完成 10%～90%　3 完成

53. 站立:不用上肢支持保持 3 秒

0 不能抓着凳子等维持站立　1 两手抓着,维持站立位 3 秒(可以前臂靠器械或部分躯体碰到器械)　2 一手抓着,维持站立位 3 秒(除了单手以外躯体任何部分不能碰到器械)　3 完成

54. 站立:单手抓住大凳子,抬起右脚,保持 3 秒

0 右脚没有抬起的迹象　1 两手支持,抬起右脚小于 3 秒(开始位置:两手拉着凳子)　2 两手支持,抬起右脚 3 秒(开始位置:两手拉着凳子)　3 完成

55. 站立:单手抓住大凳子,抬起左脚,保持 3 秒

0 左脚没有抬起的迹象　1 两手支持,抬起左脚小于 3 秒(开始位置:两手拉着凳子)　2 两手支持,抬起左脚 3 秒(开始位置:两手拉着凳子)　3 完成

56. 站立:不用上肢支持保持 20 秒

0 手臂不支撑时不能保持站立　1 手臂不支撑,维持站立位小于 3 秒　2 手臂不支撑,维持站立位 3～19 秒　3 完成

57. 站立:抬起左脚,不用上肢支持保持 10 秒

0 手臂不支撑时不抬左脚　1 手臂不支撑,抬左脚小于 3 秒　2 手臂不支撑,抬左脚 3～9 秒　3 完成

58. 站立:抬起右脚,不用上肢支持保持 10 秒

0 手臂不支撑时不抬右脚　1 手臂不支撑,抬右脚小于 3 秒　2 手臂不支撑,抬右脚 3～9 秒　3 完成

59. 坐在小凳子上:不用上肢帮助站起

0 没有站起的迹象　1 开始有站起的动作　2 上肢支持在凳子上站起来(达到站立位时

手要放开)　3 完成(在姿势转换过程中不能有手/臂的帮助)

60. 高跪位:通过右侧半跪位站起,不用上肢帮助
　　0 没有站起的迹象　1 开始有站起的动作　2 上肢支持下站起来(可以不使用半跪位)
　　3 完成(手臂不能放在垫子或身体上进行协助,在从高跪到站立的转换过程中必须使用
　　半跪位)

61. 高跪位:通过左侧半跪位站起,不用上肢帮助
　　0 没有站的迹象　1 开始有站的动作　2 上肢支持下站起来(可以不使用半跪位)
　　3 完成(手臂不能放在垫子或身体上进行协助,在从高跪到站立的转换过程中必须使用
　　半跪位)

62. 站立位:有控制地降低身体坐到地面,不用上肢的帮助
　　0 拉着器械不能降低身体到地面　1 能够降低身体到地面,但是有撞击(中途失去控
　　制)　2 在手臂帮助下或者拉器械降低身体坐到地面(手臂可以用来维持平衡或者撑
　　起在地面或身体上)　3 完成(运动有规律,有方向性)

63. 站立位:成蹲位,不用上肢帮助
　　0 没有蹲的迹象　1 开始有蹲的动作(可以依靠手臂或器械帮助)　2 在手臂帮助下或
　　者拉着东西蹲(手臂可以用来维持平衡或者撑在地面或身体上)　3 完成

64. 站立位:不用上肢的帮助,从地面拾物再返回成站立位
　　0 不从地面上拾物　1 开始从地面上拾物(可以依靠器械的帮助)　2 手臂支撑,从地面
　　上拾物　3 完成

E. 行走、跑、跳

65. 站立:两手扶大长凳,向右侧横走 5 步
　　0 不走　1 向右横走小于 1 步　2 向右横走 1~4 步　3 完成

66. 站立:两手扶大长凳,向左侧横走 5 步
　　0 不走　1 向左横走小于 1 步　2 向左横走 1~4 步　3 完成

67. 站立:牵两手向前走 10 步
　　0 不走　1 向前走小于 3 步　2 向前走 3~9 步　3 完成

68. 站立:牵单手向前走 10 步
　　0 不走　1 向前走小于 3 步　2 向前走 3~9 步　3 完成

69. 站立:向前走 10 步
　　0 不走　1 向前走小于 3 步　2 向前走 3~9 步　3 完成

70. 站立:向前走 10 步,停止,转 180°,返回
　　0 向前走 10 步,停止会摔倒　1 向前走 10 步,停下,没有开始转身　2 前走 10 步停下,
　　转身小于 180°　3 完成

71. 站立:后退 10 步
　　0 不后退　1 后退 3 步　2 后退 3~9 步　3 完成

72. 站立:两手提大物向前走 10 步
　　0 拿大物不走　1 单手拿小物走 10 步　2 双手拿小物走 10 步　3 完成

73. 站立:在 20cm 间隔的平行线之间连续向前走 10 步

0 不走　1 连续向前走小于 3 步　2 连续向前走 3～9 步　3 完成

74. 站立:在 2cm 宽的直线上连续向前走 10 步

　　0 不走　1 连续向前走小于 3 步　2 连续向前走 3～9 步　3 完成

75. 站立:右脚领先跨越膝盖高度的木棒

　　0 不跨越　1 右脚领先跨越过 5～8cm 高度的木棒　2 右脚领先跨越过齐小腿中部高度的木棒　3 完成

76. 站立:左脚领先跨越膝盖高度的木棒

　　0 不跨越　1 左脚领先跨越过 5～8cm 高度的木棒　2 左脚领先跨越过齐小腿中部高度的木棒　3 完成

77. 站立:跑 4.5m,停止,返回

　　0 不启动　1 快走启动跑　2 跑小于 4.5m　3 完成

78. 站立:右脚踢球

　　0 不启动　1 抬右脚但不踢　2 用右脚踢球,但跌倒　3 完成(踢球时不倒下)

79. 站立:左脚踢球

　　0 不启动　1 抬左脚但不踢　2 用左脚踢球,但跌倒　3 完成

80. 站立:两脚同时跳高 30cm

　　0 不跳　1 两脚同时跳小于 5cm 高　2 两脚同时跳 5～28cm　3 完成

81. 站立:两脚同时跳远 30cm

　　0 不跳　1 两脚同时向前跳小于 5cm　2 两脚同时向前跳 5～28cm　3 完成

82. 右脚单立:60cm 直径的圆内,右脚跳 10 次

　　0 右脚不跳　1 在 60cm 圈内右脚跳小于 3 次　2 在 60cm 圈内右脚跳 3～9 次　3 完成

83. 左脚单立:60cm 直径的圆内,左脚跳 10 次

　　0 左脚不跳　1 在 60cm 圈内左脚跳小于 3 次　2 在 60cm 圈内左脚跳 3～9 次　3 完成

84. 扶一侧栏杆站立:上四级台阶,扶栏杆交替步

　　0 扶住栏杆,不向上跨步　1 扶住栏杆向上走 2 级,同一脚起步　2 扶住栏杆向上走 4 级,交替不稳定　3 完成

85. 站立,抓着扶手:下四级台阶,抓一侧扶手,交替出步

　　0 抓住一侧扶手,没有向下跨步的迹象　1 抓住一侧扶手走下 2 级,持续用同一只脚下　2 抓住一侧扶手走下 4 级,不是一直两脚交替　3 完成

86. 站立:上四级台阶,交替出步

　　0 手臂不支撑,不往上走　1 往上走 2 级,持续用一个脚先上　2 往上走 4 级,不是一直两脚交替　3 完成

87. 站立:下四级台阶,交替出步

　　0 手臂不支撑,不往下走　1 往下走 2 级,持续用一个脚下　2 往下走 4 级,不是一直两脚交替　3 完成

88. 站在 15cm 高的台阶上:两足同时跳下

　　0 双足不同时往下跳　1 双足同时跳下,但跌倒　2 双足同时跳下不跌倒,但需用手撑在地上防止跌倒　3 完成

参考文献

[1] 孙慧清.小儿脑性瘫痪的流行病学调查[D].郑州:郑州大学,2006.

[2] 贾建平.神经病学[M].第6版.北京:人民卫生出版社,2008:403.

[3] 刘建蒙,李松,林庆,等.小儿脑性瘫痪的流行病学分布特征[J].中华儿科杂志,1998,36(5):315.

[4] 徐开寿,麦坚凝.脑性瘫痪的诊断、评价与治疗[J].实用儿科临床杂志,2010,25(12):950.

[5] 张宁霞,刘桂珍,孙克兴,等.热补针法结合康复训练对小儿脑瘫患儿功能影响的随机对照研究[J].针刺研究,2007,32(4):260-263.

[6] 王宁.健脾益智针法治疗小儿脑瘫的临床及实验研究[D].广州:广州中医药大学,2009.

[7] 梁兵,欧阳八四,蒲永鹏.头针带针语言训练治疗小儿脑性瘫痪语言功能障碍的疗效观察[J].中国中西医结合儿科学,2010,2(1):21.

[8] 李银兰.头皮针治疗小儿脑瘫并发智力低下68例[J].中国康复,2011,26(1):45.

[9] 梁松,赵旸,刘洪涛,等.小儿脑性瘫痪流涎症的综合康复治疗[J].郧阳医学院学报,2001,20(1):36.

[10] 于海波,靳瑞.针刺对小儿脑瘫诱发肌电图的即时影响[J].上海针灸杂志,1998,17(4):26.

[11] 程蓉岐,雷宝莲,何峥,等.对脑瘫患儿脑血流图影响的TCD检测[J].上海中医药杂志,1998(8):34.

第18节　吉兰-巴雷综合征

（检索时间:2012年6月30日）

针灸治疗方案推荐意见

基于Ⅱ级证据的建议性意见

□ **强力建议**　以下方案可试用于吉兰-巴雷综合征的治疗

　　急性期方案——①电针法(心俞、肝俞、脾俞、肺俞、肾俞)＋西药基础治疗;②电针法(髀关、足三里、阳陵泉、阴陵泉、悬钟、委中、三阴交/阿是穴和夹脊)＋西药(免疫球蛋白静脉点滴)

△ **弱度建议**　以下方案可试用于吉兰-巴雷综合征的治疗

　　恢复期方案——针刺法(肩髃、臂臑、曲池、外关、合谷、环跳、伏兔、风市、足三里、阳陵泉、丰隆、悬钟、解溪、夹脊穴)＋西药(维生素B类、ATP、辅酶A、细胞色素C等)

针灸治疗方案推荐意见

后遗症期肌力低下方案——针刺法(夹脊及手足阳明经穴为主,上肢瘫取肩髃、臂臑、曲池、手三里、外关、合谷,下肢瘫取髀关、伏兔、血海、梁丘、足三里、丰隆、解溪、三阴交)＋西药(激素、丙种球蛋白静脉滴注及补充 B 族维生素等)

后遗症期运动及感觉功能低下方案——针刺法(夹脊及手足阳明经为主,上肢瘫取曲池、手三里、外关、合谷、后溪,下肢瘫取阳陵泉、足三里、悬钟、解溪、太冲/辨证配穴)

临床流行病学资料

吉兰-巴雷综合征(Guillain-Barré syndrome,GBS)是一种严重的免疫性脱髓鞘性多发性神经病,过去称为格林巴利综合征。本病的年发病率为 1～4/10万,男性略高于女性。大概 2/3 的患者在病前 6 周可以找到明确的感染史,最多的是出现流感样症状和胃肠炎[1],其中导致呼吸衰竭的占 25%,有 4%～15% 的患者死亡,20% 的患者留有永久性的肢体功能障碍。据美国统计,其发病年龄呈 16～25 岁与 45～60 岁的双峰现象[2]。国外调查无明显季节倾向,我国 GBS 发病有地区和季节流行趋势,以儿童和青壮年多见[3]。

临床评估与诊断

吉兰-巴雷综合征临床评估(表 3-18-1)

表 3-18-1 吉兰-巴雷综合征临床评估简表

项目			要　点
病史	年龄		年龄越大,可能预后较差
	首发症状		渐进性、对称性双下肢或四肢瘫痪;疼痛、麻木、感觉异常
	中枢神经受累	脑神经	面神经、动眼神经、滑车神经、展神经
		自主神经	皮肤潮红、多汗、体位性低血压、高血压、尿潴留、心律失常、胃肠道功能紊乱、脱皮
		延髓麻痹	吞咽障碍、饮水呛咳
		意识障碍	昏倒
		共济失调	行走不稳,步态蹒跚,动作不灵活
	感觉神经受累		四肢末端的麻木、针刺感、袜套样感觉减退、消失或过敏,以及自发性疼痛
	既往史		发病前是否有呼吸道及胃肠道感染史、是否注射过流感疫苗
体格检查			腱反射、巴宾斯基征、指鼻试验、肌力
实验室检查			肌电图、**CT**、**MRI**、脑脊液

吉兰-巴雷综合征的诊断标准与分类

1. 吉兰-巴雷综合征的诊断标准（ICD-10）　必要的诊断标准：①渐进性、对称性双下肢或四肢瘫痪；②腱反射消失；③病程＜4周；④排除其他病因。辅助诊断标准：①对称性瘫痪伴随麻木和（或）刺痛；②轻微的感觉障碍；③面神经或其他脑神经受损；④无发热症状；⑤脑脊液蛋白分离；⑥电生理学检查发现脱髓鞘性改变。

2. 吉兰-巴雷综合征分型（ICD-10）　①急性炎性脱髓鞘性多发性神经病（AIDP）；②Miller Fisher综合征（MFS）；③急性运动轴索神经病（AMAN）；④急性运动感觉轴索神经病（AMSAN）；⑤急性全自主神经功能不全（APN）；⑥Bickerstaff脑干脑炎（BBE）。

针灸治疗效能等级与治疗目标

1. 效能等级　吉兰-巴雷综合征急性期起病急，病情发展迅速，部分患者呼吸肌受累，常危及生命。针灸在此阶段的干预作用极为有限，属于辅助治疗手段，属于效能等级Ⅲ级病谱。而恢复期、后遗症期病情稳定，可在基础治疗的基础上配合针灸，以促进功能的恢复，属于效能等级Ⅱ级病谱。

2. 治疗目标　减轻神经功能缺损，提高肌力、改善运动及感觉功能，改善生活质量。

针灸治疗流程与推荐方案

针灸治疗吉兰-巴雷综合征流程（图3-18-1）

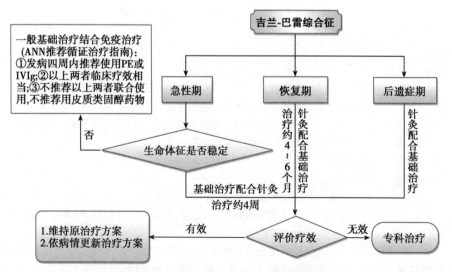

图3-18-1　针灸治疗吉兰-巴雷综合征流程
注：ANN：美国神经病学学会　PE：血浆置换　IVIg：静脉注射免疫球蛋白

针灸治疗吉兰-巴雷综合征推荐方案

1. 吉兰-巴雷综合征急性期治疗方案

● **电针五脏俞联合基础疗法**[4]**(2a 级证据)★★★**

『穴位』 心俞、肝俞、脾俞、肺俞、肾俞。

『操作』 毫针直刺,得气后接电针(疏密波,电压 2V,频率 2Hz/30Hz),刺激时间 15 分钟,每日 1 次,共治疗 14 天。

『基础治疗』 支持疗法及良好护理,具体方案未提及。

疗效说明 疗效标准参照 Hughes 运动功能缺损评分法,治疗组临床显效率(显效:运动功能缺损评分<2 分)为 48%;治疗组 GBS 患者在病程 6 个月内临床过程中高峰期持续时间(天)为 13.5±3.2,达到 2 分所需时间(天)79.5±20.8;治疗组 GBS 患者治疗 2 周和 6 个月后运动功能缺损评分(分)分别为 3.98±0.23 和 1.58±0.33。说明电针五脏俞治疗 GBS 疗效肯定,与对照组(免疫球蛋白,将药物按 0.4g/kg 的剂量加入 250ml 的 0.9%氯化钠注射液进行静脉滴注)相比可能使高峰期持续时间明显缩短,运动功能缺损改善。

● **针刺联合药物**[5]**(2c 级证据)★**

『穴位』 髀关、足三里、阳陵泉、阴陵泉、悬钟、委中、三阴交,视病情可增加阿是穴和夹脊。

『操作』 毫针直刺,得气后接电针(30~40Hz),刺激时间 25 分钟,每日 1 次,5 天 1 个疗程,共治疗 1 个疗程。

『联合治疗』 免疫球蛋白剂量 0.4g/(kg·d),静脉点滴,5 天 1 个疗程,共治疗 1 个疗程。

疗效说明 治疗组临床总有效率(疗效标准:痊愈:四肢肌力恢复正常,呼吸肌麻痹及球麻痹症消失;显效:四肢肌力提高 1~2 级,呼吸肌麻痹及球麻痹症基本消失;好转:四肢肌力提高 1~2 级,呼吸肌麻痹及球麻痹症明显好转)为 94%;急性症状缓解时间(小时)为 59±31。说明治疗组可以缩短急性症状缓解时间,临床疗效或许优于对照组[地塞米松,剂量 0.5~1.0mg/(kg·d),连续 7 天后逐渐递减]。

2. 吉兰-巴雷综合征恢复期治疗方案

● **针刺联合基础疗法**[6]**(2c 级证据)★**

『穴位』 肩髃、臂臑、曲池、外关、合谷、环跳、伏兔、风市、足三里、阳陵泉、丰隆、悬钟、解溪、夹脊。

『操作』 毫针直刺,得气后接电针(疏密波,电压 2V,频率 2Hz/30Hz),留针时间 30 分钟,每日 1 次,共治疗 30 天。

『基础治疗』 患者均给予维生素 B_1 100mg 肌内注射、每日 1 次,维生素 B_6 50mg 肌内注射、每日 1 次,维生素 B_{12} 0.1mg 肌内注射、每日 1 次。10%葡萄糖氯化钠注射液 500ml＋ATP(三磷酸腺苷)20mg＋辅酶 A 100U＋细胞色素 C 15mg 静脉滴注,每日 1 次。同时医嘱瘫痪整体护理,并加强肢体功能锻炼。

疗效说明 临床痊愈率(肌力恢复至 V 级)为 41.38%,总有效率(肌力至少提高一个等级)为 98.28%,总有效率方面优于对照组(强的松 10mg,每日 3 次,口服;地巴唑 10mg,每日 3 次,口服)。针刺 3 组(针刺四肢部腧穴＋夹脊穴)的痊愈率为 70%,优于针刺 1 组(针刺四肢部腧穴)及针刺 2 组(针刺夹脊穴)。说明针刺四肢部腧穴及夹脊穴的疗效或许优于针刺西药治疗,并且优于针刺四肢部腧穴或针刺夹脊穴。

3. 吉兰-巴雷综合征后遗症期推荐方案

(1) 肌力低下

● 针刺联合基础疗法[7](2c 级证据)★

『主穴』夹脊(局部近取麻痹水平上下相应华佗夹脊穴,上肢瘫以胸夹脊为主,下肢瘫以腰夹脊为主)及手足阳明经穴为主(上肢瘫取肩髃、臂臑、曲池、手三里、外关、合谷;下肢瘫取髀关、伏兔、血海、梁丘、足三里、丰隆、解溪、三阴交)。

『配穴』湿热壅滞,加脾俞、阴陵泉、大椎;气阴两虚,加肾俞、三阴交、气海;肝肾亏损,配肝俞、肾俞、太溪;呼吸障碍,配肺俞、膻中;吞咽困难,配承浆、廉泉穴;排尿困难,配膀胱俞、关元。

『操作』毫针直刺,得气后接电针(3.3Hz 的连续波)刺激时间 30 分钟,每日 1 次,10 次为 1 个疗程,3 个疗程后统计疗效。

『基础治疗』激素、大剂量丙种球蛋白静脉滴注及补充 B 族维生素等疗法。两组患者每日治疗 1 次,10 次为 1 个疗程,共治疗 3 个疗程。

疗效说明 治疗组临床愈显率(治愈:呼吸肌瘫痪恢复,四肢肌力恢复达 IV 级以上;显效:呼吸肌瘫痪明显恢复,四肢肌力达 IV 级)为 80%;治疗组治疗后上肢肌力得分升高(1.33±0.95)分,下肢肌力得分升高(1.01±0.48)分。说明治疗组可以改善肌力、提高愈显率,临床疗效或许优于对照组(激素、大剂量丙种球蛋白静脉滴注及补充 B 族维生素等疗法)。

(2) 运动及感觉功能低下

● 针刺法[8](2c 级证据)★

『主穴』夹脊(局部近取麻痹水平上下相应华佗夹脊穴,上肢瘫以胸夹脊为主,下肢瘫以腰夹脊为主)及手足阳明经为主(上肢瘫取曲池、手三里、外关、合谷、后溪;下肢瘫取阳陵泉、足三里、悬钟、解溪、太冲)。

『配穴』温热湿毒外袭者,加少商、尺泽、三阴交;脾胃虚弱者,加脾俞、胃俞、中脘;肝肾亏损者,加肝俞、肾俞、太溪。

『操作』夹脊穴均刺向督脉,其余毫针直刺,补法,留针时间 30 分钟,每日

1 次,共治疗 1 个月。

疗效说明　治疗后治疗组四肢肌力(MMT)改善情况:上肢近端改善 0.98 ±0.72,上肢远端改善 1.3±0.38,下肢近端改善 0.95±0.5,下肢远端改善 1.46±0.33;治疗后功能评级(参照 Hughes 方法)改善 2.08±0.19;感觉功能改善 0.74±0.37。说明治疗组能够有效改善患者的四肢肌力、肢体功能级、感觉障碍及日常生活活动能力,有效促进四肢功能恢复,减少后遗症,降低致残率,临床疗效或许优于对照组[口服泼尼松,成人 40mg/(kg·d),儿童 1mg/(kg·d)]。

影响针灸疗效因素

1. 病情　本病因个体差异及感染史不同,其临床表现有轻重之分,对于轻症患者,仅表现为下肢无力,针灸治疗效好,起效快,后遗症少;对于重症表现为四肢瘫,包括躯体瘫痪、延髓性麻痹(球麻痹)、面肌以至眼外肌麻痹,甚至严重者呼吸肌麻痹,针灸疗效不及前者,起效慢,疗程长,少数患者可留有不同程度的后遗症。如属复发型或慢性型,其临床症状重,在病情稳定后,往往四肢肌肉萎缩明显,针灸治疗可有一定作用,但疗程长,恢复慢。

2. 治疗时机　本病多急性或亚急性发病,发病急骤,急性期多首先选择西医治疗,针灸治疗往往在病后 2～4 周的恢复期,或者已迟延至数月肢体功能仍不能恢复时,方才针灸治疗,此时已延误最佳治疗时机,影响针灸疗效。针灸治疗应在急性期及时介入治疗,对于有生命危险的患者,一旦生命体征平稳,也应尽早实施针灸治疗,以防治肌肉萎缩。

3. 体质及营养状况　营养充足者,针灸起效快,疗效好;反之,针灸起效慢,疗效差。

4. 功能康复　本病为自限性疾病,多在起病 4 周左右症状及体征停止进展,大多数病例经过数月以后可有相当大的改善;在恢复期,针灸治疗同时并能坚持功能锻炼者,可提高针灸疗效,可有效控制肌肉萎缩,恢复肌力;反之,如不能坚持治疗,且功能锻炼积极性较差者,针灸疗效较差,易留有后遗症。

针灸治疗的环节和机制

1. 神经修复作用　针灸可以改善脊神经和瘫痪肢体的血液循环及神经肌肉的营养状况,促进受损神经的修复。

2. 双重免疫调控作用　针刺具有免疫抑制与免疫保护的双重生物调控作用,其既可通过选择性抑制特异性免疫球蛋白含量,有效降低体内病理性自身抗体的产生,同时又可适度维持机体非特异性免疫球蛋白水平,以增强机体免疫力,发挥机体正常的免疫保护功能,有利于本病的恢复[9]。

预　后

多数患者在发病1个月后开始恢复,约80%的患者可在数月到1年的时间内完全恢复,5%～10%的人可复发。而40岁以上病人有腹泻史,应用呼吸机、高抗-GM1抗体滴度及发病时上肢肌力较弱的患者往往预后较差。

代表性临床试验

表3-18-2　针灸治疗吉兰-巴雷综合征的代表性临床试验

试验观察方案	试验设计	结果
电针五脏俞联合基础治疗方案[4]	49例的RCT分为针灸联合西药组($n=$25,心俞、肝俞、脾俞、肺俞、肾俞,联合基础治疗)/西药组[$n=24$,免疫球蛋白剂量0.4g/(kg·d)]每日1次,共治疗14天	在总有效率方面:$RR=0.96$,95% CI(0.83,1.11),$P=0.57$。在显效率方面:$RR=1.05$,95%CI(0.58,1.90),$P=0.88$。在运动功能缺损评分方面高峰期、1个月后分别为:$WMD=0.39$,95% CI(0.18,0.60),$P<0.0003$;$WMD=0.57$,95%CI(0.47,0.67),$P<0.00001$
针刺联合西药方案[5]	65例的RCT分为针刺联合西药组[$n=34$,髀关、足三里、阳陵泉、阴陵泉、悬钟、委中、三阴交,视病情可增加阿是穴和夹脊联合免疫球蛋白,剂量0.4g/(kg·d),静脉点滴]/西药组[$n=31$,地塞米松,剂量0.5～1.0mg/(kg·d),连续7天后逐渐递减]每日1次,5天1个疗程,共治疗1个疗程	在总有效率方面:$RR=1.27$,95% CI(1.01,1.59),$P=0.04$;在显效率方面:$RR=2.08$,95%CI(0.99,4.38),$P=0.05$
针刺联合基础治疗方案[6]	102例的RCT分为针灸联合基础治疗组($n=58$,肩髃、臂臑、曲池、外关、合谷、环跳、伏兔、风市、足三里、阳陵泉、丰隆、悬钟、解溪、夹脊联合基础治疗)/基础治疗组($n=44$,在基础治疗上配合强的松10mg每日3次、地巴唑10mg每日3次口服)	在总有效率方面:$RR=1.05$,95% CI(1.01,1.10),$P=0.02$;在显效率方面:$RR=1.66$,95%CI(1.23,2.23),$P=0.0009$

续表

试验观察方案	试验设计	结果
针刺联合基础治疗方案[7]	60 例的 RCT 分为针灸联合西药组($n=$ 30,以夹脊穴及手足阳明经穴为主联合基础治疗)/基础治疗组($n=30$,激素、大剂量丙种球蛋白静脉滴注及补充 B 族维生素等疗法)。每日治疗 1 次,10 次为 1 个疗程,共治疗 3 个疗程	在总有效率方面(肢体肌力恢复):$RR=1.07$,95% CI $(1.00,1.15)$,$P=0.04$;在治愈率方面(肢体肌力恢复):$RR=1.91$,95% CI $(1.24,2.96)$,$P=0.004$。肌力评分方面:上肢 $WMD=1.20$,95% CI $(0.88,1.52)$,$P<0.00001$;下肢 $WMD=0.5$,95% CI $(0.15,0.85)$,$P=0.006$
针刺治疗方案[8]	72 例的 RCT 分为针灸组($n=37$,以夹脊穴及手足阳明经穴为主)/西药组[$n=35$,口服泼尼松,成人 40mg/d,儿童 1mg/(kg·d),疗程为 1 个月]	运动功能评分:$WMD=0.82$,95%$CI(0.65,0.99)$,$P<0.00001$;感觉功能评分:$WMD=0.19$,95%$CI(0.07,0.31)$,$P=0.003$

附　表

表 3-18-3　Hughes 量表

分值	定　义
0	没有症状和体征
1	有轻微症状或体征,能够跑
2	没有帮助的情况下在平地可行走 5 米但不能跑
3	能够在帮助下于平地行走 5 米
4	卧床或需要坐轮椅
5	需要辅助呼吸
6	死亡

参 考 文 献

[1] Guillain-Barré Syndrome Study Group. Guillain-Barré syndrome:an Italian multicentre case-control study[J]. Neurol Sci,2000,21(4):229-234.

[2] Hughes RA,Wijdicks EF,Barohn R,et al. Practice parameter:immunotherapy for Guil-

lain-Barré syndrome: report of the Quality Standards Subcommittee of the American Academy of Neurology[J]. Neurology,2003,61(6):736.

[3] 王维治.神经病学[M].第5版.北京:人民卫生出版社,2004:101.

[4] 王洪峰,王富春,王健,等.电针五脏俞治疗急性格林-巴利综合征临床观察[J].中国针灸,2004,24(12):823.

[5] 刘鹏.电针合并免疫球蛋白治疗急性格林巴利综合征的临床研究[J].中国实用医药,2009,4(17):101.

[6] 李义,冷钰铃,杨廷辉.不同穴位治疗格林-巴利综合征(恢复期)102例疗效分析[J].针灸临床杂志,1998,14(11):5-7.

[7] 陆倩,王海东,康冰.针药并用治疗格林-巴利综合征患者肌力恢复疗效观察[J].上海针灸杂志,2010,29(5):300-302.

[8] 董勤,王萍,顾萍,等.针刺对格林-巴利综合征患者四肢功能恢复作用的影响[J].南京中医药大学学报,2003,19(5):296-298.

[9] 董勤,王萍,仲远明,等.针刺治疗格林-巴利综合征的临床观察及对免疫球蛋白含量的影响[J].中国针灸,2003,23(12):705-708.

第19节　不安腿综合征

（检索时间:2012年6月30日）

针灸治疗方案推荐意见

基于Ⅱ级证据的建议性意见

△ **弱度建议**　以下方案可试用于不安腿综合征的治疗

　　原发性不安腿综合征方案——①针刺法(肾俞、大肠俞、关元俞、秩边、太溪、阴陵泉、悬钟、足三里)＋TDP照射法；②针刺法(天枢、水分、三阴交、足三里、太冲)；③针刺法(阿是穴、风市、委中、阳陵泉、承山、三阴交、太溪)；④按解剖部位取穴针刺法(患侧L_4、L_5夹脊)

　　继发性不安腿综合征方案(脑卒中)——温针灸法(髀关)结合针刺治疗中风穴位

临床流行病学资料

　　不安腿综合征(restless legs syndrome,RLS)又称为Ekbom综合征或多动腿或不宁腿综合征,是一组突出表现为腿的针刺样或虫爬、蚁走样感觉和不安宁、活动后症状减轻的神经系统病症。

　　国外的流行病学资料表明,不安腿综合征患病率为0.1%～11.5%[1],在西方人种中多发,亚洲人中发病少见[2,3]。2003年调查显示欧洲和美国原发性不安腿发病率为5%～10%[4],我国的患病率估计在1.2%～5%左右,中老年常见。

不安腿综合征临床评估

临床评估应详细了解病史，全面进行体格检查（表 3-19-1）。

表 3-19-1　不安腿综合征临床评估要点简表[5]

评估项目	评估内容	要点
病史	发病年龄、性别	多见于 40 岁以上，女性多于男性
	既往发作表现	表现特点
	发作的频度	评估严重程度
	并发症	是否伴有情绪低落、抑郁、精神紧张、恐惧、焦虑、厌烦等症状，是否有睡眠障碍，是否出现自杀念头
	既往史	是否有尿毒症、糖尿病、癌症、风湿性关节炎、甲状腺功能减退等原发病
	家族史	阳性家族史
体格检查	全面的体格神经系统检查	多无异常
实验室检查	肌电图	发作时异常
	脑电图	发作时异常
	血糖、血清铁、铁蛋白、叶酸、维生素 B_{12}、肌酐、促甲状腺激素等	可能的发病原因
	头颅、下肢影像学检查	大多数正常

1. 病史询问

（1）发病年龄：不安腿综合征多见于 40 岁以上，女性多于男性。

（2）既往发作表现：肢体出现难以形容的难受状，主要为下肢。异常感觉常发生在肢体的深部。患者不能入睡只有不停运动肢体才缓解症状。来回走动、不停晃动或屈曲伸展下肢、或者在床上辗转反侧或者拍打腿部症状会缓解。休息时加重，活动可以暂时缓解。夜间加重，深夜达到高峰。

（3）发作的频度：不安腿综合征在安静时发作，夜晚或者休息一段时间后症状更为严重，有时仅仅持续数分钟，严重的则整夜不停，活动下肢可以使症状明显减轻，但患者在休息或入睡以后症状会明显加重。

（4）并发症：是否伴有情绪低落、抑郁、精神紧张、恐惧、焦虑、厌烦等症状，是否有睡眠障碍，是否出现自杀念头。

（5）既往史：是否有尿毒症、糖尿病、癌症、风湿性关节炎、甲状腺功能减退等原发病。

（6）家族史：可能有家族遗传病史。

2. 体格检查　全面的体格检查及神经系统检查，以排除原发性疾病或器质性病变。

3. 实验室检查　对于最近出现症状的患者，应检查血糖、血清铁、铁蛋白、叶酸、维生素 B_{12}、肌酐、促甲状腺激素等。头颅、下肢影像学检查绝大多数是正常结果。肌电图可记录到睡眠中周期性动作，脑电图检查发现部分不安腿综合征患者在睡眠中周期性动作发作时脑电图出现异常。

不安腿综合征的诊断标准[6]（不宁腿综合征的诊断标准和治疗指南，中华医学会神经病学分会帕金森病及运动障碍学组，2009）

1. 临床诊断依据　必须具备以下 4 个临床特点。

（1）因腿部不适引发的腿部活动。患者腿部常有难以描述的不适感，如蠕动、蚁走、瘙痒、烧灼、触电感等；感觉异常位于肢体深部，多数以累及下肢为主，单侧或双侧，半数患者也可累及上肢。活动后上述症状可以缓解。

（2）静息后（坐和躺）可使症状出现或加重。

（3）持续活动可使症状部分或全部缓解。轻症者在床上和椅子上伸展一下肢体即可缓解症状；重症者需来回踱步、搓揉下肢、伸屈肢体才能减轻症状。重新平躺或坐下后数分钟至 1 小时，上述症状常常再次出现。

（4）夜间症状加重。典型者在 23 点至次日凌晨 4 点最为严重，故经常严重影响患者睡眠。早晨 6 点至中午 12 点症状最轻。

2. 支持诊断证据

（1）阳性家族史者。65% 的患者有家族史，多为常染色体显性遗传。RLS 患者一级亲属患 RLS 的风险增加 3.3 倍。

（2）周期性肢体运动（periodic limb movement，PLM）。PLM 多发生在快动眼相睡眠期，表现为单侧或双侧腿部刻板、重复地快速屈曲或伸展运动。

（3）多巴胺能药物治疗有效。

针灸治疗效能等级与治疗目标

1. 效能等级　不安腿综合征的治疗目前西医尚无特效疗法。近年来大量的临床报道证实针灸对不安腿综合征有实质性的治疗作用，属于针灸 II 级病谱。

2. 治疗目标　改善心境、社会和职业功能，以及生活质量；降低疾病发作频率；预防抑郁障碍的复发；最大限度减少治疗的不良作用。

针灸治疗流程与推荐方案

针灸治疗不安腿综合征流程(图 3-19-1)

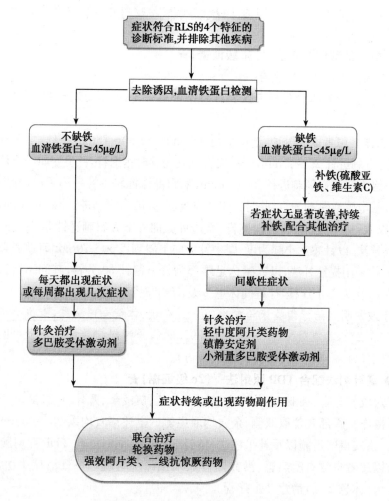

图 3-19-1　针灸治疗不安腿综合征流程

针灸治疗不安腿综合征推荐方案

1. 原发性不安腿综合征

● 舒肝健脾针刺法[7](2c 级证据)★

『主穴』天枢、水分、三阴交、足三里、太冲。

『配穴』血海、阳陵泉、阴陵泉。

『操作』天枢、水分、三阴交用补法,其余诸穴平补平泻,留针 20 分钟,中间行针1次。10次为1个疗程,休息2天后进行下1个疗程,连续治疗3个疗程。

疗效说明 治疗组临床治愈率(治愈:症状全部消失,随访半年未复发)为50.9%,总有效率(症状减轻)为100%。说明治疗组疗效或许优于对照组(口服西药阿普唑仑及谷维素)。

● **按解剖部位取穴法**[8]**(2c级证据)★**

『主穴』患侧 L_4、L_5 夹脊。

『配穴』沿腰椎神经根及主要神经干的解剖走向选取腰俞、臀中、胞肓、秩边、环跳。

『操作』患者取俯卧位,选用直径0.30mm、长50～75mm毫针,主穴脊柱旁开1寸,直刺进针25～40mm,至针尖有抵硬物感时稍退针,针尖变向沿上位椎体横突下缘方向缓慢斜刺进针25～40mm,采用提插捻转平补平泻手法,待患者出现下肢触电感或跳动为宜,此时针尖常有疏通感;腰俞直刺进针40～50mm,捻转手法,以放射感到达膝部为度;胞肓、秩边针尖向外下方斜刺进针50～70mm,采用提插补法,以针感达小腿为度;臀中针尖向下斜刺入50～70mm,环跳直刺50～70mm,均采用提插补法,以针感达足踝部为好。留针30分钟,其间不行针。每日1次,5次为1个疗程,疗程间休息2天,治疗3个疗程。

疗效说明 治疗组临床治愈率(治愈:症状、体征全部消失,随访半年未复发)为73.2%,总有效率(症状减轻)为97.6%,治疗组疗效或许优于中医传统循经取穴(血海、阳陵泉、阳交、承筋、承山)。

● **毫针刺法配合TDP照射法**[9]**(2c级证据)★**

『穴位』肾俞、大肠俞、关元俞、秩边、太溪、阴陵泉、悬钟、足三里。

『操作』腰部穴位取双侧,余穴均取患侧。上述诸穴均以25～40mm毫针针刺。诸穴得气后施以平补平泻法,留针30分钟,同时配合TDP照射腰部30分钟,以患者自觉有温热感,沿针体传入穴位深层为度。每日治疗1次,每疗程15天,休息2天,治疗2个疗程。

疗效说明 临床痊愈率(症状、体征全部消失,随访半年未复发)为53.95%,总有效率(症状减轻)为90.79%,疗效或许优于口服左旋多巴。

● **毫针刺法**[10]**(2c级证据)★**

『穴位』阿是穴(在患肢肌肉丰厚处按压,发现按之酸麻或舒适之处即为阿是穴,常位于少阳、太阳经所过处)、风市、委中、阳陵泉、承山、三阴交、太溪。

『操作』各穴毫针直刺,行快速提插捻转手法,使局部出现酸麻重胀针感。留针20分钟,此期间间歇行针2～3次。隔日治疗1次,每10次为1

个疗程。

疗效说明 临床痊愈率(症状、体征全部消失,随访半年未复发)为 37.5％,总有效率(症状减轻)为 87.5％,疗效优于口服维生素C。

2. 继发性不安腿综合征

● 继发于脑卒中后方案[11](2c级证据)★

『主穴』 髀关。

『操作』 在醒脑开窍针刺法治疗原发病基础上,加取髀关穴。直刺 2.5～3 寸,采用提插泻法,使针感下传至足尖,得气后留针,取 2cm 艾卷置于针柄上温灸。留针 30 分钟,每日治疗 1 次,每疗程 28 天。

『基础治疗』 醒脑开窍针刺法。

疗效说明 临床痊愈率(痊愈:症状、体征全部消失,随访半年未复发)为 24％,总有效率(症状减轻)为 76％,疗效或许优于口服左旋多巴。

影响针灸疗效因素

不安腿综合征分为原发性和继发性两类,相对而言,针灸治疗原发性优于继发性,因为继发性要首先治疗原发病。另外,影响针灸疗效的因素主要与病情轻重有关,轻度患者针灸疗效较好,中重度患者常需结合服用左旋多巴、多巴胺受体激动剂等。不宁腿综合征由于下肢血液循环不良者,一般针灸治疗疗效较为优越。

针灸治疗的环节和机制

现代医学对本病无特殊治疗措施,采取治疗原发病,应用维生素类、镇静剂、血管扩张剂、钙离子阻滞剂、复方多巴胺制剂、多巴胺激动剂等,如尼莫地平、硝基地西泮、盐酸氟桂利嗪胶囊、氟哌啶醇、维生素 E、美多巴、溴隐亭等,但疗效尤其长期疗效欠理想,且副作用多。在目前的临床治疗中,大量的报道采用左旋多巴治疗,但效果欠佳,左旋多巴易出现"凌晨反弹"及长期服用药效减低的现象。目前有关针灸治疗本病的机制研究尚少,就现有文献看,针灸治疗机制和环节可能包括:①局部作用:针刺改善受损局部的微循环,促进局部组织的代谢,使受损神经得以修复。有些刺法灸法具有特定的作用,拔罐可使局部毛细血管扩张,或充血破裂,淤积的代谢废物溢出,或吸收(自溶现象),血液循环恢复重建,从而达到治疗的目的。皮肤针叩刺可使局部渗血,可消散局部瘀血,改善无菌性炎症症状,加速局部血液循环,有利于快速清除致痛物质,长时间叩刺还可抑制神经兴奋性,提高耐痛阈。②神经调节作用:针刺使穴位深部的各类感受器得以兴奋,刺激信息沿着各类神经纤维传导到脊髓,激活与内源性痛觉调制系统有关的结构和中枢神经递质系统,使伤害性刺激受到抑制,减轻症状。

预　　后

不安腿综合征病程可持续多年,但症状轻重与病程无明显关系,大多数患者经过治疗可好转或临床症状可完全消失,预后良好,但可复发。尽可能查寻病因,针对性治疗;避免有可能导致多巴胺系统功能紊乱的因素,如戒酒、戒烟,不饮用咖啡和浓茶。

代表性临床试验

表3-19-2　针灸治疗不安腿综合征的代表性临床试验

试验观察方案	试验设计	治疗组/对照组	结果
不同循经取穴法[8]	81例RCT	按解剖部位取穴($n=41$,L_4夹脊、L_5夹脊、腰俞、臀中、胞肓、秩边、环跳)/传统循经取穴($n=40$,血海、阳陵泉、阳交、承筋、承山)	连续治疗3个疗程后,两组比较:临床总有效率 $RR=1.30$,$95\%\ CI(1.08,1.57)$,$P=0.005$。研究者认为,按解剖部位取穴方案与传统循经取穴针刺治疗方案比较,疗效有显著性差异
温针髀关法[11]	50例RCT	温针灸髀关穴($n=25$)/口服左旋多巴($n=25$,50mg,3次/日)	两组病例均治疗28天后比较疗效,临床总有效率 $RR=1.31$,$95\%CI(1.05,1.63)$,$P=0.02$;治愈率 $RR=2.71$,$95\%\ CI(1.39,5.28)$,$P=0.003$

参 考 文 献

[1] Allen RP,Stillman P,Myers AJ. Physician-diagnosed restless legs syndrome in a large sample of primary medical care patients in western Europe:prevalence and characteristics[J]. Sleep Med,2010,11(1):31-37.

[2] Tison F,Crochard A,Leger d,et al. Epidemiology of restless legs syndrome in French adults:a nationwide survey. The INSTANT study[J]. Neurology, 2005, 65 (2): 239-246.

[3] Tan EK,Seah A,See SJ,et al. Restless legs syndrome in an Asian popu-lation:a study in Singapore[J]. Mov Disord,2001,16(3):577-579.

[4] Allen RP,Picchietti d,Hening WA,et al. Restless legs syndrome:diagnostic criteria, special considerations,and epidemiology. A report from the restless legs syndrome diagnosis and epidemiology workshop at the National Institutes of Health. [J]. Sleep Med,

2003,4(2):101-119.

[5] Garcia-Borreguero D,Ferini-Strambi L,Kohnen R,et al. European guidelines on man-
agement of restless legs syndrome: report of a joint task force by the European Federa-
tion of Neurological Societies, the European Neurological Society and the European
Sleep Research Society[J]. Eur J Neurol,2012,19(11):1385-1396.

[6] 中华医学会神经病学分会帕金森病及运动障碍学组.不宁腿综合征的诊断标准和治疗
指南[J]. 中华神经科杂志,2009,42(10):709-711.

[7] 李丽霞,王国明,温峰云,等.针刺治疗不安腿综合征疗效观察[J]. 中华中医药学刊,
2007,25(3):621-622.

[8] 赵文,王迪华,秩荣昆,等.不同循经取穴治疗不安腿综合征疗效比较[J]. 中国针灸,
2005,25(9):616-617.

[9] 吴玉辉,黄玉英,迟春梅.针刺为主治疗不宁腿综合征临床观察[J]. 四川中医,2007,25
(12):117-118.

[10] 张志勇.针刺治疗不安腿综合征 32 例[J]. 福建中医学院学报,2001,11(2):32.

[11] 戴晓乔,李妍,宋秋珍,等.温针髀关治疗中风后不宁腿综合征疗效观察[J]. 上海针灸
杂志,2006,25(1):23.

第 20 节　股外侧皮神经炎

（检索时间:2012 年 6 月 30 日）

针灸治疗方案推荐意见

基于Ⅱ级证据的建议性意见

◇ **较强建议**　以下方案可试用于股外侧皮神经炎的治疗

　　循经叩刺、拔罐及艾灸法——根据疼痛、麻木病变的范围大小进行患侧
大腿前外侧局部叩击,并沿大腿部足阳明胃经和足少阳胆经循经叩击,重点
叩刺阿是穴、髀关、伏兔、风市等

△ **弱度建议**　以下方案可试用于股外侧皮神经炎的治疗

　　温针灸法——大肠俞、髀关、阿是穴(疼痛最敏感点或感觉异常区中心
点)/环跳、风市、梁丘、伏兔

　　局部围刺法——病变局部疼痛区域

临床流行病学资料

　　股外侧皮神经炎(lateral femoral cutaneous neuritis),又名感觉异常性股
痛综合征,由于受压、外伤或感染等原因影响到股外侧皮神经时产生的股外侧
皮肤(尤其是股外侧下 2/3)的感觉异常。

　　股外侧皮神经炎多发于中年以上男性,多为一侧性发病。多见于 20~50

岁较肥胖的男性,男性多于女性,临床较常见[1]。

股外侧皮神经炎临床评估

1. 病因　股外侧皮神经炎的发病原因较为复杂,诊断治疗时应仔细找寻原发病因。只要是股外侧皮神经的任何一段受到损伤均可引起本病,如脊椎增生性骨关节病、强直性脊柱炎、腰椎间盘病变可压迫刺激该神经引起本病。此外全身性疾病如痛风、糖尿病、肥胖、风湿热、梅毒、乙醇中毒甚至流感都可导致股外侧皮神经发生炎症而致本病的发生。有些多发性硬化、神经根炎等神经系统病变及腹部盆腔的炎症、肿瘤、结石等也可导致本病的发生。

2. 症状　股前外侧,尤其是股外侧下 2/3 出现皮肤感觉障碍。该处出现麻木、蚁走感,刺痛、烧灼感以及沉重感等症状,开始发病时疼痛呈间断性,逐渐变为持续性,有时疼痛可十分剧烈。衣服摩擦、动作用力、站立或行走时间过长都可使感觉异常加重。

3. 查体　可有程度不等的浅感觉障碍,主要是痛、温、触觉减退或消失。有的伴有皮肤萎缩,但肌肉无萎缩,腱反射正常存在,也无运动障碍。行组胺试验及毛果芸香碱出汗试验正常。

股外侧皮神经炎的临床诊断

1. 股外侧皮神经分布区感觉异常、麻木、敏感或疼痛。

2. 感觉障碍分布与股外侧皮神经分布区相一致。

3. 髂前上棘内侧有压痛。

4. 久站或步行引起症状加重。

1. 效能等级　本病以股外侧皮神经分布区感觉异常、麻木、敏感或疼痛为主要特点。本病的病程长短不一,一般具有自限性,几周后消失,亦可复发,有的持续 2～4 年,但大部分预后良好。针灸对本病有很好的治疗作用,大部分患者经针灸治疗可获痊愈,因此属于针灸Ⅰ级病谱。但对于有明显的其他致病因素者,如糖尿病、腹部肿瘤应积极治疗原发病,针灸只能缓解症状,属于Ⅲ级病谱。对于极少数症状严重,保守治疗无效且长期不能缓解者,可予以手术治疗。

2. 治疗目标　缓解皮肤异常感觉,消除刺痛感,减少复发。

针灸治疗流程与推荐方案

针灸治疗股外侧皮神经炎流程(图 3-20-1)

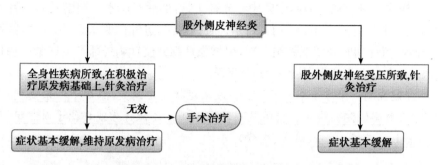

图 3-20-1　针灸治疗股外侧皮神经炎流程

针灸治疗股外侧皮神经炎推荐方案

股外侧皮神经炎一般治疗方案

● 循经叩刺拔罐艾灸法[2](2b 级证据)★★

『穴位』阿是穴、髀关、伏兔、风市。

『操作』根据疼痛、麻木病变的范围大小进行患侧大腿前外侧局部叩击，并沿大腿部足阳明胃经和足少阳胆经循经叩刺，重点叩刺阿是穴、髀关、伏兔、风市等穴位，中强刺激，使局部皮肤红晕或有隐隐出血，然后闪火法拔罐于病变部位，留罐 10 分钟，起罐后用药艾条施行回旋灸，同时点燃 4 支艾条，在病变部位平行地左右回旋灸，距穴位皮肤 2～3cm，每次灸 10～15 分钟，以局部红晕为度。每日 1 次，7 次为 1 个疗程。

疗效说明　治疗组痊愈率为 75%(痊愈：治疗 1 个疗程后，患肢大腿前外侧疼痛、麻木、烧灼感均消失，局部痛觉和触觉均恢复正常，随访半年无复发)，治疗组临床疗效或许优于对照组(口服呋喃硫胺片、弥可保片、芬必得胶囊)。

● 温针灸法[3](2c 级证据)★

『主穴』大肠俞、髀关、阿是穴(疼痛最敏感点或感觉异常区中心点)。

『配穴』环跳、风市、梁丘、伏兔。

『操作』针刺主穴得气后，将约 3cm 长的艾段套置针柄上，近端离皮肤约 2.5cm，在艾段近皮肤端点燃，连灸 3 个艾段后拔针。配穴针刺行平补平泻法。每日 1 次，10 次为 1 个疗程，共 2 个疗程，2 个疗程间隔 2 日。

疗效说明　治疗组痊愈率(痊愈：患处皮肤感觉恢复正常，临床症状完全消失，随访半年无复发)为 71.1%，治疗组临床疗效或许优于对照组(常规针刺,平补平泻以上诸穴)。

● 局部围刺法[4] (2c 级证据)★

『穴位』疼痛局部。

『操作』毫针在疼痛麻木区中心先针 1 针,然后在麻木区周围及其内针入数针,直刺,两针间距 1cm 左右,行重提轻插泻法,进针深度 0.5～1.0 寸,留针 30 分钟,留针期间来回抚针尾 3 次,以增强针感并使针刺局部产生红晕。每日 1 次,10 次为 1 个疗程,共治疗 1 个疗程。

疗效说明 治疗组痊愈率(痊愈:临床症状完全消失,随访半年未复发)为 70％,有效率(有效:临床症状明显减轻)为 30％,临床疗效或许优于对照组(针刺患侧 $L_{1～3}$ 夹脊、肾俞、风市、中渎)。

影响针灸疗效因素

1. 病因 针灸治疗由外伤及压迫引起的股外侧皮神经炎可取得较好的疗效;对于糖尿病引起的周围神经病变早期有一定疗效,应积极治疗原发病。腹部肿瘤引起者,针灸疗效差,应及早明确诊断,去除病因,以免贻误病情。

2. 刺法 本病治疗以局部选穴为主,局部刺法要进行围刺、透刺,并结合刺络拔罐和灸法,可提高针灸疗效。

针灸治疗的环节和机制

本病多由无菌性炎症、神经受压或外伤等,引起神经末梢代谢障碍,血供受限而发病,因此针灸治疗的环节和机制包括:

1. 刺激神经 局部针刺可直接刺激皮神经,通过对感觉神经适当强度的刺激可增强周围纤维组织细胞活性,有助于皮神经功能修复,促进皮肤感觉功能恢复正常。

2. 改善循环 针灸可改善病灶部位的血液循环,改善局部组织的营养代谢,消除炎性产物,促进感觉功能恢复。

3. 松弛肌肉 针刺可解除肌痉挛,使受挤压的神经松解,并改善循环,促进软组织炎性水肿消退,减轻周围组织对神经根压迫,提高神经兴奋性。

4. 止痛 针刺通过对周围和中枢神经系统刺激,激活体内的痛觉调制系统,在中枢神经的不同水平抑制了伤害性刺激的感受和传递,达到镇痛效果。

本病病程长短不一,一般症状自限,几周后消失,亦可复发,有的持续 2～4 年,预后良好。对于有明显的致病因素者,应积极治疗原发病。对于症状严重,保守治疗无效且长期不能缓解者,可予手术治疗。如股外侧皮神经切断术有止痛作用,但因有麻木的后遗症,临床很少用;另外,在腹股沟韧带外侧部将神经向内移动的手术或神经松解术,既能消除疼痛,还能保留正常的皮肤感觉,常被采用。

代表性临床试验

表 3-20-1　针灸治疗股外侧皮神经炎代表性临床试验

试验观察方案	试验设计	治疗组/对照组	结果
刺络拔罐加艾条灸治疗方案[2]	64 例的 RCT	刺络拔罐加艾条灸治疗组(n＝32,阿是穴、髀关、伏兔、风市等穴位)/西药治疗对照组(n＝32,口服呋喃硫胺片 25mg,每次 2 片,每日 3 次;弥可保片 500μg,每次 1 片,每日 3 次;芬必得胶囊 0.3g,每次 1 片,每日 2 次)	经 1 个疗程治疗,两组比较痊愈率[$RR=3.43$, 95% CI (1.73,6.80),$P=0.0004$]和有效率[$RR=1.33$, 95% CI (1.08,1.63),$P=0.007$]
温针灸治疗方案[3]	81 例的 RCT	温针灸治疗组(n＝45,温针灸患侧大肠俞、髀关、阿是穴等)/常规针刺组(n＝36,选穴相同)	2 个疗程后,两组比较痊愈率[$RR=1.83$, 95% CI (1.17, 2.87),$P=0.009$]和总有效率[$RR=1.14$, 95% CI (0.99, 1.30),$P=0.07$]
局部围针治疗方案[4]	78 例的 RCT	围针组(n＝40,围刺麻木区)/体针组(n＝38,患侧 $L_{1～3}$ 夹脊、肾俞、风市、中渎,2 组均每日 1 次,10 次为 1 个疗程)	1 个疗程后,两组比较痊愈率[$RR=1.48$, 95% CI (1.00, 2.19),$P=0.05$]和总有效率[$RR=1.35$, 95% CI (1.11, 1.64),$P=0.07$]

参 考 文 献

[1] 李琳.针灸配合水针治疗股外侧皮神经炎[J].针灸临床杂志,2002,18(5):9.

[2] 金孟梓.刺络拔罐加艾条灸治疗股外侧皮神经炎疗效观察[J].上海针灸杂志,2006,25(7):26-27.

[3] 丁德光,李家康,罗惠平,等.温针灸治疗股外侧皮神经炎的疗效分析[J].中国康复医学杂志,2006,21(6):516.

[4] 夏志云.局部围针治疗股外侧皮神经炎 40 例[J].针灸临床杂志,2002,18(4):38-39.

第4章

精神和行为障碍疾病

第21节 失 眠 症

(检索时间:2012 年 6 月 30 日)

针灸治疗方案推荐意见

基于Ⅰ级证据的推荐性意见

◎ **较强推荐** 以下方案可应用于失眠症的治疗

一般治疗方案——①调卫健脑针法(百会、大椎、申脉、照海)＋耳穴贴压法(缘中、神门);②针刺法(四神聪)

重度失眠症治疗方案——滚刺法(以背部膀胱经第1、第2侧线及督脉(从命门至大椎由下而上顺经脉循行滚动)

基于Ⅱ级证据的建议性意见

□ **强力建议** 以下方案可试用于失眠症的治疗

重度失眠症治疗方案——针刺法(百会、神庭、神门、四神聪、三阴交)

◇ **较强建议** 以下方案可试用于失眠症的治疗

中度失眠症治疗方案——①针刺法(申脉、照海、跗阳、仆参、交信、然谷、睛明/随证配穴);②针刺法(神门、三阴交、百会、四神聪/随证配穴)

临床流行病学资料

失眠症(insomnia)通常指患者对睡眠时间和(或)质量不满足并影响日间社会功能的一种主观体验。失眠症临床表现为入睡困难(入睡时间超过 30 分钟)、睡眠维持障碍(整夜觉醒次数大于 2 次)、早醒、睡眠质量下降和总睡眠时间减少(通常少于 6 小时),同时伴有日间功能障碍。

世界卫生组织调查,美国人群中失眠发生率为 35.2%,其中每年用于治疗睡眠障碍的费用为 300 亿～1080 亿美元;巴西为 40%,英国、法国为 25%～30%,日本为 20%[1]。女性的失眠发生率约为 40%,男性约为 30%。在 65 岁以上的老年人中,有 18% 的女性和 8% 的男性需要把安眠药作为维持睡眠的常规用药,其中连续用药 1 年以上的占 73%,少数老人连续用药达 10 年以上[2]。在 2006 年对中国六城市失眠调查显示，成年人群中失眠症发生率约为 57％[3]。

临床评估与诊断

失眠症临床评估[4]（图 4-21-1）

临床医师需仔细询问病史，包括具体的睡眠情况、用药史以及可能存在的物质依赖情况，进行体格检查和精神心理状态评估。睡眠状况资料获取的具体内容包括失眠表现形式、作息规律、与睡眠相关的症状以及失眠对日间功能的影响等。可以通过自评量表工具、家庭睡眠记录、症状筛查表、精神筛查测试以及家庭成员陈述等多种手段收集病史资料。

推荐的病史收集过程（1～7 为必要评估项目，8 为建议评估项目）

1. 通过系统回顾明确是否存在神经系统、心血管系统、呼吸系统、消化系统和内分泌系统等疾病，还要排查是否存在其他各种类型的躯体疾病。

2. 通过问诊明确患者是否存在心境障碍、焦虑障碍、记忆障碍，以及其他精神障碍。

3. 回顾药物或物质应用史，特别是抗抑郁药、中枢兴奋性药物、镇痛药、镇静药、茶碱类药、类固醇以及酒精等精神活性物质滥用史。

4. 回顾过去 2～4 周内总体睡眠状况，包括入睡潜伏期（上床开始睡觉到入睡的时间），睡眠中觉醒次数、持续时间和总睡眠时间。需要注意在询问上述参数时应取用平均估计值，不宜将单夜的睡眠状况和体验作为诊断依据。

5. 进行睡眠质量评估，可借助于匹兹堡睡眠质量指数（Pittsburgh Sleep Quality Index，PSQI）问卷等量表工具。

6. 通过问诊或借助于量表工具对日间功能进行评估，排除其他损害日间功能的疾病。

7. 针对日间嗜睡（daytime sleepiness）患者进行 Epworth 嗜睡量表（Epworth Sleepiness Scale，ESS）评估，结合问诊筛查睡眠呼吸紊乱及其他睡眠障碍。

8. 如有可能，在首次系统评估前最好由患者和家人协助完成为期 2 周的睡眠日记，记录每日上床时间，估计睡眠潜伏期，记录夜间觉醒次数以及每次觉醒的时间，记录从上床开始到起床之间的总卧床时间，根据早晨觉醒时间估计实际睡眠时间，计算睡眠效率（即实际睡眠时间/卧床时间×100％），记录夜间异常症状（异常呼吸、行为和运动等），日间精力与社会功能受影响的程度，午休情况，日间用药情况和自我体验。

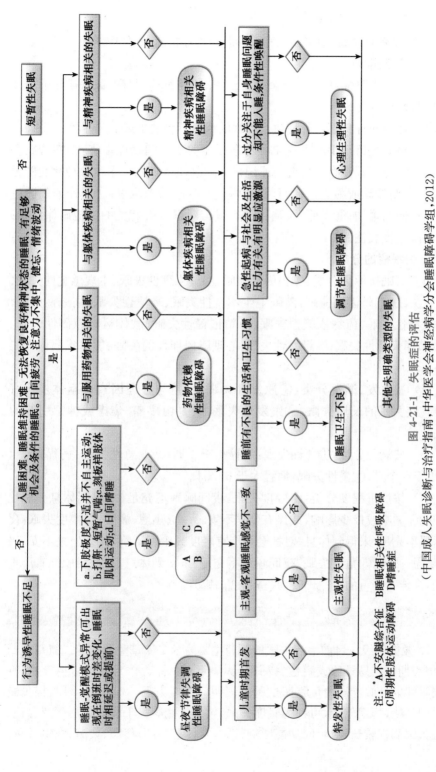

图4-21-1 失眠症的评估

（中国成人失眠诊断与治疗指南，中华医学会神经病学分会睡眠障碍学组，2012）

注：*A不安腿综合征 B睡眠相关性呼吸障碍
C周期性肢体运动障碍 D嗜睡症

失眠症的诊断与分类

1. 失眠症的诊断(中国成人失眠诊断与治疗指南,中华医学会神经病学分会睡眠障碍学组,2012)

(1) 存在以下症状之一:入睡困难、睡眠维持障碍、早醒、睡眠质量下降或日常睡眠晨醒后无恢复感。

(2) 在有条件睡眠且环境适合睡眠的情况下仍然出现上述症状。

(3) 患者主诉至少有下述 1 种与睡眠相关的日间功能损害:①疲劳或全身不适;②注意力、注意维持能力或记忆力减退;③学习、工作和(或)社交能力下降;④情绪波动或易激惹;⑤日间嗜睡;⑥兴趣、精力减退;⑦工作或驾驶过程中错误倾向增加;⑧紧张、头痛、头晕,或与睡眠缺失有关的其他躯体症状;⑨对睡眠过度关注。

2. 失眠症的分类

(1) 失眠按原因分类:①内因性失眠:心理生理性失眠、主观感觉性失眠、特发性失眠;②外因性失眠:睡眠卫生不良性失眠、环境性失眠、高原性失眠、食物过敏性失眠、药物依赖性失眠、酒精依赖性失眠、肢体运动障碍性失眠、醒-眠节律失调性失眠;③继发性失眠:心理障碍伴发的失眠、躯体疾病伴发的失眠。

(2) 按原发、继发分类:①原发性失眠症:是与心理因素或躯体疾病有明显直接关系的长期失眠;②继发性失眠症:是由疼痛、焦虑或抑郁引起的失眠。

(3) 按病程分类:①急性失眠:病程小于 4 周;②亚急性失眠:病程大于 4 周,小于 6 个月;③慢性失眠:病程大于 6 个月。

(4) 按严重程度分类:①轻度失眠:夜间睡眠不充足,未得到休息。对社会职能无影响或极少影响,或伴有坐立不安、兴奋、焦虑、疲劳;②中度失眠:夜间睡眠不充足,未得到休息,对社会职能有轻度或中度影响,伴有坐立不安、兴奋、焦虑、疲劳;③重度失眠:夜间睡眠不充足,未得到休息,对社会职能有严重影响,常伴有严重的坐立不安、兴奋、焦虑、疲劳。

针灸治疗效能等级与治疗目标

1. 效能等级　目前治疗失眠的西药主要为苯二氮䓬类及非苯二氮䓬类药物,但长期服用易导致成瘾性、疲劳及认知障碍。针灸作为一种绿色疗法,其对失眠症的疗效也被大量临床试验所证明。急性失眠一般小于 4 周,很少影响日间功能,病情较轻,可视为轻度失眠,属于效能等级Ⅰ级病谱。而亚急性、慢性失眠病程较长,对日间功能影响较大,常伴有抑郁、焦虑、疲劳,病情较重,应治疗时在针灸的基础上配合药物,可视为中度失眠、重度失眠,属于效能等级Ⅱ级病谱。

2. 治疗目标　提高睡眠质量及时间,减少夜间觉醒次数,改善日间功能损害;减少继发症(抑郁、乏力、注意力不集中)所带来的损害。

针灸治疗流程与推荐方案

针灸治疗失眠症流程(图4-21-2)

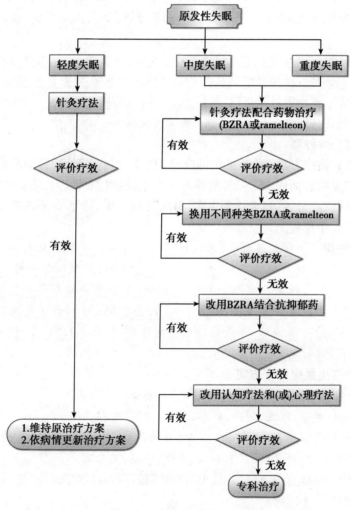

注:* BZRA:非苯二氮䓬类;ramelteon:阿米替龙

图4-21-2　针灸治疗失眠症流程

针灸治疗失眠症推荐方案

1. 失眠症一般治疗方案

● 调卫健脑针法配合耳穴贴压[5]（1b级证据）★★★★★

『主穴』百会、大椎、申脉、照海、耳穴(缘中、神门)。

『配穴』心脾亏虚,加心俞、脾俞;心肾不交,加心俞、肾俞;肝阳上亢,加肝俞、太冲;脾胃不和,加胃俞、足三里。

『操作』毫针直刺得气后,行提插或捻转补泻手法,留针30分钟,每10分钟行针1次,每日1次,15天为1个疗程;王不留行贴压耳穴,以耳部发热、发红、发胀为度,两耳交替贴压,10～15分钟,每天按压2次,每3天贴压1次。

疗效说明 治疗组总有效率为89%(有效:症状减轻,睡眠时间较治疗前增加不足3小时),匹兹堡睡眠质量指数PSQI总积分改善为9.15±1.87,治疗组疗效很可能优于对照组(针刺四神聪、神门、三阴交)。

● 针刺四神聪法[6]（1b级证据）★★★★★

『穴位』四神聪。

『操作』治疗方法:患者采用仰卧位,皮肤常规消毒后,针尖朝向百会方向,针体与皮肤表面成15°～25°角刺入0.5寸,按照前、后、左、右的顺序进针,得气后,留针30分钟,每天针刺1次,每周针刺5次,休息2天,5次为1个疗程,共治疗3个疗程。

疗效说明 治疗组痊愈率(睡眠时间恢复正常或夜间睡眠时间在6小时以上,睡眠深沉,醒后精力充沛)为63.71%,显效率(睡眠明显好转,睡眠时间增加3小时以上,睡眠深度增加)为12.10%,匹兹堡睡眠质量指数评分改善1.53±0.79,焦虑自评量表评分改善25.76±2.05,抑郁自评量表评分改善24.9±1.06,治疗组治疗30天后睡眠时间达到(6.06±1.21)小时,疗效很可能优于对照组(针刺足三里)。

2. 中度失眠症治疗方案

● 一般针刺治疗方案1[7]（2b级证据）★★

『主穴』申脉、照海、跗阳、仆参、交信、然谷、睛明。

『配穴』心脾两虚,加脾俞、心俞;心肾不交,加太溪、肾俞、心俞;肝阳上亢,加行间、太冲、肝俞;脾胃不和,加丰隆、中脘、足三里。

『操作』毫针直刺,得气后接电针(连续波,80Hz),刺激时间30分钟,每日1次,30天为1个疗程。

疗效说明 治疗组总有效率为90.00%、临床显效率为43.33%(疗效标准:治愈:睡眠时间恢复正常或每晚睡眠时间大于6小时,白天疲乏感消失;显效:睡眠时间较前增加2小时,白天疲乏感消失;有效:睡眠时间较前增加1小时,白天疲乏感减轻或存在),PSQI 总积分改善为 5.77±2,治疗组疗效或许优于对照组(口服艾司唑仑)。

● 一般针刺治疗方案 2[8](2b 级证据)★★

『主穴』神门、三阴交、百会、四神聪。

『配穴』肝郁气滞,加膻中、内关;肝郁化火,加行间、内庭;痰湿阻滞,加丰隆、脾俞;心脾两亏,加心俞、脾俞;肝肾不足,加肝俞、肾俞。

『操作』毫针直刺,行均匀提插捻转手法至得气,留针时间 30 分钟,每日 1 次,4 周为 1 个疗程。

疗效说明　治疗组总有效率为 90.00%(有效:症状减轻,睡眠时间较前增加不足 3 小时,睡眠时间恢复正常或夜间睡眠时间在 6 小时以上,睡眠深沉,醒后精力充沛),阿森斯失眠量表(AIS)评分改善为 4.4±0.9,治疗组疗效或许优于对照组(口服舒乐安定片)。

3. 重度失眠症治疗方案

● 滚针法[9](1b 级证据)★★★★★

『穴位』背部膀胱经第 1、第 2 侧线及督脉(从命门至大椎由下而上顺经脉循行滚动)。

『操作』以较慢速度循经滚动 10 次左右,用力大小因人而异,以患者感到舒适、皮肤红润为度,操作时间 15~20 分钟,每日白天治疗 1 次,每周治疗 5 天,连续治疗 4 周。

疗效说明　治疗组总有效率为 82.2%(疗效标准:治愈:睡眠正常,睡眠效率提高 75% 以上,伴随主要临床症状消失;好转:睡眠时间延长,睡眠效率提高 25%~74%,伴随症状治疗后有改善),Spitzer 生活质量指数评分改善为 1.94±0.41,治疗组疗效很可能优于对照组(口服氯硝安定)。

● 一般针刺治疗方案[10](2a 级证据)★★★

『穴位』百会、神庭、神门、四神聪、三阴交。

『操作』毫针直刺至得气,留针时间 30 分钟,每日针刺 1 次,5 次后停止 2 天,10 次为 1 个疗程,共观察 30 天。

疗效说明　治疗组在治疗后 1 周、2 周、30 天后爱泼沃斯(Epwoah)嗜睡量表评分改善分别为 2.92±1.37、4.44±2.49、5.19±3.25;在治疗后 1 周、2 周、30 天后匹兹堡睡眠质量指数 PSQI 总积分改善分别为 2.93±0.6、5.15±1.11、7.58±0.07,治疗组疗效可能优于对照组(口服艾司唑仑)。

影响针灸疗效因素

1. 病因和类型　引起失眠的原因非常复杂,但总体上可分为原发性和继发性两大类,针灸治疗原发性疗效优于继发性失眠。对于轻中度失眠针灸疗效优于重度失眠,重度失眠应结合用药。

2. 并发症　失眠患者常并发焦虑、抑郁等,一般焦虑、抑郁程度越重,其牵涉或影响的脏腑就越多,针灸治疗失眠症的效果就越差。因此,针灸治疗失眠时,必须考虑焦虑、抑郁对疗效的影响因素,要根据患者焦虑、抑郁程度,必要时辅以适当的药物治疗,对提高针灸治疗失眠的临床疗效有重要意义。

3. 针刺时间　根据人体生理活动节律及针灸作用效应的持续时间,目前普遍认为针刺治疗失眠下午治疗疗效优于上午,而以睡前几小时内针灸治疗疗效最好。

4. 患者的配合　针灸治疗失眠时,患者应配合做适当的体育运动,这样可对自主神经系统失调的功能起到一定的调整作用,对提高针灸疗效有意义。

针灸治疗的环节和机制

失眠是由各种原因导致大脑皮质长期处于异常兴奋状态,睡眠中枢产生的冲动在皮质受到抑制,使睡眠-觉醒节律紊乱,导致失眠发生。与睡眠有关的神经中枢包括了额叶底部、眶部皮质、视交叉上核、中脑盖部、蓝斑、缝际核、延髓网状结构抑制区以及上行网状系统。针刺治疗本病的环节主要为中枢机制,即针刺可对人体中枢神经系统发挥调整作用,改善大脑皮质额叶功能,抑制皮质的自发放电,进一步促进紊乱的脑功能趋于平衡协调,从而使亢进的交感神经受到抑制,使交感神经、副交感神经的相互协调恢复正常,起到安眠作用。

另有研究认为,针刺能促使 5-HT、γ-氨基丁酸含量明显升高,去甲肾上腺素明显下降[11~13],从而改善睡眠。国外有学者研究表明针刺治疗可以提高患者血浆、尿中褪黑激素浓度,褪黑激素为松果体在夜间产生的一种激素,有睡眠维持作用。

预　后

失眠是最常见的病症之一,一般经过适当治疗和体育锻炼,预后良好。但严重的失眠常给生活工作带来影响,尤其是长期严重的失眠常引起焦虑、抑郁等的发生,甚者引起自杀,因此失眠应该积极早期治疗。入睡前应稳定情绪,放松肌张力,调整室内环境,控制噪音(一般不宜超过 60dB),食用有助于睡眠的食物,如高蛋白类、含钙的食品等。

代表性临床试验

表 4-21-1　针灸治疗失眠症的代表性临床试验

试验观察方案	试验设计	结　果
调卫健脑针法配合耳穴贴压[5]	样本量为 200 例的大样本、多中心 RCT,分为针刺组($n=100$,主穴百会、大椎、申脉、照海,耳穴缘中、神门)/对照组($n=100$,四神聪、神门、三阴交,疗程同针刺组)	在显效率方面:$RR=2.42,95\%CI$ $(1.31,4.46)$,$P=0.005$;在总有效率方面:$RR=1.37,95\%CI$ $(1.17,1.61)$,$P=0.0001$;匹兹堡睡眠质量指数总分评分方面:$WMD=3.51,95\%CI(3.23,3.79)$,$P<0.00001$
滚针疗法[8]	样本量为 180 例的大样本、多中心 RCT,分为滚针组[$n=90$,以背部膀胱经第 1、第 2 侧线及督脉(从命门至大椎由下而上顺经脉循行滚动)]/配合药物组($n=90$,氯硝安定 4～6mg,1 次/日,连续治疗 4 周)	在治愈率方面:$RR=1.80,95\%CI$ $(0.88,3.68)$,$P=0.11$;在总有效率方面:$RR=1.37,95\%CI(1.13,1.66)$,$P=0.001$;Spitzer 生活指数积分方面 $WMD=0.84,95\%CI$ $(0.47,1.21)$,$P<0.00001$

附　表

表 4-21-2　匹兹堡睡眠质量指数

填表注意:以下的问题仅与您过去 1 个月的睡眠习惯有关。您应该对过去 1 个月大多白天和晚上的睡眠情况做精确的回答,请您回答所有的问题。

1. 近 1 个月,晚上上床睡觉的时间通常是_____点钟。

2. 近 1 个月,每晚通常需_____分钟才能入睡。

3. 近 1 个月,每天早上通常_____点起床。

4. 近 1 个月,每夜实际睡眠_____小时(不等于卧床时间)。

从以下每一个问题中选一个最符合您的情况作为答案,打"√"

5. 近 1 个月,您是否因为以下问题而经常睡眠不好?

(1) 入睡困难(不能在 30 分钟内入睡)
　　A. 无　　B. <1 次/周　　C. 1～2 次/周　　D. 3 次/周

(2) 夜间易醒或早醒
　　A. 无　　B. <1 次/周　　C. 1～2 次/周　　D. 3 次/周

(3) 晚上起床上洗手间
　　A. 无　　B. <1 次/周　　C. 1～2 次/周　　D. 3 次/周

(4) 晚上睡觉出现不舒服的呼吸
　　A. 无　　B. <1 次/周　　C. 1～2 次/周　　D. 3 次/周

(5) 晚上睡觉出现大声咳嗽或鼾声
　　A. 无　　B. <1 次/周　　C. 1～2 次/周　　D. 3 次/周

(6) 晚上睡觉感到寒冷
  A. 无 B. <1次/周 C. 1~2次/周 D. 3次/周

(7) 晚上睡觉感到太热
  A. 无 B. <1次/周 C. 1~2次/周 D. 3次/周

(8) 晚上睡觉做噩梦
  A. 无 B. <1次/周 C. 1~2次/周 D. 3次/周

(9) 晚上睡觉出现疼痛
  A. 无 B. <1次/周 C. 1~2次/周 D. 3次/周

(10) 其他影响睡眠的事情
  A. 无 B. <1次/周 C. 1~2次/周 D. 3次/周

(11) 近1个月您是否因为以上原因而出现睡眠不好?
  A. 无 B. <1次/周 C. 1~2次/周 D. 3次/周

6. 近1个月,总的来说,您认为自己的睡眠
  A. 很好 B. 较好 C. 较差 D. 很差

7. 近1个月,您用药来催眠的情况
  A. 无 B. <1次/周 C. 1~2次/周 D. 3次/周

8. 近1个月,你是否在开车、吃饭或参加社会活动时难以保持清醒状态?
  A. 无 B. <1次/周 C. 1~2次/周 D. >3次/周

9. 在过去1个月中,您在积极完成事情上是否有困难?
  A. 无 B. <1次/周 C. 1~2次/周 D. >3次/周

10. 您是否与人同睡一张床(睡觉同伴,包括配偶等)或有室友?
  A. 没与人同睡一张床或有室友 B. 同伴或室友在另外的房间
  C. 同伴在同一房间但不睡同床 D. 同伴在同一张床

11. 如果您是与人同睡一张床或有室友,请问他(她)在过去1个月里是否出现以下情况

(1) 高声打鼾
  A. 无 B. <1次/周 C. 1~2次/周 D. >3次/周

(2) 睡眠中较长时间的呼吸暂停(呼吸憋气)现象
  A. 无 B. <1次/周 C. 1~2次/周 D. >3次/周

(3) 睡眠中腿部抽动或痉挛
  A. 无 B. <1次/周 C. 1~2次/周 D. >3次/周

(4) 睡眠中出现不能辨别方向或意识模糊的情况
  A. 无 B. <1次/周 C. 1~2次/周 D. >3次/周

(5) 睡眠中存在其他影响睡眠的特殊情况
  A. 无 B. <1次/周 C. 1~2次/周 D. >3次/周

注:本表是国外精神科研究和临床评定睡眠质量的常用量表。此表用于评定被测者最近1个月的睡眠质量。表中由19个自评和5个他评条目组成,其中18个条目组成7个因子,每个因子按0~3分等级计分,累计各因子成分得分为匹兹堡睡眠质量量表的总分。总分范围为0~21分,得分越高,表示睡眠质量越差。

参 考 文 献

[1] 尹国有.失眠中医调治 145 问[M].北京:金盾出版社,2009:1.

[2] 毛亮.针刺治疗心脾两虚型失眠的临床观察[D].沈阳:辽宁中医药大学,2009.

[3] 黄宏星.中国 6 城市普通人群失眠状况及京沪穗医师对抑郁伴失眠患者的认知及处理
状况调查[J].中国医药导刊,2006,8(2):100.

[4] Sharon Schutte-Rodin,Lauren Broch,Daniel Buysse,et al. Clinical guideline for the eval-
uation and management of chronic insomnia in adults[J]. J Clin Sleep Med,2008,4(5):
487-504.

[5] 高希言,魏玉龙,邵素菊,等.调卫健脑针法治疗失眠症的多中心临床研究[J].中国针
灸,2007,27(8):623-625.

[6] 张璞璘,高希言,魏玉龙,等.针刺四神聪穴治疗失眠的多中心随机对照研究[J].中医
杂志,2008,49(8):712-714.

[7] 白伟杰,张志强.针刺跷脉穴治疗失眠的临床研究[J].中华中医药学刊,2011,29(2):413.

[8] 罗仁瀚,徐凯,周杰.针刺治疗失眠症的临床研究[J].针灸临床杂志,2008,24(12):6.

[9] 王成伟,康杰,周建伟.滚针对非器质性慢性失眠症患者生活质量的影响:随机对照研
究[J].中国针灸,2006,26(7):461-465.

[10] 郭静,王麟鹏,吴希.针刺对原发性失眠患者日间觉醒状态的影响[J].北京中医药,
2008,27(7):497-499

[11] 吴伟康,徐志伟.中西医结合病理生理学[M].北京:科学出版社,2003:158-173.

[12] 宋云晖.针刺四神聪穴对大鼠脑电及失眠大鼠脑内 NE 和 5-HT 含量影响的实验研究
[D].哈尔滨:黑龙江中医药大学,2007:36-40.

[13] 白妍.电针太阳、印堂穴对大鼠睡眠功能的神经-免疫调节及脑电活动影响的实验研
究[D].哈尔滨:黑龙江中医药大学,2004:45-50.

第 22 节　血管性痴呆

（检索时间:2012 年 6 月 30 日）

针灸治疗方案推荐意见

基于 Ⅰ 级证据的推荐性意见

◎ **强力推荐**　以下方案可应用于血管性痴呆的治疗

　　头针疗法——针刺法(顶中线、额中线、额旁 1~3 线、颞前线、颞后线)

○ **弱度推荐**　以下方案可应用于血管性痴呆的治疗

　　电头针联合药物——针刺法(四神聪、百会、神庭、风池)＋药物(口服尼
莫地平片,每次 20mg,3 次/日,连续服用 6 周)

针灸治疗方案推荐意见

基于Ⅱ级证据的建议性意见

□ **强力建议** 　以下方案可试用于血管性痴呆的治疗

温通针法——水沟、风池、百会、内关、悬钟

耳穴配合艾灸法——耳针法（肾、脾、心、脑）＋艾灸法（脾俞、肾俞）

原络配穴法——针刺法（百会、风池、四神聪、神庭、太冲、神门、太溪、飞扬、太白、丰隆）

◇ **较强建议** 　以下方案可试用于血管性痴呆的治疗

调神益智法——针刺法（百会、神庭、本神、神门、列缺、照海、悬钟、三阴交、足三里、风池、风府、大椎、合谷、曲池、阳谷、太冲、丰隆）

原络配穴法——神门、太溪、飞扬、太白、丰隆、太冲、百会、本神、风池、大椎、膻中、关元

△ **弱度建议** 　以下方案可试用于血管性痴呆的治疗

醒脑开窍针刺法——百会、四神聪/人中、风池、完骨、天柱、内关、丰隆、三阴交

针刺联合药物——针刺法（风池、四神聪、神庭、内关、神门、人中、前顶/太溪、三阴交、然谷）＋药物（脑蛋白水解物静脉滴注）

电针法——四神针、智三针（本神、神庭）、水沟/神门、后溪、足三里、太溪

临床流行病学资料

　　血管性痴呆（vascular dementia，VD）是由于急性或慢性脑血管病变引起的持续性脑功能障碍而产生的全面认知功能障碍，并严重影响患者的日常生活、工作、社会交往，称之为血管性痴呆。

　　在年龄大于 65 岁的人群中，痴呆的检出率平均为 5％，在 80 岁以上者有严重痴呆检出率高达 15％～20％。据世界各国流行病学调查材料，65 岁老人中严重痴呆约占 5％，轻至中度约占 10％。血管性痴呆（VD）是仅次于阿尔茨海默病（AD）的最常见的痴呆类型，AD 在西欧北美的发病率占人口 4％～5％，美国 65 岁以上 AD 共计 120 万，VD 约占全部痴呆的 30％～40％；AD 发病率为 3.3％，年新增率为 0.47％，而 VD 发病率为 5.5％，年新增率达 0.78％；到一定年龄时，AD 与 VD 可以并存，约占痴呆的 5％～20％。

临床评估与诊断

　　血管性痴呆临床评估[1~4]（表 4-22-1）

表 4-22-1　血管性痴呆临床评估要点

评估项目	评估内容	要点
病史	是否有脑血管病、高血压、高血脂、心脏病、糖尿病、脑动脉硬化等病史	有或无脑卒中病史
	不良生活习惯	抽烟、饮酒史
临床表现	症状特点	起病快,呈波动性或阶梯样病程。早期可有头痛、头晕或眩晕等症状
	智力障碍	记忆力、计算、定向、判断障碍。可有情感障碍及行为异常,自知力常存在
	社会活动能力	社会活动功能障碍,影响日常生活、自理能力
神经、心理学检查	神经系统局灶体征	语言障碍、运动及感觉障碍、假性球麻痹、共济失调、锥体束征、腱反射不对称
	认知心理学评价	有无认知损害、认知损害的特征及严重程度、是否伴有精神行为症状
实验室检查	全血细胞计数,血液生化,维生素 B_{12} 水平	甲状腺功能、脑脊液
影像学检查	MR、CT	脑萎缩、显示脑血管病变征象
	^{18}F-FDG PET 脑扫描显示代谢异常的脑区	皮质、皮质下和小脑等部位出现斑片状低代谢和低灌注区域,与结构影像学异常病变部位相吻合

（1）病史:应详细采集患者的病史,在可能的情况下,除患者本人提供的病史外,尽量获得知情者提供的病史信息。

（2）体格检查:体格检查包括神经系统查体和一般查体,详细的体格检查有助于鉴别痴呆的病因。神经系统查体包括意识、初步高级皮质功能检查、颅神经、运动系统、感觉系统、反射和脑膜刺激征等。应注意神经系统局灶体征的检查。

（3）神经心理评估:在痴呆诊断过程中应对认知、精神行为、日常能力和伴随疾病进行全面评估。评价认知时应尽可能全面,应包括总体认知功能、记忆力、执行功能、语言、运用、视空间和结构能力等。尽可能对所有痴呆患者评估是否存在共病,并做相应的处理。

1）认知评估:包括总体认知功能评估、记忆力、执行功能、语言、运用、视空间和结构能力等,通过对认知评估为痴呆诊断提供客观证据(如记忆障碍、执行功能障碍等);帮助判断痴呆的类型及原因;通过定期评估,评价认知障碍与痴呆的治疗效果及转归。

2)精神行为症状的评估:痴呆的精神行为症状几乎在所有痴呆患者病程的某一阶段都会出现,而且精神行为症状在不同的痴呆类型中表现亦不同。

3)日常能力评估:日常能力减退是痴呆的核心症状之一,是诊断痴呆的必须条件。日常能力评估能够帮助痴呆诊断的建立。

4)伴随疾病的评估:共病在老年期痴呆患者中尤为常见,往往会加重患者的认知及其他功能障碍,如糖尿病患者的血糖水平与其认知功能密切相关。

(4)实验室检查:对所有首次就诊的患者进行以下血液学检测有助于揭示认知障碍的病因或发现伴随疾病:全血细胞计数、红细胞沉降率、血电解质、血钙、血糖、肝肾功能和甲状腺素水平,在有些患者常需要进行更多的检测,如维生素 B_{12}、梅毒血清学检测、HIV、伯氏疏螺旋体等。

(5)影像学检查:CT 检查可用于疑似痴呆患者的筛查,鉴别如外科手术等可治疗疾病和血管性疾病引起的痴呆,推荐在没有颅脑 MRI 或无条件应用颅脑 MRI 的情况下,CT 作为痴呆检查的手段。对疑似痴呆患者尽可能进行结构影像检查。应用 MRI(T1、T2 和 FLAIR 像)检查能增加诊断及鉴别诊断的特异性,对痴呆疾病随访检查有助于判断疾病预后及药物疗效。

(6)量表的评估

1)推荐简易精神状态检查(mini-mental examination,MMSE,是国内外应用最广泛的认知筛查量表,内容覆盖定向力、记忆力、注意力、计算力、语言能力和视空间能力)进行痴呆筛查。推荐阿尔茨海默病评估量表认知部分(Alzheimer's disease assessment scale-cog,ADAScog。由 12 个条目组成,覆盖记忆力、定向力、语言、实践能力、注意力等,可评价认知症状的严重程度及治疗变化)用于对疗效的评价。Mattis 痴呆评估量表(Mattis dementia rating scale,DRS。包括 5 个因子:注意、启动与保持、概念形成、结构、记忆)用于额叶-皮质下型痴呆的评定和随访。

2)评估精神症状常用阿尔茨海默病行为病理评定量表(the behavioral pathology in Alzheimer's disease rating scale,BEHAVE-AD)、Coben-Mansfield 激越问卷(Coben-Mansfield agitation inventory,CMAI)和神经精神症状问卷(neuropsychiatric inventory,NPI),通常需要依赖知情者提供的信息进行评测。

3)评价 VD 患者日常能力应用标准的量表,常用的量表包括阿尔茨海默病协作研究日常能力量表(Alzheimer's disease cooperative study ADL,ADCS-ADL)、Lawton 工具性日常活动能力量表(instrumental ADL scale of Lawton)、社会功能问卷(functional activities questionnaire,FAQ)、进行性恶

化评分(progressive deterioration scale,PDS)和痴呆残疾评估(disability assessment for dementia,DAD)等。

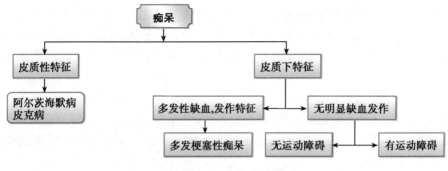

图 4-22-1　痴呆流程诊断

血管性痴呆临床诊断与分类

1. 血管性痴呆诊断标准　常用的血管性痴呆诊断标准有 4 个,它们对脑血管病证据(卒中病史、神经系统体征、实验室检查证据、影像学证据,发病情况、进展情况、认知损害的特征)要求不一致,但 4 个标准都包括以下 3 个方面:①首先符合痴呆的标准;②有脑血管病变的证据;③痴呆和脑血管病之间有因果关系。

(1) DSM-Ⅳ标准:包括①②③,要求有神经系统症状及体征或实验室提示的脑血管病变的证据,不要求有影像学证据。

(2) ICD-10 标准:包括①②③,要求有神经系统体征和病史、体检或检查提示的脑血管病的证据(如卒中史或脑梗死的证据),不要求影像学证据,要求认知损害的特征是"斑片状"。

(3) ADDTC 标准:包括①②③,还要求有 2 次或以上的脑梗死证据,如果只有 1 次梗死,梗死和痴呆之间要有明确的时间关系,影像学证据要求有小脑以外的至少一处梗死。

(4) NINDS-AIRE 标准:包括①②③,还要求有脑血管病导致的神经系统体征及一定严重程度的影像学证据,另外要求痴呆发生在梗死后 3 个月内或认知功能突然恶化,或波动性、阶梯式进展。

VD 临床诊断推荐在临床中使用 ADDTC 可能的 VD 标准或 DSM-Ⅳ诊断标准,以提高敏感度。以病理诊断为金标准发现 4 个标准的敏感度非常低,但均有较高的特异度。DSM-Ⅳ标准、ADDTC 标准和 NINDS-AIRE 标准的VD 标准的可能敏感度分别为 50%、70% 和 55%,特异度分别 84%、78% 和84%。可见 ADDTC 可能在 VD 标准敏感度和特异度之间的均衡较好。

2. 血管性痴呆临床分型　根据脑血管性痴呆的临床表现(包括认知功能

障碍及相关脑血管病的神经功能障碍两方面),分为皮质性(多梗死性)、关键部位梗死性(小血管性)、皮质下性、低灌注性、心源性、出血性、遗传血管性、AD合并血管性痴呆等;根据梗死部位不同大致分为以下5种:

(1)多梗死性痴呆:多梗死性痴呆为最常见的类型,是由于多数脑梗死所致的痴呆,临床常有高血压、动脉硬化、反复发作的脑血管病,以及每次发作后留下的或多或少神经与精神症状,积少成多,最终成为全面的严重的智力衰退。

(2)大面积脑梗死性痴呆:常由于脑动脉的主干(如大脑中动脉、基底动脉等)闭塞,引起大面积脑梗死,严重脑水肿,甚至出现脑疝。大部分病人可能死于急性期,少数存活的病人遗留不同程度的神经精神异常,包括痴呆、丧失工作与生活能力等。

(3)皮质下动脉硬化性脑病:早在1894年,Otto Binswanger在研究麻痹性痴呆的过程中,提到有一部分痴呆病人有严重的脑动脉硬化,皮质下白质萎缩,作者称为慢性进行性皮质下脑炎;1962年,Olszewski改称皮质下动脉硬化性脑病,现通称为Binswanger病。此病由于生前很难诊断,长期以来未引起临床注意,现诊断手段不断改进,特别是影像学的进展,已有可能通过CT或MRI得出Binswanger病的正确诊断。尽管尚有作者对此型痴呆是否为一独立类型质疑,但此型痴呆无论就其临床或其病理均有其特点,应归于脑血管性痴呆的类型之一。

(4)丘脑性痴呆:丘脑性痴呆指由于双侧丘脑(偶尔一侧丘脑)局灶性梗死或病变引起的痴呆,临床较为罕见。丘脑性痴呆系指单纯丘脑局灶性病变引起的痴呆,不包括多发性脑梗死中存在的丘脑病变。

(5)分水岭区梗死性痴呆:分水岭梗死性痴呆又称边缘带梗死性痴呆,系指由于大脑前、中、后动脉分布区交界处的长期低灌流,导致严重缺血甚至梗死,致脑功能障碍。临床可出现痴呆,生前可通过影像学诊断,较少见。

3. 血管性痴呆的严重程度

(1)轻度痴呆:MMSE评分大于18,GDS或FAST4期,CDR1。患者平衡支票簿、准备一次丰盛的宴席或是掌握一张复杂的药物治疗计划表将会是很困难的。

(2)中度损害:MMSE评分10~18,GDS或FAST5期和6期,CDR2。患者准备简单的食物、家庭清洁和庭院劳动都会变得很困难,在一些方面可能需要别人的照料(如选择合适的衣服)。

(3)重度损害:MMSE评分小于10,GDS或FAST6期和7期,CDR3。患者可能需要持续的或完全的照料,如穿衣、洗浴和如厕。在严重痴呆的病程中,可测的认知能力是保留的。在终末期,患者只能长久卧床,发生挛缩,易发生意外以及感染,是导致死亡的主要因素。

针灸治疗效能等级与治疗目标

1. 效能等级 大量的临床报道说明针灸在改善患者智能方面有一定意义。根据引起痴呆的病因不同,针灸治疗的效能等级不同。总体上说,血管性痴呆的针灸疗效优于阿尔茨海默病;血管性痴呆的病情多有波动性,为斑片状智能损害;多发梗死性痴呆和动脉硬化性皮质下脑病的早期针灸治疗疗效较好。针灸治疗轻度血管性痴呆以早期出现轻度记忆力、注意力、判断力和计算力减退或性格改变时疗效较好,属于针灸效能等级Ⅱ级病谱,对中重度血管性痴呆治疗疗效较差,属于针灸效能等级Ⅲ级病谱。

2. 治疗目标 血管性痴呆的治疗目标主要是改善认知功能,减少行为问题,阻止疾病进展,提高生存质量。

针灸治疗流程与推荐方案

针灸治疗血管性痴呆流程(图 4-22-2)

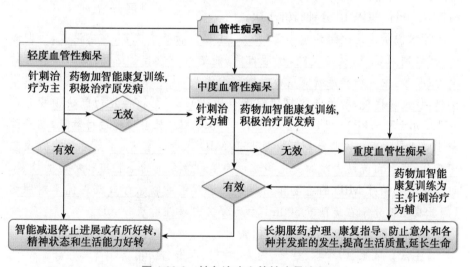

图 4-22-2 针灸治疗血管性痴呆流程

针灸治疗血管性痴呆推荐方案

1. 头针法[5](1b级证据)★★★★★

『穴位』顶中线、额中线、额旁 1~3 线、颞前线、颞后线。

『操作』患者坐位或卧位,针尖与头皮呈 15°~30°,快速将针刺入头皮下,当针尖抵达帽状腱膜下层时,指下阻力减小,使针与头皮平行,沿刺激线刺入3cm,得气后,接电针仪,选疏密波,频率 1.3~1.7Hz,强度以患者能耐受为度,留针30分钟,每天1次,1个月为1个疗程,治疗3个疗程。

疗效说明 头针组改善认知功能有效率(有效:70％＞疗效指数≥30％)为52.7％,显效率(显效:疗效指数≥70％)为18.7％;认知功能(MMSE量表评分)改善5.27±2.31;提高社会行为能力有效率为65.9％,显效率为7.7％;Blessed量表评分改善5.92±3.47;日常生活自理能力改善有效率57.1％,显效率为1.1％;AdL量表评分改善10.06±5.06。说明头针组能明显改善VD患者的认知功能(MMSE量表),很可能优于体针组(取穴分两组,"神庭、百会、风池、肝俞、肾俞"与"足三里、丰隆、太冲、太溪",两组穴位交替使用)。

2. 补下清上、调神益智法[6](2b级证据)★★

『穴位』百会、神庭、本神、神门、列缺、照海、悬钟、三阴交、足三里、风池、风府、大椎、合谷、曲池、阳谷、太冲、丰隆。

『操作』毫针先刺风池、风府、大椎,得气后行捻转泻法,不留针;再刺百会、神庭、本神、神门,得气后行捻转补法;再刺列缺、照海、悬钟、三阴交、足三里,得气后行捻转补法;再刺合谷、曲池、阳谷、丰隆、太冲,得气后行捻转泻法。留针30分钟,每隔10分钟行针1次。

疗效说明 治疗组治愈率为(痊愈:主要症状基本恢复,神志清楚,定向健全,回答问题正确,反应灵敏,生活自理,能进行一般社会活动)39.13％,有效率为(有效:主要精神症状有所改善或部分消失,生活基本自理,回答问题基本正确,但反应迟钝,智力与人格仍有部分障碍)52.17％;神经功能缺损积分改善12.66±5.5;HDS积分改善8.45±0.33;FAQ(社会功能活动量表)积分改善10.11±1.05。说明针刺可有效改善MID患者的智力、社会活动能力及临床症状;患者血流动力学的变化和通过大脑边缘系统的全脑整和功能的恢复,可能是针刺治疗MID的重要作用机制。治疗组的临床疗效或许优于对照组(静脉滴注低分子右旋糖酐500ml,加入复方丹参注射液20ml)。

3. 针刺联合药物[7](2c级证据)★

『主穴』风池、四神聪、神庭、内关、神门、人中、前顶。

『配穴』太溪、三阴交、然谷。

『操作』平补平泻,上下午各1次,每次留针30分钟,疗程2周。

『联合治疗』脑蛋白水解物30ml加入0.9％氯化钠注射液250ml静脉滴注,每日1次。

疗效说明 治疗2周后,治疗组对血管性痴呆的程度改善率为(改善:HDS-R评分有所上升)85.71％;HDS-R测定改善4.08±2.32。治疗组的疗效或许优于单纯药物组(给予脑蛋白水解物30ml加入0.9％氯化钠注射

250ml 静脉滴注,每日 1 次,疗程 2 周)。

4. 电针法[8](2c 级证据)★

『主穴』四神针、智三针(本神、神庭)、水沟。

『配穴』神门、后溪、足三里、太溪。

『操作』四神针、智三针用平刺法,进针 0.8～1 寸,捻转得气后连接电针治疗仪,连续波,45 次/分钟,电流强度以病人能耐受为度。留针 45 分钟,每隔 15 分钟行针 1 次,施以提插捻转手法。每日 1 次,12 次为 1 个疗程,休息 3 天,再行第 2 个疗程,共 3 个疗程。

疗效说明　治疗组总有效率(痊愈:主要症状基本恢复,神志清醒,定向健全,回答问题正确,反应灵敏,生活自理,能进行一般社会活动;有效:主要精神症状有所减轻或部分消失,生活基本自理,回答问题基本正确,但反应迟钝,智力及人格仍有部分障碍)为 86.7％,疗效或许优于对照组(口服阿尼西坦胶囊)。

5. 醒脑开窍针刺法[9](2c 级证据)★

『主穴』百会、四神聪。

『配穴』人中、风池、完骨、天柱、内关、丰隆、三阴交。

『操作』重用雀啄手法,以眼球湿润为度。百会、四神聪、风池、天柱、完骨、三阴交用捻转补法,内关、丰隆用捻转泻法。每穴手法行针 1 分钟,留针 30 分钟,每日 1 次,疗程 2 个月。

疗效说明　针刺 2 个月后,针刺组轻、中、重度血管性痴呆的程度改善率(改善:经治疗后主要症状有所减轻,回答问题、反应能力、智力和人格方面都有改善,痴呆程度减轻一个等级)分别为 88.52％、77.22％、26.32％。对患者智商和临床症状进行评定,治疗组或许优于对照组(脑复康 40mg,每日 3 次,口服;灯盏花素片 40mg,每日 3 次,口服;疗程 2 个月)。

6. 原络配穴法[10](2b 级证据)★★

『穴位』神门、太溪、飞扬、太白、丰隆、太冲、百会、本神、风池、大椎、膻中、关元。

『操作』患者取半卧位,在针刺得气后,留针 30 分钟,其间每 10 分钟行针 1 次。按照"祛瘀通经,补虚泻实"的原则,对上述穴位施以不同补泻手法。偏于虚证用补法,并对关元、太溪、太白 3 穴施以雀啄灸法;偏于实证用泻法,并于每日出针后轮流选取大椎、丰隆两穴中的任一穴,三棱针刺络放血。每日治疗 1 次,每 6 日休息 1 日,60 日为 1 个疗程。

疗效说明　治疗组的有效率(有效:主要症状有所减轻或部分消失,回答问题基本切题,生活基本自理,但反应迟钝,智力及人格仍有部分障碍)为

55.88%;MMSE改善4.23±1.18、HDS评分改善3.76±1.78、日常生活能力(ADL)改善13.47±5.44。说明治疗组的临床疗效或许优于口服都可喜对照组。

7. 头电针联合药物[11](1c级证据)★★★★

『穴位』四神聪、百会、神庭、风池(双)。

『操作』患者一般采取背靠坐位,沿头皮成15°～30°角斜刺进帽状腱膜下。风池进针时用1.5寸不锈钢毫针,针尖方向微向下,向鼻尖斜刺0.5～1.2寸。神庭、前神聪、百会进针时,针尖向前,左右神聪和后神聪针尖向百会,进针0.5～1寸,得气后在针柄上连接电针仪,施以连续波,频率300～500次/分钟,刺激量以病人耐受为度。电针连接时,神庭、百会和左右神聪为一组;前后神聪和左右风池为一组。每日一组,两组交替使用。其中,神庭接电针正极,左神聪接负极;百会接正极,右神聪接负极;前神聪接正极,左风池接负极;后神聪接正极,右风池接负极;电针治疗30分钟,每日1次,每周5次(周末休息),治疗6周,共30次。

『联合治疗』口服尼莫地平片,每次20mg,3次/日,连续服用6周,无间断休息。

疗效说明　治疗组的有效率(有效:疗效指数≥12%)、显效率(显效:疗效指数≥20%)、总有效率(总有效:疗效指数＞12%)分别为48.1%、25.9%、74%;MMSE量表得分(FAS集)改善3.815±2.202、MMSE量表得分(PP集)改善3.962±2.107,其中MMSE量表认知评分(FAS集)改善1.704±1.728、MMSE量表认知评分(PP集)改善1.769±1.728,MMSE量表记忆评分改善(FAS集)1.222±0.892、MMSE量表记忆评分改善(PP集)1.269±0.874,MMES量表言语评分改善(FAS集)0.167±0.565、MMES量表言语评分改善(PP集)0.174±0.576,MMSE量表运用和视空间技能评分改善(AFS集)0.375±0.647、MMSE量表运用和视空间技能评分改善(PP集)0.391±0.656;ADL-R量表得分改善(AFS集)8.481±6.635、ADL-R量表得分改善(PP集)8.808±6.542。说明治疗组VD患者在日常生活活动能力的改善上具有优于单独使用尼莫地平或头电针治疗的趋势;治疗组的临床疗效很可能优于对照组(单独使用尼莫地平或头电针治疗的趋势)。

8. 温通针法[12](2a级证据)★★★

『穴位』水沟、风池、百会、内关、悬钟。

『操作』左手拇指或食指切按穴位,右手将针刺入穴内,候气至,左手加重压力,右手拇指用力向前捻转9次,使针下沉紧,针尖拉着有感应的部位连续小幅度重插轻提9次,拇指再向前连续捻按9次,针尖顶着有感应的部位推弩守气,使针下继续沉紧,同时押手施以关闭法(即左手拇指按压与穴位下方经络,防止针感下传,以促使针感传至病所,产生热感,守气1～3分钟,留针后,缓慢出针,按压针孔)。风池穴针尖朝向鼻尖方向进针 12～22mm,施以温通针法,守气 1 分钟,不留针;余穴均施以温通针法,留针 30 分钟。每日 1 次,每天上午治疗,连续 5 天为 1 个疗程,疗程间休息 2 天,共治疗 8 个疗程。

『配合治疗』易化技术采用 Bobath 技术,采用"1 对 1"的方式,内容包括良肢位的摆放;基本认知能力训练、认知功能技巧训练、环境改良;肢体按摩;ADL 训练;作业疗法、心理疗法等。每天治疗 1 次,每次治疗 50 分钟。

疗效说明　疗效标准参考《血管性痴呆的诊断、辨证及疗效判定标准》的减分率,治疗组临床总疗效有效率(减分率改善＞20％)为 91.43％,显效率(减分率改善＞50％)为 65.71％;治疗 8 周、3 个月后,观察组在神经功能缺损方面改善分别为 11.39±0.24 和 10.37±0.39,精神状态改善(MMSE 量表)分别是 5.74±0.25 和 6.46±1.65,HDS 评分改善分别是 6.35±0.63 和 5.84±0.55,日常生活活动改善(ADL 积分)分别为 11.87±2.32 和 12.98±3.16。说明观察组在改善认知能力(MMSE 量表评分、HDS 量表评分)和运动功能(ADL 积分)方面可能优势更明显,且远期疗效稳定。

9. 耳穴配合艾灸法[13](2a 级证据)★★★

『穴位』耳穴:肾、脾、心、脑;艾灸:双侧脾俞、肾俞。

『操作』以中药王不留行和耳压板制作耳压贴,每贴大小 3mm×3mm 采用单耳按压,以中等力度,每日按压 3 次,至有胀感为度,双耳交替,每 3 天交替 1 次,连续 12 周。艾箱艾灸,艾条距离皮肤约 2cm,每穴灸 10 分钟,每天 1 次,连续 12 周。

疗效说明　疗效判定标准参照卫生部《中药新药治疗老年期痴呆的临床研究指导原则》的减分率,治疗组的临床总有效率(总有效≥有效≥12％)为 80.95％;治疗后治疗组的 HDS 评分改善 11.03±0.77,MMSE 评分改善 6.38±0.39,ADL 评分改善 26±1.96。从 HDS,ADL、MMSE 评分来看,经治疗治疗组对 MMSE、HDS、ADL 评分的改善优于其他两组;从疗效来看,耳穴结合艾灸组治疗 VD 可能优于耳穴组与都可喜组。

10. 原络配穴法[14](2a 级证据)★★★

『穴位』百会、风池、四神聪、神庭、太冲、神门、太溪、飞扬、太白、丰隆。

『操作』患者取仰卧位。在针刺得气后,留针 30 分钟,其间每 10 分钟行针 1 次。按照"祛瘀通经,补虚泻实"的原则,对上述穴位施以不同补泻手法。偏于虚证:用补法,并对太溪、太白等穴施以补法。偏于实证:用泻法,每日治疗 1 次,每 6 日休息 1 日,6 周为 1 个疗程。

『配合治疗』都可喜,口服,每次1片,每日2次,餐后服用。6周为1个疗程。

疗效说明　治疗组临床基本控制率(临床基本控制:主要症状基本恢复,神志清楚,定向健全,回答切题,反应灵敏,生活自理,能进行一般社会活动)为36.66%;治疗组治疗后的MMSE量表评分、HDS量表评分、ADL量表评分、Hcy水平改善分别是11±3.58、4.95±1.84、17.9±0.88、6.29±1.08。治疗后治疗组能够有效降低VD患者的同型半胱氨酸水平,且疗效显著;有效改善VD患者的智能水平和日常生活能力。说明治疗组治疗VD患者的疗效是肯定的,且疗效可能优于单纯针刺组或西药都可喜组。

影响针灸疗效因素

1. 病因　血管性痴呆的病情多有波动性,为斑片状智能损害;多发梗死性痴呆和动脉硬化性皮质下脑病早期针灸治疗疗效较好。

2. 病情和病程　智能障碍轻、病程短,针灸疗效好,因此针灸治疗本病以早期出现轻度记忆力、注意力、判断力和计算能力减退或性格改变疗效较好,晚期疗效较差。

3. 智能康复训练　要提高针灸疗效,一定要配合语言或思维的训练,多看,多想,多说,因而临床治疗时务必要取得患者家属的积极配合。

针灸治疗的环节和机制

1. 提高学习和记忆力　目前已在许多动物实验中发现,针刺可提高记忆力,针刺大鼠百会穴可影响大鼠的记忆存储过程。中国医学科学院学者在观察到老年大鼠在针刺后,其记忆力和学习能力有显著改善,同时显示脑内8种化学元素(B、Ca、Cu、Fe、K、Mg、Na、P)含量的提高是该治疗效应的离子基础。有研究发现,针刺对痴呆患者的海马、皮质电活动有一定程度的兴奋作用,通过大脑激活大脑皮质的海马区、内嗅区、扣带回、颞叶、额叶等认知、记忆、智能等与精神活动关系密切的区域,能增加这些区域内的乙酰胆碱受体数量,提高乙酰胆碱转移酶的活性,从而保护受损的脑细胞。

2. 改善脑代谢　针刺可改善痴呆患者的血液流变学,增加大脑皮质的血液灌流,可以提高脑血管的调节能力,改善患者脑循环。针灸可以提高脑组织的氧分压,提高氧和葡萄糖的利用率,增强脑的能量代谢,提高脑神经元的细胞活性,从而起到治疗作用。

3. 清除自由基　针灸可提高机体清除自由基的能力,对阻止其对脑的损害有积极作用。

预　　后

血管性痴呆病情的波动性大，根据病因不同，针灸疗效不同，一般预后较好。轻度血管性痴呆患者预后良好。治疗难度随着病情的加重而加大，且需长期治疗。对于痴呆，目前尚无有效的治疗方法，但是可以通过治疗减轻症状，控制疾病的发展。

代表性临床试验

表 4-22-2　针灸治疗血管性痴呆的代表性临床试验

试验观察方案	试验设计	结果
头针法[5]	184 例 RCT。头针组（$n=86$，顶中线、额中线、额旁 $1\sim3$ 线、颞前线、颞后线）/体针组（$n=85$，取穴分两组，"神庭、百会、风池、肝俞、肾俞"与"足三里、丰隆、太冲、太溪"，两组穴交替使用）	认知功能疗效比较 $RR=1.25,95\%CI(1.00,1.56)$，$P=0.05$；治疗前后 MMSE 量表评分比较 $WMD=1.23,95\%CI(1.13,1.33)$，$P<0.00001$；治疗前后 Blessed 量表评分比较 $WMD=0.22,95\%CI(-0.24,0.68)$，$P=0.35$；社会行为能力疗效比较 $RR=1.02$，$95\%CI(0.86,1.22)$，$P=0.80$；两组患者 ADL 疗效比较 $RR=1.06,95\%CI(0.82,1.37)$，$P=0.67$；治疗前后 ADL 量表评分比较 $WMD=0.68,95\%CI(-0.24,1.60)$，$P=0.15$；两组患者中医证候疗效比较 $RR=1.11,95\%CI(0.95,1.30)$，$P=0.18$；治疗前后中医证候评分比较 $WMD=1.56,95\%CI(0.43,2.69)$，$P=0.007$
温通针法[12]	78 例 RCT。治疗组（$n=39$，水沟、风池、百会、内关、悬钟，配合易化康复技术）/易化康复技术（$n=39$）	治疗 8 周后临床神经功能缺损评分比较 $WMD=5.00,95\%CI(4.51,5.49)$，$P<0.001$；治疗 12 周后临床神经功能缺损评分比较 $WMD=3.51,95\%CI(2.03,4.99)$，$P<0.001$；治疗 8 周后 MMSE 量表得分比较 $WMD=3.90,95\%CI(3.58,4.22)$，$P<0.00001$；治疗 12 周后 MMSE 量表得分比较 $WMD=3.69,95\%CI(1.81,5.57)$，$P=0.001$；治疗 8 周后 HDS 评分比较 $WMD=4.08,95\%CI(3.51,4.65)$，$P<0.001$；治疗 12 周后 HDS 评分比较 $WMD=5.54,95\%CI(4.44,6.64)$，$P<0.001$；治疗 8 周后 ADL 积分比较 $WMD=5.03,95\%CI(3.83,6.23)$，$P<0.001$；治疗 12 周后 ADL 积分比较 $WMD=7.61,95\%CI(6.54,8.68)$，$P<0.001$；两组临床总疗效比较 $RR=1.07,95\%CI(0.90,1.27)$，$P=0.43$

参考文献

[1] 贾建平,王荫华,张朝东,等.中国痴呆与认知障碍诊治指南(一):痴呆诊断流程[J].中华医学杂志,2011,91(9):577-581.

[2] 贾建平,王荫华,李焰生,等.中国痴呆与认知障碍诊治指南(二):痴呆分型及诊断标准[J].中华医学杂志,2011,91(10):651-655.

[3] 贾建平,王荫华,张振馨,等.中国痴呆与认知障碍诊治指南(三):神经心理评估的量表选择[J].中华医学杂志,2011,91(11):735-741.

[4] 贾建平,王荫华,章军建,等.中国痴呆与认知障碍诊治指南(四):辅助检查及其选择[J].中华医学杂志,2011,91(13):867-875.

[5] 黄琳娜.头针治疗血管性痴呆随机对照临床研究[J].上海针灸杂志,2010,2(29):79.

[6] 刘清国,汤立新,贺江宁,等.针刺治疗多发脑梗塞性痴呆46例临床观察[J].北京中医药大学学报,2003,26(2):81-85.

[7] 于颂华,王春梅,张智龙."调神益智"针法治疗血管性痴呆21例临床观察[J].针灸临床杂志,2005,21(5):25-26.

[8] 赖新生.针刺治疗老年性血管性痴呆的疗效观察[J].中国针灸,1997,17(4):161-162.

[9] 刘华公,王红.醒脑开窍法治疗血管性痴呆147例疗效观察[J].中医外治杂志,2003,12(5):28-29.

[10] 赵惠,孙忠人,孙远征,等.原络配穴为主治疗血管性痴呆疗效观察[J].中国针灸,2004,24(8):525-527.

[11] 赵凌.头电针治疗血管性痴呆的临床疗效评价[D].成都:成都中医药大学,2006.

[12] 冶尕西,马静,宋宁宇,等.血管性痴呆针灸干预的疗效评价研究[J].辽宁中医杂志,2011,38(12):2324-2327.

[13] 史桂荣.耳穴按压结合艾灸治疗血管性痴呆的临床观察[D].广州:广州中医药大学,2011.

[14] 孙波.原络配穴为主治疗血管性痴呆的临床疗效观察[D].哈尔滨:黑龙江中医药大学,2011.

第 23 节　抑　郁　症

(检索时间:2012 年 5 月 30 日)

针灸治疗方案推荐意见

基于 Ⅰ 级证据的推荐性意见

◎ **较强推荐**　以下方案可应用于抑郁性神经症的治疗

　　针刺法——太冲、合谷、百会、印堂;耳穴肝、心

○ **弱度推荐**　以下针灸方案可应用于抑郁症的治疗

针灸治疗方案推荐意见

一般治疗方案——针刺法(印堂、百会/神门、内关、风池、合谷、太冲)

轻度治疗方案——调神疏肝针法(百会、风府、水沟、印堂、四神聪、太冲、肝俞/随症配穴)

中重度治疗方案——针刺法(百会、四神聪、印堂、水沟、神门、内关、太冲、合谷)＋药物(口服氟西汀)

脑卒中后抑郁症——针刺法(百会、印堂、四神聪、太冲、神门、内关、三阴交、太溪、心俞)

基于Ⅱ级证据的建议性意见

□ **强力建议**　以下方案可试用于抑郁症的治疗

中重度治疗方案——头针(额中线、双侧额旁2线、顶线、枕上正中线、颞前线、颞后线/辨证配经穴)＋药物(口服氟西汀)

抑郁症伴躯体症状方案——针刺法(百会、印堂/随症配穴)＋药物(口服百优解)

抑郁症的睡眠障碍方案——针刺法(四神聪、内关、三阴交/定神针穴、申脉、照海)

抑郁症胃肠功能紊乱方案——针刺法(百会、印堂、合谷、太冲、中脘、天枢)

双向抑郁障碍方案——针刺法(百会、印堂、丝竹空、率谷、大陵、三阴交;耳穴神门、皮质下、内分泌、膈、肝/随症配穴)

物质依赖性抑郁症方案——针刺法(肾、肝、肺、心、神门、交感)(美国国家针灸戒毒协会)

更年期抑郁症方案——针刺法(肝俞、肾俞、心俞、足三里、三阴交、神庭、本神、四神聪)

◇ **较强建议**　以下方案可试用于抑郁症的治疗

抑郁症方案——穴位埋线(心俞、肝俞/辨证配穴)

脑卒中后抑郁症方案——醒脑开窍针刺法(内关、人中、三阴交、风池、完骨、天柱、极泉、尺泽、委中、合谷、百会)

妊娠期抑郁症方案——针刺法(选穴见 *A Manual for Practice and Research* 分型标准化治疗方案)

产后抑郁症方案——针刺法(百会、四神聪、内关、合谷、太冲、三阴交、足三里)

慢性疼痛所致抑郁症方案——针刺法(百会、印堂、四神聪、内关、神门、三阴交、太冲)

△ **弱度建议**　以下方案可试用于抑郁症的治疗

抑郁症治疗方案——灸法(大椎、身柱、心俞、肝俞、脾俞、肾俞、中脘、内关、印堂、百会、神庭、足三里、三阴交)

老年性抑郁症治疗方案——针刺法(百会、印堂)＋帕罗西汀或氟西汀

临床流行病学资料

抑郁症(depression)是由各种原因引起的以抑郁为主要症状的一组心境障碍或情感性障碍,是一组以抑郁心境自我体验为中心的临床症状群或状态。

抑郁症是精神科常见疾病,其发病率及患病率在逐年增长。据世界卫生组织统计,全球抑郁症的发生率约为3.1%,在发达国家接近6%,目前已经成为世界第四大疾患,到2020年预计可能成为仅次于心血管疾病的第二大疾患[1]。另据2005年亚太精神科学高峰会报道,越来越多的亚洲人正遭受抑郁症的折磨,据估计因其造成的经济损失超过1000亿美元。在患有躯体疾病的住院病人中,伴有抑郁心境者可高达20%~40%。抑郁症患者是自杀的高危人群,约有10%~15%的患者可因此而自杀。世界精神卫生调查委员会2004年报道了已完成14个国家的15项调查结果,各国心境障碍的年患病率在0.8%~9.6%,其中美国最高,尼日利亚最低;我国北京、上海分别为2.5%和1.7%。调查还发现,各类精神疾病都有严重的功能缺损,而且很大比例的患者未接受治疗,尤其是在发展中国家,即便发达国家如美国尚有33.1%的重度精神疾病患者未得到治疗,在我国至少50%的患者未得到治疗[2]。

临床评估与诊断

抑郁症临床评估(表4-23-1)

临床评估应详细了解病史,全面进行体格检查,重点评估精神状态,同时询问以往发作过程中有无自杀意念及自杀未遂,以作为本次诊断评估及制订治疗方案的重要参考。

表 4-23-1　抑郁症临床评估要点简表

评估项目	评估内容	要点
病史	发病年龄	青春期、围绝经期及老年期
	心理社会因素	发病前有无心理社会因素
	躯体疾病	是否有躯体疾病
	既往发作表现	表现特点
	发作的频度	次数预示预后
	既往史及个人史	用药史、酒精
	家族史	是否有家族史
体格检查	全面的体格检查	排除躯体疾病的可能

续表

评估项目	评估内容	要点
实验室检查	地塞米松抑制试验	皮质醇含量≥5t19/dl 为阳性
	促甲状腺素释放激素抑制试验	TRH 的上升低于 7mIU/ml
精神检查	情绪低落	核心症状
	思维缓慢	思考时间长
	意志行为降低	决断力低下

1. 病史询问

（1）发病年龄：一般说来，抑郁障碍的发病具有一定的年龄特点，青春期、围绝经期及老年期是三个相对集中的发病年龄段，但发生在其他年龄段的患者也不少见。

（2）心理社会因素：发病前有无心理社会因素，尤其是一些创伤性生活事件，如亲人亡故、婚姻变故、职业变动等。

（3）躯体疾病：在许多躯体疾病的人群中患抑郁障碍的比例大大增加（内科住院的患者中有 22%～33%诊断患有抑郁症及相关心理障碍；20%～45%的癌症患者在不同的病程和疗程中发生抑郁或广泛性焦虑障碍；40%的帕金森及 33%的中风患者出现抑郁症。约 1/3 的心肌梗死患者产生短暂的抑郁反应。22%的晚期肾病患者，37%的脊柱损伤患者，14%～18%的糖尿病患者伴有抑郁症）。

（4）既往发作的临床表现：了解患者以往是否类似的发作的临床特点、发病年龄、有无诱因等。以往有无轻躁狂或躁狂发作，如有此则应诊断为双相障碍。

（5）发作的频度：详细询问以往发作的频度，通常发作的次数越多、程度越严重，预后较差。

（6）既往治疗方法及疗效：需要了解以往采用何种治疗方法、药物的剂量、起效的时间、疗程、主要不良反应等。同时要了解间歇期的社会功能是否恢复到病前水平。

（7）既往史及个人史：尤其注意有无躯体疾病以及治疗躯体疾病的药物，考虑药物有可能导致抑郁障碍，常见如抗高血压药、抗肿瘤药、类固醇类药等。个人史方面，要注意患者有无酗酒或滥用药物的情况。此外，了解患者的人格特点对于理解患者的发病及症状特点也有帮助。

（8）家族史：一些患者可能具有抑郁障碍的家族史，也有些患者家族中有人患有其他精神障碍或有自杀企图或自杀死亡者,应对此做详细了解和记录。

2. 体格检查　对怀疑为抑郁障碍的患者均应做全面的体格检查(包括神经系统检查),以排除躯体疾病的可能,同时也有助于发现一些作为患病诱因的躯体疾病。

3. 实验室检查

(1) 地塞米松抑制试验:在晚 11 点给患者口服地塞米松 1mg,次晨 8 点、下午 4 点及晚 11 点各取血 1 次,测定其中皮质醇含量。如果皮质醇含量等于或高于 5t19/dl 即为阳性。此试验的局限性:①敏感性不够,只有 45％的抑郁症患者为阳性。②特异性不够,一些试验阳性者并没有明显抑郁症临床表现,而其他精神病患者本试验也可以阳性。但此试验可用于预测抑郁症的复发。

(2) 促甲状腺素释放激素抑制试验:正常人在注射 TRH 后血清中的 TSH 含量能提高 10～29mIU/ml,而抑郁症患者对 TRH 的反应则较迟钝(上升低于 7mIU/ml),其异常率可达到 25％～70％,女性患者的异常率更高。

将地塞米松抑制试验及促甲状腺素释放激素抑制试验结合一起检查比单独检查可能对抑郁障碍的诊断更有意义。

4. 精神检查　抑郁症的典型症状包括情绪低落、思维缓慢和意志行为降低,习惯称"三低"症状,其中以情绪低落最为重要。典型症状可见早晚有所变动,具有晨重夕轻的变化。精神检查要点:①情绪:情绪低落是抑郁障碍的核心症状;②兴趣:绝大多数患者会出现兴趣减退及愉快感缺乏,患者常常无法从日常生活及活动中获得乐趣,即使对以前非常感兴趣的活动也难以提起兴趣;③疲劳感、活力减退或丧失;④思维及言语:患者往往思维活动减慢、言语活动减少,思考过程困难,决断能力明显降低;⑤焦虑或激越症状;⑥躯体症状(食欲、体重、睡眠及性欲);⑦自杀观念、自杀企图与自杀;⑧慢性疼痛;⑨其他症状:除上述症状外,抑郁障碍还可具有其他多种症状,包括各种躯体不适主诉,常见的主诉包括头痛、颈痛、腰背痛、肌肉痉挛、恶心、呕吐、咽喉肿胀、口干、便秘、胃部烧灼感、消化不良、胃肠胀气、视力模糊以及排尿疼痛等。

抑郁障碍的诊断与分类

1. 抑郁障碍的诊断标准(ICD-10)　有 3 种不同形式的抑郁发作(轻度、中度、重度)。各种形式的典型发作中,通常有心境低落、兴趣和愉快感丧失,导致劳累增加和活动减少的精力降低。也很常见的症状还有稍做事情即觉明显倦怠。其他常见症状是:

a. 集中注意和注意的能力降低；b. 自我评价和自信降低；c. 自罪观念和无价值感(即使在轻度发作中也有)；d. 认为前途暗淡悲观；e. 自伤或自杀的观念或行为；f. 睡眠障碍；g. 食欲下降。

(1) 轻度抑郁发作：具有典型的抑郁症状，所有症状都不应达到重度。整个发作持续至少 2 周。轻度抑郁发作的患者通常为症状困扰，继续进行日常的工作和社交活动有一定困难，但患者的社会功能大概不会不起作用。

(2) 中度抑郁发作：整个发作至少持续 2 周。通常中度抑郁患者继续进行工作、社交或家务活动有相当困难。

(3) 重度抑郁发作，不伴有精神病性症状：重度抑郁发作的患者常表现出明显的痛苦或激越。如以激越或迟滞这类主要症状为突出特征时，上述表现可不明显。自尊丧失、无用感、自罪感可以很突出。在极严重的病例，自杀是显而易见的危险。重度抑郁发作中几乎总是存在躯体症状。抑郁发作一般持续 2 周，但在症状极为严重或起病非常急骤时，依据不足 2 周的病程作出这一诊断也是合理的。

(4) 重度抑郁发作，伴精神病性症状：符合重度抑郁发作的标准，并且存在妄想、幻觉或抑郁性木僵。妄想一般涉及自罪、贫穷或灾难迫在眉睫的观念，患者自认对灾难降临负有责任。听幻觉常为诋毁或指责性的声音；嗅幻觉多为污物腐肉的气味。严重的精神运动迟滞可发展为木僵。若有必要，妄想或幻觉可进一步标明为与心境协调或与心境不协调。

2. 病情严重程度分级标准　在临床实践中大多根据汉密尔顿抑郁量表(HAMD)24 项对抑郁症的病情轻重进行分级，具体分类方法如下：轻度抑郁：评分 20~26 分；中度抑郁：评分 27~34 分；重度抑郁：评分≥35 分。

针灸治疗效能等级与治疗目标

1. 效能等级　目前西医采用抗抑郁药治疗本病有一定疗效，但由于长期应用可出现毒副作用，因此，也限制了其临床疗效的发挥。近年来大量的临床报道证实针灸对抑郁症有实质性的治疗作用，尽管目前本病难以完全治愈，但短期内大部分患者可达到临床控制。应用汉密尔顿抑郁量表对患者的抑郁程度进行评价，针灸对于轻度患者疗效好，属于效能等级Ⅰ级病谱。但对于中、重度患者必须在抗抑郁等药物应用的基础上进行辅助治疗，此时属于针灸Ⅲ级病谱。

2. 治疗目标　改善心境、社会和职业功能，以及生活质量；降低疾病发作频率和死亡率；预防抑郁障碍的复发；最大限度减少治疗的不良作用。

针灸治疗流程与推荐方案

针灸治疗抑郁症流程(图 4-23-1)

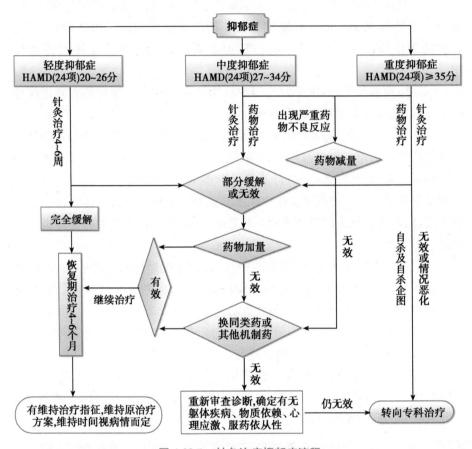

图 4-23-1　针灸治疗抑郁症流程

针灸治疗抑郁症推荐方案

1. 抑郁症一般治疗方案[3](1c 级证据)★★★★

『主穴』印堂、百会。

『配穴』神门、内关、风池、合谷、太冲。

『操作』针百会,毫针与头皮呈 30°夹角,快速刺入皮下,进针 0.5 寸;针印堂提捏进针,平刺 0.5 寸。百会向前平刺,印堂向上平刺,均匀捻转得气即止。得气后接电针仪,低频刺激,强度以患者耐受为度,波形疏密波或连续波。其余穴均直刺 0.5~1 寸。内关、太冲行捻转泻法,余穴在得气基础上按虚实施以捻转补泻,留针 30 分钟。每日治疗 1 次,每周休息 2 天,每疗程 4~6 周。

疗效说明 治疗6周末,针刺在改善病情昼夜变化、迟滞状态、降低严重程度作用显著,与西药氟西汀、阿米替林总体疗效很可能相当。

2. 轻度抑郁症治疗方案

● 调神疏肝针刺法[4](1c级证据)★★★★

『主穴』百会、风府、水沟、印堂、四神聪、太冲、肝俞。

『配穴』肝郁脾虚加脾俞,心脾两虚加心俞、脾俞,肝肾阴虚加太溪、肾俞,咽中异物感加丰隆、天突,湿热蕴结加中脘。

『操作』百会针尖向前平刺13～20mm,风府直刺13～25mm,均用平补平泻手法1～2分钟;水沟向鼻中隔方向斜刺7～13mm,用雀啄泻法以患者能耐受为度;印堂针尖向下平刺7～13mm,用捻转泻法1～2分钟;四神聪向百会方向斜刺13～20mm,用捻转补法1分钟;太冲直刺13～25mm,肝俞斜刺13～20mm,均用捻转泻法1～3分钟。每疗程6周。

疗效说明 临床痊愈率(患者分数减为20分以下,临床症状基本消失)为68.4%,总有效率(患者HMD分数减少1个等级,部分症状改善)为98.0%,与西药氟西汀总体疗效相当,在改善神经症方面很可能优于氟西汀。

3. 中、重度抑郁症治疗方案 中度抑郁症的治疗以针灸治疗为主,配合抗抑郁药物使用,可提高疗效,减少药物的不良反应。抗抑郁药的使用应根据患者自身选用合适的种类,起始量宜小,如症状缓解不理想可逐渐加量,亦可更换其他机制的抗抑郁药,或联合使用,但需注意用药禁忌证,药量不能超过极量,以及药物的不良反应。重度抑郁症的治疗以抗抑郁药为主,针灸治疗为辅。药物应用可增加原用的抗抑郁药的剂量,至最大治疗剂量的上限,并可以联合用药,在用药过程中应注意药物的不良反应,必要时配合电抽搐治疗,或采取生物-心理-社会综合干预措施。注意如出现自杀倾向或者病情恶化的应建议其到专科医院就诊。

● 针刺联合抗抑郁药物方案[5](1c级证据)★★★★

『穴位』百会、四神聪、印堂、水沟、神门、内关、太冲、合谷。

『操作』百会、四神聪平刺13mm,内关、神门直刺25mm,水沟直刺13mm,印堂平刺5～15mm,太冲、合谷直刺13～25mm,每次留针30分钟。治疗每日1次,每周5次,治疗6周。

『联合药物』氟西汀,口服,10mg/d。

疗效说明 针刺配合小剂量抗抑郁药(氟西汀10mg/d)与假针刺配合常规剂量抗抑郁药(20～30mg/d)比较,总体疗效(HAMD量表减分率≥50%为有效)相当(80%/78%),但在改善焦虑症状和副作用(Asberg)方面,针刺配合小剂量组很可能效果显著。

● 头针为主联合抗抑郁药物方案[6](2a级证据)★★★

『**主穴**』额中线、双侧额旁2线、顶线、枕上正中线、颞前线、颞后线。

『**配穴**』根据辨证论治可配肢体腧穴内关、神门、太冲、足三里、三阴交等。

『**操作**』头穴线用40～50mm长毫针,沿头皮快速刺进皮下,到达帽状腱膜下层时,使针与头皮平行刺入1mm左右,快速捻转,频率100次/分钟左右,不提插,选用低频连续波,强度以病人耐受为度,通电30分钟。每日1次,每周5次。

『**联合药物**』氟西汀20mg,每日早晨饭后顿服。

疗效说明 治疗第1周末,针刺配合药物可显著降低HAMA分数(优于药物),针灸治疗显效相对较快,可较快地控制病人的抑郁症状,同时在改善焦虑状态方面疗效显著。临床痊愈率(HAMD量表减分率≥75%)为46.9%,总有效率(HAMD量表减分率≥25%)为93.8%。

4. 伴随症状治疗方案

● **神经症治疗方案**[7]**(1b级证据)★★★★★**

『**穴位**』经穴:太冲、合谷、百会、印堂;耳穴:肝、心。

『**操作**』太冲、合谷进针深度15mm,行均匀提插捻转手法至得气为止。再针百会,针与头皮成30°夹角,快速刺入头皮下,进针15mm,再针印堂穴,提捏局部皮肤刺入15mm,百会、印堂均均匀捻转,得气即止。配合嘱患者行鼻深呼吸,直至出针,共留针30分钟。出针后再埋耳针,取一侧耳的肝、心穴用图钉形皮内针进行埋针,左手固定消毒的耳郭,右手用镊子夹住刺入耳穴,胶布固定。留针3天,左右耳穴交替使用。每周2次,共治疗12周。

疗效说明 临床痊愈率(HAMD量表减分率≥75%)为6.3%,总有效率(HAMD量表减分率≥25%)为86.4%,总体疗效很可能与西药氟西汀相当。

● **伴躯体症状治疗方案**[8]**(2a级证据)★★★**

『**主穴**』百会、印堂。

『**配穴**』肝气郁结加太冲、合谷,气郁化火加行间、侠溪,忧郁伤神加安眠、神门、内关,心脾两虚加三阴交、足三里,阴虚火旺加太溪、照海。

『**操作**』百会、印堂穴接电针治疗仪,输出波型为连续波,频率在每分钟120～250次,强度以患者能耐受为宜,每次通电30分钟,留针1小时。每天治疗1次,6次为1个疗程,疗程间休息1天再进行下一个疗程,共治疗6个疗程。

『**配合药物**』口服百优解,每天20mg,总计6周时间。

疗效说明 临床痊愈率(HAMD量表减分率≥75%)为29.2%,总有效率(HAMD量表减分率≥25%)为91.7%,针刺配合药物在改善躯体症状、睡眠障碍方面可能疗效显著。

● 睡眠障碍治疗方案[9]（2a 级证据）★★★

『主穴』四神聪、内关、三阴交。

『配穴』定神针（前额第一个穴是印堂上 0.5 寸，第二、第三穴是阳白上 0.5 寸）、申脉、照海。

『操作』患者取仰卧位，四神聪四针均向百会穴方向平刺 0.5～1 寸，内关、三阴交均直刺 0.8～1 寸，定神针三穴平刺 0.5～1 寸，申脉、照海向足底方向斜刺 1 寸左右，所有穴位进针手法均采用慢进针，平补平泻法，每 10 分钟行针 1 次，每次留针 30 分钟，每日针刺 1 次，6 次/疗程，两疗程间隔 1 天，共 3 个疗程。

疗效说明　临床痊愈率（睡眠时间恢复正常或夜间睡眠时间在 6 小时以上）为 43.3%，总有效率（症状减轻，睡眠时间较前增加不足 3 小时）为 93.3%，总体疗效与西药地西泮可能相当，在睡眠质量（PSQI）、抑郁状态（SDS）改善方面可能疗效显著。

● 胃肠功能紊乱治疗方案[10]（2a 级证据）★★★

『穴位』百会、印堂、合谷、太冲、中脘、天枢。

『操作』百会平刺 0.5 寸，印堂提捏进针，平刺 0.5 寸，合谷、太冲均直刺 0.5 寸，中脘直刺 0.8～1.2 寸，天枢直刺 0.8～1.2 寸，针刺以得气为度，留针 30 分钟，针完后嘱患者深呼吸 6 次，休息 1 分钟再深呼吸 6 次，直到出针。出针后即行艾灸中脘、天枢（双），患者有温热或轻微灼痛感时，即用棉签将未燃尽的艾炷移去，再施第 2 壮，共灸 5 壮。应注意防止烫伤，患者耐受为度。每周 2 次，治疗 8 次为 1 个疗程，共 3 个疗程（或治疗总次数达 20 次）。

疗效说明　临床治愈率（HAMD 减分率≥75%；疗效积分改善≥90%）为 37.93%，总有效率（HAMD 减分率≥25%；疗效分数改善≥30%）为 100%。

5. 特殊人群的抑郁症治疗方案

● 双向抑郁障碍[11]（2a 级证据）★★★

『主穴』经穴：百会、印堂、丝竹空、率谷、大陵、三阴交；耳穴：神门、皮质下、内分泌、膈、肝。

『配穴』肝郁脾虚加足三里、太冲，肝血瘀滞加血海、膈俞，心脾两虚加心俞、脾俞，脾肾阳虚加脾俞、肾俞，痰浊内蕴加足三里、丰隆。

『操作』百会针尖朝后，针身与头皮呈 15°角刺入，达帽状腱膜下 1 寸左右，快速捻转行针 30 秒；印堂针尖朝下，提捏进针，针身与皮肤呈 15°角刺入 1 寸左右；丝竹空针身与皮肤呈 15°角刺入，透刺太阳；率谷针尖朝后，针身与头皮呈 15°角刺入，达帽状腱膜下 1 寸左右，快速捻转行针 30 秒；大陵直刺 0.5～0.8 寸，三阴交直刺 1～1.2 寸。百会与印堂，丝竹空与率谷连电针治疗仪，选用连续波,频率为 80 次/分钟,刺激量以患者能耐受为度。耳穴埋针留针 3 天,换对侧耳朵埋针,左右交替。埋针期间嘱患者每天上午、下午、晚上各按压 3 次以上,每次按压 10 下。埋针期间属患者注意耳朵避免湿水,防止感染。隔日 1 次,每周 3 次,疗程 8 周。

疗效说明　治疗 2 周后针刺在改善躯体性焦虑方面疗效显著,治疗 4 周后针刺在改善躯体性焦虑、全身症状积分方面疗效显著,治疗 6 周、8 周后针刺在改善躯体性焦虑、全身症状积分及认知障碍方面疗效显著。转躁率(Bech-RafaelSen 躁狂量表)与心境稳定剂丙戊酸钠(剂量从 0.4g/d 开始,1 周内递增至治疗剂量(0.8~1.2g/d))疗效相当。

● **脑卒中后抑郁症治疗方案**

针刺方案 1[12](1c 级证据)★★★★

『穴位』百会、印堂、四神聪、太冲、神门、内关、三阴交、太溪、心俞。

『操作』患者取俯卧位或坐位,先刺太冲,垂直缓慢进针 15mm,行均匀提插捻转手法至得气为止;再刺百会,与头皮呈 30°夹角快速刺入皮下 15mm,捻转得气;再刺印堂,平刺 15mm;直刺内关 15mm 至手指末端麻木;其余穴位均按常规进针,平补平泻。每周治疗 5 次,连续治疗 6 周。

疗效说明　总有效率(HAMD 减分率≥50%)为 73.90%,第 4 周治疗末症状改善明显,与西药氟西汀疗效很可能相当。

针刺方案 2(醒脑开窍针刺法)治疗方案[13](2b 级证据)★★

『穴位』内关、人中、三阴交、风池、完骨、天柱、极泉、尺泽、委中、合谷、百会。

『操作』内关应用提插捻转泻法 1 分钟,人中应用雀啄泻法 1 分钟,三阴交应用提插补法 1 分钟,风池、完骨、天柱应用捻转补法 1 分钟,极泉、尺泽、委中应用提插泻法 1 分钟,百会应用捻转补法 1 分钟。针刺 2 次/日,上、下午各 1 次,共治疗 8 周。

疗效说明　治疗 4 周后疗效显著,病程为 2 个月以内患者疗效最佳。卒中部位为顶叶治疗有效率 15%,额叶治疗有效率为 14%,基底核治疗有效率 12%,脑干治疗有效率为 6%。

● **围绝经期抑郁症治疗方案[14](2a 级证据)★★★**

『主穴』肝俞、肾俞、心俞、足三里、三阴交、神庭、本神、四神聪。

『配穴』肝肾阴虚加太溪,脾肾阳虚加脾俞、关元,痰气郁结加丰隆、阳陵泉,心肝郁火加行间、太冲、内关、神门。

『操作』针刺神庭、本神、四神聪时,毫针与皮肤呈 30°角斜刺,进针深度为 18mm 左右,得气后行小幅度捻转手法,平补平泻;针刺心俞、肝俞、脾俞时,毫针与皮肤呈 75°角斜刺入 20mm，肾俞直刺 30mm，得气后行小幅度捻转手法，平补平泻；其余诸穴均直刺，针刺深度依患者胖瘦及穴位可刺深度而定，得气后行小幅度提插捻转手法，平补平泻，每 10 分钟行针 1 次。每日针刺 1 次，连针 6 天后休息 1 天，连续治疗 6 周为 1 个疗程。

疗效说明　治疗至第 2 周末，躯体化焦虑状态、睡眠障碍改善明显。

● **妊娠期抑郁症治疗方案**[15]（2b 级证据）★★

『穴位』依据 *Acupuncture in the Treatment of Depression: A Manual for Practice and Research* 分型标准化治疗方案[16]，具体内容见下表：

Acupuncture in the Treatment of Depression：标准化治疗方案

气滞	阳气不足
一般气滞：太冲、合谷；肝气郁滞：期门、肝俞；肝郁生热：行间、大陵、曲池、期门、肝俞；气滞伤心肺：列缺、神门、内关、膻中、鸠尾	肺气虚：肺俞、魄户、天府、列缺、太渊；脾阳（气）虚：脾俞、胃俞、意舍、关元、气海、足三里、中脘、太白；肾阳（气）虚：肾俞、志室、命门、气海、太溪、复溜
阳亢虚热	**阴盛痰湿**
肝郁生热：期门、肝俞；肝阳过亢：风池、行间、太冲、曲池、印堂；肝火上炎：行间、太冲、肝俞、三阴交、头临泣、本神、神庭、神门、大陵；脾胃生热：关元、气海、鸠尾、脾俞、肾俞、三阴交、阴陵泉、通里；虚热：然谷、太冲、阴郄	痰湿阻滞：中脘、大包、正营、承灵；痰火：行间、曲池、少府、头临泣；脾虚湿盛：商丘、阴陵泉、水分、脾俞、胃俞、意舍、关元、气海、足三里、中脘、太白；痰蒙心窍：合谷、丰隆、商丘、阴陵泉、水分、脾俞、胃俞、意舍、关元、气海、足三里、中脘、太白；心虚胆怯：丘墟、神门
心神不安	**阴血亏虚**
一般虚证：心俞、神堂、巨阙、神门、内关；心血亏虚：关元、足三里、内关、三阴交、公孙；心气不足：关元、足三里、内关、三阴交、公孙；心阴不足：大陵、太溪、照海、阴谷、三阴交、神门；心火旺盛：少府、头临泣	肝血亏虚：膈俞、脾俞、肝俞、魂门、曲泉；肺阴亏虚：肺俞、魄户、列缺、三阴交；肝阴亏虚：肾俞、志室、太溪、照海、阴谷；肾阴亏虚：肾俞、承山、太溪、照海、阴谷、三阴交

『操作』常规毫针治疗，每次留针 30 分钟，每日 1 次，治疗至少持续 8 周。作者提示合谷、隐白、三阴交、肩井、足窍阴、足三里、厉兑、肾俞、次髎、昆仑、至阴、大钟、下腹部腧穴、及耳穴均禁用，妊娠后期中脘禁用。

疗效说明　可显著降低抑郁严重程度，临床总有效率（HAMD 减分率≥50%）为 63%。

● **产后抑郁症治疗方案**[17]（2b 级证据）★★

『穴位』百会、四神聪、内关、合谷、太冲、三阴交、足三里。

『操作』四神聪以针尖向百会方向平刺,其余穴位常规进针,平补平泻,以局部酸胀舒适感为度。每次留针 30 分钟,每周 5 次,共治疗 6 周。

疗效说明 临床治愈率(HAMD 减分至 7 分以下)为 7.69%,总有效率(HAMD 减分率≥25%)为 84.6%。

● 老年性抑郁症治疗方案[18](2c 级证据)★

『穴位』百会、印堂。

『操作』百会向前横刺,进针 0.5～1 寸,感应局部胀痛;印堂从上向下横刺,进针 0.5～1 寸,感应局部酸胀。采用脉冲电针治疗仪,给予适当电流。治疗时可缓慢增加电量,以患者感觉局部麻、胀、舒适感为宜。同时配合小剂量抗抑郁药物治疗。每日 1 次,10 次为 1 个疗程。

『配合药物』常规抗抑郁剂治疗,帕罗西汀 20～40mg/d 或氟西汀 20～40mg/d。

疗效说明 SDS 的减分率为 33.09%,SAS 的减分率为 16.87%,电针配合小剂量抗抑郁药或许优于常规抗抑郁剂治疗。

● 物质依赖(酒精、药物)所致抑郁症[19](2a 级证据)★★★

『穴位』肾、肝、肺、心、神门、交感(National Acupuncture Detoxification Association,protocol. 美国国家针灸戒毒协会方案)。

『操作』毫针刺激,45 分钟/次,早晨治疗,每周治疗 3 次,连续治疗 6 周。

疗效说明 相对于常规治疗可较好改善抑郁、焦虑及活跃运动,对药物/酒精依赖性降低并且疗效持续治疗结束 3 个月以后。78%的患者认为针灸治疗非常显著,86.9%患者推荐针灸是帮助恢复有益的方法。

● 慢性疼痛所致抑郁症治疗方案[20](2b 级证据)★★

『穴位』百会、印堂、四神聪、内关、神门、三阴交、太冲。

『操作』患者取卧位,百会平刺 0.5 寸,四神聪平刺 0.5 寸,内关直刺 1 寸,神门直刺 0.5 寸,针印堂时捏起皮肤向下平刺 0.5 寸,三阴交直刺 1.5 寸,太冲穴直刺 1 寸。平补平泻,留针 30 分钟/次,每周治疗 5 次。

疗效说明 针刺组治疗第 1 周后,在改善 HAMD 的减分率和 VAS 评分方面显著,与西药黛力新总体疗效相当。

6. 其他针灸疗法推荐方案

● 穴位埋线法[21](2b 级证据)★★

『主穴』心俞、肝俞。

『配穴』肝气郁结加厥阴俞,心脾两虚加脾俞,肝肾阴虚加肾俞。

『操作』患者俯卧位,羊肠线剪为长 0.5～0.8cm 长线段,将 1.5 寸针从注射针头尾端插入,用镊子选取一段医用铬制羊肠线从注射针头前端推入针管,并将尾部置入针内,不可露在针尖外面,用左手拇食指将皮肤稍稍捏起(防止进针时用力不均,针刺入过深,伤及内脏),快速向脊柱方向进针至皮下后,这时可轻轻动针尖,有酸、麻、胀感后,缓缓边推针灸针边退针管,感觉针灸针下阻滞感消失随即将线体留于穴内,出针后立即用棉签压迫针孔片刻,并将胶布贴在针眼处。埋线操作完毕后,让患者卧床休息,观察 5 分钟左右,方可离开。每 2 周 1 次,4 周为 1 个疗程,共治疗 8 周,共 2 个疗程。

疗效说明　在改善抑郁状态、睡眠障碍方面疗效显著,且费用约为常规针刺的 50%。

● 艾灸法[22](2c 级证据)★

『穴位』大椎、身柱、心俞、肝俞、脾俞、肾俞、中脘、内关、印堂、百会、神庭、足三里、三阴交。

『操作』大椎、身柱、心俞、肝俞、脾俞、肾俞,采用间接灸、隔姜灸,每穴灸 3～5 壮。再取仰卧仰掌位,灸中脘、内关、印堂,亦采用间接灸、隔姜灸,每穴灸 3～5 壮;期间用艾条灸百会、神庭、足三里、三阴交,每穴 5 分钟左右。若艾灸局部显现红赤灸痕,不必处理,数小时即可消退;如已起疱,轻者不必处理,数日可自行吸收,水疱较大者,用消毒针头从水疱下端挑破,排出水液,涂以甲紫溶液。每日治疗 1 次,连续治疗 5 次休息 2 天,6 周为 1 个疗程。

疗效说明　临床治愈率(HAMD 减分率≥75%)为 23.33%,总有效率(HAMD 减分率≥25%)为 73.33%。

影响针灸疗效因素

1. 抑郁程度　抑郁程度是影响针灸疗效的关键因素,轻度抑郁针灸疗效最好;中度疗效次之;重度抑郁针灸疗效最差,常需要配合抗抑郁药治疗。

2. 疗程　针灸治疗抑郁发作需要一定的疗程,且擅于改善患者的躯体化症状、人际关系和精神病性等方面。治疗 2 周后通过抑郁量表观察各项分数明显改善,其余各项因子评分多在治疗 4 周后才有显著变化,改善幅度会继续增加至治疗 6 周后。

3. 电针刺激参数　在不同频率电针对模型大鼠抗抑郁效应的比较研究表明,2Hz 使用频率的抗抑郁效果强于 100Hz。有实验表明电针治疗组血清 CORT、ACTH 含量降低幅度大于手针治疗组,但差别不具有显著性。

4. 治疗时机　针灸治疗抑郁症病程越短疗效越好,对于初发而且病程短者疗效好,对于病程长反复加重者针灸疗效较差。

5. 病因　一般而言原发性抑郁症针灸疗效较好,继发性抑郁症需在治疗原发性疾病的基础上进行针灸治疗,但疗效不及前者。

针灸治疗的环节和机制

目前认为,机体面对应激刺激时,HPA 轴兴奋性提高,应激使分布于丘脑下部的室旁核内侧的小型神经细胞 CRF 产生量增多。合成的 CRF 经垂体门脉系统运送到垂体前叶,使促肾上腺皮质细胞产生 ACTH,并随血液到达肾上腺皮质,合成糖皮质 GC。正常生理状态下,肾上腺分泌的 GC 对下丘脑—垂体—肾上腺轴有负反馈抑制作用,但在慢性应激条件下,过量的 CRF 进一步导致垂体 ACTH 的分泌增多,最终造成 GC 分泌过多,致使 HPA 轴的负反馈机制失调,表现为 HPA 轴持续亢进,引起机体出现神经、免疫、内分泌等多系统的功能紊乱而出现抑郁症的各种症状。针刺治疗本病的环节和机制可概括为以下:

1. 调节 HPA 轴功能 研究表明针刺可降低慢性应激大鼠下丘脑 CRF、肾上腺 CORT 的过度分泌,从行为学上表现为增加慢性应激模型大鼠的活动度,增加大鼠探究活动,改善慢性应激导致的快感缺乏。针刺可通过降低 5-HT 的代谢来相对增加其含量、提高 5-HT 能神经活性、协调 NE 与 5-HT 之间的关系,调整中枢及外周单胺类递质水平达到抗抑郁的作用。上述针刺的协同作用改善了 HPA 轴亢进状态。研究也表明针刺可使抑郁症患者升高的 ACTH 和 COR 降低,并使血浆促肾上腺皮质激素和皮质醇的含量减低。

2. 调节其他神经内分泌 针刺可有效地升高下丘脑生长抑素和降低血清胃泌素含量,纠正异常分泌。调节脑肠肽类激素的释放,改善大鼠抑郁状态下的消化功能;针刺可以改善大鼠抑郁状态下性行为,可能通过调节性激素 T 波而发挥作用。头针治疗抑郁症的机制与其提高脑区葡萄糖代谢有关。

预　后

抑郁可发生在任何年龄,其病程可以从轻度病例的 4～30 周到重度的持续 1 年,平均病程为 6 个月。10％～20％的患者为慢性病程,症状可能持续 2 年以上。大部分患者经历 1 次抑郁可能在日后的生活中再次复发,复发的病程较短(4～16 周),缓解后有残留症状的患者则更易复发。严重抑郁症患者可导致死亡,死亡原因多是自杀、酒精、心脏及甲状腺疾患,其中自杀率甚至可高达 13％。急性起病、内源性抑郁、早发患者一般预后较为良好。隐性起病、神经症抑郁、老年、残留症状,共患病者一般预后不良。

表 4-23-2　针灸治疗抑郁症的代表性临床试验

试验观察方案	试验设计	治疗组/对照组	结　果
电针百会印堂方案[3]	95 例双盲 RCT	电针百会印堂组（31 例）/氟西汀组（32 例）20mg/d/安慰剂组（32 例）	治疗第 6 周末,电针组的 HAMD 总分低于安慰剂组($P<0.05$),SDS 评分亦低于安慰剂组($P<0.05$);安慰剂组 CGI 中的病情严重程度重于电针组和氟西汀组($P<0.05$),总体进步分低于电针组($P<0.01$)和氟西汀组($P<0.05$);电针组与氟西汀组各项评分的差异均无显著性。3 组 Asberg 量表评分差异无显著性
调神疏肝针刺法[4]	111 例 RCT	调神疏肝针刺法($n=50$ 百会、风府、水沟、印堂、四神聪、太冲、肝俞）/传统针刺治疗($n=30$ 期门、太冲、阳陵泉、支沟、内关、足三里）/氯西汀($n=30$,每次 20mg)	调神疏肝与传统针刺法比较:HAMD 评分 $WMD=-4.68,95\% CI(-3.73,-5.63),P<0.00001$;SDS 量表评分 $WMD=-4.44,95\% CI(-5.75,-3.11),P<0.00001$。与西药组比较,HAMD 评分 $WMD=1.86,95\% CI(1.70,2.02),P<0.00001$;SDS 量表评分 $WMD=4.77,95\% CI(4.25,5.29),P<0.00001$
头针联合抗抑郁药方案[6]	62 例 RCT	头皮针($n=32$,额中线、双侧额旁 2 线、顶中线、枕上正中线、颞前线和颞后线,联合氟西汀 20mg,每日 1 次）/氟西汀($n=30$,20mg,1 次/日)	6 周后 HAMD 评分依次为 $WMD=-4.40,95\% CI(-4.18,-4.62),P<0.00001$;$WMD=-1.70,95\% CI(-1.13,-2.27),P<0.00001$
妊娠期抑郁症方案[19]	158 例 RCT	针刺组($n=52$,分型标准化治疗）/按摩组($n=49$)/假针刺组($n=49$)	针刺组与两组抑郁改善程度 $RR=0.39,95\% CI(0.01,0.77)$;$RR=0.46,95\% CI(0.01,0.92)$。针刺组与两组临床有效率 $RR=5.3,95\% CI(2.8,75.0)$;$RR=3.9,95\% CI(2.2,19.8)$

附　表

附:汉密尔顿抑郁量表(HAMD)

【项目和评分标准】

HAMD大部分项目采用0～4分的5级评分法。各级的标准为:(0)无;(1)轻度;(2)中度;(3)重度;(4)极重度。少数项目采用0～2分的3级评分法,其分级的标准为:(0)无;(1)轻～中度;(2)重度。

1. 抑郁情绪　(1)只在问到时才诉述;(2)在访谈中自发地表达;(3)不用言语也可以从表情、姿势、声音或欲哭中流露出这种情绪;(4)病人的自发言语和非语言表达(表情、动作)几乎完全表现为这种情绪。

2. 有罪感　(1)责备自己,感到自己已连累他人;(2)认为自己犯了罪,或反复思考以往的过失和错误;(3)认为目前的疾病,是对自己错误的惩罚,或有罪恶妄想;(4)罪恶妄想伴有指责或威胁性幻觉。

3. 自杀　(1)觉得活着没有意义;(2)希望自己已经死去,或常想到与死有关的事;(3)消极观念(自杀念头);(4)有严重自杀行为。

4. 入睡困难(初段失眠)　(1)主诉有入睡困难,上床半小时后仍不能入睡(要注意平时病人入睡的时间);(2)主诉每晚均有入睡困难。

5. 睡眠不深(中段失眠)　(1)睡眠浅,多噩梦;(2)半夜(晚12点以前)曾醒来(不包括上厕所)。

6. 早醒(末段失眠)　(1)有早醒,比平时早醒1小时,但能重新入睡(应排除平时的习惯);(2)早醒后无法重新入睡。

7. 工作和兴趣　(1)提问时才诉述;(2)自发地直接或间接表达对活动、工作或学习失去兴趣,如感到无精打采,犹豫不决,不能坚持或需强迫自己去工作或活动;(3)活动时间减少或成效下降,住院病人每天参加病房劳动或娱乐不满3小时;(4)因目前的疾病而停止工作,住院者不参加任何活动或者没有他人帮助便不能完成病室日常事务(注意不能凡住院就打4分)。

8. 阻滞(指思维和言语缓慢,注意力难以集中,主动性减退)　(1)精神检查中发现轻度阻滞;(2)精神检查中发现明显阻滞;(3)精神检查进行困难;(4)完全不能回答问题(木僵)。

9. 激越　(1)检查时有些心神不定;(2)明显心神不定或小动作多;(3)不能静坐,检查中曾起立;(4)搓手、咬手指、扯头发、咬嘴唇。

10. 精神性焦虑　(1)问及时诉述;(2)自发地表达;(3)表情和言谈流露出明显忧虑;(4)明显惊恐。

11. 躯体性焦虑(指焦虑的生理症状,包括口干、腹胀、腹泻、打呃、腹绞痛、心悸、头痛、过度换气和叹气,以及尿频和出汗)　(1)轻度;(2)中度,有肯定的上述症状;(3)重度,上述症状严重,影响生活或需要处理;(4)严重影响生活和活动。

12. 胃肠道症状　(1)食欲减退,但不需他人鼓励便自行进食;(2)进食需他人催促或请求和需要应用泻药或助消化药。

13. 全身症状　(1)四肢,背部或颈部沉重感,背痛、头痛、肌肉疼痛,全身乏力或疲倦;(2)症状明显。

14. 性症状(指性欲减退、月经紊乱等)　(1)轻度;(2)重度;(3)不能肯定,或该项对被评者不适合(不计入总分)。

15. 疑病　(1)对身体过分关注;(2)反复考虑健康问题;(3)有疑病妄想;(4)伴幻觉的疑病妄想。

16. 体重减轻 按病史评定,(1)患者诉述可能有体重减轻;(2)肯定体重减轻。按体重记录评定:(1)1周内体重减轻超过 0.5kg;(2)1周内体重减轻超过 1kg。

17. 自知力 (0)知道自己有病,表现为抑郁;(1)知道自己有病,但归咎伙食太差、环境问题,工作过忙,病毒感染或需要休息;(2)完全否认有病。

18. 日夜变化(如果症状在早晨或傍晚加重,先指出是哪一种,然后按其变化程度评分)(早上变化评早上,晚上变化评晚上) (1)轻度变化:晨1,晚1;(2)重度变化:晨2、晚2。

19. 人格解体或现实解体(指非真实感或虚无妄想) (1)问及时才诉述;(2)自然诉述;(3)有虚无妄想;(4)伴幻觉的虚无妄想。

20. 偏执症状 (1)有猜疑;(2)有牵连观念;(3)有关系妄想或被害妄想;(4)伴有幻觉的关系妄想或被害妄想。

21. 强迫症状(指强迫思维和强迫行为) (1)问及时才诉述;(2)自发诉述。

22. 能力减退感 (1)仅于提问时方引出主观体验;(2)病人主动表示有能力减退感;(3)需鼓励、指导和安慰才能完成病室日常事务或个人卫生;(4)穿衣、梳洗、进食、铺床或个人卫生均需他人协助。

23. 绝望感 (1)有时怀疑"情况是否会好转",但解释后能接受;(2)持续感到"没有希望",但解释后能接受;(3)对未来感到灰心、悲观和失望,解释后不能解除;(4)自动地反复诉述"我的病好不了啦"诸如此类的情况。

24. 自卑感 (1)仅在询问时诉述有自卑感(我不如他人);(2)自动地诉述有自卑感;(3)病人主动诉述:"我一无是处"或"低人一等",与评 2 分者只是程度上的差别;(4)自卑感达妄想的程度,如"我是废物"或类似情况。

【评定注意事项】

1. 适用于具有抑郁症状的成年病人。

2. 应由经过培训的两名评定者对患者进行 HAMD 联合检查。

3. 一般采用交谈与观察的方式,检查结束后,两名评定者分别独立评分。

4. 评定的时间范围:入组时,评定当时或入组前 1 周的情况,治疗后 2~6 周,以同样方式,对入组患者再次评定,比较治疗前后症状和病情的变化。

5. HAMD 中,第8、9 及 11 项,依据对患者的观察进行评定;其余各项则根据患者自己的口头叙述评分;其中第 1 项需两者兼顾。另外,第 7 和 22 项,尚需向患者家属或病房工作人员收集资料;而第 16 项最好是根据体重记录,也可依据病人主诉及其家属或病房工作人员所提供的资料评定。

【结果分析】

1. 总分 能较好地反映病情严重程度的指标,即病情越轻,总分越低;病情愈重,总分愈高。总分是一项十分重要的一般资料。在具体研究中,应把量表总分作为一项入组标准。

2. 总分变化评估病情演变 结果与临床经验和印象相吻合。

3. 因子分 HAMD 可归纳为 7 类因子结构:①焦虑/躯体化:由精神性焦虑、躯体性焦虑、胃肠道症状、疑病和自知力等 5 项组成;②体重:即体重减轻一项;③认识障碍:由自罪感、自杀、激越、人格解体和现实解体、偏执症状和强迫症状等 6 项组成;④日夜变化:仅日夜变化一项;⑤阻滞:由抑郁情绪、工作和兴趣、阻滞和性症状等 4 项组成;⑥睡眠障碍:由入睡困难、睡眠不深和早醒等 3 项组成;⑦绝望感:由能力减退感、绝望感和自卑感等 3 项组成。这样更为简洁清晰地反映病人的实际特点。

通过因子分析,不仅可以具体反映病人的精神病理学特点,也可反映靶症状群的临床结果。

4. 按照 Davis JM 的划界分,总分超过 35 分,可能为严重抑郁;超过 20 分,可能是轻或中等度的抑郁;如小于 8 分,病人就没有抑郁症状。一般的划界分,HAMD17 项分别为 24 分、17 分和 7 分。

参 考 文 献

[1] 中华医学会. 抑郁障碍防治指南[M]. 北京:北京医科大学出版社,2007.

[2] 中国中医科学院. 中医循证临床实践指南(针灸)[M]. 北京:中国中医药出版社,2011.

[3] 罗和春,Ureil Halbriech,沈渔邨,等. 电针与氟西汀治疗抑郁症疗效的对照研究[J]. 中华精神科杂志,2003,36(4):215-219.

[4] 杜元灏. 调神疏肝针法治疗抑郁症的临床研究[J]. 中国针灸,2005,25(2):142-146.

[5] Zhang WJ,Yang XB,Zhong BL. Combination of acupuncture and fluoxetine for depression:a randomized,double-blind,sham-controlled trial[J]. J Altern Complement Med,2009,15(8):837-844.

[6] 李光海,耿寅卯,张素娟,等. 头针配合药物治疗抑郁症的疗效观察[J]. 针灸临床杂志,2006,27(5):27-28.

[7] 符文彬,樊莉,朱晓平. 针刺治疗抑郁性神经症多中心随机对照研究[J]. 中国针灸,2008,28(1):3-7.

[8] 段冬梅,图娅,陈利平. 电针与百优解对伴躯体症状抑郁症有效性的评价[J]. 中国针灸,2008,28(3):167-170.

[9] 刘伟华. "眠三针"治疗抑郁障碍相关性失眠的临床研究[D]. 广州:广州中医药大学,2008.

[10] 王谦. 针刺结合艾灸治疗抑郁症伴胃肠功能紊乱的疗效评价[D]. 广州:广州中医药大学,2009.

[11] 何新芳. 电针结合耳穴埋针对双相抑郁心境稳定作用的临床研究[D]. 广州:广州中医药大学,2010.

[12] 李鸿杰,钟宝亮,范银萍,等. 针刺治疗脑卒中后抑郁:随机对照研究[J]. 中国针灸,2011,31(1):6-9.

[13] 赵红. 醒脑开窍针刺法治疗脑卒中后抑郁症100例分层随机对照[J]. 中国临床康复,2003,7(31):4286.

[14] 钱洁,张捷,裴音. 王氏五脏俞加膈俞治疗更年期抑郁症的临床观察[J]. 北京中医,2007,26(8):491-493.

[15] Schnyer RN,Allen JJB,Hitt SK,et al. Acupuncture in the treatment of depression:a manual for research and practice[M]. Churchill Livingstone,2001.

[16] Manber R,Schnyer RN,Lyell D,et al. Acupuncture for depression during pregnancy:a randomized controlled trial[J]. Obstet Gynecol,2010,115(3):511-520.

[17] 陈杰,张捷,裴音. 针刺治疗产后抑郁症的疗效评价[J]. 中国中医药信息杂志,2010,17(7):77-78.

[18] 王学义,金圭星. 电百印联合小剂量抗抑郁剂治疗老年抑郁症的研究[J]. 现代中西医结合杂志,2004,13(7):890-857.

[19] Courbasson CM,de Sorkin AA,Dullerud B,et al. Acupuncture treatment for women with concurrent substance use and anxiety/depression:an effective alternative therapy?

[J]. Fam Community Health,2007,30(2):112-120.

[20] 曹雪梅.针刺治疗慢性疼痛所致抑郁症的研究[D].广州:广州中医药大学,2006.

[21] 李洪双.背俞穴埋线治疗抑郁症的疗效评价及对生存质量的影响[D].广州:广州中医药大学,2006.

[22] 宋美芹.艾灸疗法治疗抑郁症的临床研究[D].济南:山东中医药大学,2006.

第 24 节　心脏神经症

（检索时间:2012 年 6 月 30 日）

针灸治疗方案推荐意见

基于Ⅱ级证据的建议性意见

◇ **较强建议**　以下方案可试用于心脏神经症的治疗

　　针刺法——内关

△ **弱度建议**　以下方案可试用于心脏神经症的治疗

　　耳针结合体针法——耳穴法(神门、交感、心、皮质下)＋体穴(心俞、神门、内关、大陵)

临床流行病学资料

心脏神经症(cardiac neurosis)又称心血管神经症、心脏神经官能症,是由于神经功能失调引起的心血管功能紊乱综合征,以心悸、胸痛、气短、失眠、焦虑、精神不振为主要表现,并无器质性心脏病的证据[1]。心脏神经症在临床上多见于中青年人群,尤以 20～50 岁者多见,女性多于男性,尤其是围绝经期妇女,约占具有心血管症状病人的 10%[2],是临床上常见的心血管疾病之一。本病虽不影响寿命,但可严重影响患者的正常工作和生活质量。

临床评估与诊断

心脏神经症临床评估(表 4-24-1)

表 4-24-1　心脏神经症临床评估要点简表

评估项目	评估内容	要点
诊断线索	家族史	家庭成员是否罹患此病
	既往史	常有幼儿期社会适应不良
	诱因	精神紧张、精神创伤
	体征	心率快
	临床症状	心前区痛,疲倦,气短,心悸
	实验室检查	多为阴性结果

心脏神经症诊断标准[1]

1. 患者有较多心血管功能失调症状,其中以呼吸困难、心悸、胸痛、乏力最为常见,这些症状的出现和加重与活动并无密切的关系,而与精神紧张、情绪不稳定有关,常同时存在神经症(包括自主神经功能紊乱)的表现。

2. 与症状繁多相反,常缺乏有意义的阳性体征。

3. 经全面系统的辅助检查(甲状腺功能、生化、心电图、心脏超声,部分病人经颈椎片、动态心电图、活动平板试验、心得安试验)未发现器质性心脏病及其他疾病的证据。

4. 诊断此病,需排除各种急慢性器质性心脏病;同时要与一些能引起交感神经兴奋的疾病相鉴别,包括代谢性、神经性和呼吸系统疾病。

针灸治疗效能等级与治疗目标

1. 效能等级　心脏神经症属于功能性神经症的一种类型,西医主张心理治疗为主,药物治疗为辅,且对症处理。针灸可通过调整心血管系统的自主神经功能,达到控制临床症状而获临床治愈。因此,本病属针灸效能 I 级病谱。

2. 治疗目标　改善心血管功能紊乱症状,改善心境,降低复发率,改善生活质量。

针灸治疗流程与推荐方案

针灸治疗心脏神经症流程(图 4-24-1)

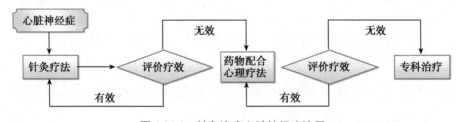

图 4-24-1　针灸治疗心脏神经症流程

心脏神经症针灸治疗推荐方案

1. 耳穴结合体穴方案[3](2c 级证据)★

『主穴』耳穴:神门、交感、心、皮质下;体穴:心俞、神门、内关、大陵。

『配穴』耳穴:内分泌、肾、肝、缘中。体穴:气血不足,配膈俞、足三里、脾俞;失眠多梦,配三阴交、安眠、通里;头痛眩晕,配风池、曲池、太阳、厥阴俞;大便秘结,配天枢、大横、支沟。

『操作』主配穴交替使用。强刺激,发作期用毫针电耳针(电压 6V,频率

50Hz)。留针 20 分钟,隔日 1 次,10 次为 1 个疗程,平时采用耳穴贴压,每周换 1 次,1 个月为 1 个疗程。体穴平补平泻,留针 20 分钟,隔日 1 次,10 次为 1 个疗程,疗程间休息 5 天。以上方法共治疗 2 个月。

疗效说明 治愈率(症状、体征消失,心率、心电图恢复正常)为 77.8%,总有效率(症状、体征改善,心率、心电图好转)为 94.4%。总体疗效或许优于对照组(阿托品、谷维素、维生素 B_1 联用)。

2. 针刺内关法[4](2b 级证据)★★

『穴位』 内关。

『操作』 毫针直刺,深度 1 寸,以小幅度、高频率同时捻针(幅度为 1/2 转,频率为 90~120 次/分钟),直至出现酸麻胀感觉,并使针感传向肘、腋、胸部为止。出现针感向上传后,要持续恒定行针 10 分钟,每天 1 次,10 次为 1 个疗程。

疗效说明 治疗 10 天后,总有效率(治疗后,症状改善,但心率仍较快或偶有期前收缩,有时心电图仍有非特异性 ST-T 改变)为 97.77%,总体疗效可能优于心得安组;治疗 2 个月后,随访发现,治疗组的总有效率为 95.45%,仍高于对照组;另外,治疗组中有 14 例随访半年至 2 年,其中 13 例心慌、气短、胸痛、头昏等症状均消失,ST-T 正常。

影响针灸疗效因素

1. 病程和程度 一般而言,病程在 3 个月以内是针灸治疗的良好时间,病程越短疗效越好。临床表现发作频率低,症状轻针灸疗效较好。

2. 年龄与性别 针灸治疗年龄小者疗效优于年龄大者,男性针灸疗效优于女性,这可能与神经-内分泌调节的自我康复能力有关。尤其是围绝经期妇女,老年人患此病治疗比较困难,需要较长的时间。脑力劳动者发病多于体力劳动者,相对而言,体力劳动者针灸疗效优于脑力劳动者。

3. 患者配合 心脏神经症常由于长期的思想矛盾或精神负担过重,脑力劳动,劳逸结合长期处理不当,病后体弱等原因引起。因此在针灸治疗时,要向患者进行心理疏导,正确认识本病的本质,让患者参加适当的体力劳动和体育运动,积极配合治疗,树立战胜疾病的信心,这对于提高针灸疗效非常有意义。

针灸治疗的环节和机制

1. 协调自主神经功能 本病出现的自主神经功能紊乱是主要的病机,针刺穴位可良性调整心脏自主神经活性,在改善影响心功能诸多因素的前提下提高心脏功能[5]。

2. 调节神经-内分泌　针刺对神经-内分泌系统有一定的调节作用,如通过调节 5-羟色胺等,对患者的抑郁有一定的治疗作用;通过促进肾上腺皮质激素的分泌,增强机体的应激和抗病能力。

3. 中枢机制　针刺可对中枢神经系统进行调节,协调其兴奋和抑制过程,可治疗本病的失眠、多梦、头痛、头晕等症状,从而有利于本病的康复。

预　后

本病不影响人的寿命,但严重患者可长期不能正常生活和工作,一般经过治疗和体育锻炼,必要时给予抗抑郁药、镇静剂等,预后较好。本病与其他神经症一样,存在着容易复发的问题,所以症状缓解后应继续调护。治疗过程中调节情志,心理疏导也非常重要。积极鼓励病人树立信心,保持心情愉快,进行适当的体育锻炼和娱乐活动,有助于本病的康复和痊愈。针灸治疗心脏神经症往往能收到较好的临床疗效,且无副作用,显示出其整体治疗优势。

代表性临床试验

表 4-24-2　针灸治疗心脏神经症的代表性临床试验

试验观察方案	试验设计	治疗组/对照组	结　果
耳针法加体穴方案[3]	72 例 RCT	耳针加体针组($n=36$)/西药组($n=36$,倍他乐克,25~50mg,日 2 次;阿托品 0.3mg,日 3 次;谷维素 20mg,日 3 次;维生素 B$_1$10mg,日 3 次)	耳针加体针组与西药组治疗 2 个月之后,临床总有效率 $RR=1.42$,95% CI(1.11,1.81),$P=0.005$;治愈率 $RR=1.47$,95% CI(1.03,2.10),$P=0.008$
针刺内关法[4]	176 例 RCT	针刺内关穴组($n=88$)/心得安组($n=88$,10mg,日 3 次)	针刺内关穴组与心得安组治疗 1 个疗程之后,临床总有效率、治愈率均为 $RR=4.03$,95% CI(2.49,7.43),$P<0.00001$

参考文献

[1] 曹林生,廖玉华. 心脏病学[M]. 第 3 版. 北京:人民卫生出版社,2010:1406-1407.

[2] 王玉平. 刘形教授从五脏论治心脏神经官能症的临床经验总结[D]. 沈阳:辽宁中医药大学,2009.

[3] 穆广梅,陆玉莹. 耳针加体针治疗心脏神经官能症疗效观察[J]. 中国针灸,2008,28(6):409.

[4] 胡乃珂,薛玉平,李桂娥,等. 针刺内关穴治疗心脏神经官能症 44 例疗效观察[J]. 山东中医杂志,1994,13(6):246.

[5] 石现.针刺调节心脏植物神经的实验研究[J].针刺研究,2002,27(1):68.

第 25 节　肠易激综合征

（检索时间:2012 年 6 月 30 日）

针灸治疗方案推荐意见

基于Ⅰ级证据的推荐性意见

○ **弱度推荐**　以下方案可应用于肠易激综合征的治疗

腹泻型肠易激综合征综合方案——针刺法（中脘、天枢、下巨虚、上巨虚、内关、太冲、足三里、脾俞）＋药物（口服得舒特）

基于Ⅱ级证据的建议性意见

□ **强力建议**　以下方案可试用于肠易激综合征的治疗

肠易激综合征一般方案——针刺法（太冲、足三里、三阴交、天枢、梁门、中脘、神门、百会）

◇ **较强建议**　以下方案可试用于肠易激综合征的治疗

肠易激综合征一般方案——针刺配合温灸法（天枢、上巨虚）

疏肝健脾法——针刺法（天枢、足三里、上巨虚、三阴交、太冲、百会、印堂）

肠三针配合灸百会法——针刺法（天枢、关元、上巨虚）＋灸法（百会）

雷火灸法——天枢、大肠俞、上巨虚、足三里

便秘型肠易激综合征综合方案——穴位埋线法（大肠俞、天枢、足三里、三阴交、太冲、上巨虚、夹脊）＋疏肝导滞汤（柴胡 10g,香附 10g,白芍 10g,陈皮 15g,枳实 15g,炙甘草 10g,白术 15g,防风 15g）

△ **弱度建议**　以下方案可试用于肠易激综合征的治疗

肠易激综合征一般方案——皮肤针叩刺（第 5 胸椎夹脊至第 5 腰椎夹脊）

肠易激综合征综合方案——针刺法（足三里、内关、中脘、天枢、太冲、脾俞、肾俞、命门）＋灸法（神阙）＋心理疏导法

肠易激综合征综合方案——耳穴贴敷法（腹泻型:直肠、大肠、交感、神门、内分泌、肝、脾;便秘型:直肠、大肠、交感、神门、肾、角窝中（便秘点）、肺）＋药物（口服匹维溴胺）

腹泻型肠易激综合征方案——电针法（天枢、足三里、脾俞、胃俞、肾俞、大肠俞、上巨虚/内关、太冲、四神聪）

肠易激综合征(irritable bowel syndrome,IBS)是一种以腹痛或腹部不适伴排便习惯改变为特征的功能性肠病,该病缺乏可解释症状的形态学改变和生化异常。

各地研究的报道显示,肠易激综合征是一种世界范围内的多发病[1],影响了总人口的 5%～11%,流行率从 20 岁到 45 岁急剧增加,女性居多(女性：男性约 2：1)。西方国家人群患病率为 5%～24%,其中 25%以上的患者为此而就诊。我国 1996 年北京的一份调查显示[2],人群患病率按 Manning 标准和罗马标准分别为 7.26%和 0.82%,其中有 20%患者频繁就诊。1995 年,有人统计了每年有大约 850 000 例肠易激综合征患者去看全科医生,310 000 人去看门诊,而医疗费用大约是 45 000 000 美元,因为肠易激综合征浪费了大量的工作时间,它造成的经济损失是医疗费用的 3 倍。

肠易激综合征临床评估(图 4-25-1)

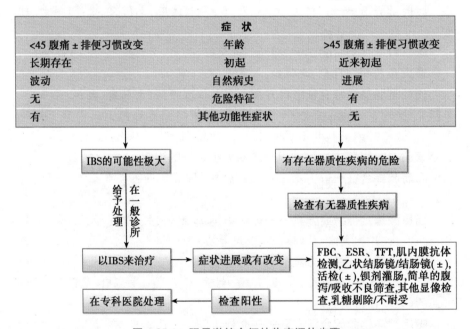

图 4-25-1　肠易激综合征的临床评估步骤

1. 详细的病史询问　①腹部疼痛或不适感,与肠功能紊乱和排便异常关系密切;②疼痛减轻与排便、便质以及排便频率有关。③持续不缓解的疼痛与患者在自身精神方面因素相关;④紊乱的排便习惯。

(1) 有助于诊断的特征:症状存在超过 6 个月,频繁出现的非炎性肠炎的症状,之前一些医学无法解释的症状,病人报告压力会加重症状;排便频率异常(每天排便>3 次或每周排便<3 次),粪便性状异常(块状/硬便或稀/水样便),粪便排出过程异常(费力、急迫感、排便不净感),胃肠胀气或腹部膨胀感。以上症状不是诊断所必备,但属 IBS 常见症状,这些症状越多则越支持 IBS 的诊断。

(2) "报警症状和体征":年龄>50 岁,病症历史时间短,体重下降,夜间症状、男性,有大肠癌家族史者、便血或黑粪、贫血、最近抗生素使用、腹部包块以及其他不能用功能性疾病解释的症状和体征。出现"报警症状和体征"应做相关检查以彻底查明病因;新近出现持续的大便习惯(频率、性状)改变或与以往发作形式不同或症状逐步加重者、有大肠癌家族史者、年龄等于或大于 40 岁者,应将结肠镜检查或钡剂灌肠 X 线检查列为常规。

2. 一般检查　如无上述情况、年龄在 40 岁以下、一般情况良好、具有典型 IBS 症状者,粪便常规(红细胞、白细胞、隐血试验、寄生虫)为必要的检查。可视情况选择相关检查;也可先予治疗,视治疗反应,有必要时再选择进一步检查。

3. 针对症状的特殊检查　①便秘为主的症状,应用粗纤维的试验性治疗可能已经足够。然而,如果症状持续,可能有指征,需做全肠道通过试验以证实缓慢结肠通过,或以肛门直肠动力试验或排便直肠造影评价排便梗阻。②腹泻为主的症状,临床判断将决定检查项目的选择。尤其对于稀/水样便,可能有指征,需做乳糖/右旋糖 H_2 呼气试验和乳糜泻的血清学试验、小肠(贾第虫病,小肠吸收障碍)或结肠活检(显微镜下结肠炎)。③如果检查阴性,可考虑做洛哌丁胺治疗性试验。④腹痛为主要症状的患者,建议在急性发作期行腹部 X 线平片检查以排除肠道梗阻和其他腹部病理学变化。如果检查阴性,也可考虑止痉药的治疗性试验。⑤治疗开始后 3~6 周内,应对患者情况再次评价。如果治疗失败或似乎需要进一步评估,应根据症状的亚型做另外的检查。

肠易激综合征诊断标准与分类

1. 肠易激综合征的诊断标准(IBS 罗马 Ⅱ 诊断标准)

(1) 12 个月内至少有 12 周(不一定连续)腹部不适或疼痛,有下列 3 个表现中的 2 个:①排便后减轻;②发病伴有大便频率改变;③发病伴有大便性状改变。

(2) 支持 IBS 诊断的症状累积:①大便频率异常(异常定义为排便每天多于 3 次及每周少于 3 次);②大便性状异常(粗/硬便或稀/水样便);③排便过程异常(摒力,便急,或排便不尽感);④黏液便;⑤气胀或腹胀感。

（3）缺乏可解释症状的形态学改变和生化异常。

2. 肠易激综合征分型标准

（1）腹泻为主型：符合下列症状②④⑥项之 1 项或以上，而无①③⑤项；或有②④⑥项之 2 项或以上，可伴①⑤项之中 1 项，但无③项。

（2）便秘为主型：符合下列症状①③⑤项之 1 项或以上，而无②④⑥项；或有①③⑤项之 2 项或以上，可伴②④⑥之中 1 项。

（3）腹泻便秘交替型：上述症状交替出现。

注：分型依据的症状：①每周排便＜3 次；②每天排便＞3 次；③块状或硬便；④稀烂便或水样便；⑤排便费力；⑥排便急迫感。

1. 效能等级　针灸治疗本病在缓解主要症状方面有较好的疗效，但因肠易激综合征致病原因多与心理因素有关，因此，以针灸治疗为主结合心理、药物、理疗等的综合治疗方法是目前临床上比较可行的，属于效能等级Ⅱ级病谱。

2. 治疗目标　缓解或控制本病的腹泻或便秘、腹痛症状，减少复发率，减轻发作的临床症状。

针灸治疗肠易激综合征流程（图 4-25-2）

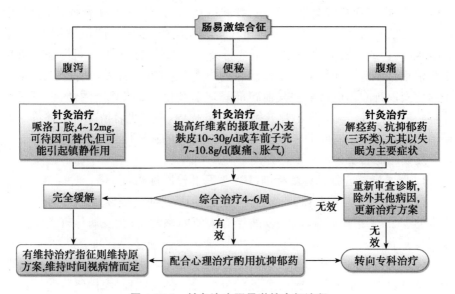

图 4-25-2　针灸治疗肠易激综合征流程

针灸治疗肠易激综合征推荐方案

1. 肠易激综合征一般治疗方案

● 针刺治疗方案(2a级证据)[3]★★★

『穴位』太冲、足三里、三阴交、天枢、梁门、中脘、神门、百会。

『操作』常规针刺,每周治疗2次,每疗程10周。

疗效说明 针刺可改善生活质量、疼痛方面的症状,降低唾液皮质醇分泌,减缓应激性心率,增加副交感神经的张力效应。

● 针刺结合灸法(2b级证据)[4]★★

『穴位』天枢、上巨虚。

『操作』取天枢穴,行温和灸,每次每穴各灸20分钟;针上巨虚穴,行平补平泻手法。每日1次,12次为1个疗程,疗程间休息3天,共治疗2个疗程。

疗效说明 治疗组显效率(显效:大便正常,其他症状基本缓解,治疗前后症状积分改善≥70%)为25.5%,有效率(有效:大便次数明显减少,其他症状改善,治疗前后症状积分改善≥30%)为61.7%。针灸在改善大便异常、腹胀、肠鸣、心悸焦虑症状方面疗效显著,或许优于对照组(西药培菲康,每次2粒,每日3次)。

● 叩刺背部夹脊穴法[5](2c级证据)★

『穴位』第5胸椎夹脊穴至第5腰椎夹脊穴。

『操作』皮肤针叩刺从第5胸椎夹脊穴至第5腰椎夹脊穴,以叩刺局部红晕为度,每日2次,7天为1个疗程,共观察4个疗程。

疗效说明 治疗组临床痊愈率(痊愈:大便次数、形质恢复正常,临床其他症状及体征消失)为70.6%,或许优于对照组(腹泻口服复方苯乙哌啶,便秘口服果导)。

● 针灸配合心理疏导[6](2c级证据)★

『穴位』足三里、内关、中脘、天枢、太冲、脾俞、肾俞、命门、神阙。

『操作』每次选取3～4个穴位针刺,进针得气后用平补平泻法,留针30分钟,每10分钟行针1次。同时艾条悬灸神阙30分钟,隔日1次,10次为1个疗程,疗程间隔3～5天。根据病情治疗1～6个疗程。

『配合治疗』配合心理疏导疗法。

疗效说明 治疗组临床痊愈率(痊愈:临床症状消失,大便成形、黏液消失、大便日行1～2次,无不适症状)为72%,6个月后随访观察,48%的患者症状复发。治疗组疗效或许优于单纯针灸或心理疏导治疗。

● 耳针联合药物(匹维溴胺)[7](2c级证据)★

『穴位』腹泻型:直肠、大肠、交感、神门、内分泌、肝、脾;便秘型:直肠、大肠、交感、神门、肾、角窝中(便秘点)、肺。

『操作』耳针配合匹维溴胺。耳针按压 1～2 分钟。嘱患者自行按压,以加强刺激,每次按压能感到热、胀、微痛,每天 3～5 次,每次 5 分钟,单侧取穴,两耳轮换,每周贴压 6 天,4 周为 1 个疗程。

『联合治疗』匹维溴胺,每次 50mg,口服,每天 3 次。

疗效说明　耳压联合匹维溴胺在治疗第 2 周末的有效率为 58.97%,疗效优于单纯耳针或药物,说明耳针联合药物起效或许快于单纯疗法。

2. 腹泻型肠易激综合征治疗方案

● 针刺联合药物(得舒特)方案[8](1c 级证据)★★★★

『穴位』中脘、天枢、下巨虚、上巨虚、内关、太冲、足三里、脾俞。

『操作』针刺配合药物。直刺 1～1.5 寸,得气后,行平补平泻手法,每日治疗 1 次,14 天为 1 个疗程,2 个疗程。

『联合治疗』得舒特口服,每次 50mg,每日 3 次,连续 4 周。

疗效说明　治疗组临床痊愈率为(临床痊愈:主要、次要症状消失,疗效指数≥95%)48%,显效率为(临床显效:主要症状消失,次要症状明显减轻,疗效指数≥70%,<95%)52%;治疗组在治疗第 2 周末腹痛改善 4.00±0.37、腹部不适改善 3.30±0.78、大便性状改善 3.70±0.90,治疗第 4 周末腹痛改善 4.16±0.35、腹部不适改善 3.47±0.82、大便性状改善 4.23±0.83。说明治疗组在改善腹痛、腹部不适、大便性状方面很可能优于对照组(采用假针刺治疗)。临床疗效显著。

● 电针法[9](2c 级证据)★

『主穴』天枢、足三里、脾俞、胃俞、肾俞、大肠俞、上巨虚。

『配穴』精神心理症状加内关、太冲、四神聪。

『操作』患者取坐位,天枢、脾俞斜刺 1 寸,足三里、上巨虚、肾俞、大肠俞直刺 1～1.5 寸,内关、太冲直刺 0.5～1 寸,四神聪平刺 0.5～0.8 寸。各穴均先提插捻转,得气后接电针治疗仪,天枢、内关、太冲用连续波,足三里、上巨虚、脾俞、肾俞、大肠俞用疏密波,四神聪用间断波。根据患者敏感性及可耐受性,每次连续刺激 15 分钟,每天 1 次,连续治疗 28 天。

疗效说明　治疗组总有效率(症状积分改善率≥60%)为 81.3%。治疗第 2 周末,电针针刺可显著改善腹泻症状(优于药物匹维溴铵),且随着治疗时间的延长,改善的程度越明显,但在停止治疗 1 周后症状出现反弹。治疗 4 周末,电针改善腹痛(VAS)作用明显,或许优于药物匹维溴铵,但在停止治疗 1 周后症状出现反弹。治疗 3 周末,电针改善整体症状评分(VAS)显著。

● 疏肝健脾法[10](2b 级证据)★★

『主穴』天枢、足三里、上巨虚、三阴交、太冲、百会、印堂。

『操作』足三里、三阴交予以提插捻转补法,上巨虚、太冲予以提插捻转泻法,百会、印堂予提插捻转平补平泻法,均行针 1 分钟左右,留针期间每隔 10

分钟行针 1 次。针刺得气后在双侧天枢穴接电针仪,连续波,频率 60 次/分钟,强度以患者耐受为度,每次留针 30 分钟。每日 1 次,1 周治疗 3～4 次,4 周为 1 个疗程。

疗效说明　针刺组显效率(显效:治疗后症状、体征明显改善,积分值减少≥70%,且<95%)为 42.9%;针刺组治疗 4 周后临床症状改善 6.51±1.42;BS-QOL 量表积分增加 144.37±79.20;复发率为 36.4%。说明针刺组在改善患者生活质量程度上或许优于西药组(匹维溴铵);针刺组不仅起效快,并且疗效持续,其复发率低。

● **肠三针结合灸百会法**[11]**(2b 级证据)★★**

『主穴』百会穴、肠三针(天枢、关元、上巨虚)。

『配穴』脾胃虚弱者,补足三里;脾肾阳虚者,灸肾俞、命门;肝气乘脾者,加泻太冲、补足三里;湿热中阻者,泻阴陵泉。

『操作』患者仰卧位,缓慢进针,先直刺关元、天枢、上巨虚,得气后,上巨虚再行补法(采用提插补法),然后在百会和关元、天枢上施温和灸(把艾条燃着一端,在穴位上方 2～3cm 左右熏烤,令患者有温热舒适感)。脾胃虚弱者,加足三里,针刺补法;脾肾阳虚者,灸肾俞、命门。太冲,针刺泻法(提插泻法);足三里,针刺补法;阴陵泉,针刺泻法。留针半个小时,隔 10 分钟行针 1 次,加用温和灸的每个穴位 10 分钟,每天针灸 1 次,5 次为 1 个疗程,1 个疗程后隔 2 天继续下 1 个疗程,共治疗 3 个疗程。

疗效说明　治疗组的总有效率为 86.2%,痊愈率(痊愈:主要临床症状消失,疗效指数为 100%)为 41.4%;治疗后治疗组患者腹痛腹胀、大便次数、大便性状改善分别是 1.82±0.32、1.10±0.06、1.58±0.12;脾胃虚弱型患者的总有效率为 100%,18～35 岁患者的总有效率为 85.7%,病程 3～10 个月患者的总有效率为 100%。说明肠三针结合灸百会更适合脾胃虚弱型患者;病程越长,治疗效果越差,反之相对;针灸组比常规西药治疗在改善腹痛、腹胀和大便性状方面更有效;临床疗效或许优于对照组(思密达,每次 1 袋,一天 2 次;止泻不止加洛呱丁胺,每次 4mg,匹维溴按,每次 50mg,一天 3 次)。

3. 便秘型肠易激综合征治疗方案

● **穴位埋线联合中药(2b 级证据)**[12]**★★**

『穴位』大肠俞、天枢、足三里、三阴交、太冲、上巨虚、华佗夹脊穴。

『操作』常规埋线治疗,1 次/周,治疗 4 周。

『联合治疗』疏肝导滞汤:柴胡 10g,香附 10g,白芍 10g,陈皮 15g,枳实 15g,炙甘草 10g,白术 15g,防风 15g。

疗效说明　穴位埋线在腹痛、腹胀、大便次数及肛门直肠屏障压、初始感觉阈值、排便窘迫阈值、最大耐受量改善方面或许优于药物西沙比利。

● **雷火灸法**[13]**(2c 级证据)★**

『穴位』 双侧天枢、大肠俞、上巨虚、足三里。

『操作』 患者取仰卧位,灸的火头距离皮肤2～3cm为宜,在相应穴位上用悬灸方法,要求灸疗部位皮肤发红,深部组织发热。每次5～8分钟,每日1次。

疗效说明 参照《中药新药临床研究指导原则》中便秘的疗效标准,治疗组治愈率[临床痊愈:症状基本消失($n \geq 90\%$)]为60%,总有效率为93.3%;治疗后治疗组患者便秘改善1.91 ± 0.33、腹痛改善1.98 ± 0.50、心烦易怒症状改善1.48 ± 0.44。说明治疗组患者症状缓解或许优于对照组(口服莫沙必利片,每次5mg,每日3次),临床疗效显著。

影响针灸疗效因素

1. 病因 一般而言,非明显的器质性疾病所致者,针灸疗效优于器质性疾病所引起者。环境刺激和精神情绪常导致本病的发生。本病有精神疾病史者约占半数,在本病发生和症状恶化时,常可找到精神受刺激或情绪波动的因素存在,他们比一般人更具神经质,情绪易激动、不安、焦虑和抑郁。各种情绪因素刺激机体,影响了自主神经功能,从而引起结肠和小肠的运动功能改变以及分泌功能失调。另外,工作量骤增、经济负担加重、失业、亲人故去、人际关系不顺和家庭纠纷等也可诱发病变,由环境因素和精神情绪所促发者,针灸疗效最好。某些食物常导致本病发生,IBS患者可能对某种或多种食物不耐受,进食后可诱发或加重其症状;有人对20多种食物分别进行观察,发现酸性水果、新鲜色拉、香料、酒类、辣椒和浓咖啡,是引起本病腹痛的主要原因,通过戒除这些食物的摄入,针灸也可取得非常好的疗效。IBS有明显家族集聚倾向,约33%的患者有家族史,而且每一家族中IBS患者的临床表现雷同,如以腹泻为主(肠运动亢进型)和以便秘为主(肠运动缓慢型)者以女性O型血为多,因此,遗传因素所致者针灸疗效最差。

2. 病程 一般而言,病程越久,肠道运动和分泌功能紊乱的异常规律较顽固,针灸治疗需要较长的时间,因此应及时治疗,病程越短疗效越好。

针灸治疗的环节和机制

1. 调节自主神经功能 现代研究证明,针灸对肠道功能紊乱有良性双向调节作用,既能使运动亢进而处于痉挛状态的肠平滑肌舒张,也能使运动过缓收缩无力的肠平滑肌收缩加强,且作用快、后效应时间长,很适合用于以肠运动功能障碍为主要病理的IBS的治疗。

2. 整体调节 本病与胃肠激素分泌失调、免疫功能紊乱及内脏高敏感性等密切相关,针灸具有多途径的调节作用,可调节胃肠激素分泌、免疫功能等,从而有利于本病的康复。

预　后

本病一般会持续终生，虽然可通过治疗轻微控制症状，但治疗一般是混合的。轻型患者预后良好，饮食调整也有重要的作用。某些食物如咖啡因、乳果糖、脂肪食物、酒类和豆类等，如食后症状加重应予避免。中型患者的治疗，除轻型患者的治疗外，发作时还需配合药物治疗。重型患者常否认自己有病，或是频繁地找胃肠学家会诊，传统的心理治疗或直接作用于肠道的药物对于这类患者来说往往无效，需要医师给予特殊的方法和对精神起作用的药物来治疗。目前，西药治疗该病的效果并不理想，副反应较大，病人服药的依从性也较低，多数趋向于中医针灸治疗，大量的临床也证明，针灸对 IBS 有较好的治疗效果。

代表性临床试验

表 4-25-1　针灸治疗肠易激综合征的代表性临床试验

试验观察方案	试验设计	治疗组/对照组	结　果
一般针刺方案[4]	43 例 RCT	针刺组（$n=22$，太冲、足三里、三阴交、天枢、梁门、中脘、神门、百会）/假针刺组（$n=21$，穴位旁开 2cm）	生活质量及疼痛评价针刺后显著改善（$P=0.006$），且优于对照组（$P=0.033$），增加副交感神经的张力效应针刺组有优势（$P=0.005$），副交感神经相关疼痛针刺组有优势（$P=0.006$）
腹泻型肠易激综合征治疗方案[8]	120 例 RCT	针刺配合药物组（$n=60$，中脘，天枢，下巨虚，上巨虚，内关，太冲，足三里，脾俞）得舒特口服，每次 50mg，每日 3 次，连续 4 周）/得舒特（$n=60$，口服，每次 50mg，每日 3 次，连续 4 周）	两组临床治愈率 $RR=2.40[1.26,4.57]$，治疗组能有效改善患者腹痛、腹部不适及大便性状等症状，治疗组优于对照组（$P=0.0001$，$P=0.0001$，$P=0.0001$）

参 考 文 献

[1] Spiller R, Aziz Q, Creed F, et al. Guidelines on the irritable bowel syndrome: mechanisms and practical management[J]. Gut, 2007, 56(12): 1770-1798.

[2] 中华医学会消化病学分会. 肠易激综合征诊治的共识意见[J]. 中华内科杂志, 2003, 42 (9): 669-670.

[3] Schneider A, Weiland C, Enck P, et al. Neuroendocrinological effects of acupuncture

treatment in patients with irritable bowel syndrome[J]. Complement Ther Med,2007,
15(4):255-263.

[4] 安广青,李娜,翟国华,等.针灸治疗肠易激综合征疗效评价[J].上海针灸杂志,2010,
29(6):354-356.

[5] 张伟范,孟庆金,于艳荣.叩刺夹脊穴治疗肠道激惹综合征 68 例[J].中国针灸,1996
(7):4.

[6] 刘桂珍.针灸加心理疏导治疗肠道激惹综合征疗效观察[J].中国针灸,1997(10):
611-612.

[7] 欧阳茜.耳穴贴压联合匹维溴胺治疗肠易激综合征 39 例临床观察[J].新中医,2003,
35(9)30-40.

[8] 钱火辉,朱永苹,蒙珊,等.针刺治疗腹泻型肠易激综合征的随机对照试验[J].世界华
人消化杂志,2011,19(3):257-261.

[9] 石学慧,罗杰坤,谭涛.电针治疗腹泻型肠易激综合征的临床观察[J].新中医,2010
(5):72-74.

[10] 李浩,裴丽霞,周俊灵,等.针刺与西药治疗腹泻型肠易激综合征疗效对照观察[J].中
国针灸,2012,32(8):679-692.

[11] 陈啟铭.肠三针结合灸百会治疗腹泻型肠易激综合征临床研究[D].广州:广州中医药
大学,2011.

[12] 邹蕾.穴位埋线配合疏肝导滞汤治疗便秘型肠易激综合征的疗效观察[D].沈阳:辽宁
中医药大学,2010.

[13] 罗莎,陈春华.雷火灸治疗便秘型肠易激综合征疗效观察[J].广西中医药,2011,34
(5):20-21.

第 26 节　抽 动 障 碍

（检索时间:2012 年 6 月 30 日）

针灸治疗方案推荐意见

基于 Ⅱ 级证据的建议性意见

◇ **较强建议**　以下方案可试用于抽动障碍(Tourette 综合征)的治疗

　　头针法——额中线、顶中线、顶旁 1 线/频繁眨眼配枕上正中线、额旁 1
线,肢体抽动配顶颞前斜线,异常发音配颞后线

　　针刺法——中脘、太冲、合谷、四神聪、神庭、风池/喉部发声加廉泉、笄
鼻加迎香、素髎

△ **弱度建议**　以下方案可试用于抽动障碍(Tourette 综合征)的治疗

　　针刺联合药物法——针刺法(四神聪、神庭、上星、平衡区、感觉运动区/
合谷、足三里)＋药物(氟哌啶醇)

抽动障碍(tic disorders,TD)是指身体某部位肌肉或某些肌群突然发生快速不随意、重复、非节律性、刻板的肌肉抽动或发声,其病程可为短暂或慢性,甚至持续终身。本病包括运动和发声两种,又可分为简单、复合两类。根据临床症状和病程可分为 3 种类型:暂时性抽动障碍又称抽动症、习惯性痉挛,是最常见的一类,多起病于 5~7 岁,不影响生活和学习;慢性运动或发声抽动障碍,可起病于儿童期或成年期,其症状往往持久,刻板不变;发声与多种运动联合抽动障碍,又称 Tourette 综合征,多起病于 4~12 岁,男孩多见,严重者影响生活和学习。

抽动障碍是一种儿童多发的精神神经疾病,在英国的发病率为 1%[1]、美国的发病率为 0.3%,男女比例约为 3:1[2],症状通常出现在 18 岁之前[3]。首发症状的平均年龄约为 5 岁[4],8~12 岁时症状较严重[5]。18 岁之后约 80%的病人发病强度及频率有所下降[6],国内报告其发病率为 0.1‰~0.5‰[7]。另有报道显示,本病常有家族史,在一级亲属中有阳性家族史患者占 34%~60%[8]。此病给儿童心身健康带来严重损害。

抽动障碍临床评估[9](表 4-26-1 及表 4-26-2)

1. 临床特征

(1) 一般特征:起病年龄 2~21 岁,以 5~10 岁最多见。病情通常在 10~12 岁最严重;男性明显多于女性,男女之比为(3~5):1。

(2) 抽动:为一种不自主、无目的、快速、刻板的肌肉收缩。抽动的表现复杂多样,分类见表 4-26-2。

(3) 发作表现:病初抽动症状通常从面部开始,逐渐发展到头、颈、肩部肌肉,而后波及躯干及上、下肢。抽动形式也可以从一种形式转变为另一种形式,不断有新的抽动形式出现。抽动频度和强度在病程中呈现明显的波动性,新的抽动症状可以取代旧的抽动症状,或叠加在旧的抽动症状之上。

(4) 加重因素:常见加重抽动的因素包括紧张、焦虑、生气、惊吓、兴奋、疲劳、伴发感染、被人提醒等。常见减轻抽动的因素包括注意力集中、放松、情绪稳定等。

(5) 前驱症状:0~55%的患儿于运动性抽动或发声性抽动之前有身体局部不适感,称为感觉性抽动,被认为是先兆症状(前驱症状),年长儿尤为多见,包括压迫感、痒感、痛感、热感、冷感或其他异样感。运动性抽动或发声性抽动很可能与对局部不适感的缓解相关。

（6）共患病：大约半数患儿共患一种或多种心理行为障碍，包括注意缺陷多动障碍、学习困难、强迫障碍、睡眠障碍、情绪障碍、自伤行为、品行障碍、暴怒发作等。其中注意缺陷多动障碍最常见，其次是强迫障碍。

2. 诊断方法　尚缺乏特异性诊断指标。目前主要采用临床描述性诊断方法，依据患儿抽动症状及相关伴随精神行为表现进行诊断。脑电图、神经影像及实验室检查一般无特征性异常。少数患儿可有非特异性改变，检查目的主要是排除基底神经节等部位有无器质性病变，如肝豆状核变性及其他器质性锥体外系疾病。

表 4-26-1　抽动障碍临床评估 1

项目	内　　容	
年龄	10～12 岁为症状严重期，18 岁之后可缓解	
持续时间	<12 个月	>12 个月
发作频率	1 天多次，至少已持续 2 周	1 天多次，没有持续 2 个月以上的缓解期
症状特征	以单个或多个简单运动障碍为主，较少合并发声障碍	运动障碍（简单或复杂）或发声障碍（简单） 运动障碍（复杂）和发声障碍（复杂）
诊断	短暂性抽动障碍（抽动症）	慢性运动或发声抽动障碍 Tourette 综合征
伴随症状	冲动任性、情绪不稳、善恐胆小、手足不温、自汗	
兼症	强迫性神经症（OCD）、注意力缺陷多动障碍（ADHD）	
家族史	亲属是否罹患此病	
实验室检查	EEG、体感诱发电位（SEP）	

表 4-26-2　抽动障碍临床评估 2

项目	内　　容	
部位	简单抽动	复杂抽动
面部	眨眼、口或鼻轻微活动、皱额、噘嘴	示意式挤眼或眼球运动、弄唇，面部表情改变
头颈部	点头、斜颈	伸颈、扭颈、摇头
躯干	耸肩、腹部紧张	收腹

续表

项目		内　容
四肢	手臂或手抽动、紧张、下肢、足或趾抽动	手臂或手示意式抽动、书写时抽动、肌张力异常姿式、弯腰或旋转性抽动、下肢足或趾明显抽动、抽动式强迫行为（如触摸、拍打、过度修饰自己）、猥亵行为、自虐或系列的运动性抽动
发声性抽动	轻咳、清嗓样咳、有声的用鼻吸气、哼声、口哨声、类似动物或鸟鸣声、叹气、打嗝	秽语、言语重复、语言模仿、醉汉样语言、突然口吃、犬吠样发声

抽动障碍的临床诊断与分类

（1）短暂性抽动障碍（抽动症）：①有单个或多个运动抽动或发声抽动，常表现为眨眼、扮鬼脸或头部抽动等简单抽动；②抽动天天发生，1天多次，至少已持续2周，但不超过12个月，某些患儿的抽动只有单次发作，另一些可在数月内交替发作；③18岁前起病，以4～7岁儿童最常见；④不是由于Tourette综合征、小舞蹈病、药物或神经系统其他疾病所致。

（2）慢性运动或发声抽动障碍：①不自主运动抽动或发声，可以不同时存在，常1天发生多次，可每天或间断出现；②在1年中没有持续2个月以上的缓解期；③18岁前起病，至少已持续1年；④不是由于Tourette综合征、小舞蹈病、药物或神经系统其他疾病所致。

（3）Tourette综合征（发声与多种运动联合抽动障碍）：①表现为多种运动抽动和一种或多种发声抽动，多为复杂性抽动，二者多同时出现。抽动可在短时间内受意志控制，在应激下加剧，睡眠时消失；②日常生活和社会功能明显受损，患儿感到十分痛苦和烦恼；③18岁前起病，症状可延续至成年，抽动几乎天天发生，1天多次，至少已持续1年以上，或间断发生，且1年中症状缓解不超过2个月。

（4）其他或待分类的抽动障碍：符合抽动障碍的诊断标准，但不能明确特定的亚型，不提倡使用本诊断。

针灸治疗效能等级与治疗目标

1. 效能等级　短暂性抽动障碍病程短，抽动形式主要为简单运动抽动，病情较轻，属于效能等级Ⅰ级病谱。慢性运动或发声抽动障碍的抽动可为复杂性，病情也较短暂性抽动障碍严重，可兼有发声抽动，需在针灸治疗基础上配合药物治疗，属于效能等级Ⅱ级病谱。而Tourette综合征的病情最为复杂，抽动可在 1 天之内多次发生，抽动主要为复杂性，并可兼有秽语，针灸对其治疗效果尚不清楚。

2. 治疗目标　减少抽动的发生或其他不良行为；提高患者的社会职能，改善生活质量。

针灸治疗流程与推荐方案

针灸治疗抽动障碍流程(图 4-26-1)

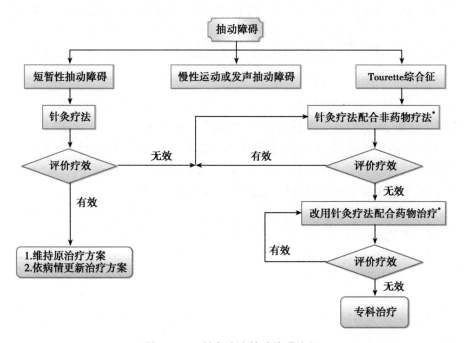

图 4-26-1　针灸治疗抽动障碍流程

注：* 非药物疗法：主要为行为疗法(意识训练、认知疗法、自信心训练、放松疗法)或家庭教育。

　　* 药物疗法：主要为多巴胺受体阻滞剂或肾上腺素受体激动药。

针灸治疗抽动障碍推荐方案

1. Tourette 综合征治疗方案

● 头皮针疗法[10]（2b 级证据）★★

『主穴』额中线、顶中线、顶旁 1 线。

『配穴』频繁眨眼配枕上正中线、额旁 1 线；肢体抽动配顶颞前斜线；异常发音配颞后线。

『操作』与头皮呈 15°～30°夹角进针，顶中线从前顶向百会穴方向针刺 15mm，额中线从神庭穴向下针刺 15mm，顶旁 1 线从通天穴向后针刺 15mm，以针下有松软感为宜。留针时间 120 分钟,隔日 1 次,每周治疗 3 次,周日休息,共治疗 2 个月。

疗效说明　临床显效率[耶鲁综合抽动严重程度量表(YGTSS)积分减分率≥60%,且≤90%]为 16.1%,总有效率(减分率≥30%)为 61.3%,但在运动性抽动和发声性抽动等临床症状方面均有明显改善,多发性抽动症综合量表(TSGS)结果显示治疗组与对照组(针刺留针 30 分钟)评分相当。说明头穴留针 2 小时与头穴留针 0.5 小时均可有效改善患者的症状,或许疗效相当,无显著差异。

● 扶土抑木针刺法[11](2b 级证据)★★

『主穴』中脘、太冲、合谷、四神聪、神庭、风池。

『配穴』喉部发声加廉泉,耸鼻加迎香、素髎。

『操作』中脘直刺,捻转补法,捻转频率每分钟 200 次,捻转幅度 90°;四关穴(双侧太冲、合谷)直刺,捻转泻法,捻转频率每分钟 120 次,捻转幅度 180°;其他腧穴采用平补平泻针刺法。隔 10 分钟行针 1 次,每次行针中脘穴 1 分钟,四关穴 3 分钟。留针时间 30 分钟,每日针刺 1 次,10 次为 1 个疗程。

疗效说明　临床治愈率(症状消失,随访 1 年无复发)为 65.22%,优于西药组(口服氟哌啶醇治疗)31.82%,总有效率(治疗后症状改善)为 91.3%,与西药组相当。说明针刺治疗的效果或许优于西药。

● 针刺联合药物[12](2c 级证据)★

『主穴』四神聪、神庭、上星、平衡区、感觉运动区。

『配穴』合谷、足三里。

『操作』头皮针沿头皮呈 15°进针,不提插,快速捻转,合谷用泻法,足三里用平补平泻法。留针 30～45 分钟,每周治疗 5 次,2 个月为 1 个疗程。

『联合治疗』口服氟哌啶醇片,剂量由 0.5mg/d 开始,逐渐加大到 2mg/d,最大剂量为 6mg/d,分 2 次口服,2 个月为 1 个疗程。

疗效说明　临床有效率(临床症状消失,抽动完全控制;或抽动减少>75%,但<100%;或抽动减少>50%,但≤75%)为 83.6%,总有效率(治疗后症状改善,抽动减少>50%)为 83.6%,总体疗效相当。试验组显效天数为 2.3±0.8,优于药物组 8.6±2.1,在显效天数及改善睡眠障碍、注意缺陷多动障碍、情绪控制困难、学习障碍等方面均优于口服西药氟哌啶醇。

2. 短暂性抽动障碍(抽动症)治疗方案　未检索到相关较高质量证据。

3. 慢性运动或发声抽动障碍治疗方案　未检索到相关较高质量证据。

影响针灸疗效因素

1. 类型 针灸治疗本病的疗效为短暂性抽动障碍优于慢性运动或发声抽动障碍,慢性运动或发声抽动障碍疗效优于 Tourette 综合征。

2. 病程和年龄 患儿年龄大,病程时间长,病情反复针灸疗效较差;患儿年龄越小、病程越短,针灸疗效越好。提示我们应早期诊断,早期治疗。

3. 疗程 患儿治疗时间长短很大程度上影响病情的转归。在 3 种临床类型抽动症中能坚持治疗的病例在多发性抽动症比例最高。由于本病病程缓慢,因此,一定要坚持长期治疗,最少连续治疗不能少于 3 个月,否则影响针灸疗效。

4. 精神心理因素 精神心理因素是影响本病针灸疗效的一个重要因素。据报道,母亲过度保护、期望过高、过度干涉、神经质、动辄斥责等特别容易诱发或加重儿童的抽动症状,从而影响了针灸治疗的效果。因此,在治疗中要多鼓励患儿,减轻心理负担。

针灸治疗的环节和机制

现代医学认为,基底部神经节、额叶大脑皮质、肢体运动中枢是 TD 的主要病变部位,针刺治疗本病的缓解和机制可能为针刺可加速血流速度,改善脑缺氧状况;针刺调节神经递质特别是多巴胺类物质的传递,从而抑制大脑皮质中枢的过度兴奋,重新恢复患儿神经递质-神经内分泌功能的失衡状态,使抽动症状逐渐减轻[13]。另外,针刺在治疗异常发声时非常有效,这与针刺协调咽喉部肌肉的舒缩功能有一定关系。

预 后

抽动障碍属于发育障碍性疾病,牵涉生物学、家庭和社会问题等多方面因素。既往认为本病属于终身性疾病。近年来的研究表明,该病有自然完全缓解的可能,预后相对良好。抽动症状可随着时间的推移逐渐减轻或自然缓解。大多数 TD 患儿在长大成人后病情向较好的方向发展,能够过上正常人的生活,少数病人症状迁延,可因抽动症状或伴发的行为异常而影响生活质量。有研究资料显示,大约 1/2 的 TD 患儿在青春期过后抽动症状自然缓解,1/4 病人抽动症状明显减轻,剩下 1/4 病人抽动症状迁延到成年。有研究认为,抽动症状青春期的消失、好转控制率为 73%,早期治疗可明显改善其预后。由于疾病初起,症状轻,伴随症状少,患儿心理状态好,易于配合治疗,因此治疗周期短、见效快,预后好于病程长的患者。但近年研究发现,TD 自愈倾向减低、难治病例增高,所以应早期诊断、早期治疗更为重要。在治疗过程中,患者生活调理对于防止复发有重要意义,如预防呼吸道感染,避免过度疲劳和剧烈运动。学习上要适度要求,减少心理压力,耐心帮助和关爱患者,防止精神过度紧张,避免情绪波动,这对于防止该病的复发和加重也有很大帮助。

代表性临床试验

表 4-26-3　针灸治疗抽动障碍的代表性临床试验

试验观察方案	试验设计	治疗组/对照组	结　　果
头皮针长留针方案[10]	62 例 RCT	针刺组(n=31,额中线、顶中线、顶旁 1 线;随症配穴:频繁眨眼配枕上正中线、额旁 1 线;肢体抽动配顶颞前斜线;异常发音配颞后线,留针时间 120 分钟)/针刺组(n=31,相同选穴,除留针时间为 30 分钟)	在总有效率方面为:$RR=0.9,95\%CI(0.62,1.31)$,$P=0.06$;在显效方面为:$RR=1.67,95\%CI(0.44,6.38)$,$P=0.46$;YGTSS 总体严重程度评分比较方面:$WMD=4.93,95\%CI(3.36,6.50)$,$P<0.00001$
扶土抑木法[11]	45 例 RCT	针刺组(n=23,主穴:中脘、太冲、合谷、四神聪、神庭、风池。随症配穴:喉部发声配合廉泉、鼻塞配合迎香、素髎)/药物组(n=22,口服氟哌啶醇治疗。4 岁患者开始剂量为每日 0.5mg,5 岁以上开始剂量每日 1mg,每日 2 次口服。以后可根据病情逐渐增量,每日总量为 1.5~8mg。同时服用等量的安坦,以减少其副反应)每日针刺 1 次,10 次为 1 个疗程	在总有效率方面为:$RR=1.34,95\%CI(0.98,1.83)$,$P=0.07$;在治愈率方面为:$RR=2.05,95\%CI(1.04,4.05)$,$P=0.04$
针刺联合药物方案[12]	110 例 RCT	针刺组(n=55,四神聪、神庭、上星、平衡区、感觉运动区)/药物组(n=55,氟哌啶醇片,剂量由 0.5mg/d 开始,逐渐加大到 2mg/d,最大剂量为 6mg/d,分 2 次口服,2 个月为 1 个疗程)	在总有效率方面为:$RR=1.05,95\%CI(0.88,1.25)$,$P=0.62$;显效时间(天):$WMD=6.03,95\%CI(5.71,6.89)$,$P<0.00001$

附　表

Yale 大体抽动严重程度量表（Yale Global Tic Severity Scale, YGTSS）

1. 数量

症状	运动	发音	数量
没有			0
单次抽动			1
多次不连续抽动（2～5次）			2
多次不连续抽动（多于5次）			3
多次不连续抽动，加上至少1次多发性自主抽动或很难与多次不连续抽动相区别的丛集性抽动			4
多次不连续抽动，加上几次多发性自主抽动或很难与多次不连续抽动相区别的丛集性抽动			5

2. 频度

症状	运动	发音	频度
无：无特定的抽动行为			0
极少：在过去的1周中，表现出特定的抽动行为，这些行为极少出现，并非每天都有，即使出现也短暂或少见			1
偶尔有：特定的抽动症状每天都有，但每次抽动之间都有较长的间隔，大量抽动偶尔出现且持续不了几分钟			2
频繁发生：特定的抽动症状每天都有，抽动间隔很少多于3小时，大量抽动可有规律出现但仅限于一种场合			3
几乎不停：特定的抽动症状出现在醒着的每个小时中，持续抽动呈规律性出现，大量抽动经常出现且不仅限于一种场合			4
不停：特定的抽动症状每时每刻都有，很难确定间隔时间或间隔时间最多不超过5～10分钟			5

3. 强度

症状	运动	发音	强度
无：抽动症状不存在			0
轻微：看不到也听不到抽动（只是根据病人自己的体验）；抽动与随意动作相比力度小或不被人注意			1
轻度：比随意动作或发音力度要大，但不能被人注意到			2
中度：抽动症状比随意动作更有力度但没有超出正常运动或发音的范围，由于强度大而受人注意			3
明显：抽动症状与随意动作相比更有强度或更"夸张"，由于强度大和"夸张"的特点而频繁受人注意			4

续表

症状	运动	发音	强度
严重:抽动强度大而且表现夸张,因此引起他人的注意或可能造成躯体受伤(意外的、诱发的或自身引起的)			5

4. 复合性

症状	运动	发音	复合性
没有:即使有抽动,也明显表现为单一性(突然,短暂,无目的)			0
边缘:一些抽动症状很难明确的具备单一性特征			1
轻度:一些抽动症状明显呈复合性(表面上有目的性),模拟短暂的"自主行为",如修饰动作,发出音节,短暂有意义的发音,如"啊—哈—咳"看起来像在伪装			2
中度:一些抽动症状有明显的复合性(更有目的性和持续性),抽动大量出现很难被伪装,但可以被认为或解释为正常行为或语言(捡物动作,敲击动作,说"你说的对"或"乖乖",短暂模仿言语)			3
明显:一些抽动症状明显呈复合性,且趋向持续的组合发作,很难被伪装。因为它的发作持续时间、不寻常性、不适当性、怪异性和猥琐性特征(长时间面部扭曲,触摸生殖器,模仿言语,言语不规范,长时间重复"你是什么意思"或发出"呼"、"嘶"的声音),而不易被合理解释为正常行为或声音			4
严重:一些抽动症状涉及长时间的行为或言语发作,因为发作持续时间、不寻常性、不适当性、怪异性和猥琐性特征(长时间的表演样抽动,常常涉及猥琐行为,自虐行为或猥琐语言),而不可能被伪装,或合理解释为正常行为或声音			5

5. 受干扰情况

症状	运动	发音	干扰
无:行为或语言不受干扰			0
轻微:抽动出现时,不会影响行为或语言的连续性			1
轻度:抽动出现时,偶尔可以打断行为或语言的连续性			2
中度:抽动出现时,可以频繁打断行为或语言的连续性			3
明显:抽动出现时,可以频繁打断行为或语言的连续性;偶尔可以中断意识的行为或交流			4
严重:抽动出现时,可以频繁中断意识的行为或交流			5

6. 功能受损程度

症状	受损情况
无:自尊心,家庭生活,社会交往,学校学习或工作不受影响	0

287

续表

症状	受损情况
轻微:抽动轻微影响了自尊心,家庭生活,社会接纳,学校或工作能力(因为抽动会产生面对未来的烦恼和担心,出现轻微的家庭关系紧张;朋友和熟人偶尔以令人不愉快的方式对抽动加以关注和评论)	10
轻度:在自尊心,家庭生活,社会接纳,学校或工作能力方面存在轻度困难	20
中度:在自尊心,家庭生活,社会接纳,学校或工作能力方面存在轻度困难(阵发性情绪低落,周期性沮丧和家庭不融洽,经常受到同伴戏弄,阵发性社交回避,学校或工作能力也因为抽动而不断受到影响)	30
明显:在自尊心,家庭生活,社会接纳,学校或工作能力方面存在严重困难	40
严重:在自尊心,家庭生活,社会接纳,学校或工作能力方面存在极为严重困难[伴有自杀观念的重症抑郁,家庭破裂(离婚或分居),社会生活紊乱,因社交困难羞耻感,社交回避而使生活受到严重限制,甚至失学、失业]	50

评分结果		
	运动抽动得分	发音抽动得分
数量		
频度		
强度		
复合性		
受干扰情况		
抽动总分(运动抽动总分+发音抽动总分)		
总的严重程度分数=(运动抽动总分+发声抽动总分+功能受损分数)		

参 考 文 献

[1] Stern JS,Burza S,Robertson MM. Gilles de la Tourette's syndrome and its impact in the UK[J]. Postgrad Med,2005,81(951):12-19.

[2] Centers for Disease Control and Prevention. Prevalence of diagnosed Tourette Syndrome in persons aged 6-17 years-United States,2007[J]. MMWR Morb Mortal Wkly Rep,2009,58(21):581-585.

[3] Robertson MM,Eapen V,Cavanna AE. The international prevalence,epidemiology,and clinical phenomenology of Tourette syndrome:a cross-cultural perspective[J]. J Psychosom Res,2009,67(6):475-483.

[4] Leckman JF. Phenomenology of tics and natural history of tic disorders[J]. Brain Dev,

2003,25(Suppl 1):S24-S28.

[5] Lin H,Yeh CB,Peterson BS. et al. Assessment of symptom exacerbations in a longitudinal study of children with Tourette's syndrome or obsessive-compulsive disorder[J]. J Am Acad Child Adolesc Psychiatry,2002,41(9):1070-1077.

[6] Pappert EJ,Goetz CG,Louis ED,et al. Objective assessments of longitudinal outcome in Gilles de la Tourette's syndrome[J]. Neurology,2003,61(7):936-940.

[7] 葛渭菲,刘宗华. 抽动-秽语综合征的中医治疗概况[J]. 山东中医杂志,2001,20(9):569-570.

[8] 吴江. 神经病学[M]. 北京:人民卫生出版社,2005:262.

[9] 中华医学会儿科学分会神经学组. 儿童抽动障碍的诊断与治疗建议[J]. 中华儿科杂志,2013,51(1):72-75.

[10] 朱博畅,徐世芬. 头穴久留针治疗多发性抽动症[J]. 中国针灸,2009,29(2):115-117.

[11] 杜革术. 针刺治疗儿童抽动秽语综合征疗效观察[J]. 上海针灸杂志,2007,26(3):5.

[12] 徐宁,刘海珠. 针刺加药物治疗儿童多发性抽动症 55 例疗效观察[J]. 新中医,2005,37(10):68-69.

[13] 向圣锦,蔡永豪,张宗端. 局部针刺治疗抽动障碍疗效观察[J]. 中国针灸,2010,30(6):469-472.

第 27 节　广泛性焦虑障碍

（检索时间:2012 年 6 月 30 日）

针灸治疗方案推荐意见

基于Ⅱ级证据的建议性意见

□ **强力建议**　以下方案可试用于广泛性焦虑障碍及中风后焦虑等的治疗

广泛性焦虑障碍治疗方案——四神针刺法（四神针即百会穴前后左右各旁开 1.5 寸、定神针即印堂上 5 分及双侧阳白各上 5 分、内关、神门、三阴交/随证配穴）

焦虑兼见抑郁治疗方案——电针法（百会、印堂、神庭、神门、内关、四神聪、安眠、三阴交、合谷、太冲）+经颅磁刺激疗法

中风后焦虑障碍治疗方案——安神醒脑法（百会、印堂、四神聪、内关、神门）+电针法（太阳）

◇ **较强建议**　以下方案可试用于广泛性焦虑障碍及中风后焦虑、考试焦虑的治疗

广泛性焦虑障碍治疗方案——①电针法（印堂、百会、悬颅、风池）;②针刺法（百会、印堂、四神聪、本神、神门、内关、太冲、足三里、三阴交）+药物（黛力新）

针灸治疗方案推荐意见

中风后焦虑障碍治疗方案——清热安神针刺法(百会、四神聪、印堂、神门、合谷、三阴交、太溪、太冲)＋药物(黛力新)

考试焦虑治疗方案——电针法(合谷、太冲、神门、内关、足三里)

△ **弱度建议**　以下方案可试用于广泛性焦虑障碍及运动焦虑的治疗

广泛性焦虑障碍治疗方案——①百会(灸)、神庭、四神聪、安眠、内关(灸)、神门、照海(灸)、申脉;②百会、四神聪、上星、印堂、太阳、内关、足三里、三阴交、合谷、太冲＋心理疗法

运动焦虑治疗方案——电针法(百会、印堂、内关、太阳、风池、神庭/根据症状配2～3个背腧穴,如心悸、失眠配心俞、神堂、神门;胃痛、食少、腹胀配脾俞、胃俞、意舍)

临床流行病学资料

焦虑症(anxiety disorders),又称焦虑性神经症,是最常见的心理障碍之一,临床以焦虑情绪为主的常见神经症,是一种具有持久性焦虑、恐惧、紧张情绪和自主神经活动障碍的脑功能失调,常伴有运动性不安和躯体不适感。广泛性焦虑障碍:一种以缺乏明确对象和具体内容的提心吊胆及紧张不安为主的焦虑症,并有显著的自主神经症状、肌肉紧张及运动性不安。

焦虑症发病于青壮年期,男女两性发病率无明显差异。我国的调查研究显示:焦虑症在一般居民中的发病率为2%,其中41%为广泛性焦虑,33%为情境性焦虑。精神障碍病人中,至少有1/3有某种形式的焦虑障碍。1982年中国12省市流行病学调查发现焦虑症的患病率为1.84%[1],占神经症的6.57%,为第4位。1984年美国国立精神研究院统计患病率为1.5%,发病年龄以16～40岁为主,女性的发病率是男性的2倍,且不同文化背景的发病率很相似。

临床评估与诊断

广泛性焦虑障碍临床评估(表4-27-1)

对广泛性焦虑障碍进行临床评估的目的在于:明确广泛性焦虑障碍的相关症状及其严重程度;掌握广泛性焦虑障碍的症状表现、持续时间和病程特点;了解症状对患者社会功能的影响;探寻可能的社会、心理或躯体危险因素,从而为诊断和制订治疗方案提供依据。

表 4-27-1　广泛性焦虑症临床评估要点简表

评估项目	评估内容	评估要点
病史	年龄及性别	一般发病于儿童期或青春期,各年龄阶段均可发病。女:男=2:1
症状	身体症状	汗出、面潮红、心率加快、恶心、腹泻、寒冷感、手心出汗、口干、咽喉有块状物堵塞感、呼吸表浅、尿频等自主神经系统紊乱的症状
	自觉症状	经常感到不安或兴奋,难以集中注意力,易疲劳,易惹怒,并会遭到长期的肌肉紧张和失眠
	病情特点	经常为小事而感到持续焦虑的状态,与周围任何特定的情景都没有关系,而一般是由过度的担忧引起,这种状态长期不可控制,影响正常生活,病情发展具有一个逐步发作的过程并有长期的原因
	关联症状	同患他病,如抑郁症
	持续时间	6 个月以上
鉴别诊断	惊恐障碍	①广泛性焦虑障碍和中枢神经系统的过度唤起(失眠、不安、不能集中注意)有关,而惊恐障碍与自主神经系统的过度唤起(心跳和呼吸加速,眩晕恶心)有关;②与惊恐障碍相比,广泛性焦虑障碍具有一个逐步发作的过程并有长期的原因
	抑郁障碍	广泛性焦虑障碍与抑郁障碍有许多症状重叠,有时鉴别比较困难。但是,研究者发现两者在生物学方面有区别,如食欲的增加与降低、失眠与睡眠过多。根据抑郁症状的严重性,症状出现的顺序,绝望、自杀等症状有助于诊断
	精神分裂症	精神分裂症也会出现明显的焦虑,询问焦虑对象焦虑症状引起的原因,可鉴别诊断
	痴呆	焦虑症状常见于老年痴呆和早老性痴呆患者,有时是早期症状。但是,认知功能检测,尤其记忆功能检查,脑影像学检查对明确诊断是有益的
	酒精、精神活性物质戒断	患者有明确的精神活性物质滥用史,且对这些物质的使用突然中断,恢复使用类似物质则焦虑症状很快控制
	躯体疾病	一些躯体疾病患者如急性心肌梗死、冠心病、高血压、甲状腺功能亢进症、低血糖、嗜铬细胞瘤等均有焦虑症状,针对相关疾病进行相关实验室和临床检查,可明确诊断

1. 病史采集

(1) 心理社会因素:注意询问发病前有无心理社会因素,尤其是负面性生活事件如学习工作变动、婚变、亲友病故等。注意弄清这些心理社会因素与精神症状在发生时间和表现上的联系。其他危险因素有:中老年、离婚或分居、单身或单亲、有躯体或情感创伤史。

(2) 临床现象学特征:起病的急缓,病程的发展特点(包括持续性、慢性波动性或是发作性);焦虑情绪有无客观对象,症状发展情况极其严重;能否自控,有无回避;就诊模式,治疗情况及其反映;有无伴随其他精神问题如抑郁、强迫、恐惧、睡眠失调等,有无伴随躯体问题如高血压等;症状对患者社会生活功能的影响。

(3) 既往诊治经过:既往的检查结果,采用何种治疗方法,药物的剂量、起效的时间、疗程、治疗效果,最近有无药物剂量的增减或突然停药。

(4) 既往史:需要特别注意询问患者的躯体状况及药物治疗情况,很多躯体残疾或药物可以引起焦虑。中年以后发病,且无明显危险因素者需警惕躯体疾病的可能,尤其对药物治疗效果不好者。

(5) 共病:在诊断中常规需考虑躯体疾病的可能。广泛性焦虑障碍与躯体疾病具有较高的共病率,尤其是一些心身疾病如高血压、糖尿病。有报道显示,14%的糖尿病患者合并广泛性焦虑障碍;40%的脑卒中患者有广泛焦虑症状,其中27%完全符合焦虑障碍症状的标准;10.2%的偏头痛患者有着广泛焦虑障碍症状。

(6) 个人史:注意患者早年心理发育阶段有无亲子分离,是否存在不良的家庭教育和生活环境、有无家庭暴力和虐待、有无酗酒或滥用药物的情况。此外,个性特征特点与疾病相关。

(7) 家族史:了解患者家族中有无精神行为异常者,特别是有无焦虑障碍的家族史,有无家族成员自杀史或酒精、药物依赖史。

2. 体检 全面体检,包括神经系统检测,以排除躯体疾病的可能。同时,也有助于发现一些作为患病诱因的躯体疾病。

(1) 精神检查:通过言语交谈以了解患者的思维、情感、意志、智力、感知和意识等精神活动,并通过观察其外表、言行举止等外在表现来了解患者的内在精神活动,两者缺一不可。在广泛性焦虑障碍患者的精神检查中尤其要注意以下方面:

1) 一般情况:意识清楚,定向力完整,接触应当是主动合作,广泛性焦虑障碍患者往往表情忧虑紧张,好倾诉,交谈中常有姿势等小动作。

2) 认知活动:患者一般不存在错觉、幻觉、思维内容和形式正常;记忆力、智能正常,注意力不易集中,对事物的本质能给予正确的评价,但对自己对事物的反应不满意,自我评价较差。

3)情感活动:浮游性焦虑是广泛性焦虑障碍患者的核心症状,情绪焦虑紧张,对将来过分担忧、提心吊胆、惶恐不安,与现实不相称,虽然知道自己的担心没有必要,但无法克制。有些患者表现为内心烦躁、易激惹、好倾诉、易抱怨等。除了焦虑情绪以外,部分患者存在抑郁症状,可表现为不开心,甚至痛不欲生,容易产生自杀意念和行为,需高度重视。同时,患者往往存在诸多身体性焦虑症状,表现为各种身体症状,如胸闷、气短、肌紧张、自主神经紊乱、心慌、口干、出汗、尿频、腹泻等,有的患者可出现内分泌紊乱如月经失调。

4)意志行为:广泛性焦虑障碍患者往往有运动性不安表现。做事注意力不集中,效率下降,社会生活功能明显受损,表现为小心谨慎、犹豫不定。

5)自知力:大多患者主动叙述病情、求治心切、自知力完整,少数患者因身体症状突出而在相关科室就诊检查。

(2)实验室检查:结合病史资料,对怀疑为广泛性焦虑障碍的患者,为排除焦虑是由身体疾病或物质依赖所致、为评估药物治疗的禁忌证及不良反应,应了解患者的躯体状况,并对患者进行相关的实验室检查。

广泛性焦虑障碍临床诊断标准(CCMD-3)

1. 诊断标准　指一种以缺乏明确对象和具体内容的提心吊胆及紧张不安为主的焦虑症,并有显著的自主神经症状、肌肉紧张及运动性不安。病人因难以忍受又无法解脱,而感到痛苦。

2. 症状标准　①符合神经症的诊断标准;②以持续的原发性焦虑症状为主,并符合下列 2 项:a. 经常或持续的无明确对象和固定内容的恐惧或提心吊胆;b. 伴自主神经症状或运动性不安。

3. 严重标准　社会功能受损,病人因难以忍受又无法解脱,而感到痛苦。

4. 病程标准　符合症状标准至少已 6 个月。

5. 排除标准　①排除甲状腺功能亢进症、高血压、冠心病等躯体疾病的继发性焦虑;②排除兴奋药物过量、催眠镇静药物,或抗焦虑药的戒断反应,强迫症、恐惧症、疑病症、神经衰弱、躁狂症、抑郁症,或精神分裂症等伴发的焦虑。

注:神经症的症状标准:至少有下列 1 项:①恐惧;②强迫症状;③惊恐发作;④焦虑;⑤躯体形式症状;⑥躯体化症状;⑦疑病症状;⑧神经衰弱症状。

针灸治疗效能等级与治疗目标

1. 效能等级　焦虑症是以广泛和持续性焦虑或反复发作的惊恐不安为主要特征的神经症性障碍。常伴有头晕、胸闷、心悸、呼吸急促、口干、尿频、尿急、出汗、震颤等自主神经症状和运动性紧张。患者的焦虑情绪并非由实际威胁或危险所引起,或其紧张不安与恐慌程度与现实处境很不相称。西医主要应用抗焦虑药和行为疗法等综合治疗,但西药副作用较大,难以长期应用,大量文献报道认为,以针灸方法为主,配合药物、心理等疗法,大部分病人可达到症状缓解或临床控制,但要完全治愈是比较困难,属于效能等级Ⅱ级病谱。

2. 治疗目标 提高治愈率,使临床症状完全消失和恢复患者社会功能;加强长期随访,减少焦虑障碍复发率;改善预后,减少社会功能缺损。

针灸治疗流程与推荐方案

针灸治疗广泛性焦虑障碍流程(图4-27-1)

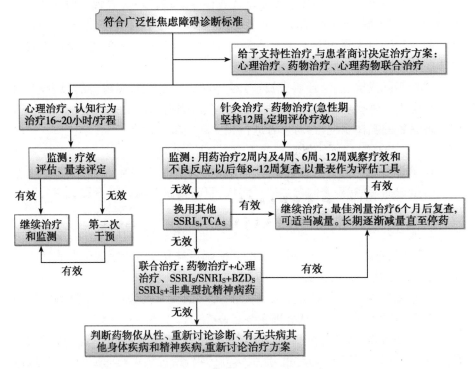

图 4-27-1 针灸治疗焦虑障碍流程

针灸治疗广泛性焦虑障碍推荐方案

1. 广泛性焦虑障碍一般治疗方案

● 四神针刺法[2](2a级证据)★★★

『主穴』四神针(百会穴前后左右各旁开 1.5 寸)、定神针(印堂上 5 分,双侧阳白各上 5 分)、内关、神门、三阴交。

『配穴』肝郁脾虚,加太冲、足三里;肝郁痰火,加太冲、期门、膻中、丰隆;心脾两虚,加神门、足三里;心肝火旺,加行间、劳宫。

『操作』四神针斜刺,使患者头皮有紧涩感或重胀感为度;定神针三穴均向下平刺,手法为捻转平补平泻法,每隔 10 分钟捻针 1 次;内关(平补平泻)、神门(补法)、三阴交(补法),每 15 分钟行 1 次补泻手法。针刺每日 1 次,1 周 6 次,共计 6 周。

疗效说明　针刺治疗总有效率(按照中华医学会神经精神科学会拟定的 4 级标准)为 93.10%,与针药(93.10%)、药物(89.65%)治疗无显著差异。但在改善躯体性焦虑因子得分方面,针刺(9.51±3.60)可能优于药物治疗(7.04±4.84),副作用少。

● 电针法[3](2b 级证据)★★

『穴位』印堂、百会、悬颅、风池。

『操作』采用智能电针仪进行治疗,电量以患者感到舒适为度,幅度 3～10V,4 种不同刺激参数时间为 10 分钟、10 分钟、10 分钟、15 分钟,共 45 分钟;频率为 12Hz、10Hz、8Hz、6Hz。每日治疗 1 次,周末休息,6 周为 1 个疗程。

疗效说明　显效率为 66%(精神症状减轻,HAMA 积分较前减少 50% 以上),与药物治疗(美抒玉)对比(59%)无显著差异。

● 针刺联合小剂量黛力新[4](2b 级证据)★★

『穴位』百会、印堂、四神聪、本神、神门、内关、太冲、足三里、三阴交。

『操作』头面部穴平刺进针 0.5～0.8 寸(15～20mm),均匀捻转,平补平泻,使患者头皮有紧涩感或重胀感为度,每隔 10 分钟行针 1 次。体穴直刺 0.8～1.0 寸(20～30mm),提插捻转,平补平泻,得气为度。每隔 10 分钟行针 1 次,留针 30 分钟。隔日 1 次,10 天为 1 个疗程,共观察 3 个疗程。

『联合治疗』黛力新,每日早中饭后各 10.5mg,10 天为 1 个疗程,共观察 3 个疗程。

疗效说明　治疗后总有效率为 96.43%(按照中华医学会神经精神科学会拟定的 4 级标准)。在治疗精神症状与躯体症状,对中医症状改善情况等方面,针药治疗疗效或许优于单纯药物治疗,且不良反应少,复发率低。

● 安神清脑法[5](2c 级证据)★

『穴位』百会、神庭、四神聪、安眠、内关、神门、照海、申脉。

『操作』快速进针法,针百会、神庭、四神聪、安眠用平补平泻法,对百会穴用艾条回旋灸,内关用补法,加灸,针神门、照海、申脉,用泻法,可加灸照海。隔日 1 次,每次留针 30 分钟,治疗 15 次为 1 个疗程,共 2 个疗程。

疗效说明　第 1、2 疗程总有效率[焦虑自评量表(SAS)降分率 20%～

30%]分别为 85.7%,92.9%,优于西药治疗(口服佳乐定、谷维素)(69.9%、71.1%)。

● 电针法联合心理疗法[6](2c 级证据)★

『穴位』百会、四神聪、上星、印堂、太阳、内关、足三里、三阴交、合谷、太冲。

『操作』百会、四神聪、上星针尖向后平刺 0.5~0.8 寸,施以平补平泻法;印堂穴提捏针尖向下平刺 0.3~0.5 寸,太阳斜刺 0.3~0.5 寸,合谷、太冲直刺 0.5~0.8 寸,均施以捻转泻法;足三里直刺 1~1.5 寸,施以捻转提插补法;内关直刺 0.5~1 寸,施以捻转提插泻法;三阴交循胫骨内侧缘以 45°角斜刺 0.5~1 寸,施以捻转提插补法。电针治疗,选用低频断续波,选取百会、印堂穴,电流强度以患者舒适为度。留针 30 分钟。每日行针刺及电针各 1 次,配合认知心理治疗、心理分析,每周各 2 次。连续观察 6 周。

疗效说明　总有效率为 84.38%(焦虑症状明显好转,睡眠有所改善,能参加少量的日常工作、学习和生活,家庭和社会功能有所恢复;HAMA 减分率为 25%~49%),与药物(盐酸帕罗西汀)疗效或许相当(87.50%),在改善 HAMA 评分上(13.79±0.22、15.39±0.33)无显著差异,且无明显副作用。

2. 焦虑兼见抑郁治疗方案

● 电针联合经颅磁刺激法[7](2a 级证据)★★★

『穴位』百会、印堂、神庭、神门、内关、四神聪、安眠、三阴交、合谷、太冲。

『操作』百会平刺进针;四神聪透百会,神庭透印堂,得气后以捻转平补平泻法,使患者产生酸胀感,接电针仪,连接百会、印堂,疏密波,密波频率 20Hz,疏波频率 4Hz,疏波时间为 10 秒,密波时间为 15 秒。

『经颅磁刺激』经颅磁刺激仪治疗,初次 5 次治疗均统一采用 1Hz 低频、90%运动阈值的 rTMS 进行右侧刺激治疗。首次治疗时需确定 MT 和刺激部位(背外额叶),以“8”字线圈中心置于受试者右侧颞部皮质,通过磁刺激仪的肌电放大器在左侧手部鱼际肌记录运动诱发电位,调节刺激部位和磁通量至 10 次刺激中至少有 5 次诱发的 MEP 波幅大于 $50\mu V$,此时的磁通量即为 MT,在引出 MEP 部位水平前移 4cm,该部位即为背外额叶(DLPFC)。治疗参数:刺激频率 1Hz,每串刺激 10 次,串间隔 10 秒,总串数 160 串,每次刺激总数 1600 次,每日治疗 1 次。从第 5 天开始采用 10Hz 高频、90%运动阈值的 rTMS 进行左侧 DLPFC 治疗,治疗参数:刺激频率 10Hz,每串刺激 20 次,串间隔 20 秒,总串数 80 串,每次总刺激量 1600 次刺激。每日 1 次,共治疗 5 次。

疗效说明　5 天后 HAMA 显效率(减分率≥50％为显效)为 57.9％,10 天后 HAMD、HAMA 显效率分别为 87.1％、90.3％,可能优于单纯 rTMS 治疗(61.8％、61.8％)。

3. 特殊人群的焦虑症治疗方案

(1) 中风后焦虑障碍患者:中风后患者易出现焦虑状态,发现症状及早考虑焦虑状态是有必要的,及早进行必要的沟通及心理治疗可以减轻患者的焦虑程度,进行心理评估、诊断治疗避免延误病情。采取早期干预减少焦虑发生率,或者减轻焦虑发生后的严重程度,这对从早期开始稳定病人情绪,到晚期病人的恢复都有一定的意义。针刺治疗有一定疗效,且无副作用。

● 安神醒脑法针刺法[8](2a 级证据)★★★

『穴位』百会、印堂、四神聪、太阳、内关、神门。

『操作』双太阳斜刺进针 10～15mm,得气后,接电针治疗仪,频率 40Hz,疏密波形,强度 2～3V。百会穴向后斜刺,进针 10～15mm,四神聪以针尖向百会方向平刺,印堂向下平刺 10～15mm,神门、内关直刺 4～7mm;留针 4 分钟。每周治疗 5 次,治疗 4 周,共计 20 次。

疗效说明　有效率(50％＞减分率≥30％)为 76.67％,从整体疗效及 HAMA 评分(10.07±0.01)、SAS 评分(15.12±3.26)上与药物治疗(盐酸帕罗西汀片)相比较(73.33％、9.67±0.17、15.25±1.40),均无显著差异。针刺对精神性焦虑、躯体性焦虑及睡眠均有明显的缓解作用。

● 清热安神针刺法[9](2b 级证据)★★

『穴位』百会、四神聪、印堂、神门、合谷、三阴交、太溪、太冲。

『操作』百会、四神聪均平刺 0.5～0.8 寸;印堂平刺 0.3～0.5 寸;三阴交直刺 1～1.5 寸;捻转法平补平泻,均匀捻转,中等强度刺激。神门直刺 0.3～0.5 寸;合谷直刺 0.5～1 寸;太溪、太冲均直刺 0.5～0.8 寸;捻转法泻法,即捻转速度左慢右快,重刺激。留针 30 分钟,每 10 分钟行针 1 次。每日 1 次,7 天治疗 6 次,治疗 42 天,共计 36 次,疗程为 42 天。

『配合治疗』黛力新 5.25mg,上午、中午各 1 次,每次半片,疗程为 42 天。

疗效说明　总有效率为 96.43％(中华医学会神经精神科学会拟定的 4 级标准),高于单纯药物治疗(88.89％),但差异无统计学意义;临床疗效总体印象相当,但副作用明显小于药物治疗。

(2) 运动焦虑:是运动竞赛中普遍存在的心理现象,临床试验发现电针治疗可防止和缓解运动焦虑。

● 电针法[10]（2c 级证据）★

『主穴』百会、印堂、内关、太阳、风池、神庭。

『配穴』根据运动员描述的症状选用 2～3 个相应的背腧穴,如心悸、失眠、心烦选用心俞、神堂、神门;胃痛、食少、腹胀,选用脾俞、胃俞、意舍

『操作』毫针进针得气后,接电针仪,调节输出强度,到患者感到电麻能承受即可,频率用 2Hz 及 100Hz(各 2 秒区段)的交替性电刺激,刺激状况维持在疼痛阈值以下,以确保电刺激的安全性及适当强度。每次 15～20 分钟,每日 1次,7 次为 1 个疗程,共 2 个疗程。

疗效说明 电针组在改善认知焦虑分(3.42)、躯体焦虑分(3.36)、皮质醇(87.5)等方面或许优于空白对照组(0.42、0.13、10.0)。

(3) 考试焦虑:考试焦虑是由考试刺激引发的神经紧张状态,是一种以过分担心、紧张、不安、恐惧等为主的负性复合情绪体验,可伴有失眠、消化功能减退、全身不适和自主神经系统功能失调等症状。针刺对此有较好的疗效。

● 电针法[11]（2b 级证据）★★

『穴位』合谷、太冲、神门、内关、足三里。

『操作』穴位直刺 2 分到 1 寸 5 分。每次 20 分钟,每天 1 次,共 14 天(考试前后各 7 天)

疗效说明 总有效率(有效:症状改善,TAS 测试中、重等程度考试焦虑记分下降至 25 分以下;显效:症状缓解,TAS 测试中等程度考试焦虑 50～74分者经治疗总分下降为 25 分以下;治愈:症状消失,TAS 测试总分在 25 分以下)为 92.8%,或许优于对照松弛疗法(78.5%)、休息(64.2%)治疗。针刺刺激与交感神经和副交感神经系统活性变化成正比。

影响针灸疗效因素

1. 针灸干预的措施 电针治疗已经成为针灸临床常规治疗手段之一。近年来公开报道的电针治疗焦虑症的文献较多。不同的报道中虽然电针的选穴不同,但治疗效果与抗焦虑药物治疗的疗效基本一致。有报道甚至显示电针治疗对广泛性焦虑症患者的人格特征亦可能有一定的影响[12]。

2. 病程 对于焦虑症早期有症状而持续时间不够,不具备诊断标准时可以使用的针灸疗法,采取早期干预减少焦虑发生的几率,或者减轻焦虑发生后的严重程度,这对从早期开始稳定病人情绪,到晚期病人的恢复都有一定的意义[13]。

3. 症状　焦虑障碍最突出的症状为失眠、烦躁、焦躁不安、善忘和性急易怒,频率都达到了 80％以上,针灸对于失眠、头皮紧张、疼痛等症状改善有优势,并且这些症状的出现,多与焦虑症的轻重相关。神经症患者对外界刺激比较敏感,根据患者的敏感度不同,其针刺度亦应有所不同。一般年轻人刺激轻,年长者刺激重。

4. 心理治疗　心理治疗在治疗焦虑症方面是很重要的。患者往往对医生很尊重,但是医生只有尊重患者,才能建立良好的医患关系,取得患者信赖。医生的建议是一种强有力的治疗手段。医生对患者亲切关怀,注意倾听,持续鼓励,持续帮助,都有心理治疗作用。

5. 刺激强度　年轻患者刺激量宜小,老年患者刺激量宜大;女性患者刺激量宜小,男性患者刺激量宜大。同时,在针刺时,需要密切观察患者表情变化,以适时调整针刺强度。因为,有些患者对针灸的疗效并不是特别了解,往往认为刺激量越大效果越好,而忽略了自身的耐受,反而影响临床疗效。故在操作时,需要施术者通过对患者表情的观察,来调整刺激强度。

6. 躯体疾病的影响　焦虑障碍和躯体疾病的共同存在可以表现为增加对彼此的影响。研究发现,伴发焦虑障碍的癌症病人更可能死亡或早死。并且焦虑症病人有更差的术后病程,同时焦虑可能诱发或促进躯体疾病,挫折性生活事件产生的忧虑不安,可能导致冠心病、心绞痛、偏头痛等。焦虑也可以是躯体疾病的直接后果,如甲状腺功能减退症、尿毒症、痴呆等可直接表现为抑郁。躯体疾病构成社会心理应激,使个体产生反应性焦虑或惊恐。躯体疾病和焦虑障碍的这种相互促进作用也是造成躯体疾患病人焦虑患病率高的原因之一[14]。

针灸治疗的环节和机制

焦虑症是脑内生理生化异常的器质性疾病,其生理改变在于神经功能活动的全面亢进。针刺对机体不同功能状态的脑血管的舒缩作用有双向良性调整作用,可进一步促进紊乱的脑功能趋于平衡协调[15]。

交感神经、副交感神经和内脏感觉神经在到达所支配脏器的过程中,常互相交织共同构成内脏神经丛,脏器附近和器官内都有这些神经丛存在,因此对同一器官的作用互相拮抗又互相统一,可使机体维持正常的生理活动与同一腧穴具有双向良性调节作用吻合。再者,一个脏器的感觉纤维分支经过多个节段的脊神经进入中枢,一条脊神经又包含来自几个脏器的感觉纤维。针刺通过调节受到焦虑和压力的人体自身压力相关的内分泌系统和心率及交感神经系统起到抗焦虑效果。说明针刺对自律神经系及内分泌的平衡起到一定的作用[16]。

广泛性焦虑症容易合并其他疾病,所以预后差异很大,不容易预测病程的演进。广泛性焦虑症可能一直持续下去,变成终身性的慢性疾病,也可能演变成其他疾病,诸如恐慌症等。及早接受治疗,将可改善这状况,减低并发其他疾病的概率。临床处理得当,保养得法,焦虑症的预后一般较好。但如果存在特殊人格缺陷或有持续生活刺激者,病程多迁延。

表 4-27-2　针灸治疗广泛性焦虑症的代表性临床试验

试验观察方案	试验设计	治疗组/对照组	结　　果
四神针刺法[2]	86 例 RCT	药物组[$n=29$,服用药物以选择性 5-羟色胺(5-HT)再摄取抑制剂(SSRIs)氟西汀或帕罗西汀为主,根据患者的病情可加用阿普唑仑]/针刺组($n=29$,针刺主穴取四神针、定神针、内关、神门、三阴交)/针药组($n=28$,在药物治疗的基础上加用针刺治疗)。各组疗程均为 6 周	①针刺组、针药组对照药物组在总有效率上均无显著差异[$RR=1.29,95\%CI(0.55,2.99),P=0.56$]、[$RR=0.86,95\%CI(0.33,2.24),P=0.86$]。②3 组间比较,6 周末针刺组对照药物组在躯体性焦虑因子计分上比较有显著差异[$WMD=2.47,95\%CI(0.17,4.77),P=0.04$],而针药对照药物组在躯体性焦虑因子上未见显著差异[$WMD=2.38,95\%CI(-0.19,4.95),P=0.07$]。③3 组间不同时点的 TESS 总分比较均有显著性差异,6 周后针刺组对照药物组、针药组均有显著性差异[$WMD=1.68,95\%CI(1.36,2.00),P<0.001$]、[$WMD=2.00,95\%CI(1.68,2.32),P<0.001$]

续表

试验观察方案	试验设计	治疗组/对照组	结　　果
电针法[3]	62例RCT	电针组($n=30$,印堂、百会、悬颅、风池)和美抒玉药物组($n=32$,$100\sim150$mg/d,由50mg/d递增,分2次服用),治疗6周,于治疗前、治疗中第2、4、6周末评价疗效	两组比较显效率[$RR=1.14$,$95\%CI(0.76,1.69)$,$P=0.53$]未见显著差异。6周后组间比较 HAMA 积分[$WMD=0.09$,$95\%CI(-1.18,1.36)$,$P=0.89$]未见显著差异,比较 SAS 和 SDS 积分有显著差异[$WMD=0.32$,$95\%CI(-0.30,0.94)$,$P=0.31$],[$WMD=2.25$,$95\%CI(1.33,3.17)$,$P<0.00001$]
安神醒脑针法治疗中风后焦虑方案[8]	60例RCT	电针组($n=30$,电针百会、印堂、四神聪、太阳、内关、神门)/药物组($n=30$,盐酸帕罗西汀片,前4天每日早餐后服用10mg,第5天开始服20mg)	两组比较总有效率[$RR=1.10$,$95\%CI(0.81,1.49)$,$P=0.56$]未见显著差异

附　　表

表 4-27-3　汉密尔顿焦虑量表

症状　　　　　　　　　　　　　程度	无症状 0	轻 1	中等 2	重 3	极重 4
1. 焦虑心境:担心、担忧,感到有最坏的事将要发生,容易激惹					
2. 紧张:紧张感、易疲劳、不能放松、情绪反应,易哭、颤抖、感到不安					
3. 害怕:害怕黑暗、陌生人、一人独处、动物、乘车或旅行及人多的场合					
4. 失眠:难以入睡、易醒、睡得不深、多梦、夜惊、醒后感疲倦					
5. 认知功能:或称记忆、注意障碍,注意力不能集中,记忆力差					

续表

症状　　　　　　　　　　　　　　　　　　程度	无症状0	轻1	中等2	重3	极重4
6. 抑郁心境:丧失兴趣、对以往爱好缺乏快感、抑郁、早醒、昼重夜轻					
7. 躯体性焦虑:肌肉酸痛、活动不灵活、肌肉抽动、牙齿打颤、声音发抖					
8. 感觉系统:视物模糊、发冷发热、软弱无力感、浑身刺痛					
9. 心血管系统症状:心动过速、心悸、胸痛、心管跳动感、昏倒感、心搏脱漏					
10. 呼吸系统症状:胸闷、窒息感、叹息、呼吸困难					
11. 胃肠道症状:吞咽困难、嗳气、消化不良(进食后腹痛、腹胀、恶心、胃部饱感)、肠动感、肠鸣、腹泻、体重减轻、便秘					
12. 生殖泌尿神经系统症状:尿意频数、尿急、停经、性冷淡、早泄、阳痿					
13. 自主神经系统症状:口干、潮红、苍白、易出汗、紧张性头痛、毛发竖起					
14. 会谈时行为表现:①一般表现紧张,不能松弛,忐忑不安,咬手指、紧紧握拳、摸弄手帕,面肌抽动、不宁顿足、手发抖、皱眉、表情僵硬、肌张力高,叹气样呼吸、面色苍白;②生理表现:吞咽、打嗝、安静时心率快、呼吸快(20次/分以上)、腱反射亢进、震颤、瞳孔放大、眼睑跳动、易出汗、眼球突出					

注:"1"症状轻微;"2"有肯定的症状,但不影响生活与活动;"3"症状重,需加处理,或已影响生活和活动;"4"症状极重,严重影响其生活。

参 考 文 献

[1] 十二地区精神疾病流行学调查协作组.十二地区神经症流行病学调查[J].中华神经精神科杂志,1986,17:87-91.

[2] 刘海静,罗文政,梅尚英.针刺治疗广泛性焦虑症的疗效观察[J].广州中医药大学学报,2007,24(2):119-122.

[3] 王超英,梁建平,罗和春.电针与美抒玉治疗焦虑症临床疗效对照观察[J].北京中医药大学学报(中医临床版),2003,10(2):37-39.

[4] 邓欣云.针刺联合小剂量黛力新治疗广泛性焦虑症临床疗效观察[D].济南:山东中医药大学,2009.

［5］高莉萍,邹勇.安神清脑法针灸治疗焦虑症 42 例疗效观察［J］.上海针灸杂志,2006,25
 （5）:28-29.

［6］程坤,颜红,段可杰.针刺为主综合治疗焦虑症 32 例疗效观察［J］.针灸临床杂志,
 2008,24(6):29-30.

［7］何林丽,郑重,蔡定均.电针结合重复经颅磁刺激治疗焦虑抑郁共病随机对照研究［J］.
 中国针灸,2011,31(4):294-298.

［8］付康.电针治疗中风后焦虑障碍的临床疗效评价［D］.北京:北京中医药大学,2010.

［9］邓欣云.针刺联合小剂量黛力新治疗广泛性焦虑症临床疗效观察［D］.济南:山东中医
 药大学,2009.

［10］秦冠华.电针治疗运动焦虑的疗效观察［J］.贵阳中医学院学报,2007,29(1):44-45.

［11］李丞俊.针刺对考试焦虑症影响观察［D］.广州:广州中医药大学,2010.

［12］朱兆洪,丁柱.焦虑症的针灸临床治疗及选穴特点探讨［J］.中国针灸,2008,28(7):
 545-548.

［13］付康.电针治疗中风后焦虑障碍的临床疗效评价［D］.北京:北京中医药大学,2010.

［14］崔金波,李育红,周正保.针灸为主治疗焦虑症 30 例疗效分析［J］.天津中医,1999,16
 (1):36-37.

［15］王亚南.针刺背俞穴为主治疗焦虑性神经症的临床疗效研究［D］.哈尔滨:黑龙江中医
 药大学,2010.

［16］李苑.躯体疾患病人抑郁/焦虑患病率及影响因素分析［D］.成都:四川大学,2006.

［17］史彩萍.针刺任督脉穴治疗广泛性焦虑症的临床研究［D］.哈尔滨:黑龙江中医药大
 学,2010.

第 28 节　胃肠神经症

（检索时间:2012 年 6 月 30 日）

针灸治疗方案推荐意见

基于Ⅱ级证据的建议性意见

◇ **较强建议**　以下方案可试用于胃肠神经症的治疗

　　调神理气针法——中脘、足三里、太冲、神门

△ **弱度建议**　以下方案可试用于胃肠神经症的治疗

　　脐周针刺法——以脐为中心,脐周上下左右旁 0.5 寸各取 1 穴

临床流行病学资料

　　胃肠神经症(gastrointestinal neurosis)又称"胃肠道功能紊乱",是一组胃肠综合征的总称,系由高级神经功能紊乱所引起的胃肠功能障碍,同时伴有多种全身性的精神症状,临床上不能发现明显的器质性病变,另外也不包括其他

系统疾病引起的胃肠道功能紊乱[1]。

胃肠神经症患者中,女性患病率为75%,男性患病率为25%,女性患病率明显高于男性,在育龄期妇女产后1～2年和绝经期多见。有明显的精神因素障碍者可占到所有患者的96.5%[2]。

胃肠神经症临床评估(表4-28-1)

表4-28-1 胃肠神经症临床评估要点简表

评估项目	评估内容	要　　点
诊断线索	既往史	将胃食管反流病、肠易激综合征、常服用非甾体类抗炎药及有严重精神障碍患者区分开来
	症状、体征、实验室检查	目的是识别肝、胆、胰脏以及某些全身疾病的可能
	胃镜检查	临床主要的诊断手段

胃肠神经症的临床诊断[3]

具临床四大特性表现或慢性上腹部疼痛、饱胀、烧心、反酸、嗳气、恶心或呕吐等症状,有神经或情感等促发因素可询者,纤维内镜检查正常或无组织学炎症;实验室B超及X线检查等排除肝、胆、胰器质性病变。

针灸治疗效能等级与治疗目标

1. 效能等级 由于本病属于胃肠功能紊乱性疾病,没有器质性病变,本病的针灸治疗效果较好,属于效能等级Ⅰ级病谱。

2. 治疗目标 改善消化道症状,降低复发率,改善生活质量。

针灸治疗流程与推荐方案

针灸治疗胃肠神经症流程(图4-28-1)

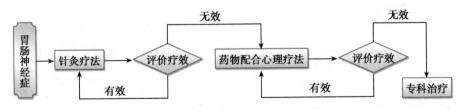

图4-28-1 针灸治疗胃肠神经症流程

针灸治疗胃肠神经症推荐方案

1. 脐周针刺法[3] (2c 级证据)★

『穴位』以脐为中心,脐周上下左右旁 0.5 寸各取 1 穴,共 4 穴。

『操作』针尖稍斜向脐刺入 1～1.5 寸,提插、捻转施手法得气,留针 1 小时,中间行针 1～2 次,针 6 次休息 1 天为 1 个疗程,连针 4 个疗程,观察疗效。

疗效说明 <u>显效率(2 项以上主症消失,余减轻,精神症状明显改善)为 54.83%,总有效率(主症及精神症状均明显变化)为 93.55%,在总有效率方面或许优于对照组(吗丁啉组)。</u>

2. 调神理气针法[4] (2b 级证据)★★

『主穴』中脘、足三里、太冲、神门。

『配穴』肝气郁结,加阳陵泉、内关、期门;气郁化火,加三阴交、太溪、膻中;痰气交阻,加丰隆、气海、三阴交、公孙;脾胃虚弱,加脾俞、胃俞、隐白、章门。

『操作』每次留针 30 分钟,每日 1 次,10 天为 1 个疗程。中间休息 1 天,继续下一疗程。一般连续治疗 2～3 个疗程。

疗效说明 <u>显效率(治疗后,各主症如上腹疼痛、饱胀、烧心、反酸、嗳气等消失,同时官能症的症状也完全消失)为 35.6%,总有效率(治疗后各主症及其他官能症状明显改善)为 90.8%;总体疗效或许优于对照组(吗丁啉组)。</u>

影响针灸疗效因素

1. 病程　本病多见于青壮年,起病缓慢,且病程长,发病呈持续性或反复发作,病程短针灸作用相对较好。

2. 患者自身情绪因素　有研究认为胃肠神经症患者存在明显的焦虑、抑郁情绪,这些不良的情绪可能是胃肠神经症发生的背景。对一些情绪因素较强的病人适当辅以心理治疗。

针灸治疗的环节和机制

1. 调节胃动频率　研究表明,针刺足三里可使胃动力障碍患者的胃电图不规则波明显减少,胃动频率紊乱趋于正常[5];针刺胃电节律紊乱家兔的足三里能明显降低过慢或过快紊乱波和总紊乱波的百分数,调整胃电节律紊乱,使胃基本点节律趋于正常[6]。

2. 双向调节作用　针刺对副交感神经兴奋所致的肠运动亢进均为抑制作用,对交感神经兴奋所致的肠运动减弱均为增强作用。

预　后

本病只限于功能紊乱，未造成器质性损害，经早期积极调治多可完全恢复。在治疗的同时要树立患者的信心，使病人充分认识到心理因素可以导致疾病，并了解自身存在的心理缺陷。使其心情保持舒畅乐观，对本症的治疗和康复可起到有益的作用。

代表性临床试验

表 4-28-2　针灸治疗胃肠神经症的代表性临床试验

试验观察方案	试验设计	治疗组/对照组	结　果
脐周四针针刺法[3]	80 例 RCT	针刺组（$n=40$，脐周上下左右旁 0.5 寸各取 1 穴）/吗丁啉组（$n=40$，10mg/d，日 3 次）	针刺组与吗丁啉组治疗 4 周之后，临床总有效率 $RR=1.23$，95% CI（1.01，1.51），$P=0.04$，显效率 $RR=1.45$，95% CI(0.77,2.73)，$P=0.24$
调神理气针法[4]	176 例 RCT	针刺组（$n=87$，中脘、足三里、太冲、神门）/吗丁啉组（$n=89$，10mg/d，日 3 次）	调神理气针法与吗丁啉组治疗 4 周之后，临床总有效率 $RR=1.15$，95% CI（1.02，1.31），$P=0.03$，显效率 $RR=1.21$，95% CI（1.05，1.38），$P=0.007$

参 考 文 献

[1] 戴迟兵,周世荣,刘璇,等.多赛平及心理暗示疗法治疗胃肠神经官能症[J].临床和实验医学杂志,2009,8(4):47-49.

[2] 何家荣,马云祥.实用神经医学[M].天津:天津科技翻泽出版社,1992:430-435.

[3] 孔德清.脐周四针治疗胃肠神经官能症的临床观察[J].长春中医学院学报,1997,18(2):24.

[4] 丁敏,赵亚萍,张振伟,等.调神理气针法治疗胃肠神经官能症疗效观察[J].辽宁中医杂志,2006,33(8):1023-1024.

[5] 张安莉,陈日新,康明非,等.针刺调整实验性家兔的观察[J].中国针灸,1996,16(1):31.

[6] Iwa M,Sakita M. Effect of acupuncture and moxnal motility in mice[J]. Am J Chin Med,1994,22(6):36-38.

第 29 节　慢性疲劳综合征

（检索时间:2012 年 6 月 30 日）

针灸治疗方案推荐意见

基于Ⅰ级证据的推荐性意见

○ **弱度推荐**　以下方案可应用于慢性疲劳综合征的治疗

　　针刺法——百会、膻中、中脘、气海、关元、合谷、足三里、三阴交、太冲、太溪、肝俞、脾俞、肾俞

　　烧山火针法——足三里、肾俞,配合常规针刺百会、内关、关元、足三里、太溪、脾俞

基于Ⅱ级证据的建议性意见

◇ **较强建议**　以下方案可试用于慢性疲劳综合征的治疗

　　慢性疲劳综合征焦虑状态治疗方案——针刺法(人迎、风府、百会)

　　慢性疲劳综合征治疗方案——①电针法(肺肾气虚选肺俞、中府、肾俞、京门/太渊、太溪、气海,心脾两虚选心俞、巨阙、脾俞、章门/神门、内关、三阴交、足三里,脾肾两虚选脾俞、章门、肾俞、京门/太白、足三里、命门、关元,肝郁气滞选肝俞、期门、胆俞、日月/太冲、阳陵泉、合谷);②电针法(肾俞、足三里)

临床流行病学资料

慢性疲劳综合征(chronic fatigue syndrome,CFS)指经临床评估后存在无法解释原因的持续或反复发作的严重慢性疲劳,病史不少于 6 个月,疲劳有明确的开始期(即没有生命期长)。这种疲劳是不由正在从事的劳动引起的,经过休息不可缓解的一种临床综合征[1]。

慢性疲劳综合征的有关流行病学资料显示,不同作者报告的 CFS 患病率相差 35 倍以上(7～267 人/10 万),反映了 CFS 诊断概念的模糊性、不确定性。目前认为导致本病的病因主要有心理因素和免疫学因素。CFS 在西方发达国家有相当高的发病率。国外流行病学调查显示,人群中有疲劳症状者占 24%,其中症状持续 6 个月以上者占 2%～4%;CFS 在人群中的发病率约在 0.2%～2.6%[2],有 125 000～150 000 名加拿大成年人患有 CFS。

临床评估与诊断

慢性疲劳综合征临床评估

1. 病史询问　①躯体疾病:既往多无器质性疾病且各项检查结果基本正常;②持续时间:反复疲劳发作 6 个月以上;③发病诱因:体力或心理负荷过重。

2. 临床症状[3]　①疲劳,患者必须有显著程度的新发,原因不明,持续性或复发性的身体和精神疲劳,大大降低了活动水平(至少降至原水平 50%)。②劳力后的迟发疲劳,身体和精神耐力,肌肉容易感觉疲劳,劳累后的不适和(或)疲劳和(或)疼痛和症状恶化的患者群中的其他伴随症状的更为恶化的倾向,需要一个病理缓慢复苏时期,通常在 24 小时或更长的时间。③睡眠障碍,无法精力恢复的睡眠或睡眠量或节律紊乱,如颠倒或混乱的昼夜睡眠节律。④疼痛:有一个显著程度肌痛。疼痛可经历在肌肉和(或)关节,通常是广泛和迁移性质。经常有新的类型或严重程度显著头痛。⑤神经/认知表现:混乱,注意力和短期记忆巩固障碍,定向力障碍,信息处理、分类和复述困难,并有知觉和感觉障碍。共济失调,肌肉无力,肌束震颤是常见的。感觉和认知的超负荷现象,如畏光和过敏性噪声或情绪过载。⑥以下两个类别中的至少一种症状:自主表现:立位耐力-神经介导性低血压,体位性心动过速综合征,延迟体位性低血压;头晕,苍白,恶心和肠易激综合征,尿频和膀胱功能障碍,心悸,有或无心律失常;劳力呼吸困难。神经内分泌表现:体温昼夜波动,出汗发作,反复的发热和四肢冷;热和冷的极端不容忍现象;显著的体重变化-厌食或食欲异常;压力导致症状的恶化。免疫表现:淋巴结肿大,反复发作咽痛,反复发作的类流感症状,全身不适,新的易过敏的食品、药物或化学品。⑦病情至少持续 6 个月以上。

3. 体格检查　①低热:一般<38℃;②咽部:充血但无明确的扁桃体炎;③颈部淋巴结:可触及淋巴结肿大或压痛;④未发现其他疾病体征。

慢性疲劳综合征诊断标准

1. 患者具有临床评定的、不能解释的、持续的或反复发作的慢性疲劳,该疲劳是新的或有明确的开始(如非终身的),不是持续劳力的结果,休息后不能充分地缓解,并已导致工作、教育、社会或个人活动水平较以前有明显的下降。

2. 下述的症状中同时出现 4 项或 4 项以上,且这些症状已经持续存在或反复发作 6 个月或更长的时间,但不应该早于疲劳:①劳力后的不适(全身性的不舒服或不安的感觉,一种非特异性感觉,往往是感染或其他疾病的先驱症状)超过 24 小时;②不能解乏的睡眠;③严重的短期记忆或集中注意力障碍;

④一种新的类型、模式或严重程度的头痛;⑤肌肉痛;⑥无关节红肿的多关节疼痛;⑦咽喉痛;⑧颈淋巴结或腋淋巴结触痛。

1. 效能等级 目前对于慢性疲劳综合征的发病机制并不清楚,因此缺乏有针对性的治疗方法,西医也只是对症治疗,缓解症状,疗效并不理想。目前对本病预后转归的观察结论不一,研究结果显示完全恢复正常的病例极少,一部分人的症状可得到改善,但也有一些病例病情未出现变化。相对而言成年患者功能损害常持续存在,完全恢复的病例相对较少。近年来,针灸治疗本病的报道较多,肯定了针灸在改善症状方面有一定优势,因此,针灸可作为一种主要治疗方法,配合心理治疗,必要时配合药物对症处理,属于效能等级Ⅱ级病谱。

2. 治疗目标 以改善病人自觉症状为目标,但尚难以完全治愈。

针灸治疗慢性疲劳综合征流程(图4-29-1)

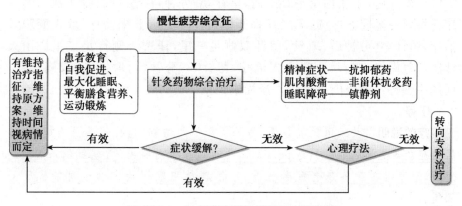

图 4-29-1　针灸治疗慢性疲劳综合征流程

针灸治疗慢性疲劳综合征推荐方案

1. 慢性疲劳综合征一般治疗方案

● **针刺法**[4~7]**(1c级证据)★★★★**

『穴位』百会、膻中、中脘、气海、关元、合谷、足三里、三阴交、太冲、太溪、肝俞、脾俞、肾俞。

『操作』患者先取仰卧位针刺,留针30分钟后起针,再取俯卧位针刺背部腧穴,不留针。百会、膻中斜刺进针,其他腧穴均直刺进针。进针得气后,足三里、气海、关元、脾俞、肾俞行捻转补法,其他腧穴均采用平补平泻手法。疗程:每周治疗3次,7次为1个疗程,休息3~7天后,再行第2个疗程。共治疗2个疗程。

疗效说明 试验组(针刺经穴组)在改善 CFS 患者生存质量方面,优于对照组(非经穴针刺组),尤其在改善体力疲劳、脑力疲劳、疼痛、抑郁状态、焦虑状态等临床症状方面,很可能疗效优于对照组;可缓解受试者6个方面(肌肉疼痛、头痛、关节疼痛、咽喉疼痛、胸胁或乳房疼痛、脘腹或少腹疼痛)疼痛,针刺经穴组在缓解疼痛方面很可能优于对照组(非经穴针刺组)。

● 足三里、肾俞烧山火针法治疗方案[8](1c 级证据)★★★★

『主穴』百会、内关、关元、足三里、太溪、脾俞、肾俞。

『配穴』情绪障碍明显者,加用肝俞、太冲;睡眠障碍及记忆力下降明显者,加用四神聪;湿邪阻滞明显者,加用三阴交。

『操作』取 32 号 1 寸毫针,百会平刺 0.5~0.8 寸;内关、关元、太溪直刺 0.5~0.8 寸;脾俞、肾俞直刺 0.8~1 寸;三阴交直刺 0.5~1 寸;肝俞斜刺0.5~0.8 寸。足三里取 32 号 1.5 寸毫针直刺 0.5~1.5 寸;以上各穴进针得气后,手法均用平补平泻,留针 30 分钟,10 分钟行针 1 次。第一疗程每周一至周五连续,第二疗程开始每周一、三、五来治疗,取正面腧穴治疗,留针 30 分钟后,取针,留针双侧足三里,任选一侧行足三里烧山火针法。每周二、四、六取背俞穴治疗,留针 30 分钟后,取针,留双侧肾俞,任选一侧行肾俞烧山火手法。逢周末休息 2 天,10 次为 1 个疗程,共治疗3 个疗程。

疗效说明 共采用针刺 8 周,另外 4 周为随访期,治疗组的总有效率(临床主症及兼症消失>1/3)为 96.67%,很可能优于对照组(常规针刺);随访还发现,治疗组在改善患者疲劳程度、中医脾肾阳虚症状方面很可能优于对照组。

● 电针法[9](2b 级证据)★★

『穴位』肾俞、足三里。

『操作』足三里、肾俞连接一对电极,刺激参数选用疏密波,强度以患者舒适为度,留针时间为 20 分钟。每日治疗 1 次,5 次为 1 个疗程,共治疗 2 个疗程,疗程间休息 2 天。

疗效说明 电针经穴组在治疗之后,疲劳严重程度量表(FSS)积分、躯体及心理健康报告(SPHERE)积分以及疼痛视觉模拟量表(VAS)较治疗后均有所改善,且总体疗效或许优于对照(电针非经穴)组。

● 俞募配穴辨证法[10]（2b 级证据）★★

『穴位』肺肾气虚型：肺俞、中府、肾俞、京门；配穴：太渊、太溪、气海。

心脾两虚型：心俞、巨阙、脾俞、章门；配穴：神门、内关、三阴交、足三里。

脾肾两虚型：脾俞、章门、肾俞、京门；配穴：太白、足三里、命门、关元。

肝郁气滞型：肝俞、期门、胆俞、日月；配穴：太冲、阳陵泉、合谷。

『操作』视患者体质及针刺部位刺入约 25～40mm，肝郁气滞型患者得气后各穴均施泻法，其余各型患者得气后各穴均施补法，留针 30 分钟。1 次/天，5 次/周，连续治疗 4 周。

疗效说明　针刺经穴组，痊愈率（临床主症及兼症完全消失，能适应正常的社会生活及工作节奏）为 10.25%，总有效率（临床主症及兼症消失≥1/3）为 71.8%，针刺经穴组与安慰对照组相比，或许具有改善 CFS 患者生存质量的优势。

2. 缓解慢性疲劳综合征焦虑状态治疗方案[11]（2b 级证据）★★

『穴位』人迎、风府、百会。

『操作』百会穴平刺 0.5～1 寸，人迎穴避开颈动脉直刺 0.4～0.8 寸，风府穴向下颌方向缓慢刺入 0.5～1.0 寸。得气后，留针 30 分钟，每隔 10 分钟行针 1 次，每次行平补平泻针法 1 分钟。每天针刺 1 次，连续针刺 7 天为 1 个疗程，共治疗 2 个疗程，疗程间休息 1 天。

疗效说明　试验组（针刺组）治疗后，用焦虑自评量表（SAS）对患者焦虑状态进行评价，或许与对照组（葡萄糖、参麦注射液静滴组）疗效相当。

影响针灸疗效因素

1. 年龄　针灸对于儿童、青少年缓解症状好，持续功能受限的情况较少；相对而言，针灸对于成年人的疗效不及前者，成年人功能损害常持续存在，完全恢复的病例相对较少。

2. 病情　针灸疗效与发病状态、症状程度、躯体功能、情绪状态等密切相关。有研究表明，无明显的思维不清晰、躯体症状少、睡眠中不经常被惊醒、睡眠时间较少、已婚等疲劳症状，针灸治疗改善较为明显。

针灸治疗的环节和机制

1. 对下丘脑-垂体-肾上腺轴的调节　研究表明针刺对患者机体内分泌系统具有良性调节作用，对肾上腺皮质、肾上腺髓质和下丘脑-垂体系统的功能均能产生调节作用。有实验结果显示，针刺可下调血清 ACTH、CORT 和 CRH 的浓度，提示针刺治疗对下丘脑-垂体-肾上腺轴功能的有调节作用，有利于本病的康复。

2. 免疫调节 有学者认为人体长期处于高度紧张、劳累，大脑中枢系统功能失调和免疫功能异常，导致机体各系统、多脏腑衰退是疲劳综合征的发生机制。免疫学检查体液免疫 C3、C4 治疗前水平升高，治疗后 C3、C4 含量下降，治疗前后比差异显著。提示针刺治疗对异常的补体水平有纠正作用。细胞免疫水平治疗前表现为失衡状态，治疗后 CD4 水平下降，CD8 水平升高，CD4/CD8 比值下降，与治疗前后差异显著。提示针刺疗法对细胞免疫系统有调节作用。针刺提高机体免疫力，可使巨噬细胞的吞噬活性增强。

3. 多系统调节 针刺合谷等穴有明显的抗组胺作用；针刺阳陵泉可增强胆囊运动，促进胆汁分泌；针刺头部穴位可使脑血流量增加，脑血管阻力下降；针刺悬钟穴可促进红细胞生成等；针刺可整体调整机体各系统的功能。针刺可以反射性地引起中枢神经向应激态转变，起到调节和改善疲劳的作用。因此，针灸治疗 CFS 具有多方面协同作用。

预　　后

目前对 CFS 预后转归影响的观察结论不一。研究结果显示，完全恢复正常的病例极少，一部分人的症状得到改善，但也有一些病例病情未出现变化。但对 CFS 患者出现这种预后转归情况短期的观察（多为 12 周以内），儿童、青少年 CFS 患者自然病程的预后较满意，大多数儿童及青少年缓解症状，持续功能受限的情况较少。成年人的预后多不良，完全恢复的病例很少，且其预后转归情况与调查开始时患者的发病状态、患者年龄、症状程度、躯体功能、社会功能、情绪状态有关。成年人 CFS 的症状随着时间的推移有所改善，且症状的改善有相关性，但功能损害持续存在，随着时间的推移尽管有显著的改善但却不能消除。高龄、复合症状表现是预后不好的危险因素。有以下特征者，疲劳程度有更明显的改善，包括无明显的思维不清晰、躯体症状少、睡眠中不经常被惊醒、睡眠时间较少、已婚等。不清晰的思维、抑郁、肌肉疼痛、入睡困难的改善与疲劳改善密切相关。与疲劳同时改变的一些症状可能与疲劳有一定的关系。针灸可以较好缓解躯体疲劳的自觉症状，能调节病人的情绪和睡眠，一定程度上改善病人体质虚弱的状况。保持情绪乐观，避免精神刺激，日常生活要有规律，勿过于劳累，参加适当的体育锻炼和各种娱乐活动，有助于本病的康复。

表 4-29-1 针灸治疗慢性疲劳综合征的代表性临床试验

试验观察方案	试验设计	治疗组/对照组	结 果
一般针刺治疗方案[4]	64 例 RCT	治疗组($n=30$,百会、膻中、中脘、气海、关元、合谷、足三里、三阴交、太冲、太溪、肝俞、脾俞、肾俞)/对照组($n=30$,在距离治疗组所选取腧穴大约2cm处,避开经络及腧穴,选取相应的点进行针刺,进针后,不施行任何手法操作,不要求得气)	两组治疗前后 WHOQOL-BREF 生理领域评分比较 $WMD=1.32,95\%CI(1.29,1.35),P<0.00001$;两组治疗前后 WHOQOL-BREF 心理领域评分比较 $WMD=-0.60,95\%CI(-0.79,-0.41),P<0.00001$;两组治疗前后 WHOQOL-BREF 社会关系领域评分比较 $WMD=0.38,95\%CI(0.26,0.50),P<0.00001$;两组治疗前后 WHOQOL-BREF 环境领域评分比较 $WMD=0.22,95\%CI(-0.33,0.77),P=0.43$;两组治疗前后疲劳量表(FS)总分比较 $WMD=1.00,95\%CI(0.50,1.50),P<0.0001$;两组治疗前后体力疲劳积分比较 $WMD=0.40,95\%CI(-0.07,0.87),P=0.09$

参 考 文 献

[1] 江开达,于欣,李凌江,等. 精神病学[M]. 北京:人民卫生出版社,2011:185.

[2] Wessely S,Chalder T,Hirsch S,et al. The prevalence and morbidity of chronic fatigue and chronic fatigue syndrome:a prospective primary care study[J]. Am J Public Health,1997,87(9):1449.

[3] Bruce M Carruthers, Anil Kumar,et al. Myalgic encephalomyelitis/chronic fatigue syndrome:clinical working case definition,diagnostic and treatment guidelines a consensus document[J]. Journal of Chronic Fatigue Syndrome,2005,11(1):7-115.

[4] 王京京. 针刺对慢性疲劳综合征患者生存质量影响的临床研究[D]. 北京:中国中医科学院,2009.

[5] 宋玉静,王京京,王巧妹,等.针刺对慢性疲劳综合征患者疼痛程度影响的随机对照研究[J].中国中医药信息杂志,2010,17(10):6-8.

[6] 王京京,宋玉静,吴中朝,等.针刺对慢性疲劳综合征患者生存质量影响:随机对照研究[J].中国针灸,2009,29(10):780-784.

[7] 王京京,宋玉静,吴中朝,等.针刺对慢性疲劳综合征患者疲劳程度影响的随机对照观察[J].针刺研究,2009,34(2):120-124.

[8] 李雪.足三里、肾俞烧山火针法治疗脾肾阳虚型慢性疲劳综合征临床疗效研究[D].成都:成都中医药大学,2011.

[9] 诸毅晖,梁繁荣,成词松,等.电针肾俞、足三里治疗慢性疲劳综合征的随机对照研究[J].上海中医药杂志,2008,42(10):48-50.

[10] 郑盛惠,郑生智,焦建凯,等.俞募配穴针灸对慢性疲劳综合征患者生存质量的影响[J].中医药导报,2011,17(7):66-68.

[11] 陈兴华,杨娟,孙玮,等.针刺治疗慢性疲劳综合征患者焦虑状态疗效观察[J].上海针灸杂志,2011,30(7):441-443.

第30节 创伤后应激障碍

（检索时间:2012年6月30日）

针灸治疗方案推荐意见

基于Ⅰ级证据的推荐性意见

◎ **较强推荐** 以下方案可应用于创伤后应激障碍的治疗

电针头穴联合耳穴法——电针法（四神聪、百会、神庭、风池）＋耳穴（皮质下、神门、交感、心、肝、肾）

基于Ⅱ级证据的建议性意见

△ **弱度建议** 以下方案可试用于创伤后应激障碍的治疗

电针头穴结合艾灸法——电针法（四神聪、百会、神庭、风池）＋灸法（肾俞、命门、志室）

临床流行病学资料

创伤后应激障碍（posttraumatic stress disorder,PTSD）是指突发性、威胁性或灾难性生活事件导致个体延迟出现和长期持续存在的精神障碍。

据美国精神病协会（American Psychiatry Association,APA）统计,美国PTSD的人群总体患病率为1‰～14‰,平均为8‰,个体终生患病危险性达3‰～58‰,女性约是男性的2倍[1]。德国研究结果为人群总体患病危险性仅为1.3‰,而阿尔及利亚研究结果显示高达37.4‰,同时PTSD患者的自杀危险性亦高于普通人群,高达19‰。

　　一般来说,不同的人群或个体,不同应激事件所致 PTSD 的患病危险性亦不相同。有研究表明,交通事故后,无论受伤与否,约 25％的儿童会患 PTSD,且缺乏父母关爱的青少年受伤更易罹患本病。幼年遭受躯体或性虐待,10％～55％的患者成年后患 PTSD,50％～75％儿童 PTSD 患者症状会一直延续到成年[2]。青少年罪犯中,PTSD 的患病率是普通青少年的 4 倍,其中,女性是男性的 2 倍。

　　我国由自然灾难引起的心理创伤(如有关地震和洪灾后的 PTSD)逐渐被重视。流行病学研究报告,如一项研究报告[3]采用多级整群抽样的方法对 1995—1999 年 5 年内遭受过严重洪涝灾害的洞庭湖灾区成人 PTSD 患病情况进行调查,显示发病率为 33.89％。一项对张北地震受灾人群的调查[4]表明,急性应激障碍的发病率为 6.1％,3 个月内 PTSD 的发生率为 18.8％,震后 3 个月的患病率为 7.2％。另一项对唐山大地震所致孤儿的 PTSD 的调查[5]显示发病率为 23％。

临床评估与诊断

创伤后应激障碍的临床评估

　　在创伤性事件发生后,就应该及时根据事件类型,结合创伤后应激障碍的危险因素,对受害者的生理、心理、社会状态以及应对方式进行全面评估(表 4-30-1),从而进行诊断和制订治疗计划。另外,多角度、多维度的评估利于诊断出症状的全部内容和形式,进而确定 PTSD 的共病情况,因为 PTSD 往往有其他的心理障碍共病,最常见的为抑郁和物质滥用。

表 4-30-1　创伤后应激障碍临床评估要点简表

评估项目	评估内容	评估要点
病史	性别	女多于男
	既往病史	经受创伤性事件(战争、暴力犯罪、性侵害、严重交通意外、自然灾害、技术性灾难、难民、长期监禁与拷问等自然灾害和人为灾害),其创伤程度、年龄、早期痛苦程度等为患病主要影响因素
	生活状态	个性特征(性格内向及有神经质倾向)、其他负面性生活事件(家境不好、躯体健康状态欠佳等)
	家族史	有一定的遗传倾向
症状	自觉症状表现	明显的心理创伤反应,如觉得恐惧、紧张、悲哀、内疚、愤怒等"创伤三联征":病理性再体验;病理性回避与麻木;病理性警觉性增高
	病情特点	周期性的伴随症状缓解或消失的症状加剧,可发展为持续一生的慢性症状

1. 初始评估

(1) 对个体分类,初步确定是躯体损伤或是精神损伤。

(2) 评估个体对自身或他人的潜在危险。

(3) 提高个体的基本需要:如医疗需要、休息、营养、因损伤所致的疼痛的处理。

(4) 初步评估创伤性事件。

(5) 评估个体能获得的社会支持资源包括医疗服务资源。

(6) 提高增强个人安全感的措施,包括一般心理支持和提高安全的环境。

(7) 在客观危险结束和主观的恐惧缓解后进行创伤性事件的探讨和患者情感的宣泄。

2. 详细评估

(1) 在确定患者能够承受更详细的评估后,开始详细评估创伤性事件(包括详细的创伤暴露史、患者对于创伤的反应、创伤发生的时间、创伤持续的时间、创伤的类型、患者对于创伤经历的认识等)。

(2) 完整的精神疾病的诊断评估(包括既往病史及现病史、精神病史、其他疾病史、用药史、个人史、家族史、社会及职业情况、体格检查、心理测评、既往治疗史及有效性评估)。

(3) 建立 PTSD 及其共病的最后诊断(应特别注意儿童、妇女、患有共病的 PTSD 患者特点)。

创伤后应激障碍的诊断标准与分类

1. 创伤后应激障碍的诊断标准(CCMD-3)

症状标准:

(1) 遭受对每个人来说都是异乎寻常的创伤性事件或处境(如天灾人祸)。

(2) 反复重现创伤性体验(病理性重现),并至少有下列 1 项:①不由自主地回想受打击的经历;②反复出现有创伤性内容的噩梦;③反复发生错觉、幻觉;④反复发生触景生情的精神痛苦,如目睹死者遗物、旧地重游,或周年日等情况下会感到异常痛苦和产生明显的生理反应,如心悸、出汗、面色苍白等。

(3) 持续的警觉性增高,至少有下列 1 项:①入睡困难或睡眠不深;②易激惹;③集中注意困难;④过分担惊受怕。

(4) 对与刺激相似或有关的情境的回避,至少有下列 2 项:①极力不想有关创伤性经历的人与事;②避免参加能引起痛苦回忆的活动,或避免到会引起痛苦回忆的地方;③不愿与人交往、对亲人变得冷淡;④兴趣爱好范围变窄,但对与创伤经历无关的某些活动仍有兴趣;⑤选择性遗忘;⑥对未来失去希望和信心。

严重标准:社会功能受损。

病程标准:精神障碍延迟发生(即在遭受创伤后数日至数月后,罕见延迟半年以上才发生),符合症状标准至少已 3 个月。

排除标准:排除情感性精神障碍、其他应激障碍、神经症、躯体形式障碍等。

2. 创伤后应激障碍的分类　根据 DSM-Ⅲ 将 PTSD 分为 3 种亚型:①急性 PTSD:指症状持续至少 3 个月;②慢性 PTSD:指症状持续 3 个月或更长;③延迟发生 PTSD:指在创伤性事件后至少 6 个月才出现症状。

3. 特殊人群创伤后应激障碍

(1) 儿童创伤后应激障碍:儿童 PTSD 涵盖了成人 PTSD 的上述 3 组特征性症状群,但表现形式与成人不同,并且有些症状是儿童所独有的。儿童 PTSD 的再体验症状可表现为反复玩与创伤有关的游戏,反复噩梦,反复绘画与创伤有关的主题,或面临创伤有关的现实时极度紧张;儿童的回避症状常表现为不能回忆创伤的重要部分以及麻木症状;拒绝承认或谈论创伤事件(尤其是在较小儿童),情感迟钝,无精打采,对日常活动兴趣下降等;高警觉症状在儿童表现为活动过度,异常活跃,不稳定,注意力不能集中,以及躯体不适。在符合上述症状学标准后,症状持续 1 个月,且社会功能(学习功能、社会交往等)受到严重损害,就符合儿童 PTSD 的诊断。

(2) 女性创伤后应激障碍:女性在一生中暴露于创伤性事件的概率小于男性,但 PTSD 的发病风险却显著高于男性;相比而言,女性患者的症状重,病程长,恢复慢,生活质量低。

(3) 老年创伤后应激障碍:老年人既容易成为创伤性事件的受害者,又可以成为灾难后重建的重要财富。目前并没用专门针对老年 PTSD 患者的评估工具,与年轻患者相比,老年 PTSD 患者的躯体症状更多。

针灸治疗效能等级与治疗目标

1. 效能等级　针灸治疗可改善患者对创伤事件的重复体验、回避和情感麻木、过度警觉、冲动和暴力行为等症状的效果,缓解患者的抑郁、焦虑等情感症状,同时消除了 PTSD 患者强烈的羞愧、内疚或耻辱感,纠正其歪曲的认知,缩短了疗程。但 PTSD 的治疗是一个长期的过程,需要心理治疗的配合来提高疗效和减少复发,所以本病属于Ⅱ级效能等级病谱。

2. 治疗目标　缓解症状,恢复病前功能,稳定病情,防止复发。一般来讲,PTSD 的治疗包括如下一些,因人因疾病的不同阶段而定:①减轻或消除 PTSD 的症状及创伤相关的并发症,最大限度地减轻或消除创伤后应激障碍的核心症状,减轻患者的痛苦体验;②提高患者的心理应付能力,让患者达到安全及信任状态,最终帮助患者达到或提高创伤前的社会功能水平;③防止创伤后应激障碍慢性化及复发;④促进创伤后的人格成长和职业发展,包括职业目标,社会功能、人际交流能力、核心价值和信念的重建。

针灸治疗流程与推荐方案

针灸治疗创伤后应激障碍流程(图 4-30-1)

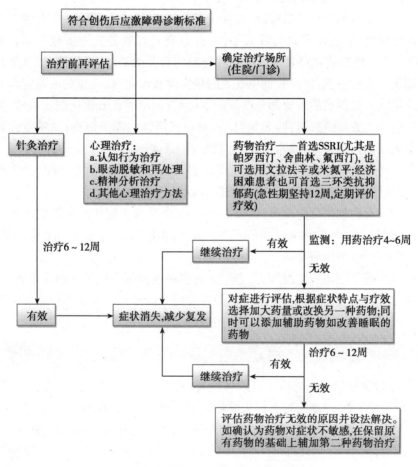

图 4-30-1　针灸治疗创伤后应激障碍流程

针灸治疗创伤后应激障碍推荐方案

创伤后应激障碍一般治疗方案

● 电针头穴配合耳穴法[6]（1b 级证据）★★★★★

『主穴』头穴：四神聪、百会、神庭、风池；耳穴：皮质下、神门、交感、心、肝、肾。

『操作』①针刺穴位沿头皮成 15°～30°角斜刺进针，风池穴：针尖方向微向下，向鼻尖斜刺 0.5～1.2 寸。神庭、前神聪、百会进针时，针尖向前，左右神聪和后神聪针尖向百会，进针 0.5～1 寸，得气后接电针仪，施以连续波，频率 100Hz，刺激量以病人耐受为度。电针连接时，神庭、百会和左右神聪为一组；前后神聪和、右风池为一组。每日一组，两组交替使用。其中神庭接电针正极，左神聪接负极；百会接正极，右神聪接负极；前神聪接正极，左风池接负极；后神聪接正极，右风池接负极。每周 3 次（隔日 1 次），连续治疗 12 周，共 36 次。②耳穴治疗：左手固定耳郭，右手持镊子夹取耳穴贴（王不留行型），于耳穴直接贴敷，稍加压力按压 1～2 分钟，随后留于耳穴上。一般为单侧取穴，两耳轮换。

『注意』①病人在治疗期间，若发生晕针等情况，医生应根据情况做及时、正确的处理，立即停止针刺，快速出针，将病人平卧，头部放低，松开衣带，注意保暖，给予温开水或葡萄糖饮之。若危重者，可配合其他治疗或采用急救措施。②若耳穴贴出现过敏，则改用王不留行生药，以脱敏胶布自制敷贴，并更换另一侧耳朵进行治疗。严重时停止使用。③若出现严重并发症，或病情出现不稳定，不宜继续治疗，并请相应的专科医生处理。

疗效说明　治疗 6 周、12 周后，在改善 CAPS 量表得分（24.12±2.27、37.97±7.75），HAMD 量表得分（5.46±1.69、7.77±2.37）和 HAMA 量表积分（3.84±1.89、6.08±2.67）等方面，对照西药治疗（帕罗西汀）（22.11±1.19、35.58±2.29,4.28±0.92、6.55±1.31,4.06±1.99、6.08±1.67）未见显著差异；但积分减分率比较，优于西药治疗；且安全性优于西药治疗。

● 电针头穴结合艾灸法[7]（2c 级证据）★

『穴位』针刺取穴：四神聪、百会、神庭、风池；灸法取穴：背部肾俞、命门、志室。

『操作』①针刺：见推荐方案 1，电针频率 300～500 次/分钟。每次 30 分钟，每周 3 次（隔日 1 次），连续治疗 6 周，共 18 次。②艾灸：取 2cm 艾条 2 段点燃，置温灸盒内，以背部第 2 腰椎棘突为中心，以督脉为中线并与之垂直，燃完约 20 分钟。每周 3 次（隔日 1 次），连续治疗 12 周。

疗效说明　治疗 6 周、12 周、随访 3 个月及 6 个月后,针刺对照西药治疗(帕罗西汀)在改善 CAPS 量表得分(26.11±3.05、36.15±3.3、45.02±6.31、49.81±6.90,22.11±1.19、35.58±2.19、40.47±1.85、44.86±2.59)、HAMD 量表得分(5.39±1.96、7.42±2.03、9.71±1.94、9.40±2.10,4.28±0.92、6.55±1.31、7.78±1.56、8.41±1.58)和 HAMA 量表积分(5.39±1.96、7.42±2.03、8.71±1.94、9.40±2.10,4.28±0.92、6.55±1.31、7.78±1.56、8.41±1.58)等方面未见显著差异;但 HAMA 量表积分(即焦虑症状改善情况)或许优于西药治疗,且安全性优于西药治疗。

影响针灸疗效因素

1. 患病因素　重大的创伤、患过精神障碍病史、创伤后出现的急性应激和抑郁以及缺少神会支持和人格因素,是影响本病的主要相关因素。

2. 心理干预的配合　认知行为治疗是现阶段有充分证据证明的治疗PTSD 的有效方法之一,可以降低 PTSD 的发生率和严重程度,所以与心理干预治疗配合是提高疗效的一种途径。治疗同时采用以意引导,转移或诱导患者的情感,促进认知重建,进行说服解释、安慰开导、鼓舞展望、感化激励等,从而改变患者的精神面貌及躯体症状。

针灸治疗的环节和机制

针灸治疗 PTSD 的实验研究尚少,其治疗的环节和机制尚不明确,可能是穴位刺激的作用,可以削弱创伤情景回忆和恐惧情绪之间的联系,使患者PTSD 的症状在较短时间内消除,使大脑功能得到重新整合。

预　　后

在 PTSD 的病人中,大约有 1/3 的病人会呈慢性化发展病程,其中约 10%的病人症状持续不愈甚至恶化,这些病人的特点早期以闯入性症状为主,其后以回避症状突出,达到缓解的时间中位数至少 3 年;其中 1/3 病人的 PTSD 病程超过 10 年以上。

一般认为,以下特点提示较好预后:症状继续出现,持续较短(<6 个月);病前功能良好;社会支持系统好;无其他精神科、内外科疾病及物质依赖等共病;其他危险因素不显著。相反,特别年幼及特别年老患者,PTSD 症状数量多,麻木和警觉症状比例高,存在精神疾病如焦虑和情感障碍、物质滥用、童年创伤史等易感因素者,女性,经历的创伤性事件强度巨大,丧失或者缺乏有效的情感支持和社会支持者,常用回避、自责、饮酒抽烟等方式应对困难处境者,

合并有其他共病者,有效的药物治疗流程不足够和缺少心理治疗者,更容易慢性化,更难治。

代表性临床试验

表 4-30-2　针灸治疗创伤后应激障碍代表性临床试验

试验观察方案	试验设计	治疗组/对照组	结　　果
电针头穴治疗地震后创伤后应激障碍方案[6]	138 例的多中心 RCT[2]	电针头穴治疗组(n=69,电针四神聪、百会、神庭、风池)和西药对照组(n=69,帕罗西汀 20mg,每晚口服 1 次)连续治疗 12 周,共 36 次的疗效。在治疗前、治疗 6 周、12 周,治疗结束后 3 个月、6 个月随访	组间比较 12 周疗程后 CAPS 量表、HAMD 量表积分及 HAMA 量表积分[$WMD=12.98,95\%CI(12.29,13.67),P<0.00001$],[$WMD=1.32,95\%CI(0.85,1.79),P<0.00001$],[$WMD=0.85,95\%CI(0.10,1.60),P=0.03$]。CAPS 量表、HAMD 量表和 HAMA 量表积分在不同时间段内减分率组内比较均有显著性差异

参 考 文 献

[1] Breslau, N. The epidemiology of post-traumatic stress disorder: What is the extent of the problem? [J]. Journal of the Clinical Psychiatry, 2001, 62(Suppl17): 16-22.

[2] Kenneth J Ruggiero, Tracy L Morris, Joseph R Scotti. Treatment for children with post-traumatic stress disorder: Current status and future directions[J]. Clinical Psychiatry: Science and Practice, 2001, 8(12): 210-227.

[3] 伍志刚, 刘爱忠, 谭红专, 等. 洪灾区成人 PTSD 及其危险因素的研究[J]. 中国临床心理学杂志, 2003, 11(2): 173-175.

[4] 汪向东, 赵承智, 新福尚隆, 等. 地震后创伤后应激障碍的发生率及影响因素[J]. 中国心理卫生杂志, 1999, 13(1): 28-30.

[5] 张本, 王学义, 孙贺祥, 等. 唐山大地震所致孤儿心理创伤后应激障碍的调查[J]. 中华精神科杂志, 2001, 33(2): 111-114.

[6] 王罡. 电针头穴加耳治疗 5.12 地震后创伤应激障碍(PTSD)的临床 RCT 研究[D]. 成都: 成都中医药大学, 2010.

[7] 胡中平. 电针头穴加灸法治疗汶川"5.12"地震后创伤后应激障碍的临床 RCT 研究[D]. 成都: 成都中医药大学, 2010.

第 31 节　癔　症　球

（检索时间：2012 年 6 月 30 日）

针灸治疗方案推荐意见

基于 Ⅱ 级证据的建议性意见

□ **强力建议**　以下方案可试用于癔症球的治疗

　　循经感传针法——针刺法（内关、足三里）

△ **弱度建议**　以下方案可试用于癔症球的治疗

　　远近配穴法——针刺法（天突、太冲、丰隆）

　　针刺联合中药方案——①针刺法（好感穴，下颌角之后一横指，于胸锁乳突肌前缘处）＋中药（半夏厚朴汤）；②针刺法（梅核气点，即掌面劳宫穴稍下方，于掌面食指和中指缝后 1 寸处）＋疏肝利咽合剂

临床流行病学资料

癔症球（globus hystericus）又称梅核气、咽异感症，是胃肠神经症的一种，指咽部无明显器质性病变而自觉咽喉部有异物、堵塞、痰黏着感或不适等异常感觉的病症，也称咽神经症。目前认为本病很可能与咽肌或上食管括约肌的功能失调有关，多见于绝经期的女性，患者在发病中多有精神因素，性格上有强迫观念，经常做吞咽动作以求解除症状。

目前尚未查到权威性的较全面的发病率统计学资料。

临床评估与诊断

癔症球临床评估（图 4-31-1）

1. 病因　由精神因素导致，亦可能与器质性病变有关；可以系咽喉及邻近器官病变所引起，也可能为全身其他器官疾病通过神经反射传导至咽部而产生。

2. 症状　了解症状的发作时间，有无诱因，咽异感的性质及部位，与吞咽的关系及伴随症状等。

患者多为成年女性，发病时间长短不一，可反复发作，一般常在情绪变化或疲劳后发病。咽异感症状往往多种多样，包括异物感、闭塞感、压迫感、烧灼感、束带感、蚁行感、团块附着感或胀满感等。症状多在空咽时明显，吞咽食物时反而不明显；可间歇性出现，也可持续性存在。异感部位多位于口咽和胸骨上窝之间，可固定不动，亦可上下移动，常处于咽中线或偏于一侧。患者常试图通过吞咽或咳嗽来消除咽部的异感症状，但并不能达到目的，有时反而使咽

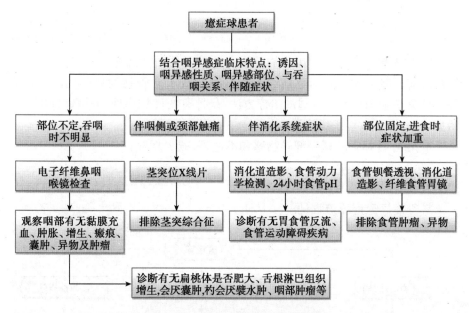

图 4-31-1　癔症球临床诊断评估图

部不适感加重。可伴有嗳气、反酸、胸闷、胸骨后疼痛等消化系统症状,或紧张、焦虑、抑郁、烦躁等精神症状。

3. 查体　根据患者病史和症状进行有关专科检查,尤其要进行消化系统检查,排除上消化道炎症、运动障碍及肿瘤等疾病。

首先进行咽喉部常规检查,排除局部器质性病变,应注意鼻咽、口咽、喉咽等部位有无炎症、增生、肿瘤等病变。对邻近器官也应做相应检查,如鼻部有无炎症、息肉,颈部有无骨畸形、触痛、增生肿块等。全身检查也很重要,可根据患者病史和症状进行有关专科检查,尤其要进行消化系统检查,排除上消化道炎症、运动障碍及肿瘤等疾病。

4. 辅助检查

(1) 常规检查:进行电子纤维鼻咽喉镜检查,观察鼻咽、口咽、喉咽有无黏膜充血、肿胀、增生、瘢痕、囊肿、异物及肿瘤等,尤其注意扁桃体是否肥大,咽喉壁淋巴小结、舌根淋巴组织是否增生,会厌是否有囊肿,杓会厌襞是否肿胀。

(2) 其他检查:①实验室检查:血常规;②影像学检查:消化道钡餐透视或摄片,上消化道造影,颈椎 X 线摄片,胸部 X 线摄片;③纤维食管镜及胃镜检查;④食管动力学及 24 小时食管 pH 检测、颈部 B 超检查。

癔症球的临床诊断

①咽中如有炙脔,吞之不下,吐之不出;②精神抑郁,情绪不宁,胸胁胀满,

嗳气纳差;③有情志刺激史,诸症随情绪波动而变化。

1. 效能等级 本病多因咽局部没有明显的器质性病变,故认为本病属于咽神经症。但也有人认为本病很可能与咽肌或上食管括约肌的功能失调有关。针灸是本病目前可首选的治疗方法,是针灸的优势病种,采用针刺可完全治愈本病,属于效能Ⅰ级病谱。

2. 治疗目标 减轻咽部异物感和不适感,减少复发。

针灸治疗癔症球流程(图 4-31-2)

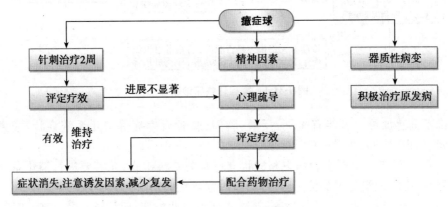

图 4-31-2 针灸治疗癔症球流程

针灸治疗癔症球推荐方案

癔症球一般治疗方案

● 循经感传针法[1]**(2a 级证据)★★★**

『穴位』内关、足三里。

『操作』直刺入一侧内关穴 0.8～1 寸,得气后略转针向使针尖朝上,施行小幅度提插捻转手法,使针感向上传过肘窝,行针时让患者做吞咽动作,并嘱患者摒除杂念用心体会针下传导感觉,同时医生与患者密切沟通,相互配合以治神。然后直刺入另一侧足三里穴 1.5～2 寸,按压足三里下方,行小幅度高频率的提插捻转手法,以激发经气使针感向上传过膝盖,行针的同时让患者做吞咽动作,重复上述过程。两穴均留针 20 分钟,留针期间每隔 5 分钟行针 1次,行针时嘱患者配合吞咽动作,重复上述过程。每天治疗 1 次,左右交替取穴,共治疗 5 次。

疗效说明　治疗 5 天后,治愈率(咽部异物感等症状消除)50%,总有效率(咽部异物感等症状减轻)86.67%,治疗 2、3、4、5 个疗程后,有效率及总有效率均优于普通针刺治疗。治疗 1、2、3、4、5 个疗程及 3 个月后随访,实验组治愈率(50%、60%、75.86%、79.31%、86.21%、82.76%)优于普通针刺治疗(86.67%、23.33%、27.59%、41.38%、62.07%、51.72%),总有效率(86.67%、93.10%、96.55%、96.55%、96.55%、96.55%)优于普通针刺治疗(60.00%、73.33%、79.31%、86.21%、86.21%、82.76%),但复发率无统计学差异。在改善梅核气主要症状,局部症状上可能优于常规针刺,改善全身相关症状上疗效相当。

● 远近配穴法[2](2c 级证据)★

『穴位』天突、太冲、丰隆。

『操作』直刺天突穴 0.2～0.3 寸,然后沿胸骨柄后缘、气管前缘向下刺入 1 寸左右,实施捻转手法;然后取双侧太冲及丰隆穴,予平补平泻法,留针 30 分钟。每日 1 次,10 次为 1 个疗程。

疗效说明　治疗 20 天后,痊愈率(症状消失,咽中无不适感,1 年内无复发)62.5%,总有效率(显效:症状消失,但偶遇情志波动,咽中仍有不适感)97.9%,或许优于药物治疗(口服谷维素,肌内注射胎盘组织液)(20%、78.8%)。

● 针刺联合疏肝利咽合剂[3](2c 级证据)★

『穴位』梅核气点(掌面劳宫穴稍下方,于掌面食指和中指缝后 1 寸处)。

『操作』直刺,进针约 0.3～0.5 寸,强刺激。刺激的同时让患者深呼吸、憋住气,数秒后做吞咽动作,反复这种动作,直到患者感觉咽部症状减轻或消失为止。

『联合药物』疏肝利咽合剂,每次 20～30ml,3 次/日,其组成成分为黄芪、半夏、厚朴、茯苓、柴胡、桔梗、板蓝根、绞股蓝等。并辅以心理治疗。

疗效说明　治疗 2 周后治愈率(咽部异物感等症状消除)69.2%,总有效率(好转:咽部异物感等症状减轻)99%,或许优于西药治疗(舒乐安定、谷维素、维生素 B_1);同时在改善血浆黏度(1.13±0.05)、纤维蛋白原(3.47±0.58)g/L 等方面或许优于西药治疗。

● 针刺联合半夏厚朴汤[4](2c 级证据)★

『穴位』好感穴(下颌角之后一横指,于胸锁乳突肌前缘处)。

『操作』斜刺,针尖向咽喉部,深 1～1.5 寸,一般针刺左右两侧穴位,以中等刺激为宜,得气后留针 20 分钟,每日 1 次,7 次为 1 个疗程。

『联合药物』半夏厚朴汤为基本方:厚朴、苏叶、茯苓各 12g,制半夏、陈皮、

香附各 9g,生姜、甘草各 3g。气逆难降者,加紫苏梗;气实者,加枳壳;痰多口
渴者,加瓜蒌仁;咽干燥者,加石斛、天花粉、麦冬。

疗效说明　治愈率(治疗 2 个疗程后,咽喉异物感完全消失,且停止治疗
后未再发作)40%,总有效率(好转:咽部异物感明显减轻)90%,或许优于西药
治疗(安定、维生素 B_1、喉症消炎片)(4%、60%)。

影响针灸疗效因素

1. 心理治疗　临床中发现本病的发生、发展、转归,均与情志因素密切相
关,若对不同的病人,在针灸治疗的同时进行心理疏导,分别运用相应的心理
治疗,则见效更快,疗效更好。在治疗时,应用语言暗示患者,如述其针刺后可
立即见效等,可提高针灸疗效。

2. 刺法　从临床看,本病在治疗时,以咽部有明显的针感疗效好,尤其是
咽后壁的点刺常可及时起到效果,这与患者的精神因素密切相关。

3. 个体状况　如果患者有较重的抑郁、强迫症、神经质较重,针灸疗效较
差,应配合药物治疗。

针灸治疗的环节和机制

1. 局部治疗作用　目前认为本病很可能与咽肌或上食管括约肌的功
能失调有关,针刺廉泉、天突等局部腧穴,可促进咽部的微循环,同时对咽
肌或上食管括约肌的功能失调有直接的刺激和调节作用,有利于症状的
消除。

2. 整体治疗机制　针刺协调中枢神经的兴奋和抑制过程,调节自主神
经功能,提高免疫,调节神经-内分泌的失调等,从而达到整体治疗本病的
目的。

预　　后

本病对人体健康影响不大,经过治疗预后良好。一般初起疾病轻浅,情志
因素不重者,针刺治疗易于奏效,预后较好。而病程较长,反复发作,情志因素
复杂者,属于顽固性病例,多较难治,给予耐心的心理治疗,必要时配合抗抑郁
药物治疗,才能收效。在治疗的同时,应注意开导病人,耐心听其诉说,经治疗
病情好转后要继续治疗一段时间,防止复发。

代表性临床试验

表 4-31-1　针灸治疗癔症球的代表性临床试验

试验观察方案	试验设计	治疗组/对照组	结　　果
循 经 感 传 针法[1]	60 例 RCT	治疗组($n=30$,针刺内关、足三里后,提插捻转以激发经气感传)/对照组($n=30$,常规针刺内关、足三里),每日 1 次,5 天为 1 个疗程	1 个疗程治疗,两组比较治愈率[$RR=2.50$,95%$CI(1.12,5.56)$,$P=0.02$]和有效率[$RR=1.44$,95%$CI(1.04,2.00)$,$P=0.03$];治疗 2 个疗程后,治愈率[$RR=2.66$,95%$CI(1.31,5.40)$,$P=0.0009$]和有效率[$RR=1.27$,95%$CI(1.00,1.61)$,$P=0.05$];治疗 3 个疗程后,治愈率[$RR=2.75$,95%$CI(1.47,5.13)$,$P=0.001$]和有效率[$RR=1.22$,95%$CI(1.00,1.48)$,$P=0.05$]。梅核气主要症状比较[$WMD=1.37$,95%$CI(0.11,2.63)$,$P=0.03$],局部症状[$WMD=6.39$,95%$CI(5.36,7.43)$,$P<0.00001$]和全身相关症状[$WMD=7.52$,95%$CI(5.83,9.21)$,$P<0.00001$]

参　考　文　献

[1] 夏秋成. 循经感传针法治疗梅核气的临床疗效观察[D]. 成都:成都中医药大学,2010.

[2] 郭艳明,吴文彦. 针刺治疗梅核气 96 例疗效观察[J]. 中国针灸,1995(S1):20.

[3] 谭开林,吴天祐. 疏肝利咽合剂加针刺治疗对咽异感症患者血液流变学的影响[J]. 中国中西医结合耳鼻咽喉科杂志,2006,14(3):165-167.

[4] 邢春光. 半夏厚朴汤合针刺治疗咽异感症 70 例[J]. 安徽中医学院学报,1995,12(3):30.

第5章

消化系统疾病

第32节　消化性溃疡

（检索时间：2012 年 6 月 30 日）

针灸治疗方案推荐意见

基于Ⅰ级证据的推荐性意见

◎ *较强推荐*　以下方案可应用于消化性溃疡的治疗

芒针刺法——中脘

基于Ⅱ级证据的建议性意见

□ *强力建议*　以下方案可试用于消化性溃疡的治疗

穴位埋线法——胃俞透脾俞、中脘透上脘膈俞、足三里

△ *弱度建议*　以下方案可试用于消化性溃疡的治疗

一般性治疗方案——针刺法（脾俞、胃俞、中脘、足三里、内关/随症配穴）

消化性溃疡并发穿孔综合性治疗方案——针刺法（中脘、足三里）＋禁食、胃肠减压；予抗生素抗感染；静脉输液：维持水、电解质平衡；当胃肠功能恢复，肛门恢复排气后，予中药复方大柴胡汤经胃管注入

临床流行病学资料

消化性溃疡（peptic ulcer）是指在各种致病因子的作用下，黏膜发生的炎症与坏死性病变，病变深达黏膜肌层，常发生于与胃酸分泌有关的消化道黏膜，其中以胃、十二指肠最常见。

消化性溃疡是一种全球性多发病，在一般人口中约有 10％的人在其一生中某一时期，患有胃、十二指肠溃疡[1]。但在不同国家、不同地区，其发病率有较大差异。消化性溃疡病在我国人群中的发病率尚无确切的流行病学调查资料，有资料报道，占国内胃镜检查人群的 10.3％～32.6％。本病可见于任何年龄，以 20～50 岁居多，男性多于女性[（2～5）：1]，临床上十二指肠溃疡多于胃溃疡，两者之比约为 3：1[2]。同一国家消化性溃疡患病率存在差异，如我国南方患病率高于北方，城市高于农村，可能与饮食习惯、工作紧张有关。发作有季节性，秋冬和冬春之交是高发季节。

临床评估与诊断

消化性溃疡临床评估

采集病史,完善检查以确定病变的部位,严重程度,持续时间,发病过程,精神、劳逸及饮食的影响等,以作为本次诊断评估及制订治疗方案的重要参考。

1. 病史询问

(1) 发病年龄:可见于任何年龄,以 20～50 岁居多,但近年观察发现老年(>60 岁)消化性溃疡并上消化道出血的病人,尤其是大出血病人有增多的趋势;十二指肠溃疡多见于青壮年,胃溃疡多见于中老年。

(2) 症状特点:长期反复发作的周期性节律性上腹部疼痛,应用碱性药物可缓解。

(3) 社会心理因素:发病前有无心理社会因素,在长期精神紧张、精神负担过重等不良应激情况下,胃排空被明显抑制,并且随着应激强度增加,胃排空抑制度不断增强,并可产生一系列的生理、神经内分泌、神经生化学、免疫功能和心理行为等方面的改变,从而引起胃酸分泌增强和(或)减弱,胃十二指肠黏膜抵抗力减弱,增加对消化性溃疡的易感性。

(4) 既往史及个人史:尤其注意有无服用可导致消化性溃疡的药物,如 NSAID 和阿司匹林、糖皮质激素药物;抗肿瘤药物和抗凝药的使用也可诱发消化性溃疡病,也是上消化道出血不可忽视的原因之一。个人史方面,要注意患者有无酗酒、抽烟、不良饮食习惯或滥用药物的情况。

(5) 家族史:一些患者家族中有着高发病率。在消化性溃疡的发病机制中,遗传因素的易感性起着较重要的作用。但也有研究认为,家族的高发病率与 Hp 家族内传染有关。

2. 体格检查　对患者应做全面的体格检查,与其他腹部疾病相鉴别。尤其是对消化性溃疡可能出现的急性并发症,应及时转至专科治疗,以免延误病情。

3. 实验室和其他检查

(1) 内镜检查:是确诊消化性溃疡的主要方法。在内镜直视下可确定溃疡的部位、大小、形态与数目,结合活检病理结果,可确定溃疡的性质及分期。

(2) Hp 感染检测:对消化性溃疡应进行 Hp 感染检测。检测方法分为侵入性和非侵入性两大类,前者需在内镜下取胃黏膜活检,非侵入性检查为首选方法,主要有 ^{13}C 或 ^{14}C 标记的尿素呼吸。

(3) 试验:血清学试验和粪便 Hp 抗原检测。

(4) X 线钡餐检查:对于不能接受内镜检查的患者可考虑进行 X 线钡餐检查,钡剂填充溃疡的凹陷部分所造成的龛影是诊断溃疡的直接征象。

（5）胃液分析：主要用于胃泌素瘤的辅助诊断，对消化性溃疡的诊断仅作参考。

消化性溃疡的诊断与分期

1. 活动期（包括 A₁ 期和 A₂ 期）　A₁ 期：溃疡呈圆形或椭圆形，中心覆盖厚白苔，可伴有渗出或血痂，周围潮红，充血水肿明显。A₂ 期：溃疡覆盖黄色或白色苔，无出血，周围充血水肿减轻。

2. 愈合期（包括 H₁ 期和 H₂ 期）　H₁ 期：溃疡处于愈合中，周围充血、水肿消失，溃疡苔变薄消退，伴有新生毛细血管。H₂ 期：溃疡继续变浅、变小，周围黏膜皱襞向溃疡集中。

3. 瘢痕期（包括 S₁ 期和 S₂ 期）　S₁ 期：溃疡白苔消失，呈现红色新生黏膜，称红色瘢痕期。S₂ 期：溃疡的新生黏膜由红色转为白色，有时不易与周围黏膜区别，称白色瘢痕期。

针灸治疗效能等级与治疗目标

1. 效能等级　针灸治疗消化性溃疡以获得整体好转结局为主要趋势，在本病症治疗中针灸效能可发挥主要的治疗效应。消化性溃疡属于针灸治疗效能等级 Ⅱ 级病谱，临床可采用针灸为主要治疗方法，为了进一步提高疗效，应结合相应的药物和其他疗法。

2. 治疗目标　缓解症状，促进愈合，预防复发，防止并发症。

针灸治疗流程与推荐方案

针灸治疗消化性溃疡流程（图 5-32-1）

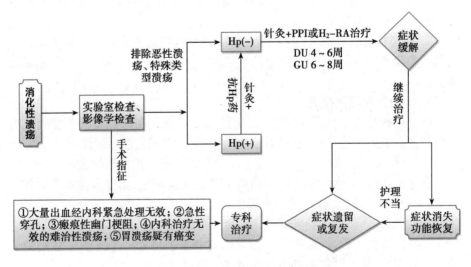

图 5-32-1　针灸治疗消化性溃疡流程

针灸治疗消化性溃疡推荐方案

1. 一般针灸治疗方案

● 芒针法[3]（1b 级证据）★★★★★

『穴位』中脘。

『操作』选用直径 0.30mm、长 80mm 的毫针，夹持进针，垂直缓慢捻转进针，如针下阻力较大或患者较痛苦时不可强行进针。当患者自觉针感由胸向两胁肋、背部及下腹部放射时，即为得气，得气后缓慢捻转出针，出针至皮下 40mm 时留针，每 10 分钟捻针 1 次，平补平泻手法操作 1 分钟，每次留针 30 分钟，每日 1 次，每周治疗 6 次，休息 1 天，共治疗 6 周。

疗效说明 治疗 6 周后，治疗组总有效率（症状、体征均有好转，证候积分减少≥30%）为 90.6%，与对照组（西咪替丁）疗效相当，治疗的第 2 天胃脘疼痛积分改善 3.78±1.22，治疗第 28 天、42 天食少症状积分分别改善 0.70±0.61、0.36±0.53，表明针刺组对于改善胃脘疼痛及食少方面的症状，效果很可能优于对照组。

● 穴位埋线法[4]（2a 级证据）★★★

『穴位』胃俞透脾俞、中脘透上脘、膈俞、足三里。

『操作』①材料：2/0 号羊肠线剪成 6cm、1.5～2cm 长，用 70% 乙醇溶液浸泡 24 小时后取出再用 70% 乙醇溶液浸泡备用。②定穴：2% 甲紫溶液标记所取穴位，穴位标记在所取穴位下方 0.5cm 处（进针口）。③埋线部位皮肤常规消毒：抽取 1% 普鲁卡因溶液将埋线部位做局部浸润麻醉，每穴 0.5ml。④用血管钳夹住羊肠线两端将羊肠线套在埋线针尖缺口上，右手持针、左手持钳，躯干部穴位以 40°～45°方向进针。当针头缺口进入皮肤后，左手即将血管钳松开，右手匀力斜向下方缓慢进行至皮下约 0.5～1cm 深处改变持针角度，以 15°继续进针，直至羊肠线全部埋入皮下再进针 0.5cm，随后把针缓缓退出，将羊肠线留置在穴位中。足三里穴针尖以 40°～45°方向刺入皮肤后继续进针 1.5～2cm 后把针缓缓退出，将羊肠线留置在穴位中。每 4 周埋线 1 次，共埋线 2 次。

注意事项 线头不可暴露在皮肤外，退针时切忌太快，以免羊肠线被带出。用棉球压迫针孔片刻，再用创可贴敷贴创口并嘱患者防止创口感染。

疗效说明 治疗 8 周后，埋线组临床总有效率（主症与伴随症状均有改善积分值下降＞50%）93.33%，在总有效率方面与西药疗效相当；溃疡面积改善（30.73±14.45）mm²，可能优于针刺组；复发率为 14.29%，可能优于西药组。

● 常规针刺方案[5]（2c 级证据）★

『主穴』脾俞、胃俞、中脘、足三里、内关。

『配穴』气滞不畅加期门、行间、肝俞,气滞血瘀加膈俞、三阴交,胃阴不足加三阴交、太溪,脾胃虚寒者可加关元、气海。

『操作』每次取主穴2～3穴,实证者施以较强刺激,虚证者手法宜轻;每次留针10～30分钟,每周治疗5次后休息2天,2周为1个疗程,共治疗2个疗程。

疗效说明 治疗4周后,治疗组总有效率(症状、体征均有好转,证候积分减少≥30%,胃镜复查示溃疡面缩小50%以上)95.6%,Hp转阴率86.7%,与西药得乐+阿莫西林疗效相当;胃脘疼痛积分改善1.49±0.12、嗳气吞酸积分改善1.14±0.13,与对照组(西药得乐+阿莫西林)比较或许有优势。

2. 消化性溃疡并发穿孔方案[6](2c级证据)★

『穴位』中脘、足三里。

『操作』双侧足三里、中脘,加电留针30分钟,每2小时1次,共治疗12小时。

『配合治疗』半坐卧位、禁食、胃肠减压;予抗生素抗感染;静脉输液:维持水、电解质平衡;当胃肠功能恢复,肛门恢复排气后,予中药复方大柴胡汤经胃管注入,每日1剂。

疗效说明 治疗组治疗12小时后,腹痛缓解、肠鸣音恢复及肛门首次排气时间分别为(24.83±6.58)小时、(51.41±10.89)小时、(4.67±6.23)小时,在缓解腹痛和缩短肠鸣音恢复时间方面或许有优势。而血清胃泌素改善(21.49±0.85)ng/L,表皮生长因子改善(0.559±0.039)μg/L,表明治疗组在改善血清胃泌素、表皮生长因子上或许优于对照组。

影响针灸疗效因素

1. 病变程度和病程 一般而言,针灸疗效与溃疡的严重程度和病程长短密切相关,如果溃疡面较小,病程短,针灸疗效较好。对于严重的并发症如出血穿孔,针灸只能作为辅助手段。

2. 患者的配合 消化性溃疡属于典型的心身疾病范畴,心理-社会因素对发病起着重要作用,因此乐观的情绪、规律的生活、避免过度紧张与劳累,无论在本病的发作期或缓解期均很重要。当溃疡活动期,症状较重时,卧床休息几天乃至1～2周。饮食对本病的针灸疗效有重要影响,患者宜细嚼慢咽,避免急食,咀嚼可增加唾液分泌,后者能稀释和中和胃酸,并可能具有提高黏膜屏障作用;有规律地定时进食,以维持正常消化活动的节律;在急性活动期,应戒烟酒,并避免咖啡、浓茶、浓肉汤和辣椒、酸醋等刺激性调味品或辛辣的饮料,以及损伤胃黏膜的药物;饮食不过饱,以防止胃窦部的过度扩张而增加胃泌素的分泌。避免应用致溃疡的药物等,这些都对提高和巩固针灸疗效有重要意义。

3. 刺法　有人通过研究发现,以亥时应用 20Hz 电针刺激梁门穴的治疗效果好。

针灸治疗的环节和机制

1. 调节胃黏膜血流量　消化性溃疡的发生机制十分复杂,其中胃壁局部黏膜血液灌注不足为其重要因素之一。有学者提出,内皮素(ET)可能是一个重要的致溃疡因子,临床研究证实胃、十二指肠球部溃疡患者的血浆 ET 水平明显高于正常人。说明 ET 可能介导和促进了消化性溃疡的发生与发展,其机制可能是 ET 升高,导致血管收缩,黏膜缺血、缺氧而使胃壁产生一系列病理损伤。针刺能有效地降低 ET 含量水平,改善黏膜缺血、缺氧,从而使损伤的胃壁趋向恢复。针刺还通过升高血浆 NO 水平、增加胃黏膜血流,缓解黏膜的缺血、缺氧状态,从而最终使受损的胃壁趋向恢复。有研究发现,针刺中脘可以增加胃底部血流量,减少渗出,借此保护胃黏膜的完整性,抑制氢离子的逆向弥散,减少钠离子的净流出量,抑制胃酸分泌,从而对胃黏膜具有细胞保护作用。

2. 调节胃液总酸度、蛋白酶活性　针灸具有双向良性调节作用,消化性溃疡的发生与胃酸和胃蛋白酶密切相关。当胃酸分泌过多时,可对黏膜造成损伤,针刺可抑制其过度分泌,使胃酸排出量减少,血清胃泌素值降低,提示与迷走神经兴奋性降低有关。当患者胃腺有不同程度的萎缩,其胃液分泌减少,胃蛋白酶的活性减退时,针灸能有效地预防总酸排出量明显减少,酸性降低和胃蛋白酶活性降低。

3. 促进胃黏膜修复　胃黏膜损伤的修复是一个复杂的过程,神经、体液、血液、生长因子和免疫等调节机制均发挥着重要作用。研究证实,针灸对胃黏膜损伤具有很好的修复作用,针灸可改善神经机制的调节,并有体液机制参与了修复过程,调整胃黏膜血流量,调节胃肠激素如生长抑素、表皮生长因子、胃泌素等的分泌,抑制氧自由基,加强胃壁屏障。有研究发现,电针足三里穴可使胃黏膜血液量增加,肿瘤坏死因子和血栓素含量下降,前列腺素含量增加,超氧化物歧化酶活性升高,丙二醛含量下降,对束缚-浸水应激引起的大鼠胃黏膜损伤有明显的保护作用。

预　　后

消化性溃疡是一种具有反复发作倾向的慢性病,病程长者可达一二十年或更长；但经多次发作后不再发作者也不在少数。许多病人尽管一再发作，然始终无并发症发生；也有不少病人症状较轻而不被注意，或不经药物治疗而愈。由此可见，在多数病人，本病是预后良好的病理过程。但高龄患者一旦并发大量出血，病情常较凶险，不经恰当处理，病死率可高达30%。球后溃疡较多发生大量出血和穿孔。消化性溃疡并发幽门梗阻、大量出血者，以后再发生幽门梗阻和大量出血的机会增加。少数胃溃疡患者可发生癌变，其预后显然变差。消化性溃疡具有较高的发病率和复发率。据统计，5年内复发率可达50%～70%，十二指肠溃疡复发率比胃溃疡更高。近十年来，随着人们认识的不断提高和有效治疗，其并发症已大为降低。目前认为，本病与幽门螺杆菌感染有关，因此，采用根除幽门螺杆菌法可促进溃疡愈合和显著降低复发率。只要发现早、及时治疗，预后一般良好。调整精神、情绪状态，避免过劳、过度精神紧张；活动期避免酒、咖啡、茶、辣椒等刺激性强的饮食，避免服用或尽量少用对胃、十二指肠黏膜有损伤的药物，对其预后有重要影响。

代表性临床试验

表 5-32-1　针灸治疗消化性溃疡的代表性临床试验

试验观察方案	试验设计	治疗组/对照组	结　果
芒针中脘方案[3]	276例多中心大样本RCT	针刺中脘组（$n=138$，芒针深刺）/西咪替丁800mg组（$n=138$）	两组治愈率[$RR=1.16$, 95% $CI(1.00,1.35)$, $P=0.05$]；在改善食少症状方面[$WMD=0.15$, 95% $CI(0.10, 0.20)$, $P<0.00001$]
胃俞中脘足三里埋线方案[4]	60例RCT	埋线组（$n=30$，胃俞透脾俞、中脘透上脘、膈俞、足三里）/药物组（$n=30$，口服洛赛克片20mg）	治疗后，埋线组与西药组症状评分[$WMD=8.84$, 95% $CI(7.34, 10.34)$, $P<0.00001$]，总有效率[$RR=1.00$, 95% $CI(0.87,1.14)$, $P=1.00$]

参 考 文 献

[1] 郑芝田.消化性溃疡病[M].北京：人民卫生出版社，1998：111.
[2] 中华消化杂志编委会.消化性溃疡病诊断与治疗规范建议[J].中华消化杂志，2008，28（7）：447-450.

[3] 牛红月,杨铭,强宝全,等.针刺中脘治疗消化性溃疡:多中心随机对照研究[J].中国针灸,2007,27(2):89-92.

[4] 雷毅军.穴位埋线治疗消化性溃疡及抗复发的临床研究[D].长沙:湖南中医药大学,2002:6-17.

[5] 李咏梅,吴杞.针刺干预治疗消化性溃疡 45 例临床观察[J].中医药导报,2008,14(6):84-85.

[6] 敖雪仁.针刺治疗溃疡病穿孔的临床研究[D].广州:广州中医药大学,2002:11-16.

第 33 节　功能性消化不良

（检索时间:2012 年 6 月 30 日）

针灸治疗方案推荐意见

基于 Ⅰ 级证据的推荐性意见

◎ **较强推荐**　以下方案可应用于功能性消化不良的治疗

电针法——①冲阳、丰隆、足三里、梁丘;②胃俞、中脘

基于 Ⅱ 级证据的建议性意见

□ **强力建议**　以下方案可试用于功能性消化不良的治疗

针刺法——中脘、气海、关元、天枢、胃俞、脾俞、足三里、内关、合谷、太冲

◇ **较强建议**　以下方案可试用于功能性消化不良的治疗

电针法——足三里、内关、天枢

经皮电刺激法——足三里、梁门、太冲、脾俞、胃俞、肝俞

穴位埋线法——中脘、天枢、足三里/随证配穴

临床流行病学资料

功能性消化不良(functional dyspepsia,FD)是指具有上腹痛、上腹胀、嗳气、食欲不振、早饱、恶心、呕吐等上腹不适症状,经检查排除引起这些症状的器质性疾病的一组临床综合征;症状可持续或反复发作,病程一般规定为超过 1 个月或在 12 个月中累计超过 12 周;不少患者伴有失眠、焦虑、抑郁、头痛、注意力不集中等精神症状。

欧美的流行病学调查表明,普通人群中有消化不良症状者占 19%～41%,国内为 18%～45%,占消化门诊的 20%～40%[1]。因此,本病不仅影响患者的生活质量,而且构成相当高的医疗费用,已逐渐成为现代社会中一个主要的医疗保健问题。

临床评估与诊断

功能性消化不良临床评估

临床评估应详细了解病史,全面进行体格检查(表 5-33-1)。

表 5-33-1　功能性消化不良临床评估要点简表

评估项目	评估内容	要点
病史	症状及其程度、频度	了解病情
	症状发生与进餐、体位、排便关系	鉴别诊断
	进食量有无改变,有无体重下降以及营养状况	了解病情
	进食行为、心理状态以及是否影响生活质量有无重叠症状	可能原因,烧心、反酸、腹泻或便秘等
	可能病因,注意有无警报征象	除外器质性病变
	家族史	详细了解
体格检查	全面的体格检查	鉴别诊断
实验室检查	生化检查、胃镜、腹部超声、消化系统肿瘤标志物检测、腹部 CT 扫描、Hp 检查	肝、肾功能以及血糖等,除外器质性病变
	胃电图、胃排空、胃容纳功能和感知功能检查	动力和感知功能进行评估

1. 病史询问　询问病史时需了解:①消化不良症状及其程度和频度;②症状的发生与进餐的关系,有无夜间出现症状以及症状与体位、排便的关系;③进食量有无改变,有无体重下降以及营养状况;④患者的进食行为、心理状态以及是否影响生活质量;⑤有无重叠症状,如烧心、反酸、腹泻或便秘等;⑥引起消化不良的可能病因,注意有无警报征象。消化不良的警报征象包括:消瘦、贫血、上腹包块、频繁呕吐、呕血或黑便、年龄＞40 岁的初发病者、有肿瘤家族史等。对有警报征象者,建议及时行相关检查。对有精神心理障碍者,也建议及时进行检查,明确排除器质性疾病对解释病情更为有利。

2. 体格检查　对有警报征象者,建议及时行相关检查。对有精神心理障碍者,也建议及时进行检查,明确排除器质性疾病对解释病情更为有利。

3. 实验室检查　建议将胃镜检查作为消化不良诊断的主要手段。其他辅助检查包括肝肾功能及血糖等生化检查、腹部超声检查和消化系统肿瘤标志物检测,必要时行腹部 CT 扫描。对经验性治疗或常规治疗无效的 FD 患者可行 Hp 检查。对怀疑胃肠外疾病引起的消化不良患者,应选择相应的检查以利病因诊断。

4. 胃功能检查　对症状严重或对常规治疗效果不明显的 FD 患者,可行胃电图、胃排空、胃容纳功能和感知功能检查,对其动力和感知功能进行评估,指导调整治疗方案。上述检查也可用于对其他动力相关疾病所致的消化不良的评估,如糖尿病性消化不良等。

功能性消化不良的的诊断与分型标准

1. 功能性消化不良的诊断标准　参照 2006 年罗马Ⅲ委员会制定的 FD 疾病诊断标准。必须符合:①以下 1 点或 1 点以上:餐后饱胀不适;早饱;上腹痛;上腹烧灼感。②没有可以解释上述症状的器质性疾病(包括上消化道内镜下)的证据。诊断前症状出现至少 6 个月,近 3 个月症状符合以上标准。

2. 功能性消化不良的分型诊断标准　参照 2006 年罗马学术委员会制定的 FD 亚型餐后不适综合征(postprandial distress syndrome,PDS)和上腹痛综合征(epigastric pain syndrome,EPS)的诊断标准。

(1) 餐后不适综合征(PDS)诊断标准:①必须符合以下 1 点或 2 点:正常进食后出现餐后饱胀不适;每周至少发生数次;早饱阻碍正常进食,每周至少发生数次。②诊断前症状出现至少 6 个月,近 3 个月症状符合以上标准。支持诊断标准:可能存在上腹胀气或餐后恶心或过度嗳气;可能同时存在 EPS。

(2) 上腹痛综合征(EPS)诊断标准:①必须符合以下所有条件:至少中等程度的上腹部疼痛或烧灼感,每周至少发生 1 次;疼痛呈间断性;疼痛非全腹性,不位于腹部其他部位或胸部;排便或排气不能缓解症状;不符合胆囊或 Oddi 括约肌功能障碍诊断标准。诊断前症状出现至少 6 个月,近 3 个月症状符合以上标准。②支持诊断标准:疼痛烧灼样,但无胸骨后痛;疼痛可由进餐诱发或缓解,但可能发生在禁食期间;可能同时存在 PDS。

针灸治疗效能等级与治疗目标

1. 效能等级　功能性消化不良的治疗目前西医采用药物及心理治疗有一定疗效,但由于长期应用可出现毒副作用,因此,也限制了其临床疗效。近年来大量的临床报道证实,针灸对功能性消化不良有实质性的治疗作用,尽管目前本病难以完全治愈,但短期内大部分患者可达到临床控制。针灸对于功能性消化不良疗效好,属于效能等级Ⅰ级病谱。

2. 治疗目标　改善消化不良症状;根除幽门螺杆菌;促进胃动力;缓解抑郁心境。

针灸治疗流程与推荐方案

针灸治疗功能性消化不良流程(图 5-33-1)

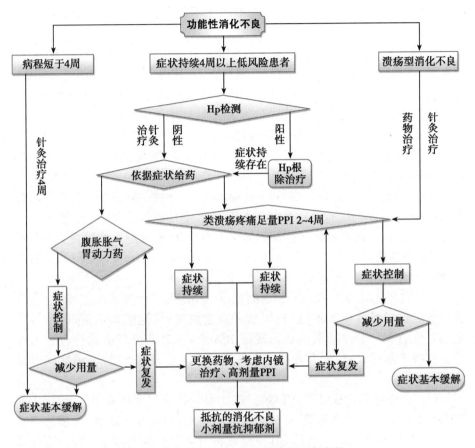

图 5-33-1 针灸治疗功能性消化不良流程

针灸治疗功能性消化不良推荐方案

1. 功能性消化不良一般性针灸治疗方案

● 循经远端取穴法[2]（1b 级证据）★★★★★

『穴位』冲阳、丰隆、足三里、梁丘。

『操作』上述穴位直刺进针,进行捻转、提插,行平补平泻手法,以得气为度,于穴位或刺激点旁开 3～4mm 处选取一点作为辅助针,用 LH200 型韩氏穴位神经刺激仪的疏密波,频率 2Hz/100Hz,电流强度 0.1～1.0mA,以患者耐受为度。留针 30 分钟,5 次为 1 个疗程,疗程间隔 2 天,连续治疗 4 个疗程,共 20 次。

疗效说明　治疗组总有效率（全分析集——FAS 集）为 92.24%、符合方案分析集（PP 集）为 97.27%,NDI 量表评分 FAS 集改善 14.79±0.25、治疗 2 周改善 10.23±10.48、12 周随访改善 15.68±12.25,PP 集改善 15.59±0.48、治疗 2 周改善 10.79±10.47、12 周随访改善 16.54±12.0;餐后饱胀不适症状积分 FAS 集改善 0.95±0.09、治疗 2 周改善 0.57±0.75、12 周随访改

善 1.03±0.94,PP 集改善 1.01±0.14、治疗 2 周改善 0.60±0.76、12 周随访改善 1.09±0.93;早饱症状积分 FAS 集改善 0.74±0.22、治疗 2 周改善 0.53±0.75、12 周随访改善 0.67±0.90,PP 集改善 0.78±0.22、治疗 2 周改善 0.55±0.76、12 周随访改善 0.71±0.91;上腹痛症状积分 FAS 集改善 0.56±0.22、治疗 2 周改善 0.48±0.69、12 周随访改善 0.60±0.80,PP 集改善 0.59±0.26、治疗 2 周改善 0.51±0.70、12 周随访改善 0.64±0.81。由此可见,治疗组很可能优于非循经取穴、非经非穴组。

● 俞募配穴法[3](1b 级证据)★★★★★

『穴位』胃俞、中脘。

『操作』胃俞沿脊柱方向斜刺 0.5~0.8 寸,中脘直刺 1~1.5 寸。进行捻转、提插,行平补平泻手法,以得气为度,于穴位或刺激点旁开 3~4mm 处选取一点作为辅助针,用 LH200 型韩氏穴位神经刺激仪(HANS)电针仪的两个电极分别联接在穴位点针灸针和辅助针之上(该电针仪不分正负极),两个电针夹不相互接触,打开电源开关,选择"经针"模式,取疏密波,频率 2Hz/100Hz,电流强度 0.1~1.0mA,以患者能耐受为度。留针 30 分钟,5 次为个 1 疗程,疗程之间间隔 2 天,连续治疗 4 个疗程,共 20 次。

疗效说明 治疗组总有效率 FAS 集为 80.70%,PP 集为 85.19%,NDI 量表—干扰领域评分 FAS 集改善 10.46±1.56、PP 集改善 10.06±1.11,认识控制领域评分 FAS 集改善 12.53±1.87、PP 集改善 13.23±1.97,食物饮料领域评分 FAS 集改善 11.69±2.16、PP 集改善 12.34±2.33,睡眠打扰领域评分 FAS 集改善 13.15±6.67、PP 集改善 13.89±7.28,餐后饱胀不适症状积分 FAS 集改善 0.77±0.16、PP 集改善 0.84±0.14,早饱症状积分 FAS 集改善 0.57±0.00、PP 集改善 0.62±0.02,上腹痛症状积分改善 0.82±0.17,PP 集改善 0.87±0.13,俞募配穴治疗对于提高 FD 患者的生活质量很可能有优势。

● 合募配穴法[4](2b 级证据)★★

『穴位』足三里、内关、天枢。

『操作』垂直进针,平补平泻,提插捻转至患者得气后,内关和足三里穴接电针刺激 15 分钟,天枢穴留针,但不接电针刺激。

疗效说明 针刺组最大耐受容积和压力分别改善(246±19)ml、(3.9±0.3)mmHg,腹胀、腹痛、恶心 3 种症状积分分别改善 1.51±0.34、1.55±1.17、1.46±0.55,心率变异的频域指标(LF、HF、ULF 和 LF/HF)分别改善(174.71±159.98)ms²/Hz、(233.99±64.92)ms²/Hz、(796.23±335.66)ms²/Hz、0.5±0.1,均较针刺前有显著性差异,而空白对照组前后无显著差异。因此,对照组在改善症状、体征上,或许优于空白对照。

● 常规针刺方案[5](2a 级证据)★★★

『穴位』中脘、足三里、内关、合谷、胃俞、脾俞、太冲、气海、关元、天枢。

『操作』气海针刺时施用补法，使针感放射至脐上方，局部有重胀抽动感为佳；中脘穴以长针深刺，使胃部重胀抽动，当针感向下传导时即停止，可缓缓出针；天枢、关元亦深刺之，令针感向下传导，其余穴位施以平补平泻的手法。进针后患者有酸、沉、胀、麻感，医者针下有沉紧感为得气。留针30分钟，中间行针1次。每日治疗1次，10次为1个疗程。休息2天，继续下一疗程，共治疗3个疗程。

疗效说明　治疗组在主要症状（腹胀、嗳气、早饱、上腹痛、恶心、纳差）改善的总有效率（总有效≥有效：治疗后症状降低1分）分别是92.6%、91.1%、92.3%、88.1%、86.4%、88.6%，腹胀、嗳气、早饱、上腹痛、纳差或许优于对照组（吗丁啉10mg，每日3次。连服1个月）；空腹、餐后胃电图幅值分别改善17.7±1.44、44.60±15.01，胃电图频率改善分别是（0.50±0.02）次/分、（0.79±0.13）次/分，胃动素分别改善（90.95±49.40）pg/ml、（152.00±31.66）pg/ml，口-盲肠通过时间改善（19.70±25.47）分钟，胃电图幅值、频率及胃动素的改善上可能优于对照组。

2. 其他针灸疗法方案

● **经皮电刺激法方案[6]（2b级证据）★★**

『穴位』足三里、梁门、太冲、脾俞、胃俞、肝俞。

『操作』选用TENS（经皮神经电刺激）的治疗方式，仪器参数：脉宽10μs，频率100Hz，刺激持续时间10秒，刺激间歇时间3秒，刺激量20～25mA，最大反馈刺激量40mA。患者取卧位，以95%乙醇溶液对患者穴位局部脱脂，将不干凝胶电极贴片（直径3cm）贴于穴位，测试电流强度以穴位局部有明显抽动或能耐受为宜，在治疗过程中可根据患者的感觉或抽动的显著程度随时适量增加电流强度，治疗30分钟。每日2次，上午取第①组穴位，下午取第②组穴位，10天为1个疗程，疗程间休息2天，再进行下1个疗程，3个疗程后观察疗效。

疗效说明　治疗组各症状评分（上腹痛、腹部不适、反酸、烧心、嗳气、腹胀）分别改善1.233±0.596、1.024±0.081、1.563±0.090、1.211±0.039、1.574±0.298、1.645±0.117，说明在减轻患者的上腹痛、反酸、嗳气、腹胀等方面可能优于药物治疗。生化指标MTL、SS分别改善（70.3±11.1）pg/ml、（117.3±89.8）pg/ml，可见在升高患者的血浆MTL浓度、降低SS浓度方面或许优于药物治疗组（莫沙必利分散片＋多潘立酮＋奥美拉唑）。

● **穴位埋线法方案[7]（2b级证据）★★**

『穴位』中脘、天枢、足三里。

『配穴』肝胃不和证，加肝俞；脾胃虚弱证，加脾俞；脾胃湿热证，加三焦俞；胃阴不足证，加三阴交；胃络瘀血证，加膈俞（除中脘穴外均用双侧）。

『操作』取腹部及下肢穴位时，嘱患者取仰卧位，而取背部穴位时取坐位。穴位皮肤常规消毒，以1%利多卡因溶液在穴位处分别做浸润麻醉，造成局部约1cm直径的皮丘。将00号烙制羊肠线（0.8～1cm）装入经消毒的9号腰穿针(针芯尖端已磨平)前端内,腹部及背部的穴位在局部下方向上平刺,下肢穴位直刺,每个穴位进针约 1.0~1.2 寸(膈俞斜刺 0.5~0.8 寸),行提插捻转得气后,边推针芯边退针管,使羊肠线埋入穴位皮下,线头不得外露,消毒针孔,外敷无菌敷料,胶布固定 24 小时。每周治疗 1 次,共治疗 3 个月。

疗效说明　埋线组总有效率(临床症状有改善,症状积分降低＞25%)为78.9%。埋线组疗效与病程关系,有效率＜3 年 90.9%、＞10 年 60.0%,与对照组(口服西沙比利)比较,穴位埋线法在改善患者症状、降低复发率方面或许有优势。

影响针灸疗效因素

1. 治疗时机　有研究表明,针刺治疗本病宜在患者空腹时进行,至少在餐后 2 小时后进行,排空胃内容物后针刺能提高针灸疗效。

2. 调节心理　研究发现,精神因素和应激与本病有密切关系,因此在针灸治疗中应适当配合调神疏肝的穴位,同时应对患者进行心理治疗,减轻压力,保持心情愉快,这对于提高针灸疗效有一定意义。

针灸治疗的环节和机制

消化系统疾病是针灸临床的优势病谱。目前针刺已经用于治疗多种功能性胃肠疾病,包括便秘、腹泻、功能性消化不良、肠易激综合征等,作为一种安全、有效、经济并有一定前景的治疗方法,越来越广泛的被全世界的医生和患者了解和接受。西医对功能性消化不良的治疗尚无特异手段,多为对症处理。治疗的主要药物是胃动力药,以外周多巴胺受体拮抗剂多潘立酮及 5-羟色胺受体激动剂西沙比利为代表,虽然多潘立酮与西沙比利均有一定的治疗作用,但也有一定副作用,尤其是西沙比利能引起严重心律失常等心血管方面的不良反应,使其应用受到限制,且费用偏高,部分患者难以坚持用药。

针灸治疗功能性消化不良的机制也越来越受到研究者的关注。主要方面有:①促进胃肠蠕动。针刺能促进消化道功能,使胃肠平滑肌活动活跃、蠕动增强,加速胃肠蠕动及排空时间,从而增强消化系统功能。②促进消化液的释放。针刺可通过增强多种消化酶的活力,使胰蛋白酶、淀粉酶、脂肪酶分泌增加,胃液分泌增加,改善血清钙、磷代谢,促进小肠吸收。③针灸还具有调节内分泌、免疫功能的作用。

预　后

功能性消化不良的发病率不断上升,不仅严重影响患者的生活质量,而且造成相当高的医疗费用,已经成为现代社会一个重要的医疗保健问题。目前西医学治疗无特效药,主要是经验性治疗,以促胃肠动力为基本方法。针灸治疗本病有很好的疗效,值得推广应用。对本病患者应建立良好的生活习惯,避免烟、酒及服用非甾体抗炎药,避免个人生活经历中会诱发症状的食物,注意根据患者不同特点进行心理治疗,如果失眠、焦虑症状严重可适当服用镇静药。

代表性临床试验

表 5-33-2 针灸治疗功能性消化不良的代表性临床试验

试验观察方案	试验设计	结 果
循经取穴法[2]	354 例多中心单盲 RCT。A 组循经取穴组($n=$118,冲阳、丰隆、足三里、梁丘)/B 组非循经取穴组($n=119$,条口、犊鼻、阴市、伏兔)/C 组非经非穴组(120 例。①臂内前缘三角肌和肱二头肌交界处;②肘内侧,肘尖与腋窝连线中点;③肱骨内上髁与尺骨腕部之间中点,尺侧缘;④足三里水平旁开 $1\sim2cm$,胫骨外侧缘处)	NDI 量表评价结果显示:3 组 FD 患者针刺治疗后与治疗前相比均显著降低($P<0.01$)。但只有 A 组在治疗 2 周、治疗结束、治疗结束后 4 周随访和 12 周随访 4 个时间点的 NDI 量表评分改善值均具有临床意义(改善值 10 分);A 组在 4 个疗效评价时间点的 NDI 量表评分改善值与 B 组、C 组相应时间点 NDI 量表评分改善值相比均有统计学差异($P<0.01$)。消化不良症状积分结果显示:A 组针刺治疗后 4 个主症症状积分与治疗前相比均显著降低($P<0.05$)。A 组在 4 个时间点的餐后饱胀不适症状积分改善值、在 3 个时间点(除 12 周随访)的早饱症状积分改善值、在 2 个时间点(除 2 次随访)的上腹痛症状积分改善值与 B 组、C 组相应时间点的改善值相比,均有统计学差异($P<0.05$)。治疗结束时,A 组总有效率(FAS 集:92.27%,PP 集:97.27%)与 B 组、C 组比较均有统计学差异($P<0.01$)
胃经特定穴法[3]	474 例多中心单盲 RCT。A 组胃经特定穴组($n=$118,冲阳、丰隆、足三里、梁丘)/B 组俞募配穴组($n=116$,胃俞、中脘)/C 组胃经非特定穴组($n=$120,条口、犊鼻、阴市、伏兔)/和 D 组非经非穴组($n=120$)	针刺胃经特定穴及俞募配穴治疗对于提高 FD 患者的生活质量疗效显著,并能有效改善 FD 患者的 3 个主要临床症状:餐后饱胀不适、早饱感和上腹痛。针刺特定穴较针刺非特定穴、非经非穴具有效应优势,具体体现为:特定穴针刺治疗在治疗期间和随访时共 4 个时间点对生活质量 4 个领域、PDS 型餐后饱胀不适和早饱感症状以及在大部评价时间点对 EPS 型上腹痛症状的改善优于非经非穴;在 4 个时间点对生活质量 3 个领域(干扰、认识控制、食物饮料)、PDS 型餐后饱胀不适症状以及在治疗结束时睡眠打扰领域的改善优于胃经非特定穴
毫针刺法[5]	68 例 RCT。针刺法($n=$38,针刺中脘、足三里、内关、合谷、胃俞、脾俞、太冲、气海、关元、天枢,留针 30 分钟,每日 1 次,10 次为 1 个疗程)/口服西药($n=30$,口服多潘立酮,每次 10mg,3 次/日,连服 1 个月)	两组比较临床总有效率 $RR=1.14$,$95\%\ CI$(0.95,1.36),$P=0.15$;空腹胃电图幅值 $WMD=0.80$,$95\%\ CI(-12.04,13.64)$,$P=0.90$;频率 $WMD=0.13$,$95\%CI(0.10,0.16)$,$P<0.00001$;胃动素 $WMD=17.88$,$95\%\ CI(-10.66,46.42)$,$P=0.22$;餐后胃电图幅值 $WMD=18.90$,$95\%\ CI$(10.20,27.60),$P<0.0001$;频率 $WMD=0.58$,$95\%CI$(0.55,0.61),$P<0.00001$;胃动素 $WMD=54.83$,$95\%CI$(28.52,81.14),$P<0.0001$;治疗后口-盲肠通过时间 $WMD=-5.90$,$95\%\ CI$(-12.63,0.83),$P=0.09$

附　表

附:尼平消化不良指数(NDI)

【项目和评分标准】

NDI 量表中各生活质量领域分数变化:NDI 为疾病特异性量表,量表中生活质量部分计分公式为:$S^* = 100 - (S - M)/R * 100$,S 为各个领域的原始分相加之和,M 为各个领域最小分(即各个领域每个条目最小可能得分的总和),R 为各个领域得分的最大范围。总得分越高,提示生活质量越高。

请在下表中填写数字,以表示您在过去 14 天内胃部疾患的发生频率、程度及对您的影响。

下面的"胃部问题"是指疼痛不适以及其他的上腹部问题:

在过去 14 天内您是否出现以下胃部问题	症状出现的频率? 0＝没有出现;1＝1～4天;2＝5～8 天;3＝9～12 天;4＝每天或者几乎每天	如果您有这些问题,通常其严重程度如何? 0＝没有出现;1＝非常轻微;2＝轻微;3＝中度;4＝严重;5＝非常严重	如果您有这些问题,其对您的生活影响程度如何? 0＝没有影响;1＝略有影响;2＝有中度影响;3＝有较大影响;4＝有极大影响
上腹部疼痛			
上腹部不适			
上腹部灼烧感			
胸部灼烧感(烧心)			
上腹部痉挛性疼痛			
胸部疼痛			
不能按规律进餐			
口中或喉中反酸或反苦			
餐后胀满或消化缓慢			
上腹部压迫感			
上腹部胀气			
恶心			
嗳气			
呕吐			
口臭			

1. 在过去的14天里,您的胃部问题(请注意,这里指的是疼痛不适或者其他的一些上腹部症状)影响到您的日常活动了吗?(　　)

(1) 胃部问题不影响我的日常活动　(2)胃部问题分散了我在日常活动中的注意力
(3) 胃部问题妨碍了我的日常活动　(4)胃部问题使我必须卧床休息

2. 在过去的14天里,您因为胃部问题得不到控制或治愈而感到不安或烦恼吗?(　　)

(1) 根本没有(我的症状被完全控制或治愈)　(2)有点不安或烦恼　(3)比较不安或烦恼　(4)相当不安或烦恼　(5)非常不安或烦恼

3. 在过去的14天里,您因为不知道是什么原因引起您的胃部问题而感到不安或烦恼吗?(　　)

(1) 根本没有(我知道引起胃部问题的原因)　(2)有点不安或烦恼　(3)比较不安或烦恼　(4)相当不安或烦恼　(5)非常不安或烦恼

下面的问题中,饮料包括了非酒精性饮料(如软饮料、果汁、牛奶、水、茶、咖啡等)和酒精性饮料(如葡萄酒、啤酒、白酒等),请您回答问题时把这些饮料都考虑在内。

4. 在过去的14天里,胃部问题影响了您的饮食(包括时间、种类及数量)吗?(　　)

(1) 根本没有影响　(2)有点影响　(3)有中度影响　(4)有较大影响　(5)有极大影响

5. 在过去的14天里,胃部问题改变了您的饮食吗?(　　)

(1) 没有改变　(2)有点改变　(3)中度改变　(4)改变很大　(5)改变极大

6. 在过去的14天里,胃部问题影响了您饮食的乐趣(包括胃口和饮食后的感觉)吗?(　　)

(1) 根本没有影响　(2)有点影响　(3)有中度影响　(4)有较大影响　(5)有极大影响

7. 在过去的14天里,胃部问题影响了您的睡眠吗?(　　)

(1) 根本没有影响　(2)有点影响　(3)有中度影响　(4)有较大影响　(5)有极大影响

8. 在过去的14天里,胃部问题影响了您的睡眠质量吗?(　　)

(1) 根本没有影响　(2)有点影响　(3)有中度影响　(4)有较大影响　(5)有极大影响

9. 在过去的14天里,胃部问题影响了您的工作或学习能力吗?(　　)

(1) 根本没有影响　(2)有点影响　(3)有中度影响　(4)有较大影响　(5)有极大影响

10. 在过去的14天里,胃部问题影响了您工作和学习的乐趣吗?(　　)

(1) 根本没有影响　(2)有点影响　(3)有中度影响　(4)有较大影响　(5)有极大影响

11. 在过去的14天里,除工作和学习之外,胃部问题影响到了您完成日常活动(如家务劳动、庭院工作或其他必须的日常活动)的能力吗?(　　)

(1) 根本没有影响　(2)有点影响　(3)有中度影响　(4)有较大影响　(5)有极大影响

12. 在过去的14天里,胃部问题影响到了您对工作和学习之外的日常活动(如家务劳

动、庭院工作或其他必须的日常活动)的兴趣吗？(　　)

(1) 根本没有影响　(2)有点影响　(3)有中度影响　(4)有较大影响　(5)有极大影响

13. 在过去的 14 天里,胃部问题影响了您参加社交或朋友聚会时的乐趣吗？(　　)

(1) 根本没有影响　(2)有点影响　(3)有中度影响　(4)有较大影响　(5)有极大影响

14. 在过去的 14 天里,胃部问题影响您参加日常休闲活动(如文娱活动、外出、业余爱好、体育运动)吗？(　　)

(1) 根本没有影响　(2)有点影响　(3)有中度影响　(4)有较大影响　(5)有极大影响

15. 在过去的 14 天里,胃部问题影响您参加日常休闲活动(如娱乐活动、外出、业余爱好、体育运动)的乐趣吗？(　　)

(1) 根本没有影响　(2)有点影响　(3)有中度影响　(4)有较大影响　(5)有极大影响

16. 在过去的 14 天里,胃部问题影响您的情绪吗？(　　)

(1) 根本没有影响　(2)有点影响　(3)有中度影响　(4)有较大影响　(5)有极大影响

17. 在过去的 14 天里,胃部问题使您感到焦虑、神经质或担忧吗？(　　)

(1) 没有焦虑、神经质或担忧　(2)有点焦虑、神经质或担忧　(3)有中度焦虑、神经质或担忧　(4)很焦虑、神经质或担忧　(5)极度焦虑、神经质或担忧

18. 在过去的 14 天里,胃部问题使您感到抑郁、沮丧或悲伤吗？(　　)

(1) 没有抑郁、沮丧或悲伤　(2)有点抑郁、沮丧或悲伤　(3)有中度抑郁、沮丧或悲伤　(4) 很抑郁、沮丧或悲伤　(5)极度抑郁、沮丧或悲伤

19. 在过去的 14 天里,胃部问题使您感到急躁、紧张、失落吗？(　　)

(1) 没有急躁、紧张、失落　(2)有点急躁、紧张、失落　(3)有中度急躁、紧张、失落　(4) 很急躁、紧张、失落　(5)极度抑郁、沮丧或失落

20. 在过去的 14 天里,胃部问题使您感到无助、缺乏激情或动力吗？(　　)

(1) 没有无助、缺乏激情或动力　(2)有点无助、缺乏激情或动力

(3) 有中度无助、缺乏激情或动力　(4)很无助、缺乏激情或动力

(5) 极度无助、缺乏激情或动力

21. 在过去的 14 天里,胃部问题使您难以思考或集中注意力吗？(　　)

(1) 完全没有　(2)有点儿　(3)中度　(4)相当　(5)极大

22. 在过去的 14 天里,您担心过胃部问题可能是由一种非常严重的疾病(如癌症、心脏病)引起的吗？(　　)

(1) 从来没有担心过　(2)很少有这样的担心　(3)有时候有这样的担心

(4) 经常有这样的担心　(5)总是有这样的担心

23. 在过去的 14 天里,您担心过胃部问题可能是否会一直存在吗？(　　)

(1) 从来没有担心过　(2)很少有这样的担心　(3)有时候有这样的担心

(4) 经常有这样的担心　(5)总是有这样的担心

24. 在过去的 14 天里，您感到疲倦、虚弱或精力不足吗？（　　）

(1) 没有疲倦、虚弱或精力不足　(2) 有点疲倦、虚弱或精力不足

(3) 有中度疲倦、虚弱或精力不足　(4) 很疲倦、虚弱或精力不足

(5) 极度疲倦、虚弱或精力不足

25. 在过去的 14 天里，胃部问题影响到了您的整体健康水平吗？（　　）

(1) 根本没有影响　(2) 有点影响　(3) 有中度影响　(4) 有较大影响　(5) 有极大影响

参 考 文 献

[1] 徐敏. 功能性消化不良的发病机制[J]. 交通医学,2008,22(4):375-377.

[2] 曾芳. 循经取穴治疗功能性消化不良的临床疗效评价及中枢响应特征研究[D]. 成都:成都中医药大学.2010.

[3] 马婷婷. 针刺特定穴治疗功能性消化不良多中心大样本随机对照研究[D]. 成都:成都中医药大学.2010.

[4] 姚筱梅,姚树坤,张瑞星,等. 针刺对功能性消化不良患者内脏敏感性的影响[J]. 针刺研究,2006,31(4):228-230.

[5] 刘文全,王健,郝志友. 针刺对功能性消化不良胃肠动力影响的临床研究[J]. 中国针灸,2001,21(5):267-269.

[6] 周国赢,周国胜,靳建宏. 经皮穴位电刺激治疗功能性消化不良疗效观察[J]. 中国针灸,2009,29(6):436-440.

[7] 刘绮,林青,韦刚,等. 穴位埋线治疗功能性消化不良的临床研究[J]. 甘肃中医,2010,23(1):39-41.

第 34 节　慢 性 胃 炎

（检索时间:2012 年 6 月 30 日）

针灸治疗方案推荐意见

基于Ⅰ级证据的推荐性意见

○ **弱度推荐**　以下方案可应用于慢性胃炎的治疗

慢性胃炎一般性方案——针刺法(中脘、胃俞、足三里)

基于Ⅱ级证据的建议性意见

◇ **较强建议**　以下方案可试用于慢性胃炎的治疗

慢性胃炎一般性方案——温针灸法(中脘、梁门、足三里、脾俞、胃俞/内关、公孙)

慢性浅表性胃炎方案——针刺法(足三里+灵龟八法按时选穴)

针灸治疗方案推荐意见

△ **弱度建议**　以下方案可试用于慢性胃炎的治疗

　　慢性胃炎一般性方案——针刺法(内关、中脘、足三里)

　　慢性萎缩性胃炎方案——针刺法($T_{7\sim12}$夹脊、足三里)

　　胆汁反流性胃炎方案——针刺法(中脘、足三里、期门、阳陵泉;胆俞、阳陵泉、阴陵泉、内关、公孙、内庭、太冲)

　　幽门螺杆菌相关性胃炎综合方案——针刺法(中脘、内关、足三里、公孙/辨证配穴)＋药物(根除 Hp 三联法)

临床流行病学资料

　　慢性胃炎(chronic gastritis)系指不同病因引起的胃黏膜的慢性炎症或萎缩性病变,其实质是胃黏膜上皮遭受反复损害后,由于黏膜特异的再生能力,以致黏膜发生改建,且最终导致不可逆的固有胃腺体的萎缩,甚至消失。

　　慢性胃炎是临床常见病、多发病,其发病率在各种胃病中居于首位,约占接受胃镜检查患者的 80%～90%[1],男性多于女性,且随着年龄增长,发病率也逐渐增高。近期有研究者对经胃镜诊断的上消化道疾病 9233 例的临床资料进行统计分析,结果:慢性胃炎最多(6615 例),检出率为 71.26%[2]。世界范围内均以老年人高发,随年龄增长发病率也随之增高。国际卫生组织调查发现 20～50 岁患病率仅 10% 左右,而 51～65 岁则高达 50% 以上[3]。本病常表现为消化不良症状,如上腹隐痛、饱胀、反酸、嗳气等;萎缩性胃炎患者可有贫血、消瘦、舌炎、腹泻等,个别伴黏膜糜烂者上腹痛明显并可伴有出血,对患者生活质量造成严重影响。

临床评估与诊断

慢性胃炎临床评估

　　临床评估应详细了解病史,全面进行体格检查,评估胃炎对人体的影响程度:有无消化不良症状和严重程度,找出可能的病因或诱因。

1. 病史询问

　　(1) 发病年龄:本病进展缓慢,世界范围内均以老年人高发,随年龄增长发病率也随之增高。国际卫生组织调查发现 20～50 岁患病率仅 10% 左右,而 51～65 岁则高达 50% 以上。

　　(2) 既往发作情况:详细了解症状发生的性质、程度和频率。仔细询问有无报警征象,如消瘦、贫血、上腹包块、黑便等,对有报警征象者建议进行血清肿瘤标志物筛查及影像学检查,并尽早行胃镜及病理组织学检查。

（3）诱因或加重的因素：可能的诱发或加重因素，如进餐、情绪、受凉、药物等；有无夜间症状；食欲、进食量有无变化，有无体重下降以及营养不良状况。

（4）社会心理因素：发病前有无心理社会因素，对焦虑、抑郁明显者，建议行专科诊断和评估。

（5）既往史及个人史：药物史、酒精史、胃十二指肠反流史。

（6）家族史：注意有无消化道肿瘤家族史。

2. 体格检查 对慢性胃炎的患者均应做全面的体格检查，与其他腹部疾病相鉴别。

3. 实验室检查及其他检查

（1）胃镜和活组织检查：是诊断慢性胃炎的主要方法。浅表性胃炎常以胃窦部最为明显，多为弥漫性，也可局限而分散，其内镜下特点是：黏稠性胃液，局限性充血和黏膜水肿。这些特点可同时存在，也可表现为其中之一。萎缩性胃炎镜下黏膜多呈苍白或灰白色，亦可呈红白相间，白区凹陷；皱褶变细或平坦，由于黏膜变薄可透见呈紫蓝色的黏膜下血管；病变弥漫或主要在胃窦部，如伴有增生性改变者，黏膜表现呈颗粒状或结节状。

（2）胃液分析：浅表性胃炎胃酸多正常，广泛而严重的萎缩性胃炎胃酸降低，尤以胃体胃炎更明显，胃窦炎一般正常或可有轻度障碍。测定基础胃液分泌量（BAO）及增大组胺或五肽胃泌素以测定最大泌酸量（MAO）和高峰泌酸量（PAO）以判断胃泌酸功能，有助于萎缩性胃炎的诊断及指导临床治疗。

（3）幽门螺杆菌（Hp）检测：活检标本时应做病理学及幽门螺杆菌检测。近年来大量研究表明，此菌为慢性胃炎的主要致病菌，其感染程度与慢性胃炎的病理损害程度亦密切相关，根除 Hp 能最大限度地减少慢性胃炎的发生率。

（4）血清学检测：慢性萎缩性胃体炎血清胃泌素中度升高，血清壁细胞抗体（pairetaleell-antibody，PCA）常呈阳性（75％以上）；慢性胃窦胃炎血清胃泌素下降，下降程度随壁细胞而定，血清 PCA 也有一定的阳性率（约30％～40％）。

（5）胃肠 X 线钡餐检查：用气钡双重造影显示胃黏膜细微结构时，胃窦胃炎 X 线征表现为胃窦黏膜呈钝齿状及胃窦部痉挛，或幽门前段持续性向心性狭窄，黏膜粗乱等；萎缩性胃炎可出现胃黏膜皱襞相对平坦、减少。

慢性胃炎的诊断标准与分类

1. 内镜下慢性胃炎的分类与分级标准 内镜下慢性胃炎分为浅表性胃炎、糜烂性胃炎、出血性胃炎和萎缩性胃炎（表 5-34-1）。

表 5-34-1 内镜下慢性胃炎的分类与分级标准简表

内镜分型	内镜特征	分级标准
浅表性胃炎	红斑:与周围黏膜比较,有明显的发红	Ⅰ级:分散或间断线状;Ⅱ级:密集斑点或连续线状;Ⅲ级:广泛融合
糜烂性胃炎	糜烂(平坦/隆起疣状);黏膜破损浅,周围黏膜平坦或隆起	Ⅰ级:单发;Ⅱ级:多发局部≤5;Ⅲ级:多发广泛≥6
出血性胃炎	黏膜内出血:黏膜内点状、片状出血,不隆起的红色,暗红色出血斑点(伴/不伴渗血,新鲜/陈旧)	Ⅰ级:局部;Ⅱ级:多部位;Ⅲ级:弥漫
萎缩性胃炎	黏膜萎缩:黏膜呈颗粒状、皱襞变平、血管透见、可有灰色肠上皮化生结节	Ⅰ级:细颗粒,血管部分透见,单发灰色肠上皮化生结节;Ⅱ级:中等颗粒,血管连续均匀透见,多发灰色肠上皮化生结节;Ⅲ级:粗大颗粒,皱襞消失,血管达表层,弥漫灰色肠上皮化生结节

2. 形态学变量分级标准 慢性胃炎有 5 种形态学变量分级(Hp、慢性炎症、活动性、萎缩和肠化),分为无、轻度、中度和重度 4 级(或 0、+、++、+++)。分级方法用下列标准(表 5-34-2)。

表 5-34-2 慢性胃炎形态学变量分级标准简表

类型	分级标准			
	无(0)	轻(+)	中(++)	重(+++)
Hp	特殊染色片上未见 Hp	偶见或小于标本全长 1/3 有少数 Hp	Hp 分布超过全长 1/3,而未达到全长 2/3 或连续性、薄而稀疏地存在于上皮细胞	Hp 成堆存在,基本分布于标本全长
慢性炎症	单个核细胞每高倍视野不超过 5 个	慢性炎症细胞较少并局限于黏膜浅层,不超过黏膜层的 1/3	慢性炎症细胞较密集,超过黏膜层的 1/3,达到 2/3	慢性炎症细胞密集,占据黏膜全层
活动性		黏膜固有层少数中性粒细胞浸润	中性粒细胞较多存在于黏膜层,并在表面上皮细胞间、小凹上皮细胞间或腺管上皮间可见	中性粒细胞较密集,或除中度所见还可见小凹脓肿

续表

类型	分级标准			
	无(0)	轻(十)	中(十十)	重(十十十)
萎缩		固有腺体减少不超过原有腺体的 1/3,大部分腺体仍保留	固有腺体减少超过1/3,但未超过 2/3。残存腺体不规则分布	固有腺体数减少超过2/3,仅残留少数腺体,甚至完全消失
肠腺化生		肠化部分占腺体和表面上皮总面积 1/3 以下	肠化部分占腺体和表面上皮总面积 1/3 ～2/3	肠化部分占腺体和表面上皮总面积 2/3 以上

针灸治疗效能等级与治疗目标

1. 效能等级　针灸治疗慢性胃炎以获得部分症状缓解结局为主要趋势,在本病症治疗中针灸效能发挥着辅助的治疗效应,临床应配合相应药物或其他疗法治疗。

2. 治疗目标　缓解症状、改善胃黏膜组织学变化;根除幽门螺杆菌感染,可以消除或改善胃黏膜炎症,防止萎缩、肠化进一步发展;预防恶变,定期复查及随访。

针灸治疗流程与推荐方案

针灸治疗慢性胃炎流程(图 5-34-1)

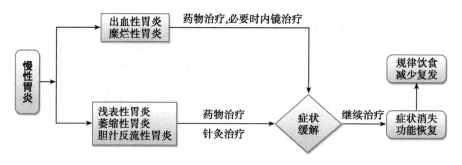

图 5-34-1　针灸治疗慢性胃炎流程

针灸治疗慢性胃炎推荐方案

1. 慢性胃炎的一般治疗方案[4](2c 级证据)★

『穴位』内关、中脘、足三里。

『操作』常规针刺,隔日针 1 次,4 周为 1 个疗程,连续 3 个疗程。

疗效说明 疗效标准根据 1989 年中国中西医结合研究会消化系统疾病专业委员会《慢性胃炎中西医结合诊断辨证和疗效标准(试行方案)》,治疗组总有效率(临床症状减轻,黏膜损害有好转)为 91.4%,与对照组(复方胃友片＋氨苄西林胶囊＋吗丁啉)相比,或许有优势。

2. 慢性浅表性胃炎治疗方案

● 俞募配穴法[5](1c 级证据)★★★★

『主穴』中脘、胃俞、足三里。

『随症配穴』脾胃虚弱加脾俞、章门,肝胃不和加肝俞、期门。

『操作』毫针直刺,视患者体质及针刺部位刺入约 25～40mm。脾胃虚弱者,得气后在针柄上置一段约 2cm 的艾条段,灸 2 壮,留针 30 分钟;肝胃不和者,得气后再针电针仪,连续波,频率为 50Hz,强度以患者能耐受为度,留针 30分钟。每日 1 次,每治疗 5 日休息 2 日,疗程为 4 周。

疗效说明 治疗组总有效率(临床症状、体征均有改善,证候积分减少30%)为 90.00%,主要症状(上腹胀、胃脘痛、食少纳呆、嗳气、大便异常)的分值分别改善 2.80±0.17、3.23±0.24、3.00±0.22、3.16±0.09、3.30±0.15,SF-36 生存质量积分(躯体职能、情感职能)分别改善 21.66±2.77、29.11±0.30,健康效用值(总分、HU)分别改善 16.34±0.59、0.15±0.80,Hp 清除率43.5%。与对照组(西药奥美拉唑胶囊)对比,在总有效率和改善症状、体征方面很可能有优势。

● 灵龟八法[6](2b 级证据)★★

『主穴』足三里。

『配穴』按时选穴(灵龟八法)。

『操作』针刺得气后,行针 2 分钟,留针 30 分钟,每 10 分钟行针 1 次;各观察指标于针前针后各测量评定 1 次。

疗效说明 治疗组好转率(症状消失)为 80%,总有效率(总有效≥有效:症状改善)为 95%,经脉穴位导电量转平衡率为 88.24%,灵龟八法组或许优于辨证取穴组。

3. 慢性萎缩性胃炎治疗方案[7](2c 级证据)★

『主穴』$T_{7\sim12}$ 夹脊、足三里。

『操作』选用直径 0.35mm、长 40mm 毫针。针刺夹脊穴时,针尖斜向脊柱方向,角度 70°～80°,深度 25～30mm,得气后施平补平泻手法。留针 30 分钟,中间行针 2 次。每日治疗 1 次,连续针刺 6 次,休息 1 日,3 个月为 1 个疗程。

疗效说明 治疗组总有效率(总有效≥有效:临床主要症状明显减轻;胃

镜复查炎症有所减轻或无进展;病理活检萎缩性病变略有改善或无变化)93.55%,主要症状(胃胀、胃痛、嗳气、纳呆、痞闷)有效率分别为100%、93%、100%、89%、81%,胃镜、病理总有效率分别为77.42%、67.74%,与对照组(常规针刺)相比,疗效或许有优势。

4. 胆汁反流性胃炎治疗方案[8](2c级证据)★

『穴位』①组:中脘、足三里、期门、阳陵泉;②组:胆俞、阳陵泉、阴陵泉、内关、公孙、内庭、太冲。

『操作』两组穴位交替使用,采取平补平泻手法,留针30分钟,中间行针1次,每日治疗1次,每10次为1个疗程。每疗程间隔3~5日,患者最多治疗3个疗程。

疗效说明 治疗结束后,临床总有效率(临床症状减轻,胃镜检查仍可见到淡黄色胃液,胃黏膜病变减轻)为93.3%,与对照组(吗丁啉+阿莫西林+硫酸铝)相比或许有疗效优势。

5. 幽门螺杆菌相关性胃炎治疗方案[9](2c级证据)★

『主穴』中脘、内关、足三里、公孙。

『配穴』实证加阳陵泉、梁门,虚证加脾俞、胃俞、章门。

『操作』从服药之日起加用针刺疗法,用30号1.5~3寸毫针,进针得气后,实证用泻法,虚证用补法,留针30分钟,隔10分钟行针1次,每日治疗1次,疗程7天。

『配合药物』应用根除Hp三联1周疗法:洛赛克20mg,克拉霉素250mg,甲硝唑400mg,每日2次,疗程7天。

疗效说明 参考国家中医药管理局《中医病证诊断疗效标准》,治疗组总有效率(显效+有效:症状1周内基本消失,偶有腹部不适,4周后未加重,或上述诸症状1周内消失,4周后偶有腹部不适为有效)为89.9%,与对照组(洛赛克+克拉霉素+甲硝唑)相比或许有疗效优势。

6. 其他推荐方案

● 温针灸治疗方案[10](2b级证据)★★

『主穴』中脘、梁门、足三里、脾俞、胃俞。

『配穴』内关、公孙。

『操作』主穴选用0.30mm×40mm毫针,直刺进针,得气后点燃艾条段,插在针柄上,灸2壮;配穴选用0.25mm×25mm的毫针,直刺进针,得气后留针30分钟。每周治疗3次,4周为1个疗程,共治疗3个疗程。

注意事项 适应人群为脾胃虚寒证的患者。

疗效说明 治疗3个疗程后,临床总有效率(主症明显减轻1项以上,余症减轻)为100%,疗效或许优于对照组(不加温灸组)。

1. 类型　慢性胃炎分为浅表性和萎缩性胃炎,针灸对浅表性胃炎的疗效优于萎缩性胃炎。病灶局限的针灸疗效优于泛发者。

2. 患者配合　治疗期间患者要注意饮食规律、少食多餐、软食为主;忌暴饮暴食;避免刺激性食物和药物,保持情绪乐观,注意劳逸结合,适当锻炼身体,这可有效地提高和巩固针灸疗效。

慢性胃炎是多种病因引起的慢性胃黏膜炎性病变。针刺对胃黏膜损伤有较好的保护作用,其作用机制包括如下几个方面:

1. 促进胃酸分泌　慢性胃炎患者胃腺多有不同程度的萎缩,其胃液分泌减少,因而胃蛋白酶的活性减退。针灸能有效地预防总酸排出量,使其明显减少,酸性降低和胃蛋白酶活性降低。

2. 保护修复胃黏膜　针刺可以增加胃底部血流量、减少渗出,借此保持胃黏膜的完整性,抑制 H_2 的逆向弥散,减少 Na^+ 的净流出量。从而对胃黏膜具有细胞保护作用,使其不受外来物理、化学等刺激的损伤。针灸可以改善胃黏膜血流,保护胃黏膜。针灸能抑制胃黏液的减少,增强胃壁屏障。在各种应激状态下,ET 和 NO 共同对胃黏膜血流进行平衡调节,进而影响胃黏膜的损伤和修复,研究发现针刺对胃黏膜保护作用的主要效应分子是 NO。针刺可以抑制脂质过氧化物酶对胃黏膜的损害,促进氧自由基的清除,从而起到保护胃黏膜的作用。针刺还能抑制肾上腺素能神经对肾上腺素的释放,也抑制嗜铬细胞对 5-羟色胺的释放,使儿茶酚胺减低,有利于黏膜屏障机制的加强。

3. 调节胃动力　针刺的传入冲动到达中枢脑干的孤束核等特定结构,激活肽能神经和神经递质,其传出冲动可激活外周肠神经系统 P 物质、胃泌素(GAS)、胃动素(MTL)等肽能神经元,启动胃肠收缩活动,增强胃黏膜细胞的保护作用。

一般大部分慢性浅表性胃炎和单纯轻度慢性萎缩性胃炎预后良好,但慢性萎缩性胃炎伴有病理检查上的结肠型上皮化生或不典型增生者,属于癌前病变,如不积极治疗,容易诱变为胃癌。因此,要动态观察,高度重视,定期做胃镜复查。一般慢性萎缩性胃炎 3 年复查 1 次,伴有不完全性结肠型肠上皮化生伴轻度不典型增生者 1 年 1 次,伴中度不典型增生者 3 个月 1 次,伴重度不典型增生者(癌变率 10％以上)应视为癌变,可予手术切除治疗。患者饮食要规律、少食多餐、软食为主;应细嚼慢咽,忌暴饮暴食;避免刺激性食物,忌烟戒酒、少饮浓茶咖啡及进食辛辣、过热和粗糙食物;胃酸过低和有胆汁反流者,宜多吃瘦肉、禽肉、鱼、奶类等高蛋白低脂肪饮食;避免服用对胃有刺激性的药物;缓解精神紧张,保持情绪乐观,从而提高免疫功能和增强抗病能力;注意劳逸结合,适当锻炼身体。目前已认识到慢性胃炎与幽门螺杆菌感染有关,必要时配合药物治疗。

代表性临床试验

表 5-34-3　针灸治疗慢性胃炎的代表性临床试验

试验观察方案	试验设计	试验组/对照组	结　果
俞募配穴法[5]	60 例 RCT	俞募配穴法组($n=$30,中脘、胃俞、足三里,疗程 4 周)/药物组($n=20$,奥美拉唑,1 次,疗程 4 周;如果幽门螺杆菌阳性予以标准三联法)	治疗后 2 组总有效率 $RR=$ 1.35,95% CI(1.021,1.78),P $=0.01$;改善上腹胀症状积分 $WMD=1.60$,95% CI(0.69,2.51);改善胃脘痛症状积分 $WMD=1.43$,95% CI(0.61,2.25);改善食少纳呆症状积分 $WMD=0.70$,95% CI(-0.24,1.64);改善嗳气症状积分 $WMD=1.22$,95% CI(0.10,2.33)
针刺夹脊穴法[7]	46 例 RCT	针刺夹脊穴组($n=$31)/常规针刺组(n $=15$)	3 个月后 2 组综合有效率[RR $=0.19$,95% CI(0.04,0.88),P $=0.03$]有差异,与常规针刺相比有疗效优势

参 考 文 献

[1] 陈灏珠,丁训杰,廖履坦,等.实用内科学[M].第 11 版.北京:人民卫生出版社,2003:1737.

[2] 刘蔚,邓峰.胃镜诊断上消化道疾病 9283 例分析[J].江西医学院学报,2004,44(2):46-48.

[3] Melanie NW, Hermann B. Prevalence of Chronic Atrophic in Different Parts of the World[J]. Cancer Epidemiol Biomarkers Prev,2006,15(6):1083-1094.

[4] 段昭侠.针刺治疗慢性胃炎 70 例[J].陕西中医,2004,25(9):837.

[5] 任蓉.俞募配穴针灸治疗慢性浅表性胃炎临床观察[D].广州:广州中医药大学,2007.

[6] 赵彩娇,谢感共,翁泰来,等.灵龟八法治疗慢性浅表性胃炎临床观察[J].针灸临床杂志,2002,18(11):6-7.

[7] 谭奇纹,鞠琰莉,王育,等.针刺夹脊穴治疗慢性萎缩性胃炎临床研究[J].中国针灸,2000,20(3):133-135.

[8]　王亚新.针刺治疗胆汁反流性胃炎 60 例[J].陕西中医,2006,27(9):1117.

[9]　赵东升,杜艳军,赵东杰,等.针药合用治疗幽门螺杆菌相关性慢性胃炎 89 例[J].中国中西医结合杂志,2001,21(11):821.

[10]　李子勇,杨炎珠.温针灸治疗脾胃虚寒型慢性胃炎 51 例的疗效观察[C]//广东省针灸学会第十次学术交流会论文汇编.广州:广东省针灸学会,2007:129-130.

第 35 节　颞下颌关节紊乱综合征

（检索时间:2012 年 6 月 30 日）

针灸治疗方案推荐意见

基于Ⅱ级证据的建议性意见

□ **强力建议**　以下方案可试用于颞下颌关节紊乱综合征的治疗

毫针刺法——下关、颊车、翳风、合谷、阿是穴

电针法——下关、颊车、翳风、合谷、阿是穴/支沟、阳陵泉

△ **弱度建议**　以下方案可试用于颞下颌关节紊乱综合征的治疗

针刺配合超短波——下关、耳门

咀嚼肌功能紊乱综合方案——针刺(下关/足三里、合谷)＋超短波治疗

临床流行病学资料

颞下颌关节功能紊乱综合征又称颞下颌关节功能紊乱病(temporomandibular disorder,TMD)。本病并非指单一的疾病,是一组病因尚未完全明确的临床症状和疾病的总称,包括翼外肌功能亢进,关节囊和韧带松弛,关节盘与髁状突相对移位,翼外肌痉挛,关节盘移位、脱出、穿孔、破裂,髁状突破坏等。

颞下颌关节功能紊乱病是口腔颌面部常见的疾病,被 WHO 列为影响人类健康的第 4 位口腔流行病[1]。流行病学调查显示,该病以 20～30 岁的青壮年最为多见,女性的患病率是男性的 2～5 倍[2]。另外不同国家、种族和地区,TMD 的患病率也有明显差异。这与各国间种族、地理环境、经济文化、饮食习惯等的不同有着很大的关系。国外资料显示,颞下颌关节功能紊乱病在成年人中的发病率约为 28%[3],17～32 岁的人,颞下颌关节病的患病率为 42.90%;国内资料显示 17～19 岁的青少年患病率为 16.35%[4]。

临床评估与诊断

颞下颌关节紊乱综合征临床评估(表 5-35-1)

临床评估应详细了解病史,重点进行局部检查,明确病因,主要对患者的病史及精神心理状况进行评估,以作为本次诊断评估及制订治疗方案的重要参考。

表 5-35-1　颞下颌关节紊乱综合征临床评估要点简表

评估项目	评估内容	要　点
病史	发病年龄	好发于青壮年
	病程特点	病程长,易反复
	典型症状	以关节弹响、疼痛、关节区运动异常为主
	局部解剖	颌功能解剖的改变,如广泛的失牙、牙合干扰等
	心理社会因素	发病是否与心理社会因素有关
	既往史及个人史	外伤史、其他口腔疾病,先天因素、自身免疫因素等
体格检查	重点局部检查	下颌功能检查、颞下颌关节区的压诊、杂音(弹响、摩擦音、破碎音)
实验室检查	相关免疫检查	排除颞下颌肿瘤、类风湿性、化脓性颞下颌关节紊乱
影像学检查	X 线、CT、MRI 检查	辅助诊断

1. 病史询问

（1）发病年龄:一般来说,颞下颌关节紊乱综合征的发病具有一定的年龄特点,以 20~30 岁的青壮年最为多见,但发生在其他年龄段的患者也不少见。

（2）病程特点:病程长,易反复。

（3）典型症状:以关节弹响、疼痛、关节区运动异常为主。

（4）局部解剖:主要指颌功能解剖的改变使关节遭受不良的负荷,导致关节结构的微小创伤,如广泛的失牙、牙合干扰等。

（5）躯体健康因素:内分泌、代谢和血循环的异常。这些因素影响关节组织的生理生化特征,从而影响关节对异常负荷的承受能力。

（6）心理社会因素:发病前有无心理社会因素,如焦虑抑郁、精神紧张或敌意、易怒等情绪。Moulton 是最早提出心理社会因素的学者之一,他认为心理因素在颞下颌关节功能紊乱病疼痛和功能紊乱的出现过程中起着重要作用,情感、行为以及个性特征是颞下颌关节疼痛和功能紊乱的主要原因,颞下颌关节紊乱病患者的疼痛和功能紊乱可能是精神源性的。

（7）既往史及个人史:了解既往是否有外伤史,其他口腔疾病,先天因素、自身免疫因素等。个人史方面,要注意患者有无酗酒或滥用药物的情况。此外,了解患者的人格特点对于理解患者的发病及症状特点也有帮助,有研究证明颞下颌关节功能紊乱病患者具有精神质异常、内向、情绪不稳定的人格特征;具有异常人格特征的人群的发病率高[5]。

（8）家族史：一些患者可能具有颞下颌关节紊乱综合征的家族史。

2. 体格检查 对疑似患者均应做全面的体格检查（包括神经系统检查），有助于发现一些作为患病诱因的局部解剖或躯体疾病。重点为颜面的局部检查：颞下颌关节功能检查、咀嚼肌及相关肌肉检查等。关节区或咀嚼肌附着区可有压痛点；下颌运动时关节区可有弹响或摩擦音；下颌运动时张口度和张口型可有异常。

3. 实验室检查 不伴全身关节疾病者，实验室检查结果一般无异常；可排除颞下颌肿瘤、类风湿性、化脓性颞下颌关节紊乱。

4. 影像学检查 除常规的 X 线检查外，必要时做 CT、磁共振、关节造影检查。X 线平片检查：临床上一般首先使用许勒位检查，此投照的 X 线设备要求简单，较易操作，且可提供较多的诊断资料，如关节间隙、关节结节、关节窝及髁突等。关节体层片检查：在疑有关节骨性结构形态改变，或许勒位、髁突经咽侧位片发现有骨质改变而需要进一步检查、证实时，可以采用曲面体层片及关节正侧位体层摄影检查。关节造影检查：关节造影对于关节盘移位、关节盘穿孔、关节囊扩张、附着松弛等关节软组织病变有重要诊断价值，在临床上怀疑有上述病变时，均可采用。CT 检查：在疑有关节骨质病变，特别是疑有关节骨性结构肿瘤或口腔颌面部深在部位肿瘤需进行鉴别诊断时，宜行 CT 检查。磁共振检查：在发达国家已将磁共振检查在程序上放在关节造影之前进行，这样可以使大量关节盘移位患者免于造影检查。目前仍以关节造影为检查、确定关节盘移位的主要客观手段。造影应结合临床表现以减少误诊，提高诊断的准确率。

颞下颌关节紊乱综合征临床诊断与分类

1. 颞下颌关节紊乱综合征诊断标准 患者均有局限性疼痛，在咀嚼肌受累时，疼痛随下颌运动而加重；在紧张的肌肉或筋膜带内，可触及过度敏感点，即扳机点，并出现疼痛；同时伴随至少一项以下症状或体征：①肌肉僵硬；②临床检查不能证实的急性错感觉；③耳症、眩晕、牙痛以及紧张型头痛；④如有咀嚼肌受累，则开口度减小，被动拉伸颌肌，可使开口度增加 4mm 以上；⑤在牵涉痛范围内痛觉过敏。

2. 颞下颌关节紊乱综合征分类

（1）咀嚼肌紊乱疾病：包括肌筋膜疼痛、肌炎、肌痉挛、局部肌肉疼痛及肌纤维挛缩等。

（2）结构紊乱：包括各种关节盘移位（可复性盘前移位、不可复性盘前移位、关节盘旋转移位及关节盘内外移位等），关节囊扩张及关节盘附着松弛或撕脱等。

（3）关节炎症性疾病：包括滑膜炎和关节囊炎，可分为急性和慢性2种。

（4）骨关节病：包括没有疼痛症状的骨关节病和存在疼痛症状的骨关节炎。

1. 效能等级 针灸主要适用于颞下颌关节劳损引起的关节韧带及关节囊松弛，或咀嚼肌群功能失调导致的关节功能障碍。在早期颞颌关节没有明显的器质性损害时，针灸对本病的疼痛和关节运动障碍均有很好疗效，大部分患者经针灸治疗可获痊愈，因此，归入Ⅰ级病谱。对于韧带松弛而发生关节半脱位、全脱位及先天性颞颌关节发育不良，因咬合因素等所致者，非针灸所能解决。颞下颌关节出现明显的器质性破坏者，针灸疗效有限，仅能部分缓解症状，可作为Ⅲ级病谱。颞颌关节有器质性破坏经保守治疗无效者，可进行手术治疗。

2. 治疗目标 消除疼痛，减轻不良负荷、恢复功能并提高生活质量。

针灸治疗颞下颌关节紊乱综合征流程（图5-35-1）

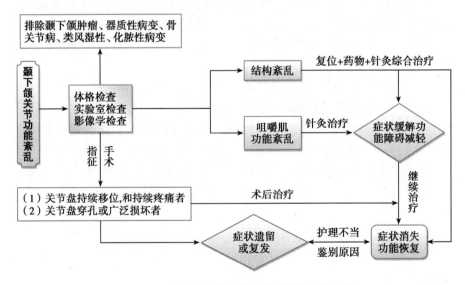

图5-35-1 针灸治疗颞下颌关节紊乱综合征流程

针灸治疗颞下颌关节紊乱综合征推荐方案

1. 颞下颌关节紊乱综合征一般治疗方案[6]（2a 级证据）★★★

『穴位』下关、颊车、翳风、合谷、阿是穴。

『操作』用 1 寸毫针直刺进针 0.5～1 寸，行捻转手法，平补平泻，得气后在下关、颊车两穴针柄加上 1cm 长艾条点燃施艾，热度以病人觉局部温热而无灼痛为宜，灸 3 壮，留针 30 分钟。每日 1 次，10 次为 1 个疗程。

疗效说明　治疗组治愈率（治愈：临床症状完全消失，颞下颌关节运动正常，周围肌肉疼痛消失，弹响消失，开口度恢复正常，咀嚼功能正常，无不适感）为 33.3%，总有效率（临床症状及体征有好转，但未能全部消失）为 91.7%。与对照组（超声短波治疗）相比可能有优势。

2. 针刺结合超短波[7]（2b 级证据）★★

『主穴』下关、耳门。

『配穴』支沟、阳陵泉。头痛加太阳、头维穴，开口度减低加翳风、颊车。

『操作』①主穴耳门采用齐刺法，3 根 1.5 寸针直刺约 1.2 寸；下关穴直刺进针约 1.2 寸，用泻法，然后接电针仪，用疏密波，输出频率为 80～100Hz，输出电流为 2mA，持续 30 分钟。每日 1 次，每次 30 分钟，5 次为 1 个疗程。②超短波治疗采用五官超短波仪，单侧放置，输出电流 50mA 以下，50MHz，波长 7.2m，微热量输出。每日 1 次，每次 15 分钟。

疗效说明　治疗组痊愈率（治愈：疼痛完全消失，咀嚼、按压局部无疼痛，张口位正常）为 66.6%，总有效率（疼痛减轻，张口位无明显改变）为 96.7%。与单纯超声短波治疗相比，在改善治愈率和总有效率方面或许有优势。

3. 咀嚼肌功能紊乱治疗方案[8]（2c 级证据）★

『主穴』下关。

『配穴』足三里、合谷。

『操作』先针下关，刺入 0.8～1 寸，进针后局部取得明显酸胀感，并沿面部向四周扩散。足三里及合谷穴均取双侧。留针 30 分钟，每日 1 次，10 次为 1 个疗程。

『配合治疗』采用五官科超短波治疗仪，治疗用电流指示 50mA，每日于颞下颌关节区治疗 15 分钟，每日 1 次，10 次为 1 个疗程。嘱患者保持心情愉快，注意休息，进软食，避免过大开口活动，局部注意保暖，以祛除病因。

疗效说明　治疗组显效率（治愈：咀嚼肌疼痛触痛消失，开口度恢复 37mm 以上，弹响及下颌运动不协调消除或明显减轻）为 95.71%，与超声短波治疗相比，在显愈率方面或许有优势。

影响针灸疗效因素

1. 病性与病程 针刺对本病的疼痛和运动障碍均有疗效。相对而言,针灸对于功能紊乱性的疗效优于颞颌关节器质性损坏。国外学者也认为,针灸治疗本病以早期更有效,对于那些没有显著的关节损害,而是精神生理性或神经肌肉性功能紊乱为主的患者疗效优越。对于有关节脱位者,应手法复位,再进行针灸治疗。有人认为,病程在2周以内的疗效较快,病程较2周长者疗效相对较慢,提示本病应及早治疗,以提高针灸临床疗效。

2. 辅助疗法和患者配合 针灸治疗的同时可配合用 TDP 照射、短波辐射、红外线照射等辅助疗法,可以较好改善局部血液循环、缓解肌肉痉挛,提高针灸临床疗效。在针灸治疗中,选远端合谷穴在行针的同时,令患者做张口与咬合运动多次,关节疼痛和张口障碍常能立即改善,可提高针灸的即时疗效。对于慢性、顽固性的患者,针灸治疗后,疗效持续数小时后可又恢复原状,要坚持治疗,经过一段时间的巩固可获量效。

针灸治疗的环节和机制

颞下颌关节功能紊乱病是由精神心理及生活习惯等因素引起的部分咀嚼肌痉挛,导致关节功能障碍,治疗目的是使肌肉痉挛解除,关节功能即可恢复正常。针刺治疗本病的环节和机制可概括为以下:

1. 调节肌肉运动 针刺使咀嚼肌、翼内肌、翼外肌有节奏地收缩、舒张,消除翼外肌功能亢进,解除翼外肌痉挛,修复关节盘后区的损伤,使下颌关节亦能有节律地上下活动。尤其是电针使肌肉产生节律性收缩跳动,促使神经恢复传导功能,调节周围神经肌肉的张力,缓解肌肉痉挛,有效地控制调节肌肉和对运动神经的刺激。

2. 促进循环和抗炎 局部针灸可使血管扩张,血液循环增强,改善局部组织和颞颌关节的营养及代谢,使局部代谢产物和炎性代谢物及时消失和吸收,有利于局部损伤组织的修复。另外,艾灸、TDP 照射可增强细胞的吞噬功能和体液免疫力,能引起主动充血,改善局部血液循环,促进炎症消解;艾灸还有较好的抗炎作用。

3. 止痛作用 针刺治疗可引起中枢内源性阿片肽的释放,使病人痛阈、抵抗力提高,从而产生镇痛,缓解颞颌关节的肌肉痉挛。针刺、艾灸或 TDP 照射能降低局部感觉神经系统的兴奋性,起到解痉镇痛作用,从而调节肌肉功能紊乱,关节功能得以恢复。

预　　后

本病预后一般良好,在功能期有自愈的可能性。针灸治疗本病疗效比较理想,尤其以急性期效果最佳,若韧带松弛而发生关节半脱位时,应适当限制下颌骨的过度运动,全脱位者应首先复位,否则针灸难以奏效。

治疗时应调节精神因素,避免各种刺激,形成良好的咀嚼习惯,戒除单侧咀嚼;注意饮食,不吃干硬的食物,避免下颌关节的进一步损伤;可自我按摩,增强颞颌关节抵御外邪的能力。先天性颞颌关节发育不良者,应避免下颌关节的过度活动。

指导病人进行功能训练,如张口受限时,进行张口练习;消除有害刺激,如牙周炎,拔除阻生智齿,修复缺牙,矫正错合等;可辅以局部理疗或热敷。颞颌关节器质性破坏者,经保守治疗无效,可行手术治疗。

代表性临床试验

表 5-35-2　针灸治疗颞下颌关节紊乱综合征的代表性临床试验

试验观察方案	试验设计	试验组/对照组	结　果
温针灸方案[6]	120 例 RCT	温针灸治疗组($n=$60):下关、颊车、翳风、合谷(双)及阿是穴。超声波治疗组($n=60$)	治疗 10 天后,2 组总有效率[$RR=1.38$, 95% CI(1.13,1.67),$P=0.001$]
针刺配合超短波方案[7]	112 例 RCT	电针配合超短波治疗组($n=70$):主穴:下关和耳门;配穴:支沟、阳陵泉。超声波治疗组($n=42$)	20 天后,2 组显效率[$RR=1.44$,95%CI(1.15,1.79),$P=0.001$]

参　考　文　献

[1] 史宗道,张志纯,杨锋,等. 对 1987-1991 年中文期刊中颞颌关节疾病治疗文献的评价[J]. 实用口腔医学杂志,1999,15(4):306-308.

[2] DeKanter RJ,Truin GJ,Burgersdijk RC,et al. Prevalence in the Dutch adult population and ameta-analysis of signs and symptoms of temporom and ibular disorder[J]. DentRe,1993,72(11):1509-1518.

[3] Manzione JV,Tallents R,katzberg RW,et al. Arthrographically guided splint therapy for recapturing the temporomandibular joint meniscus[J]. Oral Surg Oral Med Oral

Pathol,1984,57(3):235-240.

[4] 郝春晖,何亚莉.7302 名青少年颞下颌关节紊乱综合征调查[J].广东牙病防治,1998
(2):13.

[5] 张静莹,张引成,谢中秋,等.颞下颌关节紊乱病患者的人格特征[J].中国社会医学杂
志,2007,24(4):245-247.

[6] 钟丹,黄云声,周杰.温针治疗颞下颌关节功能紊乱综合征 60 例[J].甘肃中医学院学
报,2007,24(6):26-27.

[7] 刘乃妤,鞠琰莉.针刺结合超短波治疗颞下颌关节紊乱病的临床观察[J].中华物理医
学与康复杂志,2004,26(9):559-560.

[8] 吴艺玲,魏小丽.针刺配合超短波治疗咀嚼肌功能紊乱 70 例[J].针灸临床杂志,2006,
22(3):23.

第 36 节　小 儿 疳 积

（检索时间:2012 年 6 月 30 日）

针灸治疗方案推荐意见

基于 Ⅰ 级证据的推荐性意见

◎ *较强推荐*　以下方案可应用于小儿疳积的治疗

针刺法——四缝

基于 Ⅱ 级证据的建议性意见

◇ *较强建议*　以下方案可试用于小儿疳积的治疗

消瘦型治疗方案——针刺法(四缝)配合捏脊疗法(长强到大椎穴)

临床流行病学资料

小儿疳积(infantile malnutrition)是儿科常见病和多发病,临床以形体消瘦、面黄发枯、饮食异常、生长迟缓为特征。中医根据病情严重程度又将其分为疳气、疳积和干疳 3 类,其中轻度为疳气,中度为疳积,重度为干疳。相当于西医的蛋白质-能量营养不良及多种维生素缺乏症,以及由此引起的合并症。

蛋白质-能量营养不良(protein-energy malnutrition,PEM)是由于各种原因所致能量和(或)蛋白质缺乏的一种营养缺乏症,常伴有各种器官功能紊乱和其他营养缺乏,主要见于 3 岁以下婴幼儿[1],一般分为消瘦型、浮肿型和消瘦-浮肿型。WHO 在 2000 年的一项调查表明,发展中国家有 32% 的儿童患有此病,在东非有一半的儿童因营养不良而发育迟滞[2];另据报道,巴基斯坦目前有 55.66%～64.81% 的女孩有不同程度上的能量摄入不足[3]。

就全世界范围而言,PEM 仍是 5 岁以下儿童发病的主要病因之一,而严重 PEM 是其死亡的首要原因。我国严重 PEM 已经明显减少,但轻、中度 PEM 仍然存在[4]。

小儿疳积(蛋白质-能量应用不良)临床评估(表 5-36-1)

表 5-36-1 蛋白质-能量营养不良临床评估要点简表

评估项目	评估内容	要　点
诊断线索	身长	生长缓慢
	体重	不增或减少
	皮下脂肪	不增或减少,最先是腹部,最后是面颊
高发病因	喂养不当	母乳喂养不当、牛乳喂养小儿,年长小儿饮食习惯不良
	消化吸收不良	消化系统解剖功能异常(唇裂、腭裂等)或消化系统病症发生(腹泻等)
	消耗增加	长期慢性病史
实验室检查	血清白蛋白	评价早期小儿营养不良的指标。但由于血清白蛋白半衰期较长,对轻中度营养不良变化不大,故不够灵敏
	胰岛素样生长因子-1	作为早期诊断小儿营养不良的灵敏可靠指标
	血常规	可有营养性贫血等并发症的发生
	微量元素测量	检测营养不良期间微量元素缺乏的种类
	血清氨基酸	必需氨基酸与非必需氨基酸二者比值降低

根据小儿的年龄、喂养情况、体重下降、皮下脂肪减少、全身各系统功能紊乱及其他营养素缺乏的症状体征,典型病例诊断并不困难,常伴有营养性小细胞性贫血、微量营养素缺乏、感染、自发性低血糖等并发症。但轻症患儿易被忽略,需通过定期生长监测、随访才能发现,确诊后还需进一步作出病因诊断,原发性见于长期蛋白质、热能摄入不足,常见于缺乏喂养知识,喂食过少,不添加辅助食品,母乳不足,早产儿先天不足;继发性见于慢性胃炎、肠炎、消化不良、腹泻等原因使营养素消化吸收障碍,或由于长期发热、慢性消耗性疾病而营养素未能及时补充,或长期患有妨碍进食或食欲不振的疾病等。

蛋白质-能量营养不良临床诊断与分类

1. 蛋白质-能量营养不良的诊断标准(表 5-36-2)

表 5-36-2 小儿营养不良的分度和诊断标准表[4]

年龄	初生~3岁			3~7岁		7~14岁	
营养不良分度	I	II	III	轻度	重度	轻度	重度
体重低于平均正常值	15%~25%	25%~40%	>40%	15%~30%	>30%	20%~30%	>30%
皮下脂肪 腹部	0.8~0.4cm	0.4cm以下	消失	减少	明显减少或消失	减少	明显减少 少或消失
臀部	无明显变化	明显变薄	消失或接近消失				
面部	无明显变化	减少	明显减少或消失				
其他临床表现 消瘦	不明显	明显	皮包骨状	较轻	严重	较轻	严重
精神萎靡	无或轻微	轻微或明显	严重	轻微	明显或严重	轻微	明显
肌肉松池	轻微	明显	肌肉松池或肌张力增高	轻微	严重	轻微	严重
皮肤颜色及弹性	正常或稍苍白	苍白、弹性差	多皱纹、弹性消失	苍白、弹性差	苍白明显、弹性很差	苍白、弹性差	苍白明显、弹性很差

2. 蛋白质-能量营养不良的分类

（1）消瘦型：以能量供应不足为主，表现为体重明显减轻，皮下脂肪减少。早期表现为体重不增乃至减轻。病程久的，皮下脂肪层不丰满或完全消失。皮下脂肪消失的顺序是先腹部，其次是胸、背部，然后上、下肢、臀部，最后额、颈及面颊部。当面部皮肤脂肪层消失时，额部形成皱纹，颧骨突出，颏部变长，形成老人外貌。在营养不良的早期，若仅看面部而不做全身检查，则不易发现消瘦。皮下脂肪大量消失时，皮肤干燥、松弛，失去弹性。患儿初期往往多哭而烦躁，继而变为迟钝。初期食欲尚佳，继而低下以至消失，常有呕吐及腹泻等急性消化紊乱的表现。

（2）水肿型：以蛋白质供应不足为主，表现为水肿。水肿是其特征，身体两侧的水肿是对称的，先见于下肢，尤以足背为显著。病程较久者，腹部、腰骶部、外生殖器，甚至手背及臂部均可见显著凹陷性水肿。严重病例可见腹壁、颜面、眼睑以及结膜等处发生水肿。面部水肿患儿大都经实验室检查可发现血浆白蛋白显著下降，水肿严重时，能降到 20g/L 以下。此外，患儿常表现为虚弱和精神抑制，皮肤干燥发凉，毛发干燥变黄易脱落，指甲生长迟缓等。

（3）消瘦-水肿型：介于两者之间，临床上多见。临床表现主要是皮下脂肪消失、肌肉萎缩、明显消瘦。生长迟滞，体重与身高低于正常儿标准，尤其体重下降更为明显。患儿表现急躁不安、表情淡漠、明显饥饿感或食欲不振，常伴有腹泻、腹壁变薄、腹部凹陷呈舟状、肝脾肿大，常易合并感染，并常伴有维生素缺乏症等。

针灸治疗效能等级与治疗目标

1. 效能等级 小儿疳积（轻度疳气）属于效能等级 I 级病谱；小儿疳积（中度疳积、重度干疳）属于效能等级 II 级病谱。

2. 治疗目标 改善小儿消化、吸收功能，改善营养状况和体质。

针灸治疗流程与推荐方案

针灸治疗小儿疳积流程（图 5-36-1）

针灸治疗小儿疳积推荐方案

小儿疳积的一般治疗方案

● 针刺四缝穴[5]（1b 级证据）★★★★★

『穴位』四缝。

『操作』三棱针点刺四缝，深度 1～2 分，立即出针，轻轻挤压针孔周围，挤出黄白色液体或少许血液，然后用消毒干棉球按压针孔。

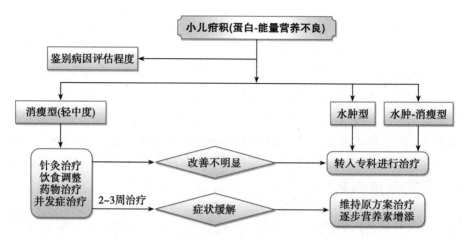

图 5-36-1　针灸治疗蛋白-能量营养不良临床流程

疗效说明　显效率(体重增加,接近正常健康小儿体重,精神、食欲及其他症状明显改善;减分率≥70％)为 57.3％,总有效率(症状及体征均无变化;减分率>30％)为 91.8％。总体疗效很可能优于益气健脾口服液,在改善证候、食欲、体重、皮下脂肪厚度及精神状态等方面效果显著。

● 针刺四缝配合捏脊[6](2b 级证据)★★

『穴位』四缝。

『操作』三棱针点刺,深度约 0.5 分,挤出少许淡黄色或透明黏液,或者少许血液即可,再同法刺对侧穴位,每周 1～2 次。

『捏脊疗法』患儿俯卧,从长强穴开始,两食指抵于背脊之上,再以两手拇指伸向食指前方,合力夹起肌肉提起,而后食指向前,拇指向后做翻卷动作,两手同时沿脊柱中线缓缓向前移动,一直捏到大椎,反复 5 次,但捏第 3 次时,每捏 3 把,将皮肤提起 1 次,每周 2～3 次。

疗效说明　痊愈率(症状消失,食欲正常,大便通调,精神活泼,体重增加,再刺四缝穴无疳积液溢出)为 80％,总有效率(症状、食欲、患儿体质好转)为 92.5％。总体疗效或许优于肥儿丸。

影响针灸疗效因素

1. 病情　从中医上将本病划分为疳气、疳积和干疳,是从患儿的整体体质和营养状况而划分的,因此针灸疗效疳气优于疳积,疳积疗效优于干疳,而干疳疗效较差。

2. 刺法　疳症比厌食症和消化不良病情要重,从临床看必须应用四缝穴点刺或挑刺,这是提高针灸疗效的关键之一。

3. 家长的配合　在治疗的同时,父母的配合、患儿良好情绪、良好的饮食习惯、合理的饮食结构都是影响针灸疗效的重要因素。

针灸治疗的环节和机制

1. 促进胃肠蠕动　针刺能促进消化道的功能,使胃肠平滑肌运动活跃,蠕动增强,加速胃肠蠕动及排空时间,从而促进消化系统的功能。

2. 促进消化液的释放　研究表明,针刺治疗本病,通过增强多种消化酶的活体,使胰蛋白酶、淀粉酶、脂肪酶分泌增加,胃液分泌加强,改善血清钙、磷代谢,促进小肠的吸收等。

3. 免疫调节　针灸还具有调节内分泌、免疫功能的作用,增加患儿的抵抗力,整体上增强体质,这些综合作用有助于患儿的正常发育与成长。

预　　后

儿童死亡率为 5%～40% 不等,但加强护理的儿童死亡率较低。治疗头几天发生死亡通常是由于电解质不平衡、脓毒症感染、低温或心力衰竭所致。昏迷、黄疸、瘀点、血清钠含量过低以及持续腹泻都是不祥之兆。冷漠、水肿及厌食症的消失是良好征兆。浮肿型比消瘦型恢复得快。

儿童时期营养不良的远期后果还不完全了解,得到充分治疗的患儿,其肝脏或可完全康复而不继发肝硬化。某些儿童仍可有吸收障碍和胰液缺乏,体液免疫不同程度地受到损害,细胞免疫显著减低,但在治疗后可恢复至正常。智力损害的程度与营养不良的持续时间、严重程度及开始的年龄有关,一些前瞻性研究表明相对轻微的智力迟缓可延续到学龄期。

代表性临床试验

表 5-36-3　针灸治疗小儿疳积的代表性临床试验

试验观察方案	试验设计	治疗组/对照组	结　　果
针刺四缝穴方案[5]	222 例多中心、单盲 RCT	针刺四缝组($n=$ 110)/益气健脾口服液组($n=112$,20ml/d,日 2 次)	治疗 4 周之后,显效率 $RR=3.38$,95%CI(2.17,5.24),$P<0.00001$;临床总有效率 $RR=1.39$,95%CI(1.20,1.60),$P<0.00001$。两组证候总积分变化比较 $WMD=5.19$,95%CI(4.85,5.53),$P<0.00001$
针刺联合捏脊法[6]	80 例 RCT	针刺四缝配合捏脊疗法组($n=40$)/肥儿丸组($n=40$)	痊愈率 $RR=1.45$,95%CI(1.06,2.00),$P=0.02$;临床总有效率 $RR=1.28$,95%CI(1.03,1.57),$P=0.02$

参 考 文 献

[1] 薛辛东. 儿科学[M]. 第2版. 北京:人民卫生出版社,2010.

[2] World Health Organization,Dept of Nutrition for Health and Development. Nutrition for health and development:a global agenda for combating malnutrition. http://whqlibdoc. who. int/hq/2000/WHO_NHD_00. 6. pdf.

[3] Jildeh C,Papandreou C,Abu Mourad T,et al. Assessing the nutritional status of palestinian adolescents from east jerusalem:a school-based study 2002-03[J]. J Trop Pediatr,2011,57(1):51-58.

[4] 陈永辉. 儿科疾病中西医治疗[M]. 北京:人民卫生出版社,2001:36.

[5] 夏晓红. 针刺四缝穴治疗小儿疳证临床 RCT 研究[D]. 成都:成都中医药大学,2005.

[6] 徐桂凤,安丽凤. 针刺四缝穴配合捏脊疗法治疗小儿疳积80例疗效观察[J]. 黑龙江中医药,2005(3):42-43.

第37节 便　　秘

（检索时间:2012年6月30日）

针灸治疗方案推荐意见

基于Ⅰ级证据的推荐性意见

◎ **较强推荐**　以下方案可应用于便秘的治疗

　　慢性便秘(气秘)——电针法(支沟)

基于Ⅱ级证据的建议性意见

□ **强力建议**　以下方案可试用于便秘的治疗

　　功能性便秘一般性方案——电针法(天枢)

　　脊髓损伤后便秘方案——隔物灸法(神阙、命门/盐及艾绒、生附子、丹参、大黄、甘草)

　　脑卒中后便秘方案——(天枢、大肠俞、上巨虚、支沟、照海、脾俞、气海、顶颞前斜线、顶颞后斜线)

◇ **较强建议**　以下方案可试用于便秘的治疗

　　功能性便秘方案——电针法(大肠俞、天枢、支沟、上巨虚)＋耳穴(大肠、直肠下段、三焦、脑点)

　　盆底失弛缓型便秘综合方案——针刺法(天枢、气海、上巨虚、足三里、百会或中髎、下髎、大肠俞、肾俞、脾俞、神道、次髎、百会、承山)＋生物反馈疗法

　　慢传输型便秘方案——①穴位埋线法(大肠俞、天枢、中极、足三里);②针刺法(夹脊腰2、腰4/随症配穴);③电针法(深刺天枢)

针灸治疗方案推荐意见

出口梗阻型便秘方案——电针法(长强、次髎、中髎)

药源性(阿片类镇痛药)致便秘方案——针灸及电针法(天枢、神阙、足三里、上巨虚、殷门)

糖尿病患者便秘方案——芒针、针刺及电针(天枢、上巨虚)

骨科术后(长期卧床)便秘方案——穴位贴敷(神阙/大黄、芒硝、牵牛子、番泻叶、火麻仁、郁李仁、艾叶,醋调混匀)

老年性便秘方案——耳穴压丸(直肠下段、大肠、便秘点、皮质下、肺)

△ **弱度建议** 以下方案可试用于便秘的治疗

产后便秘——针刺法(足三里)

儿童便秘——针刺法(合谷、行间、足三里)

继发全身系统性疾病(慢性肾病)便秘方案——耳穴贴压法(大肠、小肠、乙状结肠、肺、三焦/六神丸压贴;脾、肾、内分泌、三焦、大肠/磁珠压贴)

临床流行病学资料

便秘(constipation)主要是指粪便干结、排便困难或不尽感以及排便次数减少等,慢性便秘指病程至少在6个月以上。随着饮食结构的改变、精神心理和社会因素的影响,便秘发病率逐渐上升,严重影响人们的生活质量。

对社区人群进行的流行病学研究显示,我国成人慢性便秘患病率为4%～6%,并随年龄增长而升高,60岁以上人群慢性便秘患病率可高达22%。女性患病率高于男性,男女患病率之比为1:1.22～1:1.56。国内目前有关慢性便秘发病率的报道尚少。慢性便秘患病率农村高于城市,与工作压力、精神心理因素(如焦虑、抑郁及不良生活事件等)有关。女性、BMI、文化程度低、生活在人口密集区者更易发生便秘。低纤维素食物、液体摄入减少可增加慢性便秘发生的可能性,滥用泻药可加重便秘。

临床评估与诊断

便秘临床评估

1. 病史 包括有关便秘的症状及病程、胃肠道症状、伴随症状和疾病以及用药情况等常能提供十分重要的信息。要点:①有无报警症状(如便血、贫血、消瘦、发热、黑便、腹痛等);②便秘症状特点(便次、便意、是否困难或不畅以及粪便的性状);③伴随的胃肠道症状;④和病因有关的病史,如胃肠道解剖结构异常或系统疾病以及药物引起的便秘,精神、心理状态及社会因素。

2. 一般检查方法 对怀疑有肛门直肠疾病的便秘患者,应进行肛门直肠指检,可帮助了解有无直肠肿块、存粪以及括约肌的功能。粪检和隐血试验应列为常规检查。必要时进行有关生化检查。结肠镜或影像学检查有助于确定有无器质性病因。

3. 特殊检查 ①胃肠传输试验是确定便秘类型的简易方法,建议服用不透X线标志物20个后48小时拍摄腹片1张(正常时多数标志物已经抵达直肠或已经排出),必要时72小时摄腹片1张,观察标志物的分布对判断有无慢传输型便秘很有帮助。②肛门直肠测压能检查肛门直肠功能有无障碍。气囊排出试验反映了肛门直肠对排出气囊的能力,但对难治性便秘缺乏特异性。③排粪造影能动态观察肛门直肠的解剖和功能变化。④肛门测压结合超声内镜检查能显示肛门括约肌有无生物力学的缺陷和解剖异常,均为手术定位提供线索。⑤会阴神经潜伏期或肌电图检查,能分辨便秘是肌源性或是神经源性。对伴有明显焦虑和抑郁的患者,应做有关的调查,并判断与便秘的因果关系。

便秘临床诊断与分型(图5-37-1)

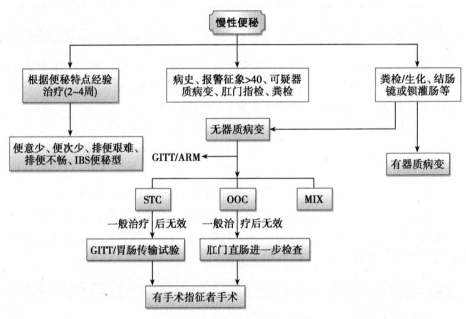

图 5-37-1 慢性便秘诊治流程

注:GITT:胃肠传导试验,ARM:肛门直肠测压,STC:慢传输型便秘,OOC:
出口梗阻型便秘,MIX:混合型便秘

1. 慢性便秘的诊断标准[1] 诊断及检查参考2006年罗马Ⅲ的意见。根据主观症状或检测结果来判断是否有便秘:①硬便或干球状便,排便频率减少,用力排便,有便意但无粪便排出,或排便不尽感;②排便次数<3次/周,排便量<35g/d或25%以上的时间排便用力;③全胃肠道或结肠传输时间延长。

Bristol 粪便形态分级有助于评估胃肠传输时间。慢性便秘的病程为 6 个月以上。注意慢性便秘的病因诊断。对有报警征象的患者应进行必要的实验室检查和结肠镜及影像学检查,以明确诊断及排除器质性疾病引起的便秘。大便潜血试验应作为常规检查,注重肛门直肠指检的诊断作用。

2. 功能性便秘的诊断[2]　功能性便秘的诊断首先应排除器质性疾病和药物因素导致的便秘,符合罗马Ⅲ标准中功能性便秘的诊断标准。①必须符合功能性便秘的诊断标准;②在反复尝试排便过程中,至少包括以下 3 项中的 2 项:球囊逼出试验或影像学检查证实有排出功能减弱,压力测定、影像学或肌电图检查证实盆底肌肉(如肛门括约肌或耻骨直肠肌)不协调性收缩或括约肌基础静息压松弛率$<20\%$,压力为测定或影像学检查证实排便时直肠推进力不足。IBS-C 也属于功能性疾病引起的便秘,其诊断需符合 IBS 的诊断标准和分型标准。

3. 功能型便秘分型和分级　根据便秘发病的病理生理基础可分为慢传输型便秘、排便困难型(即出口梗阻型)便秘、混合型便秘、继发于系统性疾病的便秘以及药物副作用导致的药源性便秘。

(1) 慢传输型便秘:常有排便次数减少,少便意,粪质坚硬,因而排便困难;直肠指检时无粪便或触及坚硬的粪便,而肛门外括约肌的缩肛和用力排便功能正常;全胃肠或结肠通过时间延长;缺乏出口梗阻型便秘的证据,如气囊排出试验正常,肛门直肠测压显示正常。

(2) 出口梗阻型便秘:排便费力、不尽感或下坠感、排便量少,有便意或缺乏便意;肛门直肠指检时直肠内存有不少泥样粪便,用力排便时肛门外括约肌呈矛盾性收缩;全胃肠或结肠通过时间显示正常,多数标志物可储留在直肠;肛门直肠测压显示用力排便时肛门外括约肌呈矛盾性收缩或直肠壁的感觉阈值异常。

(3) 混合型便秘:具备(1)和(2)的特点。

(4) 盆底排便障碍:除了符合以上功能性便秘的罗马Ⅲ诊断标准之外,还需符合以下几点,即:①必须要有肛门直肠测压、肌电图或 X 线检查的证据,表明在反复做排便动作时,盆底肌群不合适的收缩或不能放松;②用力排便直肠能出现足够的推进性收缩;③有粪便排出不畅的证据。

(5) 继发于系统性疾病的便秘:多数属于慢传输型便秘。

4. 慢性便秘的严重程度　根据便秘有关症状程度及对生活影响的程度分为轻、中、重 3 度。

(1) 轻度:指症状较轻,不影响生活,经一般处理能好转,无需用药或少用药。

(2) 重度:指便秘症状持续,患者异常痛苦,严重影响生活,不能停药或治疗无效。

（3）中度：则介于两者之间。

（4）难治型便秘：常常是重度便秘，可见于出口梗阻型便秘、结肠无力以及重度便秘型肠易激综合征（IBS）等。

针灸治疗效能等级与治疗目标

1. 效能等级 针灸治疗功能性便秘有较好效果，对低张力肠管有兴奋效应，可促进肠管的运动。针刺可改善排便状态，增加排便量及减少残便感，应用针灸治疗可达到临床治愈的目的，属于效能等级Ⅰ级病谱。慢传输型、出口梗阻型以及盆底迟缓型便秘多由结肠动力以及肛门直肠动力障碍造成，针灸治疗疗效较好，但需要配合其他疗法以尽好恢复自主排便，属于效能等级Ⅱ级病谱。

2. 治疗目标 改善便秘的临床症状，恢复规律正常的排便次数。

针灸治疗流程与推荐方案

针灸治疗便秘流程（图 5-37-2）

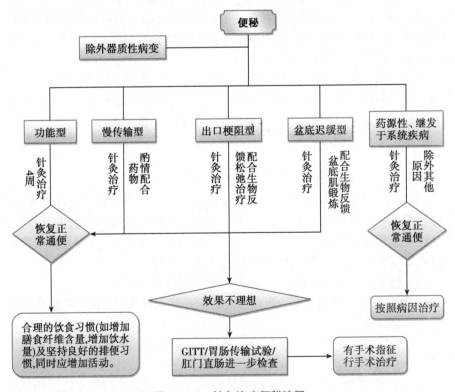

图 5-37-2　针灸治疗便秘流程

针灸治疗便秘推荐方案

1. 功能型便秘治疗方案

● **电针天枢法**[3]（2a 级证据）★★★

『穴位』天枢。

『操作』毫针直刺天枢穴,然后缓慢垂直深刺,直至操作者有破空感,同时患者有明显揪痛感,进针长度约 45mm 停止,不提插捻转,连接韩氏 LH202H 型电针仪于双侧针柄上,频率 2Hz/15Hz,电流强度以患者腹部肌肉轻度颤动并自觉微痛为度,每日治疗 1 次,共治疗 4 周。

疗效说明　疗效标准参照便秘量表（Cleveland Clinic Score,CCS）,治疗第 1 周末,64.58％患者每周可自主排便 3～4 次,治疗 4 周后 77.08％患者每周可自主排便 3～4 次,疗效可持续至治疗后 6 个月,便秘症状（排便费劲、排便感到未排尽、腹部不适）随疗程延长而改善越明显。

● **电针支沟法**[4]（1b 级证据）★★★★★

『穴位』支沟。

『操作』毫针垂直刺入,针刺深度以得气为度,得气后接韩氏穴位神经刺激仪,刺激强度 30mA,选择波型等幅疏密波 2Hz/100Hz,脉冲宽度 0.2～0.6 毫秒,每日 1 次,7 天为 1 个疗程,治疗 4 个疗程。

疗效说明　疗效标准参照《中药新药临床研究指导原则》中有关便秘的疗效判定,以及症状积分法和结肠传输试验测定（GITT）判定。临床治愈率（大便正常,或恢复至病前水平,其他症状全部消失）为 10.3％,针刺后临床症状积分改善于第 1 周治疗末起效[(1.746±0.001)分],第 4 周疗效最好[(5.373±0.045)分],疗效持续 3 个月[(3.944±0.043)分],可显著减少通便剂的使用。本方案适用于气秘的慢性便秘患者。

● **电针结合耳压法**[5]（2b 级证据）★★

『主穴』大肠俞、天枢、支沟、上巨虚、大肠、直肠下段、三焦、脑点。

『配穴』热结加合谷、曲池;气滞加中脘、行间;气血虚弱加脾俞、胃俞;寒秘加灸神阙、气海。

『操作』按针刺常规操作,捻转进针,得气后接电针仪,以低频、疏密波、输出电流强度以患者能耐受为度,留针 30 分钟,神阙、气海采用悬灸法,每次 5 分钟,以周围有红晕为宜。每日治疗 1 次,5 次为 1 个疗程,疗程间休息 3 天。每次于单侧贴王不留行,两耳交替,2 天 1 次,5 次为 1 个疗程。嘱患者每日按压耳穴 5 次,每次 3～5 分钟,每日治疗 1 次,每周休息 2 天,每疗程 4～6 周。

疗效说明　疗效标准参照《中医病证诊断疗效标准》中便秘的疗效标准。近期治愈（2 天以内排便 1 次,便质转润,解时通畅,伴随症状消失）为 66.7％,其疗效或许优于口服番泻叶组（近期治愈率 39.6％）。

2. 盆底失弛缓型便秘治疗方案[6](2b 级证据)★★

『穴位』 第 1 组：天枢、气海、上巨虚、足三里、百会。

第 2 组：中髎、下髎、大肠俞、肾俞、脾俞、神道、次髎、百会、承山。

『配合治疗』 生物反馈疗法。

『操作』 两组穴位轮流交替使用。天枢、大肠俞直刺 2～2.5 寸，得气后施平补平泻法；气海、肾俞直刺 1.5 寸，脾俞直刺 0.5～1 寸，得气后施补法；上巨虚、足三里直刺 1～1.5 寸，得气后施平补平泻法。中髎、下髎穴刺入髎后孔 2.5 寸，强刺激，使针感放射至肛门。百会、神道用低频率、小角度、小幅度、均匀提插捻转，使患者产生柔和、舒适、持久的针感；每穴操作 2～3 分钟，每日治疗 1 次，每周休息 2 天，每疗程 4～6 周。

疗效说明　疗效标准参照证候积分、便秘患者生活质量评分(Pac-QoL)，疗效指数(n)＝(治疗前积分-治疗后积分)/治疗前积分×100%。临床总有效率(停用泻药，治疗后积分值较治疗前减少 25% 以上)为 60%，3 个月以后，仍有效的约为 35%。约有 25% 的患者可回到原状，特别是合并有盆底松弛的患者。在改善便意感(改善 0.6±0.11)、排便不尽感(改善 0.6±0.17)、费力程度(改善 1.2±0.14)、排便时间(改善 1.55±0.21)、排便频率(改善 2.05±0.16)、腹胀(改善 0.95±0.37)方面疗效显著。在主症总分(4.7±0.38)及排便时间(改善 1.55±0.21)上或许优于对照组(接受盆底肌锻炼)。

3. 慢传输型便秘治疗方案

● 穴位埋线法[7](2b 级证据)★★

『穴位』 大肠俞、天枢、中极、足三里。

『操作』 常规消毒后，予 1% 利多卡因溶液局部麻醉，再使用大号皮肤缝合针将 2 号医用铬制羊肠线双股约 4cm 埋入上述穴位(深达肌层)，局部敷料包扎。足三里穴使用 12 号硬膜外穿刺针刺入约 5cm，将同样羊肠线约 4cm 放入针管，边推针芯，边退针管，将羊肠线置入穴位。对混合型便秘的出口梗阻问题，内括约肌失弛缓者在埋线时，于肛缘 6 点处切断内括约肌下缘约 0.5cm，此伤口每日换药 1 次。对直肠前突加直肠黏膜松弛的患者，在埋线同时采用 PPH 手术(齿线上直肠黏膜及痔部分切除钉合术)，1 个疗程 20 天。

疗效说明　临床疗程结束后近期疗效愈显率(治疗 4 天内可排便，且此后排便次数≥1 次/2 天，疗效持续≥30 天)为 91.3%。远期疗效治愈率(治疗 4 天内可排便，且此后排便次数≥1 次/2 天，症状消失，疗效持续大于 3 个月)为 78.2%，或许优于口服四磨汤组。

● 针刺夹脊穴法[8](2b 级证据)★★

『主穴』 夹脊(L_2、L_4)。

『配穴』 热结便秘，加内庭、曲池；气滞便秘，加太冲、阳陵泉；气虚便秘，加足三里;阴虚便秘,加太溪、照海;血虚便秘,加足三里、血海;阳虚便秘,加(灸)神阙。

『操作』L_2、L_4夹脊穴取正中线旁开0.5寸,1.5寸毫针向脊柱方向斜刺1.0寸;平补平泻法,每日治疗1次,10天为1个疗程。

疗效说明 疗效标准参照《中医病证诊断疗效标准》,临床痊愈(1~2天排便1次,大便质地转润变软,解便容易且顺畅,短期未见复发者)为23.3%,治疗后主症总积分改善(11.2±1.8)分。疗效或许优于口服麻仁软胶囊组。

● 电针深刺天枢穴[9](2a级证据)★★★

『主穴』 天枢。

『操作』采用75mm长度毫针(28号)快速破皮后缓慢垂直深刺,直至突破腹膜即止(突破腹膜标准:操作者有破空,同时病人有明显揪痛感,进针长度约45mm),不提插捻转,连接电针仪,取2Hz/15Hz等幅参数,电流强度以患者腹部肌肉轻度颤动并自觉微痛为度。留针30分钟。每日电针1次,每周治疗5次,连续治疗4周。

疗效说明 疗效根据全结肠转运时间(CTT)评定,4个疗程后,结肠转运时间改善(19.91±15.56)分,其疗效可能优于治疗组(天枢浅刺)。

4. 出口梗阻型便秘治疗方案[10](2b级证据)★★

『穴位』 长强、次髎、中髎。

『操作』患者取侧卧位,从长强穴直刺进约3cm,到达肛管直肠环肌群,进针后施以小幅度快速捻转2分钟,待肛周出现酸、麻、胀、重等感觉为止;从次髎穴、中髎穴进针,将针与皮肤呈约75°角沿穴孔刺入,术者手下有坚韧感,继续向内刺入有沉紧涩感,患者有酸、麻、胀、重等感觉并向下腹肚周放射,此时停止进针,接通电针治疗仪,选用连续波、密波,频率80次/分,刺激量以患者能耐受为度,每日治疗1次。2周为1个疗程。

疗效说明 临床治愈率(症状消失,积分为0,保持在1个月以上)为40%,肛门内外括约肌压改善分别改善(21.8±3.2)mmHg、(9.3±1.2)mmHg。直肠压改善(3.8±1.4)mmHg。内外括约肌压下降值分别达到(7.5±0.3)mmHg、(11.4±1)mmHg。疗效或许优于对照组(口服聚乙二醇4000)。

5. 继发全身系统性疾病(慢性肾病)便秘治疗方案[11](2c级证据)★

『主穴』实证:大肠、小肠、乙状结肠、肺、三焦;虚证:脾、肾、内分泌、三焦、大肠。

『配穴』随症配体穴。

『操作』实证选耳穴以六神丸压贴,虚证选耳穴以磁珠压贴。根据证型选取合适的穴位,以有酸、麻、沉、胀等"得气"感为佳。每次选穴5个,主穴3个,配穴 2 个,单耳贴压;双侧耳郭交替进行。磁珠每 3 天更换 1 次,六神丸贴 2 天休息 1 天。患者用手指按压刺激,每天 3 次,六神丸每次每穴按压 1 分钟,磁珠每次每穴按压 3 分钟;按压六神丸时防止将药粒压碎,每日治疗 1 次。2 周为 1 个疗程。

注意事项　对六神丸或磁珠过敏者禁用。

疗效说明　疗效标准参照《上海市中医病证诊疗常规》,临床治愈率(2 天以内排便 1 次,便质转软,解时通畅,短期无复发)实证组为 80.0%、虚证组为 86.7%,对改善纳呆、腹胀症状疗效显著($P<0.01$)。治疗费用(约 55 元)低于常规灌肠护理费用(约 394 元)。

6. 药源性(阿片类镇痛药)便秘治疗方案[12](2b 级证据)★★

『穴位』天枢、神阙、足三里、上巨虚、殷门。

『操作』神阙隔盐灸,天枢穴据患者体型直刺深刺(5～7cm)加灸,取左殷门浅刺加电针(3Hz 断续波,强度为患者能够耐受),足三里、上巨虚常规针刺,所有针刺穴位均匀捻转,局部酸胀痛感,留针 20 分钟,每日 1 次,10 次 1 个疗程。

疗效说明　疗程结束后,治疗组显著有效率(治疗过程中 24～48 小时大便 1 次,1 个疗程结束后继续服用阿片类镇痛药可 24～48 小时大便 1 次)为 64%,或许优于乳果糖口服液组的显著有效率(4%)。($P<0.001$)

7. 特殊人群的便秘治疗方案

● 糖尿病患者便秘治疗方案[13](2b 级证据)★★

『穴位』天枢、上巨虚。

『操作』天枢以芒针针刺,进针穿过壁层腹膜时,医生会感觉阻力突然减轻。再慢速进针,直至进针 70～90mm。慢进针时,肠管可自行避开针尖,以免被刺破。进针后患者出现酸、麻、胀、重、热感时,捻针 30 秒。上巨虚以毫针针刺,操作过程同前,进针 40～50mm,两穴留针 30 分钟。留针时,同侧天枢、上巨虚,接通电针治疗仪。天枢穴接阴极,上巨虚穴接阳极。选疏密波,调节电流强度,以患者能耐受为度。留针 30 分钟,1 天 1 次,7 天为 1 个疗程,3 个疗程。

疗效说明　临床治愈率(排便频率恢复以前排便习惯,或每 1～3 天 1 次,质软成形,排便时间不超过 5 分钟,结肠运输试验 72 小时内排出标志物 80%)为 24%,排便时间减少约为原来一半[改善(11.51±2.35)分钟],针刺在改善排便次数评分(1.07±0.24)、大便性状评分(1.22±0.01)方面疗效显著。并且可以改善糖尿病患者的血糖(0.61±0.02)mmol。

● 骨科术后(长期卧床)便秘治疗方案[14](2b 级证据)★★

『穴位』神阙。

『操作』穴位敷贴,每次连续 2 壮,1 次/天。2 个月为 1 个疗程。

『**配合治疗**』大黄 12g,芒硝 15g,牵牛子 9g,番泻叶 9g,火麻仁 15g,郁李仁 10g,艾叶 9g,醋调混匀。

疗效说明 疗效标准参照《中药新药临床研究指导原则》,临床显效率(2天后能每天自行大便 1 次或 2 天大便 1 次,软便)为 50.7%,或许优于番泻叶泡水组。

● **脊髓损伤后便秘治疗方案**[15](2a 级证据)★★★

『**穴位**』神阙、命门。

『**操作**』隔盐灸,每次连续 2 壮,1 次/天。2 个月为 1 个疗程。

『**配合治疗**』艾绒 250g,生附子 50g,丹参 50g,大黄 40g,甘草 15g,混匀

疗效说明 疗效标准参考《美国脊髓损伤后肠道功能障碍处理指南》进行评分,疗效指数=(治疗前积分-治疗后积分)/治疗前积分×100%。临床总有效率(排便障碍症状积分较治疗前改善相比,达到减少 55% 以上)为 90%。排便障碍评分改善(23.6±4.87)分。右结肠区钡条分布改善 9.79±1.35,治疗组能加快肠传输速度。其疗效可能优于综合康复训练方法。

● **老年性便秘治疗方案**[16](2b 级证据)★★

『**主穴**』直肠下段、大肠、便秘点、皮质下、肺。

『**配穴**』实秘者配胃、三焦、腹穴,虚秘者配脾、肾穴。

『**操作**』王不留行贴于穴位处,用食、拇指循耳前后按压至酸沉麻木,或疼痛烧灼为得气。每次选 3~5 穴,每次按压 5 分钟,可留置 3~5 天,1 周内换另一侧耳朵选穴治疗。每日按压次数不少于 4 次,每次刺激耳穴不少于 3 分钟,刺激量以最大耐受量为准。共治疗 8 周。

疗效说明 疗效标准参照《中医病证诊断疗效标准》,临床痊愈率(大便正常,其他症状全部消失)为 13.3%,症状总积分改善(12.47±0.8)分,针刺改善首次排便时间(6.68 小时)、排便速度(3.21±0.13)分、大便性状或许优于对照组(药物果导片)。

● **产后便秘治疗方案**[17](2c 级证据)★

『**穴位**』足三里。

『**操作**』针刺穴位得气后,每隔 3~5 分钟行针 1 次,手法用平补平泻,每日治疗 1 次,连续 3 天为 1 个疗程。

疗效说明 临床治愈率(每隔 1~2 天排便 1 次,排出通畅,无需借助缓泻药物)为 96%。

● **儿童便秘治疗方案**[18](2c 级证据)★

『**穴位**』合谷、行间、足三里。

『**操作**』平补平泻,每日治疗 1 次。2 周为 1 个疗程。

疗效说明 男童的每周大便频数由(1.4±0.6)上升至(4.4±0.6),女童

由(1.4±0.3)上升至(5.6±1.2)。

● 脑卒中后便秘治疗方案[19](2a 级证据)★★★

『穴位』天枢、大肠俞、上巨虚、支沟、照海、脾俞、气海;头皮针(顶颞前斜线、顶颞后斜线)。

『配合治疗』基础治疗(饮食指导、保持生命体征稳定、基础病治疗、脑梗死的常规治疗)

『操作』基础治疗依据病情选择对侧相应的运动、感觉主治区。毫针针尖与头皮呈 30°左右夹角,快速刺入头皮下,当针尖抵达帽状腱膜下层,指下感到阻力减少时,使针与头皮平行,刺入 25～35mm,然后快速连续捻转,捻针速度保持在 200 次/分钟,捻针角度取决于患者的病情和耐受程度,一般在 90°～360°范围,留针 20～30 分钟,留针期间每隔 10 分钟捻针 1 次,每次 2～3 分钟。每日 1 次,6 次为 1 个疗程,疗程间隔 1 天,连续 2 个疗程。体针针身与皮肤呈90°,快速刺入穴位后施捻转提插法,平补平泻,针刺得气后将针留在适当的深度,在贴近皮肤处垫上约 8cm×8cm 大小的纸片,然后取艾条一段(长约 2cm)插在针柄上(穴位取天枢、上巨虚、支沟、照海和气海)点燃施灸,待燃尽后除去灰烬,共留针 20～30 分钟,再将针取出。嘱患者侧卧位,按以上方法温针灸大肠俞、脾俞。每天 1 次,7 次共 1 个疗程,疗程间隔 1 天,共 2 个疗程。头针与温针灸同时进行。

疗效说明 疗效标准参考《中医病证诊断疗效标准》,温针灸组的痊愈(大便恢复正常)率占 36.7%,总有效(排便时间间隔缩短 1 天,或便质干结改善,且积分减少 1/3,而不足 2/3)率为 96.7%,治疗 1 个疗程后便秘症状积分改善(2.12±0.31)分,治疗 2 个疗程后便秘症状积分改善(6.96±0.78)分,治疗 2个疗程后神经症状积分改善(2.18±0.4)分,其疗效可能优于对照 1、2 组(1 组基础治疗和针灸治疗学基本穴位,2 组基础治疗和西药乳果糖)。

影响针灸疗效因素

1. 病因 对于便秘,若属于功能性,针灸疗效好;如果便秘由器质性病变所致,应治疗原发病,针灸可缓解症状,疗效不及功能性便秘。

2. 分类 慢性便秘的类型分为慢传输型、出口梗阻型和混合型。相对而言,针灸对于慢性传导型疗效较好。从便秘发生的部位分,可分为结肠型和直肠型,结肠型又分为机械性便秘和动力性便秘,机械性多由肠内外的机械梗阻所致,如肿瘤等,因此,针灸治疗动力性便秘的疗效优于机械性便秘。在动力性便秘中,又分为无力性便秘和痉挛性便秘。无力性便秘由于结肠蠕动减弱引起,见于腹肌和盆底肌软弱的经产妇女,或服用泻药者,或肥胖症、甲状腺功能减退症等患者;食物中粗纤维和油脂过少所致的食饵性便秘也属此类型。

痉挛性便秘由自主神经功能紊乱所致。相对而言,针灸治疗无力性便秘的疗效优于痉挛性便秘。

针灸治疗的环节和机制

1. 调节直肠肛门及盆底肌肉 针灸对直肠肛门及盆底肌肉可进行良性刺激,以纠正排便时肛门直肠及盆底肌肉的异常反应。另外,通过电针腹部穴位,可增强肠蠕动功能,促进排便。

2. 调节自主神经 中枢神经系统的大脑皮质、延髓和脊髓,通过激活甲状腺素释放激素或降钙素调节基因相关肽抑制迷走神经功能而调节肠运动。肠运动的调节受自主神经支配。另外,分布于左半结肠的副交感神经是从位于第 2~4 骶髓侧角的副交感神经核发出,为重要的排便反射中枢。日本学者通过电针刺激左殷门穴治疗便秘,认为躯体-自主神经反射(内脏反射)是其疗效的基础,刺激经反射弧的传递引起此神经支配的效应器结肠的蠕动亢进,达到治疗效果。有研究表明,刺激足阳明胃经某些穴位时,传入冲动在脊髓内投射神经节段为 $T_{10}\sim L_5$,与大肠节段神经节段分布相对应,解释了针刺足阳明胃经经穴可增加肠蠕动以治疗便秘的作用机制。有研究表明,针刺四白穴可引起孤束核神经元放电,进而引起胃肠的蠕动。

3. 调节肠神经系统 肠神经系统具有独立调节消化道的运动、分泌、吸收等功能,其近 108 个神经元,主要分为肠肌间神经丛和肠黏膜下神经丛,神经丛内除神经元外还有肠胶质细胞和 Cajal 间质细胞。结肠肌间神经丛内的神经递质主要有抑制性的神经递质如血管活性肠肽、一氧化氮和兴奋性神经递质 P 物质;肠神经系统虽然受到中枢神经系统和自主神经系统的影响,但其对胃肠运动可独立性调节。有学者在研究针刺对大鼠胃肠肌间神经丛 NO 能神经元的影响中,发现针刺可以使胃内 NO 酶的活性恢复到正常水平,有利于胃肠道功能的恢复。在对大鼠电针双侧足三里穴 50 分钟后,发现肠壁神经结构(黏膜下神经丛和肌间神经丛)内脑啡肽免疫反应性(ENK-1R)明显降低,而 P 物质免疫反应性(SP-1R)明显升高,提示电针足三里穴调整胃肠功能可能有肽类递质参与,SP 在脑干的基因表达增加,结肠 SP 含量显著增高,以促进胃肠运动。

4. 刺激脊神经 背俞穴分布于膀胱经第一侧线,该线处于脊神经循行分布出入之处,具有调节自主神经的作用。针刺背俞穴能使胃肠分泌增强,促进食物的消化、吸收和转运,同时兴奋肠管、增强肠平滑肌紧张度和胃肠道动力,缩短排便时间。从神经生理学角度看,背俞穴针刺治疗后,信息同时传至脊髓内,经中间、内外侧的神经元纤维传至相同的脊髓节段,再与内脏支配的有关板层发生突触联系,在脊髓的层次中互相影响,进行整合,实现特异性的增效作用。有效促进肠蠕动,增加直肠内压,使低下的排便反射逐渐正常化,从而恢复便意,引起排便。

预　后

功能性便秘只要注意饮食和规律排便,采用保守疗法,预后良好。如经多次治疗无效者,应查明病因,如属器质性便秘,应对原发病进行治疗。便秘严重影响人们的生活质量,针灸治疗便秘有较好效果,对低张力肠管有兴奋效应,可促进肠管的运动。针刺可改善排便状态,增加排便量及减少残便感。患者应养成每日定时排便的习惯,每天早晨起床后立即行排便训练 5 分钟,或每天饭后立即行排便训练 5 分钟;每天进行腹部顺时针按摩 30～40 次。进行身体锻炼,多食粗纤维食物,如韭菜、芹菜、大白菜和粗粮等,多饮水,必要时可以使用开塞露、洗肠等方法,但是不可以长期使用泻药和任何含有泻药成分的药物。

代表性临床试验

表 5-37-1　针灸治疗便秘的代表性临床试验

试验观察方案	试验设计	结　果
深刺天枢穴治疗功能性便秘方案[3]	95 例的 RCT,分为:深刺组($n=48$,电针深刺天枢穴至腹膜)/浅刺组($n=24$,电针天枢穴至皮下 5mm)/药物组($n=23$,杜秘克口服液)	深刺天枢穴组在改善周排便次数和周排便次数达 4 次的人数及降低便秘评分量表总评分方面与浅刺天枢穴组疗效相当(均 $P>0.05$),且均优于药物组(均 $P<0.05$),深刺天枢穴组较浅刺天枢穴组和药物组起效更快,疗效更为持久
儿童便秘方案[18]	34 例的 RCT,分为:针刺组($n=17$,)/假针刺($n=17$,非穴位针刺)	男童的每周大便频数由(1.4 ± 0.6)上升至(4.4 ± 0.6),女童由(1.4 ± 0.3)上升至(5.6 ± 1.2)

参 考 文 献

[1] 方秀才,柯美云,罗金燕,等.中国慢性便秘的诊治指南(2007,扬州)[J].中华消化杂志,2007,27(9):619-622.

[2] 中华医学会消化病学分会胃肠动力学组,中华医学会外科学分会结直肠肛门外科学组.中国慢性便秘诊治指南(2013 年,武汉)[J].中华消化杂志,2013,33(5):291-297.

[3] 王成伟,何洪波,李宁,等.电针深刺天枢穴治疗功能性便秘随机对照研究[J].中国针灸,2010,30(9):705-708.

[4] 张智龙,吉学群,赵淑华,等.电针支沟穴治疗便秘之气秘多中心随机对照研究[J].中

国针灸,2007,27(7):475-478.

[5] 曾燕芬.耳穴贴压加针刺治疗功能性便秘 48 例临床观察[J].江西中医药,2006,37(1):47-48.

[6] 季新涛.生物反馈结合针灸治疗盆底失弛缓所致便秘的临床研究[D].南京:南京中医药大学,2009.

[7] 李东冰,谭敬范,李华山,等.穴位埋线治疗慢传输型便秘的临床研究[J].中国针灸,2004,24(9):600-602.

[8] 鲁丹.针刺夹脊穴治疗慢传输型便秘的临床研究及实验研究[D].长春:长春中医药大学,2010.

[9] 何洪波,李宁,王成伟,等.电针"天枢穴"不同深度刺激对慢传输型功能性便秘患者结肠转运时间的影响[J].针灸临床杂志,2011,27(6):11-13.

[10] 高激泳,彭建民,邓金梅.针灸对功能性出口梗阻型便秘患者肛肠动力学的影响[J].海南医学,2010,21(11):105-106.

[11] 张雅丽,蔡俊萍,秦秀芳,等.辨证耳穴贴压对改善慢性肾病患者便秘的作用[J].上海护理,2009,8(5):5-8.

[12] 周钰,常湘涛,张政军.针灸防治阿片类镇痛药便秘不良反应的临床观察[J].辽宁中医杂志,2010,37(2):338-339.

[13] 张昶,谭程.电针天枢上巨虚治疗糖尿病性便秘随机对照研究[J].辽宁中医药大学学报,2010,12(4):114-116.

[14] 沈玉莲,范宜文,郭丰义.中药敷脐加主动腹部按摩预防骨科术后病人便秘的效果观察[J].护理研究,2009,23(14):1260-1261.

[15] 黄顺仪.隔盐隔玉药艾灸治疗脊髓损伤康复期便秘的疗效研究[D].广州:广州中医药大学,2010.

[16] 张莹.耳穴压豆治疗老年习惯性便秘的临床研究[D].济南:山东中医药大学,2009.

[17] 黎清婵,王一桥,谭若春.针刺双侧足三里治疗产后便秘 100 例[J].江西中医药,2010,41(1):59.

[18] Broide E,Pintov S,Portnoy S,et al. Effectiveness of acupuncture for treatment of childhood constipation[J]. Dig Dis Sci,2001,46(6):1270-1275.

[19] 官娜.温针灸治疗中风后虚秘的疗效观察[D].广州:广州中医药大学,2011.

第 6 章

泌尿生殖系统疾病

第 38 节　原发性痛经

（检索时间：2012 年 6 月 30 日）

针灸治疗方案推荐意见

基于Ⅰ级证据的推荐性意见

○ **弱度推荐**　以下方案可应用于原发性痛经的治疗

疼痛发作时治疗方案——①针刺法（十七椎、地机、次髎、三阴交）；②针刺法（三阴交）；③电针法（次髎、三阴交）

经前治疗方案——针刺法（公孙、归来、三阴交、中极、次髎、地机/随证配穴）

基于Ⅱ级证据的建议性意见

□ **强力建议**　以下方案可试用于原发性痛经的治疗

经前治疗方案——耳针法（生殖器、内分泌、交感、神门、肝、肾）＋针刺法（关元、气海、合谷、太冲、三阴交、次髎、膈俞、肝俞、肾俞、地机）

◇ **较强建议**　以下方案可试用于原发性痛经的治疗

经前治疗方案——针刺结合艾灸法（关元、中极、子宫、三阴交、合谷、太冲/随证配穴）

△ **弱度建议**　以下方案可试用于原发性痛经的治疗

经前治疗方案——体穴针刺法（百会、合谷、中极、关元、气海、阳陵泉、三阴交）＋耳穴针刺法（神门）

临床流行病学资料

原发性痛经（primary dysmenotthea）是指行经前后或月经期出现下腹疼痛、坠胀，伴腰酸或其他不适，程度严重影响生活和工作质量者，而生殖器官和盆腔无器质性病变者。

原发性痛经好发于青少年期的女性，根据不同的衡量标准，国外痛经发病率为 20％～90％，大约 15％青春期的女孩报道患有严重的痛经[1~3]。根据 1980 年的抽样调查，我国的痛经发病率为 33.19％，其中原发性痛经占

36.06%,严重影响工作者占13.56%[4]。大多数痛经妇女在足月妊娠分娩后改善[5~6]。

原发性痛经临床评估

1. 临床评估要点 ①青少年在月经初潮开始头6个月经历痛经,当无排卵患者主诉痛经症状应考虑生殖道畸形。②继发性痛经的诊断考虑当症状出现在多年的无痛月经之后。③详细询问患者包括有关具体问题以及经期疼痛时获得用药的病史。④在一个从未有过性行为的情况下,有青春期典型病史的轻度至中度痛经,盆腔检查是没有必要的。⑤当病人对常规治疗无效或怀疑有器质性病理存在,应进行盆腔检查。

2. 特殊检查 除外器质性疾病(子宫内膜异位症、子宫腺肌症、盆腔炎)引起的继发性痛经后即可诊断,除典型症状及查体外。可行盆腔超声检查除外子宫、卵巢明显的器质性病变。已婚患者可考虑探针探查宫颈管有无狭窄,子宫输卵管造影、宫腔镜检查、腹腔镜检了解子宫内膜和子宫腔、腹腔情况,以除外病变。

原发性痛经临床诊断[7]

年轻女性从初潮后6~12个月开始,在月经来潮前数小时或来潮后出现下腹部持续性或阵发性疼痛,可放射至腰骶部和大腿内侧,历时1~3日自行缓解。重者脸色发白,出冷汗,畏寒、恶心,呕吐或腹泻。有时四肢怕冷、尿频和全身乏力。妇科检查无异常发现,有时可有子宫轻度压痛。症状在结婚、分娩后自行减轻或消失。

1. 效能等级 原发性痛经目前西医采用对症处理的方法,应用止痛剂治疗或前列腺素合成酶抑制剂如布洛芬,疼痛缓解率达90%,由于副作用大,难以长期应用。针灸可完全缓解痛经,疗效肯定,达到临床控制或治愈,因此本病属于针灸的Ⅰ级病谱。

2. 治疗目标 减少疼痛,同时使不良反应减少。

针灸治疗流程与推荐方案

针灸治疗原发性痛经流程(图6-38-1)

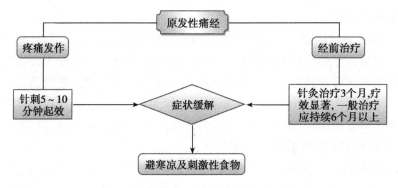

图6-38-1 针灸治疗原发性痛经流程

针灸治疗原发性痛经推荐方案

1. 原发性痛经疼痛发作时治疗方案

● **针刺方案1[8](1c级证据)★★★★**

『穴位』十七椎、地机、次髎、三阴交。

『操作』患者俯卧位,直刺15～25mm,次髎、地机、三阴交,直刺25～40mm,针刺得气后施以提插捻转泻法0.5分钟,每天1次,每次留针30分钟,留针期间每隔10分钟行针1次,行针0.5分钟左右。

疗效说明 进针5分钟后镇痛作用起效,进针10分钟时的即时止痛作用明显,且维持到起针后2小时。起针后30分钟针刺止痛作用减退到最低点。疗效标准参照COX痛经症状量表(CMSS)进行痛经临床症状评分,治疗3周后多穴组及单穴组(只取十七椎)痛经症状持续时间CMSS评分分别改善(16.96±0.36)分、(18.08±4.98)分,痛经症状程度CMSS评分分别改善(9.92±1.82)分、(11.63±1.94)分,很可能优于对照组(口服阿司匹林泡腾片);3周后随访,多穴组痛经症状持续时间及痛经症状程度CMSS评分改善很可能优于单穴组($P<0.01$),多穴组治疗的远期疗效优于单穴治疗。

● **针刺方案2[9](1c级证据)★★★★**

『穴位』三阴交。

『操作』三阴交直刺25～40mm,针刺得气后施以提插捻转泻法1分钟,每5分钟行针1次,留针30分钟。

疗效说明 针刺5分钟后痛经症状积分显著改善。

● 电针法方案[10] (2b 级证据)★★

『穴位』 次髎、三阴交。

『操作』 视患者体质及针刺部位刺入约 25～40mm。先针刺次髎,以针感向会阴部放射为度,再针刺三阴交,以局部出现酸、麻、沉、胀感为度,然后接 G6805-B 型电针治疗仪,采用周期为 5 秒的 2Hz/100Hz 疏密波(即 2Hz 和 100Hz 电针各持续 2.5 秒,交替进行),电流强度 2～5mA(以患者稍微有感觉为度),留针 30 分钟后出针。第 1 次治疗于月经周期第 1 天开始针灸治疗,连续 3 天;以后每次月经周期前 3 天(基础体温上升 12 天)开始治疗,每日 1 次,至月经来潮后 2 天为止。连续 3 个月经周期。

疗效说明 临床痊愈率(腹痛及其他症状消失,随访 3 个月经周期未复发,减分率≥95％)为 56.67％。治疗后电针组患者子宫动脉血流参数(搏动指数、阻力指数、收缩期峰值/舒张期峰值)和血液流变学或许优于口服布洛芬缓释胶囊药物组(P<0.01)。

2. 原发性痛经(经前)治疗方案

● 针刺方案[11] (1c 级证据)★★★★

『主穴』 公孙、归来、三阴交、中极、次髎、地机。

『配穴』 气血凝滞,加太冲、三阴交、合谷、血海、气海;气血亏虚,加足三里、关元、气海、膈俞、脾俞;寒邪阻滞,加肾俞、气海、关元、命门、列缺、照海、足三里;湿热郁积,加阳陵泉、曲池、行间、丰隆、阴陵泉、水道、三焦俞。

『操作』 常规针刺,每周治疗 2 次,每疗程 10 周。

疗效说明 针灸治疗在改善疼痛方面疗效显著,54％的患者减少对止痛药的需求,治疗时间应持续 3 个月以上,持续治疗 6 个月疗效明显。

● 体穴结合耳穴法[12] (2c 级证据)★

『穴位』 百会、合谷、中极、关元、气海、阳陵泉、三阴交、神门(耳穴)。

『操作』 经前连续治疗 3 天,治疗 3 个月经周期为 1 个疗程,4 个疗程。

疗效说明 针刺成功率(无痛经症状或不需要药物治疗,2 年后无痛经症状)为 93.3％。

● 针刺结合艾灸法[13] (2b 级证据)★★

『主穴』 关元、中极、子宫、三阴交、合谷、太冲。

『配穴』 寒湿凝滞:神阙、水道、地机;肝郁气滞:肝俞;肝肾亏虚:肝俞、肾俞、命门、太溪;气血亏虚:足三里、血海、气海。

『操作』 针刺得气后,实证用提插捻转泻法,虚证用提插捻转补法,每穴均操作 2 分钟,留针 30 分钟,每 10 分钟行针 1 次,出针后用小艾炷灸腹部的关元、中极、子宫、气海等穴,每次灸 3 壮,每日 1 次;神阙只灸不针。

疗效说明 疗效标准参照《中医病证诊断疗效标准》。临床痊愈率(腹痛及其他症状消失,随访 3 个月经周期未复发)为 76.6%。或许优于口服消炎痛对照组。

● 耳穴按压配合法[14]（2a 级证据）★★★

『主穴』生殖器、内分泌、交感、神门、肝、肾。

『配穴』关元、气海、合谷、太冲、三阴交、次髎、膈俞、肝俞、肾俞、地机。

『操作』在一耳穴表面贴敷王不留行,嘱患者每日自行按压 3～5 次,每次每穴 30 秒。仰卧位与俯卧位交替,第一次治疗均取仰卧位。毫针规格为 1～3 寸,快速进针,捻转得气后,留针 30 分钟,隔 15 分钟行针 1 次,经前 7～10 天开始治疗,隔日 1 次,至月经开始为止,每个月经周期为 1 个疗程,连续治疗 3 个疗程。

疗效说明　临床痊愈率（治疗后腹痛及伴随症状消失,治疗结束后连续 3 个月经周期未复发者,疼痛程度恢复至 0 分者）为 40%。总有效率为 93.33%,2 个疗程及 3 个疗程后痛经积分分别改善（4.3±0.31）分、（5.82± 0.34）分,可能优于对照组（单纯针刺）。

影响针灸疗效因素

1. 病因　针灸治疗有内分泌因素引起的原发性痛经疗效显著;对于子宫位置过度弯曲、子宫颈管狭窄等造成经血流通不畅而引起痛经者,针灸作用于镇痛环节,待足月分娩后症状可自然减轻或消失;对于由精神因素如紧张、忧郁、恐惧等引起的痛经,针灸配合心理治疗效果较好,但遇到精神刺激后,可引起复发。对于继发性痛经,针灸治疗可减轻症状,应积极治疗原发病,去除诱因。

2. 操作　针灸镇痛,需要较强烈手法刺激方能取效,至疼痛缓解为度。

3. 疗程　针灸治疗一般从经前 3～5 天开始,直到月经期末,应连续治疗 2～3 个月经周期,使疗效得以巩固。

针灸治疗的环节和机制

针刺局部可刺激盆丛神经、腰神经和交感干,从而调整子宫平滑肌的舒缩状态,缓解子宫平滑肌痉挛,改善缺血缺氧状态,而缓解腰骶部及大腿内侧的疼痛。研究表明,针刺三阴交对子宫功能具有双向良性调节作用,既可以促进子宫平滑肌收缩,又可缓解子宫平滑肌痉挛,提高腹部皮肤的痛阈。

原发性痛经的发生与月经时子宫内膜释放前列腺素有关,内膜中前列腺素的水平与痛经的程度呈正相关。前列腺素可诱发子宫平滑肌收缩的强度和频率增加,且收缩不协调或呈非节律性,异常子宫收缩使子宫缺血缺氧,引起痛经。针灸还可抑制子宫内膜释放前列腺素,因此对原发性痛经的治疗有非常好的疗效。

调整机体内分泌状态,通过对下丘脑-垂体-性腺轴的刺激,改变卵泡刺激素、黄体生成素、雌二醇、孕酮的水平,使生殖内分泌的功能恢复正常,防止痛经的发生;降低钙离子水平,抑制痉挛子宫的过度收缩活动。

原发性痛经的发生受精神、神经因素影响,内在或外来的应激可使痛阈降低,而思想焦虑、恐惧以及生化代谢物质,可通过中枢神经系统刺激盆腔疼痛纤维引起痛经。针灸可调节中枢神经系统功能,缓解精神紧张,用较强的刺激,能取得移神止痛的效果;并能促进机体释放镇痛物质(如脑啡肽等),提高机体痛阈。

预 后

原发性痛经是一种慢性复发性疾病,可影响多数年轻妇女,调查发现原发性痛经通常在妇女生育年龄的第3个十年减轻,并且生育孩子后也会减轻。

代表性临床试验

表 6-38-1 针灸治疗原发性痛经的代表性临床试验

试验观察方案	试验设计	结 果
疼痛发作即时止痛方案[8]	样本量为 146 例的 RCT。针刺法($n=50$,三阴交),非治疗穴位针刺($n=50$,悬钟),空白对照($n=46$,不进行针刺治疗)	缓解疼痛[$-15.56,95\%CI(-22.16,-8.95)$,$P<0.001$],非治疗穴位[$-18.14,95\%CI(-24.81,-11.47)$,$P<0.001$],非穴位[($-10.96,95\%CI(-17.62,-4.30),P=0.001$)]
中医辨证分型治疗方案[9]	样本量为 92 例的 RCT,根据中医辨证分型针刺治疗($n=46$)与假针刺($n=46$,非穴位点)	两组治疗 3 个月后临床有效缓解疼痛率 $RR=0.72,95\%CI(0.53,1.00)$,$P=0.05$,6 个月后 $RR=-9.6,95\%CI(-18.9,-0.3),P=0.04$,对止痛药物的需求 $RR=0.69,95\%CI(0.49,0.96),P=0.03$

附 表

一、痛经定性评估指标

1. 出现时间:

2. 持续时间:

3. 疼痛性质:刺痛、胀痛、绞痛

4. 疼痛部位(左? 中? 右?):下腹部

5. 有无放射痛(左? 右?):腰部、背部、上腹部、脐周、腹股沟(大腿根部)、大腿内侧、臀部、阴部、会阴部(阴部与肛门之间)、肛门

6. 有无伴随症状:头痛、发热、恶心、呕吐、肛门坠胀感、里急后重、腹泻、性交痛

　　　　　　其他伴随症状:_____

7. 缓解方法及时间:_____

二、痛经定量评估指标

1. 你认为你的疼痛程度属于哪一级?

　　0 不痛　1　2　3　4　5　6　7　8　9　10 最痛

2. 在过去 6 个月内,你的最重时的疼痛程度属何级?

　　0 不痛　1　2　3　4　5　6　7　8　9　10 最痛

3. 在过去 6 个月内,你的疼痛平均程度属何级?

　　0 不痛　1　2　3　4　5　6　7　8　9　10 最痛

4. 在过去 6 个月内,你有几天不能参加常规活动(工作、学习、家务等)?

　　0~6 天　　7~14 天　　15~30 天　　31 天或更多天

5. 在过去 6 个月内,疼痛影响了你的日常活动的程度?

　　0 无影响1　2　3　4　5　6　7　8　9　10 根本不能活动

6. 在过去 6 个月内,疼痛影响了你的生活(如娱乐、社交或家庭活动)的程度?

　　0 无影响1　2　3　4　5　6　7　8　9　10 严重影响

7. 在过去 6 个月内,疼痛改变了你的工作能力(包括家务劳动)的程度?

　　0 无改变1　2　3　4　5　6　7　8　9　10 严重改变

* 月经状况

　　周期　~　天,经期　~　天,经量　片(以经期所用卫生巾数计算)

　　其他月经情况_____

* 孕产情况

　　怀孕　次,流产　次,分娩　次。

参 考 文 献

[1] Davis AR, Westhoff CL. Primary dysmenorrhea in adolescent girls and treatment with oral contraceptives[J]. J Pediatr Adolesc Gynecol, 2001, 14(1):3-8.

[2] Banikarim C, Chacko MR, Kelder SH. Prevalence and impact of dysmenorrhea on Hispanic female adolescents[J]. Arch Pediatr Adolesc Med, 2000, 154(12):1226-1229.

[3] Strinic T, Bukovic D, Pavelic L, et al. Anthropological and clinical characteristics in adolescent women with dysmenorrhea[J]. Coll Antropol, 2003, 27(2):707-711.

[4] 全国妇女月经生理常数协作组. 中国妇女月经生理常数的调查分析[J]. 中华妇产科杂志, 1980, 15(4):219.

[5] Sundell G, Milsom I, Andersch B. Factors influencing the prevalence and severity of

dysmenorrhea in young women[J]. Br J Obstet Gynaecol,1990,97(7):588-594.

[6] Lefebvre G,Pinsonneault O,Antao V,et al. Primary dysmenorrhea consensus guideline [J]. J Obstet Gynaecol Can,2005,27(12):1117-1146.

[7] 中华医学会.临床诊疗指南妇产科学分册[M].北京:人民卫生出版社,2007.

[8] 陈少宗,丛茜,张秉芬.针刺单穴、多穴治疗中度痛经止痛作用时效规律的比较[J].中国针灸,2011,31(4):305-308.

[9] Yu YP,Ma LX,Ma YX,et al. Immediate effect of acupuncture at Sanyinjiao (SP6) and Xuanzhong (GB39) on uterine arterial blood flow in primary dysmenorrheal[J]. J Altern Complement Med,2010,16(10):1073-1078.

[10] 任蓉,庄礼兴,.电针对原发性痛经子宫动脉血流动力学和血液流变学的影响[J].中华中医药学刊,2010,28(3):649-650.

[11] Smith CA,Crowther CA,Petrucco O,et al. Acupuncture to treat primary dysmenorrhea in women:a randomized controlled trial[J]. Evid Based Complement Alternat Med,2011:612464.

[12] Habek D,Cerkez Habek J,Bobić-Vukovic̀ M,et al. Efficacy of acupuncture for the treatment of primary dysmenorrhea[J]. Gynakol Geburtshilfliche Rundsch,2003,43(4):250-253.

[13] 高汉媛,赵耀东,惠建萍.针灸治疗痛经 47 例的临床疗效观察[J].卫生职业教育,2006,24(6):151-152.

[14] 吴晨玮.耳穴按压加针刺治疗气滞血瘀型痛经的临床研究[D].广州:广州中医药大学,2011.

第 39 节　围绝经期综合征

（检索时间:2012 年 6 月 30 日）

针灸治疗方案推荐意见

基于Ⅰ级证据的推荐性意见

◎ 较强推荐　以下方案可应用于围绝经期综合征的治疗
　　电针法——三阴交
　　电针法——耳穴(内分泌、内生殖器、交感、神门)

基于Ⅱ级证据的建议性意见

□ 强力建议　以下方案可试用于围绝经期综合征的面部潮红治疗
　　针刺法——三阴交、太溪、关元、肾俞/随证配穴

◇ 较强建议　以下方案可试用于围绝经期综合征的治疗
　　针刺法——太溪、太冲、太白、三阴交、肾俞、肝俞、脾俞、关元

围绝经期综合征（menopause syndrome，MS）指妇女在围绝经期或其后，因卵巢功能逐渐衰退或丧失，以致雌激素水平下降所引起的以自主神经功能紊乱、代谢障碍为主的一系列症候群。

本病多发生于 45～55 岁，可持续到绝经后 2～3 年，少数人可持续到绝经后 5～10 年。国际上统计围绝经期综合征的发病率为 28.5%[1]，大约有 75%～88% 的围绝经期妇女患有围绝经期综合征中的某些症状。其中潮热是围绝经期妇女最常见的症状，其发生率在绝经前为 10%，绝经时为 50%，绝经后 4 年降至 20%，除了血管舒缩症状之外，精神神经症状（如睡眠障碍、抑郁情绪、焦虑）的发生率为 75.1%[2]。本病严重危害着这一时期妇女的身心健康，也给家庭和社会造成了巨大负担。

临床评估与诊断

围绝经期综合征临床评估（表 6-39-1）

表 6-39-1 围绝经期综合征的临床评估要点

评估项目	要 点
现病史	年龄：45～55 岁
	月经改变：周期、月经量不规则
	血管舒缩症状：潮热、汗出
	精神神经症状：情绪波动、抑郁、焦虑、记忆障碍、失眠、疲劳、头痛、眩晕
	泌尿生殖道症状：尿路感染、阴道干涩、外阴瘙痒
	心血管疾病：心悸、胸闷
	其他：皮肤瘙痒及蚁行感、眼干、体重增加、骨质疏松
既往史	卵巢切除术病史、子宫内膜异位症病史、多囊卵巢综合征病史，提示围绝经期可能提前
个人史	抽烟史，提示围绝经期可能提前
实验室检查	血清雌二醇（E_2）、卵泡刺激素（FSH）、黄体生成素（LH）的含量

围绝经期综合征诊断标准

①年龄在 40～60 岁的妇女；②出现月经紊乱 3 个月以上（指月经周期或经期或经量发生变化），或月经停闭 3 个月以上；③出现血管舒缩症状，如潮热、汗出等，可伴有烦躁易怒、焦虑不安、情志异常等；④实验室检查：血清雌二

醇(E_2)水平降低,卵泡刺激素(FSH)、促黄体生成素(LH)明显上升。

针灸治疗效能等级与治疗目标

1. 效能等级 目前西医对围绝经期综合征的治疗主要采用激素替代疗法,但长期服用可导致乳腺癌、血栓性疾病等不良后果。而针灸作为一种绿色疗法可有效缓解颜面潮红、失眠等症状,属于效能等级Ⅱ级病谱。

2. 治疗目标 改善围绝经期妇女生活质量。

针灸治疗流程与推荐方案

针灸治疗围绝经期综合征流程(图6-39-1)

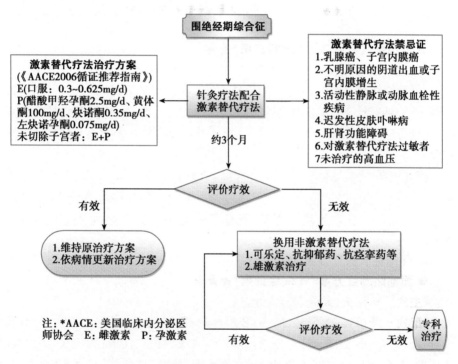

图6-39-1 针灸治疗围绝经期综合征流程

针灸治疗围绝经期综合征推荐方案

1. 围绝经期综合征治疗方案

● **三阴交电针法**[3]**(1b级证据)**★★★★★

『穴位』三阴交。

『操作』毫针直刺,得气后接电针(2Hz/100Hz交替的疏密波,刺激强度8~10mA),以引起肌肉微微颤动为宜。刺激时间30分钟,每周3次,1个月为

1个疗程,连续治疗3个疗程。

疗效说明 临床痊愈率、总有效率原文未提及,在降低血清FSH、LH、E_2方面很可能优于西药尼尔雌醇及甲羟孕酮。

● **耳穴电针法**[4]**(1b级证据)★★★★★**

『穴位』取内分泌、内生殖器、交感、神门。

『操作』毫针直刺,使针身能稳定而不摇摆,后接电针(15Hz,2mA),刺激时间30分钟,每天1次,连续治疗10天。

疗效说明 绝经前期临床有效率(Kupperman指数比≥25%且≤80%)为88.7%,总有效率(Kupperman指数比≤80%)为96.8%,总体疗效优于更年安片。绝经后期临床有效率(Kupperman指数比≥25%且≤80%)为77.8%,总有效率(Kupperman指数比≤80%)为85.7%,总体疗效很可能优于更年安片。

● **原俞配穴针刺法**[5]**(2b级证据)★★**

『穴位』太溪、太冲、太白、三阴交、肾俞、肝俞、脾俞、关元。

『操作』太溪、太冲、太白、三阴交、关元,针刺得气后,留针30分钟,其间每隔10分钟行针1次,采用捻转补法。肾俞、肝俞、脾俞,针尖向脊柱方向斜刺,针刺方法与仰卧时相同。每日治疗1次,3周为1个疗程,共治疗1个疗程。

疗效说明 临床治愈率(尼莫地平法,疗效百分数≥85%)为32.5%,总有效率(尼莫地平法,疗效百分数≥20%)为92.5%,对照针刺(百会、关元、肾俞、太溪、三阴交)或许总体疗效相当;但在改善Kupperman评分方面或许疗效显著。

2. 伴随症状治疗方案

● **面部热潮红方案**[6]**(2a级证据)★★★**

『主穴』三阴交、太溪、关元、肾俞。

『配穴』肾阴虚,加列缺、照海;肾阳虚,加复溜、志室;肾阴阳两虚证,加关元、列缺、气海、志室、复溜;心气虚,加通里、内关、膻中、气海;脾气虚,加中脘、足三里、太白、脾俞;心脾气血两虚证,加巨阙、神门、心俞;肝阳上亢,加太冲、风池;心肾不交,加鸠尾、阴郄;肝郁气滞,加太冲、期门、章门、阳陵泉、肾俞;肝肾阴虚,加列缺、照海、曲泉、阴谷、肝俞;肺气阴两虚,加中府、列缺、尺泽、肝俞;气滞,加太冲、合谷;血瘀,加血海;气虚自汗,加复溜、太渊;阴虚盗汗,加复溜、阴郄;痰火,加丰隆、曲池;伴抑郁、焦虑、恶劣心境,加太冲、合谷;注意力不集中,加百会;坐立不安,加神庭、本神、大陵;睡眠障碍,加鸠尾、头临泣、安眠。

『操作』毫针直刺得气,平补平泻,留针时间20分钟,每周治疗1次,连续治疗7周。

疗效说明　在改善面潮红严重程度方面可能优于假针刺,而在改善面潮红频率及睡眠障碍方面与假针刺疗效可能相当。

影响针灸疗效因素

1. 心理因素　围绝经期综合征患者自主神经功能紊乱,从而表现出急躁易怒、焦虑、抑郁、不能控制行为等表现,这些不良的情绪刺激不断干扰下丘脑-垂体-性腺轴的功能,进一步影响垂体卵泡刺激素、黄体生成素及卵泡雌二醇的分泌,加速卵巢早衰。因此,在针灸治疗围绝经期综合征的过程中,应注意结合对患者的心理疏导,这将有利于提高针灸疗效。

2. 月经情况　有研究发现,针灸对未绝经患者和绝经患者对比治疗,未绝经患者较治疗前雌激素水平显著升高,而对绝经患者的调节作用则不十分明显。其实质是月经情况与机体的功能状态及卵巢功能状态密切相关。50岁左右,月经减少甚至绝经,卵巢功能已经处于不可逆转的衰退状态。因此绝经患者卵巢衰退明显,此时针灸作用较弱;未绝经者卵巢衰退尚不明显,针灸治疗效果较好。

3. 病程　因本病早期发病较隐匿,往往延误治疗,临床发现病程少于1年的患者显效率高于病程长于1年的患者,这提示病程越短针灸疗效越好,这种效应可能与病程短的患者体内雌激素基础水平虽低于正常水平,但相对处于较高水平,针灸刺激对其影响较大有关。

针灸治疗的环节和机制

本病发病机制仍不清楚,但普遍认为主要原因在于卵巢功能衰退,雌激素水平过度降低,引起下丘脑-垂体-卵巢轴或肾上腺轴等功能紊乱导致的神经递质、激素、细胞因子等产生失衡,而雌激素作为机体内环境的重要组成部分,可以产生广泛的生理效应。围绝经期由于卵巢雌激素分泌下降,不仅会使垂体分泌卵泡雌激素、黄体生成素及下丘脑分泌促性腺激素释放激素增加,继而雌二醇/睾酮比值明显下降,同时还会导致中枢 β-内啡肽水平低落,出现一系列精神和自主神经系统功能紊乱。另外,雌激素还是围绝经期妇女骨质疏松症的一个重要发病因素。根据以上的发生机制,针刺治疗本病的环节和机制可概括为以下:

(1) 调整内分泌作用:针灸刺激可调节丘脑-垂体-卵巢轴或肾上腺轴的功能异常,使机体的自主神经功能紊乱得到纠正。针灸具有兴奋卵巢,促进性激素分泌增加,纠正内分泌紊乱,调整雌激素、孕激素水平,促使机体内分泌环境重新达到相对平衡的状态,从而使患者的精神状态、神经功能趋于平稳。

(2) 整体调节作用:现代研究认为,针灸可能对机体的神经、内分泌、免疫等多种功能起调节作用,从而改善全身症状。如针刺治疗可使雌激素升高,而使机体骨质疏松情况得到改善,从而缓解关节疼痛;针刺可刺激支配尿道、生殖器的神经,从而可改善尿频、尿急等症状。

(3) 调节 FSH、LH 的分泌:针刺具有双相调节作用,故针刺通过神经体液的调节影响内分泌系统网,引起腺垂体分泌 FSH、LH 减少,纠正腺垂体的亢进功能状态,从而延缓下丘脑-垂体-卵巢轴的衰老[7]。

预　后

绝经是每个妇女必然发生的生理过程,提示卵巢衰退。围绝经期妇女约1/3 能通过神经内分泌的自我调节达到新的平衡而无自觉症状;2/3 妇女则不能自身调节而出现一系列症候群,出现围绝经期综合征。本病一般随着绝经时间延续,可逐渐减轻,预后良好。本病精神症状比较明显,可因神经类型不稳定或精神状态不健全而加剧,故应注意对患者加强精神、情绪方面的疏导和调节,使患者保持乐观、开朗的精神状态,避免忧郁、焦虑、紧张、急躁。治疗期间,患者应注意劳逸结合,保证充足的睡眠,并注意加强身体锻炼,也有助于缓解情绪及精神压力。

代表性临床试验

表 6-39-2　针灸治疗围绝经期的代表性临床试验

试验观察方案	试验设计	结果
针刺三阴交[3]方案	175 例大样本、多中心 RCT 分为针灸组($n=90$,三阴交)与西药组($n=85$,口服尼尔雌醇每次 2mg,每月 2 次,连续 3 个月。对已绝经者,第 3 个月开始加用甲羟孕酮 2mg,每日 3 次,连用 10 天)	FSH 生成方面:$WMD = 7.11$, $95\% CI$(2.99, 11.23),$P = 0.0007$;LH 生成方面 $WMD = 6.49$,$95\%CI(3.94,9.04)$,$P<0.00001$;E_2 生成方面 $WMD = 16.61$,$95\%CI(13.31,19.91)$,$P<0.00001$
耳穴电针[4]方案	255 例的 RCT,分层随机分为针刺组(绝经前期 $n=62$,绝经后期 $n=63$。取内分泌、内生殖器、交感、神门)与配合药物组(绝经前期 $n=64$,绝经后期 $n=66$。更年安片组,每天 3 次,每次 6 片),连续治疗 10 天	绝经前期、绝经后期的总有效率分别为:$RR = 1.72$,$95\% CI$(1.38, 2.15),$P < 0.00001$;$RR=1.62$,$95\%CI(1.26,2.07)$,$P=0.00002$。有效率方面分别为:$RR = 1.72$,$95\% CI$(1.34, 2.22),$P<0.00001$;$RR=1.51$,$95\%CI(1.15,1.98)$,$P=0.003$

续表

试验观察方案	试验设计	结　　果
原俞配穴针刺法[5]方案	80 例的 RCT 分为原俞配穴组（$n=40$，太溪、太冲、太白、三阴交、肾俞、肝俞、脾俞、关元）与常规针刺组（$n=40$，百会、关元、肾俞、太溪、三阴交）	在总有效率方面：$RR=1.16$，$95\%CI(0.97,1.38)$，$P=0.11$；治愈率方面：$RR=1.63$，$95\%CI(0.76,3.49)$，$P=0.21$；kupperman 评分：$WMD=10.53$，$95\%CI(6.53,14.53)$，$P<0.00001$

附　　表

改良的 Kupperman 评分法：改良的 Kupperman 评分法分别给予指数 1～3 不等，每种症状的程度分无、轻、中、重 4 种，程度因子分别定为 0 分、1 分、2 分、3 分，以上每项症状的程度因子与指数乘积之和即为 Kupperman 评分，即 Kupperman 评分＝程度因子×指数。分数越高，表明症状越重。

改良的 Kupperman 评分法

症状	指数	程度因子			
		0 分	1 分	2 分	3 分
潮热出汗	4	无	3 次/天以下	3～9 次/天	10 次/天以上
感觉异常	2	无	与天气有关	平常有冷、热、痛、麻木	冷、热、痛感丧失
失眠	2	无	偶尔	经常，服安眠药有效	影响工作生活
易激动	2	无	偶尔	经常，能克制	经常，不能克制
抑郁疑心	1	无	偶尔	经常，能控制	失去生活信念
眩晕	1	无	偶尔	经常，不影响生活	影响日常生活
疲乏	1	无	偶尔	上四楼困难	日常活动受限
骨关节痛	1	无	偶尔	经常，不影响功能	功能障碍
头痛	1	无	偶尔	经常，能忍受	需治疗
心悸	1	无	偶尔	经常，不影响生活	需治疗
皮肤蚁行感	1	无	偶尔	经常，能忍受	需治疗
性生活状况	2	正常	性欲下降	性交痛	性欲丧失
泌尿系感染	2	无	3 次/年以下	3 次/年以上	1 次/月以上

参 考 文 献

[1] 刘宏洋.电针腰骶部腧穴对围绝经期综合征卵巢功能影响的临床研究[D].哈尔滨:黑龙江中医药大学,2009.

[2] 林祥军.调任固冲针法治疗围绝经期综合征的临床观察[D].长春:长春中医药大学,2009.

[3] 秦正玉,胡玲,夏晓红,等.电针三阴交对围绝经期综合征患者生殖内分泌影响的随机对照研究[J].针刺研究,2007,32(4):255-259.

[4] 孙占玲,金亚蓓,金慧芳.耳针治疗围绝经期综合征多中心临床疗效观察[J].上海针灸杂志,2010,29(4):209.

[5] 尚艳杰,张瑞,孔令丽,等.原俞配穴法治疗围绝经期综合征疗效观察[J].中国针灸,2009,29(6):444-448.

[6] Mary I Huang,Yael Nir,Bertha Chen,et al. A randomized controlled pilot study of acupuncture for postmenopausal hot flashes:effect on nocturnal hot flashes and sleep quality[J].American Society for Reproductive Medicine,2006,86(3):700-710.

[7] 金弘.针刺膀胱经五脏俞治疗围绝经期综合征的临床研究[D].哈尔滨:黑龙江中医药大学,2006.

第 40 节 经前期综合征

（检索时间:2012 年 6 月 30 日）

针灸治疗方案推荐意见

基于Ⅰ级证据的推荐性意见

○ **弱度推荐** 以下方案可应用于经前期综合征焦虑状态的治疗
安神调肝针法——针刺法(神庭、合谷、太冲、三阴交)
以下方案可应用于经前期综合征肝气逆证的治疗
皮内针法——内关、太冲、三阴交、神庭、膻中、期门

基于Ⅱ级证据的建议性意见

◇ **较强建议** 以下方案可试用于经前期综合征的治疗
穴位埋线法——内关、三阴交、膻中、关元、太冲/脾俞、肝俞、肾俞、膈俞
针刺背俞穴法——心俞、肝俞、脾俞、胃俞、肾俞、膈俞
俞募通经法——针刺法(百会、膻中、关元、三阴交、内关、太冲)+药物(甲羟孕酮)

△ **弱度建议** 以下方案可试用于经前期综合征的治疗
耳穴贴压法——肝、肾、心、脾、内分泌、子宫、卵巢、交感、皮质下
针刺颈项穴位法——风池、哑门

经前期综合征（premenstrual syndrome，PMS）是指妇女在黄体期周期性出现生理、精神以及行为方面改变，临床症状出现于月经前 1～2 周，主要包括躯体症状（头痛、乳房胀痛、腹部胀满、肢体浮肿、体重增加、运动协调功能减退）、精神症状（激怒、焦虑、抑郁、情绪不稳定、疲乏以及饮食、睡眠、性欲改变）、行为改变（思想不集中、工作效率低、意外事故倾向、易有犯罪行为或自杀企图），月经来潮后，症状即自然消失。

国外报道本病发生率多为 30％～40％[1]，严重者占 5％～10％。大约 8％的患者需用药物治疗，患者以 30～40 岁之间的妇女最多，而以城市妇女及脑力劳动妇女多见[2]。又据报道，至少有 95％的妇女存在经前期综合征的一个或多个症状，轻微症状者占 50％，中度症状者占 30％，而 5％的经前期综合征患者在经前 2 周的生活受到影响[3]。由于育龄期妇女月经一月一行，职业妇女人数越来越多，经前期是否正常度过直接影响着妇女本人的身体、心态、工作、家庭等各方面，甚至牵涉整个社会。所以，对经前期综合征的研究理应受到越来越多的关注。

经前期综合征临床评估

临床评估应详细了解病史，全面进行体格检查，重点评估躯体症状、精神症状和行为症状；以作为本次诊断评估及制订治疗方案的重要参考；对有自杀倾向或攻击行为的患者应及时转入专科治疗。

1. 病史询问

（1）发病年龄：好发于 30～40 岁年龄的妇女。

（2）发作前有无诱因：是否有肯定的严重生活事件或剧烈精神创伤等精神刺激症状。

（3）临床症状：①躯体症状：手足、眼睑水肿较常见，经前头痛、乳房胀痛。②精神症状：最初感到全身乏力、易疲劳、困倦、嗜睡。情绪变化有两种截然不同类型：一种是精神紧张、身心不安、烦躁、遇事挑剔、易怒，微细琐事就可引起感情冲动，乃至争吵、哭闹，不能自制；另一种则变得没精打采，抑郁不乐，焦虑、忧伤或情绪淡漠，爱孤居独处，不愿与人交往和参加社交活动，注意力不能集中，判断力减弱，甚至偏执妄想，产生自杀意识。③行为症状：食欲改变：食欲增加，多数有对甜食的渴求或对一些有盐味的特殊食品的嗜好，有的则厌恶某些特定食物或厌食；自律神经系统功能症状：出现由于血管舒缩运动不稳定的潮热、出汗、头昏、眩晕及心悸；油性皮肤、痤疮、性欲改变。

2. 体格检查 首先应观察神志、脉搏、血压、呼吸、体温等,详细进行全身体格检查、注意有无答话不切题、言语多、表情异常等现象,以排除其精神方面的异常。此外,应检查胸廓形态,乳房有无肿胀、压痛及结节,双下肢有无水肿等。妇科检查:对已婚者仔细进行双合诊及三合诊检查,了解子宫大小、有无压痛,盆腔有无结节、包块。排除生殖系统器质性病变所致的下腹胀痛、水肿等。

3. 实验室及其他检查 首先为一般常规检查,如血常规、尿常规、肝肾功能、血浆蛋白检查,主要是排除全身性疾病引起的水肿。此外,对雌激素、孕激素、催乳素、阴道细胞学、宫颈黏液、基础体温的测定协助诊断。

经前期综合征临床诊断

1. 经前期综合征诊断标准 ①在前3个月经周期中周期性出现至少一种精神神经症状(如疲劳乏力、急躁、抑郁、焦虑、忧伤、过度敏感、猜疑、情绪不稳等)和一种体质性症状(如乳房胀痛、四肢肿胀、腹胀不适、头痛等);②症状在月经周期的黄体期反复出现,在晚卵泡期必须存在一段无症状的间歇期,即症状最晚在月经开始后4天内消失,至少在下次周期第12天前不再复发;③症状的严重程度足以影响病人的正常生活及工作。凡符合上述3项者才能诊断PMS。

2. 定量(按症状评分)的诊断标准 PMS在情绪、行为、举止方面最常见症状12种及最常见的体质症状10种。它们依次为:疲劳乏力(反应淡漠)、易激动、腹胀气及四肢发胀、焦虑/紧张、乳房胀痛、情绪不稳定、抑郁、渴求某种食物、痤疮、食欲增加、过度敏感、水肿、烦躁易怒、易哭、喜离群独处、头痛、健忘、胃肠道症状、注意力不集中、潮热、心悸及眩晕等。每种症状按严重程度进行评分:有轻微症状,但不妨碍正常生活评1分;中度症状,影响日常生活,但并未躺倒或不能工作评2分;重度症状,严重影响日常生活,无法胜任工作评3分,分别计算卵泡期(周期第3~9天)及黄体期(周期最后7天)7天的总分。

症状评分诊断PMS的标准为:①黄体期总分至少两倍于卵泡期总分;②黄体期总分至少>42分;③卵泡期总分必须<40分,如>40分应考虑病人为其他疾病。这一方法虽然烦琐,但不致误诊。总之纯粹的PMS,在排卵前必存在一段无症状的间歇期,否则须与其他疾病(仅在月经前症状加剧)进行鉴别。

针灸治疗效能等级与治疗目标

1. 效能等级 经前期综合征主要由内分泌失调引起水盐潴留及精神因素导致,西医采用激素等治疗,副作用难以避免,针灸治疗可以取得较好疗效。本病属于效能等级Ⅱ级病谱。

2. 治疗目标 改善精神症状(情绪、认识及行为方面的改变),液体潴留症状(手足、眼睑水肿)、经前头痛、乳房胀痛;缓解自律神经系统功能症状(血管舒缩运动不稳定的潮热、出汗、头昏、眩晕及心悸)。

针灸治疗流程与推荐方案

针灸治疗经前期综合征流程(图6-40-1)

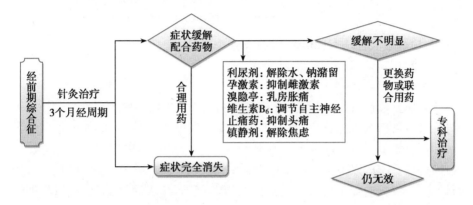

图6-40-1　针灸治疗经前期综合征流程

针灸治疗经前期综合征推荐方案

1. 一般针灸治疗方案

● 穴位埋线治疗方案[4](2b级证据)★★

『主穴』内关、三阴交、膻中、关元、太冲。

『配穴』脾俞、肝俞、肾俞、膈俞。

『操作』取一次性医用8号注射不锈钢针头套管,直径0.30mm、长50mm不锈钢毫针做针芯。将"0"号医用羊肠线剪成长1.5cm线段若干,浸泡在75%乙醇溶液内备用。穴位皮肤及操作者手部严格无菌消毒,将针芯退出少许,肠线放入针头内,垂直穴位快速进针至皮下,缓慢进针至所需深度,稍做提插,待气至后推动针芯将肠线留于穴内,外贴创可贴24小时。经前15天埋线1次,连埋3个月经周期。

疗效说明　疗效标准依据经前焦虑症状(premenstrual dysphoric disorder, PMDD)计算积分,3个月经周期后,总有效率(症状与体征评分下降大于等于8~10分)为93.2%,疗效或许优于对照组(西药氟西汀)。

● 针刺背俞穴法[5](2b级证据)★★

『穴位』心俞、肝俞、脾俞、胃俞、肾俞、膈俞。

『操作』选用0.25mm×40mm毫针,斜向脊柱方向深刺约1寸,得气后,采用平补平泻法,留针30分钟,每5分钟行针1次,每日治疗1次,10次为1

个疗程,于经前 14 天开始针刺,月经期间停止治疗,连续治疗 3 个月。

疗效说明　治疗 3 个月经周期后,治疗组总有效率(显效:临床症状明显好转,症状积分降低≥70%;好转:部分症状得到控制或程度有所减轻,症状积分降低≥30%,<70%。无效:各种临床症状无好转或加重、症状积分降低<30%)为 95%,疗效可能优于口服西药甲羟孕酮组和常规针刺组。治疗组症状体征评分改善为 12.3±1.1,疗效或许优于口服西药甲羟孕酮组和常规针刺组。

● 俞募通经针法[6](2b 级证据)★★

『主穴』百会、膻中、关元、三阴交、内关、太冲。

『配穴』肝俞、脾俞、肾俞、膈俞。

『操作』毫针,背俞穴斜向脊柱方向刺约 1 寸,采用平补平泻法,得气后,迅速出针;再嘱患者仰卧位,百会穴沿头皮向后平刺,将针体推进至帽状腱膜下约 8 分,膻中平行于胸骨向下平刺约 1 寸,关元、三阴交直刺约 1 寸,内关、太冲直刺约 5 分,以上穴位均采用平补平泻法,得气后留针 30 分钟,每 5 分钟行针 1 次,每日治疗 1 次,10 天为 1 个疗程,经前 14 天时开始治疗,行经期停针休息。

『配合』口服甲羟孕酮(安宫黄体酮),自月经周期 16 日开始,每日口服 6mg,共 10 日。

疗效说明　治疗 3 个月经周期后,治疗组总有效率(显效:积分减少 3 分以上;好转:积分减少 1~2 分;无效:积分不变或增加)为 90%,疗效可能优于口服西药甲羟孕酮组。治疗组在症状体征评分方面改善为 9.11±0.51,疗效或许优于口服西药甲羟孕酮。

● 耳穴贴压法[7](2c 级证据)★

『主穴』肝、肾、心、脾、内分泌、内生殖器(子宫、卵巢)、交感、皮质下。

『配穴』肝郁型加枕、额、胸椎穴区,脾虚型加三焦、艇中,血虚型加神门、垂前。

『操作』通过视诊以及触诊找出敏感点,取王不留行用胶布贴牢,按压强度以病人能忍受为宜。嘱患者每日自行按压 6 次,每次每穴按压 20 下,每隔 3 天左右交替贴压。于月经周期的第 20 天开始耳穴贴压至月经来潮为 1 个疗程,连续 3 个疗程后统计疗效。

疗效说明　疗效标准参照评定指数=∑程度因子×指数,治疗 3 个月经周期后,总有效率(治疗前和治疗后的评定指数之比<80%)100%,症状体征指数改善 19.38 分,或许优于中成药组和西药谷维素组。

● 针刺颈项穴位法[8](2c 级证据)★

『主穴』风池、哑门。

『操作』风池针尖朝向鼻尖方向刺 1～1.5 寸,当针刺得气后,轻刺激捻转毫针 2 分钟,使针感放射至整个头部,留针 20 分钟,每隔 5 分钟行针 1 次。哑门用 40mm 的毫针向下刺入 0.8～1.2 寸,操作同风池穴,针刺完毕后,点燃艾条一端置于穴位 50mm 处施灸,至皮肤潮红,患者感觉温热舒适,施灸 15 分钟。每日 1 次,连续 2 个月经周期。

疗效说明　治疗结束后,针灸组总有效率(痊愈:临床症状消失,在 6 个月后的随访无复发;显效:临床症状消失,经前紧张及偶尔不满情绪在 6 个月后随访可能会发生)为 89%,或许优于对照组(口服维生素、谷维素、逍遥丸)。

2. 经前期综合征焦虑状态

● 安神调肝针法[9](1c 级证据)★★★★

『穴位』神庭、合谷、太冲、三阴交。

『操作』神庭穴平刺,合谷、太冲、三阴交直刺。月经前 14～16 天开始治疗,每天治疗 1 次,留针 30 分钟,每 10 分钟行 1 次针,平补平泻;至来月经停止治疗,待下个月经前 14～16 天开始第 2 次治疗,共治疗 3 个疗程。

疗效说明　疗效标准参照《中药新药临床研究指导原则》和《中医病证诊断疗效标准》、汉密尔顿焦虑量表(HAMA)。治疗组治愈率(主要症状消失,无周期性发作)为 82.6%,在 3 个疗程后及 3 个月后随访中 HAMA 焦虑量表评分分别改善(14.5±5.08)分和(12.78±2.79)分,很可能优于口服逍遥丸对照组。

3. 其他证型推荐方案(肝气逆证)

● 皮内针法[10](1c 级证据)★★★★

『穴位』内关、太冲、三阴交、神庭、膻中、期门。

『操作』四肢穴位沿着所属经脉向心针刺,膻中穴沿着任脉向下针刺,期门穴沿着与任脉的平行线向上针刺,神庭穴沿着督脉向前针刺。在经络线上距穴位 1cm 处为进针点,进针时针体与皮肤呈 15°～25°快速刺入皮下,放倒针身,松开左手,单用右手将针沿着经络线上的皮肤与皮脂肪层交界处向前平行推进 25mm,接着以进针点为支点,将针在皮下做左右各 15°扇形平扫 5～6 次,然后缓慢退针,4-0 号医用羊肠线剪成每段 10mm 长,若干段,用无菌镊子将 1 段羊肠线放入针头内,并立即用消毒干棉球按压针孔 1 分钟,最后胶布固定消毒干棉球 48 小时即可。操作过程要求无酸、麻、胀、痛等针感,先四肢腧穴,后躯干头部穴位。第 1 次干预于月经周期前 4 天施治 1 次;以后于每次月经周期前 14 天施治 1 次。连续干预 3 个月经周期。

疗效说明　治疗组治愈率(临床痊愈:临床症状消失,随访 3 个月经周期未复发,减分率＞90%)为 64.8%,治疗前后 HAMA 评分改善 13.85±7.80,症状评分改善 12.41±4.23,在治疗 5～10 分钟后起效,很可能优于口服对照组(醋酸甲羟孕酮每次 4mg,1 日 1 次,艾司唑仑片,每次 1mg,1 日 3 次,口服。第 1 次干预于月经周期前 4 天开始口服药物至月经来潮;以后于每次月经周期前 14 天开始口服药物至月经来潮。连续干预 3 个月经周期)。

影响针灸疗效因素

1. 治疗时机 孕激素分泌量于排卵后开始增加,在排卵后 7～8 日黄体成熟时,孕激素分泌量达到最高峰,此时雌激素分泌量达到第二高峰。正常情况下雌、孕激素水平处于平衡状态。如孕激素水平不足,雌激素水平相对过高,则可出现经前期诸证。因此治疗应选择月经前 5～7 天进行,可提高针灸疗效。

2. 精神因素 治疗本病首先应予以心理安慰与疏导,使患者精神松弛解除忧虑,对提高针灸治疗效果有积极作用。

3. 个性特征 个性与脑活动的固定模式有关,可影响下丘脑的活动,使下丘脑-垂体-卵巢轴活动受到影响,雌激素分泌发生变化。艾森克个性问卷(EPQ)的精神质(Psychoticism,P)、内外向(Extrovision and introvision,E)、神经质(Neuroticism,N)和掩饰质(Lie,L)四维度中 P、E、L 与经前期综合征呈负相关,N 维度与其呈正相关。所以形成不良的会影响本病的严重程度。性格越保守、安静、孤僻、冷漠、仇视、情绪过分、易激动的人,临床症状越严重,针灸治疗的疗效相对较差。

针灸治疗的环节和机制

1. 调节性激素 本病可能由孕激素水平不足,雌激素水平相对过高,雌激素和孕激素比例失调引起;也可能由于组织对孕激素敏感性失常所致。实验研究表明,针刺雌性猕猴"G4A 区(对耳屏内侧)"、"石门"、"三阴交",可对其月经周期前半期时血中雌二醇(E_2)的水平产生即时抑制效应,并持续 1 天左右,从而使雌、孕激素水平达到相对平衡状态;另外,针刺可能通过调节机体状态,改善组织器官功能,使组织对孕激素的敏感性增加。以上为针刺治疗 PMS 的可能机制。

2. 调节自主神经功能 针刺可调整自主神经系统,促使紊乱的自主神经功能恢复正常,使患者的精神状态、神经功能趋于平稳。另外,研究证明,神经类阿片肽随月经周期变化,PMS 妇女在黄体后期循环中类阿片肽浓度降低,表现内源性类阿片肽撤退症状,影响精神、神经及行为方面的变化。刺激穴位可使导水管周围灰质释放内源性阿片多肽(吗啡样物质),减轻症状。

3. 减轻水肿 针刺可降低体内肾素活性,减少血管紧张素Ⅱ、醛固酮含量,抑制雌激素水平,减轻水钠潴留,减轻浮肿。

预 后

经前期综合征是一种短期的症状,轻微者可不予治疗,症状较重者,在应积极治疗的同时,应注重心理素质的培养,适应周围环境的培训,掌握自身症状的规律性,一般预后良好。国外研究报道,经前期综合征在绝经过渡期会减少,但患者更易在 5 年中出现围绝经期潮热、抑郁、睡眠差以及性欲减退,可能与卵巢衰退有关。本病发病与维生素 B_6 缺乏呈相关性,补充维生素 B_6 可调节自主神经系统与下丘脑-垂体-卵巢轴的关系,还可抑制催乳素生成,对本病有一定意义。

代表性临床试验

表 6-40-1　针灸治疗经前期综合征的代表性临床试验

试验观察方案	试验设计	试验组/对照组	结 果
穴位埋线法[4]	88 例 RCT	穴位埋线($n=44$,内关、三阴交、膻中、关元、太冲)/口服氟西汀($n=44$,20mg)	3 个月经周期后两组总有效率比较[$RR=1.28$,95% CI(1.05,1.56),$P=0.01$]
安神调肝针法[9]	90 例 RCT	安神调肝针法($n=46$,神庭、合谷、太冲、三阴交)/口服逍遥丸($n=44$)	3 个月经周期后两组治愈率比较 $RR=1.65$,95% CI(1.19,2.30),$P=0.003$;3 个月经周期后两组焦虑症状评分比较 $WMD=-12.90$,95% CI(-15.28,-10.52),$P<0.00001$
皮内植线疗法[10]	108 例 RCT	皮内植线($n=54$,内关、太冲、三阴交、神庭、膻中、期门,连续干预 3 个月经周期)/口服西药($n=54$,醋酸甲羟孕酮片,每次 4mg,1 日 1 次,口服,艾司唑仑片,每次 1mg,1 日 3 次,口服,连续干预 3 个月经周期)	治疗后两组间 HAMA评分比较差异具有统计学意义[$WMD=5.67$,95% CI(3.53,7.80),$P<0.00001$];ITT 和 PP分析临床疗效差异具有统计学意义[$RR=1.22$,95% CI(1.03,1.44),$P=0.02$]

参 考 文 献

[1] Lurie S,Borenstein R. The premenstrual syndrome[J]. Obstet Gyneeol Sury,1990,45(4):220-228.

［2］柯应夔.临床妇科学［M］.天津:科学技术出版社,1999:700-701.

［3］Hylna TR,Sundell K,Judge R. The impact of Premenstrual syndrome on functioning and treatment-seeking behavior［J］. Journal of Womens Health & Gender-Basde Mdeicine,1999,8(8):1043.

［4］刘向阳,韩宁.穴位埋线治疗经前期综合征疗效观察［J］.中国针灸,2006,26(4):265-266.

［5］徐莺莺.针刺背俞穴治疗经前期综合征的临床研究［D］.哈尔滨:黑龙江中医药大学,2006.

［6］郭淑颖.俞募通经针法治疗经前期综合征的临床研究［D］.哈尔滨:黑龙江中医药大学,2004.

［7］姜文,李勇,孙军,等.耳穴贴压治疗经前期紧张综合征临床研究［J］.云南中医中药杂志,2010,31(8):54-55.

［8］徐树立.针灸治疗经前期紧张综合征临床研究［J］.针灸推拿医学(英文版),2011,9(5):310-311.

［9］周睿,杨丽洁,史艳,等.安神调肝针法治疗肝郁气滞型经前期紧张综合征焦虑状态46例疗效观察［J］.中国针灸,2002,22(3):165-167.

［10］职良喜.皮内植线疗法治疗经前期综合征肝气逆证的随机对照研究［J］.四川中医,2007,25(12):111-1113.

第 41 节　尿　失　禁

(检索时间:2012 年 6 月 30 日)

针灸治疗方案推荐意见

基于 I 级证据的推荐性意见

◎ **较强推荐**　以下方案可试用于急迫性尿失禁的治疗

电针法——中极、大赫、水道、三阴交;会阳、中膂俞、次髎、委中

基于 II 级证据的建议性意见

□ **强力建议**　以下方案可试用于脑卒中后急迫性尿失禁的治疗

电针法——次髎、中髎、会阳

◇ **较强建议**　以下方案可试用于尿失禁的治疗

女性压力性尿失禁治疗方案——①针刺法(中极、子宫、尺泽、太渊、百会、阴陵泉、蠡沟、太溪)+龟板灸法(神阙)+盆底肌锻炼法(缩紧肛门运功法);②针刺法(百会、三阴交)+温针灸法(气海、关元、足三里)+TDP 照射法(下腹部)

脑卒中尿失禁治疗方案——电针法(双侧足运感区、气海、关元、中极、八髎)

尿失禁(urinary incontinence)是指尿液不受主观控制而自尿道口处点滴溢出或流出的症状,且尿失禁比较频繁的发生或溢尿现象明显,包括压力性尿失禁、急迫性尿失禁、混合性尿失禁和充溢性尿失禁。

尿失禁的流行病学调查结果显示该病患病率差异较大,国外资料表明,女性30～59岁发病率为25%,60岁以上者发病率为38%。1998年我国北京和重庆两地的抽样调查显示其发病率接近30%。

女性人群中2.3%～5%有不同程度的尿失禁,7%左右有明显的尿失禁症状,其中约50%为压力性尿失禁。1997年统计,急迫性尿失禁在女性人群中的发病率20～30岁为15%,40～50岁为16%,60～70岁为20%。压力性尿失禁的患病率各国报道不一致。中国成年女性压力性尿失禁患病率高达18.9%,在50～59岁年龄段的患病率最高[1]。美国15～64岁妇女中尿失禁的患病率为2%～46%,职业女性中约29%至少每月发生1次。英国某社区15904名≥40岁妇女的问卷调查显示尿失禁患病率为34%,患病率和严重程度随年龄增加而增加,60岁以上患病率为69%,但只有30%造成了社会和卫生问题,1/4的患者就诊,症状十分严重者仅2%。挪威流行病学调查,是目前国际上范围最广的调查,患病率8%～48%,老年人患病率高;压力性、急迫性和混合性分别为50%、10%和40%。

女性尿失禁患病率随年龄逐渐增高,高发年龄为45～55岁。初次生育年龄在20～34岁间的女性,其尿失禁的发生与生育的相关度高于其他年龄段;生育年龄过大者,尿失禁的发生可能性较大;经阴道分娩的女性比剖宫产的女性更易发生尿失禁;行剖宫产的女性比未生育的女性发生尿失禁危险性要大;使用助产钳、吸胎器和缩宫素等加速产程的助产技术同样有增加尿失禁的可能性;大体重胎儿的母亲发生尿失禁危险性也大。肥胖女性发生压力性尿失禁的发生率更高[1,2]。

尿失禁临床评估(表6-41-1)

尿失禁的临床评估,要有计划有目的地进行,首先确定是否有尿失禁,其次是确定尿失禁类型,最后要确定尿失禁病因。

1. 确定有无尿失禁 病人主诉对尿失禁的诊断十分重要,询问病史的同时应进行问卷调查。目前尿失禁问卷有2种:国际尿控协会问卷和亚太尿控委员会尿失禁调查表。另外,还应询问有无其他排尿症状如尿频、尿急、尿痛、排尿困难等,以及妇产科病史、神经疾病史、既往手术史、药物治疗史等。

表 6-41-1　尿失禁临床评估简表

评估项目	压力性尿失禁	急迫性尿失禁	充盈性尿失禁
临床表现	大笑、咳嗽、喷嚏或行走等各种程度腹压增加时尿液是否漏出；停止加压动作时尿流是否随即终止	先有强烈尿意，后有尿失禁，或在出现强烈尿意时发生尿失禁；感觉急迫性尿失禁，同时伴有尿憋胀感、下腹部或会阴部不适，尿液流出或排出后症状消失	下尿路梗阻：开始有排尿困难、尿线变细、尿流无力等，代偿期有尿频、尿急等症状，失代偿后即有剩余尿，逐渐发生尿潴留。神经疾病：既有排尿症状和体征，又有神经系统损害的表现；膀胱挛缩引起者，先有原发病症状如尿频、尿急、尿痛、血尿等症状，最后发生尿失禁
体格检查	病人仰卧位，双腿屈曲外展，会阴部放松，检查者用手按压腹壁（或用力咳嗽）使腹压增加，观察有无尿液溢出。如有尿液溢出，而病人无排尿感，当腹压解除后，溢尿即停止，则为诱发试验阳性	压力性尿失禁体征，如阴道膨出等；神经系统体征，如鞍区感觉消失、球海绵体肌反射亢进及肛门反射亢进等；下尿路梗阻体征，如良性前列腺增生等	
特殊检查	膀胱尿道造影：Ⅰ型膀胱颈呈漏斗状，膀胱尿道后角大于110°，尿道轴线正常，膀胱底后部正常；Ⅱ型膀胱颈呈漏斗状，膀胱尿道后角大于110°，尿道轴线异常，尿道倾斜角大于45°	X线诊断结石、肿瘤可能性；下尿路梗阻及膀胱输尿管反流十分重要	静脉尿路造影可以确定是否合并上尿路积水，对是否并发膀胱输尿管反流及下尿路梗阻有重要的价值
B超检查	①休息状态的膀胱角≥95°；②膀胱角至耻骨弓的距离≥2.3cm；③膀胱颈的活动度≥20°。其敏感性为84%，特异性为82%	可以发现膀胱结石、肿瘤等；进行剩余尿测定，有剩余尿者，提示可能为膀胱以下尿路梗阻	

续表

评估项目	压力性尿失禁	急迫性尿失禁	充盈性尿失禁
尿动力检查	剩余尿为0,膀胱空虚压小于$10cmH_2O$,逼尿肌充盈压在$25cmH_2O$以下,无逼尿肌无抑制性收缩、顺应性正常,故最大尿道关闭压低于$50cmH_2O$	不稳定膀胱、低顺应性膀胱、小容量膀胱、膀胱感觉过敏等,尿道压力和长度正常	
其他	①排尿日记:连续记录72小时排尿情况,包括每次排尿时间、尿量、饮水时间、饮水量、伴随症状和尿失禁时间等;②国际尿失禁咨询委员会尿失禁问卷简表(ICI-QSF);③其他检查		

2. 确定何种尿失禁 症状鉴别、尿动力学鉴别(表6-41-2,表6-41-3)。

表6-41-2 急迫性尿失禁与压力性尿失禁的症状鉴别

症 状	急迫性尿失禁	压力性尿失禁
尿急(强烈的、突然的排尿需求)	有	无
尿急的频次(大于8次/24小时)	有	无
体力活动(如咳嗽、喷嚏、举重物等)时发生漏尿	无	有
及时到达厕所的能力(伴随尿急)	无	有
夜间醒来排尿经常很少	经常	很少

表6-41-3 尿动力学检查鉴别要点

项 目	检 查 内 容	尿失禁
充盈性膀胱测压	逼尿肌稳定性、膀胱顺应性、膀胱感觉、膀胱容量及剩余尿等	膀胱源性尿失禁
尿道压力图测定	后尿道各段长度、最大尿道压、最大尿道关闭压、尿道关闭面积等	尿道源性尿失禁
膀胱尿道同步测压	同时测量膀胱和尿道压力检查	尿失禁/尿道梗阻
漏尿点压	开放尿道所需的逼尿肌压力,尿道括约肌的关闭能力	

3. 确定尿失禁病因　膀胱高压、尿道低压和膀胱高压合并尿道低压。①膀胱高压：常见原因为不稳定膀胱、逼尿肌反射亢进、低顺应性膀胱、膀胱容量过小（器质性或功能性）、大量剩余尿或以上异常的不同组合；②尿道低压：常见原因为尿道括约肌关闭功能不全（先天发育不全、损伤、神经支配异常等）、膀胱颈及尿道周围支托组织功能不全、冰冻尿道、不稳定尿道、尿道黏膜萎缩以及上述异常不同组合；③膀胱高压合并尿道低压：如前列腺术后因括约肌损伤和不稳定膀胱引起的尿失禁、不稳定膀胱合并不稳定尿道、某些神经源性尿失禁等。尿失禁病因复杂，类型繁多，单纯根据病史、临床表现及临床检查较难作出正确的诊断，容易误诊误治。结合尿动力学检查可得出准确诊断并指导治疗。

尿失禁临床诊断与分类[3]

1. 急迫性尿失禁分类

（1）急迫性尿失禁：有强烈的尿意，尿液又不能由意志控制而经尿道流出。

（2）感觉急迫性尿失禁：仅有急迫性尿失禁，而无逼尿肌无抑制性收缩，没有不稳定膀胱。

（3）运动急迫性尿失禁：原发于逼尿肌无抑制性收缩，称为运动急迫性尿失禁。

2. 压力性尿失禁诊断标准与分类

（1）临床症状主观分度：采用 Ingelman-Sundberg 分度法。轻度：尿失禁发生在咳嗽、喷嚏时，不需使用尿垫；中度：尿失禁发生在跑跳、快步行走等日常活动时，需要使用尿垫；重度：轻微活动、平卧体位改变时等发生尿失禁。

（2）国际尿失禁咨询委员会尿失禁问卷简表（ICI-Q-SF）（推荐）。

（3）尿垫试验：推荐 1 小时尿垫试验——轻度：1 小时漏尿≤1g；中度：1 小时漏尿<10g；重度：10g≤1 小时漏尿<50g；极重度：1 小时漏尿≥50g。

针灸治疗效能等级与治疗目标

1. 效能等级　针对各种原因的尿失禁针灸的疗效也不尽相同，如针灸对于压力型效果最好，假性次之，真性再次之，先天性难以取效。目前在保守治疗中，西医没有疗效确切可用的方法，针灸治疗可作为有一定意义的主要疗法，但要完全治愈本病也是非常困难的，因此尿失禁的前三类归入针灸Ⅱ级病谱。

2. 治疗目的　提高患者生活质量和社会功能，降低患者的困窘感，降低不自主遗尿的频率和数量。

针灸治疗流程与推荐方案

针灸治疗尿失禁流程(图 6-41-1)

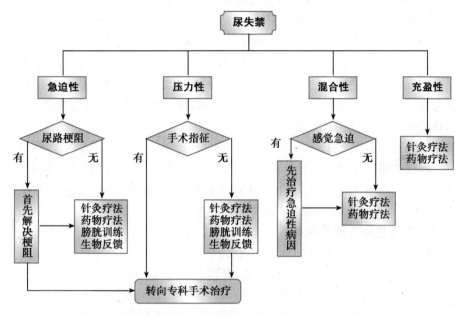

图 6-41-1 针灸治疗尿失禁流程

针灸治疗尿失禁推荐方案

1. 女性压力性尿失禁治疗方案

● 三伏针灸联合盆底训练[4](2b 级证据)★★

『主穴』中极、子宫、尺泽、太渊、百会、阴陵泉、蠡沟、太溪。

『操作』①患者先排空小便,用直径 0.30mm、长 40～75mm 毫针,快速进针至相应深度,平补平泻,捻针频率为 120 次/分钟。小幅度快频率提插捻转,得气为度。每 10 分钟行针 1 次,留针 30 分钟。初伏首日开始治疗,至末伏结束,隔日 1 次,女性经期暂停治疗,观察期间每年三伏天为 1 个疗程。②龟板灸:取生龟板 1 只(内置 100～150g 食盐),置于神阙穴,在食盐上放置底面直径为 5cm 的圆锥形大艾炷,每次 1 壮,隔日 1 次。

『联合』盆底训练。

疗效说明 治疗组总有效率为 91.7%、治愈率为 41.7%(治疗标准为治愈:患者尿失禁症状消失,日常活动及增加腹压情况下无漏尿;显效:日常活动及增加腹压情况下漏尿次数少于治疗前 1/2;有效:日常活动及增加腹压后漏尿次数减少,但仍多于治疗前 1/2),国际尿失禁咨询委员会问卷简表评分改善为 9.83±2.59,疗效或许优于对照组常规针刺。

● 温针灸结合 TDP 照射[5]（2b 级证据）★★

『主穴』百会、气海、关元、足三里、三阴交。

『操作』百会穴向前顶穴方向缓缓推进透刺,往返 3～4 次,病人有沉重胀痛感为度;气海、关元穴斜刺向下进针 40～50mm,关元穴的针感可向生殖器扩散;足三里进针 50～75mm,针感可向上或向下传导;三阴交沿胫骨后缘向上斜刺,进针 40mm,用捻转补法,使针感扩散向上为最佳。气海、关元、足三里穴用温针灸,每根毫针的针柄上装上长 2cm 的艾条,灸 3 壮,至小腹有温热感为佳。留针 20 分钟。在留针的同时,下腹部用 TDP 照射,以温热感为度。隔日治疗 1 次,治疗 10 次为 1 个疗程。

『结合』TDP 照射。

疗效说明　治疗组总有效率为 93.3%、治愈率为 30%（疗效标准为痊愈:咳嗽等腹内压增高时无尿液溢出,能自行控制排尿;好转:小便失禁次数明显减少,偶有失禁现象）,疗效或许优于对照组常规针刺。

2. 急迫性尿失禁推荐方案

● 电针法[6]（1b 级证据）★★★★★

『选穴』中极、大赫、水道、三阴交;会阳、中膂俞、次髎、委中。

『操作』两组穴位交替使用,采用直径为 0.3mm 和长 40mm 或 75mm 的毫针,腹部穴位斜刺向下呈 45°进针深度为 40mm;尾骶部穴位进针深度为 40mm,针感使向膀胱、会阴尿道部放射;下肢部穴位进针深度为 25mm,以酸胀感为好;进针后快速捻转直至得气,得气后接电针,水道、次髎接阳极,大赫、会阳接阴极,选用稀疏波和致密波,稀疏波频率为 4Hz 和致密波频率为 20Hz,以病人感觉舒适为度。留针 20 分钟。

疗效说明　治疗 3、6、9 周后进行疗效评估,失禁症状评分改善为 0.95±0.12、1.95±0.09、2.49±0.22;急迫症状评分改善为 1.14±0.06、2.12±0、2.8±0.06;尿频症状评分改善为 1.78±0.04、1.02±0.09、2.41±0.18;尿综合征评分改善为 7.51±1.17、13.6±1.17、18.26±1.83,治疗组疗效很可能优于对照组（酒石酸托特罗定片）,并且治疗组的疗效与治疗次数呈正相关。

3. 脑卒中后尿失禁推荐方案

● 电针法 1[7]（2a 级证据）★★★

『选穴』次髎、中髎、会阳。

『操作』在次髎、中髎穴用 4～5 寸毫针向下斜刺入骶后孔中 3.8～4.5 寸,会阳穴用 3 寸毫针直刺 2.5 寸。得气后,分别连结电极于双侧次髎、中髎、会阳,频率 20Hz,疏密波形,渐增大电流至不能耐受为度,持续电针 20 分钟。

两侧通电针后可见患者腿外旋,足跖屈,此为操作正确标志。电针治疗每天1次,周六、周日休息,连续治疗4周。

疗效说明 治疗2周和4周后,治疗组总有效率分别为13.3%、33.3%(疗效标准为治愈:无尿频、尿急、尿失禁;有效:偶有尿失禁,临床症状评分较疗前减少),疗效可能优于对照组(舍尼停配合膀胱训练组),治疗组在治疗4周后对尿失禁改善程度好。

● 电针法2[8] (2b级证据)★★

『选穴』 双侧足运感区、气海、关元、中极、八髎。

『操作』 患者排空小便,针刺足运感区,用1.5寸毫针,与皮肤呈15°沿头皮快速进针,行快速捻转约120次/分钟,行手法0.5分钟左右。针刺气海、关元、中极向会阴部进针0.8～1寸,直刺八髎穴0.8～1寸,行捻转提插手法,平补平泻,针感向下腹部放射,并有酸、胀、麻等感觉。八髎穴两侧交叉连接电针治疗仪,采用疏密波,频率80～100次/分钟,强度以患者能耐受为度,通电30分钟。留针30分钟,每日2次,2周为1个疗程。

疗效说明 治疗组总有效率为92.9%、治愈率为53.6%(总有效率≥有效:尿频、尿急症状有所改善,排尿频率测评提高1度),夜尿间隔时间延长(1.6±0.06)小时、夜尿次数减少(2±0.22)次;24小时漏尿次数减少(1.8±0.24)次,治疗组疗效或许优于对照组常规针刺。

影响针灸疗效因素

1. 病因 阴道分娩可引起盆底肌肉高度扩张、神经肌肉软组织损伤、结缔组织之间的连接分离等解剖学改变。分娩所造成的盆底改变可随时间的延长而逐渐愈合,但盆底肌肉、筋膜的弹性不能再恢复至分娩前[9]。所以针灸对器质性病变引起尿失禁的疗效较差。

2. 年龄 一项调查显示,压力性尿失禁在绝经后妇女的发生率高达50%[10]。年龄越大,针灸的疗效就越有限。

3. 生活习惯 肥胖、抽烟、嗜饮含咖啡因的饮料、增加腹压的体力活动等,在一定程度上可加重症状[11]。若避免上述情况可提高针灸疗效。

针灸治疗的环节和机制

贮尿和排尿是一个复杂的生理活动过程,与额叶、颞叶、内囊、中央旁小叶、桥脑等除枕叶外的脑皮质都相关,脑皮质通常直接参与抑制腹下神经、盆神经和阴部神经来调节膀胱逼尿肌和尿道外括约肌的协调功能状态,腹肌和膈肌参与辅助作用。因此,针灸治疗本病的环节和机制可概括为:①局部作用:针刺通过经络穴位对膀胱功能发挥调节作用,使尿道括约肌张力升高,尿道周围组织紧张度增加,故有效改善尿失禁的症状。针刺也能使这类患者膀胱充盈初始感觉和膀胱最大容量增加,推迟初次尿意的出现时间,在贮尿量增加的同时,膀胱内压力仍能保持相对稳定,从而减轻或控制尿频、尿急及尿失禁。②神经调节:针刺通过神经反射影响排尿中枢,从而达到对膀胱功能的调节,也可以直接刺激盆神经、腹下神经、阴部神经,通过深刺,将信息传递给骶髓排尿中枢,调整膀胱功能,提高膀胱的顺应性及稳定性,即逼尿肌和尿道外括约肌的协调有度,从而达到治疗目的。

预　后

尿失禁已成为世界五大疾病之一。长期尿失禁会导致泌尿系统严重病变,引发盆腔炎、膀胱炎、阴道炎、性生活障碍甚至膀胱癌、尿毒症等危及生命的重大疾病,必须及早治疗。

代表性临床试验

表 6-41-4　针灸治疗尿失禁代表性临床试验

试验观察方案	试验设计	治疗组/对照组	结　果
电针治疗急迫性尿失禁方案[6]	199 例多中心 RCT	针刺组($n=131$,中极、大赫、水道、三阴交;会阳、中膂俞、次髎、委中)/对照组($n=68$,药物组口服酒石酸托特罗定片)	治疗 3、6、9 周后进行疗效评估,在改善大小便失禁、急迫症性症状、尿频和尿综合征积分方面分别为:$WMD=-0.88$,95% $CI(-1.05,-0.70)$,$P<0.00001$;$WMD=-0.95$,95% $CI(-1.11,-0.79)$,$P<0.00001$;$WMD=-0.66$,95% $CI(-0.84,-0.48)$,$P<0.00001$;$WMD=-4.32$,95% $CI(-5.43,-3.21)$,$P<0.00001$

参 考 文 献

[1] 中华医学会妇产科学分会妇科盆底学组. 女性压力性尿失禁诊断和治疗指南(试行)[J]. 中华妇产科杂志,2011,46(10):796-798.

[2] Lucas MG,Bosch RJ,Burkhard FC,et al. EAU guidelines on surgical treatment of urinary incontinence[J]. Actas Urol Esp,2013,37(8):459-472.

[3] 中华医学会. 泌尿外科指南[M]. 北京:人民卫生出版社,2007:190-192.

[4] 唐春林,戴德纯,朱伟芳,等.三伏针灸联合盆底肌训练治疗女性压力性尿失禁疗效观察[J].中国针灸,2009,29(11):879-883.

[5] 杨鹏飞.温针灸加 TDP 照射治疗压力性尿失禁疗效观察[J].中国针灸,2004,24(7):459-460.

[6] 陈礼彬.隔盐灸加电针治疗女性压力性尿失禁 35 例[J].中医外治杂志,2010,20(6):36-37.

[7] 崔海.电针治疗老年急迫性尿失禁的疗效观察[C]//中国针灸学会 2009 学术年会论文集.杭州:中国针灸学会,2009:839-840.

[8] 刘志顺,彭唯娜,马晓晶,等.电针治疗神经源性急迫性尿失禁 5 年随访观察[J].辽宁中医杂志,2006,33(1):96-97.

[9] 史金环.电针治疗压力性尿失禁的临床研究[D].哈尔滨:黑龙江中医药大学,2007.

[10] Lan Zhu,Jing he Lang,Hong Wong,et al. The prevalence of potential risk factors for female urinary incontinence in Bei jing,China[J]. Menopause,2008,15(3):566-569.

[11] Nawaz KZE, Rizvi J. Urinary tract in juries during obstetrics and gynaecological surgical procedures at the A ga Khan University Hospital Karachi,Pakistan:A 2002 year review[J]. Urol Int,2007,78(2):106-111.

第 42 节　慢性前列腺炎

（检索时间:2012 年 6 月 30 日）

针灸治疗方案推荐意见

基于Ⅰ级证据的推荐性意见

◎ 较强推荐　以下方案可应用于Ⅱ型及Ⅲ型慢性前列腺炎的治疗

　　热敏灸联合中药灌肠——热敏灸法(1～2 个热敏腧穴,)＋中药灌肠法(土茯苓、红藤、败酱草、萆薢、桃仁、红花、川芎、桂枝、王不留行、枳壳、柴胡、白芍、炙甘草、远志、石菖蒲、小茴香)

基于Ⅱ级证据的建议性意见

◇ 较强建议　以下方案可试用于Ⅱ型与Ⅲ型慢性前列腺炎的治疗

　　Ⅱ型及Ⅲ型慢性前列腺炎治疗方案——①电针法(关元、中极、次髎、会阳);②青龙摆尾及白虎摇头法(阴陵泉、水道、水分、中极、膀胱俞、复溜、膈俞、血海、气冲、中髎、京门、肾俞、下巨虚、三焦俞、石门/秩边、商丘、束骨)＋中药灌肠法(三桠苦、炒槐花、皂角刺、黄柏、路路通、野葡萄根)

　　Ⅲ型慢性前列腺炎治疗方案——①温针灸法(关元、中极);②针刺三阴穴法[夹阴 1(平耻骨联合上缘,在左侧腹股沟处)、夹阴 2(平耻骨联合上缘,在右侧腹股沟处)、重阴(在会阴穴与阴囊根部之中间取穴)]/辨证、随症配穴]

慢性前列腺炎(chronic prostatitis),多发于成年男性,病因尚未明确,多由细菌、病毒感染,除表现为会阴、睾丸不适等症状外,往往也表现出明显的精神症状,是一种严重影响患者生存质量的疾病。

前列腺炎是成年男性的常见疾病。有资料显示,约有50%的男性在一生中的某个时期会受到前列腺炎的影响。部分前列腺炎可能严重影响患者的生活质量并对公共卫生事业造成巨大的经济负担。前列腺炎患者占泌尿外科门诊患者的8%～25%,一般人群中的患病率由于应用不同的流行病学调查方法以及所选择调查人群结构的不同,造成不同文献中报道的前列腺炎患病率有较大差异。在美洲,20～79岁男性前列腺炎患病率为2.2%～16%;在欧洲,20～59岁男性前列腺炎患病率为14.2%;在亚洲不同国家和地区,20～79岁的男性中前列腺炎患为6.7%～8.7%。尸检中的患病率:根据尸检报告,前列腺炎的患病率为24.3%～44%。前列腺炎可以影响各个年龄段的成年男性。50岁以下的成年男性患病率较高。此外,前列腺炎发病也可能与季节、饮食、性活动、泌尿生殖道炎症、良性前列腺增生或下尿路综合征、职业、社会经济状况以及精神心理因素等有关。

慢性前列腺炎临床评估

1. 询问病史 了解发病原因或诱因;询问疼痛性质、特点、部位、程度和排尿异常等症状;了解治疗经过和复发情况;评价疾病对生活质量的影响;了解既往史、个人史和性生活情况。

(1) Ⅰ型:常突然发病,表现为寒战、发热、疲乏无力等全身症状,伴有会阴部和耻骨上疼痛,尿路刺激症状和排尿困难,甚至急性尿潴留。

(2) Ⅱ型和Ⅲ型:临床症状类似,多有疼痛和排尿异常等。Ⅱ型可表现为反复发作的下尿路感染。Ⅲ型主要表现为骨盆区域疼痛,可见于会阴、阴茎、肛周部、尿道、耻骨部、腰骶部等部位。排尿异常:尿急、尿频、尿痛、夜尿增多等。由于慢性疼痛久治不愈,患者生活质量下降,并可能有性功能障碍、焦虑、抑郁、失眠、记忆力下降等。

(3) Ⅳ型:常无临床症状。

2. 体格检查 重点是泌尿生殖系统。检查患者下腹部、腰骶部、会阴部、阴茎、尿道外口、睾丸、附睾、精索等有无异常。直肠指检对前列腺炎的诊断非常重要,且有助于鉴别会阴、直肠、神经病变或前列腺其他疾病,同时通过前列腺按摩获得前列腺液(EPS)。

(1) Ⅰ型:耻骨上压痛、不适感,有尿潴留者可触及耻骨上膨隆的膀胱。直肠指检可发现前列腺肿大、触痛、局部温度升高、外形不规则等。禁忌对患者前列腺按摩。

(2) Ⅱ型和Ⅲ型:直肠指检可了解前列腺大小、质地、有无结节、有无压痛及其范围与程度,盆底肌肉的紧张度、盆壁有无压痛,按摩前列腺获得 EPS。直肠指检前,建议留取尿液进行常规分析或选择进行尿液细菌培养。

3. 实验室检查

(1) EPS 常规检查:EPS 常规检查通常采用湿涂片法和血细胞计数板法镜检,当前列腺有细菌、真菌及滴虫等病原体感染时,可在 EPS 中检测出这些病原体。

(2) 尿常规分析及尿沉渣检查:排除尿路感染、诊断前列腺炎的辅助方法。

(3) 细菌学检查:Ⅰ型应进行中段尿的染色镜检、细菌培养与药敏试验,以及血培养与药敏试验。慢性前列腺炎(Ⅱ型和Ⅲ型)推荐"两杯法"或"四杯法"病原体定位试验。

4. 器械检查

(1) B超:可以较准确地了解前列腺炎患者肾脏、膀胱以及残余尿等情况,对于除外尿路器质性病变有一定帮助。

(2) 尿动力学:①尿流率:尿流率检查可以大致了解患者排尿状况,有助于前列腺炎与排尿障碍相关疾病进行鉴别;②侵入性尿动力学检查:怀疑有上述排尿功能障碍,或尿流率及残余尿有明显异常时可选择侵入性尿动力学检查以明确诊断。

(3) 膀胱尿道镜:如患者有血尿,尿液分析明显异常,其他检查提示有膀胱尿道病变时可选择膀胱尿道镜检查以明确诊断。

慢性前列腺炎临床诊断与分类[1]

1. 推荐按照 NIH(美国国立卫生研究院前列腺分型诊疗中心)分型诊断前列腺炎

Ⅰ型:起病急,可表现为突发的发热性疾病,伴有持续和明显的下尿路感染症状,尿液中白细胞数量升高,血液或(和)尿液中的细菌培养阳性。

Ⅱ型:约占慢性前列腺炎的 5%～8%。有反复发作的下尿路感染症状,持续时间超过 3 个月,EPS/精液/VB3 中白细胞数量升高,细菌培养结果阳性。

Ⅲ型:慢性前列腺炎/慢性骨盆疼痛综合征,约占慢性前列腺炎的 90%以上。主要表现为长期、反复的骨盆区域疼痛或不适，持续时间超过 3 个月，可伴有不同程度的排尿症状和性功能障碍，严重影响患者的生活质量；EPS/精液/VB3 细菌培养结果阴性。ⅢA 型患者的 EPS/精液/VB3 中白细胞数量升高；ⅢB 型患者的 EPS/精液/VB3 中白细胞在正常范围。ⅢA 和ⅢB 两种亚型各占 50％左右。

Ⅳ型：无症状性前列腺炎。无主观症状，仅在有关前列腺方面的检查（EPS、精液、前列腺组织活检及前列腺切除标本的病理检查等）时发现炎症证据。

2. 前列腺炎症状评分　由于诊断慢性前列腺炎的客观指标相对缺乏并存在诸多争议，因此推荐应用 NIH-CPSI 进行症状评估。NIH-CPSI 主要包括三部分内容，有 9 个问题（0～43 分）。第一部分评估疼痛部位、频率和严重程度，由问题 1～4 组成（0～21 分）；第二部分为排尿症状，评估排尿不尽感和尿频的严重程度，由问题 5～6 组成（0～10 分）；第三部分评估对生活质量的影响，由问题 7～9 组成（0～12 分）。

针灸治疗效能等级与治疗目标

1. 效能等级　慢性非细菌性前列腺炎的临床表现无特异性，其临床表现可因患者不同而各异。一般常见的临床症状有排尿异常、局部不适、神经衰弱、性功能改变。西医目前没有可靠的治疗方法，针灸对主要症状和体征有很好的缓解作用，同时对无菌性炎症的吸收有一定的促进作用，因此针灸治疗具有本质性意义；但本病缠绵难愈，临床表明针灸能迅速缓解主要症状，但单独应用针灸仍难以治愈，有必要结合中药等进行综合治疗。

慢性细菌性前列腺炎病情缠绵难愈，这是由前列腺自身的解剖学特点造成的。由于前列腺血管分布不丰富，口服药物很难足量进入前列腺，因此，药物治疗常很难快速起效，尤其是慢性前列腺炎，病情缠绵难愈，所以本病应以预防为主。针灸对于慢性细菌性前列腺炎的尿路刺激症状，腰骶部、会阴部或耻骨上的不适或疼痛等有一定的缓解作用，但针对本病缺乏实质性足够效能的作用，必须以药物治疗为主，针灸只能起到辅助治疗作用。

2. 治疗目标　对下尿路评分要点，包括最大尿流率、残余尿量；发生急性尿潴留和前列腺切除的概率；症状评估采用国际前列腺症状评分。

针灸治疗流程与推荐方案

针灸治疗慢性前列腺炎流程(图 6-42-1)

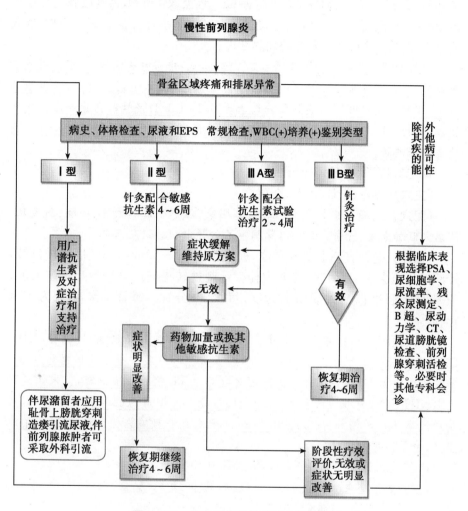

图 6-42-1　针灸治疗慢性前列腺炎流程

针灸治疗慢性前列腺炎推荐方案

1. Ⅱ型和Ⅲ型慢性前列腺炎治疗方案

● **热敏灸联合中药灌肠[2](1b 级证据)★★★★★**

『穴位』热敏腧穴。

『操作』每次选取 1～2 个热敏腧穴,分别在每个热敏腧穴上实施艾条悬灸,直至扩热、透热或感传现象消失为一次施灸剂量。对热敏穴完成一次治疗剂量的施灸时间因人而异,一般5~100分钟不等。

『**联合治疗**』中药灌肠:土茯苓30g,红藤30g,败酱草15g,萆薢15g,桃仁15g,红花6g,川芎15g,桂枝15g,王不留行15g,枳壳10g,柴胡10g,白芍15g,炙甘草6g,远志6g,石菖蒲6g,小茴香6g。水煎取150ml,每晚临睡前低压保留灌肠(药液温度在35~40℃,灌肠停留在肠内2小时以上)。每日1次,连续治疗10次为1个疗程。每疗程间隔2天。

疗效说明 治疗组愈显率为53.57%(治愈:中医临床症状、体征消失或基本消失,证候积分减少≥95%;显效:中医临床症状、体征明显改善,证候积分减少≥60%,且<95%),症状积分改善为9.16±3.3;慢性前列腺炎症状积分指数(NIH-CPSI)改善为11.46±2.34,疗效很可能优于对照组常规穴位艾灸配合中药灌肠。

● **电针法**[3] (**2b级证据**)★★

『**主穴**』关元、中极、次髎、会阳。

『**配穴**』气滞血瘀加太冲、血海、三阴交,湿热下注加太冲、丰隆、阴陵泉,阴虚火旺加太溪、肾俞、三阴交,肾阳不足加肾俞、气海、足三里。

『**操作**』毫针直刺上述各穴位,进针深度25~35mm,小幅度提插捻转,针感以传至会阴部、阴茎、睾丸为佳。针刺捻转得气后电针治疗予连续波,频率1Hz,强度以病人能耐受为度,每次30分钟。每日1次,8天为1个疗程。

疗效说明 治疗组总有效率为87.5%[总有效≥有效:症状减轻,NIH-CPSI总评分较治疗前减少1/3~2/3,最大尿流率、(其中排尿前振幅为T值,排尿中振幅为L值,两者比值的常用对数即为TL值)TL值好转,但未恢复正常],NIH-CPSI总积分改善为12.9±1.9,Q_{max}增加为(8.4±0.1)ml/s,平均尿流率(Q_{ave})增加为(3.2±0.4)ml/s,治疗组疗效或许优于对照组(司帕沙星片、舍尼通片)。

● **传统毫针复式手法联合中药灌肠**[4] (**2b级证据**)★★

『**主穴**』阴陵泉、水道、水分、中极、膀胱俞、复溜、膈俞、血海、气冲、中髎、京门、肾俞、下巨虚、三焦俞、石门。

『**配穴**』秩边、商丘、束骨。

『**操作**』两组穴位交替使用。①青龙摆尾法:进针得气后,针提至穴位浅层,按倒针身,以指尖指向病所,执住针柄不进不退,向左右慢慢摇动,摇摆九阳之数,使针感逐渐扩散;②白虎摇头法:进针至穴位深层,得气后两指扶针尾向外退针,随病人呼吸摇动针体,左转一呼一摇,呈半圆形,由左上方退至右下方。间歇运针20分钟。

『**联合药物**』三桠苦、炒槐花、皂角刺、黄柏、路路通、野葡萄根,中药灌肠。

疗效说明　治疗组总有效率为 87.3％(总有效≥有效:中医临床症状、体征均有好转,证候积分减少≥30％),NIP-CPSI 症状总积分改善为 18.21±6.62,疗效或许优于口服西药前列安通片。

2. Ⅲ型慢性前列腺炎推荐方案

● **温针灸法**[5]**(2b 级证据)★★**

『选穴』关元、中极。

『操作』垂直进针后,针尖斜向会阴方向,以患者自觉麻胀感向会阴部放射为得气。置艾炷于针柄上点燃,5～7 壮后出针,每日 2 次,10 天为 1 个疗程。

疗效说明　治疗组有效率为 86.84％(有效:总积分较前减少 30％～59％,或者前列腺液白细胞较前减少,卵磷脂小体数目较前有所增加),NIP-CPSI 评分改善为 9.17±0.05,白细胞计数减少为(9.33±4.33)个,治疗组疗效或许优于对照组普通针刺和艾灸。

● **针刺三阴穴疗法**[6]**(2b 级证据)★★**

『主穴』夹阴 1、夹阴 2、重阴。

『辨证取穴』少腹部坠痛明显者可加中极、曲骨,湿热盛可加三阴交、阴陵泉,寒湿盛可加肾俞、志室、京门,体质虚者可加关元、足三里,肝郁气滞可加太冲,肾虚明显加太溪、肾俞,腰困、腰骶部疼痛可加肾俞、志室、次髎。

『操作』针刺夹阴 1 和夹阴 2,针尖向前列腺方向,以少腹部酸困重胀及针感向前阴部放射为准;重阴穴用 0.35mm×60mm 毫针,针尖朝向前列腺方向,以会阴部出现酸、麻、重、胀感为宜。配穴中除中极、关元、曲骨的刺法与夹阴 1、夹阴 2 相似之外,余穴均提插捻转使局部产生麻胀感为度。每次留针 30 分钟,期间行针 1 次。10 次为 1 个疗程。

疗效说明　治疗组有效率为 85％(有效:症状改善;前列腺液检查仍不正常),疗效或许优于口服西药前列康片。

影响针灸疗效因素

1. 病因　从病因上看,本病主要分为细菌性和非细菌性。相对而言,针灸治疗以非细菌性疗效优于细菌性,细菌性应结合抗生素治疗。从发病情况看,针灸治疗慢性前列腺炎疗效优于急性前列腺炎,这与急性伴有全身中毒症状和细菌感染的性质有关。非细菌性前列腺炎多由性生活不正常,局部受压如长期骑自行车,受寒、热环境下或过劳等导致全身抵抗力下降,诱发前列腺局部充血、肿胀所致。因此,在症状上主要表现为会阴部坠胀等不适,针灸有较好的疗效;另外,也有一种单纯性前列腺痛,针灸疗效最为优越。

2. 刺灸法　通过大量的临床观察发现小腹部和腰骶部相应腧穴对治疗本病有一定的特殊效应。针刺时要求局部产生酸胀感外,针感向下传导,到达会阴部效果好。针刺治疗的同时可配合艾灸、热敷等以提高疗效。

针灸治疗的环节和机制

1. 改善血液循环　慢性前列腺炎时,前列腺间质中血管通透性升高,富含蛋白质的液体向血管外渗出,使血液黏稠度增加,导致局部的血流循环,前列腺表现为充血等炎性变化。针刺可使局部血流速度增加,血流量增多,微循环的改善既加快了组织代谢,又有利于前列腺间质水肿的吸收,使炎症细胞浸润逐渐减轻或消失,改善局部炎症。

2. 促进平滑肌的收缩　针刺通过神经反射,可促进前列腺及周围平滑肌的收缩,这种收缩的加强使因炎症堆积在腺管内的脓细胞、脱落细胞及分泌物能够更好地排出,引流的通畅直接有利于对炎症减退和消除。

3. 调节机体免疫　白细胞介素-2是由活化的T淋巴细胞分化的淋巴因子,它可以促进淋巴细胞分泌和活化T淋巴细胞的分化,促进自然杀伤细胞增殖,活化及促进产生更多的淋巴因子,如γ-干扰素、肿瘤坏死因子等而放大免疫效应,诱导产生和激活杀伤细胞,促进B淋巴细胞的增殖和多种免疫功能。研究发现,针刺能调节白细胞介素-2的含量而使异常的免疫功能得到纠正,从根本上减弱或消除发病的内在因素。另外,研究发现,针刺能调节T细胞数量,使得免疫功能在较短时间内回复到正常水平,有利于前列腺炎的恢复。

4. 调节内分泌　慢性前列腺炎时可继发引起血清睾酮含量下降,而血清睾酮可通过多种途径调节机体的新陈代谢。研究发现,针刺可使其基本恢复正常。慢性前列腺炎患者行尿流动力学检查时,多发现有膀胱颈及前列腺尿道痉挛,考虑与血管内皮素含量升高引起了前列腺平滑肌的强烈收缩有关,针灸可使升高的血管内皮素水平回降到正常,缓解膀胱颈口及前尿道的痉挛,改善患者的尿路症状。

5. 促进病变组织修复　研究发现针刺能加速病变组织的修复。针刺后,光镜下见腺上皮恢复功能并有新生的腺体出现,其表面有微绒毛,腺腔内可见分泌液,间质的水肿和纤维组织增生均有明显改善。

预　　后

由于前列腺的部位及解剖结构的特殊性,口服药物很难足量进入前列腺,因此,药物治疗常很难快速起效,尤其是慢性前列腺炎,病情缠绵难愈,所以本病应以预防为主。本病往往继发于体内感染灶(如尿路感染、精囊炎、附睾炎),但同时又是其他泌尿、男性生殖系统感染的根源。急性前列腺炎较少见,多为浅在性慢性前列腺炎,病程缓慢而迁延,可能又是尿路感染等的原发病灶,尤其是年轻患者常导致不育症,因此,对此病要给予重视。患者首先要注意生活起居,避免过度劳累,防止长途骑车,还应注意心理的调控。戒除自慰习惯,尤其要防止自慰过程中强忍不射精的现象,最大限度地减少前列腺充血。

代表性临床试验

表 6-42-1　针灸治疗慢性前列腺炎的代表性临床试验

试验观察方案	试验设计	治疗组/对照组	结　果
热敏灸配合药物灌肠方案[2]	115 例多中心大样本 RCT	观察组($n=56$,采用热敏灸配合中药灌肠)和对照组($n=59$,采用常规穴位:关元、中极、命门、三阴交、阴陵泉艾灸配合中药灌肠)	2 个疗程后,采用慢性前列腺炎症状分级量化积分、症状积分指数(NIH-CPSI)为观察指标,观察组症状分级量化积分、NIH-CPSI 均低于对照组($P<0.00001$,$P<0.0001$)
温针灸疗法[5]	108 例 RCT	温针灸组($n=38$,关元、中极)/普通针刺组($n=36$,单纯针刺)/艾灸组($n=34$,艾灸关元、中极)	治疗 1 个月后,温针灸组与普通针刺组疗效比较 $RR=1.40$,$95\%CI(1.07,1.83)$,$P<0.05$;温针灸组与艾灸组疗效比较 $RR=1.32$,$95\%CI(1.02,1.71)$,$P<0.05$

附　表

美国国立卫生研究院慢性前列腺炎症状积分指数(NIH-CPSI)

【疼痛或不适】

1. 在过去 1 周,下诉部位有过疼痛或不适吗?

a. 直肠(肛门)和睾丸(阴囊)之间即会阴部　是　(　)1　否　(　)0

b. 睾丸　是　(　)1　否　(　)0

c. 阴茎的头部(与排尿无相关性)　是　(　)1　否　(　)0

d. 腰部以下,膀胱或耻骨区　是　(　)1　否　(　)0

2. 在过去 1 周,你是否经历过以下事件

a. 排尿时有尿道烧灼感或疼痛　是（　　）1　否（　　）0

b. 在性高潮后(射精)或性交期间有疼痛或不适　是（　　）1　否（　　）0

3. 在过去1周是否总是感觉到这些部位疼痛或不适

（　　）0. a. 从不（　　）1. b. 少数几次（　　）2. c. 有时（　　）3. d. 多数时候

（　　）4. e. 几乎总是（　　）5. f. 总是

4. 下列哪一个数字是可以描述你过去1周发生疼痛或不适时的"平均程度"

（　　）（　　）（　　）（　　）（　　）（　　）（　　）（　　）（　　）（　　）

　　1　　　2　　　3　　　4　　　5　　　6　　　7　　　8　　　9　　　10

"0"表示无疼痛,2~9依次增加,"10"表示可以想象到的最严重疼痛。

【排尿】

5. 在过去1周,排尿结束后,是否经常有排尿不尽感

（　　）0. a. 根本没有　（　　）1. b. 5次中少于1次

（　　）2. c. 少于一半时间　（　　）3. d. 大约一半时间

（　　）4. e. 超过一半时间　（　　）5. f. 几乎总是

6. 在过去1周,是否在排尿后少于2小时内经常感到又要排尿

（　　）0. a. 根本没有　（　　）1. b. 5次中少于1次

（　　）2. c. 少于一半时间　（　　）3. d. 大约一半时间

（　　）4. e. 超过一半时间　（　　）5. f. 几乎总是

【症状的影响】

7. 在过去的1周,你的症状是否总是影响你的日常工作

（　　）0. a. 没有　（　　）1. b. 几乎不　（　　）2. c. 有时　（　　）3. d. 许多时候

8. 在过去的1周,你是否总是想到你的症状

（　　）0. a. 没有　（　　）1. b. 几乎不　（　　）2. c. 有时　（　　）3. d. 许多时候

【生活质量】

9. 如果在你以后的日常生活中,过去1周出现的症状总是伴随着你,你的感觉怎么样

（　　）0. a. 快乐　（　　）1. b. 高兴　（　　）2. c. 大多数时候满意

（　　）3. d. 满意和不满意各占一半　（　　）4. e. 大多数时候不满意

（　　）5. f. 不高兴　（　　）6. g. 难受

积分评定:

疼痛:1a+1b+1c+1d+2a+2b+3+4＝

尿路症状:5+6＝

对生活质量影响:7+8+9＝

合计:

参 考 文 献

[1] 中华医学会泌尿外科分会. 前列腺炎诊断治疗指南(试行版)[M]. 北京:北京医科大学出版社,2007.

[2] 刘汉山,徐涵斌,康明非,等.热敏灸配合中药灌肠治疗慢性前列腺炎多中心临床疗效[J].江西中医药,2011,42(1):56-58.

[3] 张杰,刘朝东,丁燕,等.电针治疗慢性前列腺炎疗效观察及对尿道括约肌肌电图的影响[J].中国针灸,2010,30(1):13-17.

[4] 袁少英,王伟光,尹伟强,等.传统复式手法加中药保留灌肠治疗湿热下注型前列腺炎的临床疗效[C]//广东省针灸学会第十一次学术研讨会论文汇编.广州:广东省针灸学会,2010:358-360.

[5] 尚艳杰,崔晓梅.关元、中极穴温针灸治疗慢性非细菌性前列腺炎的临床观察[J].黑龙江中医药,2008,37(2):39-40.

[6] 何天有,赵耀东,雒成林.针刺三阴穴治疗慢性前列腺炎临床观察[J].中国针灸,2004,24(10):697-698.

第43节 尿 潴 留

（检索时间:2012年6月30日）

针灸治疗方案推荐意见

基于Ⅰ级证据的推荐性意见

◎ **较强推荐** 以下方案可应用于脊髓损伤后尿潴留的治疗

电针法——八髎、会阳

基于Ⅱ级证据的建议性意见

□ **强力建议** 以下方案可试用于尿潴留的治疗

预防术后尿潴留方案——穴位埋线法(长强、承山)

脑卒中后尿潴留治疗方案——俞募配穴针刺(肾俞、京门、膀胱俞、中极、三焦俞、石门)

◇ **较强建议** 以下方案可试用于尿潴留的治疗

产后尿潴留治疗方案——①电针法(三焦俞、膀胱俞、次髎、关元、中极、气穴、大赫、阴陵泉、三阴交)+灸法(腹部腧穴);②电针法(中脘、天枢、关元、中极、阴陵泉、三阴交、足三里)

脊髓损伤后尿潴留治疗方案——艾灸法(气海、关元)联合常规西医导尿法(脊髓休克期采用持续留置尿管间歇开放法,脊髓恢复期采用饮水计划及间歇导尿)

术后尿潴留治疗方案——悬灸法(气海、中极)

脑卒中后尿潴留治疗方案——温针灸法(三阴交、关元、中极、曲骨、丰隆、石门)

尿潴留(urinary retention)是指尿液充满膀胱而不能排出的病症。尿完全排不出者为完全性尿潴留,若排尿后膀胱内仍留存尿液者称为部分性尿潴留。按病情缓急可分为急性和慢性两类。男性多见于老年有前列腺增生肥大者,女性则多见于分娩之后。

急性尿潴留(AUR)的发生率随年龄而增加,在年龄小于60岁的人群中发生率很低,在70~79岁的人群中发生率是40岁人群的8倍,60岁以上到80岁的老人将有23%可能发生AUR。男性AUR的发生率为4%~73%,对同一区域的2115例患者研究发现,AUR的发生率与年龄、严重的下尿路症状、最大尿流率和前列腺体积有关。有严重排尿困难症状的人出现AUR的危险性比无症状或轻微症状的人高4倍,5年内轻微症状的人AUR的发生率从1.5%增加到6.8%,严重症状者从2.1%增加到13.8%。60岁以下的人,尿频、排尿困难与AUR的发生率有密切的联系;60岁以上的人,如果有上述症状,发生AUR的危险性较前者增加2倍,尿线变细,最大尿流率小于12ml/s都可能和AUR的发生有关。

女性AUR的发病率为7/100000,性别比例(F:M)是1:13。女性AUR的发生可能继发于外科手术、膀胱炎的并发症、逼尿肌功能低下、妇科或产科疾病或癔病的反应。大多数妇女逼尿肌功能低下是引起AUR的基本因素,多发生于诸如急性膀胱炎等刺激性因素之前,对有上述症状的女性患者,泌尿系统的超声检查和尿液培养可作为最基本的检查方法,部分患病的妇女可能要行尿流动力学和神经病学的检查。

术后尿潴留因手术病种、手术类型、麻醉时间、患者年龄体质而差异较大(16%~69%)。经阴道分娩的产妇发生尿潴留的概率为10.9%(其中10.6%为隐性尿潴留,0.3%为显性尿潴留),使用器械助产的尿潴留的可能性更大,产程大于700分钟被认为是发生尿潴留的预警信号。

尿潴留临床评估[1,2]（表6-43-1,表6-43-2)

应首先评估临床症状及尿量,考虑患者性别、既往史、产生尿潴留的原因,判断尿潴留的类型。一般来说,急性尿潴留是一种急性发作的膀胱胀满但尿液不能自行排出的症状,一般伴有疼痛。无痛性急性尿潴留很罕见,常与中枢神经的病变有关。慢性尿潴留形成的原因较为复杂,须仔细鉴别。

表 6-43-1 尿潴留性别特征的临床评估特点

	病史	体格检查	可能的病因
男性	以前有尿潴留史	前列腺肿大、压痛或正常；直肠指检正常	良性前列腺增生
	发热，排尿困难；背部、会阴、直肠疼痛	前列腺触诊潮湿；阴茎排泄物	急性前列腺炎
	体重减轻；身体不适的症状和体征、疼痛	肿大结节性的前列腺或触诊正常	前列腺癌
	肿胀的包皮或阴茎	阴茎水肿或伴有其他阴茎部的不适	包茎、嵌顿，或由外部放置收缩设备引起水肿
女性	盆腔压力；从阴道盆腔脏器的突出物	膀胱，直肠，盆腔检查子宫脱垂	膀胱膨出，直肠子宫脱垂
	骨盆疼痛，痛经，下腹部不适，腹胀	增大的子宫，卵巢，盆腔检查的附属器	盆腔包块，子宫肌瘤，妇科恶性肿瘤
	阴道分泌物，排尿困难，阴道瘙痒	发炎的外阴及阴道白带	外阴阴道炎
共同	排尿困难，血尿，发热，腰痛，尿道分泌物，生殖器皮疹；最近有性生活	耻骨上压痛；脊肋角压痛；尿道分泌物，外阴水疱	膀胱炎，尿道炎，尿路感染，性传播感染，疱疹病毒感染
	无痛性血尿；便秘	腹痛；扩张的直肠	粪便嵌塞，膀胱肿瘤
	身体症状，腹痛，腹胀，直肠出血	扪及腹部包块，大便潜血试验阳性；直肠肿块	晚期消化道肿瘤或恶性肿瘤
	现有的或新诊断的神经系统疾病	全身性或局灶性神经缺损	神经性膀胱

表 6-43-2 尿潴留症状特征的临床评估特点

伴随症状	可能的原因
腰痛	急性梗阻的患者往往会出现腰痛，特别是单方面的。最常见的原因是尿路结石，但也可以少见原因，如癌症或输尿管狭窄；如果病人有发热，感染系统内阻塞必须被排除在外
发烧	UTI 的暗示。阻塞设置的感染是一个紧急干预重要指标

续表

伴随症状	可能的原因
下尿路症状	暗示疾病的症状,如尿频,尿急,尿流力下降,排空不完全是在膀胱或膀胱出口水平;最常见的原因是良性前列腺增生症,其他原因包括神经性膀胱、尿道狭窄、梗阻、恶性肿瘤
肿胀腹部扪及膀胱	肿胀的腹部,可能是由于扩大膀胱,经常可以摸到小腹,敲击鼓声
无法排尿	结合与肿胀的腹部,这实际上是急性尿潴留的诊断
脊肋角压痛	患者往往存在梗阻和感染
危险因素	良性前列腺增生:可引起慢性和急性双边梗阻性尿路疾病 便秘:肠功能紊乱往往是发现患者尿潴留,特别是年轻妇女和儿童 药物:如抗胆碱能药物,麻醉镇痛,α-受体激动剂的副作用包括尿潴留
尿试纸	正常或积极的亚硝酸盐,白细胞酯酶,和(或)血液感染的存在镜下血尿
肾脏超声	上尿路积水影响
尿素氮和肌酐	正常或升高
FBC	在怀疑有感染或具有明显的血尿的患者非常有用
CT 肾盂造影	非增强 CT 扫描是怀疑结石患者的首选方法
静脉肾盂造影	延迟 nephrogram 和排水梗阻

尿潴留临床诊断与分类[3]

1. 尿道梗阻 尿潴留可由尿道炎症水肿或结石、尿道狭窄、尿道外伤、前列腺肥大或肿瘤、急性前列腺炎或脓肿、膀胱肿瘤等阻塞尿道而引起。

2. 神经因素 各种原因所致的中枢神经疾患以及糖尿病等所致自主神经损害都可引起尿潴留。

3. 急性 在急性尿潴留突然发生的短时间内膀胱充盈,膀胱迅速膨胀而成为无张力膀胱下腹胀感并膨隆,尿意急迫,而不能自行排尿者。既往排尿正常,无排尿困难的病史。

4. 慢性 慢性尿潴留是由膀胱颈以下梗阻性病变引起的排尿困难发展而来。由于持久而严重的梗阻,膀胱逼尿肌初期可增厚,后期可变薄,黏膜表面小梁增生,小室及假性憩室形成,膀胱代偿功能不全,残余尿量逐渐增加,可出现假性尿失禁。

1. 效能等级　尿潴留的病因可分为动力性梗阻和机械性梗阻,由此可分为阻塞性尿潴留和非阻塞性尿潴留。非阻塞性尿潴留即动力性梗阻所致者,即膀胱和尿道并无器质性梗阻病变,尿潴留是由于膀胱逼尿肌和尿道括约肌的功能障碍引起,常见的原因可归纳为:①手术和麻醉,特别是腰麻和肛管直肠手术后,由于损伤了部分骨盆神经丛所致;②产后尿潴留,多因第二产程延长,胎头压迫膀胱颈部时间过久,导致组织水肿和神经功能障碍;③药物作用,如某些药物用量过大,导致神经功能障碍;④神经系统疾病,如中枢或周围神经炎症、肿瘤等;⑤精神因素,如癔症或对排尿环境不习惯。针灸对大部分尿潴留可起到非常好的疗效,基本可以独立治疗达到治愈。

2. 治疗目标　尽可能地排空膀胱,避免逼尿肌损伤,降低泌尿系感染概率以保护肾脏;尽快恢复自主排尿,减少残余尿量,缓解膀胱压力。

针灸治疗尿潴留流程(图 6-43-1)

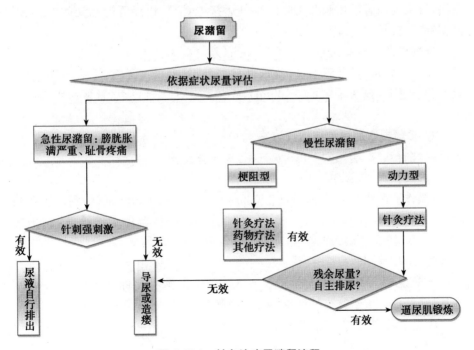

图 6-43-1　针灸治疗尿潴留流程

针灸治疗尿潴留推荐方案

1. 产后尿潴留治疗方案

● 电针联合艾灸法[4] (2b 级证据)★★

『选穴』三焦俞、膀胱俞、次髎、关元、中极、气穴、大赫、阴陵泉、三阴交。

『配穴』取 0.25mm×40mm 毫针,取三焦俞、膀胱俞、次髎,直刺 1～1.2寸,针感向小腹会阴部放射,施手法 1～2 分钟,然后起针;取关元、中极、气穴、大赫,45°向下斜刺 1～1.2 寸,针尖向会阴部方向,使针感达会阴部,施手法1～2 分钟(膀胱过度充盈时忌深刺、直刺);取三阴交、阴陵泉,直刺 1～1.2 寸,施手法 1 分钟;阴陵泉、次髎,使用泻法,其余穴位均用补法。得气后接电针,双侧大赫、气穴各 1 对电针,使用疏密波,以患者肌肉跳动、可以忍受为度,留针 30 分钟。起针后在上述穴位进行温和灸,每次 10～15 分钟,以皮肤潮红、患者舒适为度。

疗效说明 治疗组总有效率为 96.1%(总有效率≥有效:治疗 1～3 次后排尿情况明显改善,但稍有排尿不尽感),疗效或许优于对照组常规针刺。

● 电针法[5] (2b 级证据)★★

『选穴』中脘、天枢、关元、中极、阴陵泉、三阴交、足三里。

『操作』针刺中脘、双侧天枢、关元、中极、阴陵泉、三阴交、足三里,用平补平泻,针尖向曲骨沿皮刺 2～3 寸,得气后接电针仪,以患者能忍受为度,疏密波留针 30 分钟。

疗效说明 治疗组总有效率为 95%(总有效率≥有效:针刺后 1～2 小时尿液能自行排出,尿量稍增多,排尿时间较长,排后仍有尿意,下腹触痛,仍触及稍膨胀膀胱,残余尿在 50～100ml),疗效或许优于对照组(新斯的明肌内注射)。

2. 脊髓损伤后尿潴留治疗方案

● 电针八髎、会阳穴[6] (1b 级证据)★★★★★

『选穴』八髎、会阳。

『操作』两组患者均选用直径 0.5mm、长 50～100mm 毫针,刺入所选腧穴约 30～60mm。术者手下有沉紧感时,接电针仪,波形为连续波,频率为40～80Hz,强度以病人能耐受为度。每日 1 次,每次留针 30 分钟,15 次为 1个疗程,每疗程间休息 5～7 天。

疗效说明 治疗组总有效率为 82.6%,改善膀胱功能积分为 1.23±0.10,疗效或许优于常规针刺组(中极、膀胱俞、三阴交、阴陵泉)。

● 艾灸联合常规疗法[7] (2b 级证据)★★

『选穴』气海、关元。

『操作』操作者将 2 条艾条点燃(每条长约 10cm),将艾灸箱放在距皮肤

2～5cm 处的腹白线上对准气海穴和关元穴,操作者一手放在穴位旁,以掌握皮肤温度(以患者感温热但无灼痛为度),灸至局部皮肤红晕,每次 20 分钟,每晚 1 次。

『联合』常规西医疗法:脊髓休克期采用持续留置尿管间歇开放法,脊髓恢复期采用饮水计划及间歇导尿。

疗效说明　治疗组有效率为 15.4%,(有效:偶能自动排尿,膀胱内残余尿 50～100ml,靠间歇性导尿排空膀胱残余尿),膀胱功能积分降低(1.26±0.08)分,治疗组疗效或许优于对照组(常规西医疗法)。

3. 术后尿潴留治疗方案

● 温和灸法[8](2b 级证据)★★

『选穴』气海、中极。

『操作』取“药艾条”2 支点燃后,于穴位处行悬灸治疗,每穴 8～10 分钟,穴位局部热度以患者自感舒适为度。

疗效说明　治疗组需要安插尿管导尿的比例为 10%(治疗后 24 小时内各组患者仍不能自主排尿而安插尿管导尿的例数),疗效或许优于对照组热敷和远红外照射。

4. 预防术后尿潴留方案

● 穴位埋线法[9](2a 级证据)★★★

『选穴』长强、承山。

『操作』在手术完成后,取折刀位,选准长强、承山,局部皮肤常规消毒,用无菌镊子捏取一段待用的羊肠线,放入针头的前端,后接针灸针,将针头快速刺入穴位的肌层,深约 1.0～1.5cm,再将针芯向前推进,边推针芯,边退针管,把羊肠线埋入穴位中。用棉签按压针孔片刻,检查无出血后贴上创可贴,以防针孔感染。

疗效说明　治疗组术后 10 小时内尿潴留发生率为 10.0%,患者术后自行首次排尿时间为(6.34±0.17)小时、术后首次排尿量为(130±26.7)ml,术后 10 小时总尿量为(962.34±101.23)ml,治疗组疗效可能优于对照组(术后长强和承山两穴不进行穴位埋线)。

5. 脑卒中后尿潴留治疗方案

● 俞募配穴法[10](2a 级证据)★★★

『选穴』肾俞、京门、膀胱俞、中极、三焦俞、石门。

『操作』选用 0.25mm×(40～50)mm 一次性无菌毫针,中极、石门向下斜刺 0.5～1 寸,京门向下斜刺 0.5～0.8 寸,余穴直刺 1.0～1.5 寸,行平补平泻手法,15 分钟行针 1 次,留针 30 分钟。每日 1 次,10 次为 1 个疗程,每疗程间休息 2 天。

疗效说明　治疗组总有效率为93.8%(疗效标准为显著:改善治疗后残余尿量较治疗前减少80%以上;中度:改善治疗后残余尿量较治疗前减少40%~79%;轻度:改善治疗后残余尿量较治疗前减少10%~39%),残余尿量减少(127.51±0.66)ml,治疗组疗效可能优于对照组(单独针刺募穴或背俞穴)。

● 温针灸法[11](2b级证据)★★

『选穴』三阴交、关元、中极、曲骨、丰隆、石门。

『操作』嘱患者平卧放松,治疗前宜放开尿管,将尿液排空。尿潴留取穴:视患者胖瘦取不锈钢针1.50~2寸,先取三阴交直刺1~1.5寸,施捻转提插补法1分钟出现酸麻胀感后留针;关元直刺1~1.5寸,行捻转补法得气后留针;中极直刺1~1.5寸,丰隆直刺1.5寸,行捻转泻法得气后留针;曲骨直刺0.5~1寸,石门直刺1~1.5寸,行平补平泻手法得气后留针;每次留针30分钟。配合艾灸法,每日治疗1次,4天为1个疗程,隔2天续下1个疗程。

疗效说明　治疗组总有效率为84.9%、有效率为18.2%(总有效率≥有效:小便持续时间较长,尿线细长或非用大力而不得解者),治疗组平均起效时间为(10±1.4)天,最快起效时间为8天。

影响针灸疗效因素

1. 病因　尿潴留的病因复杂,但总的可分为功能性和器质性。针灸治疗功能性尿潴留疗效明显优于器质性尿潴留,如功能性尿潴留多由于麻醉药、手术后、产后或神经系统的炎症、损伤、药物引起;结石、外伤、麻醉药、术后产后、膀胱镜检查多导致急性尿潴留,各种神经功能障碍引起的尿潴留多属慢性,针灸都有较好的利尿作用。器质性尿潴留常因前列腺肥大、尿道狭窄、外伤、结石阻塞、尿道周围脓肿、膀胱内肿瘤或其他异物堵塞膀胱及尿道引起,针灸对于各种器质性尿潴留也有一定的缓解作用,但疗效不及前者。

一般来看,针灸对于功能性尿潴留的疗效好,对手术后或产后引起的急性反射性尿潴留的疗效最为理想,多在1~2次治疗后排尿。对神经器质性病变引起的动力性尿潴留,由于其神经系统的功能状态、脊髓损伤平面及严重程度不同,则疗效不同。

2. 刺法和心理治疗　下腹部和腰骶部穴位在针刺时,不但要在局部出现较强的酸胀感,最好能向会阴部及尿道放散,则排尿效果更好,但应注意不可深刺,以免刺伤膀胱。针灸治疗尿潴留的过程中,应注意消除患者的紧张情绪,放松心情,并可适当给予语言暗示和流水声的诱导,可提高针灸疗效。

针灸治疗的环节和机制

针灸治疗尿潴留的环节与机制主要在于针灸的排尿作用。针灸可对排尿低级中枢腰骶部发出的盆丛神经产生兴奋作用,对膀胱括约肌压力的产生调节和影响,从而对尿潴留患者的松弛性膀胱有增压的效应。另外,术后或产后由于盆丛神经功能受到影响,针刺后可通过反射性刺激,使神经丛麻痹的状态恢复,从而使其发挥支配排尿的正常功能。

预　　后

尿潴留的预后与其病因密切相关。针灸治疗对于机械性尿潴留的疗效不及动力性尿潴留,尤其对于产后和术后的急性功能性尿潴留,疗效最为优越。对于机械性尿潴留,要查明原因,及时采取措施,消除病因,预后也较好。首先应主要做好尿潴留的预防工作,对于存在慢性泌尿系炎症的患者,应积极、彻底地治疗原发病,消除炎症影响;对于产后或手术后,估计可能产生尿潴留的,应提前做好排尿训练,并告知患者情况,解除思想顾虑,以适应环境改变的需要。

代表性临床试验

表 6-43-3　针灸治疗尿潴留的代表性临床试验

试验观察方案	试验设计	治疗组/对照组	结　　果
电针八髎会阳穴法[6]	84 例多中心大样本 RCT	治疗组($n=46$,采用电针八髎、会阳穴)/对照组($n=38$,采用常规取穴电针治疗,中极、膀胱俞、三阴交、阴陵泉)	治疗组与对照组比较:膀胱功能积分 $WMD=0.86,95\%$ $CI(0.77,0.95),P<0.00001$;疗效比 $RR=1.31,95\%\ CI$ $(0.99,1.72)$
俞募配穴法[10]	96 例 RCT	A 组($n=32$,采用俞募配穴针刺法治疗)/B 组($n=32$,采用针刺背俞穴治疗)/C 组($n=32$,采用针刺募穴治疗)	A 组与两组治疗前后残余尿量比 $WMD=15.14,95\%CI$ $(13.63,16.65),P<0.00001$; $WMD=24.26,95\%CI(23.60,$ $24.92),P<0.00001$;A 组与两组疗效比较 $RR=1.30,95\%$ $CI(1.03,1.65)$;$RR=1.25,$ $95\%CI(1.00,1.56)$

参 考 文 献

[1] Wein AJ, Kavoussi LR, Novick AC, et al. Campbell-Walsh Urology[M]. 9th ed. Philadelphia, PA：Saunders, 2006.

[2] Dirks J, Remuzzi G, Horton S, et al. Diseases of the kidney and urinary system. In：Disease Control Priorities Project (DCPP)：disease control priorities in developing countries [M]. 2nd ed. New York, NY：Oxford University Press, 2006.

[3] Shaheen FA, Al-Khader AA. Preventive strategies of renal failure in the Arab world [J]. Kidney Int Suppl, 2005(98)：S37-S40.

[4] 何乐中. 电针配合艾灸治疗产后尿潴留 28 例[J]. 浙江中医杂志, 2009, 44(5)：358-359.

[5] 康宁. 电针刺穴位治疗产后尿潴留临床观察[J]. 中医学报, 2012, 27(165)：250-251.

[6] 周凌云, 李杰, 李春梅, 等. 电针八髎、会阳治疗脊髓损伤性尿潴留疗效观察[J]. 中国针灸, 2006, 26(4)：237-239.

[7] 孔娟, 朱乐英, 彭银英. 艾灸气海穴关元穴治疗脊髓损伤患者尿潴留的疗效观察[J]. 护理学报, 2006, 16(4A)：66-67.

[8] 李宁, 何洪波, 王成伟. 悬灸法治疗痔瘘术后尿潴留临床观察[J]. 中国针灸, 2010, 30(7)：571-573.

[9] 郑婵美, 李俊苗, 何文超. 穴位埋线预防混合痔术后尿潴留临床观察[J]. 新中医, 2011, 43(4)：97-98.

[10] 李丹丹, 张鹏, 叶海敏, 等. 俞募配穴法针刺治疗脑卒中后尿潴留疗效观察[J]. 上海针灸杂志, 2011, 30(3)：167-169.

[11] 张现豪, 冯国湘, 文宁. 温针灸治疗中风后尿潴留患者的临床观察[J]. 湖南中医药大学学报, 2011, 31(3)：72-73.

第 44 节　泌尿系结石

（检索时间：2012 年 6 月 30 日）

针灸治疗方案推荐意见

基于Ⅱ级证据的建议性意见

◇ **较强建议**　以下方案可试用于泌尿系结石的治疗

　　耳针联合中药法——耳针法（肾、膀胱、尿道、输尿管、交感）＋中药（排石基本方：琥珀 6g, 芒硝 6g, 鸡内金 20g, 金钱草 30g, 海金沙 20g, 王不留行 20g, 冬葵子, 石韦, 车前子, 牛膝各 15g, 大响铃果 10g, 白杨树根 20g)

　　针刺联合中药法——针刺法（肾俞、关元俞、膀胱俞、三阴交）＋中药（金钱草 30~50g, 海金沙 10~20g, 威灵仙 20~40g, 石韦 20g, 川牛膝 20g, 鱼脑石 2~5g, 琥珀 5~10g, 鸡内金 6~10g, 冬葵子 10g, 桃仁 10g, 红花 10g, 黄芪

针灸治疗方案推荐意见

30g,白屈菜 10～15g,大黄 3～5g,水蛭 2～4g)

△ **弱度建议** **以下方案可试用于泌尿系结石的治疗**

耳穴贴压联合中药法——耳针法(肾、输尿管、膀胱、三焦)＋中药(冬葵子 18g,炮穿山甲 6g,金钱草 30g,海金沙 15g,车前子 18g,白茅根 30g,石韦 15g,当归 15g,滑石 20g,王不留行 15g)

穴位注射联合中药法——穴位注射法(足三里,维生素 K_3 4mg)＋中药(金钱草、海金沙、石韦、白芍、车前子、冬葵子、益母草、滑石、白茅根各 30g,牛膝、郁金、瞿麦、鸡内金各 15g,炙甘草 10g)

以下方案可试用于泌尿系结石疼痛的治疗

针刺联合药物——针刺法(足三里,强刺激)＋药物(25％硫酸镁 10～20ml 静脉滴注)

穴位注射法——患侧承山,维生素 K_3 注射液 8mg

以下方案可试用于泌尿系结石体外碎石后并发症(腹痛)的治疗

电针法——肾俞、中极、阳陵泉、次髎、三阴交、天枢

单纯针刺法——肾俞、中极、阴陵泉、委阳、膀胱俞、三阴交

临床流行病学资料

泌尿系结石(urinary calculus)是泌尿外科的常见病之一,在泌尿外科住院病人中占居首位。欧美国家的流行病学资料显示,5％～10％的人在其一生中至少发生 1 次泌尿系结石,欧洲泌尿系结石年新发病率约为 100～400/10 万人。我国泌尿系结石发病率为 1％～5％,南方高达 5％～10％;年新发病率约为 150～200/10 万人,其中 25％的患者需住院治疗。近年来,我国泌尿系结石的发病率有增加趋势,是世界上 3 大结石高发区之一[1]。

临床评估与诊断

泌尿系结石临床评估

1. 询问病史 详细询问现病史、既往史及家庭史;有无尿痛、排尿困难、排尿中断和血尿的症状;有无尿道局部痛性肿物、尿道脓性分泌物的临床表现。

2. 体格检查 有无腰部叩击痛,可否触及增大的肾脏;输尿管结石女性阴道检查偶可触及较大的输尿管下端结石;膀胱结石直肠检查可扪及较大的结石,成人以金属探条插入膀胱可触及结石。

3. 实验室检查

（1）常规检查：包括血液分析、尿液分析和结石分析。

（2）复杂性肾结石的尿液分析：复杂性肾结石患者（指结石反复复发、有或无肾内残石和特别的危险因素的患者）可选择进一步的尿液分析。

（3）尿液检查：采集 24 小时尿液，用于分析草酸、枸橼酸、磷酸和测定 pH。

（4）检查结果评价：①测定血清/血浆钙有助于甲状旁腺功能亢进（HPT）或其他与高钙血症有关疾病的诊断。若血钙浓度高（>2.60mmol/L），则应测定甲状旁腺激素水平，以确诊或排除甲状旁腺功能亢进。②透 X 线阴性结石伴有高尿酸血症者应考虑尿酸结石，但 CT 片上可显示。③禁食晨尿 pH>5.8 可考虑为完全性或不完全性肾小管性酸中毒（RTA），应同时作酸负荷试验及血液 pH、钾、碳酸氢盐和氯化物测定。

4. 推荐的影像学检查

（1）B 超：可以发现 2mm 以上不透和透过 X 线阳性及阴性的结石。超声可作为泌尿系结石的常规的检查方法，尤其是在肾绞痛时，可以作为首选方法的检查方法供临床应用。

（2）尿路平片：尿路平片可以发现 90% 左右不透过 X 线阳性的结石，能够大致地确定结石的位置、形态、大小和数量，并且初步地提示结石的化学性质。

（3）静脉尿路造影（IVU）：了解尿路的解剖，确定结石在尿路的位置，发现尿路平片上不能显示的透过 X 线阴性的结石，鉴别平片上可疑的钙化灶。亦可选择 CT 扫描、逆行或经皮肾穿刺造影磁共振水成像（MRU）、放射性核素等检查。

泌尿系结石临床诊断与分类

泌尿系统结石可分为肾结石、输尿管结石、尿路结石、膀胱结石。

（1）肾结石：①应尽量详细地了解职业、饮食饮水习惯、服药史，既往有无排石的情况及有无痛风、原发性甲状旁腺功能亢进等病史。②有无肾区叩击痛。肾绞痛发作时，患者躯体屈曲，腹肌紧张，脊肋角有压痛或叩痛。肾绞痛缓解后，也可有患侧脊肋角叩击痛。肾积水明显者在腹肌放松时可触及增大的肾脏。③IVU 可查出肾结石，了解肾积水及肾功能情况，必要时做 CT 或 MRI 检查。

（2）输尿管结石：①有无疼痛、血尿、尿频尿痛。②患者肾区有叩击痛，若有肾积水和感染，有时可触及肾脏；若结石反复发作，应仔细触摸颈部有无肿大的甲状旁腺；女性阴道检查偶可触及较大的输尿管下端结石。③如肾小管酸中毒的尿液检查、甲状旁腺功能亢进的代谢检查,高钙尿的实验室检查等。④KUB:90%的输尿管结石在平片上可以显示,IVU 了解结石的类别和部位,了解肾积水及肾功能情况

(3)膀胱结石:①有无排尿疼痛、尿频、排尿中断和血尿;②直肠检查可扪及较大的结石,成人以金属探条插入膀胱可触及结石;③膀胱镜检查可以直接窥见结石。

(4)尿道结石:①既往有肾绞痛或排石史;尿频、尿痛、排尿困难、尿流突然中断或尿潴留。伴尿路狭窄或感染者常有排尿困难脓尿、尿道口血性或脓性分泌物。②沿尿道或直肠检查可触及结石;金属尿道探条有触及结石的碰击或摩擦感。③X 线检查:X 线平片可以证实尿道结石及其部位,且可同时检查上尿路有无结石。④尿道镜检查:尿道镜能直接观察到结石、尿道并发症及其他异常情况。

针灸治疗效能等级与治疗目标

1. 效能等级　针灸在促进排石和缓解疼痛方面有一定的作用。对结石所在部位进行叩击、热敷或推拿有利于结石的排出,根据结石位置采取不同体位进行叩击,输尿管、肾上盂结石取坐位或站立位叩击;肾盏、肾中盂结石取患侧向上的侧卧位叩击;肾下盂结石取头低臀高、患侧向上的侧卧位叩击。一般而言,输尿管中下段、直径小于 1cm、表面光滑的结石,尤其是输尿管结石横径小于 4mm 者,自排率达 80%～90%,针灸具有良好的促进排石效果。尿石病的情况比较复杂,常常合并有尿路感染,因此,针灸可作为非手术疗法中的首选方法,作为主要治疗手段,但有配合中药、西药治疗尿路感染的必要性,而且对于泌尿系结石碎石后并发的腰腹痛有较好的作用。因此,将本病归入针灸 II 级病谱比较合理。针对泌尿系结石,保守疗法西医的体外震波碎石正逐渐成为最主要的治疗方法,但目前各种治疗方法均不能解决结石的复发问题。

2. 治疗目标　缓解疼痛,促进结石排出,减少并发症的发生,减少复发。

针灸治疗流程与推荐方案

针灸治疗泌尿系结石流程(图 6-44-1)

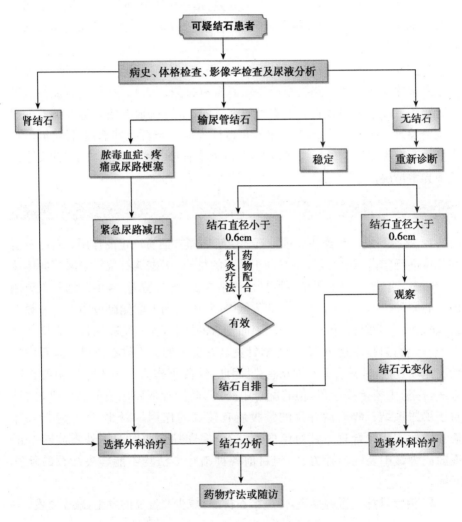

图 6-44-1　针灸治疗泌尿系结石流程

针灸治疗泌尿系结石推荐方案

1. 针灸泌尿系结石治疗方案

● **耳针联合中药**[2]**(2b 级证据)**★★

『**耳穴**』肾、膀胱、尿道、输尿管、交感。

『**操作**』将王不留行置于小方胶布上,贴在所选穴位上贴在一侧耳取穴处,嘱患者每次服中药后自行按压耳穴 10～20 分钟,轻重以患者能耐受为度。隔 2 日换贴对侧耳穴。1 周贴穴 2～3 次,10 天为 1 个疗程。

『联合治疗』排石基本方:琥珀 6g,芒硝 6g,鸡内金 20g(3 药研末,中药兑服),金钱草 30g,海金沙 20g,王不留行 20g,冬葵子、石韦、车前子、牛膝各 15g,大响铃果 10g,白杨树根 20g。每剂水煎 3 次,大约 150ml,兑中药散剂口服。湿热重者,加虎杖、黄柏各 12g,以清热解毒除湿。气滞血瘀,加炮山甲 15g,三棱、莪术各 10g,活血化瘀。脾肾阳虚者,基本方中去芒硝,加肉桂、附片各 10g,炒白术、茯苓各 15g,温补脾肾之阳。在治疗过程中因结石移动出现明显血尿及疼痛者,基本方中加元胡、白茅根各 15g,乳香、没药各 10g。结石久攻不下,可加大王不留行至 30g、白杨树根 30g。结石静止期,气虚者可重用黄芪、党参益气补中。

运动疗法:服中药后嘱患者憋小便做跳跃运动,憋尿时间以患者能够耐受为度。老年患者嘱其拍打肾区。

疗效说明　治疗组总有效率(参考《中医病证诊断疗效标准》)97.56%,疗效或许优于对照组(排石颗粒)。

● 针刺联合中药[3](2b 级证据)★★

『主穴』肾俞、关元俞、膀胱俞、三阴交。

『配穴』气海俞、大肠俞、小肠俞。

『操作』肾俞、关元俞、膀胱俞、三阴交以快速进针,采用提插捻转泻法,轻插重提,大幅度捻转,以患者出现强烈酸、麻、胀或沿经脉走向传导感为佳。每隔 5 分钟重复手法 1 次,反复施强刺激手法,留针 30 分钟或止痛后再留针 15 分钟。如再次出现疼痛,则取配穴,手法及留针时间同前述。疼痛止后,采取主穴与配穴各 2 穴交替,每日针刺 1 次,手法同前。

『联合治疗』主组方:金钱草 30～50g,海金沙 10～20g,威灵仙 20～40g,石韦 20g,川牛膝 20g,鱼脑石 2～5g(碾末兑服),琥珀 5～10g(碾末兑服),鸡内金 6～10g(碾末兑服),冬葵子 10g,桃仁 10g,红花 10g,黄芪 30g,白屈菜 10～15g,大黄 3～5g(碾末兑服),水蛭 2～4g(碾末兑服)。在此方基础上根据病程、结石大小及既往治疗情况等加减用药。每日 1 剂,水煎分 3 次温服。

疗效说明　治疗组总有效率(治愈:经治疗 10～30 天后症状、体征完全消失,结石完全排出,并经 B 超或 X 线腹部平片或肾盂静脉造影证实结石阴影消失,肾积水消失。显效:用药 10～30 天后症状、体征消失,有结石颗粒排出,并经 B 超或 X 线腹部平片或肾盂静脉造影证实,结石阴影变小或结石阴影数量减少,肾积水减少或消退。有效:经治疗 30 天后症状、体征消失,自觉无结石排出,但经 B 超或 X 线腹部平片或肾盂静脉造影检查结石阴影已变动位置或变小或数量变少,原有肾积水者积水减少)85.33%;治疗组在 5 分钟内对腹腰疼痛止痛率为 70.67%，在 10 天以内第一次排出结石时间方面，治疗组为 46.09%，治疗组疗效或许优于对照组。

● 中药联合耳穴贴压[4]（2c 级证据）★

『耳穴』肾、输尿管、膀胱、三焦。

『操作』将王不留行置于 7mm×7mm 小方胶布上，贴在所选穴位上，每日嘱患者自行按压 3～4 次，每次每穴 3 分钟左右，3 天换贴 1 次。

『联合治疗』自拟排石汤：冬葵子 18g，炮穿山甲 6g，金钱草 30g，海金沙 15g，车前子 18g，白茅根 30g，石韦 15g，当归 15g，滑石 20g，王不留行 15g。体虚，加黄芪、党参；上盏或上段结石，加牛膝；下盏结石，加柴胡；输尿管结石，加益母草；输尿管下段结石，加乌药、小茴香；血尿，加三七 15g、小蓟 10g；合并泌尿系感染者，加紫花地丁 15g、萹蓄 10g。每日 1 剂，用纱布包紧后加水 1200ml，浓煎取汁 900ml，每日 3 次。

疗效说明　治疗组总有效率（治愈：结石排出，症状消失，尿检无异常，B 超结石阴影消失。好转：症状改善，B 超或腹部平片检查结石缩小或下移）为 93.10%，疗效或许优于对照组（黄体酮、速尿肌注）。

● 穴位注射法[5]（2c 级证据）★

『取穴』足三里。

『操作』采用维生素 K₃ 穴位注射双侧足三里穴，每侧注射 4mg，日 1 次，注射后立即口服尿路排石汤水煎，日 1 剂，煎约 500ml，分 2 次口服。第 1 次于穴位注射后立即口服，第 2 次于晚饭后口服。穴位注射后 30 分钟静推速尿 20mg，配合西药抗感染、补液治疗。

『配合治疗』排石汤：金钱草、海金沙、石韦、白芍、车前子、冬葵子、益母草、滑石、白茅根各 30g，牛膝、郁金、瞿麦、鸡内金各 15g，炙甘草 10g；西药速尿。

疗效说明　治疗组总有效率（显效：结石完全排出，有积水者积水消失；有效：结石部分排出，结石下移，有积水者积水减少）为 100%，疗效或许优于对照组（采用西药保守疗法治疗）。

2. 针灸治疗泌尿系结石疼痛治疗方案

● 针刺联合药物[6]（2c 级证据）★

『取穴』足三里。

『操作』采用强刺激留针法，即用针灸针或 5 号针头刺入穴位后，如症状未解除前，可留针继续行间断性捻转刺激，增强其效果。

『联合治疗』用 25% 硫酸镁 10～20ml 加入 5% 葡萄糖 150～200ml 内，以 60～80 滴/分的速度静脉滴注。

疗效说明　治疗组总有效率（以用药及针刺后症状开始缓解的时间、疼痛再发的间隔时间以及疼痛部位的变化和结石排出输尿管为标准）为 95%，疗效或许优于对照组(654-2 或阿托品)。

● 穴位注射法[7](2c 级证据)★

『取穴』患侧承山穴。

『操作』用 5ml 一次性注射器抽取维生素 K_3 注射液 8mg,穴位常规消毒后,垂直刺入 2～3cm,提插捻转,使针感向上,得气后抽无回血,缓慢推注药液,出针后用干棉球按压针孔。

疗效说明　治疗组总有效率为 91.1%,疗效或许优于单纯针刺承山穴组和单纯维生素 K_3 肌注组。

3. 泌尿系结石体外碎石后并发症(腹痛)治疗方案

● 电针法[8](2c 级证据)★

『取穴』肾俞、中极、阳陵泉、次髎、三阴交、天枢。

『辨证取穴』下腹绞痛者,加关元、气海;腰骶痛伴有腹部下坠感,加膀胱俞、太溪;腹痛伴呕吐者,加内关、中脘、足三里;血尿重者,加血海、脾俞;伴发热者,加外关、合谷、大椎、曲池;气虚者,加灸百会、气海;久而阴虚者,加太溪、水泉。

『操作』毫针刺用泻法,虚则补法或灸。电针用疏密波、断续波交替,每日 1 次(腹痛严重者每日 2 次),留针 30～40 分钟,12 次为 1 个疗程,疗程间隔 3～5 天。

疗效说明　治疗组总有效率为 100%,疗效或许优于耳压组,且电针组比耳压组疗程短、见效快。

● 常规针刺法[9](2c 级证据)★

『取穴』肾俞、中极、阴陵泉、委阳、膀胱俞、三阴交。

『操作』上述穴位均取双侧,深刺待得气后留针,每 5 分钟行针 1 次,采用较大的刺激强度行提插捻转手法,保持较强的针感。每次留针 20～30 分钟,每日 1 次,10 日为 1 个疗程。

疗效说明　治疗组总有效率为 100%、治愈率为 46.51%,治疗组疗效或许优于对照组(西药解痉、利尿、抗菌、消炎等对症治疗)。

影响针灸疗效因素

1. 病位　泌尿系结石按照结石部位分为上尿路结石和下尿路结石,以针灸作为治疗措施,对中下段(输尿管以下)结石疗效较好。临床观察结果显示,针灸能解除结石所致的泌尿系绞痛,还能促使一些小的结石排出,故具有镇痛和排石两种作用。

2. 结石大小　针刺的排石效果与结石所在的部位、结石的大小和形状有关。一般而言,输尿管中下段结石、直径小于 1cm 的结石、表面光滑的结石,尤其是输尿管结石横径小于 4mm 者,自排率达 80%～90%,针灸具有良好的促进排石效果;而输尿管上段及肾盂内的结石,直径超过 1cm 以上的结石,表面粗糙甚至有棱角的结石或结石日久粘连者,则难以排出。在针刺治疗期间,如若出现腰腹部疼痛阵发性加剧,往往为排石的先兆。而当疼痛突然消失,则表明结石进入膀胱或已排出。

3. 取穴与刺灸法　针刺镇痛和排石的效应与选穴及针刺操作手法有一定关系。在选穴时应结合结石所在部位进行取穴。操作时对腰部、腹部穴位,应适当深刺,加大刺激量,尤其是应用电针,使肾盂、输尿管的蠕动增强,加速排石。

针灸治疗的环节和机制

1. 缓解疼痛　针灸可促进人体释放内源性镇痛物质,提高痛阈,同时针刺可缓解平滑肌的痉挛,达到缓解疼痛的作用。

2. 促进排石　针灸可使肾盂、输尿管蠕动增强,尿流量加大,利于推动结石向下移动,排出体外;同时,针灸的镇痛作用能够缓解和减轻患者在排石过程中的痛苦,防止过度紧张、烦躁,以利于结石的排出。

预　　后

目前泌尿系结石的治疗可分为手术与非手术两类,保守治疗中体外震波碎石正逐渐成为最主要的治疗方法,但目前种种治疗方法均不能解决结石的复发。本病不主张卧床休息,患者应结合个人体质进行适当的体育锻炼,如跳绳、跑步、登山等,以利于结石下移,排出体外。平时大量饮水能够增加尿量,起到冲刷尿道的作用,促进细小结石的排出,也有利于感染的引流。泌尿系结石患者应选择草酸含量较低的食物并忌食高嘌呤类食物,从而预防草酸钙结石和尿酸盐结石的形成。

代表性临床试验

表 6-44-1　针灸治疗泌尿系结石的代表性临床试验

试验观察方案	试验设计	治疗组/对照组	结　　果
针药联合疗法[3]	300 例 RCT	针药组($n=150$,采用中药加针灸的治疗方法),对照组($n=150$,采用中药加穴位注射)	治疗 30 天后,治疗组与对照组疗效比较 $RR=1.31$,$95\%CI$ $(1.14,1.49)$,$P<0.00001$

参 考 文 献

[1] 中华医学会.中国泌尿外科疾病诊断治疗指南[M].北京:北京医科大学出版社,2007.

[2] 马红锋,段义林.联合疗法治疗泌尿系结石41例疗效观察[J].中国民族民间医药杂志,2003(1):26-27.

[3] 张艺,曹方洪.针药结合治疗输尿管结石150例疗效观察[J].中国中医急症,2006,15(6):483-484.

[4] 李群,谢士军,卞周华.自拟排石汤配合耳穴压丸治疗泌尿系结石58例[J].中国中医急症,2011,20(7):1168.

[5] 卢绍城.中西医结合治疗输尿管结石32例[J].山东中医药杂志,2010,29(8):554-555.

[6] 王开玉,张代福,王军,等.25%硫酸镁静滴加针刺足三里治疗输尿管结石的研究[J].现代中西医结合杂志,2000,9(14):1322-1323.

[7] 董善京.承山穴穴位注射治疗输尿管结石疼痛34例疗效观察[J].中华实用中西医杂志,2004,4(17):2961.

[8] 李春香,吴淑梅,李岩.针刺治疗泌尿系结石体外碎石术后并发腹痛[J].上海针灸杂志,2002,21(3):21.

[9] 王勇.针刺治疗体外震波碎石术后并发症43例——附西药治疗43例对照[J].浙江中医杂志,2001,36(11):480.

第45节 乳腺增生病

(检索时间:2012年6月30日)

针灸治疗方案推荐意见

基于Ⅰ级证据的推荐性意见

◎ **较强推荐** 以下方案可应用于乳腺增生病的治疗

一般电针治疗方案——屋翳、乳根、合谷、天宗、肩井、肝俞

基于Ⅱ级证据的建议性意见

△ **强力建议** 以下方案可试用于乳腺增生病的治疗

针刺联合穴位贴敷法——针刺法联合中药外敷法(气海、关元、太冲、足临泣、乳房局部阿是穴,制南星、三棱、莪术、冰片)

穴位埋线结合走罐法——穴位埋线法(双侧肩井、天宗、膈俞、肝俞、脾俞、膻中)+走罐法(督脉从大椎至腰阳关及背腰部膀胱经,肩井穴及肩胛部位)

临床流行病学资料

乳腺增生病(hyperplasia of mammary gland,HMG)是乳腺小叶在成熟期或周期变化中生理性增生与复旧不全造成的乳腺正常结构紊乱,病理表现为

上皮增生,纤维组织增生及部分以淋巴细胞为主的炎性细胞浸润,世界卫生组织统称"良性乳腺结构不良"。

在各种乳腺疾病中,乳腺增生病的发病率占乳房疾病的75%,约占育龄妇女的40%。发病年龄集中于20~50岁,45~50岁达到高峰,50岁以后发病率急骤下降。流行病学资料表明乳腺癌的发生与乳腺增生性疾病有密切关系,特别是乳腺不典型增生。多项研究显示,乳腺增生病人发生乳腺癌的风险是无增生病人的1.5~2倍[1~4],且良性乳腺增生发生恶变的风险并不局限于某一种族人群[5],其中不典型增生病例的恶变风险明显高于总体发病水平,上升至5~6倍[1,3,6,7]。

临床评估与诊断

乳腺增生病临床评估(表6-45-1)

临床评估应详细了解病史,全面进行体格检查,结合辅助检查,综合考虑乳腺增生程度、分化程度、患者年龄及家族史等以明确与相似病症的鉴别诊断,为本次诊断评估及制订治疗方案提供重要参考。

表6-45-1　乳腺增生病临床评估要点简表

评估项目	评估内容	要　点
一般情况	年龄	常见于中年妇女,25~40岁多见,青春期和绝经后少见
	种族	无种族差异
	个人及婚育史	可有不合理的妊娠、哺乳史,生活水平及精神因素影响
	家族遗传	有乳腺癌家族史者需高度警惕
体格检查	乳房胀痛	疼痛多与月经周期有关,大多在月经前7天左右疼痛加重,来潮后减轻或消失
	乳房肿块	一侧或两侧乳腺有弥漫性增厚,呈颗粒状、结节状或片状,增厚区与周围乳腺组织分界不明显,质地韧,有弹性,可活动,以外上象限为多,可伴有触痛
	乳头溢液	少数病人可有乳头溢液,为无色或黄色
	腋窝淋巴结	无肿大
辅助检查	钼靶X线检查	增生的乳腺组织呈棉絮状或毛玻璃状密度增强影,如有囊性增生可见增强影中有圆形透亮阴影
	红外透照检查	乳腺囊性增生症透光一般无明显异常,增生明显处透光度可减弱,血管图像正常
	B超	内部有高低不等回声及结构、韧带变化
	穿刺细胞学检查	可靠确诊

1. 乳房胀痛　0级:无乳房胀痛;Ⅰ级:轻度胀痛,不注意时无感觉;Ⅱ级:经常感到有胀痛;Ⅲ级:有明显的胀痛;Ⅳ级:乳房胀痛严重,穿衣都感到疼痛,甚至影响上肢活动。

2. 乳房触痛　0级:无触痛;Ⅰ级:轻微触痛;Ⅱ级:中等程度触痛;Ⅲ级:明显触痛,检查时有不自觉的避让动作;Ⅳ级:因触痛明显而避免或拒绝检查。

3. 乳房肿块大小　通过触诊、B超、钼靶等辅助检测综合判定。以cm(横径×竖径)表示。

乳腺增生病临床诊断与分类

1. 乳腺增生病的诊断标准[8]

(1)临床表现:①乳房胀痛:特点是疼痛与月经周期有关,往往在月经前(一般月经来潮前7天左右)疼痛加重,月经来潮后减轻或消失,但病程较长者以上规律可以消失。②乳房肿块:一侧或两侧乳腺有弥漫性增厚,呈颗粒状、结节状或片状,增厚区与周围乳腺组织分界不明显,质地韧,有弹性,可活动,以外上象限为多,可伴有触痛。少数病人可有乳头溢液,为无色或黄色。腋窝无肿大淋巴结。

(2)辅助检查:①钼靶X线检查:增生的乳腺组织呈棉絮状或毛玻璃状密度增强影,如有囊性增生可见增强影中有圆形透亮阴影;②红外透照检查:利用乳腺组织对红外光的吸收程度不同,其透射图像可显示乳腺内部结构,乳腺囊性增生症透光一般无明显异常,增生明显处透光度可减弱,血管图像正常;③B超检查对诊断有一定帮助;④细针穿刺细胞学检查、切除或切取活检是可靠的诊断手段。

2. 乳腺增生病的分类　该病可分为生理性单纯性乳腺上皮增生病(乳痛症)和病理性囊性增生病两大类[8]。1994年出版的《诊断病理学》中将乳腺增生病分为小叶增生、腺病、纤维腺病、硬化性腺病和乳腺硬化病[9]。1997年中华病理学分会对乳腺增生病进行了详细的组织学分类,将其分为囊肿为主型、腺病为主型、纤维腺瘤样结构为主型、导管内乳头状瘤为主型和非典型增生5个组织类型[10]。最新的对乳腺疾病的分类为WHO在2003年出版的《女性乳腺与生殖器官肿瘤的病理学与遗传学分类》,将乳腺良性上皮病变分为小叶内瘤变、导管内增生性病变、乳头状肿瘤、良性上皮增生和肌上皮增生症[11]。由于该病病变形态复杂,因而本病在临床上名称很多,如纤维囊性腺病、乳腺囊性病、乳腺结构不良、乳腺腺病、乳腺小叶增生、囊性增生病等。但无论哪一个病名都不能全面、正确地反映该病的本质,目前常将本病称为乳腺囊性增生症[8]。

（1）常见临床分型：①乳痛症：21～25 岁，病史数周或数月，平均 3 个月。病理特点为管泡及小叶间质轻、重度增生，小导管轻度扩张。突出表现是乳痛。②小叶增生型：26～30 岁，病程 1 年左右。可触及界限不甚清楚的肥厚腺体，有触痛，多伴有月经前胀痛及月经紊乱。病理特点是小叶增生增多增大，界限清楚，小叶内外已有细胞浸润，病变程度随月经周期变化。③纤维腺病型：31～40 岁，病程约 1～2 年。突出的表现为乳腺肿块，可扪及边界不甚清楚的片状肿块，或表面不光滑，质地较硬，大小不等的圆形结节。病理为主质与间质均增生，导管扩张，可伴有瘤样结节。④纤维化型：41～45 岁，病程 2 年左右。少数患者有经前乳痛，检查时可扪及不规则、界限不清、表面不光滑、质地坚韧的肿块，无触痛。病理见间质纤维化、小叶萎缩或消失，腺管变形。⑤囊肿病型：46～55 岁，病程约 2～3 年。常表现为单个或数个散在囊肿，直径在 1～2cm，甚至 3～4cm，很少或不伴有经前乳腺胀痛。病理所见为腺管和腺泡不同程度扩张，形成大小不等的囊肿样改变。一般来说，虽然乳痛症是一种生理性改变，但也属于乳腺增生的早期病变，而囊肿病型属于较晚期病变，有癌变之可能。

（2）病情轻重分级：①轻型：乳房疼痛为隐痛、窜痛，单侧或双侧乳房肿块，为单一小肿块，或呈颗粒状而范围小，或呈条索状物，较软，局限于一个象限；②中型：乳房疼痛为钝痛或窜痛并有触痛，胀痛明显，肿块较大，或呈片状、盘状，累及双乳，但范围在两个象限；③重型：乳房疼痛为坠痛或刺痛，触痛明显，肿块大，多发囊性结节，累及双乳，范围在两个象限以上。

针灸治疗效能等级与治疗目标

1. 效能等级　乳腺增生病的治疗主要为对症处理，目前西医主要采用抑制雌激素和平衡雌孕激素治疗，如服用雄激素、三苯氧胺、孕激素等，但这些药物副作用较大，长期服用可干扰体内内分泌调节，产生其他一些副反应。近年来，大量的临床报道证实针灸对乳腺增生病（小叶增生型）有积极的治疗作用，属于效能等级 Ⅱ 级病谱。

2. 治疗目标　减除疼痛，消除肿块，排除恶性肿瘤的可能，最大限度减少复发率和恶变率[8]。

针灸治疗流程与推荐方案

针灸治疗乳腺增生病流程(图 6-45-1)

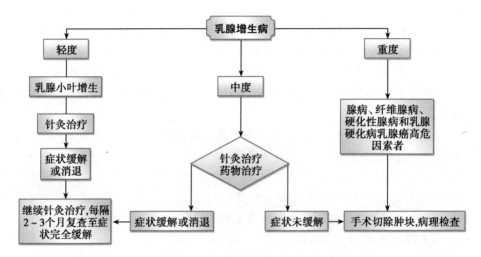

图 6-45-1 针灸治疗乳腺增生病流程

针灸治疗乳腺增生病推荐方案

1. 一般针灸治疗方案[12](1b 级证据)★★★★★

『主穴』屋翳、乳根、合谷或天宗、肩井、肝俞。

『配穴』肝郁气滞,配阳陵泉、太冲;痰湿凝结,配丰隆、太冲;瘀血阻络,配膈俞、期门;冲任不调,配肾俞、太溪;气血两虚,配足三里、脾俞;肝火上炎,配太冲、侠溪。均双侧穴。

『操作』屋翳、乳根呈 25°向外,天宗向外下斜刺 1.2~1.3 寸,有胀感;肩井向前平刺 1 寸,余穴均常规操作。得气后屋翳、天宗分别与一配穴接电针治疗仪,每次带电两组,负极接主穴,正极接配穴,疏密波,频率为 2Hz,电流以患者耐受为度,两组穴交替使用,1 日 1 次,每次治疗 30 分钟,10 次为 1 个疗程,疗程间休息 3 天,月经期停针,共观察 4 个疗程。

疗效说明 疗效标准参照《中药新药研究指导原则》,治疗 4 个疗程后,治疗组综合疗效治愈率(痊愈:临床症状、体征、乳块、乳痛消失)为 77.59%;乳房疼痛分值改善 14.74±1.18,全身症状评分改善 28.27±3.2;肿块大小分值改善 5.01±0.01、肿块硬度分值改善 4.3±0.23、肿块范围分值改善 3.44±0.23。说明治疗组乳痛、乳块和全身症状改善明显,且未发现副作用、并发症及不良事件;治疗组临床疗效很可能优于对照组(针刺膻中、屋翳、期门、丰隆;随证加减)。

2. 针刺联合局部中药贴敷法[13]**(2b 级证据)★★**

『主穴』气海、关元、太冲、足临泣、乳房、局部阿是穴。

『操作』气海穴采取捻转并提插手法行先泻后补法,得气后出针;再针关元,方法同前;针刺太冲和足临泣,均采用捻转泻法。强调每一个穴位出针后即刻贴上用以下方法制好的药膏:将上述外敷药物调好的膏剂制成 1.5cm×1.5cm 大小、0.3cm 厚的薄片,贴于针刺后的每个穴位上,再用无菌纱布外敷,胶布固定,约 8 小时后取下,每日 1 次,1 个月为 1 个疗程,共治疗 3 个疗程。外敷药物组成:制南星、三棱、莪术、冰片,按 2∶4∶4∶1 比例,研成粉末,加香油调成膏状以备用。

疗效说明 疗效标准参照《乳腺增生病诊断及疗效评价参考标准》的改善率,治疗 3 个疗程后,治疗组总有效率(总有效≥显效:评分改善率在 30%～69%)为 97.3%;乳房疼痛程度改善 14.01±6.07。说明治疗组乳房疼痛改善明显,或许优于对照组(口服乳癖灵胶囊)。

3. 穴位埋线结合走罐法[14]**(2b 级证据)★★**

『主穴』肩井、天宗、膈俞、肝俞、脾俞、膻中。

『配穴』肝郁痰凝配丰隆,冲任失调配三阴交、足三里。

『操作』督脉(从大椎至腰阳关)及背腰部膀胱经,肩井穴及肩胛部位的皮肤,涂一层液状石蜡等润滑剂,用右手握住火罐,向上、下(督脉及膀胱经)或内外(肩井穴及肩胛部位)需要拔的部位往返推动,至所拔部位的皮肤红润、充血,甚至瘀血时,将罐起下。穴位埋线:取 6 号注射针头 1 支,将 1 支 30 号 40mm 毫针剪除针尖并消毒好备用,将 4-0 号灭菌羊肠线剪成 1.0cm 长,常规穴位消毒,从注射针头前端置入 4-0 号灭菌羊肠线,膈俞、肝俞、脾俞穴针尖向脊柱方向斜刺 0.5～0.8 寸,肩井穴直刺 0.5 寸,天宗、丰隆、三阴交、足三里直刺 1 寸;操作时对准穴位快速进针过皮肤,将针送至规定深度,左手轻提针头,右手推针芯将肠线埋植在穴位内,出针后用消毒棉签轻压针孔。月经结束 3 天后行走罐及穴位埋线治疗,每 10 天治疗 1 次,1 个月经周期治疗 2 次,3 个月经周期为 1 个疗程。

疗效说明 疗效标准参照《中医病证诊断疗效标准》,治疗 3 个疗程后,穴位埋线配合走罐组总有效率(痊愈:肿块、乳痛消失;显效:乳痛明显减轻,肿块缩小 1/2 以上;有效:乳痛较治疗前减轻,肿块缩小不及 1/2)为 95.59%,疗效或许优于口服乳康胶囊组。

影响针灸疗效因素

1. 临床表现 乳腺增生病从病理形态上可分为囊性增生和小叶增生,相对而言,针刺治疗小叶增生疗效优于囊性增生,这是因为小叶增生是乳腺腺泡增生,而囊性是间质或腺管增生,腺泡增生的消退要易于腺管及间质的增生。

2. 患者自身情况 如果乳腺增生患者乳痛发生与月经周期呈规律性消长,针灸疗效好;反之针灸疗效较差。

针灸治疗的环节和机制

乳腺增生病的发生是由于下丘脑-垂体-卵巢性腺轴功能调节紊乱所致,其主要环节是卵巢分泌的雌激素,尤其是雌二醇异常增多,孕酮分泌不足或相对减少而引起。有研究发现,垂体分泌过量的泌乳素也是乳腺增生病发生的重要因素。一方面,泌乳素可以与乳腺上皮细胞上的泌乳素受体结合,直接刺激乳腺组织,促使腺泡增殖、增生,同时又可调控雌二醇和孕酮,抑制黄体期卵巢孕酮的分泌,促使雌二醇的合成,同时,雌二醇又能促进泌乳素的分泌,如此恶性循环,形成乳腺增生。根据以上发病机制,针刺治疗本病的环节和机制可概括为以下:

1. 调节内分泌 针灸对下丘脑-垂体-性腺轴功能失调具有良性调节作用,可使体内分泌量较高的雌二醇恢复至正常水平,并提高孕酮和睾酮的分泌量,降低泌乳素水平,减少对促卵泡成熟激素的拮抗作用,恢复卵巢的功能,从而纠正内分泌紊乱,抑制增生细胞的复制,使增生的乳腺组织恢复正常。

2. 调节血液循环 有研究认为,针刺可以有效减少乳腺增生病病变区域的血流信号,而加快病灶周围正常组织的血流速度,降低血流的阻力指数,改善正常乳腺组织的血液循环;减轻病灶区腺体组织的灰阶度和密度,改变其乳腺组织的血管数目和形状,起到抑制乳腺增生的作用。

预　后

本病具有一定自限性和反复性,可在结婚、生育、哺乳后症状明显改善或消失,绝经后能自愈。针灸对于乳腺增生病具有较好的治疗效果,通过治疗,可使乳房的肿块缩小或消失,但本病有约 2‰~3‰ 的恶变,因此,须定期检查,尤其是单侧性、病变范围局限更应引起重视,排除癌变。患者应注意日常生活的调护,首先要正确认识病情,消除紧张、烦躁及恐惧心理,劳逸结合,多参加体育运动,增强体质。

代表性临床试验

表 6-45-2　针灸治疗乳腺增生病的代表性临床试验

试验观察方案	试验设计	治疗组/对照组	结　　果
针刺联合贴敷法[13]	71例RCT	针刺穴位加贴敷法($n=$37,气海、关元、太冲、足临泣及乳房局部阿是穴)/口服乳癖灵胶囊($n=34$)	总有效率与显效率方面均为:$RR=1.36,95\%CI(0.92,2.00),P=0.12$。而针刺穴位加贴敷法组与药物组相比评价综合量表积分变化方面:$WMD=12.85,95\%CI(10.99,14.71),P<0.00001$
穴位埋线结合走罐法[14]	136例RCT	穴位埋线结合走罐法($n=68$,督脉(从大椎至腰阳关)及背腰部膀胱经,肩井穴及肩胛部位走罐,穴位埋线取双侧肩井、天宗、膈俞、肝俞、脾俞,膻中穴)/口服乳康胶囊($n=68$)	20天为1个疗程,3个疗程后统计疗效。在总有效率方面:$RR=3.25,95\%CI(1.24,8.49),P=0.02$。在显效率方面:$RR=4.00,95\%CI(0.48,33.12),P=0.20$。而埋线组与药物组相比评价综合量表积分变化方面:$WMD=12.85,95\%CI(10.99,14.71),P<0.00001$

参 考 文 献

[1] Dupont WD,Page DL. Risk factors for breast cancer in women with proliferative breast disease[J]. N Engl J Med,1985,312(3):146-151.

[2] Carter CL,Corle DK,Micozzi MS,et al. A prospective study of the development of breast cancer in 16 692 women with benign breast disease[J]. Am J Epidemiol,1988,128(3):467-477.

[3] London SJ,Connolly JL,Schnitt SJ,et al. A prospective study of benign breast disease and the risk of breast cancer[J]. JAMA,1992,267(7):941-944.

[4] Wang J,Costantino JP,Tan-Chiu E,et al. Lower-category benign breast disease and the risk of invasive breast cancer[J]. J Natl Cancer Inst,2004,96(8):616-620.

[5] Worsham MJ,Abrams J,Raju U,et al. Breast cancer incidence in a cohort of women with benign breast disease from a multiethnic,primary health care population[J]. Breast J,2007,13(2):115-121.

[6] Mclaren BK,Schyuler PA,Sanders ME,et al. Excellent survival,cancer type,and Nottingham grade after atypical lobular hyperplasia on initial breast biopsy[J]. Cancer,2006,107(6):1227-1233.

［7］Hartmann LC,Sellers TA,Frost MH,et al. Benign breast disease and the risk of breast cancer［J］. N Engl J Med,2005,353(3):229-237.

［8］中华医学会. 临床诊疗指南·外科学分册［M］. 北京:人民卫生出版社,2006.

［9］刘彤华,李维华. 诊断病理学［M］. 北京:人民卫生出版社,1994:566-572.

［10］刘彤华,廖松林,阚秀,等. 乳腺增生症及乳腺癌组织学分类(推荐方案)［J］中华病理学杂志. 1997,6(26):325-326.

［11］Tavassoli FA,Devilee P. World Health Organization classification of tumors Pathology and genetics of tumors of the brest and female genital organs［M］. Lyon:LARC Press,2003.

［12］张卫华,安军明,薛辉,等. 应用规范化电针方案治疗 MGH 临床疗效观察［J］. 辽宁中医杂志,2012,39(4):731-733.

［13］唐晓文. 针刺穴位加贴敷法治疗乳腺增生病疗效观察［J］. 针灸临床杂志. 2009,25(6):5-7.

［14］朱英,莫小勤,陈日兰. 穴位埋线配合走罐治疗乳腺增生病 68 例［J］. 陕西中医,2010,31(2):209-211.

第 46 节　慢性盆腔炎

(检索时间:2012 年 6 月 30 日)

针灸治疗方案推荐意见

基于Ⅱ级证据的建议性意见

□ **强力建议**　以下方案可试用于慢性盆腔炎的治疗

　　温针灸法——气海、关元、中极、子宫、足三里、三阴交、太冲;脾俞、肾俞、大肠俞、白环俞、次髎

　　穴位埋线治疗——气海、归来、肝俞;关元、次髎、血海

◇ **较强建议**　以下方案可试用于慢性盆腔炎的治疗

　　针刺联合中药汤剂——针刺法(气海、中极、血海、足三里、阴陵泉、三阴交)+利湿化瘀中药(蒲公英、败酱草、车前草、泽泻、丹参、三棱、莪术、延胡索、柴胡、香附等)

临床流行病学资料

　　慢性盆腔炎(chronic pelvic inflammatory disease,CPID)常为急性盆腔炎治疗不彻底或患者体质较差,病程迁延所致,形成慢性输卵管炎、慢性输卵管卵巢炎性包块、输卵管积水、输卵管卵巢囊肿、慢性盆腔结缔组织炎。但也可无急性盆腔炎病史,如沙眼衣原体感染所致的输卵管炎。部分慢性盆腔炎为急性盆腔炎遗留的病理改变,并无病原体。慢性盆腔炎病情顽固,常易反复,

当机体抵抗力下降时可急性发作。

该病为引起妇科慢性盆腔疼痛(CPP)的首发因素[1]，其中是引起妇科慢性盆腔疼痛最常见的原因。国内报道引起 CPP 的妇科疾病中慢性盆腔炎有 23%～30%[2]，其发病率逐年增高。而由慢性盆腔炎引起慢性盆腔疼痛，产生功能障碍或需要药物或手术治疗，是妇科常见病症之一，在 15～73 岁人群中发病率为 3.8%。据世界卫生组织统计，性传播疾病泛滥导致全世界每年新增 3.3 亿多性病者，其中 10%～20%将发展为慢性盆腔炎，对女性的身心健康造成损害，伴随着失业、性生活的失调和离婚等不幸，从而严重影响了患者的生活质量、婚姻质量及性功能[3]。

临床评估与诊断

慢性盆腔炎临床评估(表 6-46-1)

临床评估应详细了解病史，全面进行体格检查，结合辅助检查以明确与相似病症的鉴别诊断，为本次诊断评估及制订治疗方案提供重要参考。

表 6-46-1 慢性盆腔炎临床评估要点简表

评估项目	评估内容	要 点
病史	既往史	曾有急性盆腔炎史、盆腔炎反复发作史、不孕史等。也可无急性盆腔炎病史，如沙眼衣原体感染所致输卵管炎
体征	全身症状	可有低热、乏力、精神不振、全身不适、失眠等
	慢性盆腔疼痛	下腹及腰骶部坠痛、性交痛等，劳累、性交后及月经前后加重
	经带异常	周期不规则，经量增多，经期延长或伴痛经，白带增多
	孕产异常	不孕，异位妊娠，发病率与盆腔炎发作次数呈正相关
辅助检查	B超	附件区可见不规则、实性、囊性或囊实性包块
	腹腔镜	金标准。可见内生殖器周围粘连，组织增厚，包块形成
妇科检查	子宫内膜炎患者子宫可增大、压痛	
	输卵管炎患者可在一侧或双侧附件区触及条索状物，有压痛	
	附件周围炎以粘连为主，附件炎可形成输卵管卵巢炎性肿块，亦可形成输卵管积水或输卵管卵巢囊肿，可在附件区触及囊性肿物，大者可超过脐上。盆腔结缔组织炎者可有主韧带、宫骶韧带组织增厚、压痛，子宫一侧或两侧片状增厚、粘连、压痛，子宫常呈后位，活动受限，甚至粘连固定形成冰冻骨盆	
鉴别诊断	需与子宫内膜异位症、卵巢囊肿、卵巢癌、盆腔结核、盆腔静脉瘀血症、陈旧性宫外孕等相鉴别	

慢性盆腔炎的诊断要点[4]包括：①病史：曾有急性盆腔炎史、盆腔炎反复发作史、不孕史等。②临床表现：慢性下腹及腰骶部坠痛、不孕、月经异常及乏力或精神衰弱表现。妇科检查子宫可增大，呈后倾后屈，压痛、活动受限，附件区触及条索状物、囊性肿物或片状增厚，主韧带、宫骶韧带增粗、压痛。③B超：于附件区可见不规则、实性、囊性或囊实性包块。④腹腔镜：可见内生殖器周围粘连，组织增厚，包块形成。⑤鉴别诊断：需与子宫内膜异位症、卵巢囊肿、卵巢癌、盆腔结核、盆腔静脉瘀血症、陈旧性宫外孕等相鉴别。

慢性盆腔炎的诊断标准与分类

1. 慢性盆腔炎的诊断标准[5]　以腹腔镜检查为金标准，对有症状PID的阳性预测率为65%～90%。没有任何方法根据单一病史、体检或实验室检查可同时敏感（即诊断所有PID）和特异（即除外所有非PID）地诊断PID。以下PID诊断标准旨在提示医务人员在何种情况下需要怀疑PID及进一步评价何种资料可提高诊断的准确性。

（1）最低诊断标准：在性活跃女性及其他患性传播疾病危险患者，如满足以下条件又无其他病因，应开始PID经验治疗：子宫触痛，或附件触痛，或子宫颈举痛。

满足所有最低标准可能会降低高危患者的敏感性。有盆腔疼痛又有下生殖道感染的患者，应考虑PID的诊断。治疗应根据患者的危险因素来考虑。

（2）附加诊断标准：因为不正确诊断与处理有可能导致其他并发症，常需要更详细的评价。以下附加诊断标准可以提高上述最低诊断标准的特异性：发热（≥38.3℃）；阴道或宫颈黏液脓性分泌物；阴道分泌物盐水湿片镜检发现白细胞；盆腔器官压痛；血沉增快；C-反应蛋白升高；特异性病原体，如淋病奈瑟菌或沙眼衣原体阳性。

多数PID患者出现宫颈黏液脓性分泌物或阴道分泌物盐水湿片镜检发现白细胞。如果宫颈分泌物正常且阴道分泌物湿片未发现白细胞，可排除PID，考虑其他原因引起的疼痛。阴道分泌物湿片可检测到并发感染（如细菌性阴道病、滴虫病）。

（3）最特异的标准：①子宫内膜活检发现子宫内膜炎的组织学证据；②经阴道超声检查或磁共振显像显示输卵管壁增厚、管腔积液、合并或不合并盆腔积液或输卵管、卵巢脓肿；③腹腔镜检查有符合PID的异常发现。

2. 慢性盆腔炎的分类[6]　慢性盆腔炎是盆腔炎性疾病的遗留病变，主要改变为组织破坏、广泛粘连、增生及瘢痕形成。其分类与盆腔炎性疾病种类有关：

（1）输卵管炎及输卵管卵巢炎的遗留病变可造成：输卵管阻塞、输卵管增粗。

（2）输卵管卵巢粘连形成：输卵管卵巢肿块。

（3）输卵管伞端闭锁、浆液性渗出物聚集形成：输卵管积水。

（4）输卵管积脓或输卵管卵巢脓肿的脓液吸收，被浆液性渗出物代替形成：输卵管积水或输卵管卵巢囊肿。

针灸治疗效能等级与治疗目标

1. 效能等级 慢性盆腔炎的治疗目前尚无特殊有效的治疗方法，重在预防。一些保守的综合治疗方法可缓解慢性盆腔痛，增加受孕机会。目前西医主要采用抗生素控制感染应对急性发作或亚急性期，慢性盆腔结缔组织炎可加用肾上腺皮质激素，粘连者可用药物消除粘连，如糜蛋白酶或透明质酸酶以及手术治疗。近年来，大量临床报道证实针灸对慢性盆腔炎（初期）有积极的治疗作用，属于效能等级Ⅱ级病谱。

2. 治疗目标 缓解消除疼痛，控制感染，减小肿块，增大受孕几率，降低复发率。

针灸治疗流程与推荐方案

针灸治疗慢性盆腔炎流程（图 6-46-1）

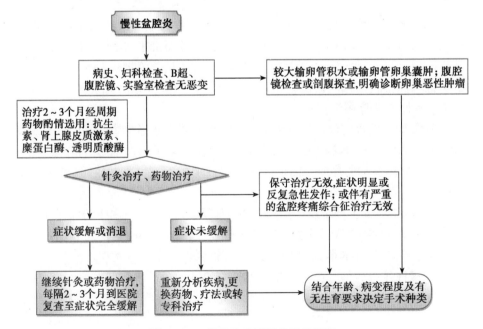

图 6-46-1 针灸治疗慢性盆腔炎流程

针灸治疗慢性盆腔炎推荐方案

1. 温针灸方案[7]**（2a 级证据）★★★**

『穴位』①气海、关元、中极、子宫、足三里、三阴交、太冲；②脾俞、肾俞、大肠俞、白环俞、次髎。

『操作』上述两组穴位交替针刺（第 1 次取第一组穴，第 2 次取第二组穴，以后逐次交替），针刺腹部及下肢穴位取仰卧位，针刺腰骶部穴位取俯卧位。患者排尿后，选取合适体位，选定穴位，毫针刺入，使针感向会阴部放射，得气后施补法，采用中等刺激 1～2 分钟，均留针 30 分钟。腹部及腰骶部腧穴留针时加用温针：在针柄上套上 2cm 长的艾段，点燃施灸，为防烫伤，可在穴区放一纸垫，待艾段燃尽针冷后出针，每穴灸 2 壮。隔日 1 次，每周治疗 3 次。从月经结束后开始治疗，直至下一月经来潮停止治疗，为 1 个疗程，共治疗 3 个疗程。

疗效说明　疗效标准参照《中药新药临床研究指导原则》，即：疗效指数 N ＝[（治疗前积分－治疗后积分）/治疗前积分]×100%。温针灸组可以明显改善临床疗效，其总有效率（治疗后下腹疼痛及腰骶胀痛等症减轻，妇科检查及理化检查有所改善。证候、体征积分疗效指数 $N \geqslant 30\%$）为 89.66%，治疗组对症状及体征的总有效率分别为 96.55%、79.31%。综合积分改善（21.58±2.77）分、症状总积分改善（18.79±2.51）分、体征总积分改善（2.51±2.79）分；治疗组对"下腹疼痛"[改善（3.1±0.16）分]，"腰骶胀痛"[改善（3.63±0.4）分]、"月经不调"[改善（1.65±0.55）分]及"经质经色"[改善（1.97±0.32）分]的改善尤为显著，温针灸疗法对中、重度患者均有较好疗效，其中对中度患者（23＜积分≤46）疗效最好，总有效率达 92.86%。温灸疗法可能优于对照组（慢盆汤药物组）。

2. 穴位埋线方案[8]**（2a 级证据）★★★**

『穴位』①气海、归来、肝俞；②关元、次髎、血海。

『操作』将 1cm 长的 000 号羊肠线从 8 号注射针头的针尖处装入针体（此时注射针头内作为针芯的 30 号 2 寸不锈钢毫针稍退后），线头与针尖内缘齐平，背部穴位在局部下方向上平刺，下腹部穴位由下向上斜刺，刺至所需深度，边推针芯，边退针管，将羊肠线埋植于穴位皮下组织或肌层内，线头不得外露，消毒针孔，外敷无菌敷料，胶布固定 24 小时。每周治疗 1 次，两组穴位交替，经期停止治疗，共治疗 6 周。

疗效说明　疗效标准参照《中药新药临床研究指导原则》"中药新药治疗盆腔炎的临床研究指导原则"，疗效指数 N ＝（治疗前积分－治疗后积分）/治疗前积分]×100%。治疗组总有效率（治疗后下腹疼痛及腰骶胀痛等症减轻，妇科检查及辅助检查结果有所改善。证候、体征积分疗效指数 $N \geqslant 30\%$）为

96.67%,愈显率(治疗后下腹疼痛及腰骶胀痛等症消失或明显减轻,妇科检查及辅助检查结果明显改善。证候、体征积分疗效指数 N≥70%)为 36.66%,综合评分改善(11.5±3.39)分,症状评分改善(9.56±3.18)分,体征评分改善(1.94±0.61)分,治疗组能明显改善患者临床症状及局部体征,疗效优于对照组(中药加味金铃子散),穴位埋线法可能优于对照组(中药加味金铃子散)。

3. 针药联合方案[9](2b 级证据)★★

『穴位』气海、中极、血海、足三里、阴陵泉、三阴交。

『操作』针刺治疗:采用长 40~50mm 毫针,直刺诸穴,得气后用平补平泻手法,留针 30 分钟,每日 1 次。在月经来潮第 5 天开始针刺,至下次月经来潮停止,连治 2 个周期。

『配合治疗』中药治疗(蒲公英、败酱草、车前草、泽泻、丹参、三棱、莪术、延胡索、柴胡、香附等),水煎服,每次 100ml,分 2 次温服,每日 1 剂,连治 2 个周期。

疗效说明 疗效标准参照《中药新药临床研究指导原则》中慢性盆腔炎的疗效标准。治疗 2 个周期后观察疗效,针刺配合中药组痊愈率(治疗后下腹疼痛及腰骶酸痛等症状消失,妇科检查及理化检查恢复正常,积分减少≥95%)为 63.33%,总有效率(症状减轻,妇科检查及理化检查有改善,积分减少≥30%)为 90%,治疗组全血黏度改善(2.1±0.12)mpa·s,纤维蛋白原改善(1.92±0.15)g/L,或许优于妇乐冲剂组。

影响针灸疗效因素

1. 病变程度 本病病变初期盆腔炎症比较局限,病情轻浅,针灸疗效较好;如果病情迁延日久,若出现子宫肥大、子宫旁结缔组织增厚或呈片状增厚、输卵管积水或输卵管卵巢囊肿,针灸可部分缓解症状。

2. 患者体质 患者体质很差,机体抵抗力低,病情较顽固,针灸起效也较慢,疗效较差。当患者体质较好,抵抗力较强时,针灸也容易奏效。

针灸治疗的环节和机制

1. 促进盆腔血液循环 本病的本质是盆腔的慢性炎症,针刺能调节血管的舒缩运动,加快局部血流速度,血流量增加,使盆腔组织器官加快了代谢,改善组织的营养状态,同时有利于间质水肿及炎症细胞浸润逐渐减轻或消散,促进慢性炎症的吸收和消除。

2. 调节机体免疫 针灸可提高机体的免疫力,增强机体的抵抗力,免疫细胞活性增强,使其吞噬和消除细菌的能力增强,促进盆腔慢性炎症的消除。

预　　后

慢性盆腔炎病情迁延,难以治愈,常反复发作,卵巢功能损害时可有月经失调,输卵管粘连阻塞时可致不孕。因此,本病以预防为主,加强急性盆腔炎及时彻底的治疗。慢性盆腔炎如出现明显肿块如输卵管积水或输卵管卵巢炎块,尤其是肿块直径大于6～8cm,或盆腔因粘连而出现肠梗阻,或盆腔内肿块不能排除肿瘤,或经常反复发作,则应考虑手术治疗。患者应注意加强个人卫生护理,保持外阴清洁,尤其是经期、孕期和产褥期。患者要解除思想顾虑,增强治疗的信心,坚持长期治疗,增加营养,还应注意适当的体育锻炼,增强抵抗力。

代表性临床试验

表6-46-2　针灸治疗慢性盆腔炎的代表性临床试验

试验观察方案	试验设计	治疗组/对照组	结　　果
温针灸法[7]	59例RCT	温针灸法($n=29$,取气海、关元、中极、子宫穴、足三里、三阴交、太冲/脾俞、肾俞、大肠俞、白环俞、次髎)/中药汤剂($n=30$,慢盆汤)	显效率方面$RR=3.10$,95% $CI(1.13,8.52)$,$P=0.03$;综合积分$WMD=7.96$,95%CI $(-13.026,-2.894)$,$P=0.002$;症状总积分$WMD=-6.90$,95%CI $(-11.659,-2.141)$,$P=0.004$;体征总积分$WMD=$ -1.05,95%CI $(-1.856,$ $-0.244)$,$P=0.011$;在下腹疼痛($P=0.002$)、腰骶胀痛($P=0.0011$)、月经不调($P=0.024$)、经质经色($P=0.028$)改善方面均优于对照组
穴位埋线法[8]	60例RCT	穴位埋线法($n=30$,气海、归来、肝俞/关元、次髎、血海)/中药加味金铃子散($n=30$)	愈显率方面:$RR=3.67$,95% $CI(1.14,11.84)$,$P=0.03$。症状积分改善:$WMD=1.49$,95%$CI(0.14,2.84)$,$P=0.02$。体征积分改善:$WMD=0.37$,95%$CI(0.01,0.73)$,$P=0.04$

参 考 文 献

[1] Jamieson DJ, Steege JF. The prevalence of dysmenorrhoea. dyapareunia, pelvic pain and irritable bowel sytidrome in primary care practices[J]. Obster Gynecol,1996,87(1)：55-58.

[2] 张晓薇,欧璐. 慢性盆腔疼痛的诊断和鉴别诊断[J]. 实用妇产科杂志,2007,23(2):195.

[3] 张巧玉,秦荣,常青,等. 慢性盆腔痛与女性性功能、婚姻和生活质量的相关分析[J]. 中国临床康复,2004,8(5):817-819.

[4] 中华医学会. 临床诊疗指南·妇产科学分册[M]. 北京:人民卫生出版社,2007:28-29.

[5] 樊尚荣,张慧萍. 2010 年美国疾病控制中心盆腔炎治疗指南[J]. 中国全科医学,2011,14(11):1165-1166.

[6] 丰有吉,沈铿. 妇产科学[M]. 北京:人民卫生出版社,2010:281.

[7] 杨玉兰. 温针灸治疗慢性盆腔炎的临床疗效观察[D]. 广州:广州中医药大学,2011.

[8] 曾侠一. 穴位埋线疗法治疗气滞血瘀型慢性盆腔炎临床研究[D]. 广州:广州中医药大学,2011.

[9] 陶红星,谷风. 针刺配合中药治疗慢性盆腔炎疗效观察[J]. 上海针灸杂志,2009,28(7):375-376.

第 47 节　遗　尿　症

（检索时间：2012 年 6 月 30 日）

针灸治疗方案推荐意见

基于Ⅱ级证据的建议性意见

◇ **较强建议**　以下方案可试用于遗尿症的治疗

烧山火针刺法——气海、关元、中极、三阴交

电刺激结合耳穴贴压法——电刺激法(中极、气海、水道或关元、百会、三阴交)＋耳穴贴压法(心、肾、交感、皮质下、内分泌、膀胱)

热敏灸法——热敏点腧穴(肺脾气虚型主要为肺俞、脾俞、关元,肾气不足型为关元、肾俞、气海,心肾不交型为心俞、肾俞、关元)

神阙隔药饼灸配合埋针法——隔药饼灸法(神阙,将覆盆子、金樱子、菟丝子、五味子、仙茅、肉桂、山茱萸、补骨脂、桑螵蛸、丁香、冰片等各等份)＋埋针法(中极、关元、次髎)

临床流行病学资料

遗尿症(enuresis),又称"尿床",是指 5 周岁及以上儿童在睡眠中小便自遗,醒后方知的一种病症。如 3 岁以下小儿遗尿并非病态,这是因为 3 岁以下

儿童大脑排尿中枢发育未健全,排尿习惯尚未养成所致。5 岁以后仍不能自己控制排尿,夜寐自遗,则应视为遗尿症。大多发生于夜间熟睡时,称夜间遗尿症,也可发生在白天但较少见。遗尿症分为原发性和继发性两类。原发性遗尿症较多见,多伴有家族史,男多于女(2∶1～3∶1),无器质性病变,多因控制排尿的能力迟滞所致;继发性遗尿症大多由于全身性或泌尿系统疾病等引起,在处理原发病后症状即可消失。

遗尿是全世界儿童常见病,西方国家 5 岁以上儿童发病率高达 10％～15％,8 岁以上儿童为 7％,年龄增长 1 岁发病率则下降 1％,13 岁以下遗尿儿童中 2/3 为男童和 1/3 为女童,青少年中有 2％发病率,13 岁以上则以女童为主。亚洲国家的儿童遗尿发病率一般在 10％以下,上海市最新调查的遗尿发病率为 4.29％。

临床评估与诊断

遗尿症临床评估(表 6-47-1)

表 6-47-1　遗尿症临床评估简表

评估项目	评 估 内 容
病史	注意有无遗传因素,遗尿是否由婴儿开始,后来才出现者及日间有排尿症状者可能继发性遗尿。通过病史应了解患儿有无尿频、过少排尿、尿急、急迫性尿失禁、持续滴尿和屈膝姿势控尿等。还应了解有无肠道功能紊乱,如便秘或神经系统疾病患者可能继发于神经源性膀胱
体格检查	应着重于腹部、腰骶部和外生殖器。如腰骶部局部皮肤有无毛发、色素沉着、皮肤凹陷等骶裂体表征;腹部检查了解有无腹部肿块,是否为慢性尿潴留;外生殖器检查应了解有无造成尿失禁的发育畸形,如尿道下裂、尿道上裂和包茎等。对怀疑有脊髓裂者,应进一步检查下肢活动、肌腱反射、球海绵体肌反射和肛门括约肌张力等神经系统检查
实验室检查	尿常规、尿培养
特殊检查	X 线检查:平片观察有无脊柱裂,膀胱尿道造影观察有无机械性梗阻超声检查:有无肾积水或大量残余尿量,应进一步评估上尿路形态和功能以及膀胱尿道的功能 尿流率检查:能初步判断患儿有无排尿障碍 肌电图检查:了解有无神经肌肉功能障碍,如球海绵体肌反射潜伏时间是否延长等
尿流动力学检查	尿流率检查观察有无下尿路梗阻,膀胱内压测定观察有无抑制性收缩

遗尿症诊断标准和分类

1. 诊断标准

（1）国内标准：须符合以下 3 项：①5 岁或 5 岁以上（或智龄 4 岁以上）反复有不自主排尿（日间或夜间）；②遗尿严重程度：5～6 岁儿童，每月至少有 2 次遗尿，6 岁以上儿童每月至少有 1 次遗尿；③不是由于神经系统损害、癫痫、躯体疾病或药物所引起遗尿。

（2）国际标准：3 岁以内小儿夜间无意识尿床，属正常生理、心理现象。5～6 岁儿童每月至少尿床 2 次，再大些儿童每月至少尿床 1 次，才诊断为遗尿症。据临床观察，16％左右的遗尿患者具有器质性疾病，如尿道炎、膀胱炎、包皮过长等，而 90％左右的遗尿患者则是由心理因素造成。

2. 遗尿症的分类

（1）按遗尿始发的时间分：①原发性遗尿症：是指出生以后就发生的遗尿。约有 10％的这种儿童伴有躯体性疾病，如包茎、包皮过长、尿道狭窄、尿道下裂等泌尿系统畸形、先天性膀胱括约肌发育不全、显性脊柱裂、神经性膀胱等。②继发性遗尿症：指原发性遗尿消失 6 个月后再次出现的遗尿。大多有精神心理方面的原因，部分有器质性的原因引起。

（2）按遗尿并发的症状分：①单纯性遗尿症：是指除遗尿外，无其他排尿症状者。②复杂性遗尿症：是指除遗尿外，伴有白天尿频、尿急、尿痛、尿溢出、排尿困难、尿淋漓不尽、尿量增多或减少、尿色清或黄等泌尿系统症，便秘和腹泻、蛲虫症等胃肠道症状，经常感冒、长时间咳嗽、打呼噜等呼吸系统症状。可以伴有包茎、包皮过长、尿道狭窄、尿道下裂、尿路感染、膀胱容量小、高活动性膀胱、胃肠道功能紊乱、尿崩症、糖尿病等病变。

（3）按遗尿患者的年龄分：①小儿遗尿症：指 12 岁以下的遗尿。②成人遗尿症：指 12 岁以上的遗尿，多伴有心理上的障碍。成人遗尿症患者的发病率很高（1％），且求医率近年来逐渐增高，已占门诊病人的 1/3。

针灸治疗效能等级与治疗目标

1. 效能等级　功能性小儿遗尿主要是各种原因引起的大脑皮质对低级排尿中枢的调节作用失常而产生的疾病，是一种自限性病症，大多通过训练和保守治疗可达到痊愈。正常情况下，大脑皮质对脊髓排尿中枢的抑制作用，使膀胱逐渐充盈时并不能引起膀胱收缩，只有在充盈达到一定程度时大脑皮质才能解除对脊髓排尿中枢的抑制而引起排尿。另外，大脑皮质可以刺激脊髓排尿中枢，而使逼尿肌收缩，因此，当膀胱不充盈时也能引起随意排尿。遗尿的发生，一是大脑皮质对于排尿反射的敏感性差；二是骶神经兴奋性降低，上行传导功能障碍，导致膀胱充盈信息不能有效激发骶神经兴奋并将此兴奋信息及时上传至中枢,从而产生觉醒障碍。针刺可对大脑皮质和腰骶排尿中枢的兴奋性进行调节,因此具有良好的治疗作用,是本病的首选方法,属于效能等级Ⅰ级病谱,功能性夜尿增多症属于效能等级Ⅱ级病谱。

2. 治疗目标 消除睡眠中遗尿的症状。为了实现持续的夜间无遗尿症状,应避免儿童及家长因遗尿造成的紧张焦虑。

针灸治疗流程与推荐方案

针灸治疗遗尿症流程(图 6-47-1)

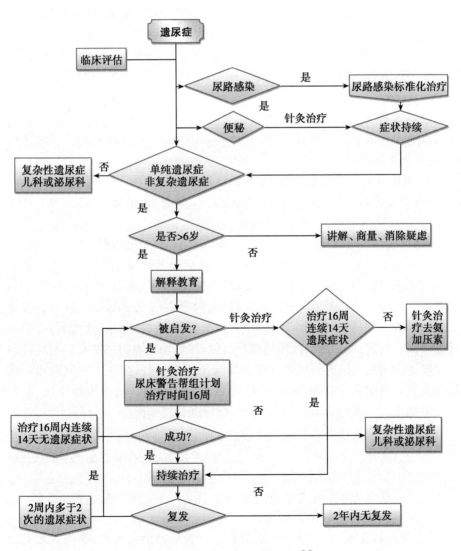

图 6-47-1 针灸治疗遗尿流程[1]

针灸治疗遗尿症推荐方案

1. 烧山火针刺法[2]（2b 级证据）★★

『穴位』气海、关元、中极、三阴交。

『操作』令患儿自然地鼻吸口呼，随其呼气，用单指押手法将针进至天部，右手拇指顺时针方向连续进针 3 次或 9 次，以催其气至（如针下沉紧，则轻提 1～2 分或轻微回转以解除滞针）即将针急插至人部，操作方法与天部相同；然后即将针急插至地部，仍按天部的方法操作。进针毕，候至针下气至沉紧时，用针尖拉着有感应的部位，在 1 分上下的范围内急（重）插慢轻（提）3 次，促其产生热感（如有热感则用推法守气，促其热感放散传导，如无热感则将针退至天部，另行操作）。手法用毕，随其吸气缓慢将针拔出，急按针穴。此法在天部或人部操作时，如果患儿皮肤发热或出汗或自觉针穴附近甚至全身有热感时，即不必继续操作。每穴留针 30 分钟，每天 1 次，8 次为 1 个疗程，间隔 2 天后行下 1 个疗程。

疗效说明　治疗组总有效率（疗效标准为治愈：经治后未再遗尿；好转：遗尿次数减少睡眠中能叫醒排尿）为 88.6%，治疗组临床疗效或许优于对照组（口服西药盐酸丙咪）。

2. 电刺激结合耳穴贴压法[3]（2b 级证据）★★

『穴位』体穴：①中极、气海、水道；②关元、百会、三阴交。

耳穴：心、肾、交感、皮质下、内分泌、膀胱。

『操作』以 95% 乙醇溶液对患者穴位局部脱脂，将电极贴片贴于穴位，测试电流强度至穴位局部有明显振动或患儿能耐受为宜，在治疗过程中可根据患儿的感觉或运动的显著程度随时适量增加电流强度，脉宽 $100\mu s$，频率 50Hz 刺激持续时间 10 秒，刺激间歇时间 3 秒，刺激量 10～20mA，最大反馈刺激量 25mA，治疗 30 分钟。每天 1 次，两组穴位交替使用，15 天为 1 个疗程，疗程间休息 5 天。耳穴：用探测仪或探针找好穴位，然后用止血钳将粘有王不留行的小块胶布固定在穴位上。嘱患儿或家属按压王不留行，按压力度以患儿自感局部发热或有刺痛感为佳，每天 4 次，每次每穴 1 分钟。每 3 天换 1 次，左右耳交替贴压。二者均 15 天为 1 个疗程，疗程间休息 5 天。

疗效说明　治疗组治疗后总有效率（疗效标准为显效：遗尿次数减少 ≥ 90%；有效：遗尿次数减少 ≥ 50% 但 < 90%；部分有效：遗尿次数减少 < 50%）为 96.8%；夜尿次数减少（0.74±0.17）次、遗尿次数减少（0.34±0.12）次。说明治疗组疗效或许优于对照组（口服醋酸去氨加压素和氯酯醒胶囊）。

3. 热敏灸法[4]（2b 级证据）★★

『穴位』热敏点腧穴（肺脾气虚型主要为肺俞、脾俞、关元，肾气不足型为关元、肾俞、气海，心肾不交型为心俞、肾俞、关元）。

『操作』先探查热敏点(手持调控点燃的清艾条,在距离选定部位皮肤表面 3cm 左右高度施行温和灸。当患者感受到艾热发生透热、扩热、传热、局部不热远部热、表面不热深部热和非热觉中的 1 种或 1 种以上感觉时,即为发生腧穴热敏化现象,该探查穴点为热敏点)。手持艾条,在探查到的热敏点中选取 1 个热敏化现象最为明显的穴位进行悬灸,每隔 3 分钟掸灰并调整艾条与皮肤距离,保持足够热度,以发生透热、扩热、传热和非热感觉等腧穴热敏化现象为标准。热敏化的穴位会出现感传现象,一旦出现感传,疗效非常明显,如灸双侧肺俞自觉热感传至双手,灸心俞自觉热感透至对面胸部,灸双侧脾俞、肾俞穴自觉热感在背部扩散并透至腹部,灸关元、气海穴自觉热感扩散至腹部及外阴,并透至腰骶部。30~60 分钟/次,施灸时间因人而宜。每日 1 次,10 天为 1 个疗程。

疗效说明　治疗组治愈率(治愈:经治疗后未再遗尿)为 76.5%,疗效或许优于对照组口服中药。

4. 神阙隔药饼灸配合埋针法[5](2c 级证据)★

『选穴』神阙、中极、关元、次髎。

『操作』隔药饼灸神阙:将覆盆子、金樱子、菟丝子、五味子、仙茅、肉桂、山茱萸、补骨脂、桑螵蛸、丁香、冰片等各等份,混合后粉碎成极细末备用。取药粉约 3g 用黄酒调,做成 0.5cm 厚的药饼,放在患儿神阙穴,在药饼上放置底直径为 2.5cm、高为 2cm 的圆锥形艾炷点燃,连续灸 5 壮。以患者感到有热感向脐内渗透为宜,灸毕用纱布将药饼盖上,胶布固定,每日 1 次,24 次为 1 个疗程。穴位埋针:取中极、关元、次髎穴,先在穴位上下推压 10 多次,皮肤消毒后用皮内针埋入穴位,外用胶布固定,嘱家长每日在埋针部按压 2~3 次。埋针 2 日换 1 次,12 次为 1 个疗程。

疗效说明　治疗组总有效率(疗效标准为痊愈:遗尿消失,随访半年无复发;显效:遗尿次数减少,睡眠中能叫醒排尿或治疗后遗尿消失但半年内复发)为 97.5%。说明治疗组疗效或许优于对照组(口服去氨加压素)。

影响针灸疗效因素

1. 病因　引起遗尿的原因直接影响针灸的疗效,有些是由于泌尿生殖器官的局部刺激,如包茎、包皮过长、外阴炎、先天性尿道畸形、尿路感染等引起,其次与脊柱裂、癫痫、糖尿病、尿崩症等全身疾病有关。以上原因引起的遗尿,属继发性遗尿,应针对原发病积极进行治疗,单纯采用针灸,则疗效较差。绝大多数儿童遗尿的出现与疾病无关,是出于心理因素或其他各种因素造成的,属原发性遗尿,针灸有较好疗效。对于单纯因未建立起自觉排尿而引起的遗尿,通过针灸调节大脑皮质、皮质下中枢及自主神经功能状态,使其作用协调,可达到满意的治疗效果。

2. 心理因素 由于惊吓、恐惧等可造成小儿遗尿,部分患儿自幼没有养成控制小便的习惯和能力,一出现尿床,便受到家长的责备、打骂,长期处于过度紧张状态中,继而产生自卑心理,使遗尿经久不愈。心理因素不但可促使以往已有控制小便能力的儿童重新发生遗尿,而且还可使少数患儿在发生遗尿后,逐渐形成习惯,有些甚至至成人仍无法改变。遗尿患儿多有较重的心理负担,并因此影响治疗效果。治疗过程中应注意消除心理负担,积极配合针灸治疗,可提高和巩固针灸疗效。

3. 取穴 针灸治疗遗尿的机制在于对大脑皮质及自主神经功能的调节,选择恰当的穴位进行刺激非常关键。调节大脑皮质的功能状态,应在头部选穴进行治疗,刺激大脑皮质的兴奋性;调节自主神经功能,主要是调节骶神经排尿中枢的功能活动,必须选择腰骶部足太阳膀胱经及脊柱两侧的华佗夹脊穴进行治疗,直接刺激骶神经交感神经节,并协调大脑皮质和骶神经排尿中枢的作用,从而达到治疗的目的。

针灸治疗的环节和机制

膀胱的作用在于储存尿液并在尿液达到一定量时将其排出体外。尿液的排泄是通过神经的调控、肌肉的收缩来实现的,主要是膀胱逼尿肌和尿道内、外括约肌。逼尿肌和括约肌的自主收缩机制是由一系列复杂的神经通路协调控制的。当膀胱收集尿液时,神经(张力感受器)将感觉冲动(信息)传至脊髓下部的特殊部位(排尿中枢)。当这些冲动足够强时,脊髓发放冲动引起尿路扩约肌舒张,逼尿肌收缩,产生排尿。因此针灸治疗遗尿的环节和机制包括:

1. 中枢机制 原发性遗尿的发病主要是大脑皮质发育延迟,不能抑制脊髓排尿中枢,在睡眠后逼尿肌出现无抑制性收缩,将尿液排出。针刺可调节大脑皮质对于排尿反射的敏感性,增强大脑皮质对脊髓排尿中枢的调控作用。

2. 外周机制 神经电生理检测证实遗尿儿童骶神经兴奋性降低,上行传导功能障碍,导致膀胱充盈信息不能有效激发骶神经兴奋并将此兴奋信息及时上传至中枢,从而产生觉醒障碍;另外,部分遗尿患儿神经系统检查正常,尿流动力学检查无逼尿肌无抑制收缩,但其膀胱初感容量与膀胱最大容量相差较大,外括约肌肌电活动白天活动强烈,并存在逼尿肌外括约肌功能不协调,研究结果提示,此类患儿的遗尿原因与膀胱初感容量较大及夜间外括约肌可能存在无抑制松弛有关。针灸可调节骶神经功能,提高骶神经兴奋性,使其将膀胱充盈信息迅速、及时上传大脑中枢,并促使大脑中枢与骶神经排尿中枢相互协调作用,达到治疗遗尿的目的。在神经功能正常的情况下,由于夜间尿道外括约肌无抑制松弛而造成的遗尿,可通过针刺刺激骶神经,促进尿道外括约肌收缩,协调膀胱逼尿肌与尿道内、外括约肌的收缩与舒张,防止遗尿的发生。

预　　后

原发性遗尿症自每周 1~2 次至每夜 1 次,甚至一夜数次不等,健康状况欠佳、疲倦、过度兴奋紧张、情绪波动等都可使症状加重。本病有时会自动减轻或消失,亦可复发,约 50% 患儿可于 3~4 年内发作次数逐渐减少而自愈,也有一部分患儿持续遗尿至青春期,往往造成严重的心理负担,影响正常生活与学习。

总之,无器质性疾病的夜间遗尿症常是良性自限性疾病,大部分遗尿患儿经过训练或治疗预后良好,对于器质性原因应积极治疗原发病。婴幼儿时期,由于小儿发育未全,脏器功能较弱,排尿自控能力尚未形成;随着年龄的增加,小儿的排尿功能逐渐正常,主要由于三方面因素的改善,即膀胱容量的增加、正常的膀胱括约肌及外括约肌功能、脊髓反射弧之上的中枢能抑制逼尿肌无抑制性收缩。小儿在 1~5 岁膀胱控制方趋完善,超过 5 周岁以上,具有正常排尿功能的小儿,在睡眠中小便不能自行控制,发生遗尿的则需进行治疗。遗尿对孩子的主要危害是心理上的,应首先排除对小儿情绪的影响,应给以信心。治疗期间尽量睡前少饮水,以减少夜间膀胱的储尿量,减轻膀胱压力。父母应积极培养小儿养成规律的排尿习惯。

代表性临床试验

表 6-47-2　针灸治疗遗尿症的代表性临床试验

试验观察方案	试验设计	治疗组/对照组	结　　果
电刺激结合耳穴贴压法[3]	250 例 RCT	治疗组($n=125$,采用中极、气海、三阴交等经皮穴位电刺激和心、肾、交感等耳穴贴压治疗)/对照组($n=125$,采用口服药物醋酸去氨加压素、氯酯醒治疗)	治疗 2 个月后,观察组与对照组在减少 PNE 患儿遗尿次数、遗尿次数比较 $WMD=0.57,95\%\,CI$ $(0.53,0.61)$,$P<0.00001$;$WMD=0.18$,$95\%\,CI$ $(0.15,0.21)$,$P<0.00001$

参 考 文 献

[1] Riedmiller H,Androulakakis P,Beurton D,et al. EAU guidelines on paediatric urology
[J]. Eur Urol,2008,40(5):589-599.

[2] 惠建萍,赵耀东,高汉媛,等."烧山火"针法治疗小儿遗尿 82 例临床观察[J].中国儿科
杂志,2006,2(1):48-50.

[3] 陈永军,周国赢,靳建宏,等.经皮穴电刺激结合耳穴贴压治疗原发性遗尿症[J].中国
针灸,2010,30(5):373-374.

[4] 曹淑华,潘润仪,田宁,等.热敏灸治疗遗尿疗效观察[J].上海针灸杂志,2011,30(4):
237-238.

[5] 张益辉.神阙隔药饼灸结合埋针治疗小儿原发性遗尿 40 例临床观察[J].江苏中医药,
2010,42(8):54.

第 7 章

妊娠、分娩和产褥期疾病

第 48 节　胎　位　不　正

（检索时间：2012 年 6 月 30 日）

针灸治疗方案推荐意见

基于Ⅰ级证据的推荐性意见

◎ **较强推荐**　以下方案可应用于胎位不正的治疗

　　灸法——至阴

基于Ⅱ级证据的建议性意见

◇ **较强建议**　以下方案可试用于胎位不正的治疗

　　耳针法——内生殖器、交感、腹、肾、肝、脾、内分泌

临床流行病学资料

　　胎位不正（malpresentation）是指妇女妊娠 30 周后，胎儿在子宫腔内先露部分不是头部，而是其他部分者，多在产前检查中发现。

　　胎位不正在临床极为常见，据统计，臀位发生率为 3.2%～5.8%，横位约占分娩总数的 0.1%～0.25%[1]，胎位异常的发生对母儿均易产生极为不良的影响。现代用针灸转胎始于 20 世纪 50 年代，自 1960 年起，即有大量关于艾灸至阴穴纠正胎位的临床报道。80 年代以来又增加体针、耳针、激光穴位照射及电针等法，效果亦佳。但就总的情况而言，以艾灸法用得最多，穴位则以至阴最理想。针灸一般用于怀孕 29～40 周的各类胎位异常的孕妇，有效率在 85%～95%左右，矫正后的复变率约 10%，但再次治疗后仍能转为头位。国外报道，异常胎位自然转正率为 60%。

临床评估与诊断

胎位不正临床评估

　　胎位不正是难产的最常见原因，多在产前检查中可发现。作好产前检查，预先诊断出胎位不正，及时治疗，如未转为头位，则先做好分娩方式选择，提前

住院待产,保证分娩顺利和母儿安全。

胎位不正临床诊断与分类

1. 胎位不正的诊断标准

(1) 病史:可有骨盆形态异常、子宫畸形、子宫肌瘤等病史。

(2) 临床表现:妊娠后期(30周以后),胎先露及胎位异常(除枕前位为正常胎位外,其余均为异常胎位)。胎位异常包括臀位、横位、枕后位、颜面位等。以臀位多见,而横位危害母婴最剧。

(3) 产科检查:产前检查以四步触诊法为主,一般可查明胎产式或胎方位。临产分娩时除腹部体征外,常以肛查和阴道检查为主。本病产前检查十分重要。

(4) 辅助检查:B超检查可以测出胎先露的类型、胎盘和脐带的位置、羊水量、头盆不称、胎头仰伸程度、胎儿畸形、子宫畸形、子宫肌瘤等,可协助诊断。

2. 胎位不正的分类

(1) 臀位:臀位是先露部为臀,是胎位异常中最常见的一种,其以骶骨为指示点,有骶左(右)前、骶左(右)横、骶(左)右后6种胎位。

(2) 横位:胎体横卧于骨盆入口之上,胎体纵轴与母体纵轴相垂直或交叉时称为横位,又因先露部为肩,亦称肩先露。有时胎体纵轴与母体纵轴不完全垂直而成一锐角,胎体较低的一端位于母体髂棘水平以下,形成斜位。

针灸治疗效能等级与治疗目标

1. 效能等级　胎位不正是造成难产的常见原因,针灸主要针对单纯性的胎位不正,如果子宫畸形、骨盆狭窄、肿瘤,或胎儿畸形等因素引起的胎位不正非针灸适应证。大量临床报道,针灸对于胎位不正有很好的纠正作用,纠正率在90%以上,尤其对横位优于臀位。目前西药没有任何有效的方法,单用针灸可达到纠正胎位的目的。妊娠7~8个月(30~32妊娠周)是转胎最佳时机,此时孕妇羊水较多,胎头没有固定,有一定活动度,因此,此期针灸疗效最好。8个月后,儿头固定,胎儿部分入盆,则会影响针灸疗效。在针灸治疗的同时,臀位者孕妇宜辅以膝胸卧式,甚至外倒转术。

2. 治疗目标　改善胎位异常,促使自然分娩。

针灸治疗流程与推荐方案

针灸治疗胎位不正流程(图 7-48-1)

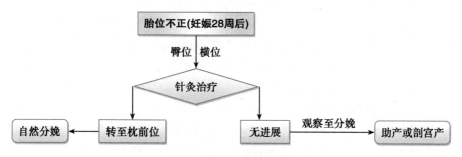

图 7-48-1　针灸治疗胎位不正流程

针灸治疗胎位不正推荐方案

1. 灸法[2](1b 级证据)★★★★★

『穴位』至阴。

『操作』孕妇仰卧于木板床上,放松衣裤及腰带。术者一手固定足部,一手持一支点燃的艾条分别温和灸孕妇左右至阴穴,以受试者能耐受最大热度为宜。治疗 15 分钟/次,2 次/日,共 7 天/疗程。若治疗 1 个疗程后胎位转正且不再回复者,观察至分娩;若转正后又复转为原位者,重复治疗 1 个疗程后观察至分娩;重复治疗后未转正者停止治疗,观察至分娩。

疗效说明　临床总有效率(显效:经 B 超确诊,施术后胎位转为头位且稳定直至分娩;有效:经 B 超确诊,施术后胎位转为头位,但之后又复转为原位,再次施术转为头位直至分娩;)为 83.7%,治疗组疗效很可能优于对照组(膝胸卧位法)。

2. 耳针法[3](2c 级证据)★

『穴位』内生殖器、交感、腹、肾、肝、脾、内分泌。

『操作』耳郭皮肤消毒后,将王不留行贴在相关穴区上的最敏感点,用手指按压籽粒,用力适中,拇食两指腹相对按压,频率 60 次/分钟,每穴按压 3 分钟/次,使局部有明显胀、热、痛感为度,嘱孕妇每天按上述要求自行按压 4 次,早、中、晚三餐饭后半小时及睡前各按压 1 次。松解腰带。15 分钟/次,2 次/日。3 天/疗程,共 2 个疗程。1 个疗程后未转正者,换贴另一侧耳穴。

疗效说明　治疗组总有效率(经治疗 2 个疗程后,胎位矫正,直至正常分娩者为有效)为 88.8%,疗效或许优于对照组(膝胸卧位组)。

影响针灸疗效因素

1. 病因　因子宫畸形、骨盆狭窄、肿瘤，或胎儿本身因素引起的胎位不正，或习惯性早产、妊娠毒血症，针灸疗效差，不宜采用针灸。

2. 类型　一般说来，横位较臀位自然转动幅度小，针灸疗程短，成功率高。胎位不正的成败与羊水量多少、腹壁松弛度、胎儿大小、脐带长短、先露是否入盆及孕周等因素密切相关。一般而言，初产妇的胎位不正针灸疗效要优于经产妇，这主要与腹壁松弛度有关。

3. 治疗的时机　针灸应注意治疗时机，妊娠 7～8 个月（30～32 妊娠周）是转胎最佳时机，此时孕妇羊水较多，胎头没有固定，有一定活动度，因此，此期针灸疗效最好。8 个月后，胎头固定，胎儿部分入盆，则会影响针灸疗效。过早矫正，胎儿活动度大，还有可能复发。复发率一般在 10.1%，如果再次艾灸，仍可有效。艾灸时孕妇感到胎动活跃者效果较好，一般灸后 1 小时胎动达高峰。产前 3 周内一般不宜针灸，以免出现羊水早破，脐带扭曲，胎盘剥离等意外。

4. 患者配合　在针灸治疗的同时，臀位者孕妇宜辅以膝胸卧式，甚至外倒转术，这样有助于胎儿位置的纠正，提高针灸疗效。

针灸治疗的环节和机制

艾灸至阴穴矫正胎位成功率较高，一般超过自然恢复率。针灸矫正胎位简便、安全，对孕妇、胎儿均无不良影响。针灸纠正胎位的作用，主要是通过促进子宫与胎儿的活动实现的。艾灸至阴穴已被证明可以刺激肾上腺皮质激素的分泌与增强子宫活动，同时有胎儿活动强度的增加，胎儿的心率也可以由此有所增加[4]。这些因素有利于胎儿位置的自动纠正。

预　　后

横位应做选择性剖宫产。臀位分娩，初产妇多作剖宫产；经产妇，胎儿较小、骨盆够大者，可考虑阴道分娩。横位如未及时处理，会导致脐带脱垂，胎死宫内，甚至有子宫破裂危险。臀位有破水后脐带脱垂可能，分娩过程中有后出头危险，会造成胎儿宫内窒息，甚至死亡。做好产前检查，预先诊断出胎位不正，及时治疗，如未转为头位，则先做好分娩方式选择，提前住院待产。可以预防分娩时胎位不正及避免因胎位不正造成的严重后果。

表 7-48-1　针灸治疗胎位不正的代表性临床试验

试验观察方案	试验设计	治疗组/对照组	结　果
艾灸法[2]	296 例大样本多中心 RCT	艾灸至阴穴组($n=147$)/膝胸卧位组($n=149$)	两组治疗有效率比较[$RR=1.66$,95% $CI(1.40,1.98)$,$P<0.00001$]
耳穴贴压法[3]	158 例 RCT	耳穴组($n=98$,取内生殖器、交感、腹、肾、肝、脾、内分泌)/膝胸卧位组($n=60$)	两组治疗有效率比较[$RR=2.05$,95% $CI(1.52,2.76)$,$P<0.00001$]

参 考 文 献

[1] 张惜阴.实用妇产科学[M].北京:人民卫生出版社,2003:440.

[2] 杨运宽,茅敏.艾灸至阴穴矫治胎位不正的多中心随机对照临床研究[J].中医杂志,2007,48(12):1097-1098.

[3] 金孟梓.耳穴贴压治疗胎位不正 98 例[J].针灸临床杂志,1998,14(2):39-40.

[4] 刘喆.古今妇科针灸妙法大成[M].北京:中国中医药出版社,1985.

第49节　难　　产

(检索时间:2012 年 6 月 30 日)

针灸治疗方案推荐意见

基于Ⅰ级证据的推荐性意见

◎ 较强推荐　以下方案可应用于难产的治疗

针刺联合药物——电针法(合谷)＋药物(催产素静脉滴注)

基于Ⅱ级证据的建议性意见

△ 弱度建议　以下方案可试用于难产的治疗

针刺法——合谷、足三里、三阴交

耳针法——内分泌、子宫

临床流行病学资料

难产(dystocia)又称异常分娩,主要特征为产程进展缓慢或延长。总产程超过 24 小时称为滞产。

目前,在美国每 10 个分娩的孕妇中,即有 1 个有剖宫产史[1]。由于许多再次剖宫产分娩的孕妇第一次手术的原因是难产,所以据估计在美国约有 60% 的剖宫产归因于难产[2]。国外流行病学资料[3]显示,肩难产的发病率在 0.58%～0.70%。难产所导致的诸多产后并发症,特别是产后出血(11%)以及第三和第四度会阴撕裂(3.8%),臂丛神经损伤是肩难产的最重要的胎儿的并发症之一(2.3%～16%)。

临床评估与诊断

难产临床评估(表 7-49-1)

多数异常分娩发生在分娩过程中,必须仔细观察产程,绘制产程图,结合病史、体格检查综合分析,及早识别异常情况,及时作出正确判断,进行恰当处理,保证分娩顺利和母儿安全。

表 7-49-1 难产临床评估要点简表

评估项目	评估内容	要 点
病史情况	精神状态	是否紧张和恐惧
	生命体征	检测血压、脉搏、呼吸
	并发症或合并症	有无妊娠并发症和内外科合并症,有无脱水、酸中毒,以及排尿与排便情况
	既往史	既往内外科病史,曾有剖宫产、阴道手术助产、死胎等
产科检查	产力	观察其变化
	产道	检查骨产道和软产道有无明显异常
	胎儿发育	胎儿大小、胎位、胎盘是否正常
产程变化	胎儿情况	检测胎动、胎心率,胎头是否如期下降
	宫缩情况	观察子宫收缩强度、宫缩持续时间、宫缩频率等指标
	宫颈扩张度	观察其变化

1. 病史询问 仔细询问产妇既往内、外科病史,以及是否有佝偻病、骨质软化症、小儿麻痹症、严重的胸廓或脊柱变形,骨盆骨折病史,曾有剖宫产、阴道手术助产、反复发生臀位或横位的经产妇、死胎、死产等病史。

2. 全面检查产妇情况 了解产妇思想状态;全身体检特别注意心、肺、肝、肾等重要器官情况;测量血压、脉搏、呼吸、体温,了解有无妊娠并发症和内、外科合并症;有无脱水、酸中毒,以及排尿、排便情况。

3. 检查产科情况

（1）产力：分娩过程中产力多数表现正常。但若有胎头位置异常、胎儿过大、羊水过多及骨盆异常，也可能影响子宫收缩力。

（2）产道：临产前仔细检查孕妇产道包括骨产道和软产道是否有明显异常。

（3）胎儿：临产前尽量准确估计胎儿体重，除了测量宫高、腹围外，还应做 B 超测量胎儿径线。产程中注意观察胎头下降及胎方位情况，还应加强胎儿监护，及时正确诊断胎儿窘迫。

难产临床诊断与分类

1. 难产的诊断

（1）有发生难产的原因：产力、产道、胎儿及产妇精神心理因素中 1 项或 1 项以上异常。

（2）出现异常产程图：产程与某一阶段停滞，如出现潜伏期延长，活跃期延长，活跃期停滞，二程延长。

（3）产程停滞未能及时处理，致使总产程超过 24 小时。

2. 难产的分类

（1）绝对性难产：具有很强的产科指征或孕妇合并及并发严重的疾病不能经阴道自然分娩，而在妊娠晚期分娩过程中选择剖宫产、急诊剖宫产或阴道助产（如产钳、臀牵引、毁胎等操作）。

（2）相对性难产：伴有或不伴有很强的产科指征，但在分娩期均可通过试产，根据试产中孕妇及胎儿的情况选择阴道助产或剖宫产。

（3）其他类难产：①社会因素所致难产：临床无任何产科指征也无其他合并症、并发症，纯属孕妇及家属对分娩的认知问题或受社会上的误导而造成难产者；②心因性难产：孕妇长期处于精神紧张状态，刺激超过了可能耐受的程度，而出现病理性应激障碍或异常心理状态所致各种难产；③医源性难产：医师干预过早或技术上的不熟练、过度诊断，还有个别医师怕担风险，暗示孕妇或家属需难产手术；④产时严重的并发症：产后出血、子宫破裂、羊水栓塞、软产道严重损伤等[4]。

针灸治疗效能等级与治疗目标

1. 效能等级　滞产、难产发生的原因非常复杂，针灸主要针对产力异常所导致的产程延长或停滞，尤其在第一产程中针灸更具有较好作用，在产力异常时应首选针灸，若不能完全解决问题，则应给予地西泮静脉推注或联合宫缩素静脉滴注，必要时应用前列腺素。针灸可作为主要方法，但不能保证完全解决问题，有配合药物的必要性[5]，因此，本病应归入针灸Ⅱ级病谱。

2. 治疗目标　协调子宫平滑肌的收缩节律，缩短产程，促进正常分娩。

针灸治疗难产流程(图 7-49-1)

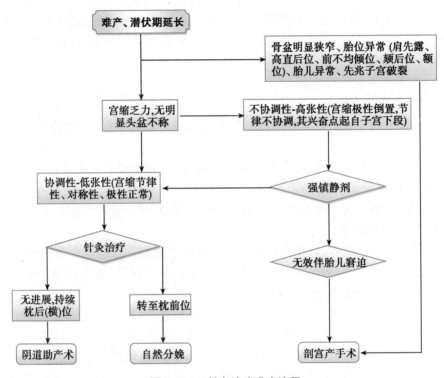

图 7-49-1 针灸治疗难产流程

针灸治疗难产推荐方案

1. 针刺联合药物[6](1b 级证据)★★★★★

『穴位』合谷。

『操作』针刺合谷穴 25mm,行提插捻转法,使针感向肘及上臂传导,再接电针选用疏密波,频率为 2Hz/100Hz,强度以患者能耐受为度,留针 30 分钟。

『基础治疗』静脉滴注 5% 的催产素(催产素 2.5U 加入 5% 葡萄糖溶液500ml 中),从 8 滴/分钟开始,逐渐增加滴数至 24 滴/分钟;如效果不明显,加入催产素至浓度为 1%,从 8 滴/分钟开始,逐渐增加滴数至 24 滴/分钟。调速原则为每 15～20 分钟调速 1 次,直到出现规律宫缩。

疗效说明 治疗组临床总有效率(显效:子宫口扩张≥1.5cm/h,触诊宫缩强度+,子宫收缩频率>3.5 次/10 分钟。有效:子宫口扩张≥1cm/h 且<1.5cm/h,触诊宫缩强度+,子宫收缩频率>2.5 次/10 分钟且<3.5 次/10 分

钟)为97.1%,催产素用量明显少于药物组催产素用量;治疗组产妇宫缩平均持续时间大于药物组,尤其以治疗1小时后效果更为明显;治疗0.5小时、1.5小时治疗组产妇的宫缩平均间歇时间小于药物组产妇;治疗组疗效很可能优于对照组(静脉滴注5%的催产素)。

2. 常规针刺法[7]**(2c级证据)★**

『穴位』合谷、足三里、三阴交。

『操作』产妇取仰卧位,双膝屈曲;毫针直刺双侧合谷,进针5~7寸,得气后合谷、足三里二穴轻捻针,使针感向肘膝方向传导,三阴交用强刺激捻针法使针感向腹部方向传导;之后在每次宫缩间歇时捻针以促进宫缩的加强,至胎儿娩出。

疗效说明 治疗组临床有效率(显效:治疗后产程进展宫口扩张每小时大于2cm,子宫收缩频率每分钟大于2次者。有效:产程进展宫口扩张每小时大于1cm,子宫收缩频率每分钟大于1次者)为79.03%,与药物组(催产素组)相当;治疗组方法扩张宫口的效应与药物组疗效相当,治疗组增加宫缩频率为缓慢,但没有催产素急剧增加宫缩频率而给产妇带来的痛苦,甚至危及胎儿的危险;治疗组疗效或许优于对照组。

3. 耳针法[8]**(2c级证据)★**

『穴位』内分泌、子宫。

『操作』选内分泌、子宫两穴,耳针刺入后用橡皮膏固定耳针,令其每隔20分钟左右自行按压1次,持续5分钟,待分娩后24h取下。

疗效说明 治疗组临床总有效率为96.5%,宫口扩张迅速,产程短,产后出血少,新生儿窒息少。疗效或许优于对照组(除产科常规处理外,不做特殊处理)。

影响针灸疗效因素

1. 病因 针灸对子宫收缩无力引起的滞产,具有良好的催产作用,如因子宫畸形、骨盆狭窄等引起的难产,应做其他处理,并非针灸所能解决。

2. 患者自身因素 患者对针刺的敏感性是决定针刺催产的主要因素之一,如果患者对针刺敏感性强,针灸催产疗效好,否则疗效差。另外,患者的积极配合也是影响针灸疗效的重要因素。患者产前情绪不宜过度紧张,注意饮食营养,劳逸适度。临产时不宜受凉,不可恐慌,不宜过早用力,排空大小便,以利子宫收缩。对于宫缩不协调,以及临产恐惧、精神过度紧张所致之滞产,针刺强度不宜过大。

针灸治疗的环节和机制

针灸用于处理难产对孕妇、胎儿的调整作用缓和,无不良影响,且有良好的镇痛作用,因此值得推广应用。针灸催产的环节和机制主要是调节宫缩,治疗后可使宫缩加强,阵缩时间延长,阵缩间隔缩短,产程缩短[9,10]。

　　研究表明,循经远道取穴者宫缩较慢,但较为持久而正规,可能通过刺激使垂体后叶素分泌增加而致。局部取穴者宫缩较速,但持续较短,且无规律,具有明显的神经反应特征;而远近结合者疗效显著,可能是神经、体液双重作用的结果。此外,也有研究表明,针刺能使产妇血液中雌二醇升高、孕酮下降,提示针刺促进宫缩和增加收缩频率,是通过降低孕酮含量,提高子宫肌细胞兴奋性和提高子宫收缩波的传播速度而起作用。

预　　后

　　分娩时久产不下,母婴危害大,一般处理及时,可以转危为安,预后较好。否则对产妇和胎儿都会造成一定影响,可导致母子双亡,或致产后留下严重后遗症。由于产程延长,产妇可出现乏力、肠胀气、排尿困难等,影响子宫收缩,严重时可引起脱水、酸中毒、低钾血症,甚至形成膀胱阴道瘘或尿道阴道瘘、增加感染机会。产程过长也增加难产机会。另外对胎儿影响更大,胎儿在子宫内缺氧,容易发生胎儿窘迫,尤其是导致日后的缺血性脑病、脑瘫等。一般病情危重指标有宫缩无力,胎心慢,产母衰竭征象;产后出血多,甚至休克;软产道撕裂、出血;新生儿窒息和颅内出血等,均应立即综合处理。

代表性临床试验

表7-49-2　针灸治疗难产代表性临床试验

试验观察方案	试验设计	治疗组/对照组	结　果
电针联合催产素方案[6]	276例多中心RCT	电针合谷穴联合催产素($n=138$)/催产素($n=138$)	治疗后两组总有效率[$RR=1.38,95\%CI(1.23,1.55)$,$P<0.00001$];治疗后0.5小时、1小时、1.5小时、2小时宫缩平均持续时间比较[$RR_{0.5}=1.84,95\%CI(1.79,1.89)$,$P<0.00001$;$RR_1=2.35,95\%CI(2.27,2.43)$,$P<0.00001$;$RR_{1.5}=3.67,95\%CI(3.64,3.70)$,$P<0.00001$;$RR_2=2.61,95\%CI(2.59,2.63)$,$P<0.00001$]

续表

试验观察方案	试验设计	治疗组/对照组	结　果
耳针疗法[8]	400 例 RCT	耳针组（$n=200$，内分泌、子宫）/对照组（$n=200$，常规产科处理）	两组治疗有效率比较[$RR=2.24$,95%$CI(1.96,2.64)$，$P<0.00001$,两组产后出血量小于 300ml 比较[$RR=1.31$,95% $CI(1.18,1.45)$，$P<0.00001$]

参 考 文 献

[1] Martin JA, Hamilton BE, Ventura SJ, et al. Births: final data for 2001[J]. Natl Vital Stat Rep,2002,51(2):1-102.

[2] Gifford DS,Morton SC,Fiske M,et aL. Lack of progress in labor as a reason for cesarean[J]. Obstet Gynecol,2000,95(4):589-595.

[3] J Crofts MRCOG, Bristol; Professor TJ Draycott MRCOG, Bristol. Shoulder Dystocia Green-top Guideline No. 42 2nd edition, 2012. //wwww. evidence. nhs. uk.

[4] 苟文丽,朱秋玲. 引产与催产的并发症及其防治[J]. 中国实用妇科与产科杂志,2002,18(5):260-263.

[5] 杜元灏. 中华针灸临床诊疗规范学[M]. 南京:江苏科学技术出版社,2007.

[6] 王兵,刘家瑛. 电针合谷对子宫收缩乏力产妇宫缩时间的影响[J]. 中国针灸,2006,26(12):843-846.

[7] 芦冬梅. 针刺与静滴催产素治疗产妇继发性宫缩乏力疗效对照观察[J]. 针灸临床杂志,1993,9(4):24-25.

[8] 石淑贤,白丽敏,高永珍,等. 耳针用于妊娠晚期引产疗效观察[J]. 中国针灸,2001,21(1):27-28.

[9] 王美卿. 电针"合谷""三阴交"穴促分娩作用机理的实验研究[J]. 中国针灸,2003,23(10):593.

[10] 邸泽青. 针刺催产机理的初步研究[J]. 甘肃中医学院学报,2000,17(2):47.

第50节　产后乳汁过少

（检索时间：2012年6月30日）

临床流行病学资料

产后乳汁过少（postpartum oligogalactia）是指产后乳汁甚少或全无，或逐渐减少，不能满足哺乳的需要。产后缺乳多发生在产后数天至半个月内，发病率约占产妇的22.2%，且有上升趋势。20世纪60年代欧美各国母乳喂养率仅18%~20%，直至目前虽经大力提倡，在美国婴儿的母乳喂养率仍不足为50%。在我国，目前产后1个月纯母乳喂养率为47.0%~62.0%，产后4个月纯母乳喂养率为16.0%~34.4%[1]，主要原因之一就是乳量不足，产后1个月内及以后母乳喂养失败因乳量不足者约占34.4%。剖宫产的产妇初乳时间延迟、泌乳量少，甚至无乳的情况极为普遍，致使人工喂养及混合喂养比例明显上升。随着爱婴医院的创立、母乳喂养知识的宣传和母婴同室、按需哺乳、早哺乳等促母乳喂养措施的实施，母乳喂养的比例有所提高，但目前看来与WHO建议全世界至少达到80%母乳喂养率才有利于保障婴幼儿健康与正常的生长发育的要求还存在很大差距。

临床评估与诊断

产后乳汁过少临床评估（表7-50-1）

临床评估应详细了解病史，全面进行体格检查，重点评估泌乳量，以作为本次诊断评估及制订治疗方案的重要参考。

表 7-50-1　产后乳汁过少临床评估要点简表

评估项目	评估内容	要　点
病史	一般情况	产后情绪、饮食等
	体质和分娩情况	体质和分娩方式；有无出血及出血量
	既往史及个人史	有无贫血、饮酒史
	泌乳量	是否满足婴儿
体格检查	全面的体格检查	排除垂体、乳房等疾病
实验室检查	泌乳素分泌	检测浓度

产后乳汁过少诊断标准与分类

1. 产后乳汁过少的诊断标准

（1）产后排出的乳汁量少，甚或全无，不够喂养婴儿。

（2）乳房检查松软，不胀不痛，挤压乳汁点滴而出，质稀，或乳房丰满，乳腺成块，挤压乳汁疼痛难出，质稠。

（3）排除因乳头凹陷和乳头皲裂造成的乳汁壅积不通，哺乳困难。

2. 产后乳汁过少的分类　病情轻重分级：①轻度：满足婴儿需要量的 2/3；②中度：满足婴儿需要量的 1/3；③重度：几乎没有乳汁，不能喂养婴儿。

针灸治疗效能等级与治疗目标

1. 效能等级　产后缺乳多发生在产后数天至半个月内，也可发生在整个哺乳期。针灸对于产后缺乳大多能产生良好的治疗作用，主要通过调节垂体-性腺轴功能，但不包括先天性的乳房、乳腺发育不全所致者，属于效能等级Ⅱ级病谱。

2. 治疗目标　使产妇恢复正常量的乳汁分泌，以保证婴儿的喂养。

针灸治疗流程与推荐方案

针灸治疗产后乳汁过少流程(图 7-50-1)

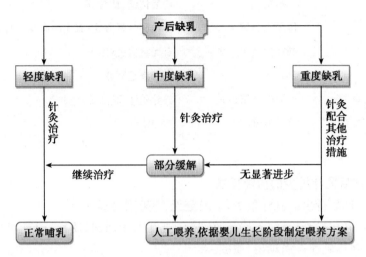

图 7-50-1　针灸治疗产后乳汁过少流程

针灸治疗产后乳汁过少推荐方案

1. 一般针灸治疗方案

● **方案 1[2]（1b 级证据）★★★★★**

『穴位』少泽。

『操作』取双侧少泽穴,局部消毒后,针尖朝腕关节方向进针 0.2 寸,得气后接电针,频率为 2Hz,留针 30 分钟。1 次/日,5 天/疗程。共 2 个疗程。2 个疗程之间休息 2 天。

　　疗效说明　疗效标准参照《中药新药临床研究指导原则》。治疗组临床痊愈率(乳汁分泌完全满足婴儿需要,其他症状完全消失)为 40.58%;显效率[乳汁分泌满足婴儿需要量 2/3 和(或)病情程度由重度转为轻度改善 2 级以上]为 56.52%;有效率[乳汁分泌增多,能满足婴儿需要量的 1/3 和(或)病情程度改善Ⅰ级]为 2.90%,愈显率为 97.10%,总有效率为 100%。中医证候临床痊愈率(治疗后各种症状完全消失,减分率为 100%)为 13.04%;显效率(减分率≥70%,<100%)为 74.64%;有效率(减分率≥30%,<70%)为 12.32%,愈显率为 87.68%,总有效率为 100%,优于对照组(电针商阳穴)。而气血虚弱证中医证候积分改善 10.78±1.66、肝郁气滞证中医证候积分改善 8.58±1.50、泌乳量升高(660.85±148.40)ml、催乳素水平降低 39.32±84.37、对乳房充盈程度的改善Ⅰ级由 0 升至 99.3%,可见治疗组在改善症状、体征上很可

能优于对照组(电针商阳穴)。

● 方案 2[3](1b 级证据)★★★★★

『穴位』膻中。

『操作』局部消毒后,向下平刺进针约 20mm,捻转得气后,接电针,一端接针柄,另一端握于患者右手,频率为 2.5Hz,疏密波型,强度以患者耐受为度,留针 20 分钟。1 次/日,3 天/疗程。治疗 7 天后观察。

疗效说明 疗效标准参照《中医病证诊断疗效标准》,3 个临床实验中心针刺组乳房充盈程度分别提高 1.38±0.28、1.77±0.09、1.94±0.33,泌乳量分别增加 1.39±0.28、1.75±0.09、1.93±0.33,婴儿人工喂养次数下降分别为 0.77±0.28、0.88±1.17、1.67±0.04,婴儿人工喂养容量分别改善(6.54±2.68)ml、(11.31±8.50)ml、(0.58±5.18)ml,婴儿小便次数分别改善 5.03±0.34、4.49±0.18、4.00±0.02,泌乳素分别改善(27.66±3.56)ml、(12.91±46.70)ml、(10.49±15.09)ml,针刺组在改善乳房充盈程度、泌乳量方面很可能优于中药组,而在改善婴儿情况与泌乳素方面疗效相当。

● 方案 3[4](2c 级证据)★

『主穴』膻中、乳根、少泽。

『配穴』足三里、太冲。

『操作』患者取仰卧位,直刺膻中穴 1～2 分,然后向下平刺 1.5 寸,捻转得气后中等刺激 1～2 分钟,再将针尖退至皮下,分别向左右水平平刺,得气后行平补平泻法,留针时仍将针向下平刺,留针 30 分钟。乳根穴向上平刺 0.8～1 寸,行捻转提插手法得气后,留针 30 分钟。注意:乳根穴不宜向胸腔方向深刺以免刺伤心肺。实证患者少泽穴采用点刺放血的疗法。少泽穴常规消毒后用毫针点刺,放血 3～4 滴即可,不宜放血过多;虚证患者少泽穴采用毫针浅刺的方法,斜刺 2～3 分,捻转后出针。辨证配穴:乳房干瘪,柔软无汁,纳呆食少,体质虚弱者,针刺足三里 1～1.5 寸,行捻转提插补法,留针 30 分钟;乳中有汁不出,乳房肿大硬痛或有胀感,情志不遂者,直刺太冲 0.5～1 寸,行捻转泻法,留针 30 分钟,出针时摇大其孔,1 次/日,5 天/疗程。

疗效说明 疗效标准根据《中药新药临床研究指导原则》,治疗组临床显效率(显效:乳汁分泌完全满足婴儿需要,其他症状完全消失,积分为 2 分或 2 分以上)为 78.6%,总有效率为 94.6%,优于对照组。乳汁量增分为 3 分有 90 例,乳房充盈度增分为 3 分有 147 例,PRL 改善(206.29±10.06)μg/l,E_2 改善(717.44±270)pmol/l,治疗组在改善乳汁量、乳房充盈度及 PRL 方面或许优于对照组(口服中成药生乳汁组),而在改善 E_2 上相当。

2. 其他针灸推荐方案

● 耳针治疗方案[5](2c 级证据)★

『主穴』乳腺、内分泌、脾、胃、肝。

『操作』于产后 1 小时,产妇耳郭消毒后,将王不留行压迫在穴位敏感点,以橡皮膏固定后,用手指逐个按压刺激,按至耳郭发热、胀痛但能耐受为宜,两耳同时进行,20 分钟/1 次,4 次/日。产后 1 小时至乳汁分泌充足停用。

疗效说明　治疗后 24 小时内,治疗组泌乳率为 82％,疗效或许优于对照组。

● 穴位埋线治疗方案[6]（2b 级证据）★★

『主穴』足三里、上巨虚。

『操作』取 00 号 1cm 羊肠线,放入 75％乙醇溶液中浸泡 1 小时以上备用。操作前 5 分钟取出两段,用生理盐水冲洗 2 次待用。在产妇回病房后 1 小时内进行穴位埋线。将磨平尖端的 3 寸针灸针从 9 号一次性注射针头的后端放入,针灸针的前端不能露出针头之外,然后从生理盐水中摄取一段羊肠线置于针头内,羊肠线的前端在针头斜面以上,后端与针灸针的前端相接触。选取一侧足三里穴,用碘伏消毒后,右手持针头尾部以执笔式快速刺入皮下,然后以与体表垂直的方向进针约 2.5cm,施以捻转手法使局部产生明显针感后,左手扶持针灸针的针尾不动,右手缓慢将针头向上提起,当针头上提约 1cm 后即有明显滑利感,表明羊肠线已被埋入穴内,此时即可松开左手,右手快速将针头拔出,用消毒干棉棒轻轻按压针孔片刻,然后用创可贴贴敷针孔。以同法将羊肠线埋入对侧上巨虚穴。

疗效说明　疗效标准参考 1989 年联合国儿童基金会主办的母乳喂养定义会上制定的分类标准,治疗组首次肠蠕动及首次出现肛门排气时间分别为 (16.31±4.01) 小时、(26.70±6.10) 小时,初乳出现时间 (17.53±5.02) 小时、乳汁分泌量满足新生儿需要时间 (2.62±0.69) 小时、产后 42 天随访纯母乳喂养 94％,在产妇术后肠蠕动的恢复、促进乳汁分泌方面疗效或许优于对照组 (常规对产妇及新生儿进行处理组)。

影响针灸疗效因素

1. 治疗时机　产后缺乳的产妇治疗越早,疗效越好。应积极早期治疗,在乳少发生最迟不超过 1 周,及时进行针灸治疗可获得良好疗效。

2. 缺乳的类型　如果患者缺乳是由于营养不良、精神因素,直接影响丘脑下部,致使垂体前叶催乳素分泌减少而致,或喂养不当,乳汁郁滞而产生回乳者,针灸可取得良好疗效;如果患者本身乳房、乳腺发育不良,针灸难以取效。

3. 患者的配合　在针灸治疗期间,产妇应按照正确的授乳方法进行哺乳,即定时哺乳,每次授乳要尽量排空乳腺管内的乳汁。还应加强产后营养,尤其是富含蛋白质的食物以及充足的汤水。其次,要保持情志舒畅,保证充足睡眠,切忌抑郁。这些因素都对针灸治疗的疗效具有重要影响。

针灸治疗的环节和机制

现代医学认为，在胎盘娩出子宫后，孕激素、雌激素水平突然下降，产妇开始泌乳。生乳素是泌乳的基础，同时乳腺的发育，产妇的营养、健康状况及情绪均与泌乳有密切的关系。缺乳最主要的原因是脑垂体泌乳素缺少引起，乳汁分泌受多种激素的调节，主要有催产素、孕激素、催乳素等。西医治疗目前尚无理想的催乳药物。主要让产妇得到充分休息，增加营养，尤其是汤类饮食，精神愉快，改进哺乳方法。

针灸具有良好的催乳效果，其作用机制主要为通过对下丘脑-垂体轴功能的良性双向调节，使催产素、催乳素分泌增多，有利于乳汁的分泌[7]。同时，针刺通过调节雌激素及孕激素的分泌，使之相应减少，以减少该激素所产生的抑制乳汁分泌的作用。实验研究表明，针刺对垂体分泌及生殖内分泌功能的影响，主要是通过针刺激活脑内多巴胺系统，调整脑-垂体的自身功能，使其适应机体的各种功能状态，来实现催产、泌乳效用。

预　　后

产后缺乳，早期治疗，患者积极配合，饮食上给予高蛋白流质食物，可多食猪蹄汤、鲫鱼汤等增强营养，同时应掌握正确的哺乳方法；患者应保持精神舒畅，切忌暴怒或忧思，保证睡眠充足，劳逸结合等。民间用木梳背刮运乳房，葱汤洗熨乳房或用热敷等均有助于乳少的调治。通过治疗调养，一般都能取得满意的效果，预后良好；但若身体虚弱，虽经治疗，乳汁无明显增加或先天乳腺发育不良，则预后较差；若乳汁壅滞，经治疗乳汁仍然排出不畅可转化为乳腺炎。

代表性临床试验

表 7-50-2　针灸治疗产后缺乳的代表性临床试验

试验观察方案	试验设计	治疗组/对照组	结　　果
针刺少泽穴法[2]	273 例多中心 RCT	针刺少泽组($n=$137)/针刺商阳组（$n=136$)	两组治疗前后泌乳量的比较分别为 [$WMD = 324.56$, 95% CI (291.74, 357.38), $P<0.000001$]；治疗愈显率比较[$RR=4.03$,95%CI(2.99,5.43), $P<0.000001$]
针刺膻中穴法[3]	276 例多中心 RCT	针刺组（$n=46$)/中药组（$n=46$,通乳汤)	3 个中心患者泌乳量的评分比较分别为 [$WMD_1 = 0.15$,95%CI(0.02, 0.28), $P=0.02$; $WMD_2=0.21$,95%CI(0.00, 0.41), $P=0.05$; $WMD_3=0.03$,95%CI (−0.07,0.13), $P=0.56$]

参 考 文 献

[1] 黄醒华.全国母乳喂养学术研讨会纪要[J].中华妇产科杂志,1995,30(10):579.

[2] 安军明,王宏才.电针少泽穴治疗乳汁分泌不足的多中心随机对照研究[C]//第十四届全国针灸学术研讨会.桂林.2006:21-27.

[3] 何军琴,陈宝英.针刺膻中穴治疗产后缺乳:多中心随机对照研究[J].中国针灸,2008,28(5):317-320.

[4] 赵彦,李青.针刺治疗产后缺乳224例[J].陕西中医杂志,2008,29(3):338-339.

[5] 李秀丽,常君平.耳穴贴压法促进早泌乳的观察[J].中西医结合杂志,1998,7(10):1604.

[6] 秦文栋.穴位埋线对剖宫产产妇术后肠蠕动及乳汁分泌影响的临床研究[D].山东:山东中医药大学,2005.

[7] 张涛,杭群.针灸现代研究与临床[M].北京:中国医药科技出版社,1998:411.

第 51 节　分　娩　痛

（检索时间：2012 年 6 月 30 日）

针灸治疗方案推荐意见

基于Ⅰ级证据的推荐性意见

◎ **较强推荐**　以下方案可应用于分娩痛的治疗

　　针刺联合药物——针刺法（合谷）＋药物（催产素）

基于Ⅱ级证据的建议性意见

△ **强力建议**　以下方案可试用于分娩痛的治疗

　　穴位按压法——针压法（三阴交）

△ **弱度建议**　以下方案可试用于分娩痛的治疗

　　耳针联合药物——耳针法（子宫、神门、内分泌、交感）＋药物（催产素）

　　经皮神经电刺激法——合谷、内关、三阴交、太冲

　　穴位注射法——次髎、子宫,1‰利多卡因注射液

临床流行病学资料

　　分娩痛（labor pain）是指正式临产后,由于宫缩和宫颈扩张引起的产痛。临床表现为宫缩时产妇感到腹痛,特别是耻骨上区疼痛显著,伴有腰痛、骶尾部疼痛。宫缩间歇期疼痛缓解,子宫下段不应有压痛。

　　在经阴道分娩的产妇中,分娩痛是普遍存在的现象。在 6 大洲 35 个国家对 121 个产科中心的 2700 名产妇观察记录表明产痛发生率和程度分别为:

15％产妇有微痛或无痛,35％有中度疼痛,30％有严重疼痛,20％有非常剧烈疼痛。在对随机选择的 78 个瑞典初产妇的研究中,Netteladt 等发现,在分娩期间,35％产妇不堪忍受疼痛,37％产妇有严重疼痛,28％产妇有中度疼痛。目前欧美等发达国家分娩镇痛率为 90％以上,我国仅仅为 1％,而且多在大城市当中采用。目前美国剖宫产率由 20 世纪 90 年代的 15％上升到目前的30％[1],我国剖宫产率不小于 40％。我国剖宫产率高于发达国家的原因之一,是分娩镇痛的实施范围有限,而研究表明,规模化分娩镇痛可降低剖宫产率[2]。

临床评估与诊断

分娩痛的临床评估

产妇待产时,医师与助产人员应详细了解产妇的全身情况和产程进展情况,尽快完成全身体格检查及实验室检查,准确评估分娩疼痛程度,根据产妇和胎儿的情况制定合理的镇痛方案。

1. 产程观察　监测产妇体温、血压、脉搏,描绘产程图,进行肛门或阴道检查,观察子宫收缩、宫颈扩张、先露下降、胎心变化及羊水情况。

2. 评估疼痛　目前国际上对疼痛最常用的量法是"视觉模拟评分法",用"痛尺"衡量,"痛尺"上标有 0 到 10 数字,0 表示没有疼痛,而 10 是最痛的一级。一般 3 级以下都比较轻,3～7 级以下是中等疼痛,但达到 7～10 级,则表示疼痛剧烈,甚至难以忍受。在测量疼痛时,让病人在尺上标出能代表自己疼痛程度的相应位置。医生会找一个中间的参考标准,其中一项就是对睡眠的影响,如果痛得睡不着了,这样的疼痛就达到了 6～7 级。然后选择适合的分娩镇痛法。

3. 分娩镇痛的禁忌证　产道异常(骨盆狭窄)、头盆不称、宫缩异常、产科急症、凝血功能异常、局部或全身感染、腰椎畸形或有手术史、血容量减少、营养障碍、精神异常、产妇不愿意选择镇痛等。

分娩痛临床诊断与分级

1. 分娩痛的临床诊断

(1) 妇女在生产时产生的腹部、阴部、腰部、背部、腿部等疼痛。

(2) 在第一产程初产妇大约持续 10～12 小时,经产妇约 6～8 小时,疼痛形式呈典型的"内脏痛",部位主要在下腹部、腰部,有时髋、骶部也会出现牵拉痛,范围弥散不定。当宫颈扩张到 7～8cm 时,疼痛最为剧烈。

(3) 第二产程初产妇约需 30～40 分钟,经产妇为 20～30 分钟,疼痛形式呈典型的"躯体痛",表现为刀割样尖锐剧烈疼痛,定位明确,主要集中在阴道、直肠和会阴部。

(4) 第三产程时,子宫容积缩小,宫内压力下降,会阴部牵拉感消失,疼痛也骤然减轻。

2. 疼痛程度分级(WTO) 0度:不痛;Ⅰ度:轻度痛,为间歇痛,可不用药;Ⅱ度:中度痛,为持续痛,影响休息,需用止痛药;Ⅲ度:重度痛,为持续痛,不用药不能缓解疼痛;Ⅳ度:严重痛,为持续剧痛伴血压、脉搏等变化。

针灸治疗效能等级与治疗目标

1. 效能等级 分娩痛是一种正常的现象,但对于部分患者严重的分娩痛不仅影响产妇的身心健康,还可激发体内的一系列反应,甚至影响母婴安全。对于轻度、中度的分娩痛,针灸有很好的疗效,但针灸镇痛也存在镇痛不全的问题,因此,针灸可作为主要的方法防治分娩痛,但必要时要应用镇痛药物辅助治疗,属于Ⅱ级效能等级病谱。

2. 治疗目标 减轻分娩中疼痛,加速止痛起效时间,减少止痛麻醉措施用量;缩短产程;减少出血量;促进宫缩;降低新生儿窒息率。

针灸治疗流程与推荐方案

针灸治疗分娩痛流程(图 7-51-1)

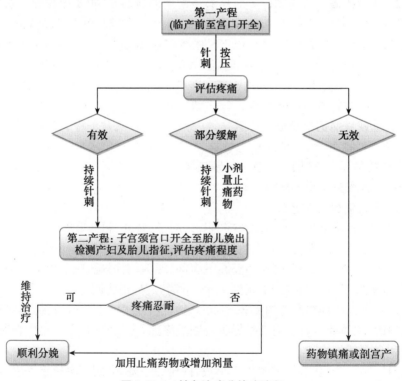

图 7-51-1 针灸治疗分娩痛流程

针灸治疗分娩痛推荐方案

1. 分娩痛一般治疗方案

● 穴位按压法[3]（2a 级证据）★★★

『主穴』三阴交。

『操作』取产妇的双侧三阴交穴,采用针压法,压力分别为左侧 1911mmHg,右侧 2150mmHg。

疗效说明 评估针压即刻,治疗后 0.5 小时、1 小时的产妇分娩疼痛程度,及分娩持续时间。针压三阴交有较好的镇痛作用,产妇在治疗后及 0.5 小时、1 小时后的 VAS 评分改善程度优于安慰组。针压三阴交穴能有效缩短产程,尤其是第一产程的时间。

● 针刺联合药物[4]（1b 级证据）★★★★

『主穴』合谷。

『联合药物』催产素。

『操作』催产素 2.5U 加入 5% 葡萄糖溶液 500ml 静脉滴注,从 8 滴/分钟开始,同时进行针刺治疗。取双侧合谷穴,提插捻转法得气,然后行平补平泻使针感向肘及上臂传导,然后接电针,用疏密波,频率为 2Hz/100Hz,强度以患者能耐受为度,留针 30 分钟。根据患者情况及针刺疗效适量增加催产素剂量。

疗效说明 疗效标准参考 VAS 类比评分法。针刺合谷穴有较好的镇痛效果,治疗组产妇治疗 0.5 小时、1 小时、1.5 小时、2 小时后的 VAS 评分分别为(5.94±1.23)分、(6.86±1.15)分、(7.39±0.93)分、(7.72±0.96)分,优于单纯使用催产素者,提示针刺配合药物疗效很可能优于对照组(单纯使用催产素)。

2. 分娩痛其他治疗方案

● 耳针联合药物[5]（2c 级证据）★

『主穴』子宫、神门、内分泌、交感。

『联合药物』催产素。

『操作』0.5% 催产素静滴,调整宫缩规律,观察胎心率正常,在宫口开大3cm 进入环境舒适温馨的待产室。耳穴针刺后,快速小幅度提插,使局部有热胀感,隔 30 分钟行针 1 次。

疗效说明 耳针能有效减少分娩痛的程度,其镇痛有效率(分娩时无痛或轻度疼痛,可合作)为 80%,耳针配合药物能明显缩短产程[活跃期为(130.71±74.19)分钟、第二产程(40.71±21.68)分钟,药物组活跃期(166.14±62.67)分钟、第二产程(53.33±26.92)分钟],且对母婴不良影响小[新生儿出生后 Apgar 评分 5 分钟耳针组(9.78±1.6)分]、产妇产后出血量少(181.43±

132.97)ml。

● 经皮神经电刺激法[6](2c 级证据)★

『主穴』合谷、内关、三阴交、太冲。

『操作』将电极板贴于穴位上,外加电针治疗仪进行穴位刺激,每 30 分钟更换 1 次治疗频率,直到全娩完毕。刺激强度以产妇能忍受为原则。

疗效说明 疗效标准参照疼痛强度(PPT)表及疼痛目测类比定级法(VAS),治疗组疼痛程度较催产素轻,且宫口扩张至 9cm 而疼痛比 3cm 时减轻者占 68.3%(催产素组占 6.6%),治疗组Ⅲ级疼痛(强烈疼痛,不可忍受,喊叫,辗转翻身或伴呕吐)者占 30%,或许优于空白组和催产素组,疼痛呈缓解趋势。另外,能有效加快宫缩频率(改善 1.91 分),增长宫缩持续时间(7.87 秒)。

● 穴位注射法[7](2c 级证据)★

『主穴』次髎、子宫。

『药物』1%利多卡因注射液

『操作』产程进入活跃期,宫口开大 2～3cm,阵痛 3 级(中度)或 4 级(重度)时,在次髎穴(双侧)、子宫穴(双侧)各穴注射 1%利多卡因注射液 3～4ml,次髎穴垂直进针 0.8～1.0cm,子宫穴 1.5～2.0cm,边进针边左右旋转注射器,并进退针刺激,得气后回抽无血液后注入药液。以腹痛为主时先注射子宫穴,以腰痛为主时先注射次髎穴。

疗效说明 按世界卫生组织标准及临床表现,对产妇的疼痛程度进行评估。治疗平均起效时间 3 分钟,平均维持时间 2 小时,治疗显效率(无痛或稍感不适,活动自如)为 20%,总有效率[镇痛效果≥2 级(轻度疼痛可以忍受,可合作)]100%。穴位注射能有效缩短产程,尤其是活跃期时间[宫口扩张 3cm 到开全为(158±11)分钟]。

影响针灸疗效因素

1. 分娩痛的性质 如果孕妇为顺产,分娩痛主要为宫缩所致,针灸疗效较好;如果由胎位不正所致或其他原因所致的难产、滞产,针刺疗效较差;宫缩乏力所致,针灸疗效好。分娩痛在第一产程最为显著,到第二产程只有憋坠胀感,并有排便、屏气用力的感觉和动作,此时宫口已开全,所以针灸在分娩镇痛用于第一产程最为适宜。

2. 患者自身因素 患者存在个体针感差异,针刺前机体的功能状态,在一定程度上影响着镇痛的效果,或出现镇痛不全的情况。因此,对针刺效果敏感者疗效好,另外,针刺前一定要积极引导,鼓励产妇,解除紧张,提高针刺镇痛的效果。

针灸治疗的环节和机制

针刺对于分娩镇痛具有很多优点,对母体的心血管系统功能没有影响,在各方面对胎儿均无影响,能协调和加强宫缩缩短产程加速分娩。其作用环节及机制包括:

1. 对痛信号传导的抑制　针刺刺激了许多感受器、神经末梢和神经干,神经冲动沿外周神经传至脊髓,再传到大脑,在到达大脑皮质形成感觉的整个过程中,以及在中枢神经系统的许多水平中,与来自分娩的痛觉冲动,彼此以一定的方式相互作用,激活了某些镇痛机制,使之对痛觉信号的传递产生抑制效应,从而产生了镇痛作用。

2. 对中枢神经递质的影响　针刺促进了脑内 5-羟色胺的合成和利用,激发了 5-羟色胺神经元的活动,并通过下行(可能还有上行)途径抑制痛觉信号的传递,产生镇痛作用。针刺还促使脑内乙酰胆碱合成和释放,提高了镇痛效应。近年来的研究还表明,针刺后可引起脑内阿片样物质的含量和代谢发生变化,这种变化与针刺镇痛效果呈平行关系,使机体的痛阈升高,并使大脑皮质产生保护性抑制及调整神经功能,从而协调宫缩,缩短产程,加快分娩。

3. 镇静作用　针刺可调节自主神经系统的功能,对孕妇的紧张和烦躁情绪起到缓解作用,从而有利于分娩。

预　　后

产痛在分娩过程中普遍存在,不仅影响产妇的身心健康,还可激发体内的一系列反应,甚至影响母婴安全。应用分娩镇痛不增加产程时间,减少器械助产以及剖宫产率。分娩镇痛处理得当者,能取得理想的效果。处理不当时,将会产生一系列严重后果。产痛作为一应激源可引起体内肾上腺素、儿茶酚胺分泌增加,使子宫胎盘血流量减少,胎儿缺氧;疼痛使产妇过度紧张,导致换气过度,致呼吸性碱中毒;使母体血红蛋白释氧量下降,影响胎盘供氧;疼痛使副交感神经反射致产妇大量出汗、恶心、呕吐,使产妇脱水、酸中毒,胎儿酸中毒;疼痛紧张、焦虑综合征使神经介质分泌增多,影响子宫有效收缩,使产程延长。因此,疼痛对产妇和胎儿均有很大影响,应积极处理分娩痛。

代表性临床试验

表 7-51-1　针灸治疗分娩痛代表性临床试验

试验观察方案	试验设计	治疗组/对照组	结　果
针压法[3]	75 例 RCT	针压组（36 例，三阴交）/指压组（39 例，三阴交）	治疗后两组 VAS 评分比较 $WMD=-0.70,95\%CI(-0.83,-0.57)$，$P<0.00001$；$WMD_{0.5h}=-0.80$，$95\%CI(-0.96,-0.64)$，$P<0.00001$；$WMD_{1h}=-0.70,95\%CI(-0.89,-0.51)$，$P<0.00001$；分娩时间比较 $WMD=-14.50$，$95\%CI(-22.41,-6.59)$，$P<0.00001$
电针合谷联合药物方案[4]	276 例多中心 RCT	针药组（138 例，电针合谷穴，静点催产素）/药物组（138 例，静点催产素）	治疗 0.5 小时、1 小时、1.5 小时、2 小时两组 Ⅰ、Ⅱ 级疼痛者比较 $RR_{0.5}=1.24,95\%CI(1.13,1.36)$，$P<0.00001$；$RR_{1.0}=2.33,95\%CI(1.89,2.87)$，$P<0.00001$；$RR_{1.5}=3.13,95\%CI(2.38,4.11)$，$P<0.00001$；$RR_{2.0}=3.81,95\%CI(2.51,5.79)$，$P<0.00001$

参 考 文 献

[1] Epidemiologic reports and surveys[J]. Obstetric Anesthesia Digest,2003,23(2):66-72.

[2] 曲元,吴新民,赵国立,等. 规模化分娩镇痛的可行性[J]. 中华麻醉学杂志,2003,23(4):268-271.

[3] Lee MK,CHang SB,Kang DH. Effects of SP6 acupressure on labor pain and length of delivery time in women during labor[J]. J Altern Complementary Med,2004,10(6):959-965.

[4] 刘家瑛,韩颖,张宁,等. 电针刺激合谷穴对分娩的镇痛效果[J]. 国际中医中药杂志,2006,28(4):244-246.

[5] 许娟,张秀举. 耳针镇痛用于分娩的疗效观察[J]. 中国针灸,2001,21(7):399-400.

[6] 王冰洁,李万瑶,熊小英. 经皮电穴位刺激无痛分娩的研究[J]. 中国针灸,2001,21(1):29-31.

[7] 李乾,陈慧荣. 次髎穴子宫穴注射利多卡因分娩镇痛的临床研究[J]. 临床和实验医学杂志,2006,5(7):992-993.

第 8 章

损　伤

第 52 节　急性腰扭伤

（检索时间：2012 年 6 月 30 日）

针灸治疗方案推荐意见

基于Ⅰ级证据的推荐性意见

◎ **较强推荐**　以下方案应用于急性腰扭伤治疗

电针法——后溪，针尖朝向合谷，深度为 30mm

基于Ⅱ级证据的建议性意见

◇ **较强建议**　以下方案可试用于急性腰扭伤的治疗

针刺法——腰痛点、阿是穴

针刺结合拔罐法——肾俞、气海俞、大肠俞、关元俞、腰眼、秩边、小鱼际

四气同脉针法——顺治选取曲垣或秉风，逆治选取极泉

针刺法——外关

临床流行病学资料

急性腰扭伤（acute lumbar sprain）为腰部的肌肉、韧带、筋膜、关节囊等软组织在活动时因用力不当、姿势不正或突然扭转伸腰，而导致的撕裂、损伤（少量出血、水肿和渗出）以及保护性腰背肌痉挛，可伴椎间小关节的错位及其关节囊嵌顿致使腰部疼痛并活动受限。

急性腰扭伤较常发生于腰椎关节或骶髂关节，是伤科常见的疾病，占骨伤科门诊量的 10%[1]。多见于体力劳动者，该病多发生在中青年，以女性多见，约为男性的 3 倍[2]。急性腰扭伤是骨伤科临床上的多发病，占临床腰痛的 12%以上[3]。

临床评估与诊断

急性腰扭伤临床评估

临床评估应详细了解病史，全面进行体格检查，以确定病变的部位，严重程度，发病过程，咳嗽、休息、运动的影响，日常活动的结果等。以作为本次诊

断评估及制订治疗方案的重要参考(表 8-52-1)。

表 8-52-1　急性腰扭伤临床评估要点简表

评估项目	评估内容	要　点
病史	发病年龄	多见于青壮年
	发病情况	多突然遭受扭伤、牵拉或间接外力
	影响因素	咳嗽、休息、运动的影响,日常活动的结果等
	症状	剧烈疼痛、活动障碍
	既往史	外伤史、药物史
体格检查	直腿抬高试验、加强试验	直腿抬高试验可呈阳性,但加强试验阴性。与坐骨神经痛、腰肌劳损相鉴别,确定病变部位、活动受限程度
影像学检查	X 线检查	排除腰椎间盘突出症、骨折、结核、肿瘤或其他严重疾病

1. 病史询问　①发病年龄:一般说来,急性腰扭伤多发生于青壮年;②发病情况:多突然遭受扭伤、牵拉或间接外力;③影响因素:俯仰转侧困难,咳嗽、喷嚏、大小便时可使疼痛加剧;④症状表现:伤后立即出现腰部一侧或两侧持续性剧痛,次日可因局部持续发炎、出血、肿胀,疼痛的范围和强度更为严重;亦有只是轻微扭转一下腰部,当时并无明显痛感,但经休息或至次日,感到腰部疼痛、活动受限;⑤既往史及个人史:尤其注意有无外伤或其他腰椎脊柱疾病史。

2. 体格检查　对急性腰扭伤的患者均应做全面体格检查,尤其检查直腿抬高试验、加强试验,仰卧屈髋试验,骨盆挤压、分离试验和骨盆旋转试验。

3. 影像学检查　X 线检查,必要时 CT、MRI 检查,以排除腰椎间盘突出症、骨折、结核、肿瘤或其他严重疾病。

急性腰扭伤的临床诊断与分型

1. 急性腰扭伤的临床诊断

(1) 有外伤史,多见于青壮年。

(2) 腰部一侧或两侧剧烈疼痛,活动受限,不能翻身坐立和行走,常保持一定强迫姿势。

(3) 腰肌和臀肌紧张痉挛,或可触及条索状硬块,损伤部位有明显压痛,脊柱生理弧度改变。

(4) 直腿抬高试验阳性,加强试验阴性。患者均排除腰椎间盘突出或椎管狭窄以及结核、泌尿生殖系等病变。

2. 临床分型　本病临床可分为急性腰肌筋膜扭伤(肌肉、筋膜),急性腰部韧带损伤(棘上韧带、棘间韧带和髂腰韧带),急性腰部关节损伤(椎间小关节、腰骶关节和骶髂关节)等3类损伤。

1. 效能等级 急性腰扭伤为针灸效能等级I级病谱,治疗中针灸效能可发挥足够的治疗效应,可采用单用针灸疗法。

2. 治疗目标 提高临床治愈率:疼痛消失,肌肉紧张与痉挛消失,腰部活动恢复正常,无压痛点;预防复发。

针灸治疗急性腰扭伤流程(图8-52-1)

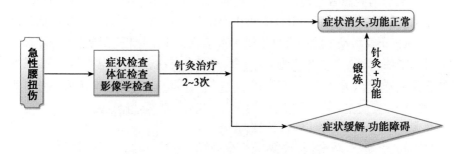

图 8-52-1 针灸治疗急性腰扭伤流程

针灸治疗急性腰扭伤推荐方案

1. 急性腰扭伤一般治疗方案[4](2b 级证据)★★

『穴位』腰痛点、阿是穴。

『操作』先取腰痛点穴,用 30 号 40～50mm 毫针进行针刺,直刺,得气后施提插捻转泻法进行强刺激,同时嘱患者活动腰部,操作 5～10 分钟后快速出针,不留针。起针后患者侧卧或俯卧位,在压痛最明显处进行针刺,然后在局部进行围刺(针数按疼痛部位大小而定),得气后用提插捻转泻法操作 2 分钟,留针 30分钟,每 10 分钟行针 1 次,每日 1 次,治疗 1～3 次。

疗效说明 治疗组临床痊愈率(治愈:腰部疼痛消失,脊柱活动正常)为77.8%,总有效率(腰部疼痛减轻,脊柱活动基本正常)为 94.4%,疗效或许优于对照组(西药芬必得)。

2. 急性腰扭伤一般治疗方案[5](1b 级证据)★★★★★

『穴位』后溪。

『操作』常规消毒,毫针,采用夹持法进针直刺,针尖朝合谷方向,深度为

30mm;施以小幅度提插泻法,每次每穴持续刺激1分钟,针感要求局部酸胀并扩散至整个手部,接韩氏电针刺激仪,连续波,频率为40Hz,电流强度2mA。留针持续刺激20分钟,每日1次,3次为1个疗程,共治疗2个疗程。

疗效说明 治疗组临床痊愈率(腰部疼痛消失,脊柱活动正常)为74.8%,好转率(腰部疼痛减轻,脊柱活动基本正常)为22.5%,疗效优于对照组(莫比可);1个月远期疗效痊愈率87.1%,好转率12.2%,疗效优于对照组。

3. 其他推荐方案

● 针刺外关穴[6](2b级证据)★★

『穴位』外关。

『操作』患者取站立位,取双侧外关穴。穴位局部常规消毒后,以毫针直刺1~1.5寸,得气后行提插捻转泻法,行针1分钟后留针20分钟,留针期间可行针2~4次。行针时嘱患者左右前后旋转腰部,活动幅度由小渐大,留针期间嘱患者来回走动(可搀扶);出针后可让患者做下蹲动作2~3次。嘱患者在治疗期间注意保暖,减少不良活动姿势。每日治疗1次,5次为1个疗程,共治疗1个疗程。

疗效说明 治疗组临床痊愈率(治愈:疼痛消失,肌肉紧张与痉挛消失,腰部活动恢复正常,无压痛点,可以恢复原来工作)为85.42%,疗效或许优于对照组(循经取肾俞、大肠俞、腰阳关、秩边穴、委中穴、阳陵泉穴、阿是穴)。

● 针刺结合拔罐法[7](2b级证据)★★

『穴位』肾俞、气海俞、大肠俞、关元俞、腰眼、秩边、小鱼际(患侧)。

『操作』先在双侧肾俞、气海俞、大肠俞、关元俞、腰眼、腰宜、秩边穴拔罐约10分钟,然后针刺病侧或病情严重侧小鱼际,强刺激2~3分钟,针刺的同时,嘱患者活动腰部。

疗效说明 治疗组基本痊愈率为(基本痊愈:疼痛基本消失或隐约疼痛,表情自然,活动明显改善,蹲下、站起基本自如,行走步态接近正常,能从事体力较轻的或脑力劳动)63.08%,疗效或许优于对照组(针刺手背腰痛点穴)。

● 四气同脉针法[8](2b级证据)★★

『穴位』顺治:选取曲垣穴或秉风穴。逆治:选取极泉穴。单侧疼痛者选取与患处同侧穴位,两侧疼痛者选取两侧穴位。

『操作』患者坐位;如因疼痛无法坐位者,采立位。①针刺极泉穴时,令患者举臂,常规消毒后,取32号1.5寸针直刺,针尖朝向臑俞穴。②针刺曲垣或秉风时,令患者双手自然下垂,常规消毒后,取32号1寸针直刺。单侧疼痛者选与患处同侧穴位,两侧疼痛者选两侧穴位。针刺后,行提插捻转手法,使局部出现明显酸胀感为度。得气后,以动气针法,嘱患者做前弯、后仰、左右转侧、下蹲等多种姿势之活动,幅度宜小,速度宜慢,活动5分钟左右。留针20分钟。每日治疗1次,6次为1个疗程。

疗效说明 治疗组经治疗1次、6次后的治愈率(治愈：改善率≥90%)分别为10%和66.67%，疼痛积分改善分别为(3.87±0.2)分和(5.20±0.10)分。说明治疗组疗效或许优于对照组，治疗组不仅能较快改善患者的症状，降低疼痛指数，达到较好的治疗效果，而且能够明显提高急性腰扭伤的治愈率。

影响针灸疗效因素

1. 扭伤的程度 急性腰扭伤如果只是部分软组织损伤，针灸疗效好；如果出现韧带完全撕脱或骨折，应由骨科进行石膏固定。

2. 刺灸法 因急性腰扭伤后脉络受损，气血不畅，局部取穴难达调气行血之目的，且因伤处疼痛，肌肉痉挛，再刺激局部，往往增加患者的痛苦。故本病针灸治疗应先远道选穴，边运针边令患者缓慢活动腰部，以通调经脉，行气止痛，又可转移注意力，而达到移神止痛的目的。

3. 治疗时机 一般情况下，24小时之内就诊者疗效较好，而在48小时之后就诊者，其瞬时疗效则不如24小时之内者，往往需要持续治疗。其原因可能是早期人体痛阈处于敏感期，针刺可进一步增强由损伤刺激激发的内源性阿片肽能系统的作用，从而起到良好的止痛作用，远道选穴运动疗法和局部刺络放血配合治疗，既可缓解局部肌肉的痉挛，又可促进局部炎性物质及代谢产物的消散吸收，因此可取得较好的治疗作用。后期随着炎性物质及代谢产物不断聚集，则会影响疗效。因此，急性腰扭伤患者针灸治疗应该及时进行。

针灸治疗的环节和机制

1. 中枢镇痛 针刺可激活脊髓上位中枢，发放下行冲动，使中枢神经的各级水平(包括脊髓、大脑皮质、丘脑、尾状核和脑干网状结构等)发生某种整合作用，使痛觉冲动受到抑制，从而产生疼痛的持续缓解。

2. 体液镇痛 针刺可使血液中促肾上腺皮质激素和糖皮质激素增加，这两种激素都具有抗痛的功能，并且可使脑内镇痛物质代谢发生改变，内啡肽释放增加，消耗相对减少，从而使内啡肽含量增加，疼痛减轻。

3. 解痉作用 腰部急性扭伤引起的疼痛性痉挛，主要是由于肌肉痉挛所致，当针刺时，针感即通过脊髓闸门的作用解除或降低疼痛部位的痉挛，从而缓解躯体的疼痛。

4. 改善局部微循环 针刺有利于炎症引起的致痛物质及代谢产物的消除，并可以加强交感神经调节作用，使血管舒缩运动增强，从而改善局部微循环。

预 后

急性腰扭伤一般经过及时治疗,大部分可获得痊愈,预后良好。针灸治疗急性腰扭伤,其疗效亦被肯定,只要治疗及时,可达到痊愈。临床报道治疗本病也可应用复位手法、指针疗法和热敷熏蒸等方法配合治疗,都能获得良好疗效。治疗期间,患者应卧硬板床,痛减后,可适当活动,锻炼腰背肌,以促进血液循环,加速炎症物质的吸收,促进康复。

代表性临床试验

表 8-52-2 针灸治疗急性腰扭伤的代表性临床试验

试验观察方案	试验设计	试验组/对照组	结 果
针刺腰痛点、阿是穴[4]	72 例 RCT	针刺组(n = 36,腰痛点,提插捻转泻法,行针 5～10 分钟后出针;阿是穴围刺,留针 30 分钟)/芬必得组(n = 36,1 粒/次,2 次/日)	治疗 3 天后 2 组治愈率 $RR=1.47,95\%CI(1.03,2.10)$, $P=0.03$
电针后溪法[5]	300 例多中心 RCT	电针后溪组(n=150,后溪针尖向合谷方向透刺,深度为 30mm,电针治疗)/药物组(n=150,莫比可片剂,每次 7.5mg,1 次/日,服用 7 天)	两组近期疗效比较,临床总有效率 $RR=1.09,95\%CI(1.02～1.16),P=0.006$;痊愈率 $RR=1.68,95\%CI(1.37～2.05),P<0.00001$。两组远期疗效比较,临床有效率 $RR=1.07,95\%CI(1.02～1.11),P=0.006$;痊愈率 $RR=1.28,95\%CI(1.12～1.45),P=0.0002$

参 考 文 献

[1] 贾连顺,李家顺.现代腰椎外科学[M].上海:上海远东出版社,1995:251-260.

[2] 杜元灏.中华针灸诊疗规范[M].南京:江苏科学技术出版社,2007:627.

[3] 贾连顺,李家顺.现代腰椎外科学[M].上海:上海远东出版社,1995:256-260.

[4] 高汉媛,魏崇莉,何天有.针刺经外奇穴治疗急性腰扭伤 36 例[J].甘肃中医学院学报,2006,23(2):49-50.

[5] 吴耀持,张必萌,汪崇淼,等.电针后溪穴治疗急性腰扭伤的近远期疗效观察[J].中国

针灸,2007,27(1):3-5.

[6] 徐彦博,刘朝华,吴峰,等.针刺外关穴配合腰部运动疗法治疗急性腰扭伤[J].中国疗养医学,2010,19(10):881-883.

[7] 彭利群,孙小宁.针刺小鱼际配合拔罐治疗急性腰扭伤临床观察[J].医学信息(中旬刊),2011,24(2):548.

[8] 黄志远.四脉同气针法治疗急性腰扭伤的临床研究[D].广州:广州中医药大学,2010.

第53节 踝关节扭伤

(检索时间:2012年6月30日)

针灸治疗方案推荐意见

基于Ⅱ级证据的建议性意见

◇ **较强建议** 以下方案可试用于踝关节扭伤的治疗

急性踝关节扭伤方案——皮肤针叩刺及拔罐法(痛点附近阿是穴)

△ **弱度建议** 以下方案可试用于踝关节扭伤的治疗

慢性踝关节扭伤方案——温针灸法(阿是穴/内侧韧带损伤加商丘、照海、太溪、三阴交、阴陵泉,外侧韧带损伤加丘墟、申脉、昆仑、悬钟、阳陵泉)

踝关节扭伤治疗方案——耳穴贴压结合头针法(踝、皮质下、腰、足运感区)

分期治疗踝关节扭伤方案——急性期24小时内针刺(患侧肩髃)+加压包扎与冰敷治疗,恢复期24小时后针刺(肩髃)+电磁疗法(悬钟、丘墟、解溪、昆仑、申脉、侠溪)

临床流行病学资料

踝关节扭伤(ankle sprain)是指在不平的路面走、跑、跳等运动情况下,使踝关节部位软组织(主要为韧带)受到强大的张力所致的急性损伤。

在人体诸关节的扭伤中,踝关节扭伤的发病率最高,大约是100 000人中有1例发生,踝部骨与骨之间有韧带相连,其中最重要的有内、外侧韧带和前后韧带。踝关节韧带扭伤在运动员中非常常见,约占急诊运动创伤病例的14%～17%[1]。踝关节外侧韧带较内侧薄弱,足内翻肌群也较外翻肌群肥厚,所以它在剧烈运动时,多易产生过度内翻活动,因而外侧韧带损伤远多于内侧韧带,约占所有踝关节扭伤的85%,其中约有25%～35%[1]踝关节外侧副韧带损伤的病人遗有不同程度的踝关节不稳,有过扭伤史的踝关节容易再次受伤。

临床评估与诊断

踝关节扭伤临床评估(表 8-53-1)

采集病史以确定病变的部位、扭伤类型、发病时期、严重程度;感觉功能障碍和活动受限等。

1. 病史询问 ①发病人群:多发于运动员。②临床分期:急性期(<2周):扭伤部位疼痛、肿胀、皮下瘀血,伴跛行。恢复期(>2周):局部疼痛、压痛、活动受限。③扭伤类型:分为外韧带损伤和内韧带损伤,其中外韧带扭伤最为常见,在外踝扭伤中又以距腓前韧带最易损伤。④既往史及个人史:尤其注意既往有无踝关节扭伤史或其他外伤史。

2. 体格检查 对踝关节的患者均应做全面的体格检查,尤其检查足背动脉、胫后动脉搏动及足踝皮温情况以了解有无重要血管损伤。

3. 影像学检查 急性踝关节扭伤可伤及血管、神经,造成踝部骨折,韧带完全断裂等。对严重的踝关节扭伤必须做 X 线摄片及有关检查排除上述情况后,才能进行治疗,以免贻误外科治疗。

表 8-53-1 踝关节扭伤临床评估要点简表

评估项目	评估内容	要 点
病史	发病时期	急性期(<2周):扭伤部位疼痛、肿胀、皮下瘀血,伴跛行;恢复期(>2周):局部疼痛、压痛、活动受限
	发病人群	尤其多发于运动员
	扭伤程度	分为Ⅰ度(轻)、Ⅱ度(中)、Ⅲ度(重)
	扭伤类型	内侧韧带损伤、外侧韧带损伤
	既往史	踝关节扭伤史或其他外伤史
体格检查	症状、体征	确定病变的部位,扭伤类型,严重程度,感觉功能障碍等
影像学检查	X 线	排除骨折、脱位,结合临床检查排除骨及踝关节韧带的完全撕裂

踝关节扭伤的临床诊断与损伤分度

1. 踝关节扭伤的临床诊断 ①有明确的踝部外伤史。②扭伤部位疼痛、肿胀、皮下瘀血,伴跛行。③局部压痛,若内翻扭伤者,将足做内翻动作时,外踝前下方剧痛;若外翻扭伤者,将足做外翻动作时,内踝前下方剧痛。④X 线摄片检查未见骨折。除外关节韧带完全撕脱或断裂。

2. 临床分度 踝关节韧带损伤分为Ⅰ度(轻)、Ⅱ度(中)、Ⅲ度(重)。Ⅰ度损伤:韧带松弛,无明显撕裂,局部无肿胀、压痛,踝关节功能正常或轻度丧失、没有不稳定;Ⅱ度损伤:韧带部分撕裂,局部有中度的疼痛、肿胀、压痛,踝关节功能部分丧失,有轻度或中度的不稳定;Ⅲ度损伤:整个韧带裂,局部有明显的疼痛、瘀血、压痛,踝关节功能完全丧失、不稳定。

针灸治疗效能等级与治疗目标

1. 效能等级 针灸治疗踝关节扭伤(不包括韧带完全撕裂或踝尖部撕脱骨折)以获得临床治愈结局为主要趋势,在本病症治疗中针灸效能可发挥足够的治疗效应,踝关节扭伤属于针灸治疗效能等级Ⅰ级病谱,可采用单用针灸疗法。Ⅲ度损伤应进行手术治疗。

2. 治疗目标 症状消失,功能恢复,预防复发,防止并发症。

针灸治疗流程与推荐方案

针灸治疗踝关节扭伤流程(图 8-53-1)

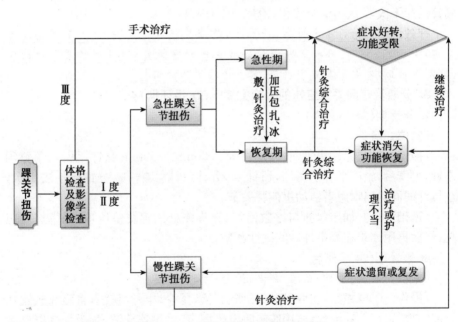

图 8-53-1　针灸治疗踝关节扭伤流程

针灸治疗踝关节扭伤推荐方案

1. 急性踝关节扭伤治疗方案[2](2b级证据)★★

『穴位』痛点附近阿是穴。

『操作』患者仰卧位,先对痛点附近的阿是穴予 TDP 照射 10 分钟,局部皮肤潮红后,用已消毒的梅花针重叩,然后迅速加拔小号火罐1只,拔出血,留罐5分钟;隔日1次,5次为1个疗程。

疗效说明 总有效率(痊愈:分值下降≥6,运动功能恢复正常;显效:分值下降5分,运动功能显著改善;好转,分值下降4分,运动功能有所改善)为97.0%,疗效可能优于单纯针刺组(取阿是穴、三阴交、太冲;内翻型加用丘墟、申脉、昆仑等,外翻型加用太溪、照海、商丘等。上穴选用直径0.30mm、长25mm毫针,进针得气后留针30分钟,加用TDP照射局部)。

2. 慢性踝关节扭伤治疗方案[3](2c级证据)★

『主穴』阿是穴。

『配穴』内侧韧带损伤加商丘、照海、太溪、三阴交、阴陵泉,外侧韧带损伤加丘墟、申脉、昆仑、悬钟、阳陵泉。

『操作』先取阿是穴,如痛点不明显,则外踝以丘墟、申脉,内踝以商丘、照海作为痛点;用30号1～2寸毫针刺入痛点中心,斜向傍刺1针,得气后行小幅度捻转提插约1分钟,再根据症状选取相应的配穴3～5个,实施常规针法;然后于各穴行温针灸3～5壮;以上各穴间断行针3～4次,留针20～30分钟。隔日治疗1次,7次为1个疗程,治疗2个疗程。

疗效说明 治疗1个月后,治愈率(临床症状完全消失,踝关节活动功能正常)为80.72%,在治愈率方面疗效或许优于常规针刺组[阿是穴不行傍刺(只刺1针)和各穴不实施温针灸,其他各项同治疗组]。

3. 分期治疗踝关节扭伤的治疗方案[4](2c级证据)★

● 急性期(24小时内)

『穴位』肩髃。

『操作』针刺患侧肩髃穴,以规格为0.30mm×50mm毫针,呈45°角斜刺进针,得气后,施以平补平泻法,留针45分钟,每隔10～15分钟行手法1次,在行针的同时嘱咐患者活动患侧踝关节。

『基础治疗』加压包扎与冰敷治疗,在疼痛处用棉花垫压迫,绷带加压包扎,然后再用冰袋在绷带外做间歇性冰敷。

● 恢复期(24小时后)

『穴位』肩髃、悬钟、丘墟、解溪、昆仑、申脉、侠溪。

『操作』①电磁疗:穴取悬钟、丘墟、解溪、昆仑、申脉、侠溪,将磁环放置在患部穴位,采用电针治疗仪,用胶布将电极固定,采用连续波,刺激强度以患者耐受为度,每次30分钟,每日1次,5次为1个疗程。②针刺患侧肩髃穴,毫针呈45°角斜刺进针,得气后,施以平补平泻法,使患者有酸、麻、胀、重感向下传至手,留针45分钟;每隔15分钟行手法1次2～3分钟;在行针的同时嘱咐患者活动患侧踝关节,每日1次,5次为1个疗程。

疗效说明 治疗15天后,总有效率(踝关节肿痛减轻,活动有所改善,轻微压痛)为92.5%,在总有效率方面疗效可能优于仅做急性期处理组。

4. 其他针灸推荐方案

● **耳穴贴压结合头针法**[5]**(2c 级证据)★**

『穴位』踝、皮质下、腰、足运感区。

『操作』耳穴贴压法:选穴:踝、皮质下、腰,将王不留行贴于上述穴位,并用手按压,以有酸、胀、痛、热感为度,每天按压 5 次,隔天 1 次。体穴:取头针足运感区(对侧),对侧踝关节效应穴,用 0.35mm×25mm 毫针皮下平刺,接电针仪,连续波,频率为 40Hz,电流强度以患者耐受为宜,持续时间 30 分钟,同时嘱患者活动扭伤的踝关节;隔日治疗 1 次,7 次为 1 个疗程,共治疗 1 个疗程。

疗效说明 治疗组治愈率(临床症状完全消失,踝关节活动功能正常)为60.32%,在治愈率方面疗效或许优于常规针刺组(采用传统的针刺方法,内翻型针丘墟、申脉、昆仑、阿是穴;外翻型针太溪、照海、商丘、阿是穴为主。内翻型阿是穴主要在距腓前韧带、跟腓韧带和距跟韧带上,距腓后韧带和跟骰韧带等处也多见;外翻型阿是穴主要在三角韧带和距腓后韧带上)。

● **合谷刺法**[6]**(2c 级证据)★**

『穴位』外踝扭伤选阳陵泉、申脉、昆仑、丘墟、足三里、阿是穴;内踝扭伤取三阴交、太溪、照海、商丘、足三里、阿是穴。

『操作』针刺入皮肤,缓慢向下直刺,针下出现沉紧感后,捻转并缓慢将针退至皮下,按压穴位下方皮肤,使针尖斜向上方(经络循行方向),将针缓缓斜刺,待针下出现沉紧感后,捻转退针至皮下,按压穴位上方皮肤,采用上述同样方法,针尖向下斜刺并退针,三针形如鸡爪,直刺留针 30 分钟,期间重复上述手法 2 次。同 TDP 照射治疗 30 分钟。治疗每日 1 次,6 天为 1 个疗程,治疗 2 个疗程。

疗效说明 治疗 2 周后合谷刺组总有效率(痊愈＋显效＋有效/总例数×100%)为 97.7%,合谷刺法显效时间(患者达到显效标准的时间)为(7.44±2.16)天,疗效或许优于普通针刺组(取穴同治疗组,采用平补平泻法,留针 30 分钟,期间行针 2 次,同时行 TDP 治疗仪照射治疗 30 分钟)和理疗组(采用TDP 治疗仪照射患部 30 分钟)。

影响针灸疗效因素

1. 损伤程度和类型 若韧带部分撕裂,损伤程度较轻针灸疗效好;如果韧带完全撕脱或出现踝尖部撕脱骨折,应由骨科进行石膏固定 4～6 周,此时非针灸所能治疗。当石膏拆除后,针灸可促进软组织损伤的修复,结合练习活动,效果更好。相对而言,针灸对急性踝关节扭伤,针刺治疗时间短、次数少、疗效好;对陈旧性踝关节扭伤疗效不及前者,同时针灸治疗时间需延长,治疗时配以痛点刺络放血,以宣散局部瘀血,活血止痛。如果陈旧性韧带断裂或再发性踝关节脱位,导致踝部韧带松弛,关节不稳定,反复引起踝关节扭伤,严重影响行走功能者,针灸疗效差,可考虑用腓骨短肌腱做韧带重建术。

2. 刺灸法 针刺治疗本病,无论远端取穴还是局部选穴,要求在患者耐受情况下,针刺刺激强度要大,同时配合运动疗法,加速局部气血的宣散,促进瘀血的吸收。但治疗后应固定患肢,适当限制扭伤局部的运动。

3. 治疗时机 应在扭伤 24 小时内进行针刺治疗最好,24 小时后局部气血瘀滞,则瞬时疗效较差,需延长治疗时间才可获得较好疗效。

针灸治疗的环节和机制

1. 局部治疗 针刺远端与局部穴位相结合,同时配合运动疗法,既可使局部痛阈提高,又可调节局部肌肉的收缩和舒张功能,使肌肉间不协调的力学平衡关系得到改善或恢复,组织间压力得到改善,促进损伤组织周围的血液循环。

2. 整体治疗 针刺可调动中枢和体液镇痛机制,既可使脑内镇痛物质代谢发生改变,内啡肽释放增加,消耗相对减少,从而使内啡肽含量增加,提高痛阈;针刺还可使痛觉冲动受到抑制,又可使血液中促肾上腺皮质激素和糖皮质激素增加;从而增加抗痛的功能,使疼痛减轻。

预 后

针灸治疗踝关节扭伤效果良好,受伤后应适当限制扭伤局部的活动,避免加重损伤。扭伤早期,一般 24 小时内应配合冷敷止血,24 小时后可予以热敷,以助消散。病程较长者要注意局部护理,注意保暖,运动要适度,避免再度扭伤。

代表性临床试验

表 8-53-2 针灸治疗踝关节扭伤的代表性临床试验

试验观察方案	试验设计	试验组/对照组	结 果
刺络拔罐法[2]	64 例 RCT	刺络拔罐组($n=34$):隔日 1 次,5 次为 1 个疗程。常规针刺组($n=30$):1 次/日,10 次为 1 个疗程	治疗 10 天后 2 组总有效率 $RR=1.32$,95% CI $(1.06,1.66)$,$P=0.01$
慢性踝关节扭伤治疗法[3]	145 例 RCT	阿是穴傍刺＋温针灸($n=83$)/常规针刺($n=62$,仅针刺阿是穴)	14 天后 2 组治愈率 $RR=1.56$,95% CI $(1.20,2.03)$,$P=0.0009$

参 考 文 献

[1] 戴红. 人体运动学[M]. 北京：人民卫生出版社,2008.

[2] 曾小香,梁进娟. 腧穴刺络拔罐治疗急性踝关节扭伤临床观察[J]. 上海针灸杂志,
2006,25(3):25-26.

[3] 吴亿中. 针灸治疗慢性踝关节扭伤 145 例疗效观察[J]. 山东体育学院学报,2003(1):
45-46.

[4] 郑全成,王磊. 针刺肩髃穴治疗外踝关节扭伤疗效观察[J]. 海南医学院学报,2010,16
(5):600-601.

[5] 王梁超. 耳穴贴压法治疗踝关节扭伤 63 例[J]. 陕西中医,2005,26(10):1095.

[6] 负明东,熊娜,邵永聪. 合谷刺法治疗踝关节扭伤 43 例[J]. 中国中医药信息杂志,
2011,18(8):68-69.

第9章

皮肤和皮下组织疾病

第54节 寻常痤疮

(检索时间:2012年6月30日))

针灸治疗方案推荐意见

基于Ⅰ级证据的推荐性意见

◎ **较强推荐** 以下方案可应用于寻常痤疮的治疗

重度痤疮方案——火针法(局部取穴为每个结节或囊肿顶部中央及基底部、肺俞、脾俞)

基于Ⅱ级证据的建议性意见

◇ **较强建议** 以下方案可试用于寻常痤疮的治疗

一般痤疮方案——①耳穴放血结合背俞穴拔罐法(耳尖、肺、内分泌、肾上腺、病变相应部位/辨证配穴);②靳三针疗法(靳三针颧髎、下关、太阳,手三针合谷、外关、曲池/随症配穴)＋刺络拔罐法(大椎、肺俞、胃俞、大肠俞、脾俞、膈俞);③皮下埋针法(灵台透至阳,背部压痛点(以右手拇指指腹在患者背部 C_7-T_5 棘突之间按压疼痛最明显处)

△ **弱度建议** 以下方案可试用于寻常痤疮的治疗

轻中度痤疮方案——电针法(阳白、颧髎、合谷、曲池、内庭)＋穴位埋线法(①天枢、中脘、关元、肺俞、脾俞、大肠俞;②滑肉门、外陵、水分、三阴交、膈俞、关元俞;③大横、建里、气海、肝俞、肾俞、膀胱俞)

临床流行病学资料

寻常痤疮(acne vulgaris)是一种常见多发的皮肤病,多见于青春期男女,好发于面部、胸背部处,形成粉刺、丘疹、脓疱结节或囊肿,常伴有皮脂溢出,分布对称,初起为毛囊口黑色圆锥形丘疹,挤压可见黄白色半透明样蠕虫样脂栓排出,周围可形成炎症性丘疹,其顶端可形成结节囊肿,消退后遗留瘢痕或瘢痕疙瘩。

国内流行病学研究显示其发病率为70%～87%,对青少年的心理和社交影响超过了哮喘和癫痫[1]。另一项调查研究[2]显示,2252名不同学校、不同年龄、不同性别大学生的痤疮发病率，患病率为85.3％，现患病率为36.4％，男性痤疮现患病率低于女性，但无统计学差异，可见痤疮是大学生的多发病常见病。国外新的调查显示有约78％的女孩在9～10岁之前发病[3]。

临床评估与诊断

寻常痤疮临床评估

临床评估应详细了解病史，全面进行体格检查，重点了解皮损部位及特点，询问有无伴发症状，明确辅助检查及鉴别诊断，以作为本次诊断评估及制订治疗方案的重要参考（表9-54-1）。

表9-54-1　寻常痤疮临床评估要点简表

评估项目	评估内容	评估要点
病史	发病年龄	多为青春期起病
	既往发作史	多数病程长
	个人生活史	是否有抽烟、饮酒及嗜食辛辣油腻食物的习惯，是否注意日常卫生
	家族史	确定是否遗传
临床表现	皮损部位	主要发生于面部，也可发生在胸背上部及肩部，偶尔也发生于其他部位
	轻度	黑头粉刺、炎性丘疹
	中度	轻度＋浅在性脓疱
	重度	中度＋深在性脓疱，结节、囊肿、瘢痕
	伴发症状	有无疼痛或触痛等其他伴发症状
辅助检查		毛囊丘疹示毛囊周围有显著的淋巴细胞浸润且以CD3、CD4为主，部分毛囊壁破裂，并在毛囊内形成脓疱，主要含有中性粒细胞，毛囊周围浸润可发展成囊肿
鉴别诊断	痤疮样药疹	有服药史，没有典型的黑头粉刺，皮疹为全身性，发病无年龄限制
	职业性痤疮	与焦馏油、机器油、石油、石蜡、氯萘等化合物接触的工作人员可引起痤疮样皮疹，通常与职业有关，同时工作的人员往往都发生相同的损害，损害往往很密，常发生在接触部位，如手背、前臂、肘部等处

续表

评估项目	评估内容	评估要点
	酒渣鼻	多见于中年人,皮疹只发生在面部,以中央部多见,常伴毛细血管扩张
	颜面播散性粟粒狼疮	损害多为暗红色或带棕黄色的丘疹及小结节。在眼睑下缘皮损呈堤状排列,玻片压诊可见苹果酱色改变,损害与毛囊并不一致

寻常痤疮临床诊断与分类

1. 寻常痤疮的临床诊断(中华医学会编著《临床诊疗指南·皮肤病与性病分册》)

(1) 好发于青年男女。

(2) 主要见于面、额部,其次是胸部、背及肩部等皮脂溢出部位。

(3) 皮损初起为与毛囊一致的圆锥形丘疹称粉刺,分为开放性的黑头粉刺和闭合性的白头粉刺,同时伴有炎症损害如炎性丘疹、脓丘疹、脓疱、结节和囊肿等。

(4) 特殊类型的痤疮:如聚合性痤疮、暴发性痤疮、药物性痤疮、婴儿痤疮、月经前痤疮、职业性痤疮及化妆品痤疮等。

(5) 一般无自觉症状,可有轻微痒、痛。

(6) 病程慢性,时轻时重,多数至青春期渐缓解,少数患者至中年期方愈,可遗留色素沉着、瘢痕。

2. 寻常痤疮临床分型 采用 Pillsbury 分类法将痤疮分为Ⅰ～Ⅳ度。

Ⅰ度(轻度):散发至多发的黑头粉刺,可伴散在分布的炎性丘疹。

Ⅱ度(中度):Ⅰ度＋炎症性皮损数目增加,出现浅在性脓疱,但局限于颜面。

Ⅲ度(重度):Ⅱ度＋深在性脓疱,分布于颜面、颈部和胸背部。

Ⅳ度(重度-集簇性):Ⅲ度＋结节、囊肿,伴瘢痕形成,发生于上半身。

针灸治疗效能等级与治疗目标

1. 效能等级 痤疮是一种毛囊皮脂腺炎症性疾病,多因激素、角蛋白、皮脂和细菌的相互作用而引起,这些因素决定病程长短和严重程度。痤疮通常从青春期开始发病,此时雄激素增加使毛囊皮脂腺增大,活动性增强。炎性痤疮的损害包括丘疹、脓疱、结节、囊肿。非炎性损害包括开放性和闭合性的粉刺(黑头粉刺和白头粉刺)。临床上根据病情的严重程度,采用 Pillsbury 分类法将痤疮分为痤疮Ⅰ～Ⅳ度。Ⅰ度(轻度)为散发至多发的黑头粉刺,可伴散在分布的炎性丘疹,此时是针灸取得疗效的最佳时期,通过针灸可以达到临床治愈或控制，但可反复发作，针灸治疗仍然有效。因此，Ⅰ度痤疮属于效能等级的Ⅰ级病谱。Ⅱ度（中等度）为在Ⅰ度基础上炎症性皮损的数目增加，出现浅在性脓疱，但局限于颜面，可以针灸治疗为主，配合药物等其他疗法，属于效能等级的Ⅱ级病谱；Ⅲ度（重度）为在Ⅱ度基础上有深在性脓疱，分布于颜面、颈部和胸背部；Ⅳ度（重度-集簇性）为在Ⅲ度基础上有结节、囊肿，伴瘢痕形成，发生于上半身。因此，Ⅲ度以上应以药物等其他综合治疗为主，针灸可作为辅助治疗方法，属于效能等级Ⅲ级病谱。

2. 治疗目标 ①抑制和减少皮脂的分泌；②减弱角质细胞的粘连性，减轻毛囊漏斗部的狭窄，使皮脂顺利、通畅分泌；③抑杀厌氧性痤疮丙酸杆菌；④控制炎症，防止把毛囊皮脂腺结构破坏，以减少瘢痕的发生。

针灸治疗流程与推荐方案

针灸治疗寻常痤疮流程(图 9-54-1)

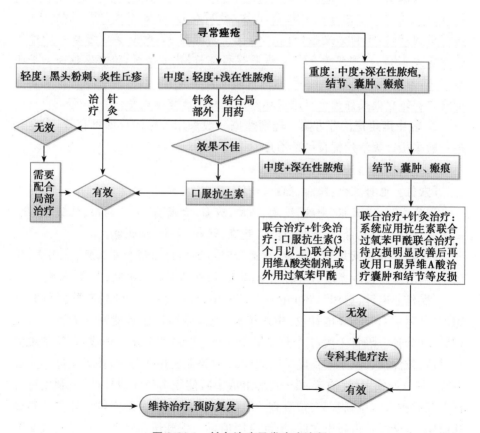

图 9-54-1　针灸治疗寻常痤疮流程

针灸治疗寻常痤疮推荐方案

1. 寻常痤疮一般治疗方案

● 耳穴放血结合背俞穴拔罐法[4]（2b级证据）★★

『穴位』耳穴放血主穴：耳尖、肺、内分泌、肾上腺、病变相应部位。

『配穴』肺经风热型加大肠，脾胃湿热型加脾、胃、大肠，冲任不调加肝、肾。背俞穴叩刺拔罐选穴：肺经风热型取肺俞，脾胃湿热型取脾俞、胃俞，冲任不调型取肝俞、肾俞。

『操作』耳穴放血：上述穴位每次取一侧，常规消毒后，用三棱针点刺出血，两耳交替，治疗期间不用其他治疗痤疮的药物。背俞穴叩刺拔罐：上述穴位经常规消毒后用梅花针叩刺，以皮肤潮红出血为度，再用闪火法拔罐，留罐15分钟。上述2种方法均每日治疗1次，治疗15次为1个疗程，1个疗程后观察疗效。

疗效说明　治疗组总有效率为92.9％，与对照组（口服四环素片，每次500mg，3次/日，外用痤疮平软膏，2次/日）72.5％疗效相当，但其治愈率（皮损消退≥95％，无新的皮损）为50％，优于对照组17.6％，第3疗程后治疗组治愈率为43％，对照组为17％。说明疗程越长，疗效越好，治愈率越高。半年后回访，治疗组复发率为12.8％，对照组复发率为69.2％，说明耳穴放血配合背俞穴拔罐疗效或许优于口服四环素片及外用痤疮平软膏。

2. 轻中度痤疮治疗方案　轻度痤疮一般采用针灸治疗即可有效，中度痤疮一般采用针灸治疗配合局部治疗。

● 电针加埋线法[6]（2c级证据）★

『穴位』电针主穴：阳白、颧髎、合谷、曲池、内庭。

埋线穴位：①天枢、中脘、关元、肺俞、脾俞、大肠俞；②滑肉门、外陵、水分、三阴交、膈俞、关元俞；③大横、建里、气海、肝俞、肾俞、膀胱俞。

『配穴』肺经风热型加大椎、少商、尺泽，湿热蕴结型加足三里、三阴交、阴陵泉，血瘀痰结型加丰隆、阳陵泉、血海，冲任失调型加三阴交、血海、关元。

『操作』电针：选用0.30mm×（25～40）mm毫针，进针后有酸胀重麻针感即可，后接G6805-1电针仪，用连续波，电流强度以患者能耐受为度。每次留针30分钟。隔日1次，1个月为1个疗程，共治疗20次。埋线：穴位常规消毒，按穴位深浅选取不同长度羊肠线（000号铬制医用羊肠线，按无菌操作方法剪成1～2cm线段，浸泡于95％乙醇溶液中），使用7号注射针针头，利用毫针把羊肠线推入穴位，腹部穴位直刺达肌层注入羊肠线，背部穴位循经方向斜刺达肌层，羊肠线不得露出皮肤，出针后用消毒干棉球压盖针孔。三组穴位交替进行，每7天一组穴位，4次为1个疗程，共治2个疗程。

注意事项 治疗期间嘱患者饮食清淡,忌食燥热、辛辣食物。

疗效说明 治疗组痊愈率(皮损消退,或仅遗留少许色素沉着或瘢痕,症状消失,积分值减少 95%)为 20%,总有效率 92%,优于对照组(单用电针治疗),治疗组复发率为 30.4%,低于对照组 88.2%,说明电针加穴位埋线或许优于电针治疗。

3. 重度痤疮治疗方案 重度痤疮一般采用针灸联合药物治疗。

● **火针法**[7]**(1b 级证据)★★★★★**

『穴位』局部取穴,取每个结节或囊肿顶部中央及基底部;整体取穴,肺俞、脾俞。

『操作』左手持酒精灯,尽可能接近施术部位,右手持针柄,置针于火焰的中焰,先加热针体,再加热针尖,将针烧至发白。右手持针迅速刺入结节或囊肿,进、出针速度要快,尽量减少患者的疼痛。皮损较大者,可连续点刺。囊肿者,用棉签轻轻挤出囊内物,沾干,碘酒酒精消毒,暴露针孔。每 4 天治疗 1 次,连续 5 次。

注意事项 ①不要搔抓点刺处;②点刺处 24 小时内不要沾水,以局部红晕完全消失为度;③不要污染局部;④如局部微红,则为火针后正常反映。

疗效说明 治疗组治愈率(皮损全部消退,皮肤变平仅留有色素,皮损总记分为 0 分)为 53.4%,愈显率为 85.4%,优于对照组(阿奇霉素胶囊,每次 0.5g,1 次/日;外用达林,2 次/日),且治疗组的皮损改善情况(黑头、丘疹、脓疱、囊肿、结节等)及改善囊肿情况(分值、个数)优于对照组,说明火针疗法很可能优于外用达林配合口服阿奇霉素。

4. 与月经周期相关痤疮治疗方案[8]**(2c 级证据)★**

『主穴』自血注射穴:肺俞、曲池。

针刺及点刺放血穴:面部皮损集中处、中脘、下脘、气海、关元、天枢、腹结、归来、子宫。

『配穴』自血注射:经前期加肝俞、膈俞、血海、三阴交;经后期加足三里、三阴交、肾俞;经间期加脾俞、肾俞。

『操作』自血穴位注射:用一次性注射器在肘静脉抽吸静脉血 2ml。迅速取穴以防止血液凝固。针头刺入主穴得气后,将血液注入。另根据月经周期各个阶段的不同特点进行调周序贯治疗加减法配合以上配穴。每次注射 2 个穴位,每个穴位注 0.5~1ml。每穴注入静脉血后退针,按压针眼片刻。1 周 2 次,10 次为 1 个疗程。共治疗 3 个疗程。

针刺治疗:①面部点刺放血:用一次性采血针在有炎症的丘疹、脓疱、结节处点刺放血,挤尽其中的脓血、脓液及内容物;②美容针排刺:以面部皮损集中处为中心,用 0.16mm×13mm 美容针排刺,两针间距 0.5cm;③整体治疗:腹部十针(中脘、下脘、气海、关元、天枢、腹结、归来或子宫)加减,进针得气后腹部穴加电针,选疏密波,强度以患者耐受为度。留针 30 分钟,1 周 2 次,10 次为 1 个疗程。

疗效说明 治疗组痊愈率[治愈:皮肤损害消退率≥95%,痤疮明显消失,无新的痤疮出现,色素沉着基本消退。月经周期恢复正常(28±3)天,自觉症状消失]为 75%,优于对照组(针刺治疗)50%,有效率 97.5%,与对照组 86.84%相当。但治疗组平均治愈疗程为 11.83±4.53,少于对照组 20.58± 9.33。说明自血调周配合针刺可以缩短痤疮的疗程,疗效或许优于单纯针刺治疗。

5. 其他针灸疗法推荐方案

● 靳三针法[9](2b 级证据)★★

『主穴』靳三针:颧髎、下关、太阳;手三针:合谷、外关、曲池。

『配穴』肺经风热加大椎、肺俞,肠胃湿热加胃俞、大肠俞,痰瘀互结加脾俞、膈俞。

刺络拔罐选穴:大椎、肺俞、胃俞、大肠俞、脾俞、膈俞。

『操作』针刺颧髎,直刺 0.5～0.8 寸,局部酸胀可扩散至半侧颜面部;下关略向下斜刺 0.5～1 寸,周围酸胀或麻电感放射至下颌;曲池直刺 1.0～1.5 寸,局部酸胀,可扩散至肩部或手指;合谷直刺 0.5～1.0 寸,局部酸胀可扩散至肘、肩、颜面部;外关直刺 0.5～1.0 寸,局部酸胀可扩散至肘、肩部,均采用提插补泻法。太阳直刺 0.3～0.5 寸,局部酸胀,手法用刮针法。每次留针 20 分钟。隔日治疗 1 次,6 次为 1 个疗程,疗程间隔 3 天。

刺络拔罐:上述穴位用三棱针点刺穴位出血,然后用闪火法拔罐,留罐 5 分钟,放血量 2～3ml。两侧穴位交替使用,隔日治疗 1 次,6 次为 1 个疗程,疗程间隔 3 天。

注意事项 针刺面部穴位避开皮疹处进针。

疗效说明 治疗组痊愈率(临床疗效指数≥90%)为 50%,总有效率为 96.7%,优于对照组(维胺酯胶囊,2 粒/次,3 次/日)。治疗组治疗后皮损积分为(6.80±7.5)分,低于对照组(10.62±5.26)分,说明靳三针疗效或许优于口服维胺酯胶囊。

● 皮下埋针法[10](2b 级证据)★★

『穴位』灵台透至阳,背部压痛点(以右手拇指指腹在患者背部 C_7～T_5 棘突之间按压疼痛最明显处)。

『操作』患者俯伏,暴露背部,针具与腧穴处常规消毒后,将针纵行刺入皮下,并活动周围皮肤,无刺痛后,用胶布固定,留针 1～3 天。一般每周埋针 1～

2 次,休息 2 天后再埋针,共治疗 4 周后观察疗效。

注意:治疗期间不用其他治疗痤疮的药物。治疗期间嘱患者注意改变饮食习惯,忌食辛辣肥甘厚味,少吃脂肪,多食蔬菜水果,保持大便通畅。注意皮肤清洁,局部勿滥用化妆品及外用物,勿用手挤压,以防感染。埋针期间,针处不可着水。热天出汗较多,埋针时间勿过长,避免感染。

疗效说明 治疗组治愈率(原皮损全部消退或仅留浅瘢痕,无新起疹,无油腻感,无痒感)为 52.5%,总有效率 100%,优于对照组(颜清胶囊,4 粒/次,3 次/日),说明皮下埋针法疗效或许优于口服颜清胶囊。

影响针灸疗效因素

1. 病情 痤疮的皮损程度决定着针刺的疗效。痤疮的轻度(Ⅰ度)主要表现为粉刺和散在的炎性皮疹,此时是针灸取得疗效的最佳时期,针灸可以治愈;中度(Ⅱ度)可出现潜在性脓疱,针灸也可起到较好的治疗作用。当出现深在性脓疱、结节、囊肿,伴瘢痕形成者(Ⅲ度、Ⅳ度),针灸只能起到辅助作用,疗效极为有限,应当以药物治疗为主。总之,针刺疗效与病情密切相关,针刺对粉刺、丘疹的疗效优于出现脓疱、结节、囊肿,疗效与分度类型密切相关,从总体上看Ⅰ、Ⅱ、Ⅲ和Ⅳ分型中,疗效呈现递减状态,也就是说,随着病情严重程度的增加,针灸治疗难度在加大。

2. 刺灸法 痤疮的发生特点是一个"郁"字,即体内郁热、体表玄府毛窍郁滞,因此,按照《黄帝内经》"去菀陈莝"、"菀陈则除之"的原则,治疗本病非刺血拔罐的大泻法不可。在治疗中不管选用何种穴方,每次要选择 1~2 个穴位,尤其是背部的大椎、肺俞等穴位要应用三棱针刺血后拔罐 5~10 分钟,这对于针刺取效起关键性作用。

3. 患者的机体状态 人体排泄毒素的 3 个通路为小便、大便和汗液。一般而言,痤疮患者多伴有便秘,肠道毒素清除不畅对皮肤不利,因此,伴有大便不畅的患者针刺容易奏效。因此在治疗中,调节胃肠功能,保持大便通畅对本病的疗效有重要意义。另外,痤疮的女性患者,可伴有月经不调,如月经前痤疮;由于针刺在调经方面的良好效果,因此,伴有月经不调的患者,针灸容易奏效。在治疗中调经对于提高疗效有重要意义。一般而言,当患者在体征上有明显的热象表现,针刺易于奏效;痤疮的轻重短期内有明显的变化,针刺易于奏效;如果患者没有明显的热象,痤疮的轻重比较平稳,病程较长,针刺取效将比较缓慢。

4. 与年龄有关 有人通过观察认为针灸治疗本病的疗效和年龄密切相关。随着年龄的增加,治疗效果亦随之提高。好转及无效者多发生在 13~20 岁之间的青春发育期患者,由于这个阶段雄性激素、皮脂腺分泌过于旺盛,往往刚有好转,短时间内又大面积复发,造成病情不易控制,因此复发率高。而20岁以上患者内分泌系统相对处于稳定期,故疗效较好。

5. 治疗时机　对于月经前痤疮或伴有月经不调者,针灸的治疗时机也是影响疗效的因素,应该在月经来潮前1周开始治疗,能提高针灸的疗效。

针灸治疗的环节和机制

痤疮是一种毛囊皮脂腺炎症性疾病,多因激素、角蛋白、皮脂和细菌的相互作用而引起,这些因素决定病程长短和严重程度。痤疮通常从青春期开始发病,此时雄激素增加使毛囊皮脂腺增大,活动性增强。炎性痤疮的损害包括丘疹、脓疱、结节、囊肿。非炎性损害包括开放性和闭合性的粉刺(黑头粉刺和白头粉刺)。首先,毛囊内的过度角化导致了毛囊皮脂腺滤泡分泌受阻,随后形成了粉刺,它由皮脂、角蛋白和微生物,特别是痤疮丙酸杆菌所组成。来自痤疮丙酸杆菌的脂肪酶分解皮脂中的甘油三酯形成游离脂肪酸(FFA),它刺激毛囊壁。皮脂分泌物的滞留和毛囊的扩张可导致囊肿形成。毛囊破溃和FFA的释放,细菌产物和角蛋白成分进入组织引起炎症反应,在严重病例通常导致脓肿,愈后留有瘢痕。

根据以上痤疮的发生机制,针刺治疗本病的环节和机制可概括为以下:

1. 局部治疗机制　通过针刺痤疮局部的穴位可以疏通汗孔,促进局部血液循环,促进皮脂腺的活动,使局部毛囊皮脂腺滤泡分泌物正常排泄。现代研究表明,针刺能使皮肤毛细血管内的血流加快,表皮细胞的新陈代谢加强,并能抑制面部皮脂腺分泌,疏通皮脂腺排泄孔道,防止脂栓形成,消除粉刺。针刺还能调节雄性激素的分泌,从而抑制过旺的皮脂腺分泌。

2. 整体治疗机制　由于痤疮与内分泌的直接关系,通过针刺治疗可调节人体内分泌系统,协调雄激素的分泌,抑制毛囊皮脂腺的过度分泌。现代医学认为,刺络拔罐具有调动人体免疫力及调整内分泌的功能,使体内性激素保持在相对平衡水平,从而达到治疗和预防痤疮的目的。另外,针灸对人体免疫功能和自身修复功能的提高也有助于炎症的减轻和本病的恢复。研究表明,刺血疗法还能控制炎症的扩散,许多局部感染的患者,按一定穴位刺血后红肿热痛很快消退,一些全身症状也得到改善。

预　后

痤疮不影响健康,只是影响容颜,通常会自愈,但自愈的时间不能预计,多数至青春期逐渐缓解和消除,少数可至中年期才痊愈。表浅性痤疮痊愈后一般不留瘢痕,而如果经常挤压黑头粉刺或表浅性囊肿,以及搔抓有破损的损害均会使瘢痕出现的几率增高。

　　本病病程呈慢性，时轻时重，严重的深在性痤疮治疗不及时或不恰当，常可遗留继发性瘢痕疙瘩或永久性色素沉着而影响容貌的美观。在口周鼻旁危险三角区的痤疮如果挤压，可能会出现感染逆行颅内之患，因此，禁止用手挤捏。痤疮一般冬重夏轻，这可能是日光的作用。针灸对轻症寻常痤疮有较好疗效，对一些重症痤疮采用中西医结合的方法治疗可取得较好疗效。如对重症者，如聚合性痤疮、囊肿结节性痤疮等在针灸治疗的同时，配合抗生素、维A酸类、抗雄性激素等药进行短期治疗。当症状好转后，停用西药继续用针灸调理，巩固疗效。这样可以减少长期服用抗生素、维A酸类药带来的副作用。对痤疮和饮食、运动、性活动关系的误解是很常见的，要正确加以讨论，治疗根据损害的严重程度而决定。"改善痤疮预后的全球联盟"近期修改了痤疮的治疗指南，强调了局部应用类维生素A的重要性，提醒患者应避免过量使用口服抗生素。

代表性临床试验

表 9-54-2　针灸治疗寻常痤疮的代表性临床试验

试验观察方案	试验设计	治疗组/对照组	结　果
耳穴放血结合背俞穴拔罐法[4]	76例RCT	治疗组($n=42$，采用耳穴放血结合背俞穴拔罐治疗)/对照组($n=34$，采用口服四环素片及外用痤疮平软膏治疗)	治疗后2组疗效比较：$RR=1.21,95\%CI(0.99,1.49)$，$P>0.05$。但治疗组疗程越长，疗效越好，治愈率越高；对照组继续治疗则疗效增加不明显，并且轻度和重度疗效较好
火针治疗[7]	210例多中心大样本RCT	治疗组($n=105$，采用火针点刺皮损局部加背俞穴治疗)/对照组($n=105$，采用外用达林加内服阿奇霉素治疗)	治疗后愈显率对比：总体：$RR=3.26,95\%CI(2.33,4.55)$，$P<0.00001$；1中心，$RR=27.68$，$95\%CI(4.00,191.30)$，$P<0.05$；2中心，$RR=1.96,95\%CI(1.24,3.10)$，$P<0.05$；3中心，$RR=2.73,95\%CI(1.74,4.29)$，$P<0.0001$。第1次随访结节囊肿复发比较：$RR=0.34,95\%CI(0.21,0.54)$，$P<0.00001$；第2次随访结节囊肿复发比较：$RR=0.24,95\%CI(0.14,0.40)$，$P<0.00001$

续表

试验观察方案	试验设计	治疗组/对照组	结　　果
靳三针结合辨证治疗[9]	60例RCT	治疗组($n=30$,隔天针刺主穴及刺络拔罐辨证选穴各1次,6次为1个疗程,共治疗2个疗程)/对照组($n=30$,口服维胺酯胶囊,6周为1个疗程)	治疗后2组皮损积分比较:$WMD=4.15,95\%\,CI(3.33,4.97)$,$P<0.00001$。2组疗效比较:$RR=1.07,95\%\,CI(0.94,1.23)$,$P<0.05$

参 考 文 献

[1] 中国医师协会皮肤科医师分会《中国痤疮治疗指南》专家组. 中国痤疮治疗指南(讨论稿)[J]. 临床皮肤科杂志,2008,37(5):339-342.

[2] 陈莹,吴蜻,杨柳,等. 广州大学生痤疮患病情况及相关因素分析[J]. 岭南皮肤性病科杂志,2009,16(2):131-132.

[3] Eichenfield LF, Krakowski AC, Piggott C, et al. Evidence-based recommendations for the diagnosis and treatment of pediatric acne[J]. Pediatrics, 2013, 131 (Suppl 3): S163-186.

[4] 宋守江. 耳穴放血配合背俞穴拔罐治疗寻常性痤疮疗效观察[J]. 中国针灸,2007,27(8):626-628.

[5] 姚敏,刘长征. 面部穴位按摩配合电针防治痤疮120例[J]. 针灸临床杂志,2007,23(8):16-17.

[6] 潘文宇. 电针加穴位埋线治疗寻常痤疮疗效观察[J]. 上海针灸杂志,2009,28(12):703-704.

[7] 黄蜀,陈纯涛,张颜,等. 火针治疗结节囊肿性痤疮的多中心临床疗效评价[J]. 国际中医中药杂志,2006,28(5):303-306.

[8] 厉卫红. 自血调周与针刺治疗女性痤疮临床观察[J]. 中国美容医学,2011,20(11):1804-1806.

[9] 张霞芬. 靳三针结合辨证分型治疗痤疮的临床研究[D]. 广州:广州中医药大学,2010.

[10] 包大鹏,孙远征. 皮下埋针治疗寻常痤疮的临床研究[J]. 针灸临床杂志,2004,20(1):31-32.

第55节 神经性皮炎

（检索时间：2012年6月30日）

针灸治疗方案推荐意见

基于Ⅱ级证据的建议性意见

◇ **较强建议** 以下方案可试用于神经性皮炎的治疗

皮肤针配合温和灸法——皮损局部阿是穴

贴棉灸法——皮损局部

△ **弱度建议** 以下方案可试用于神经性皮炎的治疗

耳穴埋针法——腮腺、肺、枕、肾上腺、内分泌、神门

针灸配合皮肤针法——皮损局部阿是穴、风池、曲池、血海、三阴交/随证配穴

针灸联合中药外洗——①局部型（曲池、列缺）；②扩散型（风池、天柱、合谷、手三里、血海、三阴交）＋中药外洗

临床流行病学资料

神经性皮炎（neurodermite）又称慢性单纯性苔藓，是以阵发性皮肤瘙痒和皮肤苔藓化为特征的慢性皮肤神经功能障碍病，是一种常见的慢性皮肤病，约占皮肤科初诊病例的 2.1%～7.7%[1]。多发生在颈后部或其两侧、肘窝、腘窝、前臂、大腿、小腿及腰骶部等。本病以青壮年发病较多，与青壮年工作压力大、家庭生活负担较重有关。

本病的主要诱因有神经因素（包括性情急躁、思虑过多、精神紧张、情绪忧郁、过度疲劳、睡眠不佳等）、饮食（包括饮酒及食辛辣、鱼鲜等）、胃肠功能障碍（消化不良、便秘等）和内分泌失调等，进而表现出一系列症状。

临床评估与诊断

神经性皮炎临床评估（表9-55-1）

表9-55-1 神经性皮炎临床评估要点简表

评估项目	评估内容	要 点
诊断线索	发病人群	中青年
	发病部位	好发于颈侧、腰骶、肘部、男女外阴、上眼睑等易搔抓部位，可双侧或单侧

评估项目	评估内容	要　　点
	皮损形态	多角形扁平丘疹,表面有鳞屑;针头至米粒大小,时间长的患者,直径可达 2~6cm 或更大;淡红色或淡褐色,也可正常肤色;自发性瘙痒,夜间明显
	病程	慢性,常年不愈或反复发作

神经性皮炎临床诊断与分类

1. 神经性皮炎的诊断标准(《皮肤性病学》)[2]

(1) 好发于颈侧、腰骶、肘部、男女外阴、上眼睑等易搔抓部位,病程慢性。

(2) 皮肤为典型的淡红或淡褐色苔藓样变,直径 2~6cm,无渗出倾向,阵发性剧痒,在夜间,局部刺激、精神烦躁情况下瘙痒更加剧烈。

2. 病情严重程度分级标准　本病又分为局限型与播散型 2 种[3]。

(1) 局限型:好发于中青年。皮疹多见于颈部、四肢伸侧、腰骶部、腘窝、眼睑、外耳、会阴等部位。

(2) 播散型:则好发于成年人及老年人。皮损广泛分布于全身多处,皮肤肥厚粗糙,呈苔藓样变及色素沉着。常伴剧烈瘙痒,夜间尤为甚,严重影响睡眠和工作。

针灸治疗效能等级与治疗目标

1. 效能等级　针灸对于局限型神经性皮炎有一定疗效,可以针灸作为主要治疗方法,可获得一定的疗效,属于效能等级Ⅱ级病谱。播散型神经性皮炎针灸疗效有限,只能作为辅助治疗方法,缓解部分症状,属于针灸Ⅲ级病谱。

2. 治疗目标　减轻患者瘙痒程度,减少抓挠的次数,减轻或消除皮疹症状。

针灸治疗流程与推荐方案

针灸治疗神经性皮炎流程(图 9-55-1)

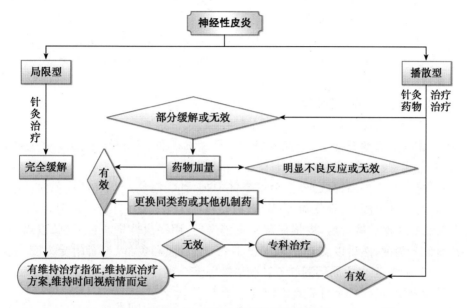

图 9-55-1　针灸治疗神经性皮炎流程

针灸治疗神经性皮炎推荐方案

1. 耳穴埋针法[4](2c 级证据)★

『主穴』腮腺、肺、枕、肾上腺、内分泌、神门。

『配穴』根据皮损部位取耳后的上背、中背、下背,即皮损以上肢为主取下背,以躯干为主取中背,以下肢为主取上背。

『操作』寻找出最明显的压痛敏感点,即为该穴的埋针点,用揿针对准已选定的穴位压痛敏感点轻轻垂直刺入,使环状针柄平整地留在皮肤上,然后用小方块胶布贴敷固定。每次选穴 2～3 个,双耳交替进行,埋针 1 次可保留 5 天,3 次为 1 个疗程,未愈者再行第 2 个疗程。

疗效说明　治疗 1 个月之后,耳穴埋针组总有效率(皮损消失,瘙痒缓解,但半年内复发)为 94.87%,或许与西药组(口服苯海拉明配合尿素软膏外抹)疗效相当,随访半年,耳穴埋针组痊愈的患者为 66.67%,或许高于西药组。即耳穴埋针组在改善皮损、缓解瘙痒、降低复发率方面或许优于西药组。

2. 皮肤针配合温和灸法[5](2b 级证据)★★

『穴位』皮损局部。

『操作』用梅花针叩刺患部使之渗血。用纯艾绒制成粗艾卷(直径约2cm),在皮损区上施以温和灸,每次施灸时间,须视皮损厚薄及范围大小而定,每次30~60分钟。根据皮损的大小,选择不同型号的火罐,紧扣局部,留罐5~10分钟,出污血2~10ml。隔日1次,4次1个疗程,未愈,休息1周,再做1个疗程。治疗期间患者禁食辛辣食物。

疗效说明　治疗1个月后,治疗组的总有效率(皮疹明显消退,无新疹发生,自觉瘙痒减轻或皮损消退30%以上)为95.83%,治疗组(减少皮疹,减轻瘙痒)疗效或许优于对照组(曲安奈德软膏外抹)。

3. 针刺配合皮肤针法[6](2c级证据)★

『主穴』皮损局部阿是穴、风池、曲池、血海、三阴交。

『配穴』血虚风燥者,加膈俞、肝俞;阴虚血燥者,加太冲、太溪;肝郁化火者,加行间、侠溪;风热蕴阻者,加合谷、外关。

『操作』皮损局部取4~6个点毫针围刺,针尖沿病灶基底部皮下向中心平刺,行平补平泻法;余平补平泻,以患者得气为度。诸穴留针30分钟,每5分钟行针1次。取针后,皮损局部常规消毒后,用一次性梅花针叩刺,以局部出现红晕为度,然后以艾卷距离皮损1~2cm行温和灸,以患者耐受为度,灸10~15分钟,至皮损局部潮红。针刺治疗每天1次,皮肤针叩刺加温和灸每3天治疗1次,治疗1个月后观察疗效。

疗效说明　治疗1个月之后,治疗组总有效率(临床症状好转,局部瘙痒感有所减轻,皮损局部皮肤色泽、皮损有所改善)与痊愈率(症状消失,皮损恢复正常,随访3个月未有复发)分别为97.78%和20%,或许优于对照组(去炎松激素软膏外用)。

● **贴棉灸[7](2b级证据)★★**

『穴位』阿是穴(皮损处)。

『操作』用皮肤针叩刺至皮损处潮红或微出血,擦去血污。以优质脱脂棉少许,摊开状如蝉翼的薄片(不能有空洞),相当于皮损部位大小,覆盖于皮损部位之上,用火柴点燃,令火一闪而过,迅速燃完,则为1次,视患者体质、皮损情况灸3~5次。每2日治疗1次,1个月为1个疗程,每周观察1次,1个疗程期间观察4次。

疗效说明　总有效率为97.90%;结果显示,治疗组(减轻局部瘙痒感,改善皮损局部皮肤色泽、皮损形态方面)疗效或许优于对照组(中效激素类药醋酸去炎松尿素软膏)。另外,治疗组总复发率为47.55%,而对照组为83.80%,治疗组复发率明显低于对照组。

● **针灸联合中药外洗[8](2c级证据)★**

『主穴』①局限型:曲池、列缺;②播散型:风池、天柱、合谷、手三里、血海、三阴交。

『配穴』 内关、足三里、委中、膀胱俞、阳陵泉。

『操作』 操作采取轻刺捻转进针,刺激强度以患者感到酸麻为宜,同时根据患者皮损范围面积,沿其周围边缘贴皮进 2 针,最后重刺皮损中心区数针,以上操作皆用泻法。每次取 2～3 对,轮流针刺,1 次/日,10 次 1 个疗程,间隔 1 周继续下 1 个疗程。

『中药外洗方』 苦参 40g,苍术、乌蛇各 30g,防风、白鲜皮各 25g,艾叶、地肤子、白蒺藜、蛇床子各 20g,蛇蜕、木贼、蝉蜕各 10g。上述诸药水煎熏洗患者患部肌肤,每次 20 分钟,3 次/日,10 天 1 个疗程。

疗效说明 总有效率(患者自觉症状有所减轻,皮损情况有轻微改善或消退不足 30%)为 92.90%,而对照组总有效率 73.8%;结果显示,治疗组(减轻局部瘙痒感,改善皮损局部皮肤色泽、皮损形态方面)疗效或许优于对照组(扑尔敏、非那根、维生素 B)。

影响针灸疗效因素

1. 病情 神经性皮炎多表现为剧烈瘙痒,局部皮肤肥厚、表面有少量的皮屑、皮沟加深而形成苔藓样病变。初次发病时,患部皮肤往往仅有瘙痒而无皮疹发生,或在神经性皮炎症状(如在颈部、面部皮肤肥厚增生,且边损很清楚)开始出现或是症状较轻的时候,此时是针灸治疗的最佳时机。本病分为局限型和播散型,一般而言,局限型皮损针灸疗效优于播散型皮损。初发者比复发者好治。

2. 刺灸法 神经性皮炎大部分为局限型,针灸对于局部皮损的治疗是最为重要的,在刺法上要应用围刺接电针,或艾灸或隔姜灸;或用皮肤针叩刺患处,同时可配合拔罐。这些刺灸法的适当应用可明显提高疗效。尤其是灸法有时可使皮损局部的异常潮红、瘙痒即刻减轻。

3. 治疗时机 当本病初发,以局部小的皮损出现时,应及时应用针灸治疗,可取得较好疗效。另外,可根据瘙痒发作时间特点,在发作前 1～2 小时针灸,也可嘱患者自行灸。

4. 患者的有关禁忌 目前许多研究结果表明,神经性皮炎可能是由于自主神经系统功能紊乱所引起。精神因素、刺激性食物、局部摩擦刺激、消化系统疾病和内分泌障碍均与其发生和发作加重有关。尤其是本病发生后,皮损的反复和加重与患者精神紧张、疲劳、失眠、搔抓和饮食密切相关,因此这些因素对针灸治疗的疗效有确切性影响。

有专家指出,神经性皮炎的患者通常都表现出对医生和药物的过分依赖,希望能有一种灵丹妙药,而往往忽略了自身在疾病的治愈过程中能起到的重要作用。由于神经性皮炎与精神性因素密切相关,比如工作压力大、情绪等主观因素会引起症状明显加重,综合性治疗如健康的生活行为和生活方式才是真正解决问题的关键。因此,针灸治疗期间,注意下列问题对提高针灸疗效具有十分重要的意义。

解除精神紧张,生活规律,避免劳累,多参加户外活动,保持开朗乐观的心情;饮食以清淡为主,多吃新鲜的水果、蔬菜,油炸、海鲜类、牛羊肉、甜食类、辛辣刺激类食物尽量少吃,不饮酒;避免受某些毛织品和化学物质的刺激;避免用搔抓、摩擦及开水烫洗等方法止痒;保持大便通常,胃肠道功能失调者应予纠正;有传染性病灶时应及时处理。

针灸治疗的环节和机制

神经性皮炎是一种较为常见、反复发作的慢性皮肤病,属于皮炎的一种。国外的很多权威学术刊物上并没有将其单列为一类疾病。因特别强调了精神因素对该疾病的影响,所以将其称为"神经性皮炎"。但至今本病的病因并不十分清楚,因此,目前各种治疗方法均以对症处理为主。神经性皮炎的药物治疗在所有的综合性治疗中应该是排在最末位的。由于神经性皮炎主要的致病因素被认为是神经性因素,所以药物在治疗过程中能起到的作用是很有限的。目前用于全身机体调节的神经性治疗药物很有限,外用的局部皮肤用药,也都是根据皮损的轻重程度和医生的诊断进行个体化治疗的。

从理论上讲,针灸治疗本病的关键环节应在于调节机体的自主神经功能,促进疾病的康复,这应该是针灸疗法的优势。但由于本病病因多为神经功能障碍性的,针灸的治疗效果能否达到足以良性干预是我们应该探讨的问题。

目前,大部分学者强调皮损局部治疗的重要意义,针灸的作用主要在于缓解痒感、促进患处皮损的恢复,这种作用的机制可能在于针灸提高躯体感觉神经的阈值,通过皮损局部的针灸刺激,促进局部血液循环和代谢,使皮损恢复。但这种作用是重视局部治疗的结果,目前在针灸治疗上也没有突出调理中枢脑神经的作用,这些都是今后研究的课题。

预　　后

由于本病系慢性和反复发作,要长期坚持治疗,而且患者大多都有易患湿疹的体质,这类体质的人对此类疾病的易感性较一般人更强,所以,即使病情有明显好转,也要进行巩固治疗。不能坚持治疗也是造成该病很难治愈的一个重要原因。

另外,不健康的生活行为和对待疾病不当,是治愈本病的障碍之一。其中最典型的就是各种对皮肤的刺激,由于神经性皮炎随病程加重,患者瘙痒感会越发难以忍受,不少患者采用热水、开水烫,甚至有用稀硫酸腐蚀皮肤。这些做法都无疑会加重病情,因为对于皮肤病而言,越刺激越严重是一条普遍的规律。经常搔抓或摩擦后,便出现粟粒至绿豆大小丘疹,历时稍久,因丘疹逐日增多,密集融合,形成皮纹加深和皮嵴隆起的典型苔藓样斑片。容易因抓破而感染,局部发生脓肿、毛囊炎,严重者甚至发生丹毒。工作紧张,睡眠不好,进食刺激性食物等均会使病情加重。

总体来看,针灸配合药物大多数患者可获较好疗效。西医治疗此病一般选用皮质类固醇激素霜,如果皮肤增厚可以选用软膏,如可以用去炎松尿素软膏来加强药效。尤其是新出现的皮损,一般针灸或外用药物 1~2 周就可以消退。

代表性临床试验

表 9-55-2 针灸治疗神经性皮炎的代表性临床试验

试验观察方案	试验设计	治疗组/对照组	结 果
耳穴法[4]	142 例 RCT	耳穴刺激组($n=78$)/口服苯海拉明 50mg,日 3 次、维生素 C 0.2g 日 3 次,尿素软膏外搽组($n=64$)	治疗 30 天后,耳穴组与西药组临床有效率 $RR=1.12$;$95\% CI$ (1.00,1.26),$P=0.05$
贴棉灸法[7]	143 例 RCT	针刺组($n=143$)/中效激素类药醋酸去炎松尿素软膏($n=142$),每日 3 次,每日用温水清洗 1 次。连续治疗 1 个月为 1 个疗程,每周观察 1 次,1 个疗程观察 4 次	治疗 1 个月后,针刺组与外抹西药组临床有效率 $RR=1.38$;$95\%CI$(1.24,1.53),$P<0.00001$

参 考 文 献

[1] 杨运宽,刁灿阳,王展,等.杨氏贴棉灸治疗神经性皮炎 143 例临床观察[J].中医杂志,2007,48(11):1000-1001.

[2] 张学军.皮肤性病学[M].北京:人民卫生出版社,2002.

[3] 刘贞富.皮肤性病学分册[M].北京:中国医药科技出版社,2006:81-82.

[4] 刘卫英,邓元江.耳穴埋针治疗神经性皮炎 78 例疗效观察[J].湖南中医学院学报,1996,16(3):65-66.

[5] 李继书,杨馨.针刺拔罐加温和灸治疗局限性神经性皮炎疗效观察[J].实用医院临床杂志,2007,4(2):94-95.

[6] 冯庆奎,胥新文.针灸治疗局限性神经性皮炎 45 例[J].光明中医,2010,25(2):268-269.

［7］杨运宽,刁灿阳,王展,等.杨氏贴棉灸治疗神经性皮炎 143 例临床观察[J].中医杂志,2007,48(11):1000-1001.

［8］范迪方.针灸结合中药治疗神经性皮炎 42 例临床分析[J].中国社区医师,2012,14(317):196.

第56节　黄　褐　斑

（检索时间:2012 年 5 月 30 日）

针灸治疗方案推荐意见

基于Ⅱ级证据的建议性意见

□ **强力建议**　以下方案可试用于黄褐斑的治疗

　　黄褐斑方案——围刺法及针刺法(斑片处、曲池、合谷、血海、足三里、三阴交/随症配穴)

◇ **较强建议**　以下方案可试用于黄褐斑的治疗

　　黄褐斑方案——①飞腾八法结合常规针刺法(先飞腾八法按时取穴,再针刺合谷,并根据色斑部位选取下列腧穴,额部取阳白、鱼腰,颞部取太阳、瞳子髎,颊部取四白、颧髎、迎香、颊车、下关,口周取禾髎、地仓、承浆);②背俞挑刺闪罐法(肺俞、肝俞、膈俞)

　　特发型黄褐斑方案——穴位埋线法(色斑局部、攒竹、阳白、太阳、颧髎、地仓)

△ **弱度建议**　以下方案可试用于黄褐斑的治疗

　　继发型黄褐斑综合方案——耳穴压丸法(内分泌、面颊、肝、脾、肾)+毫针围刺法(褐斑区)+面部美容按摩

　　黄褐斑方案——督脉埋针法(灵台透至阳)

临床流行病学资料

　　黄褐斑(melasma)是一种常见于中青年女性面部的淡褐色或黄褐色的色素沉着斑。临床表现为发于颧部、面颊及前额最为常见,对称分布,为淡褐色或深褐色斑片,形状不甚规则,边界清,表面无鳞屑,无明显自觉症状,一般夏重冬轻。

　　黄褐斑好发于拉丁美洲和亚洲的妇女。在美国有 50%～70%的孕妇患有黄褐斑[1],国内统计口服避孕药的妇女约 20%发生黄褐斑[2]。Goh 等报道有 10.2%有明确家族史[3]。另外,有地区调查结果显示,黄褐斑发病高峰在 31～40 岁,占总发病率的 45%。男女患病之比约为 1:6.5[4]。此外,长期情绪不佳者的黄褐斑患病率是无此症状者患病率的 1.64 倍[5],此病严重影响患者美观,给其精神和生活方面带来诸多烦恼和痛苦,甚至造成心身障碍。

黄褐斑临床评估

临床评估应详细了解病史，全面进行体格检查及专科检查，重点了解患者的症状，了解有无伴发症状，明确鉴别诊断，以作为本次诊断评估及制订治疗方案的重要参考（表9-56-1）。

表9-56-1 黄褐斑临床评估要点简表

评估项目	评估内容	评估要点
病史	起病年龄及性别	女性多发，多于青春期后发病
	既往史及服药史	既往是否患肝病、内分泌紊乱及月经不调等慢性病，是否服用避孕药等诱发药物
	个人史	性格是否内向，是否精神紧张及情绪失调，饮食偏好及不良嗜好，是否使用劣质化妆品或接触有害物质等
	工作环境	是否户外作业，长期工作日晒，与季节关系
	家族史	是否有家族遗传病史
症状	皮损	①发于面部的颧骨、额及口周围，多对称呈蝴蝶状；②初色如尘垢，日久加深，变为浅灰褐色或深褐色，枯黯不泽；③大小不定，斑点边缘清晰，表面光滑，无炎症反应，无痛痒
	自觉症状	一般无自觉症状及全身不适
	病情特点	有季节性，常夏重冬轻
	伴随症状	女性有黄褐斑者多伴有月经紊乱、经前乳胀，或慢性病症；男性黄褐斑患者多伴有阳痿、早泄、胃肠功能紊乱等
	病理改变	表皮中色素过度沉着，真皮中噬黑素细胞有较多的色素。真皮血管和毛囊周围有少许淋巴细胞浸润
	分类	特发型：无明显诱因者 继发型：因妊娠、绝经、口服避孕药、日光等原因引起者
检查	全身检查	对有相应病史或症状的系统应反复检查，方法及项目同内科常规
	皮肤科检查	在充足的自然光线下仔细检查皮损，仔细观察色斑的部位、颜色、形状、皮损边缘及界限，是否有鳞屑或痂皮
	辅助检查	根据系统症状，可以查性激素、肝功能、血清SOD、LPO、甲状腺激素、自身抗体、微量元素等
鉴别诊断	雀斑	雀斑是发生在面部的皮肤损害，呈斑点状，或芝麻状褐色或浅褐色的小斑点；一般幼年时就有，女性多于男性，常伴家族史，无其他症状

黄褐斑临床诊断与分类

1. 黄褐斑的临床诊断 ①面部淡褐色至深褐色、界限清楚的斑片，通常对称性分布,无炎症表现及鳞屑;②无明显自觉症状;③女性多发,主要发生在青春期后;④病情可有季节性,常夏重冬轻;⑤排除其他疾病(如颧部褐青色痣、Riehl黑变病及色素性光化性扁平苔藓)引起的色素沉着。

2. 黄褐斑的临床分型

(1) 按皮损发生部位分为4型:①蝶形型:皮损主要分布在两侧面颊部,呈蝶形对称性分布;②面上部型:皮损主要分布在前额、颞部、鼻部和颊部;③面下部型:皮损主要分布在颊下部、口周;④泛发型:皮损泛发在面部大部区域。

(2) 按病因分为2型:①特发型:无明显诱因者;②继发型:因妊娠、绝经、口服避孕药、日光等原因引起者。

针灸治疗效能等级与治疗目标

1. 效能等级 黄褐斑的病因尚不清楚,目前认为可能与妊娠、口服避孕药、内分泌、某些药物、化妆品、遗传、微量元素、肝脏疾病及紫外线等有关。不管病因多么复杂,目前认为,凡能抑制酪氨酸酶或黑色素合成过程的方法均能使色素减退,但尚缺乏特效药物,通过针灸治疗大部分斑块可明显减退,但难以完全治愈,而且常有复发,因此,应用针药结合并局部外用药综合治疗可使大部分患者达到临床控制,属于效能等级Ⅱ级病谱。

2. 治疗目标 减轻或消除面部的色素沉着。

针灸治疗流程与推荐方案

针灸治疗黄褐斑流程(图9-56-1)

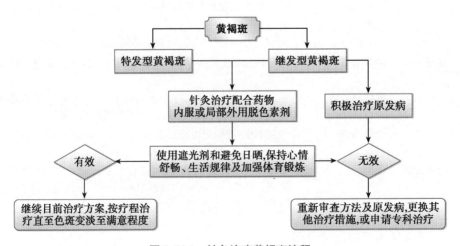

图9-56-1 针灸治疗黄褐斑流程

针灸治疗黄褐斑推荐方案

1. 黄褐斑一般治疗方案

● 围刺配合体针法[6]（2a 级证据）★★★

『主穴』面部斑片处、曲池、合谷、血海、足三里、三阴交。

『配穴』肝郁血瘀加取太冲、蠡沟,脾虚湿盛加取阴陵泉、丰隆,肾阴不足加取太溪、肾俞。

『操作』在面部斑片处常规皮肤消毒,取直径 0.20mm 1 寸针灸针,围住斑片斜刺入 0.2mm,根据斑片大小针刺 5～10 针,斑片较大者可在中间加刺几针,留针 40 分钟,起针时不按针孔,任其出血自止后用干棉球擦去;体针各穴平补平泻,留针 40 分钟,期间每隔 10 分钟运针 1 次,起针前又操作 1 次,每次治疗共操作 4 次。隔日 1 次,15 次为 1 个疗程,治疗 2 个疗程。

疗效说明　观察组总有效率为 97.8%,疗效与对照组 89.6%相当,临床痊愈率(黄褐斑全部消退,皮肤光洁如初,与周围皮肤无差别)为 22.2%,对照组(口服维生素 C、维生素 E 和中药辨证治疗)为 8.3%。观察组性激素的测定变化差值为:卵泡刺激素(FSH)0.86±0.4、雌二醇(E_2)43±2.03、孕酮(P)1.5±0.86,与对照组有显著差异;黄体生成素(LH)1.82±1.4,与对照组相当。说明围刺结合体针在改善性激素水平方面疗效可能优于口服药物。

● 飞腾八法配合常规针刺法[7]（2b 级证据）★★

『主穴』飞腾八法按时取穴:合谷,并根据色斑部位选取下列腧穴,额部取阳白、鱼腰,颞部取太阳、瞳子髎,颊部取四白、颧髎、迎香、颊车、下关,口周取禾髎、地仓、承浆。

『配穴』肝郁气滞加太冲、三阴交、膈俞,脾胃虚弱加足三里、脾俞、胃俞,肝肾亏虚加三阴交、太溪、关元。

『操作』按患者治疗时间,先依据“飞腾八法开穴表”取穴,取双侧穴直刺 20mm,得气后均匀提插捻转即可留针。然后根据患者色斑部位在上述处方中选取面部腧穴,进针 2～3mm,斜刺或直刺;取双侧合谷穴直刺 20mm 左右,以上主穴均在得气后均匀捻转。再依据辨证分型,选取配穴,位于手足及上下肢的腧穴,斜刺或直刺 12～30mm。每次留针 30 分钟,隔日 1 次,10 次为 1 个疗程。休息 1 周后进行下一疗程,治疗 2 个疗程。

疗效说明　飞腾八法组总有效率为 95%,疗效与辨证取穴组(70%)相当,基本治愈率(肉眼视色斑面积消退>90%,颜色基本消失,治疗后疗效指数≥0.8)飞腾八法组为 10%,辨证取穴组为 0。飞腾八法组缩小黄褐斑面积差值为 1.09±0.2,变浅颜色 1.05±0.39,优于辨证取穴组。说明常规针刺配合飞腾八法按时取穴治疗黄褐斑疗效或许优于单纯常规针刺,但在变浅黄褐斑颜色方面疗效明显。

2. 特发型黄褐斑治疗方案 特发型黄褐斑的患者应以针灸治疗为主,配合中药内调治疗及局部外用脱色素剂。

● 穴位埋线法[9](2b 级证据)★★

『主穴』色斑局部、攒竹、阳白、太阳、颧髎、地仓。

『配穴』肝郁型加肝俞、太冲、血海、足三里,脾虚型加中脘、脾俞、足三里、膈俞,肾虚型加肾俞、照海、太溪、阴陵泉、三阴交。

『操作』用一次性医用 8 号注射不锈钢针头作套管,直径 0.30mm、长50mm 不锈钢毫针(剪去针头,高压蒸汽消毒)作针芯。将"0"号医用羊肠线剪成 0.2～1.5cm 不等线段若干,浸泡在 75% 乙醇溶液内备用。穴位皮肤及操作者手部严格无菌消毒,将针芯退出少许,肠线放入针头内,垂直穴位快速进针至皮下,缓慢进针至所需深度,稍做提插,待气至后推动针芯将肠线留于穴内。面部用 0.2～0.5cm 的备用肠线,其他部位则用 0.5cm 以上的备用肠线,以肌肉丰厚的穴位肠线宜长为原则。埋线除面部外创可贴贴创口,每次面部选 5 穴,四肢躯干部按中医辨证选 5 穴,穴位交替选用,15 天埋线 1 次,6 次 1个疗程。

注意事项 保持创口清洁。

疗效说明 穴位埋线组基本治愈率(肉眼视色斑面积消退＞90%,颜色基本消失,评分法计算治疗后指数下降≥0.8)为 20.5%,总有效率为 100%,疗效优于常规针刺组 88.3%。说明穴位埋线的效果可能优于常规针刺。

3. 继发型黄褐斑治疗方案 继发型黄褐斑应在针灸治疗配合中药内调治疗及局部外用脱色素剂的同时,积极治疗原发病。

● 耳穴压丸＋毫针围刺＋面部美容按摩法[10](2c 级证据)★

『穴位』耳穴选穴:内分泌、面颊、肝、脾、肾;面部选穴:褐斑区。

『操作』耳穴贴压:用王不留行 1 粒粘胶布上分别贴压于上述耳穴,每次取 1 耳。贴穴后嘱患者早晚各自行按压 1 次,每次 3 分钟。每周贴穴 2 次,双耳交替使用,10 次为 1 个疗程。

毫针围刺:常规消毒后,于褐斑四周多针向斑中心浅斜刺,一般为 3～5针,留针 10～20 分钟,每 5 分钟捻转 1 次。每周 2 次。10 次为 1 个疗程。

面部按摩:在离子喷雾蒸气下,按洁面、磨砂、按摩、营养、敷膜的程序,采用中式按摩手法行常规美容按摩,注重面部穴位的按摩。每次按摩 45 分钟,每周 2 次,10 次为 1 个疗程。

疗效说明 治疗组治愈率(皮肤颜色恢复正常)为 43.3%,总有效率为90%,优于对照(面部美容按摩法)组 56.7%。说明耳穴压丸配合毫针围刺和面部美容按摩法疗效或许优于面部美容按摩法。

4. 其他针灸疗法推荐方案

● 督脉埋针法[11]（2c 级证据）★

『穴位』灵台透至阳。

『操作』患者俯卧位,用圆利针由灵台透至阳,沿皮横刺入皮内,然后用胶布将留在皮外的针柄固定。埋针期间,每隔 4 小时左右用手按压埋针处 1～2 分钟,以增强刺激和疗效。每治疗 1 次埋针时间为 3 天,间隔 2 天再行第 2 次治疗,18 次为 1 个疗程,共治疗 1 个疗程。

疗效说明　治疗组基本治愈率（①肉眼视色斑面积消退＞90％,颜色基本消失;②评分法计算,治疗后下降指数≥0.8）为 45.83％,总有效率为 91.67％,疗效优于对照组（口服百消丹,每次 8g,3 次/日）,并且埋针法在改善血清性激素指标方面（FSH:5.84±2.7,LH:13.29±1.9,E_2:53.04±17.39）优于对照组。说明督脉埋针法疗效或许优于口服百消丹。

● 背俞穴挑刺闪罐法[12]（2b 级证据）★★

『主穴』肺俞、肝俞、膈俞。

『配穴』气血不足和肾水不能上承者配心俞、肾俞、脾俞、胃俞、小肠俞,肝气郁结和郁久化热者配胆俞、大椎、大肠俞。

『操作』患者俯卧,暴露背部,以上腧穴用 75％乙醇溶液由内向外环形消毒皮肤（直径 5cm）,术者捏紧患者穴区皮肤,右手持圆利针,进行挑刺,主穴挑破皮肤,配穴轻轻点刺,然后自上而下顺序进行闪罐,主穴出血 3～5 滴,配穴使皮肤潮红。每周 2 次,每次间隔 2 天,8 次为 1 个疗程。

疗效说明　治疗组基本痊愈率（肉眼视色斑面积消退大于 90％,颜色基本消失,1m 距离肉眼看不见明显的斑点）为 45％,总有效率为 95％,疗效优于对照组（中药汤剂配伍）的 85％。说明背俞挑刺闪罐法效果或许优于中药治疗。

影响针灸疗效因素

1. 年龄、性别　一般而言,针灸治疗效果男性优于女性,其原因尚不清楚,推测可能与男女患者全身状况、内分泌、皮肤类型等有关,且年龄也与疗效有关,年龄越小,效果越好,越能缩短治疗次数,这是因为年轻皮肤新陈代谢更旺盛。但有人认为,年龄与疗效无绝对关系。另外,已婚、已孕女性的黄褐斑针灸治疗效果要优于未婚、未孕的女性,这可能与未婚、未孕者内分泌失调情况严重有关。

2. 皮损部位　相关研究表明,额、颧部等突出部位皮损治疗效果好,而眼睑处皮损治疗效果相对较差,可能与眼睑部组织疏松、色素细胞分布散在有关。

3. 病变的性质 黄褐斑的发生如果由妊娠和口服避孕药所致,在分娩后和停药后,色斑也可部分缓慢消退,针灸可促进色斑的消退速度,针灸疗效较好。如果黄褐斑的发生与机体下丘脑-垂体-卵巢轴失衡密切相关,针灸疗效较好,因针刺可较好地调节内分泌。如果黄褐斑为原发性的发生在非妊娠妇女(未婚、未孕的正常女性)和肤色较深的男子,与内分泌也无直接关系,则针灸的作用较差。

针灸治疗的环节和机制

黄褐斑的病因尚不清楚,目前认为可能与妊娠、口服避孕药、内分泌、某些药物、化妆品、遗传、微量元素、肝脏疾病及紫外线等有关。不管病因多么复杂,目前认为凡能抑制酪氨酸酶或黑色素合成过程的方法均能使色素减退。

日光照射是引起黄褐斑的重要因素[13]。有资料表明[14],女性黄褐斑患者血清铜、锌、铁水平较高,镁水平下降,说明微量元素含量的改变与黄褐斑形成有一定关系。现代医学发现黄褐斑患者存在血流动力学指标异常,有学者[15]检测了黄褐斑患者全血黏度比、血浆黏度、血沉、血细胞比容、红细胞电泳、纤维蛋白原等含量,并设正常对照组比较,结果各项指标均有显著性差异。

目前对于本病的发生与内分泌障碍的关系有较多研究。认为黄褐斑的发生,首先在内分泌紊乱的基础上,在多种促发因素作用下形成。已证明(*Cell Res*,1996),雌激素可刺激黑色素细胞分泌黑色素颗粒,孕激素能促进黑色素体的转运和增加黑色素量。垂体和卵巢激素引起皮肤的色素增加可能是通过刺激表皮中黑色素细胞的黑色素生成,并且 E_2 和 P 在黄褐斑的发病机制中起作用,而成年和绝经期的女性血中卵巢激素一般维持在较高的水平。

有研究(《临床皮肤科杂志》,1996;《中华皮肤科杂志》,1997)发现,黄褐斑患者血清中 E_2、E_3 的水平明显高于正常对照组。有人(《临床皮肤科杂志》,1997)通过对 48 例女性黄褐斑患者检测血清性激素水平,发现患者组 E_2、FSH和促黄体素水平均显著高于对照组,而雄激素水平显著低于对照组,妊娠及口服避孕药对 E_2 的水平有明显影响,而睡眠、情绪不佳者可使雄激素水平显著低下。结果提示,女性黄褐斑患者的发病与内分泌功能紊乱,下丘脑-垂体-卵巢轴失衡有显著关系,故认为雌激素可增加黑色素细胞的黑色素量,同时使黑色素细胞体积增大,触突增宽,但黑色素细胞数目无显著增加。用 βE_2 孵化 24 小时正常黑色素细胞即可产生剂量依赖性的酪氨酸酶活性增高,提示 E_2 对正常黑色素细胞有直接生物学作用,睡眠、情绪不佳者其垂体功能受其影响,通过下丘脑-垂体-卵巢轴的作用,导致卵巢分泌雄激素减少。

但也有人报道(《中华皮肤科杂志》,1996)未发现女性激素与黄褐斑之间有密切关系。临床发现并非所有妊娠或口服避孕药的妇女都伴发黄褐斑,且部分黄褐斑患者分娩后或停服避孕药黄褐斑可持续存在,未婚、未孕的正常女性和男性亦可发生黄褐斑,这些均提示尚有其他因素导致黄褐斑的发生。有研究发现(《国外医学皮肤性病学分册》,1996),妊娠期间黄褐斑患者在分娩后即雌激素/孕激素水平恢复正常后并非所有患者皮损都消退,因妊娠或口服避孕药致黄褐斑色素加深者不到50%,在激素水平恢复后也不减退,认为部分黄褐斑患者面部黑色素细胞可能对激素变化高度敏感,只要雌激素/孕激素水平出现微小的变化就可以对敏感的黑色素细胞发生作用。

针灸通过局部刺激,破坏色素细胞,促进色素裂解,局部选穴刺激也可促进局部皮肤的血液循环和代谢,有助于色素的代谢与清除,这是针灸治疗本病的环节之一。另外,不少研究都肯定了针刺调节下丘脑-垂体-卵巢轴的作用。科学实验证明,针灸治疗黄褐斑的作用机制可能在于针灸提高了红细胞的变形能力,降低了红细胞的聚集性,改变了血液流变特性,促进血液循环,增加面部皮肤血液循环的有效灌注,减少局部组织缺血缺氧造成的一系列过氧化反应,从而减少黑色素的生成,同时改善血液循环后加快皮损区细胞更替时间,促进皮肤色素代谢,提高氧自由基的清除能力,从而抑制细胞膜损伤、修复细胞膜结构。因此,针灸对内分泌的调节作用也是治疗黄褐斑的重要环节和机制。

预　后

本病对健康无影响,只是影响容颜。病因不明,可能与精神因素、遗传或内分泌等有关,抑郁、日晒、热刺激、化妆品等促发或加重皮损。因此,避免各种诱发因素,不宜服用避孕药,保持心情开朗;要有足够的睡眠休息时间,饮食宜清淡而富有营养,勿食辛辣刺激及酒类;夏日户外活动应戴帽或伞,减少日光的照射;要避免使用含铅等物质的化妆品及滥用外用药膏,尤其是含有激素类的外用药。黄褐斑主要发生在妊娠和口服避孕药的妇女,也可以原发性的发生在非妊娠妇女和肤色较深的男子。妊娠相关的色素沉着,在分娩后,色素可以部分缓慢消退;与使用雌激素相关的皮肤色素沉着,在停止使用后也可部分缓慢消退。

代表性临床试验

表 9-56-2 针灸治疗黄褐斑的代表性临床试验

试验观察方案	试验设计	治疗组/对照组	结 果
围刺法配合体针法方案[6]	93 例 RCT	观察组($n=45$,采用局部围刺配合体针辨证治疗)/对照组($n=48$,采用口服维生素 C、维生素 E 和中药辨证治疗)	经治疗 2 个疗程后,观察组与对照组疗效比较:$RR=1.09,95\%CI$ $(0.98,1.21),P>0.05$,两组治疗前后激素水平比较:FSH:$WMD=$ $0.69,95\%CI(0.57,0.81),P<$ 0.00001;LH:$WMD=0.22,95\%$ $CI(-0.44,0.88),P>0.05$;E$_2$: $WMD=5.00,95\%CI(4.37,$ $5.63),P<0.00001$;P:$WMD=$ $0.47,95\%CI(0.20,0.74),P<$ 0.05
常规针刺加飞腾八法治疗方案[7]	40 例 RCT	飞腾八法组($n=20$,在辨证取穴组基础上根据时辰的干支加取飞腾八法取穴治疗)/辨证取穴组($n=20$,主穴取合谷及色斑部穴,配合辨证取穴)	2 个疗程后统计疗效,飞腾八法组与辨证取穴组疗效比较:$RR=$ $1.36,95\%CI(1.00,1.84),P=$ 0.05;2 组缩小黄褐斑面积的比较: $WMD=0.40,95\%CI(0.00,$ $0.80),P=0.05$;变浅颜色:WMD $=0.40,95\%CI(0.03,0.77),P<$ 0.05
穴位埋线法方案[9]	87 例 RCT	治疗组($n=44$,采用穴位埋线治疗)/对照组($n=43$,针刺治疗)	治疗 3 个月后观察,治疗组与对照组疗效比较:$RR=1.13,95\%CI$ $(1.01,1.27),P<0.05$
挑刺法加闪罐法方案[12]	160 例 RCT	观察组($n=80$,采用背俞穴挑刺闪罐治疗)/对照组($n=48$,采用中药治疗)	3 个疗程后统计疗效,观察组与对照组疗效比较:$RR=1.12,95\%CI$ $(1.01,1.24),P<0.05$

参 考 文 献

[1] Rendon MI. Utilizing combination therapy to optimize melasma outcomes[J]. J Drugs Dermatol,2004,3(5 Suppl):S27-S34.

[2] 郑乐. 黄褐斑与女性激素的关系[J]. 中华皮肤科杂志,1996,29(3):197.

［3］ Goh CL,Dlova CN. A retrospective study on the clinical presentation and treatment outcome of melasma in a tertiary dermatological referral centre in Singapore［J］. Singapore Med J,1999,40(7):455-458.

［4］ 杨庆琪,赵广,徐应军.黄褐斑 180 例临床分析［J］.中国皮肤性病学杂志,2007,6(21):349-350.

［5］ 任朝霞.育龄期女性黄褐斑患病及生活习惯的相关性研究［J］.中华实用中西医杂志,2004,4(17):3474-3475.

［6］ 魏凌霄,周剑萍.围刺法结合体针治疗黄褐斑临床观察［J］.中华中医药学刊,2010,28(8):1776-1778.

［7］ 张学丽,刘颖,杨丽鸥,等.常规针刺加飞腾八法治疗黄褐斑疗效观察［J］.中国针灸,2009,29(6):455-458.

［8］ 朴联友.实用时间针法［M］.北京:人民卫生出版社,2006.

［9］ 蔡卫根.穴位埋线治疗黄褐斑 44 例疗效观察［J］.江西中医药,2006,37(285):54-55.

［10］ 章威,谭晓红,彭俊.耳穴贴压毫针围刺结合按摩治疗黄褐斑 60 例［J］.湖南中医杂志,1998,14(3):31.

［11］ 肖平,孙远征,侯慧先.督脉埋针治疗女性黄褐斑的临床研究［J］.针灸临床杂志,2005,21(6):21-22.

［12］ 马学青,张淑杰.背俞挑刺闪罐治疗黄褐斑疗效分析［J］.上海针灸杂志,2007,26(11):20-21.

［13］ Grimes PE. Melasma,etiologic and therapeutic considerations［J］. Arch Dermatol,1995,13(12):1453-1457.

［14］ 万屏,梁国华,付雷,等.孕期及非孕期黄褐斑患者几种微量元素对比观察［J］.中国皮肤性病学杂志,1998,12(5):27.

［15］ 陈燕明,秦茂林,肖利,等.黄褐斑的血液流变学［J］.临床皮肤科杂志,1992,21(2):95.

第 57 节　慢性荨麻疹

（检索时间:2012 年 6 月 30 日）

针灸治疗方案推荐意见

基于Ⅰ级证据的推荐性意见
◎ 弱度推荐　以下方案可应用于慢性荨麻疹的治疗

埋针法——神道(留针 4 小时)

基于Ⅱ级证据的建议性意见
◇ 较强建议　以下方案可试用于慢性荨麻疹的治疗

针刺法——曲池、血海、足三里、三阴交/随证配穴荨麻疹(urticaria)俗称"风疹块",是由于皮肤、黏膜小血管反应性扩张及渗出性增加而产生的一种局限性水肿反应。皮损反复发作超过 8 周以上者称为慢性荨麻疹。

慢性荨麻疹(chronic urticaria,CU)是常见的一种皮肤病,在美国,其患病率大约为 1%,保守估计我国目前至少有上千万的该病患者。本疾病的平均病程为 3~5 年,20% 的患者病程超过 5 年,但由于其可自愈性、死亡率低,很少伴其他器官或功能损害,故而临床医生和患者都认为其病情严重程度较低[1]。

慢性荨麻疹临床评估[2,3] (表 9-57-1)

主要根据病史进行问卷调查及体格检查,不是依赖昂贵的化验检查。

1. 基本调查　病史、血常规、血沉、IgE 等。

2. 深入调查　饮食史、感染灶、恶性肿瘤、血清、尿液、过敏试验;其他:排除试验、激发试验。

3. 鉴别诊断　第一步排除荨麻疹性血管炎;第二步排除物理性荨麻疹:皮肤划痕症、迟发性压力性荨麻疹、震动性血管性水肿、热性荨麻疹、寒冷性荨麻疹、日光性荨麻疹、水源性荨麻疹、胆碱能性荨麻疹;第三步排除药物性荨麻疹:许多药物是荨麻疹的病因(主要是非甾体抗炎药),如病情允许,停药 4 周,再用激发试验以确诊;第四步排除食物性荨麻疹;第五步排除自身免疫性荨麻疹,慢性荨麻疹可能与甲状腺疾病相关;第六步排除寄生虫或感染性疾病。另外,嗜碱性粒细胞组胺释放试验是调查功能性自身抗体来确诊 CU 的黄金标准[4]。

表 9-57-1　慢性荨麻疹临床评估要点简表

评估项目	评估内容	要　点
诊断线索	发病人群	任何年龄,多为过敏体质
	发病部位	出现于自觉瘙痒的皮肤部位
	皮损形态	圆形或椭圆形或不规则形,可孤立或扩大融合成片,皮肤表面凹凸不平,呈橘皮样改变;大小不等;初为苍白色→红色→消退,不留色素沉着;瘙痒;晨起较多
	病程	慢性,常年不愈或反复发作

慢性荨麻疹临床诊断与分类

①病程超过 8 周以上;②睡前晨起风团较多,白天较少;③瘙痒症状相对较轻;④伴发腹痛、腹泻、呼吸困难,心慌不适和休克症状较少见;⑤可见急性发作,症状突然加重;⑥常伴有感染,可伴有感染病灶,如皮肤真菌感染、病毒感染和系统性疾病等。

针灸治疗效能等级与治疗目标

1. 效能等级　慢性荨麻疹病情反复,针灸配合药物治疗可以取得较好疗效,但因其复发因素较多且复杂,应尽量避免复发的诱因。属于效能等级Ⅱ级病谱。

2. 治疗目标　减少瘙痒症状,消除皮损,改善睡眠及生活质量,降低复发率。

针灸治疗流程与推荐方案

针灸治疗慢性荨麻疹流程(图 9-57-1)

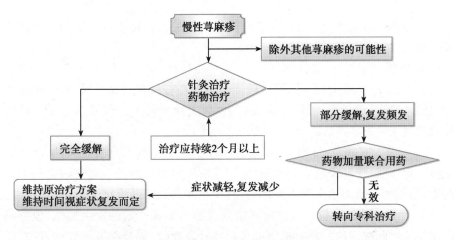

图 9-57-1　针灸治疗慢性荨麻疹流程

针灸治疗慢性荨麻疹推荐方案

1. 慢性荨麻疹一般治疗方案[5] (2b 级证据)★★

『主穴』曲池、血海、足三里、三阴交。

『配穴』风热犯表型:加大椎,针用泻法;风寒束表型:加肺俞,针用泻法;胃肠实热型:加合谷、内庭,针用泻法;血虚风燥型:加膈俞、脾俞,针用补泻兼施法。

『操作』毫针针刺,深度 30～35mm,得气后平补平泻上述穴位,同侧血海、足三里为一对加用电针,选择疏密波,强度以患者耐受为宜,留针 30 分钟;以 1 寸毫针针刺大椎,得气后用泻法;用 1 寸毫针平刺双肺俞,针体斜刺入20～25mm。

疗效说明　治疗组总有效率(总有效≥有效:痒感减轻,SSRI降低20%～60%)为96.67%,治疗组在缓解病人痒感方面或许与对照组(氯雷他定组)疗效相当。

2. 埋针法[6]**(1c级证据)★★★★**

『穴位』神道。

『操作』粗针(长75mm、直径0.4mm的不锈钢针灸针)30°速刺皮下,沿棘突中线缓缓向下刺进,针的方向与脊柱中线平行,只留针身约0.5cm于体外,留针4小时。每周5次,中间休息2天,连续治疗12周。

疗效说明　粗针神道穴在治疗2周、6周、12周的临床愈显率(痊愈:症状积分下降指数≥90%;显效:症状积分下降指数≥60%)分别为73.3%、73.3%、66.7%;在治疗12周后粗针神道穴在疗效方面很可能优于对照组(盐酸左西替利嗪组)。

影响针灸疗效因素

1. 病因　一般而言,当荨麻疹与神经系统关系密切或由过敏引起者针灸易于奏效,对于病因不明者比较难治。

2. 病程　病程短,急性荨麻疹,针灸疗效较好,由于急性荨麻疹90%以上在2～3周后症状消失,因此,当针灸治疗1周左右没有明显效果时,针灸起效的可能性较小;病程长,慢性反复发作者,针灸疗效较差。偶发的荨麻疹针灸疗效要优于频发者。

3. 病情　发病急、皮疹广,如果出现过敏性休克、喉头水肿及高热、寒战等全身中毒症状,非针灸所能独立治疗,应采取综合急救措施。对于感染因素引起者,应使用有效的抗生素控制感染,针灸只能起到辅助治疗作用。

4. 针灸治疗的时机　慢性荨麻疹的风团可表现一定的发生规律,根据风团发生的时间决定治疗的时机可明显提高针灸疗效,如晨起风团较多,应在睡前针刺治疗,或者在常规针刺治疗的同时,在睡前追加针刺治疗1次;临睡时风团较多,应在晚饭后针刺治疗。当风团控制后,应该继续针刺治疗月余。

针灸治疗的环节和机制

西医学治疗本病的基本原则为寻找病因,祛除病因,对病因不明者对症处理,主要应用抗组胺药以抗过敏,减轻血管扩张,降低血管通透性为基本治法,以外用药止痒。因此,针灸治疗本病的主要环节是通过自主神经调节,收缩血管,降低血管的通透性;通过躯体神经的感觉神经刺激,提高人体的感觉阈值,达到止痒作用。

针灸治疗本病的机制主要是提高机体免疫功能,使机体对致敏物质反应性降低,使免疫细胞不分泌或少分泌组胺、缓激肽、慢反应物质等。国外有学者(《针刺麻醉资料综述》,1973)用纸上电泳法测定毛细血管和静脉血管蛋白含量和各种蛋白的差值,观察了针刺在治疗各种疾病尤其是过敏性疾病时对毛细血管通透性的影响,发现针刺对其通透性确有明显的调整作用。当毛细血管通透性增高时针刺可使之降低,反之针刺可使之升高。国内有人研究发现(《第二届全国针灸针麻学术讨论会论文摘要》,1984),针刺具有显著对抗组胺引起的血管通透性变化,可显著减小皮肤蓝染区直径达 17.4%～51%,使色素渗出量减少 66.6%～75%。

预　　后

荨麻疹一般分为急性、慢性和特殊类型,急性荨麻疹整个病程短于 6 周,短期发作后多数能治愈,并能找到病因,如感染、药物、食物、接触过敏等,大约有 90% 的急性荨麻疹在 2～3 周后症状消失,不再复发。慢性荨麻疹病程超过 8 周,常难找到病因,常反复发作,缠绵难愈,约 50% 的病人在 5 年内病情减轻,约 20% 的患者病程可达 20 年以上。

本病一般发生及消退迅速,消退后不留瘢痕。因本病患者常有过敏史,应尽可能找出发病诱因并去除之。如禁用或禁食某些对机体过敏的药物或食物,避免接触致敏物品,以及积极防治肠道寄生虫病等,对于预防和治疗本病有积极作用。

代表性临床试验

表 9-57-2　针灸治疗慢性荨麻疹的代表性临床试验

试验观察方案	试验设计	治疗组/对照组	结　　果
神道穴埋针方案[6]	60 例 RCT	神道穴埋针组($n=30$)/盐酸左西替利嗪组($n=30$,5mg/d,日 1 次)	埋针组与西药组治疗 2 周之后,临床有效率 $RR=1.04$,$95\%CI(0.92,1.16)$,$P=0.55$;埋针组与西药组治疗 6 周之后,临床有效率 $RR=0.97$,$95\%CI(0.86,1.08)$,$P=0.55$;埋针组与西药组治疗 12 周之后,临床有效率 $RR=1.69$;$95\%\ CI(1.18,2.41)$,$P=0.004$
针刺四荨穴方案[5]	60 例 RCT	针刺组($n=30$,曲池、血海、足三里、三阴交为主)/氯雷他定组($n=30$,10mg/d,日 1 次)	针刺组与西药组治疗 4 周之后,临床有效率 $RR=7.25$,$95\%CI(0.82,64.46)$,$P=0.08$

参 考 文 献

[1] 马一平. 慢性荨麻疹生活质量和临床特征调查及慢性特发性荨麻疹嗜碱性粒细胞相关研究[D]. 北京：北京协和医学院、中国医学科学院，2010.

[2] 黄骏，范卫新，毕志刚，等. 皮肤性病诊断流程与治疗策略[M]. 北京：科学出版社，2008.

[3] Grattan CE, Humphreys F, British Association of Dermatologists Therapy Guidelines and Audit Subcommittee. Guidelines for evaluation and management of urticaria in adults and children[J]. Br J Dermatol, 2007, 157(6): 1116-1123.

[4] 中华医学会皮肤性病学分会. 荨麻疹诊疗指南[J]. 中华皮肤科杂志，2007，40(10)：391-392.

[5] 陈晓薇. 针刺"荨四穴"方治疗慢性荨麻疹的临床研究[D]. 广州中医药大学. 2009.

[6] 高宏，李雪珍，叶文伟. 粗针神道穴透刺治疗慢性荨麻疹对血清 IgE 的影响及疗效分析[J]. 浙江中医药大学学报，2009，33(1)：111-112.

第 58 节 皮肤瘙痒症

（检索时间：2012 年 6 月 30 日）

针灸治疗方案推荐意见

基于Ⅱ级证据的建议性意见

△ **弱度建议** 以下方案可试用于皮肤瘙痒症的治疗

全身性瘙痒方案——①点刺放血法(耳穴对应的瘙痒区)＋针刺法(皮质下、肝、脾、内分泌、肾上腺、膈、神门、风溪)＋药物(皿治林)；②点刺放血法(耳背静脉)＋针刺及艾灸(血海、曲池/随证配穴)

局限性瘙痒(外阴瘙痒症)方案——针刺法(秩边透水道、肾俞、大肠俞、带脉、三阴交、归来、八髎、气海、石门、关元、鸠尾)＋TDP 照射法

继发性瘙痒方案——高胆红素血症致皮肤瘙痒症——针刺法(风市)

尿毒症致皮肤瘙痒症——针刺法(曲池、足三里、血海、三阴交)＋血液透析法

慢性肾衰竭致皮肤瘙痒症——针刺法(足三里、三阴交、风市、阴陵泉、委中、脾俞、血海、曲池、合谷、太冲、太溪、肾俞、命门、八髎)＋中药外洗(蛇床子、苦参、生艾叶、地肤子、冰片、花椒、苦楝根皮)

临床流行病学资料

皮肤瘙痒症(pruritus)：引起搔抓欲望的不愉快的感觉，是许多系统性疾病和皮肤疾病的主要症状。

　　皮肤瘙痒症是临床常见的一种瘙痒性皮肤病,也是多系统疾病的共同症状,如慢性肾衰竭、糖尿病、艾滋病等。据 2003 年法国的一项对患有各型皮肤病患者的调查显示,患有皮肤瘙痒症的患者占总调查人数(18137 人)的42%[1]。女性患者患病率高于男性患者[2],老年患者中患病率为 10%~50%,年龄越大皮肤瘙痒的频率和程度就越高[3]。另外,由尿毒症导致顽固性皮肤瘙痒症的发生率为 60%～90%[4]。而在糖尿病患者中其发生率则为70%[5~7]。其病程缠绵,严重影响患者的生活质量。

临床评估与诊断

皮肤瘙痒症临床评估(表 9-58-1,表 9-58-2)

表 9-58-1　皮肤瘙痒症临床评估要点简表

评估项目	评估内容	要　　点
病史	现病史	年龄:可能为老年性瘙痒 性别:可能为妊娠期瘙痒
	既往史	是否患有尿毒症、胆汁淤积、血液病、糖尿病、甲状腺功能亢进症、淋巴瘤、HIV 感染
	个人史	居住地环境、个人卫生情况、药物过敏史、冶游史
实验室检查		血常规、尿常规、肝功能、肾功能、血尿素氮、肌酐清除率、甲状腺功能检查、皮肤组织病理检查、免疫球蛋白、抗核抗体、梅毒螺旋体血凝试验

表 9-58-2　皮肤瘙痒症临床评估要点简表(续)

	每天瘙痒持续时间(小时)	<6h	6~12 小时	12~18 小时	18~23 小时	全天
	瘙痒程度	无	轻度	中度	重度	无法忍受
	与 1 个月前相比瘙痒程度是否改善	彻底改善	很大程度上得到改善,但仍存痒觉	轻微改善,但仍存痒觉	无改善	变坏
在过去2周内	睡眠情况	从不影响	偶尔影响,推迟入睡时间	经常影响,推迟入睡时间	经常推迟入睡时间,并且夜间偶尔痒醒	经常推迟入睡时间,并且夜间经常痒醒
	工作/学习	从不影响	极少影响	偶尔影响	经常影响	一直影响
	瘙痒部位	头部	躯干	上肢	下肢	与衣物接触部位
		面部　头皮	胸　后背　臀股　腹　前腹沟	上臂　手臂　手掌　手背	大腿　小腿　脚面　脚底	衣领　袖口　腰带　内衣　袜口

皮肤瘙痒症临床诊断与分类

1. 皮肤瘙痒症的临床诊断(《临床诊疗指南·皮肤病与性病分册》,2006)

①瘙痒剧烈,常呈阵发性,以夜间为著。②由于经常搔抓,患处皮肤常伴抓痕,血痂及色素沉着等继发性损害。③根据发生部位可分为全身性瘙痒症和局限性瘙痒症。前者见于因皮肤干燥引起的老年性皮肤瘙痒症,与季节关系明显的季节性瘙痒症;后者见于肛门瘙痒症、外阴瘙痒症等。④长期或顽固性瘙痒患者,应做进一步全身检查,注意肿瘤、糖尿病等。

2. 皮肤瘙痒症的分类

(1)根据原因分类:①素质性原因:包括遗传和变态反应性因素等;②偶然性原因:环境因素包括温度、湿度等;③决定性原因:如物理性、化学性、感染性、寄生虫等。

(2)根据部位分类:①局限性瘙痒;②全身性瘙痒。

(3)根据相关疾病分类:①皮肤病瘙痒:由各种皮肤病引起;②内科疾病瘙痒:与内科疾病相关的全身性瘙痒;③特发性瘙痒:原因不明的瘙痒。

(4)其他分类:①根据病程分类:急性、慢性瘙痒;②根据程度分类:轻、中、重度瘙痒。

针灸治疗效能等级与治疗目标

1. 效能等级 皮肤瘙痒症可原发也可继发于多种内科疾病,针灸对于原发性皮肤瘙痒症可起到一定的治疗作用,属于Ⅱ级病谱。但对于继发性瘙痒症,针灸治疗缺乏确切的实质性意义,而只能对其所派生的部分症状起到缓解作用,属于针灸Ⅲ级病谱。

2. 治疗目标 减轻或消除皮肤瘙痒症状。

针灸治疗流程与推荐方案

针灸治疗皮肤瘙痒症流程(图9-58-1)

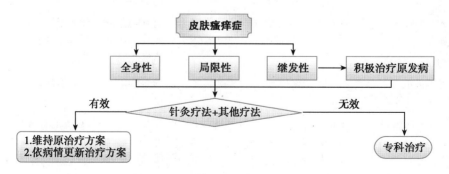

图9-58-1 针灸治疗皮肤瘙痒症流程

针灸治疗皮肤瘙痒症推荐方案

1. 全身性瘙痒治疗方案

● 耳针联合药物[8] (2c 级证据)★

『穴位』耳穴对应的瘙痒区、皮质下、肝、脾、内分泌、肾上腺、膈、神门、风溪。

『操作』耳穴对应的瘙痒区域点刺放血 3～5 滴,其余毫针直刺,平补平泻,留针时间 20～30 分钟,3 天治疗 1 次,30 天为 1 个疗程。

『配合治疗』皿治林片 10mg/d,每日 1 次,30 天为 1 个疗程。

疗效说明　临床治愈率(瘙痒消退,不需再用配合药物治疗,1 个月后复查无复发)为 83.3%,总有效率(用药后瘙痒症状得到改善)为 96.67%,总体疗效或许优于西药皿治林片,在止痒、减少复发率方面效果显著。

● 耳背放血结合针灸[9] (2c 级证据)★

『主穴』耳背静脉、血海、曲池。

『配穴』血虚肝旺加三阴交、合谷、委中;湿热加足三里、承山、阴陵泉。

『操作』耳背清晰静脉,用三棱针点刺,放血 2～3 滴,两耳交替使用。毫针直刺,辨证补泻,留针时间 30 分钟,间隔 10 分钟运针 1 次。针刺血海、曲池出针后,用艾条每穴灸 10 分钟,用温和灸法。每日治疗 1 次,10 次为 1 个疗程,共 2 个疗程。

疗效说明　临床治愈率(瘙痒消失,半年内未复发)为 26.92%,总有效率(瘙痒症状得到改善)为 90.38%。

2. 局限性瘙痒治疗方案

● 外阴瘙痒——针刺结合 TDP 照射法[10] (2c 级证据)★

『穴位』秩边透水道、肾俞、大肠俞、带脉、三阴交、归来、八髎、气海、石门、关元、鸠尾。

『操作』先用针刺秩边透向同侧水道穴,要求患者前下腹出现酸麻胀痛的针感,并向前阴部放射,留针 1 分钟,留针期间须保持上述针感。其余主穴毫针直刺,平补平泻,留针时间 30 分钟。隔日 1 次,3 次为 1 个疗程,共治疗 2 个疗程。

『配合治疗』TDP 照射法,距离皮肤 30cm 照射 30 分钟,以患者耐受为度。

疗效说明　临床显效率(瘙痒消失,阴道分泌物减少,无异味,随访 3 个月无复发)为 58.69%,总有效率(瘙痒减轻,阴道分泌物减少,无异味,随访 3 个月无加重)为 91.3%,总体疗效或许优于双唑泰泡腾片,在止痒、减少阴道分泌物及减轻气味方面效果显著。

3. 继发性瘙痒治疗方案

● **高胆红素血症致皮肤瘙痒症**[11]（2c 级证据）★

『穴位』风市。

『操作』毫针直刺,泻法,留针时间 30 分钟。疗程未提及。

疗效说明　临床显效率(瘙痒消失,皮疹消失)为 60%,总有效率(瘙痒改善,偶尔影响入睡,皮疹消退＞60%)为 90%,总有效率方面或许优于扑尔敏。

● **尿毒症致皮肤瘙痒症**[12]（2c 级证据）★

『穴位』曲池、足三里、血海、三阴交。

『操作』毫针直刺,平补平泻,留针时间 20 分钟。每周 2 次,16 周为 1 个疗程。

疗效说明　临床治愈率(临床症状完全消失,1 年内未复发)为 23.75%,总有效率(临床症状得到改善)为 88.75%,总体疗效与血液透析或许相当。

● **激光照射**[13]（2c 级证据）★

『穴位』曲池、三阴交。

『操作』偏振光治疗仪同时照射同侧肢体曲池、三阴交,25 分钟/次,1 周 2 次,10 次 1 个疗程。照射强度个体化,以患者感受到穴位有温热感并有少许针扎感为宜,可选择功率 60%～100%,照射 3～6 秒,停 2～3 秒。

疗效说明　治疗组瘙痒程度(VAS 评分)改善 3.06±1.02,睡眠治愈率(恢复正常睡眠,每晚有效睡眠持续时间不少于 6 小时,情绪稳定)为 35%,有效率(睡眠改善,但有效睡眠时间少于 6 小时,伴有多梦、易醒,清醒时注意力不集中、乏力等)为 35%,或许优于对照组(局部外用皮肤润滑剂＋口服液中成药物润燥止痒胶囊)。

● **慢性肾衰竭致皮肤瘙痒症**[14]（2c 级证据）★

『穴位』足三里、三阴交、风市、阴陵泉、委中、脾俞、血海、曲池、合谷、太冲、太溪、肾俞、命门、八髎。

『操作』足三里、三阴交、阴陵泉、血海、曲池、合谷、风市、太溪用平补平泻法,得气后接电针。取委中、肾俞、脾俞、命门、八髎用补法行气后留针 5 分钟,起针时再重复刺激 1 次。留针时间 30 分钟,每日 1 次,6 次为 1 个疗程。

『配合治疗』中药外洗方(蛇床子 30g,苦参 5g,生艾叶 30g,地肤子 15g,冰片 3g,花椒 1g,苦楝根皮 12g):以汤液擦洗患处。全身瘙痒严重者可将药液倒入浴缸加水进行泡洗,每日 2～3 次,6 天为 1 个疗程。

疗效说明　临床治愈率(瘙痒消失,无抓痕、皮损、皮疹,临床症状、体征消失)为 31.67%,总有效率(瘙痒、抓痕、皮损,临床症状、体征得到改善)为 90.7%,总体疗效或许优于中药外洗。

影响针灸疗效因素

1. 病因　功能性的瘙痒症要比器质性疾病所致的瘙痒症疗效好。对于精神神经因素引起的瘙痒针灸的疗效较好,如临床上有不明原因外阴瘙痒。特殊感染如霉菌性阴道炎和滴虫性阴道炎,虱子、疥疮也可导致发痒,蛲虫病引起的幼女肛门周围及外阴瘙痒,慢性外阴营养不良,伴有外阴皮肤发白,这些因素所致的阴痒,针灸只起到缓解瘙痒的作用,配合药物治疗是必要的。对于接触性皮炎,以及不注意外阴局部清洁,皮脂、汗液、月经、阴道内分泌物,甚至尿、粪浸渍,长期刺激外阴可引起瘙痒;经期或平时穿着不透气的化学纤维内裤均可因湿热郁积而诱发的瘙痒,在患者注意消除相关因素后,应用针灸治疗可获得很好的疗效。

2. 年龄　一般而言,年轻人针灸疗效要优于老年人。

3. 治疗时机　瘙痒症最好在下午或睡前治疗,或在睡前补加一次治疗,或可在安全部位留针过夜。有些围绝经期的人,每到冬天气候变冷皮肤便出现瘙痒,而到第二年春暖的时候症状逐渐消失,这种病称为冬痒病,也是皮肤瘙痒病的类型,针对这种有明显发病规律的瘙痒,可在冬天来临前 1 个月提前治疗,可提高针灸疗效。

4. 发生部位　瘙痒的部位不固定,可全身泛发,也可局部,通常小腿为好发部位。一般而言,躯体的瘙痒症比阴部、肛门的针灸疗效好,躯体局部发生的瘙痒要比泛发性疗效好。

针灸治疗的环节和机制

1. 针灸通过抑制抗原抗体反应,阻止组胺和缓激肽等介质的释放,减弱或抑制了相关的蛋白酶活动,减轻痒感[15]。

2. 针灸可能通过低域值机械刺激性感受器,激活有髓鞘 A 类神经纤维,经突触前或突触后抑制机制抑制脊髓灰质区的神经回路,从而暂时控制瘙痒;或者刺激可激活伤害感受器,再借助中枢抑制来减轻瘙痒[16]。

3. 针灸可能还影响了脊髓及脑的高级感觉区,减弱或拮抗痒感的产生,这同镇静类药物安定精神可减轻痒感一样,针灸可通过调神安神作用以减轻痒感,这实质上是人体对痒感刺激阈值的提高。

预　　后

皮肤瘙痒症的发病因素比较复杂,尚未完全了解,针灸在止痒方面有很好疗效,一般预后较好,经治疗 2～4 周内即可痊愈。老年性皮肤瘙痒症治疗比较缓慢,常反复发作,表现为阵发性瘙痒,尤以夜间为重,难以忍受,强烈搔抓,直至皮破流血有疼痛感觉时为止。由于剧烈搔抓,往往引起条状表皮剥脱和血痂,亦可有湿疹样变、苔藓样变及色素沉着等继发皮损。

对于瘙痒剧烈和持续者,要考虑有无其他全身性疾病,如糖尿病、血液病、慢性肝肾疾病、低蛋白血症、胃肠障碍、恶性肿瘤等。还应考虑是否为药物作用,或慢性药物中毒,疲劳和某些食物也可引起瘙痒。局限于外阴和肛门周围的瘙痒,可能是由于尿道狭窄、白带过多、痔疮、滴虫、蛲虫等,女阴和肛门瘙痒有时与精神因素有关,有的还可能是糖尿病的先征。对以上情况,均应注意鉴别。患了围绝经期皮肤瘙痒症以后,首先要考虑除去可能的病因,避免诱发或加重瘙痒的一切因素。如洗澡不要太勤,水温不宜过高,慎用肥皂,禁忌搔抓。注意经期卫生,保持外阴清洁干燥,切忌搔抓。有感染时可用高锰酸钾溶液坐浴,但严禁局部擦洗。衣着特别是内裤要宽适透气。忌酒及辛辣或过敏食物。

代表性临床试验

表 9-58-3　针灸治疗皮肤瘙痒症的代表性临床试验

试验观察方案	试 验 设 计	结　　果
耳针联合西药[8]	70 例的 RCT 分为耳针配合西药组(n=30,瘙痒区、皮质下、肝、脾、内分泌、肾上腺、膈、神门、风溪。配合皿治林片 10mg/d)与针灸组(n=20,同试验组)和西药组(n=20,同试验组)	与西药组对照在总有效率方面:RR=1.49,95% CI(1.07,2.07),P=0.02。治愈率方面:RR=2.78,95% CI(1.04,5.53),P=0.004
针刺结合耳背放血、艾灸[9]	130 例的 RCT 分为针刺组(n=52,辨证取穴)与西药组(n=32,息斯敏 10mg,乐力 1 片,每日 1 次,维生素 C 100mg,每日 3 次。共治疗 20 天)及中药组(n=46,消风散加减,每日 1 剂,水煎,每日服 3 次,10 日为 1 个疗程,服 2 个疗程后判断疗效)	与西药组、中药组在总有效率比较方面分别为:RR=1.12,95% CI(0.97,1.50),P=0.09;RR=1.12,95% CI(0.95,1.33),P=0.17;在显效率比较方面分别为:RR=1.08,95% CI(0.51,2.28),P=0.85;RR=1.13,95% CI(0.57,2.23),P=0.73

附　表

表 9-58-4　瘙痒的四级评分法

项目	0 分	5 分	10 分	15 分
瘙痒程度	无痒感	轻度瘙痒	中度瘙痒令人烦恼但不影响生活,可以耐受	重度瘙痒影响生活或不能耐受
发生频率	无	偶尔发生	经常发生可以耐受	经常发生不能耐受
持续时间	无	0～1 小时	1～4 小时	＞4 小时
瘙痒面积	无	0～25％	25％～50％	＞50％
睡眠	无影响	轻度影响睡眠,但早上起床精神好	影响睡眠,第 2 天精神差	完全无法入睡,严重影响睡眠
自觉病情程度	无	轻度	中度	重度
皮肤干燥程度	无	轻度	中度	重度
继发皮损	无	仅见抓痕、血痂	可见抓痕、血痂及色素沉着	可见抓痕、血痂、色素沉着及苔藓样变

参 考 文 献

[1] Wolkenstein P,Grob JJ,Bastuji-Garin S,et al. French people and skin diseases:results of a survey using a representative sample[J]. Arch Dermatol,2003,139(12):1614-1619.

[2] Dalgard F,Svensson A,Holm Jo,et al. Self-reported skin morbidity in Oslo. Associations with sociodemographic factors among adults in a cross-sectional study[J]. Br J Dermatol,2004,151(2):452-457.

[3] Webster GF. Common skin disorders in the elderly[J]. Clin Cornerstone,2001,4(1):39-44.

[4] 王质刚. 血液净化学[M]. 第 2 版. 北京:科技出版社,2003:627.

[5] Yosipovitch G,Hodak E,Vardi P,et al. The prevalence of cutaneous manifestations in IDDM patients and their association with diabetes risk factors and microvascular complications[J]. Diabetes Care,1998,21(4):506-509.

[6] Neilly JB,Martin A,Simpson N,et al. Pruritus in diabetes mellitus:investigation of prevalence and correlation with diabetes control[J]. Diabetes Care,1986,9(3):273-275.

[7] Mahajan S,Koranne RV,Sharma SK. Cutaneous manifestation of diabetes mellitus[J]. Indian J Dermatol Venereol Leprol,2003,69(2):105-108.

［8］ 刘景卫,李双庆.针刺耳穴治疗老年皮肤瘙痒症疗效观察［J］.中国中西医结合皮肤性病学杂志,2005,4(4):253.

［9］ 杨明昌,毛敬烈,余菊.针灸治疗老年性皮肤瘙痒症疗效观察［J］.中国针灸,2002,22(7):459.

［10］ 粟漩.秩边透水道为主治疗外阴瘙痒的临床观察［J］.上海针灸杂志,2005,24(8):21.

［11］ 刘红虹.针刺风市穴治疗肝病高胆红素血症致瘙痒症疗效观察［J］.实用中医内科杂志,2006,20(6):679.

［12］ 苟海荣,林为民,沙建平.针刺治疗尿毒症皮肤瘙痒 80 例疗效观察［J］.中国针灸,2002,22(4):235.

［13］ 伍冠敏.激光照射治疗尿毒症皮肤瘙痒的临床疗效观察［D］.广州:暨南大学,2010.

［14］ 陈彤,崔明晓.中药外洗加针灸治疗慢性肾衰竭皮肤瘙痒 90 例［J］.山东中医药大学学报,2004,28(4):292.

［15］ 郭乃琴,聂鸿丹.针刺加拔罐治疗皮肤瘙痒症 37 例［J］.上海针灸杂志,2002,21(6):27.

［16］ Nilsson HJ,Levinsson A,Schouenborg J. Cutaneous field stimulation(CFS):a new powerful method to combat itch［J］.Pain,1997,71(1):49-55.

第 10 章

呼吸系统疾病

第 59 节　支气管哮喘

（检索时间：2012 年 6 月 30 日）

针灸治疗方案推荐意见

基于Ⅰ级证据的推荐性意见

◎ **较强推荐**　**以下方案可应用于支气管哮喘的治疗**

　　支气管哮喘急性发作方案——针刺法（清喘穴，位于任脉穴廉泉与天突之间，环状软骨前正中下方凹陷，以手指触之有抵触感）

基于Ⅱ级证据的建议性意见

□ **强力建议**　**以下方案可试用于支气管哮喘的治疗**

　　支气管哮喘急性发作方案——电针法（肺俞穴）

◇ **较强建议**　**以下方案可试用于支气管哮喘的治疗**

　　支气管哮喘急性发作方案——火针法（肺俞、大椎、风门、脾俞、肾俞）

　　支气管哮喘慢性持续期方案——①热敏灸法（肺俞和膈俞两穴水平线之间区域内的热敏化腧穴）；②温阳利气针刺法（大椎、肺俞、定喘、膻中、支沟、间使、足三里、太溪）

　　支气管哮喘临床缓解期方案——①针刺法（尺泽、孔最、鱼际、列缺、天突）＋艾灸（肺俞、脾俞、肾俞／大椎、关元、足三里）；②化脓灸法（大椎、肺俞、脾俞、定喘、膻中、肾俞）；③三伏天穴位贴敷疗法（实证选定喘、肺俞、脾俞、丰隆，虚证选大椎、肾俞、膏肓俞，将麝香、白芥子、延胡索、细辛、甘遂各等份组成药末）

　　小儿哮喘方案——①代温灸膏天灸法（定喘、肺俞、脾俞、肾俞，辣椒、肉桂、生姜）；②中药穴位敷贴法（大椎、肺俞、肾俞、定喘、天突、足三里，胡椒、白芥子、细辛等生药各等份磨成细粉，加入姜汁混合调匀）

△ **弱度建议**　**以下方案可试用于支气管哮喘的治疗**

　　哮喘非急性发作期方案——针刺法（大椎、肺俞、尺泽）＋穴位埋线法（第 1 组：大椎、肺俞；第 2 组：尺泽、膻中；第 3 组：足三里、肾俞）

　　过敏性哮喘方案——针刺法（肺俞、膈俞、合谷、列缺／尺泽、孔最、足三里、丰隆、太溪、复溜、三阴交、阴陵泉）

支气管哮喘(bronchial asthma)是由嗜酸性粒细胞、肥大细胞和 T 淋巴细胞等多种炎性细胞参与的气道慢性炎症,易感者对各种激发因子具有气道高反应性,表现为反复发作的喘息、呼吸困难、胸闷或咳嗽等症状,常在夜间和(或)清晨发作或加剧,并常出现广泛多变的可逆性气流受限,多数患者可自行缓解或经治疗缓解。

支气管哮喘是常见的呼吸系统疾病,近十余年来,美国、英国、澳大利亚、新西兰等国的哮喘患病率和死亡率有上升趋势,全世界约有 1 亿哮喘患者[1,2],是威胁公众健康的一种主要慢性疾病。根据欧美等国的报道,哮喘的发病率约为 0.3%～9.2%,地区的差异性很大,有些地区哮喘的发病率高达 30%。综合国内的有关报道,哮喘的发病率约为 0.5%～6.19%。各地区发病率的差异与空气污染情况、居民生活条件、生活习惯等多种因素有关。我国哮喘的患病率约为 1%,儿童可达 3%,据测算全国约有 1000 万以上哮喘患者,农村的发病率高于城市,与农村生活水平较低、医疗卫生条件较差等因素有关。在国外,城市的发病率高于农村,与城市空气污染严重有关[3]。

支气管哮喘临床评估

临床评估应详细了解病史,全面进行体格检查,询问疾病过程中每个阶段的发作症状,以明确疾病的分期,完善诊断试验,以作为本次诊断评估及制订治疗方案的重要参考(表 10-59-1)。

表 10-59-1 支气管哮喘临床评估要点简表

评估项目	评估内容	评 估 要 点
病因	遗传因素	家族中是否有过哮喘患者
	环境因素	变应原(尘螨、动物皮毛、花粉、药物、食物等)
	促发因素	①反复呼吸道感染;②气候改变:寒冷或秋冬多发;③环境污染(多为烟雾刺激);④精神(情绪激动、紧张不安);⑤剧烈运动;⑥药物;⑦月经、妊娠等生理因素
	个人史	是否有不良嗜好(抽烟、喝酒)及嗜食辛辣等
临床表现	症状	是否出现反复发作的胸闷、气喘、呼吸困难和咳嗽
	先兆	发作前是否有鼻塞、喷嚏、眼痒等先兆
	夜间症状	是否有夜间顽固性咳嗽

续表

评估项目	评估内容	评估要点
	运动后症状	运动后是否有喘息或咳嗽
	起病环境	接触空气中过敏原或污染物时是否出现喘息、胸闷或咳嗽
	起病诱因	感冒时是否感到"胸部"不适,或感冒症状需要十几天才能消失
	急性发作期	喘息、气促、咳嗽、胸闷等症状突然发生,或原有症状急剧加重。常有呼吸困难,以呼气流量降低为其特征,常因接触变应原等刺激物或治疗不当等所致
	慢性持续期	在相当长的时间内,每周均不同频度和(或)不同程度出现症状(喘息、气急、胸闷、咳嗽)
	临床缓解期	经过治疗或未经治疗症状、体征消失,肺功能恢复到急性发作前水平,并维持 3 个月以上
听诊		发作时在双肺可闻及散在或弥漫性、以呼气相为主的哮鸣音,呼气相延长。闻及喘鸣音可确定存在气流阻塞,但在某些有明显气流阻塞的患者中听不到喘鸣音或只有在用力呼气时才能听到
变应原检测		变应原皮肤点刺实验和特异性 IgE 检测,明确变应原
肺功能测定		支气管激发试验或运动激发试验阳性,支气管舒张试验阳性,FEV_1 增加 ≥12%,且 FEV_1 增加绝对值≥200ml,呼气流量峰值(PEF)日内(或 2 周)变异率≥20%
X 线检查		多无明显异常,但严重发作时可辅助诊断肺不张、气胸等并发症

支气管哮喘诊断标准与分类

1. 支气管哮喘的诊断标准(中华人民共和国卫生行业标准,2012 年)

①反复发作喘息、气急、胸闷或咳嗽,多与接触变应原、冷空气、物理、化学性刺激、病毒性上呼吸道感染、运动等有关。

②发作时在双肺可闻及散在或弥漫性、以呼气相为主的哮鸣音,呼气相延长。

③①和②中所述症状和体征可经治疗缓解或自行缓解。

④除外其他疾病所引起的喘息、气急、胸闷和咳嗽。

⑤临床表现不典型者(如无明显喘息或体征)应至少具备以下 1 项试验阳性:

a) 支气管激发试验或运动激发试验阳性。

b) 支气管舒张试验阳性,第一秒用力呼气容积≥12%,且增加绝对值≥200ml。

c）最大呼气流量（或 2 周）变异率≥20％

符合①＋②＋③＋④，或符合④＋⑤者，可诊断为支气管哮喘。

2. 支气管哮喘临床分期及分级

（1）分期：根据临床表现哮喘可分为：①急性发作期（acute exacerbation）：喘息、气急、咳嗽、胸闷等症状突然发生，或原有症状急剧加重，常有呼吸困难，以呼气流量降低为其特征，常因接触变应原、刺激物或呼吸道感染诱发。②慢性持续期（chronic persistent）：相当长的时间内，每周均不同频度和（或）不同程度地出现喘息、气急，胸闷、咳嗽等症状。③临床缓解期（clinical remission）：经过治疗或未经治疗症状、体征消失，肺功能恢复到急性发作前水平，并维持 3 个月以上。

（2）分级：病情严重程度的分级，主要用于治疗前或初始治疗时严重程度的判断，在临床研究中更有其应用价值（表 10-59-2）。

表 10-59-2　支气管哮喘病情严重程度的分级

分级	临 床 特 点
间歇状态 （第 1 级）	症状＜每周 1 次，短暂出现，夜间哮喘症状≤每月 2 次，FEV_1 占预计值（％）≥80％或 PEF≥80％个人最佳值，PEF 或 FEV1 变异率＜20％
轻度持续 （第 2 级）	症状≥每周 1 次，但＜每日 1 次，可能影响活动和睡眠，夜间哮喘症状＞每月 2 次，但＜每周 1 次，FEV_1 占预计值（％）≥80％或 PEF≥80％个人最佳值，PEF 或 FEV_1 变异率 20％～30％
中度持续 （第 3 级）	每日有症状，影响活动和睡眠，夜间哮喘症状≥每周 1 次，FEV_1 占预计值（％）60％～79％或 PEF 占 60％～79％为个人最佳值，PEF 或 FEV_1 变异率＞30％
重度持续 （第 4 级）	每日有症状，频繁出现，经常出现夜间哮喘症状，体力活动受限，FEV_1 占预计值（％）＜60％或 PEF＜60％个人最佳值，PEF 或 FEV_1 变异率＞30％

注：PEF：呼气流量峰值。

针灸治疗效能等级与治疗目标

1. 效能等级　支气管哮喘是不可治愈的疾病，急性发作期西医控制疗效可靠，但本病防重于治，在非急性发作期或间歇期采用针灸方法防治本病被大量文献所证实，可缓解其发作频率和严重程度。喘病患者冬季发作较重而夏季则较轻，于是古人提出"冬病夏治"的治喘方法，且临床实践也已证明在夏季针灸确有显著疗效，但针灸也难以达到Ⅰ级病谱的临床治愈标准，属于效能等级Ⅱ级病谱。

2. 治疗目标　①尽快控制哮喘症状至最轻，乃至无任何症状，包括夜间无症状;②使哮喘发作次数减至最少,甚至不发作;③β₂-受体激动剂用量减至最少,乃至不用;④所用药物副作用最小,乃至没有;⑤活动不受任何限制,与正常人一样生活、工作、学习。

针灸治疗流程与推荐方案

针灸治疗支气管哮喘流程(图 10-59-1)

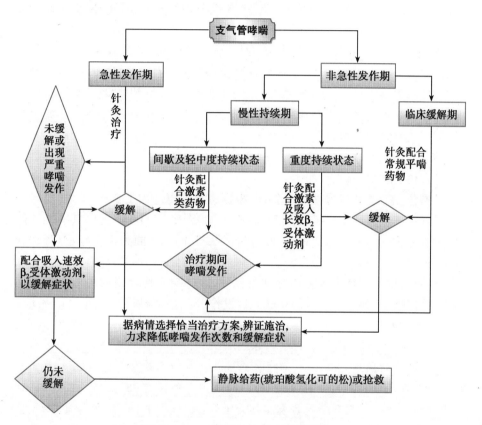

图 10-59-1　针灸治疗支气管哮喘流程

针灸治疗支气管哮喘推荐方案

1. 支气管哮喘急性发作期治疗方案　在哮喘急性发作期采用针灸疗法,能减轻哮喘发作的严重程度及减少哮喘发作频率。因此,此期针灸可作为治疗方法的一种,必要时给予吸入速效 β₂-受体激动剂。

● 针刺清喘穴法[4](1b 级证据)★★★★★

『穴位』清喘穴(位于任脉廉泉与天突之间,环状软骨前正中下方凹陷,以手指触之有抵触感)。

『操作』患者取仰头位,医生以右手持针于"清喘穴"垂直进针 0.2cm,震颤 5 秒(其频率为每分钟 140~160 次),持针放松、指力轻微,患者可即刻止喘。若 5 秒时未止喘,可将针提至皮下,先向左与皮肤成 15°角的方向斜刺 0.5cm,提插 3 次(快提轻插),再将针提至皮下,向右与皮肤成 15°角的方向斜刺 0.5cm,提插 3 次(快提轻插),然后将针提至皮下,向下与皮肤成 30°角的方向斜刺 0.3cm,震颤 5 秒(其频率为每分钟 140~160 次),不留针。每天治疗 1 次,10 天为 1 个疗程,若病情需要,休息 3 天,可继续针刺第 2 疗程。

疗效说明　治疗组总有效率为 92%,优于对照组 81%,临床治愈率(临床症状、体征消失或基本消失,证候积分减少≥95%)为 22%,优于对照组(针刺定喘穴)的 12%。对支气管哮喘处于轻、中度患者,采用针刺"清喘穴"治疗,哮喘在 42~60 秒之内可达到即刻止喘的速效作用。说明针刺"清喘穴"的效果很可能优于针刺"定喘穴"。

● 电针肺俞穴[5](2a 级证据)★★★

『穴位』肺俞(双)。

『操作』肺俞针向脊柱方向斜刺,根据患者胖瘦进针 1.0~1.2 寸,捻转行针,得气后连接韩氏穴位神经刺激仪,疏密波,频率 20Hz,强度以针柄轻微颤动,患者能耐受为度。每次留针 30 分钟。每日 1 次,2 周为 1 个疗程(疗程期间不休息)。

注意事项　两组患者在治疗观察期间,因哮喘发作严重时可临时给予速效 β_2-受体激动剂吸入,以缓解哮喘急性发作。

疗效说明　治疗组临床控制率(症状或体征无或好转 9 成以上)为 9.76%,与对照组(舒弗美,每次 200mg,2 次/日)10% 相当,总有效率为 97.6%,优于对照组 92.5%。治疗 2 周后肺功能呼气峰值流速(PEF)、第 1 秒用力呼气容积(FEV₁)、一秒率(FEV₁%)及用力肺活量(FVC)比较治疗组优于对照组。对支气管哮喘急性发作期处于轻、中度患者采取电针肺俞穴,能显著改善支气管哮喘(急性发作期)喘息、气短、咳嗽、咯痰等症状,改善肺功能,能减少哮喘发作次数及药物使用剂量。说明电针肺腧穴的效果可能优于口服舒弗美。

● 火针法[6](2b 级证据)★★

『穴位』肺俞、大椎、风门、脾俞、肾俞。

『操作』穴位先用 2% 碘酊消毒,然后用 75% 乙醇溶液脱碘,消毒后术者左手以止血钳夹持 95% 酒精棉球,点燃后移近针刺部位,右手持火针(中粗),以持笔式持针法,将针体针尖伸入外焰,烧针时先烧针身,后烧针尖,令至通红,然后迅速准确地点刺穴位,针刺深度以 2~5 分为宜。出针后,以消毒干棉球压迫针孔片刻即可。肺俞、风门、脾俞、肾俞均单取,每日针刺 1 次,大椎隔日针刺 1 次,连续 12 天为 1 个疗程。

注意事项　嘱患者注意保持针孔局部清洁,以防感染。禁食辛辣、鱼腥之品。若针孔处出现红点瘙痒,不宜抓搔,可自行缓解。在治疗期间,因哮喘发作严重可临时给予速效 β_2-受体激动剂吸入,以缓解哮喘急性发作。

疗效说明　治疗组临床控制率为 10.52%,与对照组 8.11% 相当,但总有效率为 92.1%,优于对照组(必可酮气雾剂,每次 $100 \sim 200\mu g$,4 次/日)64.87%,在改善患者肺功能及降低外周血清 IgE 的含量上疗效显著,治疗组使用舒喘灵气雾剂的次数为 2.89 ± 1.69,少于对照组的次数 5.36 ± 1.73。火针疗法能够有效的改善肺功能及减少平喘气雾剂次数。说明火针疗法的效果或许优于必可酮气雾剂。

2. 支气管哮喘非急性发作期治疗方案　对于非急性发作期的患者,在常规药物治疗的基础上采用针灸干预措施,可明显改善哮喘症状以及预防哮喘发作;在慢性持续期的间歇及轻中度持续状态,针灸配合常规激素类药物,必要时给予平喘药物,可有效缓解症状及预防急性发作;在重度持续状态,常采用针灸配合激素类药物及长效平喘药物,可有效减少哮喘发作的次数;在临床缓解期,在常规治疗的基础上,采取辨证施治,通常采用针灸配合中药,可明显降低复发率,缓解症状。

● 针刺配合穴位埋线法[7]（2c 级证据）★

『穴位』针刺主穴:大椎、肺俞、尺泽。

埋线选穴:第 1 组:大椎、肺俞;第 2 组:尺泽、膻中;第 3 组:足三里、肾俞。

『配穴』脾虚痰阻加足三里、丰隆,肾不纳气加肾俞、命门。

『操作』进针得气后,给予捻转补泻手法 2 分钟。每次留针 30 分钟。每周 3 次,每疗程 6 次,每一疗程间休息 1 周,共 3 个疗程。针刺 3 个疗程后给予穴位埋线。取消毒 0 号羊肠线 1cm 放置套管内,皮肤常规消毒,局部穴位注射利多卡因注射液 0.5ml,最后将羊肠线埋入穴位内。针退出后用消毒纱布按压针孔片刻,再用消毒纱布覆盖创口,2 天后复诊换药。每日 1 次,每次 1 组穴位,共 3 次为 1 个疗程。

注意事项　如发现局部有红肿予四环素软膏涂擦,一般红肿在数天后即消失。

疗效说明　治疗组的显效率(哮喘发作症状较治疗前明显减轻,改善程度 Ⅰ～Ⅱ 级,如中度呈轻度状,重度呈中度或轻度状)为 33.16%,总有效率为 90%,优于对照组 80.89%,说明针刺结合穴位埋线的疗效或许优于单纯针刺治疗。

(1) 慢性持续期推荐方案

● **热敏灸法**[8]**（2b 级证据）★★**

『穴位』肺俞和膈俞两穴水平线之间区域内的热敏化腧穴。

『操作』探查热敏化腧穴：手持点燃的艾条，在背侧足太阳膀胱经两外侧线以内，肺俞穴和膈俞穴两水平线之间的区域，距离选定部位皮肤表面 3cm 左右高度施行温和灸。①当患者感受到艾热发生透热（艾热从施灸部位皮肤表面直接向深部组织穿透）、扩热（以施灸点为中心向周围扩散）、传热（灸热从施灸点开始循某一方向传导）、局部不（微）热远部热（施灸部位不或微热，而远离施灸的部位感觉甚热）、表面不（微）热深部热（施灸部位的皮肤不或微热，而皮肤下深部组织甚至胸腹腔脏器感觉甚热）和非热觉中的 1 种或 1 种以上感觉时，即为发生腧穴热敏化现象，该探查穴点为热敏化腧穴。②对已探查出的热敏穴逐个悬灸，并每隔 2 分钟掸灰（时间不超过 10 秒），调整艾条与皮肤距离，保持足够热度，在此穴灸至感传消失，皮肤灼热为止。第 1 周每日 1 次，从第 2 周后为隔日 1 次，共治疗 3 个月。

疗效说明 治疗组控制率[无白天症状＞2 次/周，无活动受限、夜间憋醒，需要缓解性药物≤2 次/周，肺功能（PEF 或 FEV$_1$）正常，无急性发作]为 29.4%，总有效率为 88.2%，优于对照组（舒利迭，2 次/日），治疗后临床症状均有所减轻，其中妨碍日常活动减轻 1.19±0.06，呼吸困难减轻 0.07±0.09，憋醒减轻 1.1±0.25。对于处于哮喘慢性持续期的轻、中度持续患者采用腧穴热敏灸，可显著改善临床症状和提高患者肺通气功能。说明热敏灸法的疗效或许优于舒利迭吸入剂。

● **温阳利气针刺法**[9]**（2c 级证据）★**

『穴位』大椎、肺俞、定喘、膻中、支沟、间使、足三里、太溪。

『操作』大椎、足三里均可直刺约 1.0～1.2 寸，支沟、间使穴可直刺 0.8～1.2 寸，肺俞斜刺 0.5～1 寸，太溪直刺约 1 寸，膻中平刺 1 寸，定喘斜刺 0.5 寸。大椎、肺俞、足三里、太溪四穴采用提插捻转补法，膻中、支沟、间使、定喘四穴采用提插捻转泻法，留针 30 分钟以上，治疗隔日 1 次。10 天为 1 个疗程，每个疗程治疗后休息 2 天，治疗 4 个疗程。

『注意』避免诱发因素，如抽烟、饮酒，食生冷油腻之品、感冒或其他导致一切过敏因素。

疗效说明 治疗组控显率（临床控制：哮喘的临床症状可完全缓解，即使偶有轻度发作不需药物治疗即可缓解，最大的呼气流量 PEF 增值＞3590 以上，或治疗后 PEF 达到预计值的 80%～100%，PEF 昼夜波动率＜20%；显效：哮喘发作较治疗前明显改善，PEF 值增加 25%～35%，或治疗后 PEF 达到预期值的 60%～79%，PEF 昼夜波动率小于 20%，仍然需要用激素或支气管舒张剂,但只需既往剂量的 1/3)为 73.3%,优于对照组(舒利迭,2 次/日)46.7%,有效率 93.3%,与对照组 90% 相当。但治疗组症状体征积分改善为 5.94±0.41,肺功能 PEF 为 1.26±0.34,优于对照组,说明温阳利气针刺法能有效改善支气管哮喘的临床症状,其效果或许优于舒利迭吸入剂。

(2) 临床缓解期推荐方案

● 针刺配合温和灸法[10] (2b 级证据)★★

『穴位』针刺:尺泽、孔最、鱼际、列缺、天突;艾灸:肺俞、脾俞、肾俞。

『配穴』大椎、关元、足三里(艾灸配穴)。

『操作』针刺得气后连接电针治疗仪,采用连续波,5Hz 脉冲宽度,电流强度 2~4mA。每次留针 40 分钟。艾条距皮肤 2~3cm 处悬灸,以皮肤出现红晕,同时患者可感到热力徐徐深入体内,而感到灼痛为度。每穴 10 分钟。每日 1 次,6 次为 1 个疗程,共治疗 6 个疗程。

『配合治疗』针刺治疗时维持原使用药物剂量不变;治疗期间若有病情反复者,可以临时加用支气管舒张剂(如喘乐宁)缓解症状。

注意事项　临床上凡阴虚阳亢、邪实内闭及热毒炽盛等的哮喘病证,应慎用三俞穴灸法。

疗效说明　治疗组临床控制率[哮喘症状完全缓解,即使偶有轻度发作不需用药即可缓解,1 秒用力呼气容积(FEV_1)或最大呼气流量(PEF)增加量≥35%,或治疗后 FEV_1 或 PEF≥预计值;EPF 昼夜波动率<20%]为 19.64%,总有效率达 92.84%,明显高于对照组(舒弗美,每次 0.2g,2 次/日)的 69.23%,且治疗组治疗后肺功能(FEV_1、PEF)较治疗前有明显改善,说明针刺结合温和灸疗效或许优于口服西药舒弗美。

● 化脓灸法[11] (2b 级证据)★★

『穴位』①大椎、肺俞、脾俞;②定喘、膻中、肾俞。

『操作』于初伏行三伏天化脓灸,每年 1 次,共 2 次。第 1 次选①组穴,第 2 次选②组穴用艾绒做成直径约 0.7cm,高 1cm 的圆锥体,每穴灸 5 壮,化脓膏剪成直径为 1cm 的圆形,贴于灸后穴位上,外用无菌纱布覆盖,医用胶布固定,待化脓后,每日换膏药 1 次,需无菌操作,直至脓尽、结痂,留下瘢痕,时间约 4~6 周。

『配合治疗』脓未成可多进食高蛋白饮食;脓尽后,邪去正虚,阳虚型可服鹿参汤:鹿茸粉 1g,用红参 6g 煎水吞服;阴虚型用沙参 15g、麦冬 10g、五味子 6g 煎水服,均隔日 1 次,至三伏天结束。

疗效说明　治疗组临床控制率(1 年以上未复发)为 30%,总有效率 96%,优于对照组(辨证中药)79.23%,说明化脓灸疗法疗效或许优于口服中药。

● **三伏天穴位贴敷法**[12]（2b 级证据）★★

『穴位』实证：定喘、肺俞、脾俞、丰隆；虚证：大椎、肾俞、膏肓俞。

『操作』将麝香、白芥子、延胡索、细辛、甘遂各等份组成的药末，用姜汁调成干糊状（姜汁用量以此为度），捏为丸剂，每丸 5g，置于 4cm×6cm 的胶布中心部位内径为 1cm 的垫环内。于初伏行三伏天穴位敷贴，每次贴 6～12 小时，此后 1 年内不再给予其他治疗。

注意事项　哮喘发作给予相应抗炎、平喘等综合治疗。

疗效说明　治疗组治疗后患者病情分级（Ⅰ级：感冒次数＜3 次/6 个月，偶咳，喘息偶作，睡眠安静，活动能力正常，哮喘发作≤1 次/6 个月；Ⅱ级：感冒次数＜5 次/6 个月，偶咳，喘息间作，睡眠偶有夜间惊醒，活动能力轻微受限，哮喘发作≤2 次/6 个月；Ⅲ级：感冒次数≤1 次/月，咳嗽较多，喘息频繁发作，睡眠不安，活动能力明显受限，哮喘发作≤3 次/6 个月；Ⅳ级：感冒次数＞1 次/月，咳嗽多，喘息持续，睡眠严重影响，活动能力严重受限，哮喘发作次数＞3 次/6 个月）有所降低，降低为Ⅰ级 25%，或许优于对照组。IgE 结果降低 287.94±42.05，EOS 结果降低 127.8±137.77，改善优于对照组（急性发作时予抗炎、平喘治疗），说明中药哮喘膏三伏天穴位贴敷可减轻患者症状，改善血清 IgE、EOS，从而减轻和控制哮喘发作。

3. 过敏性哮喘治疗方案

● **针刺法**[13]（2a 级证据）★★★

『穴位』肺俞、膈俞、合谷、列缺。

『配穴』尺泽、孔最、足三里、丰隆、太溪、复溜、三阴交、阴陵泉。

『操作』按照病人的体质和选穴部位将所选穴位针刺 0.3～3cm，在针刺开始时及结束时施行手法以达到得气的效果。每次针刺 30 分钟，4 周为 1 个疗程，每个疗程 12 次。

疗效说明　治疗组的好转率（病人感觉哮喘症状明显好转）为 79%，优于对照组 47%，并且治疗后的各项过敏性指标（嗜酸性粒细胞、天然杀伤细胞、T 细胞、B 细胞、NK 细胞及细胞因子）可能低于对照组。说明传统针刺疗法可以改善过敏性指标，缓解过敏性哮喘的临床症状。

4. 小儿哮喘治疗方案

● **代温灸膏天灸法**[14]（2b 级证据）★★

『穴位』双定喘、肺俞、脾俞、肾俞。

『操作』用代温灸膏（主要成分为辣椒、肉桂、生姜）敷贴上述穴位，治疗时间为农历三九天（冬至第 1 天起每九天 1 次，共 3 次）和夏季三伏天的初伏、中伏、末伏上午。每次敷贴 30 分钟～2 小时。

『配合治疗』吸入支气管扩张剂和吸入皮质激素（舒利迭）以缓解急性期症状。

疗效说明　治疗组治疗后 C-ACT 评分（依据哮喘症状评分,总分为 0～27 分,评分≤20 分提示哮喘未控制,21～22 分为部分控制,≥23 分为控制,每 4 周评分 1 次）与治疗前有所提高,3 个月提高 8.52±0.08,6 个月提高 8.76± 0.44,12 个月提高 8.52±0.2,与对照组（吸入舒利迭,2 次/日）差异显著;治疗 12 个月哮喘完全控制需要吸入药物剂量比较,治疗组较对照组有所降低。说明治疗组吸入舒利迭次数较对照组相比明显减少,因此对于哮喘急性发作期的患儿采用天灸治疗能有效控制哮喘,减少了支气管扩张剂和吸入皮质激素的用量。治疗组疗效或许优于对照组。

● 中药穴位敷贴法[15]（2b 级证据）★★

『穴位』大椎、肺俞、肾俞、定喘、天突、足三里。

『操作』取胡椒、白芥子、细辛等生药（干）各等份磨成细粉,加入姜汁混合调匀,装入瓶中,低温保存。使用时取制备好的药物压成直径 1cm、厚 0.25cm 的圆柱形小药饼,用追风膏固定在相应穴位上,防止脱落。每次敷贴 30 分钟～2 小时,每次约 1 小时后取下,于每年三伏天及三九天按节气进行贴药。

注意事项　穴位贴敷后局部发红者（极少数患者起少量水疱）一般不需处理,若局部出现皮肤红肿,可外涂皮康霜;出现水疱者,严禁抓挠,可外用甲紫溶液,若水疱较大可用无菌注射器抽出渗液,并用无菌纱布局部加压包扎,待其疱壁自然干枯、脱落。因小儿皮肤较嫩易伤,故应叮嘱其家长密切观察患儿情况,如发现不适,及早处理。

疗效说明　治疗组显效率（感冒、哮喘发作次数逐年减少,并且咳嗽、喘息程度明显减轻,睡眠和活动能力明显提高）为 67.05%,总有效率为 94.32%,疗效优于对照 1 组及对照 2 组,说明三九天和三伏天均进行穴位敷贴疗效或许优于三九天或三伏天穴位贴敷。

影响针灸疗效因素

1. 病情　一般而言,针刺对轻度哮喘的疗效好,对中、重度的患者疗效较差。病程短的针灸疗效优于病程长者。

2. 分期　支气管哮喘可分为发作期和缓解期,针刺对支气管哮喘缓解期的疗效较好,对急性发作期的疗效较差,尤其是哮喘持续状态的患者。因此,轻度发作的患者可用针灸治疗,中、重度发作者,针灸只作为辅助治疗。

针灸治疗的环节和机制

针灸治疗哮喘的环节,包括对慢性气道炎症有关的病理过程、变态反应、免疫调节及神经-受体功能调节等,其作用机制是通过多途径、多环节、多水平及双向调节等来完成的。针刺治疗支气管哮喘的关键环节可能包括以下几个方面:

1. 对肺功能的影响　支气管哮喘具有气流受限、可逆性较大与气道高反应性的特点,哮喘发作时,呼气流速的全部指标均显著下降。研究表明,针刺后哮喘患者的肺功能出现明显改善,降低支气管高反应性(BHR)。患者深吸气量、补呼气量、肺活量和最大通气量增加,呼气流量加快,1 秒、2 秒和 3 秒用力呼气容积占用力肺活量比值增加。1981 年,张笑平等[16]发现连续针刺肺俞穴 1 周后,可使患者肺通气量明显增加,且停针后已出现的效应仍可维持一段时间。

2. 减轻或抑制气道重塑　支气管哮喘是一种以嗜酸性粒细胞(EOS)浸润为主要特征的慢性炎症性疾病,气道重塑(airway remodelins)是哮喘发病的一重要特征,其原因主要是以气道慢性炎症为基础。嗜酸性粒细胞阳离子蛋白(ECP)是嗜酸细胞激活后释放的一种毒性碱性颗粒蛋白,是导致气道炎症的基础,它可使上皮细胞脱落,引起气道上皮损伤,造成气道的自我修复,在组织修复过程中沉积导致了气道重塑,使气道功能改变。针刺能减轻 EOS 在气道的浸润从而可减少 ECP 的释放,抑制气道重塑。杨君军[17]等进一步研究发现三伏天灸疗法可能通过抑制黏附分子的表达或直接抑制白细胞与内皮细胞的黏附,从而减少炎细胞的浸润,达到治疗效果。

3. 解除支气管痉挛　细胞中 cGMP 可加速生物活性物质释放,刺激支气管黏膜下迷走神经感受器,促使支气管收缩,引起哮喘发作。针刺治疗哮喘的机制可能是通过调整患者自主神经功能,增强肾上腺皮质功能,经环核苷酸的第二信使而解除支气管平滑肌膜痉挛;并且通过提高 cAMP 含量,降低 cGMP 含量,从而提高 cAMP/cGMP 含量的比值,抑制炎症介质的释放,减轻哮喘患者的气道局部炎症,达到治疗效果。针刺能明显降低哮喘患者血清嗜酸性粒细胞水平。针刺治疗后白三烯 D4 对白细胞黏附可产生显著的抑制作用,并可降低过敏性哮喘患者的血液组胺量,改善支气管平滑肌的功能。

4. 调节免疫功能　IgE 的合成和灭活受到 T 淋巴细胞的调节,在抗原刺激下,T 淋巴细胞合成白介素等功能增加是导致变态反应发生的重要因素。针灸对支气管哮喘血清抗原——特异性 IgE、IgG、IL-4、淋巴细胞转化率,以及对淋巴细胞亚群功能的改变有重要意义。提示针灸对过敏性哮喘患者 IgE 介导肥大细胞脱颗粒引起的速发型变态反应和对过敏性哮喘患者黏膜 sIgE 免疫高反应状态有明显抑制作用。哮喘病患者常伴有干扰素产生或释放能力降低。针刺可提高患者体内干扰素水平。针刺可使患者血清增高的 IL-5 水平明显降低,对 IL-5 的抑制作用,可能是其治疗哮喘的作用机制之一。屠静芳[18]、黄晖[19]等探讨血清嗜酸性粒细胞阳离子蛋白(ECP)和免疫球蛋白 IgE 在哮喘患儿中的临床意义,结果显示哮喘发作期 ECP 水平显著高于稳定期、缓解期及健康对照;IgE 发作期高于缓解期和健康儿,但缓解期与稳定期无显著差异($P>0.05$),仍明显高于正常对照组。

5. 整体调节　针刺法治疗哮喘,可能通过对机体的整体调节作用,促进慢性气道炎症病理过程的改善,减少抗哮喘药物的应用剂量,改善肺功能,增加机体抗病能力,减少哮喘的发作。

预　后

目前哮喘的治疗只是处于对症治疗,尚难根治,西医对哮喘病的慢性气道炎症采取以吸入糖皮质激素为主的抗炎治疗措施,患病率和死亡率仍未降低。哮喘的预后因人而异,与正确的治疗有关。儿童哮喘通过积极治疗,临床控制率可达 95%。轻症容易恢复,病情重,气道反应性增高明显,或伴有其他过敏性疾病不易控制。若伴发慢性支气管炎,易于发展成慢性阻塞性肺病、肺源性心脏病,预后不良。因此,对支气管哮喘的预防是非常重要的。患者应注意以下几点:①防寒保暖可保持人的脏腑组织功能的正常运转,维持其各自的功能活动,预防支气管哮喘的发作。患者要密切注意天气的变化,根据自然界气候的变化情况增减衣被。春天注意防风,夏天注意防暑,秋天注意防燥,冬天注意防寒。劳动或锻炼出汗后要及时更换内衣。②避免诱因如避免吸入具有刺激性的气体、冷空气、灰尘;避免接触动物毛屑、螨虫、花粉;避免参加激烈的运动和防止过度疲劳及情感刺激;避免摄入易致过敏的食物(如蟹、虾)和药物。③体育锻炼有助于增强呼吸肌,改善肺换气功能,预防日后形成肺气肿;其次,有助于减轻支气管和小支气管的痉挛,改善肺部血液循环,使支气管内的黏液稀释,容易排出,从而减轻气喘。若支气管哮喘发作程度较重,应采取西医救治。喘病患者冬季发作较重,在夏季则较轻。于是古人提出"冬病夏治"的治喘方法,实践证明在夏季针刺或艾灸肺俞、大杼、风门等穴位,确可缓解乃至解除喘证的发病。

表 10-59-3 针灸治疗支气管哮喘的代表性临床试验

试验观察方案	试验设计	结　果
针刺清喘穴方案[4]	200 例多中心 RCT。试验组($n=100$,针刺清喘穴)/对照组($n=100$,针刺定喘穴)	治疗后 2 组中医证候比较:$RR=1.14$,$95\%CI$$(1.02,1.27)$,$P<0.05$。治疗前后肺功能比较:PEF:$WMD=21.10$,$95\%$ CI $(15.50,26.70)$,$P<0.00001$。PEF 变异率:$WMD=4.28$,$95\%CI(3.32,5.24)$,$P<0.00001$。针刺后即刻止喘时间差异优于对照组
电针肺俞穴方案[5]	92 例 RCT。治疗组($n=46$,采用电针,取肺俞穴,每次 30 分钟,每日 1 次,2 周为 1 个疗程)/对照组($n=46$,口服舒氟美,每次 200mg,每日 2 次口服,2 周为 1 个疗程)	治疗后 2 组间疗效比较:$RR=1.05$,$95\%CI$$(0.95,1.17)$,$P>0.05$。治疗后指标比较:PEF:$WMD=5.64$,$95\%CI(5.58,5.70)$,$P<0.00001$。$FEV_1$:$WMD=3.39$,$95\%CI(2.11,4.67)$,$P<0.00001$;FVC:$WMD=2.25$,$95\%$$CI(1.12,3.38)$,$P<0.0001$。治疗后症状、体征积分对比:7 天:$WMD=0.23$,$95\%CI$$(-0.14,0.60)$,$P>0.05$;14 天:$WMD=0.27$,$95\%CI(-0.10,0.64)$,$P>0.05$;随访:$WMD=0.42$,$95\%CI(0.11,0.73)$,$P<0.05$
火针疗法[6]	75 例 RCT。火针组($n=38$,采用火针治疗)/西药对照组[$n=37$,必可酮(丙酸倍氯米松)气雾剂每日 $400\sim800\mu g$,分 4 次]	治疗后 2 组患者总疗效比较:$RR=1.36$,$95\%$$CI(1.07,1.74)$,$P<0.05$。治疗前后指标变化比较:$FEV_1$:$WMD=0.40$,$95\%CI(0.31,0.49)$,$P<0.00001$;PEF:$WMD=0.85$,$95\%$$CI(0.76,0.94)$,$P<0.00001$;血清 IgE:$WMD=95.79$,$95\%$ CI $(80.44,111.14)$,$P<0.00001$;用药次数比较:$WMD=2.47$,$95\%$$CI(1.33,3.61)$,$P<0.0001$
腧穴热敏灸法[8]	26 例 RCT。热敏灸组($n=17$,选取肺俞与膈俞两穴之间的热敏穴,采用腧穴热敏灸治疗)/西药组($n=19$,采用舒利迭吸入剂治疗)	治疗后,2 组临床疗效比较:$RR=1.86$,$95\%$$CI(1.12,3.09)$,$P<0.05$。治疗前后肺功能情况比较:FEV1:$WMD=7.79$,$95\%CI(7.23,8.35)$,$P<0.00001$;PEF:$WMD=11.45$,$95\%$$CI(11.18,11.72)$,$P<0.00001$。在改善临床症状方面:妨碍日常活动:$WMD=0.65$,$95\%$$CI(0.57,0.73)$,$P<0.00001$;呼吸困难:$WMD=0.39$,$95\%$ CI $(0.28,0.50)$,$P<0.00001$;憋醒:$WMD=0.69$,$95\%CI(0.56,0.82)$,$P<0.00001$

续表

试验观察方案	试验设计	结　　果
中药穴位敷贴方案[15]	176 例 RCT。Ⅰ组（$n=$47，三伏天灸穴位贴药）、Ⅱ组（$n=41$，在三九天灸穴位贴药）、Ⅲ组（$n=88$，在三伏与三九天灸穴位贴药）	治疗后 3 组疗效比较：Ⅲ组/Ⅰ组 $RR=1.14$，$95\%CI(0.99,1.31)$，$P>0.05$，Ⅲ组/Ⅱ组：$RR=1.21$，$95\%CI(1.02,1.43)$，$P<0.05$

参 考 文 献

[1] 鹿道温. 鼻炎与哮喘中西医最新诊疗学[M]. 北京：中国中医药出版社，1996.

[2] 汪谦. 现代医学实验方法[M]. 北京：人民卫生出版社，1997.

[3] 朱立平，陈学清. 免疫学常用实验方法[M]. 北京：人民军医出版社，2000.

[4] 蔡志红，董宇翔，刘放，等. 针刺"清喘穴"即刻止喘多中心对照研究[J]. 中国针灸，2005，25(6)：383-386.

[5] 李巍，谭洛，苗林艳，等. 电针肺俞穴对支气管哮喘患者（急性发作期）临床症状与肺功能的影响[J]. 针灸临床杂志，2010，26(1)：4-8.

[6] 于雯，房繁恭，杨慎峭，等. 火针对哮喘患者肺功能、IgE 的影响及机制探讨[J]. 四川中医，2004，22，(12)：9-10.

[7] 王丹华，卢锦花. 单纯针刺、针刺结合穴位埋线疗法对支气管哮喘 305 例疗效观察[J]. 针灸临床杂志，1998，14(7)：32-34.

[8] 梁超，张唐法. 腧穴热敏灸与西药治疗慢性持续期支气管哮喘疗效对照观察[J]. 中国针灸，2010，30(11)：886-890.

[9] 谢怡琳. 温阳利气针刺方治疗支气管哮喘慢性持续期临床研究[D]. 福州：福建中医药大学，2011.

[10] 杨进荣. 针刺结合温和灸三俞穴治疗支气管哮喘 56 例临床研究[D]. 广州：广州中医药大学，2006.

[11] 洪建云. 化脓灸治疗支气管哮喘临床研究[J]. 针灸临床杂志，2005，21(8)：35-36.

[12] 李洪，梁岩等. 三伏天穴位贴敷防治支气管哮喘的临床观察[J]. 医药产业资讯，2006，3(8)：26-27.

[13] Joos Schott C, Zou H, et al. Immunomodulatory effects of acupuncture in the treatment of allergic asthma: a randomized controlled study[J]. J Altern Complement Med, 2000, 6(6): 519-525.

[14] 曾莺，邓丽莎. 代温灸膏天灸对儿童哮喘控制水平的影响[J]. 新中医，2010，42(9)：85-87.

[15] 甘励，陈美珠. 中药穴位敷贴治疗小儿支气管哮喘临床体会[J]. 中国中医急症，2009，

18(3):447-448.

[16] 张笑平.针灸对呼吸机能的调整作用[J].新中医,1981(10):41-43.

[17] 杨君军,唐纯志,赖新生.三伏天灸疗法与支气管哮喘患者可溶性细胞黏附分子的改变[J].中国临床康复,2005,31(9):251-253.

[18] 屠静芳.支气管哮喘患儿血清 ECP 和 IgE 检测的临床意义[J].淮海医药,2005,23(4):14-15.

[19] 黄晖.支气管哮喘患儿血清 ECP 和 IgE 检测临床意义[J].浙江中西医结合杂志,2005,15(9):35-36.

第 60 节　变应性鼻炎

（检索时间:2012 年 6 月 30 日）

针灸治疗方案推荐意见

基于Ⅰ级证据的推荐性意见

◎ **较强推荐**　以下方案可应用于变应性鼻炎的治疗

一般变应性鼻炎方案——①针刺法(风池、肺俞、脾俞、肾俞、合谷、足三里、迎香、印堂);②耳穴贴压法(肺、脾、肾、内鼻、外鼻、风溪、内分泌、肾上腺);③电针法及艾灸法(印堂、鼻梁)

○ **弱度推荐**　以下方案可应用于变应性鼻炎的治疗

常年性变应性鼻炎方案——热敏灸法(迎香、大椎、肺俞、上印堂、风池、神阙、肾俞区域)

基于Ⅱ级证据的建议性意见

□ **强力建议**　以下方案可试用于变应性鼻炎的治疗

小儿变应性鼻炎方案——针刺法(印堂、上迎香、足三里)

◇ **较强建议**　以下方案可试用于变应性鼻炎的治疗

常年性变应性鼻炎方案——①透刺针法(印堂透鼻根、四白透鼻根、迎香透鼻根、列缺、合谷、风池/随症配穴);②电针法(蝶腭神经节、印堂、迎香、上迎香/肺俞、脾俞、肾俞)

小儿变应性鼻炎方案——针刺法(印堂、迎香、合谷、列缺、尺泽)

穴位埋线法——听宫、肺俞、足三里

季节性变应性鼻炎方案——温针法(迎香、印堂、曲池、合谷、足三里、太冲)

△ **弱度建议**　以下方案可试用于变应性鼻炎的治疗

发疱灸法——第 1 组:大椎、上星、脑户;第 2 组:肺俞、脾俞;第 3 组:关元、命门;第 4 组:飞扬、至阴变应性鼻炎(allergic rhinitis)是特异性个体接触致敏原后由 IgE 介导的介质(主要是组胺)释放,并有多种免疫活性细胞和细胞因子等参与的鼻黏膜慢性炎症反应性疾病。

变应性鼻炎已成为全球性的健康问题,近 10 年其患病率呈明显增加趋势,现有的流行病学研究表明,在过去的 30 年里,全世界变应性鼻炎和哮喘等变应性疾病有显著增加,在西方发达国家更为明显[1]。变应性鼻炎在发达国家的患病率可达人口的 10%~20%。在欧洲、美国、澳大利亚和新西兰,皮肤试验或血清特异性 IgE 检测显示,人群中对气传变应原的致敏率达 40%~50%。变应性鼻炎国内的发病率情况:一项研究[2]1978 年对国内某些地区的6000 多名工人及居民的花粉症做过普查,男性患病率为 1.74%,女性为1.70%(男女无差异)。一项研究[3]自 1995 年起对某省大、中、小学学生进行流行病学调查,包括问卷调查、鼻腔检查及变应原(屋尘、尘螨)皮肤划痕试验;调查结果:屋尘、尘螨的致敏率分别为 22.9%和 28.8%,2 种变应原同时致敏占 19.1%,至少 1 种致敏占 32.6%,变应原致敏率随年龄增长而上升($P <$0.001);变应性鼻炎患病率为 1.8%,各年龄组间无差异($P >$0.05),男、女患病率相同。

变应性鼻炎临床评估

详细询问病史,分析症状发作的时间和诱发因素,有无哮喘,评估症状严重程度。具有鼻痒、喷嚏、鼻分泌物和鼻塞 4 项症状中至少 3 项,常年性者在有症状的日子中每日累计达 0.5~1 小时以上,配合相应的辅助检查,以作为本次诊断评估及制订治疗方案的重要参考(表 10-60-1)。

表 10-60-1　变应性鼻炎临床评估要点简表

评估项目	评估内容	评估要点	
		常年性变应性鼻炎	季节性变应性鼻炎
病史	起病时间	接触变应原之后起病	
	变应原	尘螨等	花粉
	既往发作情况	发作特点,是否常年发作	发作特点,是否接触花粉等变应原后即发
	既往病史	有无哮喘等类似病病史	
	家族史	是否有家族过敏性病史	
	个人史	是否嗜烟嗜酒,是否有过敏病病史	

续表

评估项目	评估内容	评估要点	
		常年性变应性鼻炎	季节性变应性鼻炎
症状	主要症状	是否有阵发性鼻痒、连续喷嚏、鼻塞、鼻涕清稀量多中的 3 项	
	伴随症状	是否伴随失嗅、眼痒、咽喉痒、哮喘等	
	病程	发病日数≥6 个月/年,发病时间≥0.5 小时/天,病程至少 1 年	与致敏花粉传粉期相符合,至少 2 年在同一季节发病,无确切病程持续时间
辅助检查	变应原皮肤试验	阳性,多为尘螨、皮毛等	阳性,多为花粉
	特异性 IgE 抗体	阳性	
	变应原鼻激发试验	阳性	
	鼻分泌物涂片	嗜酸性粒细胞阳性/肥大细胞(嗜碱粒细胞)阳性	
	鼻镜检查	鼻黏膜苍白、水肿或充血、肿胀	
	眼结膜试验	—	结膜充血、水肿

变应性鼻炎的诊断标准与分类

1. 变应性鼻炎的诊断标准　①临床症状:喷嚏、清水样涕、鼻塞、鼻痒等症状出现 2 项以上(含 2 项),每天症状持续或累计在 1 小时以上。可伴有眼痒、结膜充血等眼部症状。②体征:常见鼻黏膜苍白、水肿,鼻腔水样分泌物。酌情行鼻内镜和鼻窦 CT 等检查。③皮肤点刺试验(skin prick test,SPT):使用标准化变应原试剂,在前臂掌侧皮肤点刺,20 分钟后观察结果。每次试验均应进行阳性和阴性对照,阳性对照采用组胺,阴性对照采用变应原溶媒。按相应的标准化变应原试剂说明书判定结果。皮肤点刺试验应在停用抗组胺药物至少 7 天后进行。④血清特异性 IgE 检测:可作为变应性鼻炎诊断的实验室指标之一。确诊变应性鼻炎需临床表现与皮肤点刺试验或血清特异性 IgE 检测结果相符。⑤分类:常年性变应性鼻炎 1 年内发病日数累计超过 6 个月,有症状日内发病时间累计超过 0.5 小时,变应原皮肤试验阳性主要以室内变应原(螨、室内尘土等)为主;季节性变应性鼻炎或花粉症每年发病季节基本一致,且与致敏花粉传粉期相符合,至少 2 年在同一季节发病,变应原皮肤试验阳性主要以室外变应原(花粉)为主。

2. 分类与分度标准　世界卫生组织"变应性鼻炎及其对哮喘的影响"(ARIA)工作小组(2001 年)根据患者发病情况、病程和对患者生活质量的影响,推荐的分类方法[4](图 10-60-1)。

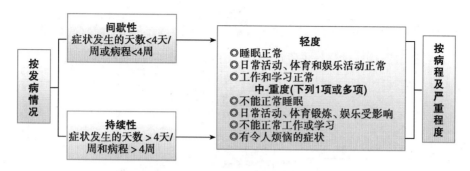

图 10-60-1　变应性鼻炎分类方法

根据症状持续时间分为间歇性变应性鼻炎和持续性变应性鼻炎。间歇性：症状＜4 天/周，或＜连续 4 周；持续性：症状≥4 天/周，且≥连续 4 周。

根据患者症状严重程度，以及是否影响生活质量（包括睡眠、日常生活、工作和学习），将变应性鼻炎分为轻度和中-重度。轻度：症状较轻，对生活质量尚未产生影响；中-重度：症状明显或严重，对生活质量产生影响。

传统分类是按患者发病有无季节性，分为季节性变应性鼻炎和常年性变应性鼻炎，临床工作中仍可采用这一分类方法[5]。为适应我国实际情况，可将传统分类和 ARIA 推荐的分类方法相结合，作如下分类：季节性间歇性、季节性持续性、常年性间歇性和常年性持续性。

针灸治疗效能等级与治疗目标

1. 效能等级　变应性鼻炎包括常年性变应性鼻炎和花粉症，属于Ⅰ型变态反应性疾病，与遗传和环境因素密切相关。目前西医的治疗现状是非特异性治疗的抗过敏缓解症状和特异性的免疫疗法，但效果均非常有限。免疫疗法一直存在争议，争论的焦点在于本疗法的副作用和是否有确切疗效。因此，本病目前难以治愈，常反复发作，治疗的目标是减轻症状和复发的频率。大量临床研究表明，针灸治疗本病有一定疗效，可作为一种主要治疗手段，但难以达到临床治愈的目的。

2. 治疗目标　①达到并维持症状的控制；②维持正常的日常生活和学习，包括运动能力；③减少并发症；④预防变应性鼻炎急性加重；⑤避免药物治疗导致的不良反应[6]。

针灸治疗流程与推荐方案

针灸治疗变应性鼻炎流程(图 10-60-2)

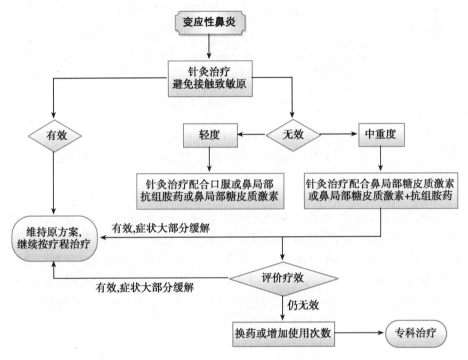

图 10-60-2　针灸治疗变应性鼻炎流程

针灸治疗变应性鼻炎推荐方案

1. 变应性鼻炎一般治疗方案

● 常规针刺法[7](1b 级证据)★★★★★

『穴位』风池、肺俞、脾俞、肾俞、合谷、足三里、迎香、印堂。

『操作』用 0.30mm×(25～40)mm 毫针刺入穴位,针刺深度为 10～
15mm,得气为度,行小幅度提插捻转补法,留针 25 分钟。每日 1 次,连针 6 天
后休息 1 天,7 天为 1 个疗程。共治疗 4 个疗程。

● 耳穴贴压法[7](1b 级证据)★★★★★

『穴位』肺、脾、肾、内鼻、外鼻、风溪、内分泌、肾上腺。

『操作』以 0.5cm×0.5cm 大小医用胶布将王不留行固定在所选耳穴上,
按压至局部出现热、麻、酸、胀等感觉。另嘱病人每天自行按压耳穴 3～5 次,
每穴每次按压 20 次左右,强度以能耐受为度。每周更换 2 次,两耳交替进行;
7 天为 1 个疗程,治疗 4 个疗程。

疗效说明　针刺组与耳压组的近期疗效显示显效率[根据治疗前后症状、体征计分的总和,改善的百分率按"(治疗前总分-治疗后总分)/治疗前总分×100％"公式计算,≥51％为显效]为 65.96％和 61.22％,优于药物组(口服赛特赞,每次 10mg,1 次/日)的 39.13％,总有效率为 95.75％和 93.88％,与药物组相当;但其症状体征积分[下鼻甲与鼻底、鼻中隔紧靠,见不到中鼻甲或中鼻甲黏膜息肉样变、息肉形成,计为 3 分;下鼻甲与鼻中隔(或鼻底)紧靠,下鼻甲与鼻底(或鼻中隔)之间尚有小缝隙,计为 2 分;下鼻甲轻度肿胀,鼻中隔、中鼻甲尚可见,计为 1 分]改善差值针刺组为 5.617±0.1648,耳压组为 5.1428±0.032,优于药物组。半年后症状体征积分改善差值针刺组为 3.5796±0.0615,耳压组为 2.9296±0.1692,优于药物组,且半年后针刺组与耳压组的远期疗效为 69.05％和 58.97％,优于药物组 19.51％。说明针刺与耳穴贴压的效果很可能优于口服药物赛特赞。

● 电针印堂穴配合艾灸法[8](1b 级证据)★★★★★

『穴位』印堂、鼻梁。

『操作』毫针由印堂穴顺督脉循行方向刺入皮下,深达鼻根部;另毫针由鼻梁向鼻根针刺。用提插、捻转补法,使针感外达鼻尖,鼻部酸胀明显为度。针刺印堂穴得气后使用温针灸,剪取清艾条约 1.5cm 长套在针柄上,施灸后患者有温热感或灼热感,灸时要求不少于 20 分钟,使温热感穿透鼻根至鼻腔,鼻腔内热感明显。针刺得气后,电针仪两极分别连接 2 根针的针尾,使用疏密波,2Hz/100Hz 混频刺激,电流强度以患者可感受并无不适感为度。每天 1 次,最多连续治疗 15 次。

疗效说明　电针组总有效率(改善百分率≥51％为显效,31％～50％为有效)为 73.69％,与对照组(息斯敏)疗效很可能相当。

2. 常年性变应性鼻炎治疗方案　轻度变应性鼻炎可选用针灸治疗,在治疗无效时可配合药物治疗;中重度变应性鼻炎在针灸治疗的同时配合药物治疗,若有合并症时应对症治疗。

● 热敏灸法[9](1c 级证据)★★★★

『穴位』在头面部、腹部及腰背部热敏化高发区寻找热敏点,多数出现在迎香、大椎、肺俞、上印堂、风池、神阙、肾俞区域。

『操作』在上述易出现热敏现象的穴位按下述步骤分别进行回旋、雀啄、往返、温和灸 4 步施灸操作:先行回旋灸 1 分钟温热局部气血,继以雀啄灸 1 分钟加强敏化,循经往返灸 1 分钟激发经气,再施以温和灸发动感传、开通经络[10]。当某穴出现透热、扩热、传热、局部不热(或微热)远部热、表面不热(或微热)深部热,或其他非热感等(如酸、胀、压、重等)感传时,此即是所谓的热敏化穴,在此穴灸至感传消失、皮肤灼热为止。每日 1 次,10 天为 1 个疗程。

疗效说明　艾灸组(85%)总有效率优于西药组(西替利嗪片,每次 10mg,1 次/日)(63.3%),症状改善喷嚏 1.21±0、流涕 1.07±0.21、鼻堵 1.2±0.01、鼻痒 0.92±0.13,体征 1.3±0.06,优于对照组;3 个月后随访疗效,艾灸组(86.5%)总有效率优于西药组(50%),说明热敏点灸疗效及改善症状体征方面很可能优于口服盐酸西替利嗪片。

● 透刺针法[11](2b 级证据)★★

『主穴』印堂透鼻根、四白透鼻根、迎香透鼻根、列缺、合谷、风池。

『配穴』气虚加足三里、气海、百会,阴虚加关元、太溪,阳虚加肾俞、关元,血虚加血海、膈俞,风寒加大椎、曲池,风热加大椎、鱼际,痰热加丰隆、内庭。

『操作』令患者仰卧位,毫针针刺 3 组透穴,针尖朝向鼻根,要求鼻根部及鼻腔内产生强烈的酸困重胀感或流眼泪为准;合谷直刺,列缺斜刺,要求局部有酸麻重胀感;风池斜向对侧眼球方向直刺,使针感传向同侧眼球及鼻根;所有配穴均提插捻转使局部产生麻胀感为度。实证用泻法,虚证用补法,每次 30 分钟,期间行针 1 次,每天针刺 1 次,10 次为 1 个疗程,疗程间隔 3 天。

疗效说明　治疗组的痊愈率(疗程后症状及体征全部消失,随访半年无复发)为 68.33%,总有效率为 85%,疗效优于对照组(口服鼻炎康,4 片/次,3 次/日)。说明透刺针法或许优于口服鼻炎康。

● 电针蝶腭神经节法[12](2b 级证据)★★

『主穴』蝶腭神经节(耳屏前与面部上颌骨颧突中 1/2,下颌关节凹处)、印堂、迎香、上迎香(面部当鼻翼软骨与鼻甲的交界处,近鼻唇沟上端)。

『配穴』肺俞、脾俞、肾俞。

『操作』蝶腭神经节自下关穴前的弓形凹陷中央下进针,针尖斜向前上方,使患者同侧面部产生剧烈电击感或鼻内有喷水样感觉为最佳。迎香与上迎香相互透刺,印堂穴用提捏进针法,针尖向下,平刺 0.5 寸。得气后主穴用 6805G 型电针仪通电,疏密波,电流强度 5～10mA,频率 80Hz/100Hz,刺激量以患者能耐受为度。配穴按常规针刺法,即肺俞、脾俞根据患者肥瘦斜刺 0.5～0.8 寸,肾俞直刺 0.5～1 寸。每次 30 分钟,每天针刺 1 次,10 次为 1 个疗程,疗程间隔 3 天。

疗效说明　治疗组(96%)疗效优于对照组(口服西替利嗪片,每次 10mg,3 次/日)。治疗后,治疗组降低 VIP 水平为 18.79±13.26,优于对照组。说明电针蝶腭神经节的疗效或许优于口服西替利嗪片。

3. 季节性变应性鼻炎治疗方案　季节性变应性鼻炎治疗方案大致同常年性变应性鼻炎。

● 温针灸法[13](2b 级证据)★★

『穴位』迎香(双)、印堂、曲池(双)、合谷(双)、足三里(双)、太冲(双)。

『操作』印堂、迎香、曲池、合谷、太冲用 0.25mm×40mm 毫针常规进针，双侧足三里用 0.25mm×50mm 毫针常规进针，取长度约 1cm 艾炷套置针柄上，点燃施灸，待艾炷自然燃尽。留针 30 分钟，每周治疗 2 次，10～14 次为 1 个疗程。

疗效说明 温针组总有效率(治愈:流行季节内症状、体征消失;好转:流行季节内症状、体征减轻，发作次数减少)为 95.6%，高于针刺组 85.6%，且 2 个月内治愈患者(68%)，高于针刺组，说明温针疗法的效果或许优于常规针刺，能有效缩短花粉症的持续时间。

4. 小儿变应性鼻炎治疗方案

● 针刺法 1[14](2a 级证据)★★★

『穴位』印堂、上迎香、足三里。

『操作』选择直径为 0.3mm 的毫针，分别以 10mm 的深度刺入印堂，以 20mm 的深度刺入足三里，选择直径为 0.25mm 的毫针，以 10mm 的深度刺入上迎香，手法行针得气后留针，每 5 分钟行针 1 次，留针 20 分钟。每周 2 次，8 周为 1 个疗程。

疗效说明 8 周后，针刺组的日常鼻炎症状评分较对照组明显减少，针刺后立即改善率也明显优于对照组，但是在日常减药量、血红细胞计数、血清 IgE 水平及鼻嗜酸性红细胞方面无明显差异。说明针刺疗法的疗效可能优于假针刺。

● 针刺法 2[15](2b 级证据)★★

『穴位』印堂、迎香、合谷、列缺、尺泽。

『操作』患者在家长的配合下取仰卧位，用 0.26mm×25mm 毫针，印堂穴针刺向鼻根方向平刺，得气后使针感扩散至鼻尖部;迎香向与鼻中隔成 45°夹角刺入，针感到达鼻根部，并出现眼睛湿润和鼻塞缓解;合谷直刺 10～15mm，得气后行捻转法 5 秒;列缺平刺 8～15mm，针尖朝向尺泽，令针感上行;尺泽直刺 15～25mm，针刺用捻转补泻法，实证采用泻法，虚证采用补法。30 分钟/次，每 10 分钟行针 1 次。10 次为 1 个疗程，疗程间隔 3 天。

疗效说明 2 个疗程后，观察组的显效率(≥51% 为显效)为 31.6%，总有效率为 89.5%，与对照组(口服富马酸酮替芬片，每次 10mg，1 次/日)疗效相当，但半年后远期疗效观察组的显效率为 31.6%，总有效率为 68.42%，优于对照组。说明针刺法的疗效或许优于口服富马酸酮替芬片。

5. 变应性鼻炎其他治疗方案

● 穴位埋线法[16]（2b 级证据）★★

『穴位』听宫、肺俞、足三里（双）。

『操作』医者以针灸针为针芯，将长约 1cm 的"000"号羊肠线从 8 号注射针头的针尖处装入针体（此时针芯稍退后），线头与针尖内缘齐平。将针头快速平刺（足三里穴为直刺）刺入穴内 1.5～2.0cm。然后将针芯向内推，同时缓慢将针头退出，使肠线留于穴内，出针后查无线头外露，外敷敷料胶布固定。每 10 天 1 次，3 次为 1 个疗程，共治疗 2 个疗程。

　　疗效说明　埋线组的总症状显效率（发作时症状、体征减轻，发作次数减少，总积分＞66％，＜100％）为 46.43％，优于西药组（口服氯雷他定片，每次 10mg，1 次/日）的 8％；主症的近期疗效为 100％，与西药组相当；在兼症疗效评价中，埋线组的临床总有效率为 100.00％，优于西药组的 56.00％；3 个月后随访，埋线组总症状、主症及兼症显效率分别为 28.57％、10.71％和 35.71％，总有效率为 96.43％、96.43％和 100％，优于对照组，说明埋线治疗的效果或许优于口服氯雷他定片。

● 发疱灸法[17]（2c 级证据）★

『穴位』按"同部同组"和"同经同组"的原则选取 4 组有效穴位：

第 1 组：大椎、上星、脑户。

第 2 组：肺俞、脾俞。

第 3 组：关元、命门。

第 4 组：飞扬、至阴。

『操作』即第 1 次治疗为首日取第 1 组穴位，第 2 次治疗为第 4 日取第 2 组穴位等等，如此分 4 次将 4 组穴位全部灸完。将细艾绒以手捻或模压制成小艾炷，分黄豆大与麦粒大 2 种，根据施灸穴位大小区别使用。患者取卧位，暴露穴位处皮肤（头部穴位尚需脱毛），夹取小艾炷置穴上点燃施灸，候患者觉烫即取下换新，每穴 9 壮，灸毕以小纱布块覆盖灸处，胶带固定，灸后次日即可发疱，发疱后本穴即不再灸，10 日内灸疱自愈，不留瘢痕。自首日至第 12 日为 1 个疗程，1 个疗程后即停灸观察疗效。

　　疗效说明　治疗组痊愈率（症状消失，发作停止，随访 1 年未见复发）为 52.8％，总有效率为 91.7％，疗效优于对照组（小青龙汤加味）。说明发疱灸疗效或许优于小青龙汤。

影响针灸疗效因素

　　1. 病程　变应性鼻炎病程越短，针灸疗效越好；如果反复发作数年，缠绵难愈，针灸疗效较差。一般而言，病情越轻，针刺疗效越好。

2. 刺法和选穴　变应性鼻炎从本质上讲是机体虚弱，因此，在针灸治疗时既要重视鼻局部的选穴以治标，更要重视整体性治疗和调节，只重视局部选穴会影响针灸疗效。鼻部穴位刺激要达治疗量，以鼻内酸胀或放电感为度。

3. 患者配合　治疗期间和平素应减少与过敏原的接触，要进行必要的体育锻炼，增强体质，逐渐脱敏，要训练鼻腔感受冷空气的适应性，这些对预防复发和提高、巩固针灸疗效有重要意义。

针灸治疗的环节和机制

本病的发病机制为 I 型变态反应。机体吸入变应原后，产生特异性 IgE 结合在鼻黏膜浅层和表面的肥大细胞、嗜碱性细胞的细胞膜上，此时鼻黏膜便处于致敏状态。当变应原再次吸入鼻腔时，变应原即与肥大细胞、嗜碱性细胞表面 IgE 发生桥连，继而激发细胞膜一系列生化反应，导致以组胺为主的多种介质释放。这些介质通过其在鼻黏膜血管、腺体、神经末梢上的受体，引起鼻黏膜明显的组织反应。表现为鼻黏膜苍白、水肿、鼻涕增多、感觉神经敏感性增强（喷嚏连作）等。因此，针灸的作用环节及机制为：

1. 减轻过敏反应　一般病理表现包括鼻黏膜组织间质水肿、毛细血管扩张、通透性增强、腺体分泌增加、嗜酸性粒细胞聚集等。组胺等炎性介质引起毛细血管扩张，腺体分泌增加，使大量渗出液在结缔组织内存留，压迫表浅血管，使黏膜呈现苍白色。针灸可抑制组胺等炎性介质的释放；针刺可通过神经-血管反应，调节血管的舒缩功能，减轻渗出，促进循环，改善鼻腔黏膜的血供。腺体分泌增加，与介质作用于胆碱能神经致其活动增强有关。针刺可调节腺体的分泌，抑制其大量分泌，减轻流涕症状。

2. 改善通气　鼻塞是鼻炎的主要症状之一，针刺可通过神经刺激，即刻缓解鼻腔的通气功能，改善鼻塞症状。

3. 免疫调节　针灸对机体的免疫功能有良性调节作用，增强机体的适应能力和抗病能力，有利于机体的脱敏过程。

预　后

一般大部分患者经过自我调节和防护治疗，预后良好。本病的危害性主要在于严重影响患者的生活质量及工作形象。变应原接触是诱发变态反应性鼻炎的重要环节，所以避免与变应原接触是首选的治疗方法。一旦致敏性变应原被确定后，患者则应尽量避免与这种变应原接触。经过较长时间（半年或数年，个别患者需要终身）的避免，患者对该变应原的敏感性就会降低或消失，从而达到脱敏目的。

表 10-60-2　针灸治疗变应性鼻炎的代表性临床试验

试验观察方案	试验设计	治疗组/对照组	结　果
常规针刺、耳压法[7]	150 例多中心 RCT	针刺组($n=47$,针刺风池、肺俞、脾俞、肾俞、合谷、足三里、迎香、印堂,30 分钟/次,1 次/天)/耳压组($n=49$,肺、脾、肾、内鼻、外鼻、风溪、内分泌、肾上腺王不留行贴压,每天按压耳穴 3～5 次,每穴每次按压 20 次左右,强度以能耐受为度)及药物组($n=46$,口服药物赛特赞,每日 1 次,每次 10mg)	3 种疗法治疗变应性鼻炎总有效率差异无显著性意义,近期症状体征积分的改善与药物组比较:针刺/药物:$WMD=1.08,95\%CI(0.98,1.19)$,$P<0.00001$,耳压/药物:$WMD=0.61,95\%CI(0.52,0.70)$,$P<0.00001$;半年后的远期疗效观察比较:针刺/药物:$RR=3.54,95\%CI(1.84,6.80)$,$P<0.05$;耳压/药物:$RR=3.02,95\%CI(1.54,5.93)$,$P<0.05$;远期症状积分比较:针刺/药物:$WMD=2.51,95\%CI(2.44,2.58)$,$P<0.00001$,耳压/药物:$WMD=1.86,95\%CI(1.77,1.94)$,$P<0.00001$
电针印堂穴加重灸法[8]	147 例单盲多中心 RCT	电针印堂穴加重灸($n=133$,印堂穴顺督脉循行方向刺入皮下,深达鼻根部;另 1 寸毫针由鼻梁向鼻根针刺,然后印堂穴加温针灸及两穴位接电针)/西药组($n=14$,口服西药息斯敏)	电针印堂穴加重灸组与息斯敏组间症状积分比较:$WMD=0.34,95\%CI(-0.85,1.53)$,$P>0.05$;疗效评价结果:$RR=0.94,95\%CI(0.70,1.26)$,$P>0.05$
热敏点灸法[9]	120 例 RCT	艾灸组($n=60$,在头面部、腹部及腰背部热敏化高发区寻找热敏点实施灸疗,每日 1 次)/西药组($n=60$,盐酸西替利嗪片口服,每次 10mg,每日 1 次)	治疗结束后艾灸组与西药组疗效比较:$RR=1.34,95\%CI(1.08,1.67)$,$P<0.05$,艾灸组的各类症状、体征的比较总分均低于西药组,$P<0.05$;3 个月后回访疗效比较:$RR=1.73,95\%CI(1.23,2.42)$,$P<0.05$

续表

试验观察方案	试验设计	治疗组/对照组	结　　果
透刺法[11]	120 例 RCT	治疗组($n=60$,以透刺为主,取印堂透鼻根、四白透鼻根、迎香透鼻根等)/对照组($n=60$,口服鼻炎康,每次 4 片,每日 3 次)	2 个疗程后统计疗效,治疗组与艾灸组疗效比较: $RR=1.42,95\%CI(1.12,1.79)$, $P<0.05$
电针蝶腭神经节法[12]	100 例 RCT	治疗组($n=50$,采用电针蝶腭神经节为主的方法治疗)/对照组($n=50$,口服西替利嗪片,每次 10mg,每日 3 次,饭后服用)	3 个疗程后统计疗效,治疗组与对照组疗效比较: $RR=1.20,95\%CI(1.03,1.39)$, $P<0.05$。治疗组与对照组的 VIP 与 SP 水平变化比较: $WMD=8.24,95\%CI(3.43,13.05)$, $P<0.05$; $WMD=1.06,95\%CI(-3.74,5.86)$, $P>0.05$

参 考 文 献

[1] Bousquet J,Van Cauwenberge P,Khaltaev N. Allergic rhinitis and its impact on asthma [J]. Allergy Clin Immunol,2001,108(5Suppl):147-334.

[2] 顾云燕,赵邠兰,刘青. 花粉症普查资料分析[J]. 中华耳鼻咽喉科杂志,1997,5(3):108.

[3] 程雷,三好彰,殷敏,等. 儿童青少年常年性变应性鼻炎的流行现状[J]. 中国中西医结合耳鼻咽喉科杂志,2000,8(2):55-57.

[4] 中华耳鼻咽喉头颈外科杂志编辑委员会,中华医学会耳鼻咽喉科分会. 变应性鼻炎的诊治原则和推荐方案(2004 年,兰州)[J]. 中华耳鼻咽喉头颈外科杂志,2005,40(3):8-9.

[5] 中华耳鼻咽喉头颈外科杂志编委会,中华医学会耳鼻咽喉头颈外科学分会鼻科学组. 变应性鼻炎诊断和治疗指南[J]. 中国临床医生,2010,38(6):67-68.

[6] 邢志敏,孙薇. 变应性鼻炎的防治与患者管理[J]. 中国医学文摘耳鼻咽喉科学,2008,23(4):236.

[7] 饶艳秋,韩乃沂. 针刺治疗变应性鼻炎疗效观察及对血清免疫学的影响[J]. 中国针灸,2006,26(8):557-560.

[8] 韩为. 印堂穴在过敏性鼻炎治疗中有效性的多中心研究[J]. 中医药临床杂志,2007,19(4):392-394.

[9] 杨淑荣,陈欢,谢强."热敏点"灸治疗常年性变应性鼻炎疗效观察[J].中国针灸,2008,28(2):114-116.

[10] 陈日新,康明非.腧穴热敏化艾灸新疗法[M].北京:人民卫生出版社,2006:163.

[11] 何天有,李惠琴,赵耀东,等.透刺为主治疗过敏性鼻炎60例[J].中国针灸,2006,26(2):110-112.

[12] 李月梅,庄礼兴,等.电针对常年性变应性鼻炎患者血浆血管活性肠肽和P物质的影响[J].针刺研究,2007,32(2):136-138.

[13] 孙舟红,宋丽.温针疗法治疗花粉症疗效观察[J].上海针灸杂志,2008,27(6):19-20.

[14] Ng DK,Chow PY,Ming SP,et al. A double-blind,randomized,placebo-controlled trial of acupuncture for the treatment of childhood persistent allergic rhinitis [J]. Pediatrics,2004,114(5):1242-1247.

[15] 秦晓光.美容毫针针刺治疗儿童变应性鼻炎临床观察[J].中医儿科杂志,2009,5(3):46-48.

[16] 冯碧君.埋线治疗变应性鼻炎肺脾气虚型的临床研究[D].广州:广州中医药大学,2008.

[17] 魏晓日.发泡灸治疗常年变应性鼻炎36例[J].中国针灸,1998,18(9):533-534.

第 11 章

眼和附器疾病

第 61 节　近视(单纯性近视)

(检索时间:2012 年 6 月 30 日)

针灸治疗方案推荐意见

基于Ⅰ级证据的推荐性意见

◎ *较强建议*　以下方案可应用于单纯性近视的治疗

　　电梅花针法——正光 1、正光 2、风池、内关、大椎

基于Ⅱ级证据的建议性意见

△ *弱度建议*　以下方案可试用于单纯性近视的治疗

　　重度刺激针刺法——攒竹、鱼腰、丝竹空、四白、太阳

　　迟发性近视针刺法——睛明、球后/攒竹、四白、风池、合谷、太溪、太冲、光明、足三里

　　耳穴贴压法——神门、肝、肾、脾、心、目 1、目 2、眼点

　　砭石疗法——睛明、攒竹、鱼腰、丝竹空、太阳、四白、承泣、阳白、风池

临床流行病学资料

　　近视(myopia)是眼在调节松弛状态下,平行光线经眼的屈光系统屈折后聚焦在视网膜之前,因此看不清远处的目标[1]。

　　本病是眼的屈光系统发生异常的一种常见病,多见于青少年。据美国的一项调查显示,近视的发生率已攀升至 41.6%[1],目前的流行病学资料已经表明,单纯性近视有明显的家族聚集现象,在学生等人群调查发现,双亲均为近视者,子代近视发生率明显高于双亲仅一人为近视者。另外,不同种族的近视发生率也有很大的差异,黄种人发生率最高。另一个得到广泛的流行病学资料肯定的便是环境因素,与近眼工作、过度用眼密切相关。

临床评估与诊断

近视临床评估(表 11-61-1)

表 11-61-1　近视临床评估要点简表

评估项目	评估内容	要点
病史	用眼史	是否长期过度用眼
	家族遗传	不明显或无联系
	年龄	多为青少年,也可见于长期用眼的成年人
	职业	脑力劳动者多见
	临床表现	视远物模糊,视近物清晰;习惯性眯眼动作;飞蚊幻视或飞蝇幻视;视疲劳及眼部异常感觉
体征检查	视功能	远视力低于正常水平;近视力正常;多可获得较好的矫正远视力;立体视觉无明显异常
	眼轴	眼轴延长
		一级(近视Ⅰ)正常或豹纹状
		二级(近视Ⅱ)豹纹状+后葡萄肿
	眼底征象	三级(近视Ⅲ)豹纹状+后葡萄肿漆裂纹斑
		四级(近视Ⅳ)局限性视网膜、脉络膜萎缩斑和(或)Fuchs
		五级(近视Ⅴ)后极部呈现广泛地图样视网膜-脉络膜萎缩斑

近视诊断标准与分类

1. 临床表现

(1) 远视力减退,但近视力正常。看远处目标时眯眼。

(2) 可出现视疲劳。

(3) 眼位偏斜易引起外隐斜或外斜视。

(4) 弱视:为儿童期高度近视影响视觉发育所致。

(5) 眼球改变:眼球前后径增加,表现为眼球较突出,高度近视者明显。眼轴的变化一般限于眼球赤道部以后。

(6) 眼底改变:低、中度近视一般无变化。高度近视可发生程度不等的眼底退行性改变,如近视弧形斑、豹纹状眼底、黄斑部出血或有脉络膜新生血管膜、形状不规则的白色萎缩斑,及色素沉着呈圆形的黄斑、巩膜后葡萄肿、周边部视网膜格子样变性和囊样变性、视网膜裂孔、继发视网膜脱离、玻璃体液化、浑浊和后脱离。这类近视眼又称为病理性近视眼。

2. 近视的分类

(1) **按病理性质分类**:单纯性近视(基本无病理性改变)、病理性近视(病理性改变重)。单纯性近视可包括学校性近视、良性近视、环境性近视、功能性近视及静止性近视。其主要特点有:①绝大多数起自青春发育期,与视力负荷过重有关;②随年龄的增长而渐趋于稳定,近视进展过程不可逆;③近视屈光一般为低度或中度;④远视力多可光学矫正;⑤近视力及其功能多正常;⑥除有相应的眼轴延长外,尚可呈现豹纹状眼底、眼盘弧形斑,以及可能有的玻璃体浑浊与轻度视网膜-脉络膜变性;⑦遗传因素不明显或不肯定,本病也可见于成年期。早期无近视史,有明显诱发因素,如长时间近距离用眼,故亦称成年人近视或迟发性近视。病理性近视具体包括变性近视、先天性近视、恶性近视、高度近视及进行性近视等。

(2) 按眼轴长短分类:轴性近视(眼轴长)、屈光性近视(眼轴不长)。

(3) 按阿托品散瞳后验光结果分类:假性近视、混合性近视、真性近视。在使用睫状体肌麻痹药(1%阿托品或 1%托品酰胺或 1%盐酸环喷托酯)后近视消失者诊为假性近视;度数减少者诊断为中间近视;睫麻后近视度数不变者称为真性近视。

(4) 按照屈光度的高低分类:近视分为轻度、中度、高度 3 种:①轻度近视为≤-3.0D,②中度近视为>-3.0~-6.0D,③高度近视为>-6.0D。(当远点在眼前 1m 时,近视屈光度为 1D;当远点在眼前 50cm 时,近视屈光度为 2D;当远点在眼前 25cm 时,近视屈光度为 4D)

针灸治疗效能等级与治疗目标

1. 效能等级 近视(青少年假性近视)属于效能等级 I 级病谱。近视(轴性、屈光性)属于针灸Ⅲ级病谱。

2. 治疗目标 提高或改善视力。

针灸治疗流程与推荐方案

针灸治疗近视流程(图 11-61-1)

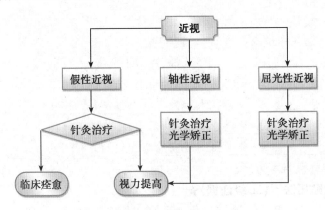

图 11-61-1 针灸治疗近视流程

针灸治疗近视推荐方案

1. 一般针灸治疗方案

● 电梅花针法[2] (1b 级证据)★★★★★

『穴位』正光 1、正光 2、风池、内关、大椎。

『操作』针对上述穴位,选用针灸按摩治疗仪与眼部极片配合使用。每次治疗 10 分钟,刺激强度以病人耐受为宜,每日 1 次,10 天为 1 个疗程,共治疗 2 个疗程。两疗程间休息 5 天。

疗效说明　治疗 3 个月后,电梅花针组治疗(治疗组)的总有效率(显效:裸眼远视力提高 4 行及以上,近视屈光度降低≥1.00D。有效:裸眼远视力提高 2 行及以上,近视屈光度降低≥0.50D)为 83.9%。研究显示,经过两组治疗后,均可使处于调节状态的晶状体厚度变薄,均可以缓解睫状肌痉挛,且电梅花针总体疗效优于对照组;但与对照组(托吡卡胺滴眼液组)比较,角膜曲率及眼轴长度较治疗前后无显著差异。

● 重度刺激针刺法[3] (2b 级证据)★★

『穴位』攒竹、鱼腰、丝竹空、四白、太阳。

『操作』使用毫针向目沿皮刺入攒竹、鱼腰、丝竹空、四白、太阳 15mm,得气后行捻转泻法,拇指向后,食指向前,用力捻转 360°,频率 90 次/分,刺激时间 30 秒,每 10 分钟行针 1 次,留针 40 分钟。每周治疗 3 次,10 次为 1 个疗程。

疗效说明　本方案在改善患者视力方面可能优于捻转补泻及日常光学戴镜矫正治疗。其中学龄前儿童、小学生、初中生、高中生治疗后视力变化差值呈递减趋势,说明年龄越小,视力提高越快,疗效越好;其中视力 0.1~0.3、0.4~0.6、0.7~0.9 的视力变化差值呈递增趋势,说明治疗前裸眼远视力越高,视力提高越快,疗效越好。

2. 迟发性近视针刺治疗方案[4] (2c 级证据)★

『主穴』睛明、球后。

『配穴』攒竹、四白、风池、合谷、太溪、太冲、光明、足三里。

『操作』眼部穴位毫针直刺,可视情况直刺 0.5~1.2 寸不等,然后轻轻捻转,使整个眼球有酸胀感,或有泪下为佳,注意不要提插。其余穴位针常规刺入,提插捻转得气。针后静留针 20~30 分钟。隔日治疗 1 次,10 次为 1 个疗程。

疗效说明　治愈率(裸眼视力达到 1.0 及以上)为 27.1%,总有效率(标准对数视力表,裸眼视力测试至少提高 2 行)为 91.4%。针刺治疗在改善患者视力方面或许优于对照组(美多丽滴眼液结膜囊内滴眼)。

3. 其他针灸推荐方案

● 耳穴贴压法[5] (2c 级证据)★

『穴位』神门、肝、肾、脾、心、目 1、目 2、眼点。

『操作』用王不留行贴于耳穴上,隔日治疗 1 次,两耳交替进行,10 次为 1 个疗程,嘱患者每天用手按压 4～5 次,每次按压以穴位处有胀痛并耳郭感觉有灼热感为度。

疗效说明　总有效率(标准对数视力表,裸眼视力测试至少提高 1 行)为 72.3％。总体疗效或许优于眼睛保健操。

● 砭石疗法[6](2b 级证据)★★

『穴位』晴明、攒竹、鱼腰、丝竹空、太阳、四白、承泣、阳白、风池。

『操作』患者取仰卧位,第一步,循经刮压:治疗组用砭石循经轻刮、轻按头面部相关经络,顺序为:胆经(右侧)——膀胱经(右侧)——督脉——膀胱经(左侧)——胆经(左侧)——胃经(先右侧后左侧),每条经络刮压 0.5 分钟,共约 4 分钟;第二步,按揉穴位:手持砭石循序按揉晴明、攒竹、鱼腰、丝竹空、太阳、四白、承泣、阳白、风池 9 个穴位,每个穴位按揉约 30 秒,先右侧后左侧,每穴重复 2 次,共约 5 分钟;第三步,刮揉眼周:手持砭石刮揉眼周组织,循序为先右眼后左眼,由内向外依次刮揉眉毛、上睑、下睑,令眼周肌肉放松,约 2 分钟;第四步,刮按眼眶:手持砭刀刮按眼眶,重点刮按眼眶内脂肪结节,上下眼眶重复操作 1 次,第 1 次刮按 1 分钟,共约 2 分钟;第五步,刮揉晴明至上迎香:自晴明穴用砭石刮揉至上迎香穴,重新操作 3 次,约 1 分钟;第六步,结束手法:同第三步,令眼周肌肉放松。每次操作共计约 20 分钟。两组均为每日治疗 1 次;10 日为 1 个疗程;共治疗 2 个疗程。

疗效说明　治疗 20 天后,砭石治疗组(临床症状明显好转,远视力提高 2 行,散瞳后检影验光近视屈光度较治疗前有降低度数≥0.50D)的总有效率为 96.15％,可能优于对照组(针刺组)。且治疗组治疗后可有效改善视物不持久、干涩不适、异物感、眼球(眶)酸胀、怕光流泪等眼部症状和提高远视力;缓解神疲健忘、纳呆、腰膝酸软、头晕耳鸣等全身症状;或许优于对照组。

影响针灸疗效因素

1. 近视程度　近视的分类标准有多种,根据屈光度的不同来划分标志着近视程度的不同、病理损害的轻重。视力与屈光度呈正相关,不同的针前屈光度往往标志着不同程度的损害,从而影响着疗效。因此,对不同程度的近视针刺的疗效有差异,屈光不正程度越轻,视力损害越轻,疗效越好。针刺可以减小真、假近视患者的屈光度,但改善程度均未超过假性近视所造成的屈光不正,且不能纠正真性近视患者的屈光不正。

近视可分为轴性近视、屈光性近视和假性近视。眼球前后径较正视眼长的近视为轴性近视;眼屈光间质的屈光力增强所致的近视为屈光性近视;青少年因用眼习惯不良,远视力在短期内下降,休息后视力又有提高,使用阿托品麻痹睫状肌后,检查近视度数消失或小于 0.5 者,为假性近视。后者针灸治疗有良效,故又称调节性近视。

2. 年龄 年龄越小,见效越快,疗效越好,反之则见效慢,疗效差。对此,青少年近视患者、患者家长、学校教师应予以足够重视,应以预防为主,尽早治疗。

3. 病程 一般而言,病程愈短,疗效愈好,对于病程较长者,只要坚持治疗,亦能取得一定疗效。

4. 其他因素 针刺时未佩戴过眼镜者见效快,效果好,因此,建议已佩戴眼镜矫正视力的患者在治疗期间最好不戴眼镜。父母亲有近视者,为遗传性,疗效较差。在治疗中应结合眼区穴位按摩、传统的视力练习法,可明显提高针灸疗效。

针灸治疗的环节和机制

根据临床及文献报道,针灸治疗青少年近视疗效显著,总有效率在80%以上。不仅可以提高患者视功能,而且可以预防及治疗并发症,延缓近视的发展。针刺治疗近视的机制可能是:

1. 调节眼睫状肌和晶状体韧带 针刺有助于恢复眼睫状肌的调节功能,晶状体及玻璃体的弹性增高,突起的角膜渐较平伏,从而使眼轴相应变短,眼的屈光得以矫正,并促进眼中层葡萄膜的血运,改善眼球各种组织的营养,视力得以增强。

2. 提高中央视敏度 针刺眼周腧穴感受器能将针刺信号通过传入纤维弥散地投射到整个大脑皮质,提高视皮质的兴奋性,再通过脑干的下行系统对眼的屈光系统进行一系列调节,使睫状肌痉挛得以缓解,晶状体、玻璃体、角膜得到适当调节,眼轴相应变短,提高物体在视网膜上成像的清晰度,从而使屈光不正得以改善。研究针刺对近视视觉诱发电位(P-VEP)的即时效应,认为针刺不能改变其潜时,但能够提高其 P-VEP 的波幅,对近视的视皮质有兴奋作用,提示针刺能提高近视之视皮质的兴奋性。Wong S 等(*American Journal of Chinese Medicine*,1980)也认为,针刺治疗屈光不正的机制,主要是通过调节眼肌和晶状体韧带的张力实现的,许多患者针刺后有即时的视力提高,其机制除晶状体的聚焦改善外,可能与刺激作用于黄斑区,改善中央视敏度有关。

3. 改善循环 针刺眼区穴位,可明显改善局部血液循环,促进眼肌和眼部组织的代谢,使视力疲劳得以恢复。

预　　后

随着生活方式的改变,我国近视人数日益增加,并且青少年人群所占比率较大,目前对青少年近视除佩戴眼镜外,尚无其他更积极有效的方法。近视的自然恢复率较低,一般而言,基础视力越差,或中度、高度近视,痊愈就越困难。虽然手术疗法已被部分患者接受,但有其适应证,且手术可能产生的并发症及眼组织的不可逆改变,使大部分患者有所顾虑;非手术疗法有戴镜、睫状肌麻痹剂、角膜矫正术等,但疗效均尚不肯定,且不能阻止近视的发展。由于近视问题十分复杂,至今机制不明。对于青年近视的预防应予一定的重视,首先,饮食要均衡;其次要注意用眼卫生,如端正书写姿势、选择适当的照明光线、严格把握用眼时间等,养成良好的用眼习惯。在治疗和巩固的同时,应尽量避免形成近视的各种因素,如学习时坐姿不正,光线过明过暗长时间近距离读写,无节制使用电脑、看电视等,否则不仅影响近期疗效,也不利于良好视力的巩固。青、少年应定期检查视力,应早发现、及时治疗;同时在随访中发现,治疗后注意用眼卫生且家长能坚持帮助治疗者,视力较稳定。

代表性临床试验

表 11-61-2　针灸治疗近视的代表性临床试验

试验观察方案	试验设计	治疗组/对照组	结　　果
电梅花针法[2]	355 例(705 眼)多中心 RCT	电梅花针组(178 例,354 眼)/托吡卡胺滴眼液组(177 例,351 眼)	总有效率 $RR=2.36$,95% CI(2.03,2.73),$P<0.00001$;睫状体厚度 $WMD=0.05$,95% CI(0.04,0.05),$P<0.00001$;治疗前后眼轴长度 $WMD=0.00$,95% CI(−0.09,0.09),$P=1.00$
重度刺激针刺法[3]	120 例 RCT	重度刺激针刺组(60 例,120 眼,捻转 360°,频率 90 次/分)/轻度刺激组(60 例,120 眼,取穴同重度刺激组,捻转 90°,频率 60 次/分)	在视力比较方面 $WMD=0.12$,95% CI(0.10,0.14),$P<0.00001$
迟发性近视针刺法[4]	76 例 RCT	针刺组(38 例,70 眼)/西药组(38 例,72 眼,予美多丽滴眼液结膜囊内滴眼,滴眼后压迫泪囊区 3 分钟,每日 1 次。治疗 2 个疗程后评定疗效)	治愈率 $RR=4.89$,95% CI(1.75,13.64),$P=0.002$;总有效率 $RR=1.08$,95% CI(0.96,1.22),$P=0.002$;在视力比较方面 $WMD=0.14$,95% CI(0.13,0.15),$P<0.00001$

参 考 文 献

[1] 李凤鸣.中华眼科学(下册)[M].第 2 版.北京:人民卫生出版社,2005,2418.

[2] 张守康,邓晓辉,张丽霞,等.电梅花针治疗青少年近视多中心临床观察[J].中国中医眼科杂志,2011,21(2):74-78.

[3] 陶晓雁,孙彩霞,杨金亮,等.重刺激眼周腧穴治疗青少年近视临床观察[J].中国针灸,2008,28(3):191-193.

[4] 温积权,吴亚明,徐建国,等.针灸治疗迟发性近视 38 例疗效观察[J].浙江中医杂志,2007,42(11):653.

[5] 周航,滕绍师.耳穴贴压治疗青少年近视 160 例[J].中国针灸,2000,20(3):186.

[6] 江洁慈,劳沛良,原林.砭石疗法治疗青少年假性近视临床疗效观察[J].辽宁中医药大学学报,2011,13(6):48-52.

第 62 节 青光眼(高眼压症)

(检索时间:2012 年 6 月 30 日)

针灸治疗方案推荐意见

基于Ⅱ级证据的建议性意见

◇ **较强建议** 以下方案可试用于急性原发性青光眼高眼压的治疗

急性原发性闭角型青光眼高眼压方案——针刺法(睛明、球后、风池、内关)

◇ **较强建议** 以下方案可试用于原发性青光眼高眼压的治疗

原发性开角型青光眼高眼压方案——点刺放血法(内迎香)

△ **弱度建议** 以下方案可试用于原发性青光眼高眼压及视神经萎缩的治疗

慢性原发性闭角型青光眼高眼压方案——耳尖放血

原发性开角型青光眼高眼压方案——远近取穴针刺法(太阳、球后、睛明、光明、大敦、行间、三阴交)

原发性青光眼患者视神经萎缩方案——针刺结合电针法及灸法(太阳、丝竹空、瞳子髎、睛明、承泣、球后、攒竹、四白、阳白/内关、三阴交、光明、养老、行间)

临床流行病学资料

青光眼(glaucoma)是一组以病理性眼压增高为主要危险因素,具有特征性视神经萎缩和视野损害的疾病,同时原发性青光眼还是眼科最重要的心身疾病[1]。

青光眼是全球导致视力丧失的主要眼病之一,仅次于白内障。世界卫生组织及 Quigley 依据的资料推测全球原发性青光眼患者约有 6680 万(2000年),其中约 10% 的患者失明。在我国原发性青光眼的患病率为 0.52%,50 岁以上人群的患病率高达 2.07%(1996 年,北京顺义),青光眼的致盲率为 9.04%(广东)～10%(北京)。在发达国家中,只有 50% 左右的青光眼患者得到及时的诊断和治疗,并且每年仍有部分治疗中的患眼视功能继续恶化[1]。

临床评估与诊断

青光眼临床评估(表 11-62-1)

对于患者自述有剧烈的眼胀痛、同侧头痛、恶心、呕吐、视力高度下降等情况时,应高度警惕,立即转向专科检查。

表 11-62-1　原发性青光眼临床评估要点简表

评估项目	评估内容	要　　点
人群特点	原发性闭角型青光眼,在亚裔 40 岁以上女性发病率较高	
既往病史	糖尿病,甲状腺功能低下,心血管疾病和血液流变学异常、近视,以及视网膜静脉阻塞患者都是原发性开角型青光眼的高危人群	
家族史	因为本病有家族遗传倾向性	
临床表现	眼胀、眼痛	眼压升高
	夜晚虹视	角膜上皮水肿
	白天雾视	角膜上皮水肿
	视力	高度减退,常为就诊首因
	眼压升高	头痛、鼻根痛、恶心呕吐
专科检查	眼压检查	Goldmann 压眼压计,排除外来干扰因素
	眼底检查	在直接检眼镜基础上,使用裂隙灯前置镜检查法和眼底图像记录技术
	视野检查	国际标准的计算机自动视野计进行检查
	前房角检查	静态观察(scheie 分类法进行分级)与动态观察二者有机结合
	暗室激发试验	本试验是协助诊断手段,试验阴性结果并不排除闭角型青光眼的诊断

原发性青光眼的分类与诊断标准(中国原发性青光眼的诊断与治疗的专家共识,2008.9)

原发性青光眼是主要的青光眼类型,一般为双侧的,但两眼可以先后发病,严重程度也可以完全不同,根据前房角解剖结构的差异和发病机制不同,传统上将原发性青光眼分为原发性开角型青光眼和原发性闭角型青光眼。又将原发性开角型青光眼分为高眼压型和正常眼压型。将原发性闭角型青光眼临床分为急性和慢性两种。

1. 原发性开角型青光眼高眼压型诊断标准　①病理性高眼压>21mmHg(1mmHg=0.133kPa);②眼底具有青光眼的特征性损害(视网膜视神经纤维层缺损或视盘改变)和(或)出现青光眼性视野损害;③前房角开放;④排除其他导致眼压增高的因素。

2. 原发性开角型青光眼正常眼压型诊断标准　①眼压不超过正常范围上限(眼压<21mmHg,Goldmann 压平眼压计,建议测量 24 小时的眼压曲线,至少进行 6 次检查);②眼底具有青光眼的特征性损害(视网膜视神经纤维层缺损或视盘改变)和(或)出现青光眼性视野损害;③前房角开放;④排除其他疾病导致的眼底和视野改变;⑤应注意这类患者可能合并体位性低血压、血流动力学异常、角膜厚度偏薄、近视等。

3. 急性原发性闭角型青光眼分期及诊断标准　①急性大发作诊断标准:视力急剧下降;眼压突然升高;角膜严重水肿;瞳孔垂直椭圆形扩大;眼局部明显混合充血;伴剧烈眼痛、头痛。②间歇期诊断标准:有明确的小发病史,房角开放或大部分开放;不用药或单用少量缩瞳剂,眼压即可稳定降至正常水平。③先兆期小发作诊断标准:症状轻微,可自行缓解,角膜上皮轻度水肿;前房浅,房角关闭。④慢性期诊断标准:房角永久性粘连(>180°);眼压升高;视乳头凹陷扩大、视野缺损。⑤绝对期诊断标准:持续高眼压;无光感。

4. 慢性原发性闭角型青光眼分期及诊断标准　①早期:眼压、眼底和视野均正常,但存在房角狭窄,或可见到局限性的周边虹膜前粘连;②进展期、晚期:眼底有典型的青光眼性视盘损害征象,相应地伴有程度不等的青光眼性视野损害。

针灸治疗效能等级与治疗目标

1. 效能等级　原发性开角型青光眼包括慢性单纯性青光眼、低眼压性青光眼和房水分泌过盛性青光眼。青光眼治疗目的是降低眼压,防止视神经进一步损害,保护视功能。针刺降眼压的作用和促进血液循环减轻视网膜细胞水肿等被研究所证实,但青光眼导致的失明是不可治愈的,后果严重,治疗的关键在于早期治疗。针灸固然有效,但并没有完全独立的治愈青光眼的可靠证据,而对其主要环节眼压增高有确切降低作用。闭角型青光眼西医认为原则上以手术治疗为主,急性闭角型青光眼要立即处理,目的是重新开放房角,需口服全身降压药,局部滴毛果芸香碱等缩瞳剂,必要时应手术治疗,针刺只能作为辅助治疗手段。慢性闭角型青光眼,药物可使高眼压暂时缓解,但不能阻止病变的继续发展,一般以手术治疗为结局,因此,针刺只能是辅助治疗作用。高眼压症又称为可疑青光眼,以眼压增高为主要表现,没有明显的视乳头改变及视野缺损,其与开放型青光眼的关系一直存在争议,此期积极治疗非常重要,针灸降眼压作用肯定,有很好疗效,但针刺的作用缺乏远期疗效的证据,是否能完全治愈没有足够证据,因此,本病应属于效能等级Ⅲ级病谱。

2. 治疗目标　降眼压、预防视神经萎缩;提高病人生活质量,降低致残率。

针灸治疗流程与推荐方案

针灸治疗青光眼流程(图 11-62-1)

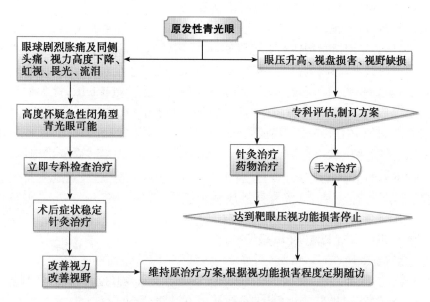

图 11-62-1　针灸治疗原发性青光眼的临床流程

针灸治疗青光眼推荐方案

1. 急性原发性闭角型青光眼高眼压治疗方案

● **手法量化针刺法**[2]**(2b 级证据)**★★

『穴位』晴明、球后、风池、内关。

『操作』晴明穴进针 2cm,球后穴进针 3cm,均不施任何手法。风池、内关穴进针 2～3cm,施量化大幅度、低频率前后 180°的捻转泻法 2 分钟,4 穴留针 30 分钟。

疗效说明　显效率("临床前期"眼房水流量/F 值<4.45mm³/min,观察 3 个时段未见异常波动)为 18.9%,总有效率(F 值<4.45mm³/min)为

83.8%。在总有效率方面或许优于对照组(常规针刺,不施手法),在降低房水流量速率方面可能效果显著。

2. 慢性原发性闭角型青光眼高眼压治疗方案

● 耳尖放血法[3] (2c 级证据)★

『选穴』耳尖穴。

『操作』用三棱针点刺患眼耳尖穴,轻度挤压出血 3～5 滴,消毒棉球压迫局部止血。

疗效说明　耳尖穴放血降低眼压效果或许与 1‰匹罗卡品眼药水滴眼相当。

3. 原发性开角型青光眼高眼压推荐方案

● 内迎香穴刺血法[4] (2b 级证据)★★

『选穴』内迎香。

『操作』先用拇指按住病者患眼侧(或眼压较高侧)鼻部梨状窝边缘,然后持小号三棱针,从患眼侧鼻孔、靠近鼻中隔缓缓进针,至鼻骨后方内迎香穴下,刺入鼻黏膜内约 1.5mm,稍停针然后将针柄轻缓稍向下压,针尖始终保持在鼻黏膜内,待针体与鼻背平行时,向上刺进 1mm,不留针。针退出后,令患者低头,任鼻中血外溢,至血不滴时,令患者按住未针刺的鼻孔,向外擤出瘀血块,然后用枪状镊将消毒干棉球送到鼻道内填塞,1 小时后取出棉球。

疗效说明　内迎香放血后,分别于治疗后 0.5 小时、1 小时、2 小时各测量患眼眼压 2 次,取平均值,观察即时降眼压效应。结果显示,放血组即时降眼压效果或许与西药噻吗心安滴眼疗效相当。

● 远近取穴针刺法[5] (2c 级证据)★

『选穴』太阳、球后、睛明、光明、大敦、行间、三阴交。

『操作』眼部穴位,缓慢进针不捻转,不提插或只轻微捻转和提插,刺入约 0.8 寸,余穴均运针 20 分钟后出针,捻转为主,提插为辅。

疗效说明　针刺治疗后,针后 30 分钟,开始有降压作用,同时患者自觉眼部及全身症状减轻;针后 60 分钟降压与改善症状作用仍在继续;说明针灸后患者眼压、眼部及全身症状随时间延长而逐渐好转。针灸治疗或许与药物(0.5‰马来酸噻吗洛尔眼药水)治疗对眼压影响以及眼部、全身症状的改善疗效相当。另外,本研究显示,2 周的针灸组和药物组治疗均未对原发性开角型青光眼患者的视野引起明显改变。

4. 青光眼视神经萎缩的推荐方案

● 针刺配合电针及灸法[6] (2c 级证据)★

『主穴』太阳、丝竹空、瞳子髎、睛明、承泣、球后、攒竹、四白、阳白。

『配穴』内关、三阴交、光明、养老、行间。

『操作』针刺上述穴位后,接电针,正极连主穴,负极连配穴,球后易出血,不接电极、虚证行疏波 1.5Hz,实证行密波 20Hz,每次予以电针刺激 30 分钟,随后行温和灸,局部以太阳、丝竹空、瞳子髎、四白、阳白为主,睛明、攒竹不灸,脾俞、肝俞、肾俞等仅以艾灸,艾条与患者皮肤间隔 1.5cm,每穴灸 5 分钟,每日 1 次,治疗 30 天。

疗效说明 治疗 30 天后,治疗组显效率(经治疗视力提高 2 行以上或视野扩大大于 5 度者)为 28%,总有效率(经治疗视力和视野均改善)为 70%,与对照组(神经营养药组)相比,二者总体疗效或许相当,但治疗组在降低眼压、改善全身症状方面或许更有优势。

影响针灸疗效因素

1. 疾病的类型 相对而言,针灸治疗开角型青光眼的高眼压症疗效优于闭角型,急性闭角型青光眼应及时处理。

2. 病程 一般而言病程越短,针灸降眼压的疗效越好,这与病程短,出现的并发症少有关。

3. 刺灸法 眼部穴位适当的针刺手法和刺激量与疗效密切相关。

针灸治疗的环节和机制

1. 改善微循环,调整视细胞功能 针刺可使微循环的调节发生改变,表现在毛细血管通透性增加,紧张度降低,血流量增加。此外,针刺后视网膜细胞水肿明显缓解,视细胞排列趋正常,视网膜超微结构得到调整和恢复[7]。

2. 降低交感神经兴奋性 针刺具有明显的降压及血管调节作用,同时可使平滑肌紧张性下降,有利于房水的排出和循环[8]。

3. 减少视网膜损伤 缺血后再灌注损伤能产生大量的氧自由基,它们能直接与脂质、核酸蛋白发生反应,同时,它又可促使兴奋性毒素的释放,两者共同作用加速神经元死亡[9]。有研究表明,针刺可减少视网膜的自由基损伤和溶解性改变,并有促进视神经递质增加、增强视觉信息传递、保护视功能的作用[9]。

预 后

明显的视野缺损发生在 20% 的初诊的原发性开角型青光眼患者,是青光眼致盲的重要预后指标。青光眼的视野缺损和中心视力下降可以造成失明,眼压高于 30mmHg 的患者一旦出现早期的视野损伤,如果不进行治疗,将在 3 年内失明。青光眼进展期的患者从明亮的地方进入黑暗的地方或者下台阶时有困难。正常眼压的青光眼患者,视野缺损发展比较慢。急性闭角型青光眼患者角膜水肿、视神经缺血也可引起急性视力下降。

代表性临床试验

表 11-62-2　针灸治疗青光眼的代表性临床试验

试验观察方案	试验设计	治疗组/对照组	结　果
手法量化针刺方案[2]	198 例（204 眼）RCT	量化针刺组（108 例 111 眼），施量化大幅度、低频率前后 180°的捻转泻法 2 分钟/针刺组（90 例 93 眼），不施任何手法	4 个疗程之后，显效率 $RR=1.26,95\%CI(0.68,2.33)$，$P=0.47$；临床总有效率 $RR=1.20,95\%CI(1.03,1.40)$，$P=0.02$，3 个月、6 个月、12 个月之后，$F$ 值水平比较分别为 $WMD=0.53,95\%CI(0.08,0.97)$，$P=0.02$；$WMD=0.71,95\%CI(0.27,1.16)$，$P=0.002$；$WMD=0.92,95\%CI(0.49,1.36)$，$P<0.0001$
内迎香穴点刺放血方案[4]	96 例（166 眼）RCT	内迎香穴点刺放血组（44 例 77 眼）/噻吗心安滴眼液组（52 例 89 眼）用 0.5%噻吗心安滴眼液点眼，用药量为 2 滴	治疗之后，眼压水平 $WMD=0.57,95\%CI(0.50,0.64)$，$P<0.00001$

参 考 文 献

[1] 葛坚,赵家良,黎晓欣,等. 眼科学[M]. 第 2 版. 北京：人民卫生出版社,2010.

[2] 张海翔,杨光,徐丽,等. 量化针刺手法对急性闭角型青光眼 F 值的影响[J]. 中国针灸, 2003,23(8):439-441.

[3] 张邓民. 耳尖穴点刺放血对青光眼患者眼压影响的研究[J]. 中医研究,1995,8(3): 44-46.

[4] 霍勤,申琪,张邓民,等. 内迎香穴点刺放血对原发性开角型青光眼患者眼压的影响 [J]. 中国针灸,2009,29(8):629-630.

[5] 林名育. 针灸治疗对原发性开角型青光眼患者的眼压、视野及临床症状的影响[D]. 广州：广州中医药大学,2009.

[6] 李彬. 电针加温和灸治疗青光眼视神经萎缩疗效的临床观察[D]. 武汉：湖北中医学院,2008.

[7] 邰浩清. 针刺治疗青光眼实验研究[J]. 上海针灸杂志,1994,13(6):281.

[8] 刘岩,杨光,龙元生.针刺即时效应对眼压的影响[J].中国针灸,1994,14(5):41-42.

[9] 李志勇.针刺对家兔慢性高眼压及视网膜超微结构的影响[J].中国中医眼科杂志,2002,12(31):135-138.

第 63 节 麻痹性斜视

（检索时间:2012 年 6 月 30 日）

针灸治疗方案推荐意见

基于 Ⅱ 级证据的建议性意见

◇ *较强建议* 以下方案可试用于麻痹性斜视的治疗

眼肌直刺治疗方案——针刺法(眼肌穴)

糖尿病麻痹性斜视治疗方案——针刺法(上直肌麻痹:睛明、丝竹空、攒竹;外直肌麻痹:丝竹空、瞳子髎、球后;内直肌麻痹:睛明、攒竹;上斜肌麻痹:阳白、丝竹空、睛明;下斜肌麻痹:承泣、球后、下睛明;动眼神经麻痹:攒竹、上睛明、阳白/合谷、外关、光明、太冲、三阴交)

后天麻痹性斜视治疗方案——①穴位注射法(阳白、四白、睛明、瞳子髎、肝俞/当归注射液/随证配穴并配注射液);②眼部内刺法联合药物方案:根据 6 条眼外肌肌腹生理解剖位置在体表的投影定位为内直肌穴、外直肌穴、上直肌穴、下直肌穴、上斜肌穴、下斜肌穴、风池、合谷/根据麻痹肌肉配局部经穴)＋药物(普润注射液、尤尼泰注射液、维生素 B_1、维生素 B_{12})

外伤性眼肌麻痹性斜视治疗方案——电针法结合穴位注射法(动眼神经麻痹:攒竹、睛明、鱼腰、丝竹空、球后、阳白、四白、风池;动眼、滑车、外展神经合并麻痹:攒竹、鱼腰、丝竹空、球后、瞳子髎、太阳、头维、合谷;外展神经麻痹:瞳子髎、丝竹空、睛明、球后、鱼腰、风池/脑活素注射液)

临床流行病学资料

麻痹性斜视(paralytic strabismus),是由支配眼外肌运动的神经核、神经或眼外肌本身器质性病变所引起,可以是单条或多条眼外肌完全性或部分性麻痹,临床上以部分麻痹多见。

斜视的流行病学显示地理变异。内斜视是西方人群中最普遍的形式,而在亚洲人群中,外斜视占主导地位。在美国,7 岁以下儿童内斜视的发病率是最高的,而年龄在 2～3 岁和 6～9 岁的儿童外斜视的发病率是最高的,也比感官性斜视的成年人发病率高。一项来自香港的研究表明,斜视患者中有27.4％的内斜视和 65.2％的外斜视(2/3 的人有间歇性外斜视)。

麻痹性斜视临床评估(表 11-63-1)

表 11-63-1 麻痹性斜视临床评估

评估项目	评估内容	评 估 要 点
病史	家族史	斜视有一定的家族史
	发病年龄	斜视发病年龄越早,恢复双眼视觉功能的预后越差
	发生类型	如逐步发生、忽然发生、还是间歇性的
	偏斜类型	可在某一注视位置时偏斜量最大
	注视性质	偏斜为间歇性、稳定性或交替性
	治疗史	有无服用药物或者手术
体格检查	视力的检查	分别进行各单眼的视力检查
	屈光检查	对首诊的儿童,必须进行睫状肌麻痹验光
斜视的定性和定量检查	眼球运动	双眼在 6 个诊断眼位的运动是否协调一致;有无功能亢进或减退现象;向正上方和正下方注视时,斜视角有无改变
	复像分析	见斜视检查法
	歪头试验	适用于鉴别是一眼上斜肌还是上直肌麻痹。一眼上斜肌麻痹时,患者多将头倾向健眼侧。当头向患眼侧倾斜时,由于此时上斜肌麻痹,不能对抗上直肌的上转作用,因此该患眼必向上移位(歪头试验阳性);而头向健侧眼倾斜时,则无此现象。上直肌麻痹患者,无论头向哪侧倾斜,麻痹眼均无上移
	Hess 屏、Lancaster 屏检查法	为红绿眼镜测试法的进一步发展,对测定斜位有一定价值,既可定性又可定量,可根据图形分析出麻痹肌与亢进肌

麻痹性斜视诊断标准与分类

1. 麻痹性斜视的诊断标准[2] ①眼位偏斜,患眼向麻痹肌作用的相反方向偏斜;②眼球运动障碍,患眼向麻痹肌作用方向运动受限;③第二斜视角大于第一斜视角;④复视,双眼视一为二(复视像检查确定麻痹肌);⑤头晕目眩,或有恶心呕吐;

2. 麻痹性斜视的分类[2]

(1)病因分类:先天性:在出生时或出生后早期发生,多由于先天发育异常、产伤等引起;后天性:多因炎症、外伤、肿瘤、血管性以及代谢性疾病等引起。

(2)麻痹性斜视定性分类:①外直肌麻痹:在水平麻痹性斜视中最为常见。患眼呈内斜位,向外转受限。代偿头位:面部转向患眼侧,视线朝向对侧。

②内直肌麻痹：较少见。患眼呈外斜位，内转受限。代偿头位：面部转向患眼侧，视线指向对侧。③上直肌麻痹：较为常见。患眼呈下外斜位，眼球朝外上方转动受限。代偿头位：头向健眼倾斜，面部转向患眼侧，下颏上抬，视线指向健侧眼下方。④下直肌麻痹：少见。患眼呈上外斜位，眼球向外下方转动受限。代偿头位：头向患眼倾斜，面部转向患眼侧，下颏内收，视线指向健侧眼上方。Bielsehowsky 征阴性。⑤上斜肌麻痹：最为常见。患眼呈上内斜位，眼球向内下方转动受限。代偿头位：头向健眼侧倾斜，面部转向健眼侧，下颏内收，视线指向患侧眼上方。Bielsehowsky 征阳性。⑥下斜肌麻痹：最少见。患眼呈下内斜位，眼球向内上方转动受限。代偿头位：头向患眼侧倾斜，面部转向健眼侧，下颏上抬，视线指向患侧眼下方。被动转眼试验阴性。

针灸治疗效能等级与治疗目标

1. 效能等级　麻痹性斜视目前西医缺乏有效的治疗方法，而针刺是最为优越的方法，而且可独立应用针灸治疗，使相当一部分患者达到治愈，因此符合Ⅰ级病谱标准。

2. 治疗目标　改善眼部肌肉的功能和协调运动，减轻或消除斜视症状。

针灸治疗流程与推荐方案

针灸治疗麻痹性斜视流程(图 11-63-1)

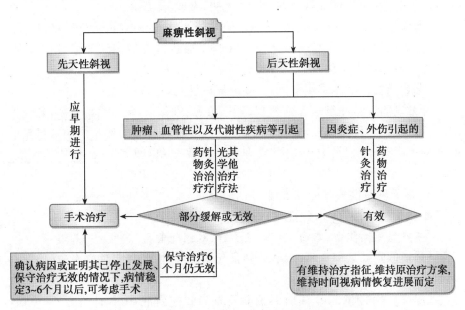

图 11-63-1　针灸治疗麻痹性斜视流程

针灸治疗麻痹性斜视推荐方案

1. 麻痹性斜视治疗方案

● 眼肌直刺疗法[3]（2b 级证据）★★

『主穴』眼肌穴。

『操作』根据同视机检查确定麻痹肌,以相应的"眼肌穴"（眼外肌眼球壁起点后 1mm 处之肌腹上）为主穴,先以 1% 丁卡因注射液充分表面麻醉,再采用 1.5 寸的毫针,进针方向与眼球壁成 $10°\sim15°$ 夹角,用力宜轻,进针深度约为 1mm。在"眼肌穴"处柔劲快速小幅度推动眼球来回运动,频率为 120 次/分钟,行针时间为 1 分钟。行针后以抗菌药物眼液滴眼,预防感染。行针 1 次/天,30 天为 1 个疗程,每疗程间隔 1 周。

疗效说明　治疗组有效率为 40%（有效:眼球运动功能明显改善,全身症状明显好转,但仍有较明显的复视症状,不遮盖患眼的情况下,生活和工作、劳动感到不方便,目标不准确）,斜视度（度）减少为 10 ± 2.1,疗效或许优于对照组 1（常规针刺）和对照组 2（营养类药物）,但治疗组斜视度变化幅度最大。

2. 糖尿病麻痹性斜视治疗方案

● 针刺联合药物[4]（2b 级证据）★★

『主穴』上直肌麻痹取睛明、丝竹空、攒竹;外直肌麻痹取丝竹空、瞳子髎、球后;内直肌麻痹取睛明、攒竹;上斜肌麻痹取阳白、丝竹空、睛明;下斜肌麻痹取承泣、球后、下睛明;动眼神经麻痹取攒竹、上睛明、阳白。

『配穴』各组随证配取合谷、外关、光明、太冲、三阴交。

『操作』太阳刺 $8\sim13$mm,其他穴位可刺 $20\sim45$mm,指切进针,轻压,不捻转（此点必须注意,否则易致出血）,针刺以眼睛出现酸、麻、胀感为宜,每次留针 20 分钟,每天 1 次,7 次为 1 个疗程。

『联合药物』甲基维生素 B_{12} 250μg 肌内注射,每日 1 次。

疗效说明　治疗组总有效率 95.7%（治愈:眼位正,眼球运动自如,复视消失;好转:患眼偏斜度减轻,复视像距离缩小,眼球运动受限部分恢复）,疗效或许与对照 1 组（常规针刺）相当,或许优于对照 2 组（甲基维生素 B_{12} 肌内注射）。

3. 后天麻痹性斜视治疗方案

● 穴位注射法[5]（2b 级证据）★★

『主穴』患侧阳白、四白、睛明、瞳子髎、双侧肝俞。

『辨证取穴』风邪袭络配风池,脾虚气弱配脾俞,肝阳化风配太阳,气滞血瘀配膈俞。

『操作』用容量 5ml 注射器抽取复方当归注射液 3ml,针头 0.45mm×16mm,缓慢进针约 2/3,有针感时回抽无血后缓慢注入药液,肝俞穴每穴注入

1ml,其他穴位每穴注入 0.2ml,拔出针后,用消毒干棉签压迫局部以防出血。风邪袭络型:配风池,药用柴胡注射液;脾虚气弱型:配脾俞,药用黄芪注射液;肝阳化风型:配太阳,药用天麻素注射液;气滞血瘀型:配膈俞,药用复方丹参注射液。操作同上,每穴注入相应药液 1ml。治疗:每日 1 次,10 次 1 个疗程。疗程期间休息 3 天。

疗效说明 治疗组有效率为 94.7%(疗效标准:治愈:无复视和眩晕,眼球运动自如,眼位基本正位,日常工作和学习中可舒适使用双眼;好转:眼球运动基本正常,眼球运动度有明显改善,时有复视眩晕),患者眼球活动度提高为(12.5±0.2)mm,疗效可能优于对照组(三磷酸腺苷、乙酰辅酶 A 注射液、细胞色素 C 注射液静滴)。

● **眼部内刺法联合药物[6](2b 级证据)★★**

『主穴』根据 6 条眼外肌肌腹生理解剖位置在体表的投影定位为内直肌穴、外直肌穴、上直肌穴、下直肌穴、上斜肌穴、下斜肌穴 6 个眼外肌穴。

『辨证取穴』内直肌麻痹取内直肌穴配睛明、攒竹,上直肌麻痹取上直肌穴配阳白、鱼腰、丝竹空,上斜肌麻痹取上斜肌穴配阳白、鱼腰,下直肌麻痹取下直肌穴配四白、承泣、球后,下斜肌麻痹取下斜肌穴配球后、承泣。以上各组均取风池、合谷。外直肌麻痹取外直肌穴配丝竹空、瞳子髎、太阳、外关。伴有上睑下垂者,取阳白、鱼腰、攒竹、丝竹空、风池、合谷,相近穴位采用透刺法。

『操作』根据损伤的眼外肌选取相应眼外肌穴位,左手将眼球轻轻推向反方向,右手将长 30mm、直径 0.25mm 不锈钢毫针,沿眼球和眼眶之间缓慢刺入约 20~25mm 深,手下突然有落空感时立即停针。其他穴位按针刺技术常规操作,得气留针 10 分钟后,接电子脉冲仪,波型为连续波,频率为 50Hz,强度为 5mA 微电流,持续通电 20 分钟。每日 1 次,15 次为 1 个疗程。

『联合药物』普润注射液,尤尼泰注射液,维生素 B_1,维生素 B_{12}。

『注意事项』①针刺眶内穴位时一定先将眼球推向一侧,以防刺伤眼球;②应用电针时电流量宜小,用电时间也不宜超过 20 分钟,应在进针停留观察 10 分钟后,患者状态平稳,再接电针仪;③眶内穴起针后必须马上按压针眼 1 分钟以上,以防眼内出血。

疗效说明 治疗组总有效率为 93.4%,痊愈率为 54.1%(疗效标准:痊愈:眼肌运动功能恢复正常,眼球活动自如,斜视、复视消失,眼裂恢复正常;显效:眼肌运动功能基本恢复正常,眼球活动自如,外观无斜视,复视角度小于 30°,眼裂接近正常;有效:眼肌运动功能有所恢复,眼球活动略有进步,斜视、复视有不同程度改善,眼裂较治疗前变大),疗效可能与对照组(静脉点滴药物普润注射液和尤尼泰注射液、肌内注射维生素 B)相当。治疗组在改善眼裂[增宽(4.13±0.08)mm]及复视角度[减少(60.11±32.9)°]方面,疗效可能优于西药组。

4. 外伤性眼肌麻痹治疗方案

● **电针结合穴位注射**[7]**(2b 级证据)★★**

『**选穴**』①动眼神经麻痹,取攒竹、睛明、鱼腰、丝竹空、球后、阳白、四白、风池;②动眼滑车展神经合并麻痹,取攒竹、鱼腰、丝竹空、球后、瞳子髎、太阳、头维配合谷;③展神经麻痹,取瞳子髎、丝竹空、睛明、球后、鱼腰、风池。

『**操作**』均取患侧选用 28 号 1 寸毫针直刺,得气后,接电针仪,输出电压 6V,电流强度 2.5mA,连续脉冲波频率 100Hz,每次留针 20 分钟,每日 1 次,10 次为 1 个疗程,疗程间休息 4 天。穴位注射:电针治疗后,采用 1ml 注射器,4 号针头,抽取脑活素注射液 1ml,常规消毒后取患侧球后、鱼腰、丝竹空,每穴注射 0.1ml,2 次/周。

『**配合药物**』脑活素注射液。

『**注意事项**』球后是眼内穴,注射球后穴时,左手拇指轻推眼球向上,增加眼球与眼眶之间的间隙,避免伤及眼球;右手持针沿眶下缘外 1/4 与内 3/4 交界处缓缓刺入至 1.4 寸深,进针方向要正确,上下不能随意提插,防止伤及血管及神经;回抽无血时缓缓推药,严格掌握药物剂量,每穴剂量在 0.1ml,避免药物过多造成眼球与眼眶间隙疏松的结缔组织充血和水肿。出针后,用干棉球压迫 2 分钟,以防针孔出血。

疗效说明　治疗组总有效率为 93.7%,治愈率为 25%(疗效标准为痊愈:外观眼球活动自如,上睑启闭正常,视物正常,瞳孔对光反射与调节正常;显效:眼球活动基本正常,视轴偏斜角度小于 10°;好转:外观眼球活动略有好转,眼科检查视轴偏斜角缩小),疗效可能优于对照组(维生素 B_1、维生素 B_{12} 肌注和三磷腺苷、乙酰辅酶 A、胞二磷胆碱静点)。

影响针灸疗效因素

1. 病程　针刺治疗麻痹性斜视效果肯定,对病程短者疗效较为满意,病程越长疗效越差,远期疗效越不稳定。一般以 6 个月内针灸疗效最佳。研究发现,发病早期针刺治疗者效果好,超过半年才针灸者几乎无疗效,说明及时接受针灸治疗的重要性。

2. 病因　麻痹性斜视多数病因不明,有先天性和后天性两类。一般而言,针灸治疗后天性斜视的疗效优于先天性。先天性麻痹性斜视如果病情较轻,针灸也可取得一定疗效,对于病情较重,一经确诊,即应尽早手术矫正,以纠正代偿头位带来的发育畸形和建立正常的双眼单视功能。

后天性斜视的病因非常复杂,一般而言,单纯性肌肉麻痹、神经麻痹所致者针灸疗效较好,但由颅内或眶内肿瘤所致眼肌麻痹重在原发病的治疗,针灸疗效较差。脑外伤、眼外伤、中风脑出血所致者,一般均待其神志清楚,出血停止后再开始针灸治疗,一般也可获得较好疗效。针灸治疗该病往往只注重"症",而对引起该"症"的西医学病因很少关注,这就使针灸治疗该病的疗效相差很远,若能明确病因,针灸对症治疗的同时治疗原发病,会提高针灸疗效。外伤引起的损伤轻重与疗效密切相关,轻者只引起眼肌水肿,针刺可使水肿消退而痊愈,但如果肌腱断裂,应手术修复。另外,内直肌受累疗效最好,多条肌肉受累者疗效也较好,其次是外直肌,而上斜肌和下斜肌的疗效较差,痊愈率低,无效率高。初诊的斜视度与疗效密切相关,度数小者疗效好,尤其是斜视度在 20°以内的痊愈率高,超过 25°痊愈率较少,无效者较多。经 7 个月~10 年的随访,痊愈率明显增加,比近期疗效提高的达 38.5%,比近期疗效差的仅占 3.3%,表明针刺治疗的远期疗效好。

3. 刺灸法　针刺"得气"与疗效有着密切的关系。应掌握好针刺的手法,使直接麻痹的肌束神经"得气",使疗效达到更佳的程度。另外,患者合理的眼肌功能锻炼对提高针灸疗效有意义。

针灸治疗的环节和机制

1. 改善循环　针刺可通过局部刺激,舒张血管,增加灌注量,改善血液循环,一方面促进炎症消退,减少组织纤维瘢痕的形成,保证神经生长的血液供应,为神经功能恢复提供有利条件;另一方面是循环的改善,增强肌肉、神经细胞的营养供给,促进细胞的新陈代谢,有助于神经肌肉损伤的修复,功能的恢复。

2. 调整神经功能　针刺刺激可通过神经的反射作用,使被抑制的神经细胞得以激活,促进麻痹肌束神经功能的恢复。针灸可以解除中枢(脊髓)神经抑制状态;促进周围神经再生;促进损伤肌、神经纤维芽枝生长。

3. 协调眼肌的平衡　从本病的发展、病理过程来看,单纯性眼肌麻痹,当麻痹消除后,偏斜即可消除,但如果麻痹的直接拮抗肌有痉挛,甚至挛缩,则即使麻痹消除,偏斜也不能纠正。因此,如何尽可能使麻痹肌本身不过度松弛,防止拮抗肌出现痉挛、挛缩,也是一个治疗的关键。针刺治疗时不论内斜还是外斜都取眶两侧的穴位同时针刺,既可促使麻痹肌恢复,又可通过调节的作用防止麻痹肌过度松弛、缓解拮抗肌的痉挛,减少出现挛缩的机会。

预　　后

一般而言,麻痹性斜视大部分经过保守治疗、手术治疗可取得较好效果,预后较好。对于麻痹性斜视的治疗因人的具体情况而异,对先天性斜视程度轻微的可以用保守疗法,结合三棱镜矫正,可取得较好效果;程度严重者,应手术治疗。对后天性麻痹性斜视,应首先查明原因,保守治疗,只在病因停止发展、斜视不能恢复时,才考虑手术治疗。尤其是患者为儿童,而且具备一定条件,治疗应着眼于恢复双眼视功能,不能只满足于纠正斜位。因此,一般主张早期以保守治疗 6 个月后,若麻痹功能仍无恢复,可考虑手术治疗。本病的治疗目的期望其完全恢复正常运动和知觉功能,如不能完全恢复,力求在某些重要视野如正前方、前下方恢复一定双眼视功能,其预后一方面在于治疗方案和及时性,但更在于病变的损伤程度及残余功能之状况,对有些情况目前尚没有治愈的办法。

在针刺治疗本病过程中,应嘱病人进行适当眼肌功能训练,加强眼球向瘫痪肌束侧转动锻炼,但时间不能太久,以免疲劳加重头目眩晕、头痛症状。对复视症状严重者,即视物为二,两复视物之间距离较远者,嘱其外出行走,或过马路时要用物遮盖患侧眼区,用健侧视力减少复视现象,避免车祸事故发生。

代表性临床试验

表 11-63-2 针灸治疗麻痹性斜视的代表性临床试验

试验观察方案	试验设计	治疗组/对照组	结 果
眼肌直刺疗法方案[3]	120 例 RCT	治疗 1 组($n=40$,常规针刺法)/治疗 2 组($n=40$,眼肌直刺法)/治疗 3 组($n=40$,给予维生素类药物、肌苷、三磷酸腺苷、辅酶等)	治疗 2 个疗程后,治疗 2 组与治疗 1 组疗效比较 $RR=1.38$,$95\%CI(1.08,1.78)$;$P=0.01$;治疗 2 组与治疗 3 组疗效比较 $RR=2.40$,$95\%CI(1.59,3.63)$,$P<0.0001$
针刺联合药物方案[4]	72 例 RCT	针刺组($n=24$,根据麻痹性肌肉不同选取穴位,并随症配穴)/药物组($n=24$,应用甲基维生素 B_{12} $250\mu g$ 肌内注射)/针药组($n=24$,药物组治疗的基础上,加用针刺组的方法)	治疗 28 天,针刺组与两组疗效比较 $RR=1.60$,$95\%CI(1.06,2.42)$;$RR=0.91$,$95\%CI(0.77,1.09)$
穴位注射法方案[5]	76 例 RCT	穴位注射组($n=38$,以患侧睛明、阳白、四白、瞳子髎,双侧肝俞为基础穴,复方当归注射液为主药,再据辨证分型配合相应的腧穴和注射药物)/西药组($n=38$,采用常规西药治疗)	治疗 36 天,穴位注射组与西药组疗效比较 $RR=1.24$,$95\%CI(1.02,1.50)$,$P<0.05$;患眼眼球活动度改善程度 $RR=4.60$,$95\%CI(4.51,4.69)$,$P<0.00001$

参 考 文 献

[1] 国家中医药管理局.中医病证诊断及疗效标准[S].南京:南京大学出版社,1994.

[2] 中华医学会.临床诊疗指南眼科分册[M].北京:人民卫生出版社,2006:190-192.

[3] 彭崇信,阚东梅,郝小波,等.眼肌直刺特色疗法治疗麻痹性斜视的临床疗效观察[J].中国全科医学,2011,14(29):3415-3416.

[4] 田风胜,杨卫国,宋惠丽,等.针刺治疗糖尿病麻痹性斜视:随机对照研究[J].中国针灸,2008,28(2):84-86.

[5] 任红,程风宽,邱超.中药穴位注射治疗后天性外展神经麻痹临床观察[J].中国针灸,2008,28(1):41-43.

[6] 周凌云,张晓梅,李志坚,等.眼部内刺法与药物结合治疗眼运动神经麻痹症疗效观察[J].中国针灸,2007,27(3):165-168.

[7] 李杰.电针配合穴位注射治疗外伤性眼肌麻痹 32 例[J].中国针灸,2002,22(4):229-230.

第 64 节　视神经萎缩

(检索时间:2012 年 6 月 30 日)

针灸治疗方案推荐意见

基于Ⅱ级证据的建议性意见

◇ **较强建议**　以下方案可试用于视神经萎缩的治疗

　　输刺法电针法——针刺法(四白、太阳、风池、天柱、合谷、曲池、蠡沟、太冲、足三里、光明)+电针法(睛明、球后)

　　耳穴压丸法联合中药——耳穴(眼、目 1、目 2、肝、脾、肾、皮质下、内分泌)+中药(丹栀逍遥散)

　　毫针透刺——攒竹、睛明、丝竹空、太阳、光明、蠡沟

临床流行病学资料

　　视神经萎缩(optic atrophy)指外侧膝状体(包括外侧膝状体)以前的视神经纤维、神经节细胞及其轴突,在各种病因的影响下发生变形和传导功能障碍。

　　视神经萎缩既是一独立疾病亦是多种眼病或全身疾病及外伤、肿瘤等的最终结果,为眼科临床上的难治之症。Hansen 等[1]统计,北欧 2527 例小儿视力障碍者,视神经萎缩发病率仅次于早产儿视网膜病变和弱视。国内同仁医院[2]对 261 例 14 岁儿童低视力进行病因分析,视神经萎缩居第 3 位,占到 9%。另外,对遗传性视神经萎缩的研究表明,此病一般在成年期发病,平均年龄 27 岁,但最早可在 6 岁,最晚可在 60 岁发病,男女比例约为 4:1[3]。

临床评估与诊断

视神经萎缩临床评估(表 11-64-1)

表 11-64-1　视神经萎缩临床评估要点简表

评估项目	评估内容	评估要点
一般情况	出生史	是否具有先天性眼病
	外伤史	外伤导致视神经损失可能
	性别	青少年男性,要考虑 Leber 病可能
	家族史	是否患有其他可能导致视神经萎缩的疾病
	视力下降	与视网膜受影响有关
	视野缺失	症状与受损解剖部位一致
视觉诱发电位		反映视网膜、视路、视觉中枢的功能状态,判断视神经、视路病变时,表现为 P100 波潜伏期延长,振幅下降
眼底检查		视盘呈灰白色或苍白色或蜡黄色,临床不能仅凭视盘颜色来诊断此病,因为正常人也会出现此情况
		视血管,正常人血管 9~10 支,如果数目减少支持本病诊断
视野检查		垂体瘤病人常因为视野缺失来眼科就诊,检查视野,可以预防诊断失误发生
颈部血管超声		排除颈内动脉粥样硬化的可能,本病亦可以导致视神经萎缩
颅脑 CT、MRI		排除颅内占位性病变所致的可能性

视神经萎缩诊断标准与分类

1. 视神经萎缩的分类

(1) 原发性视神经萎缩:又称下行性视神经萎缩,即从筛板后的视神经、视交叉、视束至外侧膝状体以前的视路损害。

(2) 继发性视神经萎缩:是由于长期的视乳头水肿或视乳头炎而引起。

(3) 上行性视神经萎缩:是由于视网膜或脉络膜的广泛病变引起视网膜神经节细胞的损害而引起。

2. 视神经萎缩的诊断标准[4]

(1) 原发性视神经萎缩诊断标准:①眼底改变:病变局限于视神经乳头,表现为视神经乳头颜色呈灰白色,边界整齐。由于视神经萎缩及髓鞘的丧失,生理凹陷显得略大稍深呈浅碟状,并可见灰蓝色小点状的筛板。视网膜和视网膜血管均正常。②视野的改变依据视神经损害部位的不同而各异:靠近眼球段的视神经炎,视野中有巨大中心暗点;离眼球稍远端的视神经病变,则可表现为视野局限性缺损或向心缩小;视交叉病变可呈双眼颞侧偏盲;单侧外侧膝状体或视束病变,双眼在病变的对侧出现同侧偏盲。③视力下降。④排除眼部其他疾病及屈光不正后才能做出结论。⑤视觉电生理检查功能异常。

(2) 继发性视神经萎缩诊断标准:①眼底改变:病变局限于视神经乳头及其邻近的视网膜。视神经乳头因神经胶质增生而呈白色,视神经乳头边界不清,生理凹陷被神经胶质所填满,因而生理凹陷消失、筛板不能查见。视神经乳头附近的视网膜动脉血管可变细或伴有白鞘,视网膜静脉可稍粗而且弯曲。后极部视网膜可能残留一些未吸收的出血和硬性渗出。②大部分病人视力已经完全丧失,少数残留部分视力的病人,其视野也明显向心缩小。

(3) 上行性视神经萎缩诊断标准:①眼底改变:视神经乳头呈蜡黄色,边界清晰;视网膜血管管径多较细,眼底还可见一些色素沉着。②病人常有视网膜、脉络膜或视网膜血管的原发性病变损害。

针灸治疗效能等级与治疗目标

1. 效能等级　西医除针对病因治疗外,多用维生素 B_1、维生素 B_{12}、各种血管扩张剂、酶类,但效果不显著,目前没有可靠的治疗方法。针刺不可能达到Ⅰ级病谱类的治愈疗效,因此属Ⅱ级病谱。

2. 治疗目标　改善视力及视野,改善生活质量,降低致盲的可能性。

针灸治疗流程与推荐方案

针灸治疗视神经萎缩流程(图 11-64-1)

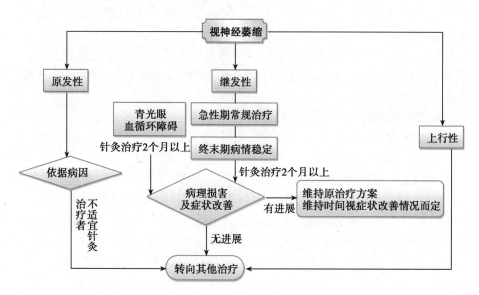

图 11-64-1　针灸治疗视神经萎缩流程

针灸治疗视神经萎缩推荐方案

1. 输刺电针法[5]**(2b 级证据)★★**

『穴位』四白、太阳、风池、上天柱、合谷、曲池、蠡沟、太冲、足三里、光明、睛明、球后。

『操作』睛明、球后穴深刺至深度 1.5 寸左右,加以电针疏密波刺激,强度以病人感觉舒适为宜,留针 30 分钟,每日 1 次。

疗效说明　显效率(视力增加 0.2 以上或视力达到 1.0 以上;视野 1 个象限扩大 20°或 2 个象限扩大 10°以上,两者有一即可)为 11％,有效率(视力增进 0.1 或视野进步 1 个象限扩大 10°～20°)为 54％;针刺治疗后视觉诱发电位 P_1 波潜伏期缩短,振幅增高,视网膜电图 a、b 波振幅均增高,但眼底改变不明显;研究显示,疗程越长疗效越好,病程短者疗效佳,尤其发病后 2～6 个月内显效率最高,儿童患者优于成年患者,外伤所致视神经萎缩疗效最佳,视神经炎所致疗效次之,青光眼型和其他型疗效稍差。

2. 耳压法联合中药[6]**(2b 级证据)★★**

『穴位』眼、目 1、目 2、肝、脾、肾、皮质下、内分泌。

『操作』耳压配合中药治疗。王不留行贴于阳性反应点处,手指按压,使耳郭有发热胀感。每日按压 4～6 次,每次 5 分钟。3 天换贴 1 次,两耳交替。10 次为 1 个疗程,共治 2 个疗程。

『联合治疗』丹栀逍遥散。

疗效说明　有效率(视力进步大于或等于 2 行,视野扩大大于或等于 5°;0.1 以下视力:眼前手动增至 0.02 以上,或 33cm 指数增至 0.04 以上,或 0.02 增至 0.06 以上,或 0.03～0.05 增至 0.08 以上,或 0.06～0.08 增至 0.2 以上)为 79.3％;视力从 0.2 提高至 0.25～1.0 视野改善率为 61.9％。致病原因与疗效好坏有很大关系,血循障碍、外伤后、视神经炎后效果较好,压迫性及青光眼性疗效不佳。

3. 毫针透刺法[7]**(2b 级证据)★★**

『主穴』攒竹、睛明、丝竹空、太阳、光明、蠡沟。

『配穴』太冲、三阴交。

『操作』患者取仰卧位,主穴取患侧,配穴取双侧,同时避开皮肤破损、瘢痕、结节等异常部位。用 1 寸毫针,从攒竹穴刺入,向下透睛明穴处,进针约 0.8 寸,再用 1.5 寸毫针从丝竹空处向外侧太阳穴方向透刺约 1 寸,避免大幅度提插捻转,得气后即可,再用 1.5 寸毫针从光明穴处向蠡沟穴方向透刺约 1 寸。太冲穴、三阴交穴,用 1 寸毫针直刺 0.8 寸,根据患者全身状况,酌情予以提插捻转,行补泻手法。得气后留针 30 分钟,每隔 5 分钟行针 1 次。每日 1 次,30 天为 1 个疗程,共治疗 1 个疗程。

疗效说明 治疗1个月之后,治疗组的总有效率(视物模糊、暗影遮挡、视疲劳三者的症状改善积分达到2分以上)为76.47%,可能高于对照组(普通针刺疗法)。同时,研究还发现,治疗组在提高视野平均敏感度、P-VEPP100 波潜伏期和振幅方面,都或许优于对照组的治疗结果。

影响针灸疗效因素

1. 病因 视神经萎缩,病因复杂,病程长。根据病因、病变本质和视乳头的表现分为:原发性、继发性和上行性3种病变。原发者病变位于球后,向下行萎缩,多由外伤,眶内肿瘤或炎症压迫,球后视神经炎,遗传性疾病,脊髓痨及烟酒、甲醇、铅中毒等引起。继发性者是由其他眼内疾病引起,多由视神经炎、视乳头水肿、视网膜脉络膜病变、视网膜血管病变转变而来。一旦视神经萎缩,要使之痊愈几乎不可能,但是其残余的神经纤维恢复或维持其功能是完全可能的。针对不同的病因及时给予合理的治疗至关重要。

一般而言,病因明确者在切断病因情况下,针灸疗效较好;如颅内肿瘤压迫的视神经萎缩,应尽早切除肿瘤;额部外伤引起的视神经损伤,若能发现有视神经骨管骨折压迫视神经或视神经鞘膜有血肿压迫视神经,应立即行视神经管减压术;对青光眼眼压高造成的视神经损害应尽快降低眼压;属药物中毒者,立即停用有关药物。所以,应尽早发现病因,针对不同的病因,针刺越及时介入,效果越好。尤其对血液循环障碍、青光眼引起的视神经萎缩,尽早治疗是取得疗效的关键。

2. 严重程度 视神经的损伤程度是决定针灸疗效的最重要因素,如果视神经损伤程度轻,针灸疗效好;如果视神经损伤严重,有黑矇、无光感症状,即基础视力太差,针灸疗效较差。尤其是肿瘤压迫性、外伤性视神经萎缩的基础视力对针灸疗效的影响较大。

3. 刺法 本病的治疗,刺法非常重要,对于球后穴的刺激一定要达到深度即深刺1.5寸,才可对视神经产生足够的刺激量,达到有效的治疗。否则将影响针刺疗效。

4. 病程和调护 病程越短者,针刺治疗效果越好;视神经萎缩的病程长,治疗起效慢,病人易产生急躁或抑郁情绪,丧失治疗信心,甚至消极对待生活。正确的调护指导可以疏导病人的不良情绪,也是非常重要的。

针灸治疗的环节和机制

视神经萎缩是视神经纤维发生退行性变性和传导功能障碍。视神经相当于中枢神经白质的外向延伸,其血液供应与大脑血管属于同一来源,即来自颈内动脉。因此,视神经的某些病变与中枢神经系统病变之间关系密切,且相互影响。在不少的中枢神经系统病变中,视神经常首先受累,另外颅内压增高时,脑脊液压力增高,可影响视网膜静脉回流和轴浆流运输障碍而产生视乳头水肿。软脑膜从外面将视神经加以直接包围,还朝向视神经基质内发出分支,将视神经纤维分成许多丛束,成为视神经的间隔组织,血管也随之进入视神经基质内,这些血管即构成视神经外周部分的营养血管网,并与由视网膜中央动脉及其分支所形成的视神经轴心血管系统发生吻合,当视神经发炎时,这些间隔膜组织就出现充血、肿胀及细胞浸润等病理现象。由于环绕视神经纤维束的周围有丰富的毛细血管网,故视神经纤维在感染和毒性物质的作用下,易导致炎症中毒,当视神经的营养血管发生循环障碍时,可引起缺血性视神经病变。因此,针刺治疗机制可能是:

1. 刺激视神经功能　针刺可直接刺激视神经,激发其神经传导功能,从而使部分处于功能低下的视神经的兴奋性得以改善和恢复,同时针刺可改善视神经的血液供应,促进神经细胞的新陈代谢,使患者部分视功能恢复。

2. 改善眼区血液循环　针刺可调整眼部自主神经功能,恢复血管舒缩功能,稳定或恢复眼区缺血时血管活性物质处于正常水平,缓解血管痉挛,增加血流量,改善血流供应,增强组织代谢,改善视神经的缺氧状态以及视神经视网膜的血流灌注,从而使未发生严重病变的感光组织发生逆性改变,有利于视神经细胞功能的恢复,视力提高,视野扩大。据研究报道,视神经萎缩患者普遍存在球结膜微循环障碍,表现为血流速度减慢,血细胞聚集,血流状态改变。从解剖学角度来看,球结膜微血管与眼底微血管及营养部分视神经的血管均来源于眼动脉,因而球结膜微循环的改变与眼底微循环及营养部分视神经的微血管循环的改变密切关联。针刺后视神经萎缩患者球结膜微循环血流加快、血细胞聚集减轻,表明针刺对眼底微循环也具有改善作用。另外,针刺还具有抗氧化作用及抑制炎症等功能,从而保护视神经。

3. 对中枢功能的调节　针刺对纹状旁区有即时影响,增强视觉中枢生物电活动。经过长期治疗,每次针刺作用的远期叠加可改善视神经传导功能,促进视神经再修复,起到增加视力、提高视功能的作用。

预　后

西医对本病无有效的治疗方法,针灸是目前治疗的首选方法,有一定疗效。总体而言,本病预后较差。部分病例经长时间的针刺治疗,可以恢复一定的视力,但苍白的视乳头不易改变。本病为多种眼病的结局,因此,积极治疗原发病至关重要。颅内占位性病变者,早期多表现为原发性视神经萎缩,经手术治疗颅内病变后,有时可以恢复到理想的视力。但在缺乏全身症状时极易误诊、漏诊,以致长期按视神经萎缩治疗,贻误治疗时机,造成视力失明。应强调对原因不明的单纯性视神经萎缩,要详细重复检查视野、视觉诱发电位,必要时复查 CT 或 MRI,并做内分泌学检查,以谨慎排除颅内肿瘤的可能性。视神经炎病理损害持续发展可引起视神经萎缩,因此,积极防治视神经炎具有重要意义。由于本病病程较长,故应对患者做好思想疏导,使患者树立信心,配合医生治疗。避免情绪紧张和情志抑郁,以免加重病情影响疗效。

代表性临床试验

表 11-64-2　针灸治疗视神经萎缩的代表性临床试验

试验观察方案	试验设计	治疗组/对照组	结　　果
输刺电针方案[5]	45 例 RCT	常规针刺组(15 例,26 眼)/输刺加电针组(30 例,54 眼)	常规针刺组与电针组治疗 2~4 个月,临床有效率 $RR=0.72$,$95\% CI(0.54,0.97)$,$P=0.03$。
耳穴联合中药方案[6]	94 例 RCT	耳穴联合中药组(耳穴贴压法配合丹栀逍遥散内服,51 例,58 眼)/西药组(维脑路通 0.2g,肌苷 0.2g,地巴唑 10mg,维生素 B_1 10mg,日 3 次,43 例,49 眼)	耳穴联合中药组与西药组治疗 3 个疗程之后,临床有效率 $RR=4.70$,$95\% CI(2.01,10.99)$,$P=0.0003$

参 考 文 献

[1] Hansen E,Flage T,Rosenberg T. Visual impairment in Nordic children. Ⅲ. diagnoses [J]. Acta Ophthalmol(CoPenh),1992,70(5):597-604.

[2] 孙葆忱. 临床低视力学[M]. 青岛:青岛出版社,1989:369-370.

[3] 丁兆平,刘玉英,吕玲. 遗传性视神经萎缩、白化病——家系调查[J]. 中国优生与遗传杂志 2003,11(5):125-128.

[4] 李凤鸣. 中华眼科学(下册)[M]. 第 2 版. 北京:人民卫生出版社,2005:2930-2932.

[5] 田涛. 针刺治疗视神经萎缩的临床研究[J]. 上海针灸杂志,1998,17(2):3-4.

[6] 杨海燕. 耳穴贴压配合丹栀逍遥散治疗视神经萎缩[J]. 中国针灸,2002,22(2):97-99.

[7] 陈艳. 毫针透刺治疗视神经萎缩临床研究[J]. 吉林中医药,2012,32(3):301-303.

第12章

内分泌及营养代谢疾病

第65节 肥 胖 症

（检索时间：2012年6月30日）

针灸治疗方案推荐意见

基于Ⅱ级证据的建议性意见

□ **强力建议** 以下方案可试用于肥胖症的治疗

单纯性肥胖症一般方案——针刺法（天枢、关元、三阴交、丰隆、足三里）+耳穴压丸法（神门、内分泌、脾、胃、三焦、大肠、脑点）/配合辨证选穴

围绝经期肥胖症方案——针刺法及电针法（腹部中脘、下脘、天枢、肓俞、水分、气海；背部大肠俞、心俞、肾俞、脾俞、肝俞）+耳穴压丸法（饥点、渴点、内分泌、神门、三焦、口、大肠、脾、胃、子宫）

◇ **较强建议** 以下方案可试用于肥胖症的治疗

单纯性肥胖方案——穴位埋线法（上巨虚、丰隆、三阴交、公孙、梁丘、天枢、脾俞、胃俞、大肠俞/局部阿是穴）

中心性肥胖方案——①针刺及电针法（日月、期门、胆俞、肝俞、天枢、大横、中脘、滑肉门、带脉、水道、三阴交、足三里）+TDP照射腹部；②腰腹部群针刺激法[天枢、中脘、下脘、气海、关元、阿是穴（即带脉上脘中线与大横穴之间，一寸一穴）、双侧取穴，腹结、滑肉门、外陵、大巨、水道、石关、中注、四满]/辨证配穴

△ **弱度建议** 以下方案可试用于肥胖症的治疗

单纯性肥胖一般方案——温针灸法（中脘、阴交、水分、关元、天枢、大横）/辨证取穴

药源性（精神药物致）肥胖症方案——针刺及电针法（曲池、足三里、丰隆、上巨虚、下巨虚）

肥胖症伴随心理症状治疗方案——针刺及电针法（耳穴：饥饿点、神门、胃；体穴：合谷、曲池、足三里、内庭、太冲）

肥胖症(obesity)是一种常见的代谢性疾病,当人体进食热量多于消耗热量时,多余热量以脂肪形式储存于体内,其量超过正常生理需要量,且达一定值时遂演变为肥胖症。肥胖症的实质是体内脂肪绝对量增加。

肥胖症(BMI≥30)患病率在欧美等国家一般在 20%左右。按照美国第三次全国营养与健康调查(NHANES Ⅲ,1988—1994),估计成人(20~74 岁)超重和肥胖人数达到 9700 万。经过年龄调整的资料,BMI 值在 25~29.9 的男、女人群中分别占 39.4%、24.7%;BMI≥30 者分别占 19.8%、24.9%[1]。1999年的调查,其超重率为 34%。

根据 1992 年我国全国营养调查材料,20~60 岁成年人 BMI≥25 者占该人群的 14.4%(城市 24.6%,农村 10.4%);BMI≥30 者占 1.5%(城市 2.9%,农村 1.0%)[2]。国际生命科学学会中国办事处中国肥胖问题工作组数据汇总分析协作组对 20 世纪 90 年代的 20~70 岁 24 万人的调查材料分析,BMI 在25~29.9 者为 22.4%,BMI≥30 者占 3.01%[3]。1995—1997 年 11 省(市)调查资料发现,超重(BMI 在 25~29.9)检出率为 21.51%,但肥胖(BMI≥30)的检出率为 2.92%[4]。在过去 10 年间,大多数欧洲国家肥胖症患病率增长10%~40%,英国增长达 2 倍;在 1976—1993 年的近 20 年中,日本男性和女性的肥胖症患病率分别增加了 2.4 倍和 1.8 倍。

肥胖症临床评估

临床评估应详细了解病史,了解患者的一般症状及是否具有并发症,进行全面的体格检查和辅助检查,排除其他疾病,以作为本次诊断评估及制订治疗方案的重要参考(表 12-65-1)。

表 12-65-1　肥胖症临床评估要点简表[5]

评估项目	评估内容	评 估 要 点
病史	起病年龄	幼年型自幼肥胖,成年型多 20~25 岁起病,临床 40~50 岁中壮年女性多,60~70 岁老人亦不少见
	起病原因	自幼肥胖,服药后肥胖,产后肥胖,病后肥胖
	既往病程	肥胖程度增加情况
	生活方式,饮食习惯变更	是否嗜烟嗜酒,暴饮暴食,及终止体育锻炼、职业变换、迁居、营养条件的改善、睡眠情况等

续表

评估项目	评估内容	评 估 要 点
	精神状况	是否存在精神刺激或狂躁忧郁
	家族史	家族中是否有肥胖症患者
临床表现	一般症状	体重超过标准 10%~20%,一般没有自觉症状。体重超过标准 30%以上方表现出一系列临床症状,如运动易疲劳、怕热多汗等
	并发症	常可并发高血压、糖尿病、冠心病、脂肪肝等
体格检查	全面体格检查	注意身高、体重、肌肉发达情况、第二性征发育情况、肥胖体型、有无水肿及先天畸形,注意有无其他疾病,如高血压、糖尿病
辅助检查	局部脂肪贮积	B超法测定皮下脂肪厚度、心包膜脂肪厚度、有无脂肪肝,腰髋比值测定(腰臀比值)
	血脂测定	血清总胆固醇、甘油三酯、高密度脂蛋白胆固醇、低密度脂蛋白胆固醇
	血糖测定	血糖、葡萄糖耐量、血胰岛素
	性激素测定	雌二醇、睾酮、尿促卵泡成熟激素(卵泡激素 FSH)、黄体生成激素(LH)

肥胖症的诊断标准与分类

1. 肥胖症的诊断标准　国际上通常用世界卫生组织制定的体重指数界限值,即体重指数在 25.0~29.9 为超重,大于等于 30 为肥胖。

表 12-65-2　中国成人超重和肥胖的体重指数和腰围
界限值与相关疾病危险的关系

分类	体重指数 (kg/m²)	腰围(cm)		
		男:<85 女:<80	男:85~95 女:80~90	男:≥95 女:≥90
体重过低	<18.5			
体重正常	18.5~23.9		增加	高
超重	24.0~27.9	增加	高	极高
肥胖	≥28	高	极高	极高

表 12-65-3　不同人群 BMI 切点的比较[6]
(《成人超重与肥胖管理指南》,美国肥胖学会和美国国家心、肺和血液研究所,2013)

分级	BMI(kg/m²)切点		
	欧美人群 a	亚洲人群 b	中国人群 c
正常	18.5～24.9	18.5～22.9	18.5～23.9
超重	25～29.9	23～27.4	24～27.9
肥胖Ⅰ	30～34.9	27.5～32.4	≥28
肥胖Ⅱ	35～39.9	32.5～37.4	
肥胖Ⅲ	≥40	≥37.5	

2. 肥胖症分类标准

(1) 按照发病机制及其病因,肥胖症可分为单纯性和继发性两大类:①单纯性肥胖症:无明显内分泌、代谢病病因可寻者,称单纯性肥胖症。此类肥胖是最常见的肥胖类型,约占肥胖者的 95%。根据发病年龄及脂肪组织病理,又可分为体质性肥胖症(幼年起病型肥胖症)和获得性肥胖症(成年起病型肥胖症)。②继发性肥胖症:继发于神经-内分泌-代谢紊乱基础上的肥胖症。由下丘脑病、垂体病、胰岛病、甲状腺功能减退症、肾上腺皮质功能亢进症引起,及其水钠潴留性肥胖和痛性肥胖症等。

(2) 根据程度分类:超重:一般指超过标准体重 10%;肥胖:超过标准体重 20%;中度肥胖:超过标准体重 30%;重度肥胖:超过标准体重 50%。

(3) 根据脂肪分布分类:中心型肥胖:以脂肪细胞在腹部积聚最为突出,腰围和臀围的比例明显增大为特征。外周型肥胖:肥胖以下身为主,脂肪细胞在臀部、大腿积聚最为突出。均匀型肥胖:表现为脂肪细胞比较均匀地分布于全身。西方人多为全身性肥胖,而亚洲人特别是中国人多为臀腹部肥胖,体脂分布倾向于腹内型肥胖,是内脏脂肪过多的表现,腹部脂肪对健康造成的危害比臀部或其他部位的脂肪更大。

针灸治疗效能等级与治疗目标

1. 效能等级　单纯性肥胖是指并非由于其他疾病或医疗的原因,仅仅是由于能量摄入超过能量消耗而引起的肥胖。它是独立于继发性肥胖之外的一种特殊疾病。当然,许多现在认为是单纯性肥胖者实际上还是存在某种疾病或者是功能紊乱,只不过现在还缺乏诊断的手段或者诊断的依据而已。目前西医主张的治疗原则为以行为、饮食治疗为主的综合治疗,使患者长期坚持,不应依赖药物,避免发生副作用。针灸治疗肥胖症有很大的优越性,近年来大量的文献报道了针灸减肥的疗效,但作为治疗肥胖症的方案,针灸可作为一种主要的治疗方法,但结合饮食治疗、行为治疗、加强体育锻炼是必不可少的,因此属于效能等级Ⅱ级病谱。

2. 治疗目标 消除过多的脂肪堆积,减轻体重,使体重接近正常范围,预防因肥胖导致的并发症。

针灸治疗流程与推荐方案

针灸治疗肥胖症流程(图 12-65-1)

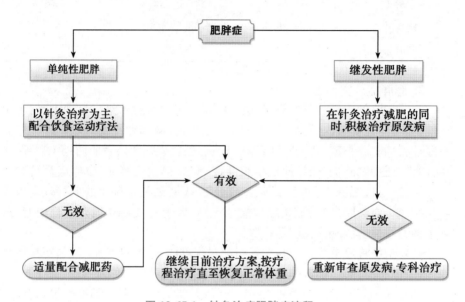

图 12-65-1 针灸治疗肥胖症流程

针灸治疗肥胖症推荐方案

1. 单纯性肥胖治疗方案 单纯性肥胖在针灸治疗的同时,一般应配合饮食运动疗法,即低脂低糖饮食并且适量运动。

● 一般治疗方案[7](2a 级证据)★★★

『主穴』体穴:天枢、关元、三阴交、丰隆、足三里;耳穴:神门、内分泌、脾、胃、三焦、大肠、脑点。

『配穴』胃肠腑热型,体穴配曲池、上巨虚、内庭,耳穴配口、饥点、肺;脾虚湿盛型,体穴配阴陵泉、气海、脾俞,耳穴配交感、皮质下;脾肾阳虚型,体穴配命门、脾俞、肾俞,耳穴配肾、交感。

『操作』毫针刺入提插捻转得气后,取 2 组主穴接通电针治疗仪,选择疏密波,频率为 50Hz/100Hz,强度以患者能耐受为度,留针期间行针 2～3 次,每次 2～3 分钟,每次留针 30 分钟。前 5 天每天治疗 1 次,5 天后隔日治疗 1 次,1 个月为 1 个疗程。将贴有王不留行的医用胶布贴于相应耳穴上,每 3 天更换耳穴 1 次,每次单侧取穴,两耳交替进行,10 次为 1 个疗程。

　　疗效说明　治疗组的近期临床痊愈率(体重下降已达到标准体重或超重范围内)为 15%,总有效率为 87.5%,与对照组(口服西布曲明,每次 10mg,1 次/日)疗效相当,改善体重方面无显著差异,但治疗组减少体重(6.56±0.81)kg、体重指数 1.91±0.65、腰围(7.68±2.39)cm、腰臀比值 0.16±0.01,均比对照组明显,减少臀围(4.72±0.68)cm,与对照组相当。说明针刺配合耳穴贴压可明显改善单纯性肥胖患者的体重、BMI、腰围及腰臀围比值,效果可能优于口服西布曲明。

　　● 穴位埋线法[8](2b 级证据)★★

　　『主穴』上巨虚、丰隆、三阴交、公孙、梁丘、天枢、脾俞、胃俞、大肠俞。

　　『配穴』中度肥胖者配阿是穴,如臂、大腿及臀部、腹部等脂肪容易积累处。

　　『操作』用 7 号注射针头作套管,28 号 2 寸长的毫针剪去针尖作芯,将 000 号羊肠线 1.5cm 放入针头内,后接针芯,右手持针,刺入到所需深度。当出现针感后左手推针芯,同时右手退针管,将羊肠线埋植在穴位的皮下组织或肌层内,棉球按压针孔片刻后结束。1 周 1 次,1 个月为 1 个疗程,穴位可双侧同取,亦可左右交替轮流取。

　　疗效说明　治疗组显效率(体重下降≥5kg 为显效)为 18.8%,总有效率为 68.75%,3 个疗程后,治疗组显效率为 43.8%,总有效率为 97.92%。

　　● 温针灸法[9](2c 级证据)★

　　『主穴』中脘、阴交、水分、关元、天枢(双)、大横(双)。

　　『配穴』兼有胸脘痞闷、头身困重者,加用阴陵泉、太白、丰隆、三阴交;兼有头晕眼花、腰膝酸痛者,加用太溪、照海、关元;兼有善太息,精神抑郁,胁肋胀痛、胸闷者,加用太冲、期门。

　　『操作』用针灸针刺入穴位后接电针,疏密波,40 分钟,截取艾条 1cm,插入主穴的针柄上,点燃艾条,以患者耐受温热为度,要求施灸局部发红,深部组织发热。艾条燃烧刺激约 20 分钟。针灸时间 40 分钟,每日 1 次,10 次 1 个疗程,连续治疗 3 个疗程。

　　疗效说明　治疗组的显效率为 70%,优于对照组 26.66%,但总有效率为 96.6%,与对照组 83.33% 相当。但其在主要体征差值方面[体重(10.73±4.71)kg,身体脂肪率(7.61±0.07)%,BMI 1.96±0.76,腰围(5.79±0.4)cm,臀围(3.98±0.1)cm]优于对照组。说明温针灸能有效改善肥胖的主要体征,或许优于常规针刺。

　　2. 继发性肥胖(药源性、内分泌代谢遗传病等引起)治疗方案　继发性肥胖在针灸治疗的同时应积极治疗原发病。

　　● 围绝经期肥胖治疗方案[10](2a 级证据)★★★

　　『穴位』腹部穴:中脘、下脘、天枢、肓俞、水分、气海;背部穴:大肠俞、心俞、肾俞、脾俞、肝俞;耳穴:饥点、渴点、内分泌、神门、三焦、口、大肠、脾、胃、子宫。

『操作』各穴进针 15～20mm 左右,不要求得气感。双侧天枢/大肠俞连接电针仪。频率 2Hz,连续波,强度以患者觉局部肌肉轻度颤动为度。每次留针 25 分钟,每日 1 次,每周 3 次,疗程 4 周。耳穴按压采用王不留行经高压灭菌后,以医用脱敏胶布粘贴在选定的耳穴上,贴紧后予以按压,以感到酸、麻、胀或热感为度。嘱患者每次进餐前半个小时自行按压各穴 30 次,4 日更换 1 次,左右耳轮换贴压。刮痧疗法要求在针灸治疗开始时首先进行 1 次背部刮痧疗法,后每周 1 次。

疗效说明 治疗组与对照穴组在治疗围绝经期肥胖方面疗效相当,在体重、肥胖度、BMI、腰围、臀围、腰臀比、皮脂含量的改善值方面无显著差异,采用腹/背部针灸穴组治疗围绝经期肥胖均可降低患者各项肥胖指标、Kupperman 指数、SAS 指数。

● 药源性(精神药物所致)肥胖症治疗方案[11](2c 级证据)★

『穴位』曲池、足三里、丰隆、上巨虚、下巨虚。

『操作』用长度为 50mm 的毫针垂直刺上述穴位 15～25mm,采用电针仪,每次治疗取两对穴位,持续治疗 3 周再换另两对穴位。用提插泻法,得气后,留针 30 分钟,并通电针仪,用疏波,频率 3～5Hz,强度 2～3V。每日 1 次,4 周为 1 个疗程,连续治疗 2 个疗程。

疗效说明 治疗组降低体重有效率为 54.9%,优于对照组(不针刺)的 10%;治疗组 BPRS(精神病量表)减分率为 24.92%,对照组为 28.62%。说明电针治疗精神药物所致肥胖症疗效好,能在降低体重的同时提高患者对精神药物的依从性。

● 肥胖症伴随心理症状治疗方案[12](2c 级证据)★

『穴位』耳穴取穴:饥饿点、神门、胃;体穴:合谷、曲池、足三里、内庭、太冲、均取双侧。

『操作』按上述穴位针刺后,加用电针刺激,将电极置于两耳饥饿点以及胃,体穴合谷与曲池,足三里与内庭,对称取穴,选用 0.5ms,2Hz 频率,3V 交替波,每次针刺留针 30 分钟,1 周针刺 3 次。

疗效说明 治疗组有效率优于对照 1 组(假针刺)及对照 2 组(饮食控制),在减少心理症候群(恐怖、愤怒、焦虑、困扰、妄想及沮丧)方面或许优于假针刺及饮食控制。

3. 中心性肥胖治疗方案 中心性肥胖又称为向心性肥胖或腹型肥胖,以脂肪细胞在腹部积聚最为突出,腰围和臀围的比例明显增大为特征。一般认为腰围的尺寸必须小于臀围的 5%,否则就是一个危险的信号。由于腹部比臀部更接近肝门静脉,腹部脂肪比臀部脂肪在代谢上更为活跃,它更能增加血中脂肪水平,更能被肝脏吸收,形成低密度脂蛋白胆固醇,因此更容易引发冠心病和卒中等疾病。

● 针刺肝胆俞募配穴法[13](2b 级证据)★★

『穴位』日月、期门、胆俞、肝俞、天枢、大横、中脘、滑肉门、带脉、水道、三阴交、足三里。

『操作』按体形和穴位部位,选长 40～75mm 毫针进针得气后,足三里、三阴交、中脘行捻转补法,余穴行平补平泻法。然后接电针仪,输出频率和强度以患者能忍受为度,每次留针 30 分钟。期间以 TDP 照射腹部。1周 3 次,连续治疗 8 周为 1 个疗程。

疗效说明 治疗组临床显效率(体重下降≥5kg,或平均腹围减少＞10cm)为 26.67％,总有效率为 80％,疗效与对照组(常规针刺)相当。但治疗组改善体重(4.24±0.08)kg、体重指数(BMI)1.58±0.34、腰围(4.97±1.29)cm、臀围(1.7±0.36)cm、肝气郁结 4.86±0.78,均优于对照组。说明俞募配穴法在改善体重、BMI、腰围、臀围以及缓解肝气郁结的临床症状上效果优于对照组,说明针刺肝胆俞募配穴疗效或许优于常规针刺。

● 腰腹部群针刺激法[14](2b 级证据)★★

『主穴』天枢、中脘、下脘、气海、关元、阿是穴(带脉上腋中线与大横穴之间,一寸一穴,双侧取穴)、腹结、滑肉门、外陵、大巨、水道、石关、中注、四满。

『配穴』胃热滞脾型加足三里、内庭,脾虚不运型加阴陵泉、三阴交,脾肾阳虚型加太溪、足三里,痰浊内盛型加丰隆、阴陵泉,气滞血瘀型加血海、太冲。

『操作』患者取仰卧位,针刺中脘、下脘、天枢、气海、关元穴,根据患者腹部肥胖情况选用 40mm 或 50mm 毫针,直刺,深度以患者得气为佳。阿是穴(位于带脉上)选用 40mm 毫针,斜刺,深度以患者得气为佳;腹结、滑肉门、外陵、大巨、水道、石关、中注和四满穴根据患者腹部肥胖情况选用 0.30mm×40mm 或 0.30mm×50mm 毫针,斜刺,深度以患者得气为佳。配穴,选用 0.30mm×40mm 毫针,直刺,深度以患者得气为佳,胃热滞脾型、痰浊内盛型用泻法,气滞血瘀型用平补平泻法,脾虚不运型、脾肾阳虚型用补法。每次留针 30 分钟,隔日 1 次,月经期停止针刺,10 次为 1 个疗程,第 1 个疗程结束后休息 1 周,再行第 2 个疗程。

疗效说明 治疗组体重临床显效率(体重下降≥5kg)为 33.3％,总有效率为 96.7％,疗效与对照组相当,改善腰围临床显效率(腰围下降≥8cm)为 40％,总有效率为 96.7％,改善腰臀比值临床显效率为 33.3％,总有效率 96.7％,高于对照组。说明腰腹部群针刺在改善体围方面疗效或许优于耳穴压豆。

影响针灸疗效因素

1. 病因和类型 针灸治疗过食性的肥胖效果好,内分泌功能紊乱或产后肥胖者针刺亦有效。针灸减肥以治疗单纯性肥胖为主,因此应与水潴留性肥胖症、继发性肥胖症、下丘脑性肥胖症、皮质醇增多症和多囊卵巢综合征等鉴别。继发性肥胖是由多种神经内分泌疾病、某些药物以及激素等引起,针灸治疗难以取得良好疗效。

2. 病情　轻、中度肥胖针灸治疗比较有效,重度肥胖及伴肺泡低换气综合征、心血管系统综合征、内分泌代谢紊乱、消化系统综合征等,出现并发症时针灸治疗效果不理想。

3. 病程　针灸治疗要坚持多个疗程,长时间治疗,疗效比较稳定。针灸减肥一定要分阶段进行,如目前体重欲减 10kg 以上的,即以先减 5kg 为最初目标,经过治疗达到目标,然后让其稳定在这个体重 1～2 个月,再进行第二阶段减肥,达到目标后,再让其稳定 3～6 个月,这样逐步使体重下降,疗效才能巩固,否则体重很容易回升。

4. 患者配合　针灸减肥期间,患者应控制饮食,尤其是碳水化合物及脂肪的摄入配合体育锻炼,增加活动量,可提高疗效。

针灸治疗的环节和机制

关于针刺减肥的机制,目前已有许多研究。针灸能够调整肥胖患者的神经和内分泌功能,其作用机制包括:

1. 刺激饱食中枢　通过动物实验发现,针刺减肥还主要是通过位于下丘脑腹内侧核(VMH)的饱中枢与下丘脑外侧区(LHA)摄食中枢的调节作用实现的;耳针的刺激作用不是减少食欲,而多半与饱感觉的形成与存储有关。有研究表明[15],针刺能够提高饱食中枢(VMH)的兴奋性,使饱食中枢的活动水平占据优势,削弱饥饿中枢(LHA)的活动,降低其兴奋性,从而控制了肥胖鼠亢进的食欲。

2. 调节神经-内分泌　单纯性肥胖患者有交感-肾上腺系统和下丘脑-垂体-肾上腺系统功能低下,针刺可调节和增强这两个系统的功能。刘志诚等[16]在 728 例单纯性肥胖症患者中发现,针刺能使降低的 AD、NA、ACTH、唾液皮质醇(SCS)、T4、CAMP、BMR 回升,表明针刺可增强患者偏低的下丘脑-垂体-肾上腺皮质系统的功能,从而增加能量消耗,促进脂肪分解。另外,针刺还可通过神经-体液调节,改善肥胖患者的水盐代谢。

3. 调节脂肪代谢　研究发现,针刺有一定的促进脂肪代谢作用,可降低胆固醇等,这将有利于肥胖患者堆积脂肪的消除。针刺治疗单纯性肥胖的临床研究表明[17],针刺可以通过调节肥胖患者的糖代谢、激素含量、脂质代谢和激素含量的变化促使脂肪分解。

预　后

肥胖症已成为威胁人体健康的重要因素,大部分患者经过控制饮食,加强锻炼,可获得良好的预后,尤其是单纯性肥胖。对于继发性肥胖应积极治疗原发病。减肥要在不损害身体健康的条件下达到长期的减肥效果,因此,提倡治疗肥胖以控制饮食和增加体力活动为主,西药治疗主要是食物抑制剂、脂肪吸收阻滞剂、代谢刺激剂,但副作用大,易于反弹。预防肥胖较治疗易奏效且重要。肥胖症不仅给人们带来生活不便,还会大大增加心脑血管疾病、胆囊炎、胆石症、胰腺炎及多种癌症的发生率,患者最终往往因伴发疾病致死、致残。

代表性临床试验

表 12-65-4　针灸治疗肥胖症的代表性临床试验

试验观察方案	试验设计	结　果
体针、电针配合耳穴贴压法[7]	80 例单盲 RCT。针刺组($n=40$,体针取天枢、关元、三阴交等,取 2 组主穴接通电针,选择疏密波,频率为 50Hz/100Hz;耳穴取神门、内分泌、脾等)/药物组($n=40$,口服西药西布曲明,每次 10mg,每日 1 次,早晨空腹服药或与食物同服)	针刺组与药物组的疗效比较:$RR=1.06$,$95\% \ CI$ (0.88,1.28),$P>0.05$。治疗后针刺组的体重、BMI、腰围、臀围、腰臀围比值比较:体重:$WMD=2.35$,$95\%CI(1.66,3.04)$,$P<0.00001$;BMI:$WMD=0.48$,$95\% \ CI$ (0.28, 0.68),$P<0.00001$;腰围:$WMD=2.91$,$95\% \ CI$ (2.04, 3.78),$P<0.00001$;臀围:$WMD=-0.40$,$95\%CI$ $(-0.61,-0.19)$,$P<0.05$;腰臀比:$WMD=0.06$,$95\% \ CI$ (0.06, 0.06),$P<0.00001$
肝胆俞募配穴治疗中心性肥胖[13]	60 例 RCT。治疗组($n=30$,针刺肝胆俞募配穴法)/背部穴位组($n=30$,针刺常用减肥穴位)	治疗组与背部穴位组的疗效比较:$RR=1.33$,$95\%CI(0.95,1.88)$,$P>0.05$;两组在各指标改善方面比较:体重:$WMD=2.04$,$95\%CI(1.87,2.21)$,$P<0.00001$;BMI:$WMD=0.72$,$95\% \ CI$ (0.60, 0.84),$P<0.00001$;腰围:$WMD=2.20$,$95\% \ CI$ (1.66, 2.74),$P<0.00001$;臀围:$WMD=0.77$,$95\% \ CI$ (0.63, 0.91),$P<0.00001$;缓解肝气郁结症状:$WMD=3.39$,$95\% \ CI$ (3.05,3.73),$P<0.00001$

续表

试验观察方案	试验设计	结　果
腰腹部群针刺法[14]	60 例 RCT。腰腹部群针组($n=$30,采用腰腹部群针法进行治疗)/耳穴压豆组($n=30$,采用耳穴压豆法进行治疗)	治疗后,腰腹部群针组与耳穴压豆组的体重改善差值比较:$WMD=0.52$,95% CI(0.37,0.67),$P<0.00001$;体重指数(BMI)比较:$WMD=0.29$,95% CI(0.22,0.36),$P<0.00001$;体重疗效比较:$RR=1.07$,95% CI(0.94,1.23),$P>0.05$;腰围疗效比较:$RR=5.80$,95% CI(2.60,12.95),$P<0.05$;腰臀比疗效:$RR=4.14$,95%CI(2.16,7,95),$P<0.001$

参 考 文 献

[1] Flegal KM,Carrol MD,Kuezmarski RJ,et al. Overweight and obesity in the United States:prevalence and trends,1960-1994[J]. Int J Obes Relat Metab Disord,1998,22(1):39-47.

[2] 武阳丰.肥胖:必须引起国人重视的流行病[J].中华流行病学杂志,2002,23(1):3-4.

[3] 许榕仙.肥胖的病因与防治[J].海峡预防医学杂志,2002,8(5):31-32.

[4] 中国肥胖问题工作组数据汇总分析协作组.我国成人体重指数和腰围对相关疾病危险因素异常的预测价值:适宜体重指数和腰围切点的研究[J].中华流行病学杂志,2002,23(1):5-10.

[5] 中国肥胖问题工作组.中国成人超重和肥胖症预防与控制指南[J].营养学报,2004(1):1-4.

[6] Jensen MD,Ryan DH,Apovian CM,et al. 2013 AHA/ACC/TOS Guideline for the Management of Overweight and Obesity in Adults:A Report of the American College of Cardiology/American Heart Association Task Force on Practice Guidelines and The Obesity Society[J]. J Am Coll Cardiol,2013.

[7] 何立,高秀领,邓慧霞,等.针刺对单纯性肥胖症体重指数及腰臀围比的影响[J].中国针灸,2008,28(2):95-97.

[8] 蒙珊,陈文.穴位埋线减肥临床疗效观察[J].四川中医,2005,23(8):107.

[9] 谭健忠.温针治疗单纯性肥胖临床疗效观察[J].中医临床研究,2012,4(8):42-43.

[10] 白特玛喀.不同针灸穴组治疗围绝经期肥胖的临床疗效观察[D].北京:北京中医药大学,2009.

[11] 余国汉,丁国安,陈国中,等.电针治疗精神药物所致肥胖症疗效观察[J].中国针灸,2005,25(8):529-530.

[12] Cabioglu MT,Ergene N,Tan U. Electroacupuncture treatment of obesity with psycho-

logical symptoms[J]. Int J Neurosci,2007,117(5):579-590.

[13] 赵晶.肝胆俞募配穴治疗中心性肥胖的临床疗效观察[D].广州:广州中医药大学,2009.

[14] 宋鹏.针灸治疗单纯性肥胖(中心型)的临床疗效对比观察[D].北京:北京中医药大学,2010.

[15] 赵玫.针刺对实验性肥胖大鼠下丘脑摄食中枢的影响[J].中国针灸,2001,21(5):305-307.

[16] 刘志诚,孙凤眠,王沂争,等.针刺治疗对单纯性肥胖胃肠实热型患者的良性调整作用探讨[J].中国中西医结台杂志,1995,15(3):137.

[17] 王少锦.针灸对单纯性肥胖症减肥效应机理的研究进展与展望[J].针灸临床杂志,2003,19(7):65-66.

第66节　痛　　风

（检索时间：2012 年 6 月 30 日）

针灸治疗方案推荐意见

基于Ⅱ级证据的建议性意见

□ **强力建议**　以下方案可试用于痛风的治疗

　　一般痛风方案——针刺法（行间、商丘、复溜、三阴交、阳陵泉）+艾灸法（脾俞、肾俞、三焦俞）

△ **较强建议**　以下方案可试用于痛风的治疗

　　急性期痛风方案——①刺血法（行间、太冲、太白、陷谷）；②电针法（足三里、三阴交、三焦俞/部位配穴）；③围刺法（病灶局部/局部经穴）；④温针灸法（曲池、合谷、梁丘、阴陵泉、足三里、三阴交、太溪、阿是穴/局部经穴）；⑤针刺法（足三里、三阴交、曲池、血海、阳陵泉、阿是穴）+TDP 照射

△ **弱度建议**　以下方案可试用于痛风的治疗

　　急性期痛风方案——火针疗法（阿是穴即关节肿痛或络脉暴露最明显处/辨证配穴）

　　间歇期痛风方案——针刺法（支沟、足三里、筑宾、三阴交、太冲、阳陵泉）

　　痛风性肾损害方案——电针法（肾俞、三焦俞、中极、关元、血海、三阴交、太溪）。

临床流行病学资料

痛风（gout）是高尿酸血症（hyperuricemia，HUA）直接因果相关的疾病，是体内嘌呤代谢紊乱及（或）尿酸排泄减少所引起的一种晶体性关节炎，临床表现为高尿酸血症和尿酸盐结晶沉积所致的特征性急性关节炎、痛风石形成、

痛风石慢性关节炎,并可发生尿酸盐肾病、尿酸性尿路结石等,严重者可出现关节致残、肾功能不全。痛风常与中心性肥胖、高脂血症、糖尿病、高血压及心脑血管病伴发。

20 世纪 80 年代,欧美国家成年人痛风患病率为 2‰~18‰[1]。目前中国高尿酸血症呈现高流行、年轻化、男性高于女性、沿海高于内地的趋势。1998 年上海 HUA 患病率为 10.1‰;2003 年南京 HUA 患病率为 13.3‰;2004 年广州 HUA 患病率高达 21.8‰;2009 年山东 HUA 患病率为 16.7‰,比同地区 2004 年明显增加,而且随着年龄增长而增高;2010 年江苏农村 HUA 患病率达 12.2‰。同期黑龙江、内蒙古 HUA 患病率达 13.7‰,且男性高达 21‰。2006 年宁波男、女性 HUA 患病年龄分别为(43.6±12.9)岁和(55.7±12.4)岁,比 1998 年的上海调查结果中男、女性患病年龄分别提前 15 岁和 10 岁[2]。

临床评估与诊断

痛风临床评估[3~5]

原发性痛风的诊断在排除继发性因素后,还应包括病程分期、生化分型、是否并发肾脏病变、是否伴发其他相关疾病等内容。痛风各期的诊断常有赖于急性发作史,因此急性痛风性关节炎的诊断最为重要。临床评估应详细了解病史,全面进行体格检查,重点评估患肢的疼痛状况,同时询问以往发作过程中的表现及有无伴随症状,明确辅助检查,以作为诊断评估及制订治疗方案的重要参考(表 12-66-1)。

表 12-66-1　痛风临床评估要点简表

评估项目	评估内容	评估要点		
		急性期	间歇期	慢性期
病史	诱因	饱餐、饮酒、过劳、局部创伤		
	性别及起病年龄	95‰为男性,初次发作在 40 岁后		
	既往病史	是否有肾脏病、血液病、放化疗及用药情况		
	个人生活史	不良嗜好及日常生活习惯		
	家族史	10‰~20‰有家族遗传史		
症状	疼痛	突发关节红肿、疼痛剧烈,累及肢体远端单关节,特别是第 1 跖趾关节多见,常于 24 小时左右达高峰	急性关节炎发作缓解后,一般无明显后遗症状	持续肿痛

续表

评估项目	评估内容	评估要点		
		急性期	间歇期	慢性期
	持续时间	数天至数周内自行缓解	初次发作后出现 1～2 年的间歇期,随着病情的进展,间歇期逐渐缩短	持续进展
	局部表现	关节局部发热,红肿及明显触痛	发作部位皮肤色素加深,呈黯红色或紫红色、脱屑发痒	皮下出现痛风石结节
	关节受限程度	不受限	不受限	受限
	伴随症状	可有体温增高、高血压、水肿、肾绞痛、血尿、尿排结石史或腰痛、夜尿增多等症状		
辅助检查	血尿酸的测定	尿酸酶法。血液中尿酸盐饱和度约 70mg/L,血尿酸 ≥ 416μmol/L 为高尿酸血症,血尿酸持续高浓度,结晶沉积在组织中,引起痛风症状		
	尿尿酸测定	可初步判定高尿酸血症的分型		
	滑液痛风石检查	有确诊意义,为金标准		
	X 线检查	可了解关节病变程度		
	超声检查	可了解肾损害程度		

（1）特征性关节炎：多见于中老年男性,部分患者发作前存在明确的诱因,包括进食高嘌呤食物、酗酒、饥饿、疲劳、受凉、外伤、手术等。自限性的急骤进展的关节炎,特别是累及第 1 跖趾关节时,高度提示痛风。反复发作多年后,关节炎呈慢性化,并可出现皮下痛风石。

（2）高尿酸血症：血尿酸升高是痛风发生的最重要的生化基础和最直接的危险因素。

（3）查找 MSU 晶体：关节滑液或痛风石抽吸物中发现并经鉴定为特异性 MSU 晶体,是确诊痛风的金标准。

（4）影像学检查：急性期或早期痛风仅有非对称性软组织肿胀,X 线检查对诊断帮助不大,对慢性痛风石性痛风可见特征性改变,有助于诊断。

（5）肾脏病变：大约 1/3 的痛风患者可出现肾脏病变,主要表现为慢性尿酸盐肾病、尿酸性尿路结石等。

痛风的诊断与分类

1. 痛风的诊断标准　参照 1997 年美国风湿病协会关于"急性痛风性关节

炎"的诊断标准。滑囊液中查见特异性尿酸盐结晶或痛风石经化学方法或偏振光显微镜检查,证实含有尿酸盐结晶或具备下列临床表现、实验室检查和 X 线征象等 12 项中的 6 项者:

①一次以上的关节炎的发作;②炎症表现在 1 天内达到高峰;③单关节炎发作;④患者关节皮肤呈黯红色;⑤第 1 跖趾关节疼痛或肿胀;⑥单侧发作累及第 1 跖趾关节;⑦单侧发作累及跗骨关节;⑧有可疑的痛风石;⑨高尿酸血症;⑩X 线显示关节非对称性肿胀;⑪ X 线摄片示骨皮质下囊肿不伴骨质侵蚀;⑫关节炎症发作期间关节液微生物培养阴性。一般而言,急性痛风根据典型临床表现、实验室检查和治疗反应不难作出诊断。

2. 痛风临床分型　痛风分为原发性和继发性两大类。原发性痛风有一定的家族遗传性,约 10%～20% 的患者有阳性家族史。除 1% 左右的原发性痛风由先天性酶缺陷引起外,绝大多数发病原因不明。继发性痛风由其他疾病所致,如肾脏病、血液病,或由于服用某些药物、肿瘤放化疗等多种原因引起。痛风的自然病程分为:

(1) 急性期:发病前无任何征兆。急性单关节炎是首发症状,表现为夜间或凌晨关节痛而惊醒、进行性加重、剧痛如刀割样或咬噬样,疼痛于 24～48 小时达高峰。关节局部发热、红肿及明显触痛,多于数天或数周内自行缓解。单关节炎反复发作,可伴有全身表现,如发热、头痛、恶心、心悸、寒战、不适,伴白细胞计数升高、血沉增快。

(2) 间歇期:急性关节炎发作缓解后,一般无明显后遗症状,有时仅有发作部位皮肤色素加深,呈黯红色或紫红色、脱屑、发痒,为无症状间歇期。多数患者在初次发作后出现 1～2 年的间歇期,随着病情的进展,间歇期逐渐缩短。如果不进行防治,每年发作次数增多,症状持续时间延长,以致不能完全缓解,且受累关节增多。

(3) 慢性期:尿酸盐反复沉积使局部组织发生慢性异物样反应,沉积物周围被单核细胞、上皮细胞、巨噬细胞包绕,纤维组织增生形成结节,称为痛风石。痛风石多在起病 10 年后出现,是病程进入慢性的标志,可见于关节内、关节周围、皮下组织及内脏器官等。

(4) 肾脏病变:约 1/3 患者在病程中出现肾脏损害,主要有尿酸盐肾病、尿酸性尿路结石、急性尿酸性肾病。

针灸治疗效能等级与治疗目标

1. 效能等级　痛风分为原发性和继发性,其首发症状为急性关节炎,目前西药治疗也是对症处理,秋水仙碱对止痛、控制炎症有特效,但副作用极大。文献报道和临床研究表明，当痛风急性发作出现急性关节炎时，针刺可发挥很好的止痛效果，因此可作为一种主要治疗方法，解决主要症状，但难以完整地治疗痛风。因此，本病属于效能等级Ⅱ级病谱。

2. 治疗目标　①迅速控制痛风性关节炎的急性发作；②预防急性关节炎复发；③纠正高尿酸血症，以预防尿酸盐沉积造成的关节破坏及肾脏损害。

针灸治疗流程与推荐方案

针灸治疗痛风流程(图 12-66-1)

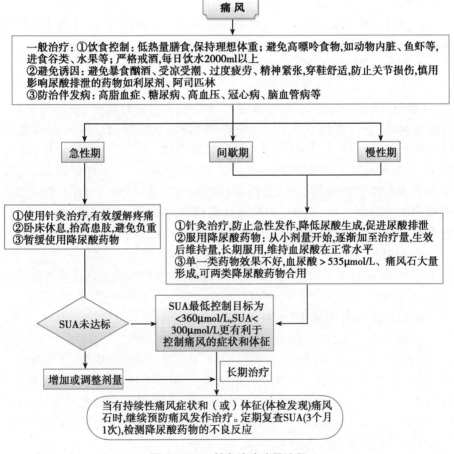

图 12-66-1　针灸治疗痛风流程

针灸治疗痛风推荐方案

1. 痛风一般治疗方案[6](2a 级证据)★★★

『穴位』针刺取穴：行间、商丘、复溜、三阴交、阳陵泉；艾灸取穴：脾俞、肾俞、三焦俞。

『操作』毫针刺入穴位,深度依穴位部位、体型胖瘦定为 10～30mm,每个穴位采用平补平泻手法,运针至得气后留针 30 分钟,每隔 10 分钟运针 1 次,每个穴位运针半分钟。艾灸采用直接灸法,选用直径为 0.8cm 的圆锥形艾炷,每穴灸 5 壮,灸至局部皮肤红晕为度。每周进行 3 次治疗,9 次治疗为 1 个疗程。

疗效说明 两组治愈率(临床症状消失,血尿酸恢复正常,1 年以上无复发)均为 0,治疗显效率(临床症状消失,血尿酸恢复正常,6 个月以上无复发,1 年以上复发)为 30%,优于对照组(单纯针刺)的 6.7%,总有效率为 96.6%,与对照组 93.1%的疗效相当,但针刺加艾灸对缓解痛风性关节炎疼痛和降低血尿酸值疗效优于单纯针刺。说明针刺配合艾灸的疗效可能优于单纯针刺治疗。

2. 急性期痛风推荐方案 痛风在维持常规治疗的同时,急性期应积极采用针灸疗法以缓解疼痛。

● **刺血疗法**[7]**(2b 级证据)**★★

『穴位』行间、太冲、太白、陷谷。

『操作』每次选 2～3 穴,在选定穴位处用手指拍打数次,使局部充血,行常规消毒,左手按压穴位两旁,使皮肤绷紧,右手拇、食、中 3 指持经高压消毒的小号三棱针,呈持笔状,中指掌握深度,拇、食指紧持针体,露出针尖,用腕力迅速、平稳、准确地点刺穴位,迅速退出,左手同时放松,用装有 8 号平头注射针头的 10ml 注射器抽吸流出的血,吸取 10ml。术后用酒精棉球擦去局部血迹,用 2%碘酊做针眼消毒,取消毒干棉球按压创口,用胶布做十字固定,以防感染,隔日取去。每隔 3 天进行 1 次刺血治疗。

疗效说明 治疗组(点刺放血 10ml)痊愈率(症状消失,实验室检查正常)为 46.7%,总有效率为 100%。点刺放血 10ml 具有较好的止痛及抑制血尿酸作用,与口服消炎痛及别嘌呤醇相当。

● **针刺加 TDP 照射法**[8]**(2b 级证据)**★★

『穴位』足三里、三阴交、曲池、血海、阳陵泉、阿是穴。

『操作』用 50mm 毫针快速进针,直刺,足三里、血海、三阴交,均用捻转补法,曲池、阳陵泉用捻转泻法,阿是穴用扬刺法(中间 1 针,周围 4 针,浅刺),同时局部用红外线灯照射,距离患肢足部 30～40cm(根据患者感觉调节,以发热但不发烫为宜),出针时摇大针孔,不用干棉球按压。上述诸穴留针 30 分钟,每日治疗 1 次,5 天为 1 个疗程,观察 1 个疗程。

疗效说明 治疗组的痊愈率为 52.5%,优于对照组(吲哚美辛肠溶片,每次 25mg,3 次/日)的 22.5%;治疗组的疼痛积分改善为 6.46±0.38、血尿酸改善为 88.3±26.1,说明能有效改善患者的临床症状及尿酸水平,其疗效或许优于口服吲哚美辛肠溶片。

● 电针法[9]（2b 级证据）★★

『主穴』足三里、三阴交、三焦俞。

『配穴』指关节疼痛：前谷、后溪、二间、三间、八邪；腕关节疼痛：外关、阳池、阳溪、合谷；肘关节疼痛：曲池、天井、手三里；趾关节疼痛：申脉、足临泣、公孙、八风；踝关节疼痛：悬钟、昆仑、解溪、丘墟；膝关节疼痛：梁丘、阴市、内外膝眼。

『操作』用左手拇指及食指按压穴位两旁，使皮肤紧绷，右手持毫针迅速刺入，得气后加电针，同侧相连，主穴输入端为足三里，输出端为三阴交，配穴参照输入端在肢体近端、输出端在肢体远端的方法接电针。选择密波刺激，频率为 100Hz，缓慢调高输出电流达到中刺激所需的电流量，即电流量能引起肌肉收缩，但痛感不明显。每次留针 30 分钟。连续 7 天为 1 个疗程。

注意事项　时刻注意病人的反应，若有不适反应，及时减弱刺激，或停止针刺治疗。

疗效说明　治疗组治愈率（关节疼痛、肿胀消失，活动功能恢复正常，实验室检查正常）为 42.9%，总有效率为 85.7%，与对照 1 组（当归拈痛汤加减）和对照 2 组（毫针疗法）疗效大致相当，但治疗组在缓解疼痛、肿胀度及降低血尿酸水平方面优于对照组，因此电针疗法在痛风性关节炎急性期能够有效镇痛及抗炎。说明电针疗法的效果或许优于中药或常规针刺。

● 围刺法[10]（2b 级证据）★★

『主穴』病灶局部。

『配穴』远端腧穴 4～5 个：肘关节肿痛者加曲池、合谷，腕关节肿痛者加支沟、合谷，膝关节肿痛者加血海，踝关节肿痛者加三阴交、昆仑，第 1 跖趾关节肿痛者加太冲，所有患者均加足三里、阴陵泉及阳陵泉。

『操作』在病灶局部采用多针围刺法，由病灶外围向病灶中心斜刺，常规针刺深度 8～25mm，针与针距离约为 1.5cm，针数以将病灶包围为度，亦可根据病灶范围之大小，酌情数针围刺。每次留针 30 分钟，15 天为 1 个疗程。

疗效说明　治疗组的治愈率（关节肿痛消失，活动自如，血清尿酸低于416μmol/L）为 66.7%，优于对照组（吲哚美辛肠溶片，别嘌呤醇，3 次/日）的 36.7%，总有效率为 93.3%，与对照组 80% 的疗效相当，但治疗组降低血尿酸水平（223.08±19.82）优于对照组，因此治疗组对急性痛风性关节炎高尿酸血症的纠正作用优于对照组。说明围刺疗法效果或许优于口服西药。

● 温针灸法[11]（2b 级证据）★★

『主穴』曲池、合谷、梁丘、阴陵泉、足三里、三阴交、太溪、阿是穴。

『配穴』 第 1 环趾关节肿痛者加隐白、太冲；踝关节肿痛者加绝骨、昆仑、商丘；膝关节肿痛者加血海、犊鼻、阳陵泉；肘关节肿痛者加少海、尺泽、手三里；腕关节肿痛者加阳池、外关、阳溪。

『操作』 毫针快速进针，直刺上述诸穴，阴陵泉、足三里、三阴交、太溪用捻转补法，曲池、合谷、梁丘用捻转泻法，均使其针感传导，同时用毫针围刺局部阿是穴，针尖刺向病变中心，以泻法为主，以上诸穴得气后于足三里、阴陵泉、三阴交处施灸。艾灸：选用温针艾条一段（直径 1.5cm，长 2.0cm）套于针尾，距皮肤 2.0cm，点燃艾条下端，每次每穴用 2 小段艾条温。每次留针 30 分钟。6 天为 1 个疗程。

疗效说明 治疗组的临床痊愈率（症状完全消失，关节功能恢复正常，主要理化检查指标正常，疗效指数均≥95%）为 85%，优于对照组（消炎痛，每次 25mg，3 次/日；别嘌呤醇，每次 100mg，3 次/日）的 50%，总有效率为 95%，与对照组 75% 的疗效相当，但治疗组降低血尿酸水平（134.82±76.34）、改善症状积分（4.31±1.08）优于对照组，说明其在降低血尿酸及改善症状方面优于西药治疗，疗效上或许优于口服西药。

● 火针法[12]（2c 级证据）★

『主穴』 阿是穴（关节肿痛或络脉暴露最明显处）。

『配穴』 湿热蕴结加内庭、地机、太白，瘀热阻滞加行间、血海、三阴交，痰浊阻滞加丰隆、阴陵泉、足三里。

『操作』 点刺前，向患者作相应解释，消除其恐惧心理；选择所刺部位，体位固定，充分暴露患处，常规消毒后予火针治疗。针刺时，将火针的针芒和针体部在酒精灯上烧至通红发白，然后快速点刺穴位。关节局部肿胀明显者，可在患部散刺 2～3 针，加快炎性渗出物的排出；如患处有充盈、青紫的络脉，则直接点刺络脉至出血，每次治疗总出血量控制在 30～50ml 之间。每 2 日 1 次，治疗 4 次为 1 个疗程。

注意事项 治疗后，嘱患者 1 天内患处禁水，避免局部污染，治疗期间忌食生冷。

疗效说明 治疗组治愈率（关节肿痛消失，活动正常，血尿酸指标正常）为 65%，优于对照组的 27.5%，总有效率 97.5%，与对照组（秋水仙碱，首次 1.0mg，每隔 1 小时口服 0.5mg，次日开始每次 0.5mg，3 次/日）87.5% 的疗效相当，但治疗组 VAS 评分（1 条 10cm 长的直线，两端分别代表无痛和剧痛，患者在其中标出疼痛程度。每 1cm 代表疼痛评分中的 1 个分值。0 分为无任何疼痛感觉；1～3 分为轻度疼痛，不影响工作、生活；4～6 分为中度疼痛，影响工作，不影响生活；7～10 分为重度疼痛，疼痛剧烈，影响工作及生活）比对照组明显降低，说明治疗组镇痛及降低血尿酸的作用优于对照组，疗效或许优于口服秋水仙碱。

3. 间歇期痛风治疗方案 间歇期痛风在服用降尿酸药物的同时配合针灸治疗,以缓解疼痛,降低复发率。

● 常规针刺法[13](2c 级证据)★

『穴位』支沟、足三里、筑宾、三阴交、太冲、阳陵泉(均双侧)。

『操作』太冲、阳陵泉用泻法;支沟用平补平泻,足三里、筑宾、三阴交用补法。每次留针 30 分钟,每日 1 次,15 次为 1 个疗程。

疗效说明 治疗组近期疗效显效率(关节红、肿、热、痛消失,活动如常,血尿酸值降至正常范围)为 71%,优于对照组(秋水仙碱,首次 1.0mg,每隔 2 小时口服 0.5mg,直至痛止,次日开始每次 0.5mg,3 次/日)的 36.1%,总有效率为 94.7%,与对照组 94.4% 的疗效相当,但其远期疗效临床控制率(3 年内未出现再次急性发作)为 34.2%,总有效率为 88.6%,优于药物组的 23.5%,说明针刺治疗的远期疗效较好,其效果或许优于口服秋水仙碱。

4. 慢性痛风治疗方案 此期针灸疗效主要为缓解疼痛,临床上多配合药物治疗,可防止急性发作,控制血尿酸在正常水平,减轻疼痛及控制痛风石大量形成。针刺方法同"间歇期痛风治疗方案"。

5. 痛风性肾损害治疗方案[14](2c 级证据)★

『主穴』肾俞、三焦俞、中极、关元、血海、三阴交、太溪。

『配穴』伴关节急性炎症者,加曲池、合谷、内庭;伴有头晕者,加风池、太冲;伴有胸闷心悸者,加内关、神门。

『操作』针刺时分为前后两组,交替针刺,并可加用电针,每次留针 30 分钟。每日 1 次,10 次为 1 个疗程。

疗效说明 治疗组显效率(症状、体征消失,血清肌酐、尿素氮、尿酸及 24 小时尿蛋白定量恢复至正常范围)为 45.24%,总有效率为 95.24%,优于对照组(别嘌呤醇,每次 100mg,2~3 次/日,关节肿痛加服芬必得,每次 0.2g,3 次/日)的 63.33%,且针刺 24 小时后能有效降低痛风性肾损害的血清尿酸、肌酐、尿素氮及 24 小时尿蛋白含量。说明针刺效果或许优于口服西药。

影响针灸疗效因素

1. 病因 痛风分为原发性和继发性两类。原发性痛风者有不到 1% 为酶缺陷所致,而大多病因不明,继发性者可由肾脏病、血液病及药物等多种原因引起。不论原发性或继发性,除由于药物引起者可停药外,大多缺乏病因治疗,因此不能根治。针刺对于原发性和继发性痛风症状都有较好改善,相对而言,原发性的针灸疗效要优于继发性,但针灸亦不能根治。

2. 病情　高尿酸血症是导致痛风发作的根本原因。高尿酸血症的结果是导致痛风性关节炎、痛风石及痛风性肾病。针灸对痛风性关节炎急性期有很好的止痛效果,但对于有关节破坏、肾损害者疗效差。针刺治疗痛风急性期效果显著,但间歇期及慢性期效果则不明显。

3. 刺法　本病的治疗首选在病灶局部刺络出血,而且需出血量足够。有研究发现,刺络出血量的大小与血尿酸的排泄速度有密切关系,因此刺血量不应少于 5ml。否则,针灸疗效将受到影响。有研究[15,16]认为,针灸中的刺血疗法能对腧穴形成慢性刺激反馈调节体内嘌呤代谢,促进尿尿酸的排泄,抑制血尿酸的合成,且刺血疗效与出血量有密切关系。

针灸治疗的环节和机制

1. 止痛作用　针刺治疗痛风的主要环节在于止痛作用,在局部采用针刺,尤其是应用刺血法可使局部堆积的尿酸排泄和消散,驱除致痛物质而达到止痛作用;另外,针刺促进人体释放内源性镇痛物质,局部刺激提高痛阈,以及针刺改善微循环促进血尿酸的消散和排泄也是止痛的环节之一。徐维等[17]通过实验表明,电针、手捻针、留针三种不同方式刺激穴位均可使大鼠甩尾率提高,但是以电针作用最强。

2. 调节血尿酸的代谢　针刺具有抑制血尿酸生成、促进尿酸排泄的作用。研究表明,针刺有助于血尿酸的溶解,使血尿酸溶解从肾脏排出,加速局部症状的改善。亦有研究[18]认为,针灸中的刺络放血能增加局部放血量,提高治疗效果,使局部沉积的尿酸盐随血液排出体外,同时可加速血液及淋巴循环,加快身体对代谢产物的排泄。

预　　后

目前痛风尚无根治办法,且本病容易复发,现行治疗的目的是及时控制痛风关节炎急性发作并降低血尿酸水平,以预防尿酸盐沉积、关节破坏及肾脏损害。痛风是一种终身性疾病,无肾功能损害及关节畸形者,经有效治疗可维持正常的生活和工作。急性关节炎的发作可引起较大的痛苦,有关节畸形则生活质量受到一定影响。肾功能损害者预后差。本病与过度劳累、过食高蛋白、高嘌呤饮食有关,多饮酒和局部损伤常为诱因,因此,患者必须注意诱发因素的预防,及时治疗。此外,应禁用或少用从肾脏排泄尿酸的药物。

代表性临床试验

表 12-66-2 针灸治疗痛风的代表性临床试验

试验观察方案	试验设计	治疗组/对照组	结 果
针刺配合艾灸法方案[6]	60 例单盲 RCT	针刺组($n=30$,行间、商丘、复溜、三阴交、阳陵泉,平补平泻法,留针 30 分钟,每 10 分钟运针 1 次,每穴运针半分钟)/针灸组($n=30$,在针刺组基础上加直接灸脾俞、肾俞、三焦俞,每穴灸 5 壮,灸至皮肤红晕)	针加灸组与针刺组疗效比较:总有效率 $RR=1.04$,$95\%CI(0.92,1.16$,$P>0.05$。针刺组与针灸组治疗前后 Maryland 足部疼痛评分:3 周后:$WMD=0.97$,$95\%CI(0.84,1.10)$,$P<0.00001$;3 个月后:$WMD=2.07$,$95\%CI(1.71,2.43)$,$P<0.00001$;6 个月后:$WMD=1.74$,$95\%CI(1.26,2.22)$,$P<0.00001$。两组治疗前后尿酸值比较:3 周后:$WMD=5.64$,$95\%CI(0.39,10.89)$,$P<0.05$;3 个月后:$WMD=16.66$,$95\%CI(12.85,20.47)$,$P<0.00001$;6 个月后:$WMD=14.34$,$95\%CI(9.87,18.81)$,$P<0.00001$
刺血疗法方案[7]	90 例 RCT	A 组($n=30$,点刺穴位放血 5ml)/B 组($n=30$,点刺穴位放血 10ml)/C 组($n=30$,内服消炎痛、别嘌呤醇)	治疗后,B 组与 A 组和 C 组比较:$RR=1.11$,$95\%CI(0.97,1.27)$,$RR=1.07$,$95\%CI(0.96,1.20)$,$P>0.05$。在缓解疼痛的评分:B 组与 A 组比较:$WMD=1.63$,$95\%CI(1.55,1.71)$,$P<0.00001$;与 C 组比较:$WMD=0.10$,$95\%CI(-0.03,0.23)$,$P>0.05$。在改变血尿酸水平的比较:B 组与 A 组比较:$WMD=40.27$,$95\%CI(17.91,62.63)$,$P<0.05$;与 C 组比较:$WMD=-7.43$,$95\%CI(-41.27,26.41)$,$P>0.05$。尿酸水平比较:B 组与 A 组比较:$WMD=0.42$,$95\%CI(-0.34,1.18)$,$P>0.05$;与 C 组比较:$WMD=0.79$,$95\%CI(0.01,1.57)$,$P=0.05$
围刺法方案[10]	60 例 RCT	围刺组($n=30$,采用局部多针浅刺法为主,同时配 4~5 个远端腧穴,每日 1 次)/西药组($n=30$,口服吲哚美辛及别嘌呤醇)	治疗后围刺组与西药组对照疗效比较:$RR=1.17$,$95\%CI(0.95,1.43)$,$P>0.05$。血清尿酸变化比较:$WMD=47.65$,$95\%CI(11.39,83.91)$,$P<0.05$

续表

试验观察方案	试验设计	治疗组/对照组	结　　果
温针灸方案[11]	40 例 RCT	治疗组($n=20$,温针灸)/对照组($n=20$,口服消炎痛、别嘌呤醇)	治疗后治疗组与对照组疗效比较:$RR=1.27,95\%CI(0.96,1.66)$,$P>0.05$;血尿酸变化比较:$WMD=47.65,95\%CI(11.60,83.70)$,$P<0.05$;症状积分变化比较:$WMD=0.79,95\%CI(0.29,1.29)$,$P<0.05$

参 考 文 献

[1] Kramer HM,Chan G. The association between gout and nephrolithiasis:The National Health and Nutrition Examination Survey Ⅲ,1988-1994[J]. Am J Kidney Dis,2002,40(1):37-42.

[2] 中华医学会内分泌学分会.高尿酸血症和痛风治疗的中国专家共识[J].中华内分泌代谢杂志,2013,29(11):913-920.

[3] 中华医学会风湿病学分会.原发性痛风诊断和治疗指南[J].中华风湿病学杂志,2011,15(6):401-405.

[4] Khanna D,Fitzgerald JD,Khanna PP,et a1. 2012 American College of Rheumatology guidelines for man—agement of gout. Pan 1:systematic nonpharmaeologic and pharmacologic therapeutic approaches to hyper—urieemia[J]. Arthritis Care Res(Hoboken),2012,64(10):1431-1446.

[5] Khanna D,Khanna PP,Fitzgerald JD,et a1. 2012 American College of Rheumatology guidelines for man—agement of gout. Part 2:therapy and anti-inflammatory prophylaxis of acute gouty arthritis[J]. Arthritis Care Res (Hoboken),2012,64(10):1447-1461.

[6] 钟艳.针刺结合艾灸治疗痛风性关节炎疗效的临床研究[D].广州:广州中医药大学,2009.

[7] 李兆文,林石明,林俊山,等.刺血疗法治疗急性痛风性关节炎 90 例对照研究[J].中国针灸,2004,24(5):311-313.

[8] 周蕾,徐群飞,章五四.针刺加红外线灯与西药治疗急性痛风性关节炎疗效对照观察[J].中国针灸,2011,31(9):787-789.

[9] 张倩.电针对急性痛风性关节炎患者镇痛及抗炎疗效的临床观察[D].哈尔滨:黑龙江中医药大学,2009.

[10] 谢新群,曹耀兴.围刺法治疗急性痛风性关节炎疗效对比观察[J].中国针灸,2009,29(5):375-377.

[11] 宗静杰,高宇,王淑颖,等.温针灸治疗急性痛风性关节炎 20 例[J].四川中医,2011,29(3):115-117.

[12] 旷秋和.改良火针治疗急性痛风性关节炎临床疗效观察[J].中国中医急症,2010,19(3):414-416.

[13] 宣丽华,陈文照.针刺治疗痛风性关节炎 38 例[J].四川中医,2002,20(3):75-76.

[14] 马小平.针刺治疗痛风性肾损害 42 例临床分析[J].中医杂志,2003,44(5):350-351.

[15] 王燕.刺络放血疗法探析[J].光明中医,2008,23(2):168-169.

[16] 乔文雷.刺络放血抗衰老作用的探析[J].中国针灸,1994(2):47-49.

[17] 徐维,陈正秋,阎亚生.穴位电针、手捻针、留针对大鼠痛反应影响的比较[C]//世界针灸学会联合会成立暨第一届世界针灸学术大会论文摘要选编.北京:世界针灸学会联合会,1987:290.

[18] 息晓宇.论放血术与血液流变学[J].中医外治杂志,1992(3):1-3.

第 67 节　糖尿病周围神经病变

(检索时间:2012 年 5 月 30 日)

针灸治疗方案推荐意见

基于Ⅱ级证据的建议性意见

◇ **较强建议**　以下方案可试用于糖尿病周围神经病变的治疗

　　背俞穴针刺法联合药物等综合方案——针刺法(脾俞、肾俞、胰俞、足三里、三阴交)+常规降糖、控制饮食和运动

　　皮肤针法联合药物等综合方案——梅花针叩刺法(病变局部)+常规降糖、控制饮食和运动

　　透刺及电针法联合药物等综合方案——透刺、电针法(阴陵泉透阳陵泉、内关透外关、足三里、三阴交、膈俞、肾俞)+常规降糖、控制饮食和运动

　　调理脾胃针法联合药物等综合方案——针刺法(曲池、合谷、中脘、血海、地机、足三里、阴陵泉、阳陵泉、丰隆、三阴交、太冲)+常规降糖、控制饮食和运动

　　体针头针法联合药物等综合方案——针刺及头针法(曲池、外关、合谷、足三里、阳陵泉、绝骨、太冲,通天向后引 1.5 寸的线,正营向后引一条长 1.5 寸的线到承灵)+常规降糖、控制饮食和运动

△ **弱度建议**　以下方案可试用于糖尿病周围神经病变的治疗

　　温针灸法——温针灸(①脾俞、肾俞、关元俞;②关元、足三里、丰隆、三阴交、阴陵泉)。

糖尿病周围神经病变(diabetic peripheral neuropathy,DPN)是糖尿病主要的慢性并发症之一,也是糖尿病患者致残的主要原因,是在排除其他原因的情况下,糖尿病患者出现周围神经功能障碍相关的症状和(或)体征表现的病变。

罗彻斯特糖尿病神经病变研究显示,2 型糖尿病患者周围神经病变的患病率为 45%[1]。糖尿病患者诊断 10 年内常有明显的临床 DPN 发生,其患病率与病程相关。神经功能检查发现 60%～90%的患者有不同程度的 DPN 在抽烟、年龄>40 岁以及血糖控制差的患者中患病率更高。30%～40%的患者无自觉症状[2]。只有 15%～25%的糖尿病神经病变患者有临床症状[1,3],其病理的改变往往在无症状早期即已出现。

临床评估与诊断

糖尿病周围神经病变临床评估(糖尿病周围神经病变诊疗规范征求意见稿,中国医师协会内分泌代谢科医师分会,2009)

临床评估应详细了解病史,全面进行体格检查,详细了解症状表现,排除其他性质的神经病变,完善常规检查,着重进行神经检查,以作为本次诊断评估及制订治疗方案的重要参考(表 12-67-1)。

表 12-67-1　糖尿病周围神经病变临床评估要点

评估项目	评估内容	评估要点
病史	发病年龄及状况	起病年龄、类型、病程、治疗、血糖控制水平、有无并发症
	身体状况	视力、行动是否方便、能否自己检查双脚
	生活方式	是否抽烟、饮酒,营养状况,工作、运动量及鞋袜等
	社会状况	经济条件、家庭条件、活动范围、社交、医疗条件等
	其他症状导致	有无血管疾病、维生素 B_{12} 缺乏、甲状腺功能低下、肿瘤、梅毒、麻风等
	家族病史	追溯家族中是否患过此类病及糖尿病
体征	症状表现	有没有症状? 症状类型是阳性还是阴性? 症状出现的时间及其发展? 夜间加重情况?
	慢性疼痛	疼痛为持续性还是间歇性? 双侧还是单侧? 与血糖治疗有无关系? 静息痛还是运动后痛?
	急性疼痛	疼痛的性质;有无感觉过敏

续表

评估项目	评估内容	评估要点
常规检查	血管检查	记录患者上臂血压、足背动脉、胫后动脉搏动情况
	辅助检查	震动感觉阈值（VPT）检查；神经传导速度（NCV）检查——金标准；活组织检查
	鉴别检查	甲状腺功能检查；血清学检查；血清异种蛋白检查

1. 病史　详细询问病史，包括糖尿病类型及病程、糖尿病家族史、抽烟史、饮酒史、既往病史等。

2. 症状及体征

（1）远端对称性多神经病变：病情多隐匿，进展缓慢；主要症状为四肢末端麻木、刺痛、感觉异常，通常呈手套或袜套样分布，多从下肢开始，呈长度依赖性，夜间加重。体格检查示足部皮肤色泽黯淡，汗毛稀少，皮温较低；痛温觉、振动觉减退或缺失，踝反射正常或仅轻度减弱，运动功能基本完好。

（2）局灶性单神经病变：主要累及正中神经、尺神经、桡神经以及第Ⅲ、Ⅳ、Ⅵ、Ⅶ脑神经，面瘫发生率糖尿病患者高于非糖尿病患者。

（3）非对称性的多发局灶性神经病变：起病急，以运动障碍为主，出现肌肉无力、萎缩，踝反射减弱，多数数月后自愈。

（4）多发神经根病变：腰段多发神经根变性发病多较急，主要为下肢近端肌群受累。患者通常出现单一患肢近端肌肉疼痛、无力，疼痛为深度的持续性钝痛，夜间加重，2～3 周内出现肌肉萎缩，呈进行性进展，并在 6 个月后达到平台期。

（5）自主神经病变：①心血管自主神经症状：直立性低血压，晕厥，冠脉舒缩功能异常，无痛性心肌梗死，心跳骤停或猝死；②消化系统自主神经症状：便秘、腹泻、上腹饱胀、胃部不适、吞咽困难、呃逆等；③泌尿生殖系统自主神经症状：排尿障碍、尿潴留、尿失禁、尿路感染、性欲减退、阳痿、月经紊乱等；④其他 DPN 症状：如体温调节障碍和出汗异常。出汗减少或不出汗，使手足干燥开裂，毛细血管缺乏自身张力，导致静脉扩张，易在局部形成"微血管瘤"而继发感染。对低血糖反应不能感知等。

3. 神经系统检查

（1）筛查方法：主要对足部的痛觉、温度觉、压力觉、振动觉及踝反射反映下肢的功能情况。

（2）神经电生理检查以及形态学检查：怀疑 DPN 的患者，可评估周围有髓鞘的粗纤维神经传导电信号的能力，以及细神经纤维的病变情况。

糖尿病周围神经病变的诊断标准与分类

1. 糖尿病周围神经病变的诊断标准　参照日本 2005 年修订的 DPN 诊断标准,必要条件,必须符合以下 2 条:

(1) 诊断为糖尿病(符合 1999 年 WHO 提出的 2 型糖尿病诊断标准:有糖尿病症状其空腹血糖>7.0mmol/L 和餐后 2 小时血糖>11.1mmol/L)。

(2) 排除 DPN 以外的周围神经病变。

诊断标准:符合以下 3 条中任何 2 条:①存在因 DPN 引起的临床症状;②双侧内踝振动觉减退;③双侧腱反射减退或消失。

备注:①DPN 引起的症状包括:双侧趾间或足底麻木、疼痛、感觉异常或感觉减退,并且排除症状仅表现在上肢或仅出现冷感(周围性血管病引起);②踝反射是在膝盖跪位时;③振动觉减退是指在 128MHz 音叉检测到振动觉的时限减退至≤10 秒;④应将老年患者的年龄因素考虑在内。

参考诊断:如下述 2 条中有任何 1 条,即使不符合上述条件,也应诊断为 DPN:①电生理检测发现 2 条或 2 条以上神经有异常(神经传导速度、波幅或潜伏期);②临床上出现明显的糖尿病性自主神经功能障碍(最好经自主神经功能试验确定)。

2. 糖尿病周围神经病变临床分型(表 12-67-2)

表 12-67-2　糖尿病周围神经病变分级

分级		临床特点
0/1 级:非临床神经病变		无临床症状或体征
2 级:临床神经病变	慢性疼痛型	症状学阳性(夜间加重):灼痛、刺痛±发麻,检查存在多种感觉缺失,腱反射减退或消失
	急性疼痛型	少见,糖尿病控制差、体重下降,弥散型疼痛,感觉过敏,可能与初期血糖控制有关,周围神经检查正常,或有轻微体征改变
	无痛/感觉缺失型	无症状或有足麻木;对温度不敏感;对外伤无痛觉反应,多种感觉减退/缺失的检查表现,腱反射消失
3 级:晚期并发症		足损伤,如溃疡等,神经性变型,如夏科关节等,非外伤性截肢/趾

注:* 亚临床神经病变即 1 级:只能通过特殊的神经生理实验室检查确诊,在日常临床实践中,不推荐使用。因此临床上,不易区分 0 级和 1 级。* 糖尿病性肌萎缩:以运动神经损伤为主,常见于血糖控制较差的老年 2 型糖尿病患者。表现为下肢近心端肌肉萎缩、亚急性发病、感觉缺失不严重、常伴有疼痛,尤其是夜间痛。

针灸治疗效能等级与治疗目标

1. 效能等级　糖尿病的并发症非常复杂,最常见的是周围神经病变、周围循环病变、眼的病变、胃轻瘫等,针灸在防治糖尿病引起的周围神经病变方面有比较良好的疗效,针对这些并发症,西药缺乏有效的治疗方法,针灸可起到主要的治疗作用,但是糖尿病的基础治疗是必须的,因此糖尿病周围神经病变可归入效能等级Ⅱ级病谱。

2. 治疗目标　①对于 0/1 级非临床神经病变的病人应以教育为主,以降低发病风险;②对于 2 级临床神经病变的病人应加强教育,以减少风险,注意进行有效的血糖控制,处理症状和防止足溃疡;③对于 3 级出现晚期并发症的病人在上述要求的基础上还应预防新发/再发溃疡,以预防截肢/趾。

针灸治疗流程与推荐方案

针灸治疗糖尿病周围神经病变流程(图 12-67-1)

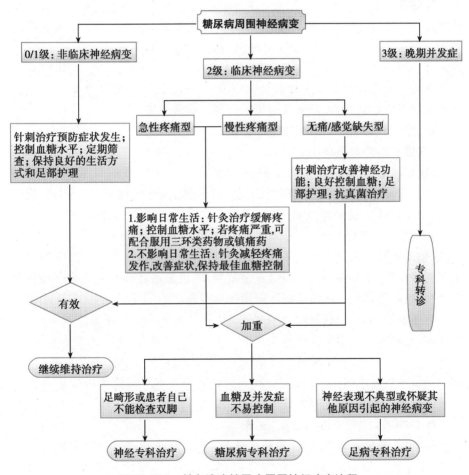

图 12-67-1　针灸治疗糖尿病周围神经病变流程

针灸治疗糖尿病周围神经病变推荐方案

针灸对于糖尿病周围神经病变,需要在血糖控制平稳的基础上进行干预,能够有效缓解该病的临床症状,减轻患者痛苦,改善肢体功能。

● **背俞穴为主针刺法**[4] **(2b 级证据)** ★★

『穴位』脾俞、肾俞、胰俞、足三里、三阴交。

『操作』毫针刺入穴位后行均匀提插捻转,以患者耐受得气为度。每次留针 30 分钟,期间间歇行针 1 次,每日治疗 1 次,10 次为 1 个疗程,连续治疗 3 个疗程。

『辅助治疗』接受糖尿病教育,通过饮食控制,适当运动,选用口服降糖药或胰岛素,使血糖控制在空腹<8.0mmol/L,餐后血糖<10.0mmol/L,并根据患者具体情况选用适当药物,使血压、血脂控制在正常范围内。

疗效说明 治疗组临床完全缓解率[症状、体征基本消失,临床症状积分减少≥90%,神经传导速度(NCV)及波幅恢复正常]为 16.7%,总有效率为 90%,疗效优于对照组(甲钴胺,每次 500μg,3 次/日);治疗后治疗组 MNCV 提高 5.77±0.88,SNCV 提高 4.29±1.1,NO 升高 32.2±0.81,均优于对照组。说明针刺在治疗糖尿病周围神经病变中效果显著,同时在升高一氧化氮方面也有很好的效果,其疗效可能优于口服甲钴胺。

● **皮肤针叩刺法**[5] **(2b 级证据)** ★★

『穴位』病变局部。

『操作』在消毒治疗室患者暴露病变肢体,先用 2% 的碘酒消毒,再用 75% 乙醇溶液脱碘,然后用消毒的梅花针沿患部的络脉叩刺至皮肤微红或微出血,用干棉球反复涂擦皮肤叩刺过的地方,阴络和阳络交替使用。隔日 1 次,10 次为 1 个疗程。

『辅助治疗』在饮食治疗基础上,根据各自的具体情况在专科医生的指导下服用降糖药,使血糖控制在空腹正常范围,不再服用其他改善微循环和营养神经药,也停用其他方法治疗糖尿病周围神经病变 10 天以上。

疗效说明 治疗组(梅花针叩刺疗法)的痊愈率(麻木、疼痛感消失,无肌肉萎缩,运动神经及感觉神经传导速度正常,局部无感染、溃疡或其他病变)为 38.09%,总有效率为 85.71%,疗效最好,其次为对照 1 组(穴位注射疗法)76.47%,对照 2 组(针刺疗法)56.25%。说明梅花针叩刺疗法的效果或许与穴位注射疗效相当,但改善神经传导速度有优势。

● **针刺透穴法**[6] **(2b 级证据)** ★★

『穴位』阴陵泉透阳陵泉、内关透外关、足三里、三阴交、膈俞、肾俞。

『操作』长 75mm 毫针从阴陵泉透刺到阳陵泉,在针刺得气后,顺时针捻转 45°,频率 10 次/分钟,使针感沿小腿内后侧下传。采用 29 号 1.5 寸

（长 40mm）不锈钢毫针针刺三阴交、足三里，同样捻转使针感下传；针刺内关透外关，同样捻转使针感下传；膈俞、肾俞斜向脊柱针刺 15mm，同样捻转以局部酸胀为度。电针阴陵泉与足三里穴，疏密波，频率恒定为疏波 4Hz、密波 20Hz，以患者舒适为度。每次留针 20 分钟，每天 1 次，12 次为 1 个疗程。

『配合治疗』在专科医师的指导下，常规饮食控制，口服降糖药或注射胰岛素，使个体空腹血糖及餐后血糖控制在一个稳定水平（根据自身情况控制在某范围，3 个月内无明显上下波动）。

疗效说明　治疗组对于糖尿病周围神经病变患者正中神经运动神经传导速度（MNCV）及腓肠神经感觉神经传导速度（SNCV）的疗效优于对照组（口服甲钴胺）。说明针刺透穴法的效果或许优于口服甲钴胺。

● 调理脾胃针法[7]（2b 级证据）★★

『穴位』曲池、合谷、中脘、血海、地机、足三里、阴陵泉、阳陵泉、丰隆、三阴交、太冲。

『操作』采用调理脾胃针法治疗，毫针针刺上述穴位，所用穴位均采用平补平泻法，留针 30 分钟，每日 1 次，4 周为 1 个疗程，共治疗 1 个疗程。

『配合治疗』进行糖尿病健康教育，并结合病情给予口服降糖药或皮下注射胰岛素，使空腹血糖维持在 6～8mmol/L，餐后 2 小时血糖维持在 8～10mmol/L。

疗效说明　治疗组基本痊愈率（无明显临床症状、体征，神经传导速度正常）为 60%，总有效率为 95%，疗效与对照组（甲钴胺 500μg 肌内注射，1 次/日）相当。治疗组患者胫神经的感觉功能及运动功能改善程度优于对照组，说明调理脾胃针法能明显改善糖尿病周围神经病变的感觉神经及运动神经功能，效果或许优于甲钴胺。

● 头、体针法[8]（2b 级证据）★★

『穴位』体针取穴：曲池、外关、合谷、足三里、阳陵泉、绝骨、太冲；头针取穴：通天向后引 1.5 寸的线，正营向后引一条长 1.5 寸的线到承灵。

『操作』头针以针身与头皮呈 15°～30°角刺入，进针深度约 1.5～2 寸，快速小幅度捻转，约 180～200 转/分钟，每次行针约 1 分钟；体针为常规毫针针刺双侧取穴。每次留针 30 分钟，30 天为 1 个疗程。

『配合治疗』常规饮食控制加口服降糖药或胰岛素控制血糖，空腹血糖控制在 6～8mmol/L，餐后血糖在 11.1mmol/L 以下并稳定 1 周。

疗效说明　治疗组显效率（患者症状消失、腱反射与深、浅感觉基本恢复正常，神经传导速度较治疗前增加 5m/s 以上）为 41.7%，总有效率为 91.7%，疗效优于对照组（肌内注射维生素 B_1 100mg、维生素 B_{12} 500μg，1 次/日）；治疗组的正中神经传导速度提高 8.8 ± 0.1,腓神经传导速度提高 10.8 ± 0.7,明显优于对照组。说明头体针并用疗法能够有效改善神经传导速度,效果可能优于肌注维生素。

● **温针灸法**[9]（2c 级证据）★

『穴位』①脾俞、肾俞、关元俞;②关元、足三里、丰隆、三阴交、阴陵泉。

『操作』第①组穴取俯卧位。肾俞取第 3 腰椎棘突上缘外侧 35～50mm 处为针刺点,针与皮肤呈 $20°$ 向内侧推进,寻找横突,一般进针 35～50mm 时触及横突,标记皮肤上 50mm 毫针处,以防刺入过深,然后退针至皮下,稍偏内侧再进针,使针从横突上缘穿过,进针 20～25mm 到达椎体后外侧面,退针少许将针尖对准椎体侧面,针尖略偏外方向刺入,试探针尖已滑过椎体侧面,针深不超过标记处,行捻转、震颤手法约 3 分钟。关元俞使针感向下肢放射传导,脾俞得气后行捻转补法 2 分钟。第②组穴取仰卧位,均毫针常规针刺,平补平泻法,针足三里时使针感向下传导。每日选 1 组穴交替运用,针刺得气后,以 2cm 长艾条段插于针柄,行温针灸。上肢麻痛配双侧人迎、曲池、合谷。针刺人迎穴时,患者仰卧位,取喉结旁 1.5 寸,医者左手将患者颈动脉向外拨开,选用 75mm28 号毫针,避开颈动脉,直刺至颈椎横突前,刺激颈星状神经节,产生得气感;曲池、合谷常规进针针刺,平补平泻法,同时予温针灸。每日 1 次,连续 6 天后休息 1 天,30 次为 1 个疗程,连续 2 个疗程。

疗效说明 治疗组显效率（显效:自觉症状消失,深、浅感觉及腱反射基本恢复正常,电生理检测神经传导速度较前提高幅度 $\geq$ 5m/s 或恢复到正常范围）为 40.6%,优于对照组（尼莫地平片,每次 30mg,2 次/日;维生素 B_1 片,每次 10mg,3 次/日;维生素 B_{12} 注射液,每次 $500\mu g$,1 次/日）的 3.5%;治疗组四肢麻木感觉障碍、四肢自发性疼痛、肌无力显效率分别为 84.3%、56.3%、77.8%,优于对照组的 14.3%、7.1%、13.3%;四肢腱反射减弱消失有效率为 73.1%,优于对照组的 16.7%。说明温针灸效果或许优于口服西药。

影响针灸疗效因素

1. 病程 糖尿病周围神经病变在早期发现时及早进行针灸干预,疗效较好,随着病情进展,反复迁延难愈,针灸疗效逐渐变差,一般而言,糖尿病周围神经病变病情越轻,针灸疗效越好;如果反复发作至晚期出现并发症,针灸疗效变差。针灸对于糖尿病周围神经病变的疼痛期有很好的止痛效果。

2. 刺法和选穴　糖尿病周围神经病变的主要影响为病变肢体神经坏死，因此针灸治疗时既要重视肢体局部的选穴以刺激神经，更要重视整体性治疗和调节，只重视局部选穴会影响针灸疗效。亦可选用梅花针叩刺局部病变部位，对于恢复神经功能疗效较好。

3. 患者配合　糖尿病患者应改变生活方式，适度体育锻炼，控制好血糖、血脂及血压，定期进行筛查，做到日常足部护理。

针灸治疗的环节和机制

神经组织是针灸疗法发挥治疗疾病作用的重要途径。实验研究从神经电生理和超微结构等方面证实了针刺对实验性糖尿病大鼠周围神经病变的治疗保护作用。针灸通过整体调节、多途径干预共同作用来治疗糖尿病对称性多发性周围神经病变，以血糖降低为基础，通过改善内环境和调节中枢的同时也为糖尿病的治疗提供了更为有利的条件。

1. 针灸降糖降脂作用和抑制蛋白非酶糖化作用　研究表明：针灸具有明显的降糖作用，且作用具有双向性。一方面针灸能比较快速地刺激胰腺 B 细胞分泌胰岛素，使血浆胰岛素含量明显增加，从而降低血糖。另一方面通过益气养阴、培补脾肾的整体调节，促进胰岛素合成及分泌，增加组织对胰岛素的敏感性及反应性，促进组织对葡萄糖的利用和减少葡萄糖在肠道的吸收等，而发挥降糖效应。随着血糖的降低，进而抑制蛋白非酶糖化作用，有利于保持髓鞘的完整性和纠正微丝蛋白的异常分布，对 DPN 的发生有一定的防治作用。针灸对脂代谢紊乱的改善可能通过的途径有：①通过降血糖，以间接改善脂代谢紊乱；②针灸提高 DPN 患者抗氧化能力、清除自由基，进而改善脂代谢紊乱。朱丽霞等[10]研究针刺对 DM 大鼠坐骨神经过度非酶性糖基化的调节表明，针刺治疗基本防止高血糖引起的 AGEs 水平的异常升高，或者说针刺可遏制蛋白非酶性糖基化的进程，减少 AGEs 的合成。

2. 针灸改善血液流变性的作用　DPN 主要病理变化是有髓神经纤维的灶性丢失，此为神经缺血的特征性表现，近年来多项研究[11]已证实，缓慢进展的 DPN 病变中存在着神经内膜微血管病变。郑惠田[12]观察针药结合补肾通络法对 DPN 患者血液流变性的影响，发现治疗后针药组的全血低切黏度、高切黏度、低切还原黏度、高切还原黏度、血细胞比容、红细胞聚集指数均比治疗前显著降低，纤维蛋白原显著升高（$P<0.05$）。

3. 针灸改善多元醇代谢亢进的作用　针灸能明显降低血浆山梨醇的含量，且有研究表明，单纯针灸治疗与针药合用治疗对血浆山梨醇的调节作用无显著性差异,说明针灸这一作用不完全是通过降血糖,很可能是通过抑制醛糖还原酶来实现的,从而改善神经细胞的多元醇的代谢。陈丁生[13]采用神经生物化学方法,观测电针治疗对糖尿病大鼠神经 Na^+-K^+-ATPase 活性的影响。结果与正常大鼠相比,DM 大鼠坐骨神经 Na^+-K^+-ATPase 活性下降;说明电针可通过影响 Na^+-K^+-ATPase 活性来改善 DPN。

4. 针灸的抗氧化作用 研究表明,针灸能明显提高红细胞 SOD 活性、降低血清 LPO 含量,使机体有效地清除自由基,提高机体免受过量活性氧攻击的能力,减轻神经组织的损害,促进周围神经组织的代偿能力,从而有利于周围神经传导的改善,同时也能有效防止 DM 微血管病变的产生和发展。通过动物实验证实[14,15],针刺、艾灸等方法均能显著提高 MDDM 大鼠 SOD 活性和降低 MDA 含量,提示针灸可以改善大鼠的抗氧化能力和抑制大鼠体内的活性氧损伤。

预　后

糖尿病周围神经病变是糖尿病的严重并发症之一,合并自主神经病的患者有较高的致残率和死亡危险性。一项前瞻性随访研究显示,有自主神经功能症状和自主神经功能试验异常的患者,2.5 年后病死率为 44%,5 年后病死率为 56%,半数死于肾衰竭,半数死于突发的呼吸循环骤停和低血糖,以及继发于无张力膀胱的泌尿系感染。糖尿病性肌萎缩的患者预后相对良好,开始起病的数周内进展较快,但以后的病程中极其缓慢。约 1/5 的患者在 6～18 个月后肌力完全恢复,其中又有 1/5 的患者可复发。

代表性临床试验

表 12-67-3　针灸治疗糖尿病周围神经病变的代表性临床试验

试验观察方案	试验设计	治疗组/对照组	结果
背俞穴为主针刺法[4]	60 例 RCT	治疗组($n=30$,在糖尿病基础治疗的同时加用针刺治疗)/对照组($n=30$,在糖尿病基础治疗的同时加用甲钴胺)	治疗组与对照组疗效比较:$RR=1.50$,$95\%CI(1.09,2.06)$,$P<0.05$。治疗组 MNCV 与对照组比较:$WMD=3.75$,$95\%CI(3.31,4.19)$,$P<0.00001$;治疗组 SNCV 与对照组比较:$WMD=3.21$,$95\%CI(2.68,3.74)$,$P<0.00001$;NO 水平比较:$WMD=9.45$,$95\%CI(9.16,9.74)$,$P<0.00001$

续表

试验观察方案	试验设计	治疗组/对照组	结果
皮肤针叩刺法[5]	54 例 RCT	基础治疗加针刺组($n=16$)/基础治疗加穴位注射弥可保组($n=17$)/基础治疗加梅花针叩刺组($n=21$)	梅花针组与穴位注射弥可保组疗效比较:$RR=1.12,95\%CI(0.82,1.54)$,$P>0.05$;梅花针组与针刺组疗效比较:$RR=1.52,95\%CI(0.96,2.43)$,$P>0.05$。梅花针组与针刺组和穴位注射组左正中神经 MNCV 比较:$WMD=10.80,95\%CI(8.64,12.96)$,$P<0.0001$;$WMD=7.80,95\%CI(6.11,9.49)$,$P<0.001$。梅花针组与针刺组和穴位注射组左正中神经 SNCV 比较:$WMD=10.60,95\%CI(8.45,12.75)$,$P<0.00001$;$WMD=7.70,95\%CI(6.24,9.16)$,$P<0.001$
针刺透穴法[6]	63 例 RCT	针刺组($n=34$,在基础治疗的同时采用针刺治疗,选穴为阴陵泉透阳陵泉、内关透外关,以及足三里、三阴交、膈俞、肾俞等)/甲钴胺组($n=29$,口服甲钴胺片,每片 0.5mg,每次 0.5mg,3 次/天)	针刺组在改善运动神经及感觉神经传导速度方面的比较:正中神经 MNCV:$WMD=0.53,95\%CI(0.07,0.99)$,$P<0.05$;SNCV:$WMD=0.05,95\%CI(-0.42,0.52)$,$P>0.05$;腓肠神经 SNCV:$WMD=1.99,95\%CI(1.36,2.62)$,$P<0.00001$
调理脾胃针法[7]	80 例 RCT	治疗组($n=40$,采用调理脾胃针法治疗,针刺曲池、合谷、血海等穴)/对照组($n=40$,应用甲钴胺 $500\mu g$ 肌内注射)	治疗组与对照组疗效比较:$RR=1.15,95\%CI(0.98,1.35)$,$P>0.05$。两组治疗后比较,除 MCV 外,其余均有显著差异
头、体针法方案[8]	78 例 RCT	治疗组($n=48$,给予头体针并用的方法,留针 30 分钟,每日 1 次)/对照组($n=30$,给予肌内注射维生素 B_1 100mg、维生素 B_{12} $500\mu g$ 每日 1 次)	治疗组与对照组的疗效比较:$RR=1.38,95\%CI(1.05,1.80)$,$P<0.05$。治疗后神经传导速度治疗组与对照组相比:正中神经:$WMD=5.00,95\%CI(4.89,5.11)$,$P<0.00001$;腓神经:$WMD=6.90,95\%CI(6.66,7.14)$,$P<0.00001$

附　　表

表 12-67-4　糖尿病对称性多发性周围神经病变症状量化评分表

症状	轻(1分)	中(2分)	重(3分)
渴喜饮	饮水量稍增	饮水量较前增加半倍以上	饮水量较前增加1倍以上
多食易饥	饥饿感明显	餐前饥饿难以忍受	饥饿难忍易伴低血糖反应
小便频多	尿量2～2.5L/d	尿量2.5～3L/d	尿量3L/d以上
夜尿频多	1～2次/夜	3～4次/夜	一夜4次以上
大便不爽	大便黏腻	便黏滞,排之不净	大便黏滞需连续2次排便
大便干燥	排便硬而费力	大便硬结,2～3日一行	大便硬结,3天以上一行
心烦	偶尔发生	烦躁不宁	烦躁不宁,难以入睡
手足心热	手足心热	手足心热,喜露衣被外	手足握凉物方舒
脘腹胀	进食后脘胀	进食后脘胀、腹胀	持续脘胀、腹胀或伴胸闷
头身困重	头身欠清爽	头身沉重,懒活动	身沉重,嗜卧
倦怠乏力	不耐劳动	可坚持轻体力劳动	勉强支持日常活动
气短懒言	劳累后气短	一般活动即气短	懒言,不活动也气短
心悸	偶尔发生	常发生,持续时间短	常发生,持续时间长
失眠	少寐易醒	难入寐,易醒	彻夜难眠
健忘	偶可忆起	难以忆起	转瞬即忘
多汗	活动后多汗	不活动也易出汗	平素汗湿衣被
浮肿	晨起颜面浮肿	下肢持续肿	四肢持续肿胀
腰背痛	劳累后腰背痛	持续性腰背困痛	持续性腰背困痛
手足畏寒	肢端不温	肢端寒凉,身畏寒	肤冷畏寒,得温难减
肢体麻木	肢端发麻	胸胁阵发刺痛牵及肩胛	胸胁阵发刺痛牵及胸壁
肢体疼痛	肢端偶尔刺痛	肢端持续疼痛	肤端持续疼痛,难以入睡
肌无力	活动后四肢酸软	持续腰膝酸软,可日常活动	腰膝四肢酸软,喜卧
肌肉痉挛	肌肉偶尔痉挛	肌肉经常痉挛但可缓解	肌肉持续痉挛不缓解
肌肉萎缩	肌肉轻度萎缩	肌肉萎缩明显	肌肉萎缩严重

合计　　　　　治疗前:　　分　　　　　　　　治疗结束时:　　分

表 12-67-5 密歇根糖尿病对称性多发性周围神经病变积分表(MDNS)

感觉障碍			
右侧	正常(0分)	减弱(1分)	无(2分)
大拇指振动觉			
10g 细丝触觉			
	痛(0分)	不痛(2分)	
大拇指背侧针刺觉			
左侧	正常(0分)	减弱(1分)	无(2分)
大拇指振动觉			
10g 细丝触觉			
	痛(0分)	不痛(2分)	
大拇指背侧针刺觉			

力量试验				
右侧	正常(0分)	轻-中度(1分)	严重(2分)	无(3分)
手指伸展				
大拇指伸展				
踝背屈				
左侧	正常(0分)	轻-中度(1分)	严重(2分)	无(3分)
手指伸展				
大拇指伸展				
踝背屈				

反射检查			
右侧	有(0分)	用力时有(1分)	无(2分)
肱二头肌			
肱三头肌			
跟腱肌			
左侧	有(0分)	用力时有(1分)	无(2分)
肱二头肌			
肱三头肌			
跟腱肌			
合计	治疗前: 分		治疗后: 分

参 考 文 献

[1] Bouhon AJ, Vinik AL, Arezzo JC, et al. Diabetic neuropathies: a statement by the American Diabetes Association[J]. Diabetes Care, 2005, 28(4): 956-962.

[2] 胡仁明, 樊东升. 糖尿病周围神经病变诊疗规范(征求意见稿)[J]. 中国糖尿病杂志, 2009, 17 (8): 638-640.

[3] Sima AA, Sugimoto K. Experimental diabetic neuropathy: an update[J]. Diabetologia, 1999, 42 (7): 773-788.

[4] 费爱华, 蔡圣朝. 针刺对糖尿病周围神经病变临床疗效及一氧化氮的影响[J]. 针灸临床杂志, 2011, 27(2): 11-12.

[5] 孙远征, 刘婷婷. 针灸治疗糖尿病周围神经病变的疗效对比观察[J]. 中国针灸, 2005, 25(8): 539-541.

[6] 陈跃来, 马雪梅. 针刺透穴法对糖尿病周围神经病变神经传导速度的影响: 随机对照试验 [J]. 中西医结合学报, 2009, 7(3): 273-275.

[7] 吉学群, 王春梅. 调理脾胃针法对糖尿病周围神经病变神经传导功能的影响[J]. 针刺研究, 2010, 35(6): 443-447.

[8] 赵志轩, 刘婷. 头体针并用治疗糖尿病周围神经病 48 例[J]. 针灸临床杂志, 2010, 26(11): 10-11.

[9] 易建昌, 许丽娜, 张赛, 等. 温针灸治疗糖尿病性周围神经病变临床观察[J]. 河北中医, 2012, 34(2): 242-244.

[10] 朱丽霞, 田德全, 王听. 针刺对糖尿病大鼠坐骨神经过度非酶性糖基化的调节[J]. 上海针灸杂志, 2003, 22(5): 23-25.

[11] 刑林山译. 糖尿病中血管因素[J]. 国外医学·内分泌分册, 1995(3): 145.

[12] 郑惠田. 针药结合补肾通络法对糖尿病对称性多发性周围神经病变患者血液流变性的影响 [J]. 现代康复, 2001, 5(2): 64-65.

[13] 陈丁生. 电针治疗对糖尿病大鼠坐骨神经 Na^+-K^+-ATPase 活性的影响[J]. 针刺研究, 1999, 24(3): 202.

[14] 曹少鸣. 针灸治疗 NIDDM 大鼠的实验研究[J]. 上海针灸杂志, 1997, 16(5): 28.

[15] 孔立红. 针灸对糖尿病大鼠 SOD 及 MDA 影响及其比较观察[J]. 上海针灸杂志, 1998, 17 (4): 42-43.

第 13 章

循环系统疾病

第 68 节 高 血 压

（检索时间：2012 年 6 月 30 日）

针灸治疗方案推荐意见

基于Ⅱ级证据的建议性意见

□ **强力建议** 以下方案可试用于高血压的治疗

即时降压方案——针刺法（曲池）

◇ **较强建议** 以下方案可试用于高血压的治疗

一般治疗方案——①针刺法［支沟、阳陵泉、太阳、太冲（双侧）］；②针刺法（风池、曲池）

阴虚阳亢型高血压方案——①泻南补北针刺法（太冲透行间、大陵透内关、曲泉、太溪透昆仑、复溜、曲池、丰隆）；②温针灸联合西药治疗方案（合谷、太冲）＋药物（卡托普利片）

肝阳上亢型高血压方案——①刺络放血法（耳尖）；②针刺（百会、合谷、曲池、太冲、行间、太溪、丰隆）

痰瘀阻络型高血压方案——针刺法（风池、曲池、内关、足三里、丰隆、太冲）＋药物（卡托普利）

老年高血压方案——电针法（内关）

△ **弱度建议** 以下方案可试用于高血压的治疗

即时降压方案——①针刺法（攒竹）；②针刺法（阴郄）；③针刺法（合谷、太冲）；④针刺配合耳尖放血（耳尖、双侧曲池、太冲）

临床流行病学资料

高血压（hypertension）是一种以动脉血压持续升高为特征的进行性心血管损害的疾病，是全球人类最常见的慢性病，是心脏病、脑血管病、肾脏病发生和死亡的最主要危险因素。经非同日 3 次测量血压，收缩压≥140mmHg 和（或）舒张压≥90mmHg，可考虑诊断为高血压。

高血压的患病率有地域、年龄、种族的差别，各国情况也不尽相同，总体上发达国家高于发展中国家。按 MONICA 方案的调查材料,欧美国家 35～64 岁成人的患病率在 20% 以上。我国的原发性高血压患病率不如工业化国家高,但却与年俱增。近年的全国居民营养和健康状况调查结果显示[1],我国成人高血压患病率达 18.8%,较 1991 年全国普查成人(15 岁以上)患病率的 11.26% 有了明显增长,较 1979—1982 年的 7.73% 和 1959 年的 5.11% 更是明显增高。我国各地的患病率相差较大,东北、华北地区高于南部地区。全国 MONICA 方案 1988—1989 年调查各地 35～64 岁人群的患病率,男性最高在吉林省为 25.8%,最低在四川绵阳市为 4.9%;女性最高是沈阳为 24.7%,最低是福州为 6.3%,患病率差别的确切原因还不得而知。

两性间的患病率相差不大,女性围绝经期前患病率低于男性,围绝经期后高于男性,两性原发性高血压患病率均与年龄成正比。美国 NHANESI 调查材料显示,如以收缩压≥160mmHg,舒张压≥95mmHg 为标准,25 岁的成年白人每过 10 年,高血压发病率从基础水平增加 5%,至老年达到发病的顶峰。我国人口众多,目前估测的患病人数在 1.6 亿以上,随着人口的老龄化,原发性高血压患病人群也将不断扩大。然而流行病学调查显示,我国人群高血压知晓率、治疗率、控制率及治疗控制率分别为 30%、25%、6% 和 25%[2],虽较 1991 年有所提高但仍处于较低的水平,而且各地区,尤其城市与农村之间存在较大的差别。

临床评估与诊断

高血压病临床评估

诊断性评估的内容包括以下三方面:①确定血压水平及其他心血管危险因素。②判断高血压的原因,明确有无继发性高血压。③寻找靶器官损害以及相关临床情况。从而作出高血压病因的鉴别诊断和评估患者的心血管风险程度,以指导诊断与治疗(表 13-68-1)。

表 13-68-1　高血压临床评估要点

评估项目	评估内容	评 估 要 点
病史	家族史	询问患者有无高血压、糖尿病、血脂异常、冠心病、脑卒中或肾脏病的家族史
	生活方式	膳食脂肪、盐、酒摄入量,抽烟支数,体力活动量以及体重变化等情况
	心理社会因素	家庭情况、工作环境、文化程度及有无精神创伤史

续表

评估项目	评估内容	评 估 要 点
症状	症状及既往史	目前及既往有无冠心病、心力衰竭、脑血管病、外周血管病、糖尿病、痛风、血脂异常、支气管哮喘、睡眠呼吸暂停综合征、性功能异常和肾脏病等症状及治疗情况
	病程	患高血压的时间,血压最高水平,是否接受过降压治疗及其疗效与不良反应
检查	体格检查	正确测量血压和心率,必要时测定立卧位血压和四肢血压;测量体重指数(BMI)、腰围及臀围;观察有无库欣面容、神经纤维瘤性皮肤斑、甲状腺功能亢进性突眼征或下肢水肿;听诊颈动脉、胸主动脉、腹部动脉和股动脉有无杂音;触诊甲状腺;全面的心肺检查;检查腹部有无肾脏增大(多囊肾)或肿块,检查四肢动脉搏动和神经系统体征
	实验室检查	常规检查:血尿常规、肾功能、尿酸、血脂、血糖、电解质(尤其血钾)、心电图、胸部 X 线与眼底检查
鉴别诊断	药物引起高血压	是否服用使血压升高的药物,例如口服避孕药、生胃酮、滴鼻药、可卡因、安非他明、类固醇、非甾体抗炎药、促红细胞生长素、环孢素及中药甘草等
	继发性高血压	有无提示继发性高血压的症状:例如肾炎史或贫血史,提示肾实质性高血压;有无肌无力、发作性软瘫等低血钾表现,提示原发性醛固酮增多症;有无阵发性头痛、心悸、多汗,提示嗜铬细胞瘤

高血压的诊断标准与分类

1. 高血压的诊断标准　目前国内高血压的诊断建议如下(表 13-68-2,表 13-68-3)。

表 13-68-2　血压水平的定义和分级(中国高血压患者教育指南,2013)

级　别	收缩压(mmHg)		舒张压(mmHg)
正常血压	<120	和	<80
正常高值	120~139	和(或)	80~89
高血压	≥140	和(或)	≥90
1 级高血压(轻度)	140~159	和(或)	90~99

续表

级　别	收缩压(mmHg)		舒张压(mmHg)
2 级高血压(中度)	160～179	和(或)	100～109
3 级高血压(重度)	≥180	和(或)	≥110
单纯收缩期高血压	≥140	和	＜90

注:若患者的收缩压与舒张压分属不同级别时,则以较高的级别为准;单纯收缩期高血压也可按照收缩压水平分为 1 级、2 级、3 级。

表 13-68-3　2007 年欧洲高血压学会和心脏病学会联合制定的标准

级　别	收缩压(mmHg)		舒张压(mmHg)
理想血压	＜120	和	＜80
正常血压	120～129	和(或)	80～84
正常高值	130～139	和(或)	85～89
1 级高血压(轻度)	140～159	和(或)	90～99
2 级高血压(中度)	160～179	和(或)	100～109
3 级高血压(重度)	≥180	和(或)	≥110
单纯收缩期高血压	≥140	和	＜90

注:单纯收缩期高血压,在舒张压＜90mmHg 时,可根据收缩压的数值分为 1 级、2 级、3 级。

2. 高血压的分类

(1) 按病因分类:临床上高血压可分为两类:①原发性高血压(essential hypertension):是一种以血压升高为主要临床表现而病因尚未明确的独立疾病(占所有高血压患者的 90％～95％以上)。②继发性高血压(secondary hypertension):又称为症状性高血压(symptomatic hypertension),在这类疾病中病因明确,高血压仅是该种疾病的临床表现之一,血压可暂时性或持久性升高。虽然继发性高血压较少见(占 5％～10％),但如能及时治愈原发病,可能使血压恢复正常。

临床亦可见白大衣高血压,是指患者到医疗机构测量血压＞140/90mmHg,但动态血压 24 小时平均值＜130/80mmHg 或家庭自测血压值＜135/85mmHg。隐性高血压是指患者到医疗机构测量血压＜140/90mmHg,但动态血压 24 小时平均值高于 130/80mmHg 或家庭自测血压值＞135/85mmHg。

（2）根据起病和病情进展的缓急及病程的长短原发性高血压可分为两型：缓进型（chronic type）和急进型（accelerated type）。前者又称良性高血压，绝大部分患者属此型；后者又称恶性高血压，仅占本病患者的 1％～5％。

3. 危险分层　只有少部分高血压患者是单纯高血压而不伴有其他的危险因素，大部分高血压患者伴有其他危险因素，其危险因素存在互相协同，其总致病效果大于各个危险因素的致病作用之和。血压水平越高，其他危险水平（如糖代谢异常和血脂异常等）也越高。高危的高血压患者的治疗策略和方法与低危的高血压患者不同，为了取得高血压治疗的最大成本效益，应该根据总体心血管危险对高血压进行分类（分层）（表13-68-4）。

表 13-68-4　根据心血管总体危险量化估计预后危险度分层表

其他危险因素、靶器官损害和疾病史	血压（mmHg）		
	1 级高血压 收缩压 140～159 或舒张压 90～992	2 级高血压 收缩压 160～179 或血压 100～109	3 级高血压 收缩压≥180 或舒张压≥110
Ⅰ：无其他危险因素	低危	中危	高危
Ⅱ：1～2 个危险因素	中危	中危	高危
Ⅲ：≥3 个危险因素（靶器官损害、并存临床疾患）	高危	高危	高危

注：中国高血压防治指南（2009 年基层版）将《中国高血压指南》（2005 年修订版）的高危和很高危分层合并为高危。危险因素：高血压，年龄≥55 岁，抽烟，血脂异常，早发心血管病家族史，肥胖，缺乏体力活动；靶器官损害：左心室肥厚，颈动脉内膜增厚或斑块，肾功能受损；临床疾患：脑血管病，心脏病，肾脏病，周围血管病，视网膜病变，糖尿病。

针灸治疗效能等级与治疗目标

1. 效能等级　针灸对于轻度患者疗效好，高血压（Ⅰ期、原发性高血压头疼眩晕症状）属于效能等级Ⅱ级病谱。但对于高血压（Ⅱ期、Ⅲ期）必须在降压药物应用的基础上，辅助治疗，属于针灸Ⅲ级病谱。

2. 治疗目标　减少长期血压增高导致心、脑、肾和周围血管等靶器官损害和心脑血管事件及其相关死亡。

针灸治疗流程与推荐方案

针灸治疗高血压流程(图 13-68-1)

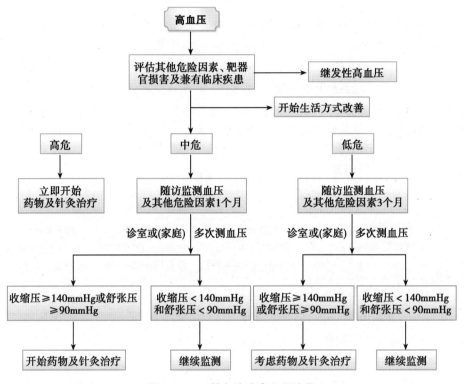

图 13-68-1　针灸治疗高血压流程

针灸治疗高血压推荐方案

1. 一般针灸方案

● **针刺法 1[3](2b 级证据)★★**

『穴位』支沟、阳陵泉、太阳、太冲(双侧)。

『操作』针刺前先静卧 10 分钟,直刺得气后用平补平泻手法,留针 30 分钟,期间每隔 10 分钟运针 1 分钟。每日 1 次,10 次为 1 个疗程。休息 2 天后进行下一个疗程,共治疗 2 个疗程。治疗期间停用其他降压药物。

疗效说明　治疗组显效率[显效:①舒张压下降 10mmHg(1mmHg＝0.133kPa)以上,并达到正常范围;②舒张压虽未下降到正常,但已下降20mmHg(2.7kPa)或以上,须具备其中 1 项]为 56.67％;治疗后血压测定结果比较:治疗组收缩压改善(24.88±5.45)mmHg、舒张压改善(12.51±3.73)mmHg;说明治疗组的疗效或许优于对照组(口服倍他乐克片,每次 100mg。

服药时间为上午,1 次/天,连服 20 天)。

● 针刺法 2[4](2b 级证据)★★

『穴位』风池、曲池(双侧)。

『操作』指切法进针,风池穴向鼻尖方向针刺 0.8~1 寸,曲池穴直刺 1 寸行针得气后,留针 30 分钟,每 10 分钟捻针 1 次。每日 1 次,15 天为 1 个疗程,共治疗 2 个疗程。

疗效说明　治疗组总有效率(显效:治疗后舒张压下降≥10mmHg,并降至正常范围,或舒张压虽未降至正常,但已下降 20mmHg 以上。两者具备其一。有效:治疗后舒张压下降虽未达到 10mmHg,但已降至正常范围,或下降 10~19mmHg,如为收缩期高血压,收缩压下降≥30mmHg)为 83.3%,说明治疗组疗效或许优于西药组(口服酒石酸美托洛尔片治疗)。

2. 即时降压的推荐治疗方案

● 针刺曲池穴[5](2a 级证据)★★★

『穴位』曲池。

『操作』用 1.5 寸毫针针刺,得气后施平补平泻手法即缓慢均匀地提插、捻转,留针 15 分钟后取针。测量治疗后 3 分钟、6 分钟、9 分钟、12 分钟、15 分钟的血压。

疗效说明　治疗组治疗 3 分钟、6 分钟、15 分钟后收缩压分别为(169.0±5.204)mmHg、(166.4±4.453)mmHg、(164.2±3.535)mmHg,舒张压分别是(104.2±10.673)mmHg、(100.6±8.818)mmHg、(92.2±3.253)mmHg。治疗组与对照组对各期高血压都有降压作用,降压起效时间,治疗组 3 分钟起效,对照组 6 分钟起效。说明治疗组降压起效时间可能早于对照组(舌下含服心痛定者)。

● 针刺阴郄穴[6](2c 级证据)★

『穴位』阴郄。

『操作』以 1 寸毫针直刺进针约 1.5cm,平补平泻手法,以有酸、麻、胀、痛感为度,留针 20 分钟,起针后即刻测量其血压、心率。

疗效说明　治疗组总有效率以《1979 年全国心血管流行病学及人群防治汇报讨论会(郑州纪要)》规定为标准)为 83.3%;治疗组治疗后收缩压改善(15.68±1.35)mmHg,舒张压改善(11.47±0.07)mmHg;说明治疗组疗效或许优于对照组(开博通组、心痛定组)。

● 针刺四关穴[7](2c 级证据)★

『穴位』合谷、太冲。

『操作』以 1.5 寸毫针针刺,得气后,施平补平泻手法缓慢均匀提插捻转,留针 15 分钟后取针。

疗效说明　治疗组经治疗后收缩压改善(23.99±4.31)mmHg,舒张压改善(9.06±0.17)mmHg;说明治疗组疗效或许优于对照组(舌下含服心痛定10mg)。

● 针刺攒竹穴[8](2c 级证据)★

『穴位』攒竹。

『操作』向鼻根部斜刺,进针约 0.5 寸,予平补平泻手法,以有酸、麻、胀、痛感为度,留针 20 分钟,去针后即刻测量血压、心率。

疗效说明　治疗组总有效率(以《1979 年全国心血管流行病学及人群防治汇报讨论会(郑州)纪要》规定为标准)为 90.3%;治疗组治疗前后心率无变化,西药组心率提高约 1.8 次/分钟。说明治疗组疗效或许优于对照组(舌下含服心痛定 20mg)。

● 针刺配合耳尖放血法[9](2c 级证据)★

『穴位』耳尖、曲池、太冲。

『操作』①耳尖放血:采血针对准耳尖穴快速刺入耳尖 2mm 左右,随即挤压出血,以 8~10 滴为宜;②仰卧位,针刺双侧曲池、太冲,留针 20 分钟。

疗效说明　治疗组治疗后收缩压改善(18.17±4.80)mmHg,舒张压改善(10.6±2.99)mmHg。说明治疗组疗效或许优于对照组(单纯使用耳尖放血)。

3. 按证型分类治疗方案

● 阴虚阳亢型高血压——泻南补北针刺法[10](2b 级证据)★★

『主穴』太冲透行间、大陵透内关、曲泉、太溪透昆仑、复溜。

『配穴』曲池、丰隆。

『操作』"泻南方"取穴:太冲透行间,得气后施以提插泻法;大陵透内关,得气后亦施以提插泻法。"补北方"取穴:曲泉、太溪透昆仑、复溜,得气后均采用捻转补法。辅助取穴:曲池、丰隆,得气后先施捻转补法,再施提插泻法(即先补后泻)。留针 30 分钟。在治疗初始、行针中间和起针前分别施以手法 5分钟。每天治疗 2 次,7 天为 1 个疗程。

疗效说明　治疗组降压疗效总有效率[有效:①舒张压下降<1.33kPa(10mmHg),但已达到正常范围;②舒张压较治疗前下降(1.33~2.53)kPa[(10~19)mmHg],但未达到正常范围;③收缩压较治疗前下降≥4.0kPa(30mmHg)]为 89.8%;治疗组治疗后收缩压和舒张压改善分别为(25.0±1.0)mmHg、(13.0±0.4)mmHg;说明治疗组疗效或许优于对照组(口服开博通片、阿司匹林肠溶片)。

● 阴虚阳亢型高血压——温针灸联合药物[11](2b 级证据)★★

『穴位』合谷、太冲。

『操作』直刺行施捻转手法,合谷穴针尖向后溪穴,太冲穴针刺向涌泉穴,得气后将针留在适当的深度,合谷穴进针 0.8～1 寸,太冲穴进针 0.8～1 寸。针柄上放置点燃 2cm 的陈艾条。每针温灸 2 炷,待艾条烧完后除去灰烬,出针。隔日 1 次,7 次为 1 个疗程。连续治疗 2 个疗程。

『联合治疗』卡托普利片,每次 25mg,每天 2 次,连服 28 天。

疗效说明　治疗组降压疗效总有效率[显效:①舒张压下降 10mmHg (1.3kPa) 以上,并达到正常范围;②舒张压虽未下降到正常,但已下降 20mmHg(2.7kPa) 或以上,须具备其中 1 项;有效:①舒张压下降不及 10mmHg(1.3kPa)以上,但已达到正常范围;②舒张压较治疗前下降(10～19) mmHg[(1.3～2.5)kPa],但未达到正常范围;③收缩压较治疗前下降 30mmHg(4kPa)以上,须具备其中 1 项]为 90.00%,临床症状总疗效总有效率(显效:原有症状消失,或症状改变 2 级;有效:症状改善 1 级而未消失)为 95.0%;治疗组治疗后收缩压、舒张压改善分别为(26.0±1.46)mmHg、(13.40±3.76)mmHg。说明治疗组疗效或许优于对照组(针刺组、卡托普利组)。

● 肝阳上亢型高血压——耳尖放血法[12](2b 级证据)★★

『穴位』耳尖。

『操作』按摩单侧耳郭使其充血,采血针迅速刺入耳轮顶端的耳尖穴约 1～2mm 深,随即出针。双耳交替放血。出血量视病情、体质而定,每侧穴位放血约 5～10 滴,每滴如黄豆般大小。1 周治疗 3 次,12 次(1 个月)为 1 个疗程。

『配合治疗』络活喜,剂量为每次 5mg,每日 1 次,每日早晨顿服,连续服用 4 周。服药期间每周随访 1 次。

疗效说明　治疗组治疗前后症状疗效比较总有效率(显效:原有症状完全消失或显著减轻;有效:原有症状大部分消失或减轻)为 100%;治疗前后血压疗效比较总有效率[显效:a. 舒张压下降 10mmHg 以上,并达到正常范围; b. 舒张压虽未下降至正常,但已下降 20mmHg 以上,须具备其中 1 项。有效: a. 舒张压下降不及 10mmHg,但已达到正常范围;b. 舒张压较治疗前下降 (10～19)mmHg,但未达到正常范围;c. 收缩压较治疗前下降 30mmHg 以上,须具备其中 1 项]为 93.3%。说明治疗组疗效或许优于对照组(络活喜组、耳尖放血组)。

● 肝阳上亢型高血压——针刺法[13](2b 级证据)★★

『穴位』百会、合谷、曲池、太冲、行间、太溪、丰隆。

『操作』毫针针刺,平补平泻手法,每隔 10 分钟行针 1 次,留针 30 分钟,针刺 1 次/天,疗程 21 天。

疗效说明 参照《中药新药临床研究指导原则》,治疗组疗效改善(症状评分改善疗效比较)(3.06±0.94)分,说明治疗组疗效或许优于对照西药(口服卡托普利)。

● 肝阳上亢型高血压——针刺联合药物[14](2b 级证据)★★

『主穴』风池、侠溪、肝俞、肾俞、曲池、行间。

『配穴』伴有耳鸣者加翳风穴,伴有头胀痛者加太阳穴

『操作』提插捻转泻法,施以中等量刺激,以患者有明显酸胀感为止,留针 20 分钟,每隔 10 分钟行针 1 次,持续 30 秒,1 次/天。4 周为 1 个疗程。

『联合药物』苯磺酸氨氯地平片,每次 2.5g,每日晨起口服,若降压效果未达理想时,改为每次 5g。

疗效说明 治疗组总有效率[显效:DBP 下降≥10mmHg,且降至正常范围或 DBP 虽未降至正常,但下降≥20mmHg;有效:DBP 下降虽未达到10mmHg 但达到正常,或未达到正常但下降(10～19)mmHg]为 71.43%;治疗组治疗后收缩压改善(43.59±0.75)mmHg,舒张压改善(20.76±5.86)mmHg;说明治疗组疗效或许优于对照西药治疗(苯磺酸氨氯地平片,每次2.5g,每日晨起口服)。

● 痰瘀阻络型高血压——针刺联合药物[15](2b 级证据)★★

『穴位』风池、曲池、内关、足三里、丰隆、太冲。

『操作』风池穴针尖方向朝向喉结进针 30mm,曲池、足三里、丰隆直刺30mm,内关、太冲直刺 20mm;曲池、太冲施以提插捻转泻法,捻转频率约为160 转/分,其余穴位采用平补平泻手法,以上穴位以患者有明显酸胀感、但不难受为宜。留针 30 分钟,每天 1 次,连续 4 周。

『联合治疗』卡托普利片,每次 25mg,每天 3 次,连服 4 周。

疗效说明 两组患者降压疗效比较:治疗组总有效率[有效:舒张压下降<10mmHg,但已达到正常范围;或舒张压较治疗前下降(10～19)mmHg,但未达到正常范围;或收缩压较治疗前下降 30mmHg,须具备其中 1 项]为86.7%;治疗组治疗 1 天后收缩压和舒张压分别是(143.05±16.55)mmHg 和(89.85±10.01)mmHg,治疗 4 周后收缩压和舒张压分别是(128.85±13.08)mmHg 和(81.35±7.26)mmHg;治疗组经 4 周治疗后收缩压和舒张压均已下降至正常水平。说明治疗组疗效或许优于对照西药治疗(按常规服用卡托普利片,每次 25mg,每日 3 次,连服 4 周)。

4. 特殊人群的高血压治疗方案

老年高血压的推荐方案 老年高血压系指年龄≥60 岁,血压持续或非同日 3 次以上测量收缩压(SBP)≥140mmHg 和(或)舒张压(DBP)≥90mmHg

者。若仅 SBP≥140mmHg，而 DBP＜90mmHg，则诊断为老年单纯性收缩期高血压(ISH)。

● 电针法[16]（2b 级证据）★★

『穴位』内关。

『操作』电针内关穴，选用 0.5～0.8Hz，20～30V 的脉冲连续波

　　疗效说明　治疗组治疗 10 分钟后 LF、HF、LF/HF 3 项指标均下降，下降幅度分别为 41.70％、10.79％、34.96％，且或许优于空白对照治疗(1.72％、2.06％、1.32％)。

　　注：LF-低频，反映交感和迷走神经的双重活性；HF-高频，反映迷走神经系统活性；LF/HF-低频/高频，其反映交感与迷走神经调节的平衡性。

影响针灸疗效因素

　　影响针灸疗效的因素主要包括患者对针刺反应的个体差异和高血压的严重程度。部分患者对针灸的反应敏感，因此，对针灸降压较明显。针灸对于高血压的初期有一定的疗效，对于 1、2 期高血压有一定的辅助作用，可改善症状，3 期高血压针灸难以起效。不论高血压情况如何，针灸只能是一种辅助手段，应配合降压药物治疗。高血压危象时慎用针灸。另外，针刺治疗颈源性高血压治愈率高，疗效显著。由一些难治性疾病引起的继发性高血压针灸效果不佳。交感神经组织的恶性病变，因原发病难以根治，血压也难以降低。

针灸治疗的环节和机制

　　1. 降低血管紧张性　针刺可通过调节自主神经系统的功能，舒张末梢血管，使血压下降。有研究发现，针刺能降低血浆中血管紧张素Ⅱ，抑制醛固酮分泌，减少水钠潴留，达到降压目的。有报道，针刺使迷走神经兴奋，使血液中的乙酰胆碱含量增加，儿茶酚胺含量下降，引起小血管扩张，达到针灸对高血压的降压作用。

　　2. 中枢机制　针刺在神经调节中对神经递质、体液调节、排钠关系及血流的改变均有影响，通过对针刺后大鼠延髓、脑桥和中脑内 5-羟色胺(5-HT)含量的监测表明，针刺后提高中脑、脑桥、延髓等部位细胞内 5-HT 含量，对交感中枢的紧张性抑制作用是血压降低的因素之一。另外，针刺后中枢内啡肽、氨基丁酸含量的增加也均为降压的机制。

　　3. 对相关因素的影响　针刺能降低血管紧张性，减少血小板聚集，恢复血管内环境稳定，增加 6-Keto-PGF_1 的含量及它与 TXB_2 的比值，以达到持续而稳定的降压效果。L-精氨酸(L-arginine，L-Arg)是血管内皮细胞合成 NO 的

前体,它在 NO 合酶(NO synthetase,NOS)的作用下合成内源性 NO。后者通过激活鸟苷酸环化酶使 cGMP 生成增多,导致血管平滑肌松弛以舒张血管,调节外周阻力。许多研究证实,在针刺降压的同时,血浆 cAMP/cGMP 比值也同时减低,提示针刺降压的机制有可能是或部分是通过 L-Arg-NO 途径增加内源性 NO 之合成,致使血管平滑肌细胞内鸟苷酸环化酶被激活、cGMP 水平上升而舒张血管。

预 后

一般来说,血压愈高,预后愈差;年龄愈大,预后愈差。1 期或 2 期高血压如能及时治疗,可获得痊愈或控制住病情发展,心、脑、肾等并发症也不易发生,几乎能与正常血压者享有同等寿命,并且不影响生活质量。有高血压合并脑卒中、心肌梗死或猝死家族史者,其严重并发症出现早,发病率高,较没有家族史者预后差。经治疗的急进型恶性高血压,多数在半年内死亡,1 年生存率仅为 2% 以下,高血压合并脑卒中者预后较差,及时抢救后仍有相当高的病残率。高血压合并冠心病者,易发生急性心肌梗死,或因急性冠状动脉供血不足而发生猝死。高血压合并左室肥厚者,虽然可在许多年内保持正常生活,但一旦发生左心功能不全,病情常急转直下,尽管给予治疗,5 年后仍有半数死亡。高血压引起的肾功能损害,一般出现较晚,对患者预后影响较小。

高血压重在预防和平素的调护,合理膳食,限制钠盐摄入,减少膳食脂肪,补充蛋白质,多吃蔬菜和水果,摄入足量钾、镁、钙;戒酒或严格限制饮酒,戒烟。减轻体重至不超过标准体重的 10% 左右;养成良性的运动方式和合理的运动度,增加机体的代谢。保持健康的心理状态、减少精神压力和抑郁。

代表性临床试验

表 13-68-5 针灸治疗高血压的代表性临床试验

试验观察方案	试验设计	治疗组/对照组	结 果
针刺曲池穴即时降压方案[5]	50 例 RCT	治疗组(n=25,针刺曲池)/药物组(n=25,舌下含服心痛定 10mg)	针刺 3 分钟后,针刺组治疗前后血压变化有显著差异[$WMD=21.00,95\% CI(16.62,25.38)$,$P<0.00001$],与药物组差异有统计学意义[$WMD=15.80$,$95\% CI(13.83,17.77)$,$P<0.00001$]

续表

试验观察方案	试验设计	治疗组/对照组	结　　果
泻南补北法治疗阴虚阳亢型高血压方案[10]	90 例 RCT	治疗组($n=59$,太冲透行间、大陵透内关、曲泉、太溪透昆仑、复溜,曲池、丰隆。留针 30 分钟。每天治疗 2 次,7 天为 1 个疗程)/对照组($n=31$,口服开博通 12.5mg,3 次/天;阿司匹林肠溶片 75mg,每日 1 次)	治疗组治疗前后收缩压[WMD $=3.39,95\%CI(2.87,3.91)$,P <0.00001]、舒张压[$WMD=$ $1.68,95\%CI(1.30,2.06)$,$P<$ 0.00001],与对照组相比收缩压 [$WMD=0.64,95\%CI(0.60,$ $0.68)$,$P<0.00001$]、舒张压 [$WMD=0.43,95\%CI(0.27,$ $0.59)$,$P<0.00001$]

附　　表

表 13-68-6　高血压患者危险分层的检查评估指标

检查项目	基本要求	常规要求
询问病史和简单体检		
测量血压,分为 1 级、2 级、3 级	+	+
肥胖:体重指数≥28 或		
腰围男≥90cm,女≥85cm	+	+
年龄>55 岁	+	+
正在抽烟	+	+
已知血脂异常	+	+
缺乏体力活动	+	+
早发心血管病家族史(一级亲属,50 岁以前发病)	+	+
脑血管病(脑卒中、短暂性脑缺血发作)病史	+	+
心脏病(冠心病:心绞痛、心肌梗死、冠脉重建,心力衰竭)病史	+	+
周围血管病	+	+
肾脏病	+	+
糖尿病	+	+
实验室检查		
空腹血糖≥7.0mmol/L	−	+

续表

检查项目	基本要求	常规要求
心电图(左室肥厚)	−	＋
空腹血脂:TC≥5.7mmol/L,LDL-C≥3.6mmol/L		
HDL-C＜1.0mmol/L;TG≥1.7mmol/L	−	＋
血肌酐:男≥115μmol/L(≥1.3mg/dl)		
女≥107μmol/L(≥1.2mg/dl)	−	＋
尿蛋白	−	＋
尿微量白蛋白 30～300mm/24h,或		
白蛋白/肌酐比:男≥22mg/g,女≥31mg/g	−	＋
眼底(视乳头水肿、眼底出血)	−	＋
X线胸片(左室扩大)	−	＋
超声(颈动脉内膜增厚或斑块,心脏左心室肥厚)	−	＋
动脉僵硬度(PWV＞12m/s)	−	＋
其他必要检查	−	＋

注:冠心病:冠状动脉性心脏病;LDL-C:低密度脂蛋白胆固醇;HDL-C:高密度脂蛋白胆固醇;PWV:脉搏波传导速度。−:选择性检查的项目;＋:要求完成的检查项目。按"基本要求"检查评估的项目较少,可能低估了患者心血管病发生的危险;有条件的地区应按常规要求完成全部项目的检查评估。

参 考 文 献

[1] 中华人民共和国卫生部. 中国居民营养与健康状况[J]. 中国心血管病研究杂志,2004,2(12):919-922.

[2] 卫生部心血管病防治研究中心. 中国心血管病报告 2007[M]. 北京:中国大百科全书出版社,2007:2-3.

[3] 吴艳荣,李海霞. 针刺治疗高血压病临床观察[J]. 中国医药导报,2011,8(19):102-103.

[4] 陈琴,陈邦国. 针刺曲池及风池穴治疗高血压病疗效观察[J]. 上海针灸杂志,2011,30(10):659-660.

[5] 张红星,张唐法,刘悦平. 针刺曲池与药物即时降压的对比观察[J]. 中国针灸,2001,21(11):645-646.

[6] 王北,刘红旭,钱璟,等. 针刺阴郄穴即刻降压临床观察[J]. 中国中医急症,2001,10(5):268-269.

[7] 周洒英. 针刺四关穴即时降压的临床观察[J]. 北京中医,2002,21(4):241.

[8] 赵鹏. 针刺攒竹穴即时降压的临床观察[J]. 人人健康(医学导刊),2007,1(1):86.

[9] 罗建昌,郎伯旭. 针刺结合耳尖放血对高血压病的即时降压疗效观察[C]//浙江省针灸

学会年会暨学术交流会论文汇编.杭州:浙江省科学技术协会,2011:36-39.

[10] 廖辉,李丹萍,陈强,等."泻南补北"法治疗阴虚阳亢型高血压病疗效观察[J].中国针灸,2006,26(2):91-93.

[11] 李龙春.温针灸四关穴治疗阴虚阳亢型高血压的临床研究[D].广州:广州中医药大学,2012.

[12] 陈华德,方针,王翀敏.耳尖放血治疗高血压病肝阳上亢证疗效观察[J].中国针灸,2004,24(4):229-231.

[13] 郑祖艳,吕雪萍,许尧.针刺治疗肝阳上亢型高血压病的临床观察[J].中外医学研究,2012,10(3):77-78.

[14] 黄凡,姚国新,黄小丽,等.针刺治疗痰瘀阻络型高血压病临床观察[J].中国针灸,2007,27(6):403-406.

[15] 张雁冰.针药联用治疗肝阳上亢型原发性高血压病临床研究[J].中医学报,2011,26(11):1397-1398.

[16] 周军,陈烨.针灸对老年高血压患者心率变异性影响[J].现代预防医学,2008,35(20):4099-4100,4102.

第 69 节　心 律 失 常

（检索时间:2012 年 6 月 30 日）

针灸治疗方案推荐意见

基于Ⅱ级证据的建议性意见

◇ **较强建议**　以下方案试用于阵发性心房颤动的治疗

　　阵发性心房颤动方案——针刺法（内关、膻中、气海、中脘、足三里）

△ **弱度建议**　以下方案可试用于心律失常的治疗

　　频发室性期前收缩方案——①针刺法（内关、神门）＋西药（美西律）;②针刺法（内关）＋西药（美西律）;③针刺法[内关、神门、华佗夹脊穴（T_4、T_5）、足三里]＋西药（美西律）

　　阵发性室上性心动过速方案——针刺法（内关）

　　窦性心动过速方案——针刺法（迎香）

临床流行病学资料

心律失常（cardiac arrhythmia）是指心脏起搏和传导功能紊乱而发生的心脏节律、频率或激动顺序异常[1]。心律失常情况非常复杂,其发生机制包括冲动形成异常、冲动传导异常或两者兼而有之。按其发生机制分为两大类:冲动形成障碍包括窦性心律失常（窦性心动过速、窦性心动过缓、窦性心律不齐、窦性停搏）和异位心律,后者又分为被动性异位心律（房性、房室交界性及室性逸搏,房性、房室交界性及室性逸搏心律)和主动性异搏心律(房性、房室交界性及室性期前收缩,房性、房室交界性及室性心动过速,心房扑动,心房颤动,心室扑动,心室颤动)。冲动传导障碍包括生理性干扰、房室分离和病理性。病理性主要包括窦房传导阻滞、房内传导阻滞、房室传导阻滞、室内传导阻滞(包括右束支传导阻滞、左束支传导阻滞、左前和左后分支传导阻滞)、房室间传导途径异常、显性或隐匿性房室旁路引起的预激综合征、Mahaim 纤维和 L-G-L 综合征(其是否存在尚有争议)[2]。本节主要论述针灸临床常见的类型。

临床评估与诊断

心律失常临床评估与诊断

1. 窦性心律失常　正常人的心律起源于窦房结,频率 60～100 次/分钟,儿童可以偏快、婴幼儿可达 130～150 次/分,其节律基本上是规则的。在正常人群中,窦性节律的频率个体差异非常大,不同的生理状态下一个人的变异度也很大。窦性 P 波在 I、II、aVF 导联直立,aVR 导联倒置,PR 间期 0.12～0.20 秒。

(1) 窦性心动过速:窦性心律的频率超过 100 次/分钟。心电图示窦性 P 波的频率大于 100 次/分钟即可诊断为窦性心动过速。窦性心动过速的范围常在 100～150 次/分钟,心率达 150 次/分钟左右时,窦性 P 波可与前面的 T 波重叠。

(2) 窦性心动过缓与窦性心律不齐:窦性心律的频率小于 60 次/分钟者称为窦性心动过缓,简称窦缓。窦性节律快慢不齐,其差值大于 0.12 秒者称窦性心律不齐,常与呼吸周期有关,称呼吸性窦不齐。窦性心动过缓时常伴有窦性心律不齐。心电图示窦性 P 波的频率小于 60 次/分钟即可诊断为窦性心动过缓,其范围常在 45～60 次/分钟,严重者可低于 40 次/分钟。严重的窦性心动过缓,心电图上常伴有交界性逸搏。

(3) 窦性停搏:窦房结在较短暂的时间内不发放冲动称窦性停搏。心电图示在较正常 PP 间期显著延长的间期内无窦性 P 波出现,且长 PP 间期与正常 PP 间期无倍数关系。窦性停搏时常有交界性逸搏或逸搏性心律。

(4) 窦房传导阻滞:指窦房结的冲动向心房传导时发生延缓或阻滞称窦房传导阻滞。心电图特征,由于体表心电图不能直接反映窦房结的冲动,因此难以诊断一度窦房传导阻滞。二度 I 型窦房传导阻滞表现为 PP 间期逐渐缩短,直至出现长的 PP 间期,该长 PP 间期短于基本 PP 间期的 2 倍。二度 II 型窦房传导阻滞的长 PP 间期为基本 PP 间期的整数倍。三度窦房传导阻滞常不易与较长时间的窦性停搏鉴别。窦房传导阻滞后可出现下位起搏点的逸搏。

(5) 病态窦房结综合征:窦房结本身的病变和(或)窦房结周围组织的病变导致窦房结起搏和(或)窦房传导障碍,产生多种心律失常的综合征称病态窦房结综合征,简称病窦。

1) 临床表现:病窦多见于老年人,起病隐匿,病程缓慢。由于心率缓慢,病人常有周围脏器供血不足的表现。如头昏、眩晕、记忆力减退、乏力等。严重者可致阿-斯综合征或猝死。

2）心电图特征：①持续而显著的窦性心动过缓（50 次/分钟以下），且并非由于药物引起；②窦性停搏与窦房传导阻滞；③窦房传导阻滞与房室传导阻滞同时并存；④心动过缓-心动过速综合征，这是指心动过缓与房性快速心律失常交替发作，后者通常为心房扑动、心房颤动或房性心动过速。

3）其他心电图改变：①在没有应用心律失常药物下，心房颤动的心室率缓慢，或其发作前后有窦性心动过缓和（或）第一度房室传导阻滞；②房室交界区性逸搏心律等。

2. 房性心律失常

（1）房性期前收缩

1）临床表现：房性期前收缩的病人可有心悸或心脏停搏感，听诊发现正常节律中有短-长不规则节律，如有器质性心脏病可发现有相应的体征。

2）心电图特征：可发现提前出现一个变异的 P′波、QRS 波一般正常；P′R＞0.12 秒，代偿间期常不完全。部分期前收缩 P′波之后无 QRS 波，且与前面的 T 波相融合而不易辨认，称为房性期前收缩未下传。P′R 可以较正常的 PR 间期延长，P′波引起的 QRS 波形有时会增宽变形，多似右束支传导阻滞，称为房性期前收缩伴室内差异传导。

（2）房性心动过速

1）临床表现：常发生于各种器质性心脏病，如心肌梗死、心脏瓣膜性病变、急慢性心功能不全、严重肺部疾患、急性感染、饮酒过度、低血钾、低氧血症及洋地黄中毒等。主要症状是心悸不适和相应的心脏病症状，可呈阵发性或持续性，甚至无休止发作，并可引起心动过速性心肌病，此时很难与心功能不全相鉴别。

2）体表心电图：心房率为 100～240 次/分钟，房率≥室率，房室传导阻滞和束支传导阻滞不影响心动过速、P′波电轴和形态与窦性 P 波明显不同，P′R＞0.12 秒，且随心率增快而延长，呈窄 QRS 形态，一般 P′R＜RP′。房性心动过速时在同一心电图导联上，P′波形态一致被认为是单源性的；≥3 种以上形态则认为是多源性的。多源性房性心动过速常发生于慢性阻塞性肺疾病与充血性心力衰竭的老年病人，亦可见于洋地黄中毒和低钾血症的病人。

（3）阵发性室上性心动过速：简称室上速，通常包括房室结折返性心动过速、房室折返性心动过速和窦房结折返性心动过速。

1）临床表现：有心动过速反复发作史。心悸、焦虑不安、眩晕、晕厥、心绞痛甚至心力衰竭与休克。症状轻重与心室率及持续时间长短有关。心尖区第一心音强度恒定，心律绝对规则。

2）心电图特征：①心室率 150～250 次/分钟，节律规则；②QRS 波正常，当伴室内差异性传导阻滞时，QRS 波增宽；③P 波呈逆传型，可位于 QRS 波前或

QRS 波中或 QRS 波之后,P 波与 QRS 波有恒定关系;④ST-T 有继发性改变。

3) 心电生理检查:食管调搏或腔内电生理检查证实有房室结双径路或房室旁路;心房、心室程序刺激可诱发和终止心动过速。

4) 持久性交界性反复性心动过速(PJRT)的电生理特征:①旁路常位于后间隔部,有递减性传导特性;②心动过速时于希氏束不应期发放心室期前收缩刺激可使心房提前激动;③心动过速时最早逆传 A 波位于冠状窦口附近;④多见于青年人,此种心动过速需同快-慢型房室结折返性心动过速和房性心动过速鉴别。

3. 室性心律失常

(1) 室性期前收缩

1) QRS 波群提前出现,时限常大于 0.12 秒,ST 段及 T 波的方向与 QRS 主波方向相反。少数情况下起源于室间隔希氏束分叉处附近的室性期前收缩 QRS 波群不宽,分析时需加以鉴别。

2) 提前出现的 QRS 波群与前面的窦性搏动之间常有固定的间期(称配对间期)。有时,期前收缩与其前 QRS 波群之间的配对间期互不相等,且形态各异,称为多源性室性期前收缩。

3) 室性期前收缩常逆传到房室交界区而很少逆传到心房,因而不干扰窦房结的正常节律,表现为期前收缩后的代偿间歇完全,紧跟期前收缩后面的窦性冲动由于房室交界区的干扰不能下传到心室,窦性 P 波常被隐没在 ST 段或 T 波中。

4) 心室的异位起搏点可按固定的频率独立地发放冲动,它发放的冲动是否兴奋心室取决于周围组织的不应期。其心电图特征为:①配对间期不恒定;②长的异位搏动间期与短的异位搏动间期有倍数关系或公约数关系;③可出现室性融合波,这种情况称为室性并行心律。

5) 室性期前收缩可孤立或规则出现。二联律是指每个窦性搏动后出现一个室性期前收缩,三联律是指每两个窦性搏动后跟随一个窦性期前收缩;以此类推。连续出现两个室性期前收缩者称成对室性期前收缩;连续发生 3 个或以上室性期前收缩者称室性心动过速。若室性期前收缩插入两个窦性搏动之间,称为间位性室性期前收缩;若室性期前收缩落在前一个心搏的 T 波上,称 R-on-T 现象。

(2) 室性心动过速:是指发生于希氏束分叉以下的快速连续性室性异位激动。自发者异位激动需连续≥3 个,程序电刺激诱发者需连续≥6 个且频率≥100 次/分钟。

1) 临床表现:室性心动过速的临床表现随室性心动过速的频率、持续时间、是否合并器质性心脏病,以及心功能状态等因素变化而不同。少数病人症状较轻微,多数出现心慌、胸闷、眩晕等症状,严重者可出现休克、呼吸困难、肺水肿、晕厥,甚至导致心室扑动、心室颤动而猝死。室性心动过速除原有心脏病的体征外,还可出现低血压、颈静脉搏动强弱不等、间歇出现较强的颈静脉搏动。听诊时第一心音强弱不等,有时可闻及炮轰音,这与房室分离有关。

2）心电图特征:室性心动过速的心电图可有下列改变。①宽而畸形的QRS波连续出现≥3 次,基本规则,频率≥100 次/分钟,ST-T 与主波方向相反。②P 波与 QRS 波群无固定关系,形成房室分离,房率小于室率,但因 P 波常融于畸形的 QRS 波中,难以辨认。③完全或部分心室夺获:室性心动过速过程中,窦性激动可完全夺获心脏,表现为窄 QRS 波,其前有 P 波,P-R＞0.12秒。窦性冲动与异位冲动同时兴奋心室时表现为部分夺获,图形介于室性与窦性之间,称室性融合波。

针灸治疗效能等级与治疗目标

1. 效能等级 心律失常情况非常复杂,对于非器质性的窦性心律失常,针刺可作为主要的治疗方法,属于效能等级Ⅱ级病谱;对于其他的较为严重的心律失常,针刺只能起到辅助的即时缓解症状的作用,属于Ⅲ级病谱。

2. 治疗目标 恢复正常心律,减轻心律失常发作的严重程度,减少发作的频率,缩短发作的时间等。

针灸治疗流程与推荐方案

针灸治疗心律失常流程(图 13-69-1)

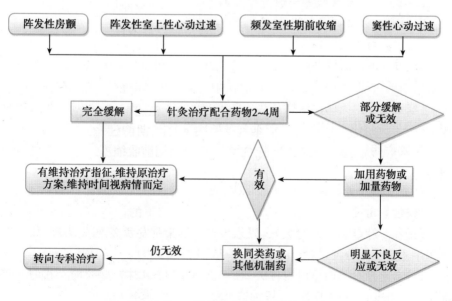

图 13-69-1 针灸治疗心律失常的流程

针灸治疗心律失常推荐方案

1. 阵发性房颤一般治疗方案

● 针刺法[5]（2b 级证据）★★

『主穴』内关、膻中、气海、中脘、足三里。

『配穴』血瘀加血海，痰浊加丰隆。

『操作』内关直刺 15～25mm，捻转补法；膻中向鸠尾方向平刺 15～25mm，捻转补法；气海直刺 15～30mm，捻转补法；中脘直刺 15～30mm，捻转补法；足三里直刺 15～30mm，提插补法；血海、丰隆直刺 15～30mm，提插泻法。内关以出现触电感向中指放射为度，其他穴位以穴位局部出现酸胀或沉重感为度。各穴得气后留针 1 小时，每隔 15 分钟重复补泻手法 1 次。

疗效说明　治疗组总有效率（从针刺开始计时，90 分钟内转复为窦性心律）为 85%，针刺治疗阵发性心房颤动的疗效或许优于对照组（胺碘酮）。治疗组的平均转复时间为（39.6±13.7）分钟，优于对照组的平均转复时间[（50.1±14.8）分钟]（$P<0.001$）；患者心室率、收缩压、舒张压治疗组治疗后下降的幅度优于对照组（$P<0.05$）；两组患者治疗前后 QT 间期的变化无统计学意义（$P>0.05$）。治疗组持续时间小于 24 小时的房颤转复率（37/43，86.0%）明显高于持续时间超过 24 小时者（24/37，64.9%），左心房直径<40.0mm 的患者的转复率为 88.9%（40/45），优于左心房直径≥40.0mm 的患者的转复率[60.0%（21/35）]（$P<0.01$）。

2. 频发室性期前收缩一般治疗方案

● 针刺联合美西律 1[6]（2c 级证据）★

『穴位』内关、神门。

『操作』治疗时以 2～6 寸毫针，与皮肤呈 30°角，迅速刺入皮内后，与皮肤平行缓慢进针，以不产生酸、麻、胀、痛为宜。每日或间日针 1 次。治疗 2 周。

『联合治疗』美西律口服首次 200～300mg（4～6 片），必要时 2 小时后再服 100～200mg（2～4 片）。一般维持量每日约 400～800mg。

疗效说明　总有效率（症状有轻度改善，期前收缩减少<5 次/分钟）为 93.76%。

● 针刺联合美西律 2[7]（2c 级证据）★

『穴位』内关。

『操作』针直刺双侧内关穴，以患者产生酸麻胀感并能耐受为度，用平补平泻手法运针 2 分钟，留针 15 分钟，每天 1 次。2 周为 1 个疗程。

『联合治疗』美西律口服首次 200～300mg（4～6 片），必要时 2 小时后再服 100～200mg（2～4 片）。一般维持量每日约 400～800mg。

疗效说明　总有效率（症状有轻度改善，期前收缩减少<5 次/分钟）为

93.76%,针刺治疗频发性室性期前收缩的疗效或许优于对照组(美西律)。

● 针刺联合美西律 3[8](2c 级证据)★

『穴位』内关、神门、夹脊(T₄、T₅)、足三里。

『操作』每日 1 次,交替选穴,每次留针 30 分钟,症状明显的患者内关穴埋针。手法以平补平泻为主,足三里穴施以补法,共治疗 1 个月。

『联合治疗』美西律口服首次 200～300mg(4～6 片),必要时 2 小时后再服 100～200mg(2～4 片)。一般维持量每日约 400～800mg。

疗效说明　总有效率(治疗后经动态心电图检测,期前收缩次数减少 50%以上)为 88.6%,针刺治疗频发性室性期前收缩的疗效或许优于对照组(美西律)。

3. 阵发性室上性心动过速治疗方案

● 针刺内关[9](2c 级证据)★

『穴位』内关。

『操作』1.5 寸毫针刺入,强刺激提插捻转,使针感上传,得气后留针 5～20 分钟,其间行针 1～3 次。

疗效说明　总有效率(症状减轻,心率减少 30 次/分钟以上)为 78.1%,针刺内关治疗阵发性室上性心动过速的疗效或许与对照组(心律平注射液)相当。

4. 窦性心动过速治疗方案

● 针刺迎香法[10](2c 级证据)★

『穴位』迎香。

『操作』向外下沿鼻唇沟斜刺 1.5 寸,提插捻转数次,以后每隔 2 分钟提插捻转数次,针刺 20 分钟,如无效改用药物治疗。

疗效说明　总有效率(窦速心率下降至 110 次/分钟以下)为 79.4%,针刺治疗窦性心动过速的疗效或许优于对照组(安定)。

影响针灸疗效因素

1. 病情　心律失常的种类很多,病因也差别较大。一般而言,针灸治疗功能性心律失常的疗效优于器质性原因所致的心律失常;治疗心动过缓的疗效优于心动过速;治疗室上性心动过速的疗效优于室性;对于室性或房性期外收缩有一定疗效;对房颤及传导阻滞疗效差。有人研究发现,针灸对起源失常所致的心律失常疗效明显优于传导异常。总之,病情轻,病程短,针灸治疗疗效好;发病时间长,年迈体衰,存在并发症者,针灸疗效差。

2. 年龄　有研究发现,针灸治疗心律失常的疗效 50 岁以下优于 51 岁以上。

针灸治疗的环节和机制

1. 调节自主神经功能　心动过速时,针刺可以抑制交感神经活动或增强迷走神经张力;心动过缓时,针刺可兴奋交感神经,从而调节心脏功能,纠正心律失常。针刺改善心功能,增加冠脉血流量,以及激活垂体-肾上腺皮质系统的体液因子,亦可能在一定程度上协同对抗心律失常。有人认为,针刺治疗室性期前收缩是通过调整肾上腺素能和胆碱能自主神经系统而实现的,并对心脏电生理有影响。抑制异位兴奋点的兴奋性,延长心脏动作电位的时限,针刺还可以激活钠钾三磷酸腺苷(ATP)酶,使心肌复极均匀化,清除折返激动。

2. 中枢机制　研究发现,延髓腹外侧区在刺激防御反应区引起的心血管反应中和在维持正常血压与心率中有重要作用,该区也是腓深神经传入冲动抑制刺激防御反应区诱发的心律失常升压反应与其他心血管反应的关键部位。电针足三里穴对高血压与心律失常的抑制作用可能是由于腓深神经粗纤维的传入冲动对延髓腹外侧区神经元活动的抑制,内源性吗啡物质可能参与。

3. 延长不应期　针刺能延长心室和心房的有效不应期与功能不应期,使心肌恢复兴奋性的时间延迟,避免期前收缩的发生。针刺还能降低心肌细胞动作电位的 Vmax 值,可减慢冲动的传导速度,使某些病理情况下产生的单向阻滞变为双向阻滞,从而中断折返激动。有人认为,针刺可以降低心肌耗氧量,使小静脉扩张,血流加速,改善心脏功能,并可降低心排出量,从而减慢心率或减少室性期前收缩次数。

预　　后

发生于无器质性心脏病基础上的心律失常包括期前收缩、室上性心动过速和心房颤动,大多预后良好;但 QT 延长综合征患者发生室性期前收缩,易演变为多形性室性心动过速或心室颤动,预后不佳;预激综合征患者发生心房扑动或心房颤动且心室率很快时,除易引起严重血流动力学改变外,还有演变为心室颤动的可能,但大多可经直流电复律和药物治疗控制发作,因而预后尚好。室性快速心律失常和心率极度缓慢的完全性房室传导阻滞、心室自主节律、重度病态窦房结综合征等,可迅速导致循环功能障碍而立即威胁病人的生命。房室结内阻滞与双束支(三分支)阻滞所致的房室传导阻滞的预后有显著差别,前者预后较好而后者预后恶劣。发生在器质性心脏病基础上的心律失常,如本身不引起明显血流动力学障碍,又不易演变为严重心律失常的,预后一般尚好,但如基础心脏病严重,尤其是伴心功能不全或急性心肌缺血者,预后一般较差。

代表性临床试验

表 13-69-1　针灸治疗心律失常的代表性临床试验

试验观察方案	试验设计	治疗组/对照组	结　果
毫针针刺法[5]	80 例 RCT	治疗组($n＝40$,内关、膻中、气海、中脘、足三里)/对照组($n＝40$,胺碘酮 50mg 加生理盐水 10ml 静脉注射,10 分钟注完,如无效,30 分钟后重复注射 150mg,至累积量达 450mg)	窦性心律转复率 $RR＝1.26$,$95\%CI(0.98,1.62)$,$P＝0.07$;心室率改善 $WMD＝22.60$,$95\%CI(19.83,25.37)$,$P＜0.0001$;平均收缩压改善 $WMD＝17.00$,$95\%CI(15.43,18.57)$,$P＜0.0001$;平均舒张压 $WMD＝10.00$,$95\%CI(9.56,10.44)$,$P＜0.0001$
针刺配合药物方案[8]	66 例 RCT	治疗组($n＝35$,内关、神门、夹脊(T_4、T_5)、足三里,配合药物,剂量服法同下)/药物组($n＝31$,美西律口服,每次 150mg,每天服 3 次,但用药 1 周后药量减为每次 100mg,每天服 3 次)	总有效率 $RR＝1.37$,$95\%CI(1.03,1.83)$,$P＝0.03$;室性期前收缩症状积分改善 $WMD＝1.31$,$95\%CI(1.11,1.51)$,$P＜0.0001$

参 考 文 献

[1] 王吉耀,廖二元,华琦,等. 内科学[M]. 北京:人民卫生出版社,2010.

[2] Wijffels MC,Kirchhof CJ,Dorland R,et al. Atrial fibrillation begets atrial fibrillation:a study in awake chronically instrumented goats[J]. Circulation,1995,92(7):1954.

[3] 沈洪,杜捷夫. 心律失常识别与抗心律失常药[J]. 中国危重病急救医学,2001,10(6):377-382.

[4] 陈灏珠. 实用内科学[M]. 第 12 版. 北京:人民卫生出版社,2005:1412-1413.

[5] 许宏珂,张月峰. 针刺与胺碘酮转复阵发性心房颤动及心房扑动疗效比较[J]. 中国针灸,2007,27(2):96-98.

[6] 刘丽英. 中西医结合治疗频发室性早搏疗效观察[J]. 中国中医急症,2005,14(7):619-621.

[7] 张景祖,徐文化. 针刺内关穴配合美西律治疗频发室性早搏 30 例疗效观察[J]. 新中医,2002,34(11):45-46.

[8] 苑志军,艾炳蔚.针药结合治疗室性早搏的临床观察[J].中国中西医结合杂志,2002,22(4):312-313.

[9] 董善京.针刺内关穴治疗阵发性室上性心动过速 32 例[J].河南中医学院学报,2006,21(127):69-70.

[10] 马玉深,隋速成,刘安才.针刺迎香治疗快速心律失常 68 例疗效观察[J].中国针灸,1995,5(253):21-22.

第 14 章

某些特定的传染性疾病

第 70 节　带　状　疱　疹

（检索时间：2012 年 6 月 30 日）

针灸治疗方案推荐意见

基于 I 级证据的推荐性意见

◎ **较强推荐**　以下方案可应用于带状疱疹的治疗

　　电针结合叩刺拔罐法——阿是穴、夹脊、支沟、后溪

　　铺棉灸、围刺加电针法——阿是穴、病变皮损处、支沟、后溪、与皮损相应神经节段及其上下各一节段的患侧夹脊

　　围刺结合电针法——皮损局部、夹脊、支沟、后溪

　　火针赞刺法——最早出现皮疹部位即发疹的始端"蛇头"，后发疱疹的中间部"蛇腰"与尾端"蛇尾"

　　针刺联合西药方案——针刺法（局部皮损周围、病灶相应夹脊、曲池、合谷、阳陵泉、太冲）＋西药（阿昔洛韦、呋喃硫胺片、甲钴胺片、去痛片；水疱未破者外用炉甘石洗剂，水疱已破有渗液者外用 3% 硼酸溶液湿敷）

基于 II 级证据的建议性意见

□ **强力建议**　以下方案可试用于带状疱疹急性期的治疗

　　鼠爪刺针法——大椎、身柱、灵台、筋缩、脊中、腰阳关、腰俞

　　火针法——夹脊、后溪、支沟

　　　　　　以下方案可试用于带状疱疹后遗神经痛期的治疗

　　火针配合温和灸法——局部阿是穴

◇ **较强建议**　以下方案可试用于带状疱疹或后遗神经痛的治疗

　　后遗神经痛治疗方案——①头针结合电针夹脊方案（夹脊、疼痛局部、头部病灶的对侧感觉区和运动区）；②热敏化艾灸疗法方案（病灶局部或同节段背俞穴、至阳、手三里、阳陵泉等区域）；③经络三联疗法（穴位埋线、耳背经脉放血及耳穴压丸法）方案（大杼、肺俞、心俞、肝俞、脾俞、耳背经脉、耳穴敏感点/曲池、足三里、环跳）；④闪火灸联合西药综合治疗方案（病灶局部）＋泛昔洛韦片

　　带状疱疹(herpes zoster)是由水痘带状疱疹病毒引起的,以身体一侧成群水疱、疼痛为特征的病毒感染性皮肤病。

　　带状疱疹在任何年龄段均可发病,但其发病率随年龄的增加而增高。40岁以下大约稳定在每年 2‰～3‰。50 岁以上明显上升,约每年 5‰。60～70岁患病为每年 6‰～7‰。80 岁以上大约 10‰。年龄越小,发病率越低。一般来说,带状疱疹治愈后不再复发。但少数情况下,主要是在免疫缺陷的患者可在同一区域见到 2 次带状疱疹,极少数可观察到第 3 次[1]。

　　当疱疹消退后仍有部分病毒潜伏在神经节内,皮疹消退后持续超过 4 周的疼痛;或疼痛缓解后再次发生的超过 4 周的疼痛可称为带状疱疹后遗神经痛(PHN)。带状疱疹患者中约有 10％并发带状疱疹后神经痛,而 60 岁以上老年患者带状疱疹后神经痛的发病率可高达 50％～75％[2]。一项研究报告示,62％的 50 岁以上的带状疱疹患者发生 PHN,其中 20％疼痛持续时间超过 6 个月[3]。发病同年龄呈正相关[4~6]。PHN 的发生和带状疱疹的发病部位也密切相关。Bowshee 研究发现 PHN 发生率在眼部带状疱疹患者中较多[7]。PHN 定义较多[8,9],目前常将该病临床治愈后持续疼痛超过 3 个月者定义为后遗神经痛(PHN),其疼痛持续时间短则 1～2 年,长者甚至超过 10 年,一般病史均长达 3～5 年,其发生率和严重程度随年龄增长而上升。PHN 给病人身心和精神造成了极大痛苦,不仅阻碍患者白天的社会活动,还引起患者失眠、食欲不振,甚至发展成抑郁症[10,11]。

带状疱疹临床评估(表 14-70-1)

表 14-70-1　带状疱疹的临床评估[12,13]
参考《中国带状疱疹治疗指南》,中国医师协会皮肤科医师分会专家组,2013

评估项目	评估内容	评估要点
病史	性别年龄	20～50 岁高发年龄段,女＞男
	诱因	如感冒、过劳、某些传染病、恶性肿瘤、白血病、艾滋病、系统性红斑狼疮、放射治疗、烧伤以及使用某些药物等引起机体抵抗力减弱等因素
症状	前驱症状	常有轻度前驱症状,如低热、全身不适、食欲不振等。在将要发疹的部位常有神经痛、痒感或皮肤感觉过敏,而以神经痛最为突出,其中绝大多数于神经痛后 1～4 天发出皮疹。部分病人可无任何自觉症状,以儿童多见,但亦有无前驱症状即发疹者。少数患者先有皮疹,后有痛痒感

评估项目	评估内容	评估要点
	皮损表现	在全身或局部前驱症状 1~4 天后,局部皮肤初起不规则红斑,继而出现数片成群但不融合的粟粒至绿豆大的丘疹、丘疱疹,迅即变为水疱,周围有红晕。损害至少 1~2 群,呈带状排列,各簇水疱群之间隔以正常皮肤,有时可互相融合成为弥漫的一大片损害
	局部表现	在红斑基础上出现簇集性粟粒至绿豆大小水疱,疱液常澄清,水疱簇间皮肤正常。也可有血疱、坏死、溃疡等表现。愈后可遗留暂时性色素沉着,发生坏死溃疡者可遗留瘢痕
	皮损分布	皮损常在身体的一侧,沿某一周围神经分布区排列,一般不超过中线,但有时可略超过中线。分布以胸段(肋间神经)最为多见,其次为腰段、颈段及三叉神经分布区。三叉神经以第 1 支最为常见,尤多见于老年人,症状较严重,疼痛剧烈,可合并角膜、结膜炎,甚至可损害眼球各部而引起全眼球炎以致失明
	神经痛	发疹前或伴随皮疹出现。儿童较轻或无,老年患者常疼痛剧烈,且易于损害。消退后伴发长时间的神经痛
	分型	①按症状表现分为:无疱疹型、不痊型、大疱型、出血型、坏疽型、泛发型;②按累及部位分为:眼带状疱疹、耳带状疱疹、带状疱疹性脑膜脑炎、运动性麻痹、内脏带状疱疹、泛发性或全身性带状疱疹
	病程	自然病程为 3~6 周左右,愈后极少复发,复发率在 0.2% 以下
实验室检查	疱疹刮片	早期疱底刮取物涂片,Giemsa 染色可找到多核巨细胞和核内包涵体
	病毒分离	早期疱液或脑脊液可分离到水痘-带状疱疹病毒
	抗体检测	取患者急性期和恢复期双份血清,以酶联免疫吸附试验或免疫荧光技术检测 VZV 抗体,如恢复期呈 4 倍以上增长,即证实 VZV 急性感染
	PCR 检测	早期用 PCR 检测患者呼吸道上皮细胞和周围血白细胞中的 VZV-DNA 比病毒分离简便,周围血白细胞阳性率为 74%,口咽上皮细胞阳性率为 62% 左右。但可有假阳性,且费用昂贵
鉴别诊断	单纯疱疹	单纯疱疹好发于皮肤与黏膜交界处,分布无一定规律,水疱较小易破,疼痛不著,多见于发热(尤其是高热)的过程中,常易复发
	接触性皮炎	有接触史,皮疹与神经分布无关,自觉烧灼、剧痒,无神经痛
	其他	带状疱疹前驱期及无疹型带状疱疹需与肋间神经痛、胸膜炎、冠心病及急性阑尾炎相鉴别

带状疱疹临床诊断与分期

1. 带状疱疹的诊断依据　①皮损多为绿豆大小的水疱,簇集成群,疱壁较紧张,基底色红,常单侧分布,排列成带状。严重者,皮损可表现为出血性,或可见坏疽性损害。皮损发于头面部者,病情往往较重。②皮疹出现前,常先有皮肤刺痛或灼热感,可伴有周身轻度不适、发热。③自觉疼痛明显,可有难以忍受的剧痛或皮疹消退后遗疼痛。

2. 带状疱疹后遗神经痛的临床诊断　临床上对 PHN 的诊断标准有较多争议,主要有 3 种:①从带状疱疹出现开始持续存在超过一定时间段(1 个月、3个月、6 个月)的疼痛;②疱疹愈合后持续存在超过一定时间段(1 个月或 3 个月)的疼痛;③疱疹愈合后继续存在的疼痛。

3. 带状疱疹的临床分期

(1) 前驱期:症见皮肤外观如常,局部灼热疼痛,触之有虫刺感;2～4 天后,逐渐发出密集成簇绿豆大小的疱疹;或初有皮肤瘙痒,继而出现簇集成团的红色针尖样小丘疹;丘疹发出后,其自觉皮肤由瘙痒变刺痛。

(2) 疱疹期:疱疹逐渐增大,很快变成水疱、脓疱,密集成群,并沿所属皮肤感觉神经分布区蔓延,成条索状。患者自觉局部灼热,疼痛加剧,痛甚则昼夜难眠。后期,疱疹完全变成脓疱状,并继续增大,甚至有些疱疹连结成大脓疱,疼痛剧烈,如刀割火燎。

(3) 后遗症期:脓疱全部结痂、脱落,有些局部留有色素斑,有些严重的疱疹脱落后出现皮损,疼痛有所好转,但仍留有后遗痛,短则 3～5 天,长则半年有余。疼痛时间的长短与病变的轻重、年龄的大小有关。

针灸治疗效能等级与治疗目标

1. 效能等级　带状疱疹有自限性,该病一般在发病初期常伴有全身不适、发热。3～5 天后,在神经痛部位出现疱疹,一般经过 7～10 天即停止发作,3～6 周痊愈。大部分患者预后良好,不再复发。带状疱疹(不伴有其他并发症)的治疗应首选针灸的刺络拔罐法,这已被针灸临床所证实,可缓解疼痛,促进疱疹吸收和及早结痂而痊愈。效能等级属于Ⅰ级针灸病谱。

带状疱疹后遗神经痛是带状疱疹病毒侵犯神经后遗留的神经痛,因神经受损以致不能完全恢复,留下不同程度的后遗症,疼痛时间长,缠绵难愈。效能等级属于Ⅱ级病谱。

2. 治疗目标　减轻急性期的疼痛,控制皮损的发展和缩短病程,并且预防和减轻后遗神经痛和其他急慢性并发症。

针灸治疗流程与推荐方案

针灸治疗带状疱疹流程(图 14-70-1)

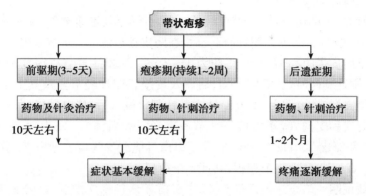

图 14-70-1 针灸治疗带状疱疹流程

针灸治疗带状疱疹推荐方案

1. 带状疱疹一般治疗方案

● 电针结合叩刺拔罐法[13](1b 级证据)★★★★★

『穴位』阿是穴、夹脊、支沟、后溪。

『操作』①围针刺:在距皮损边缘 0.2cm 处,用 1.5～2 寸毫针沿皮下向皮损中心围刺,针距约为 1～2cm。每簇针数与皮损范围成正比,若皮损直径 3cm 以下,则按周围神经走向,前后各刺 1 针;若皮损直径 3～5cm,可刺 6～8 针;若皮损直径 5cm 以上,则刺 10～16 针为宜。留针 30 分钟,1 次/日。②电针:围针刺同时,在双侧支沟、后溪及皮损相应神经节段及其上下各一节段的患侧夹脊穴处,用 1～2 寸毫针实施针刺。得气后,接电针仪,负极接上一节段夹脊穴和支沟穴,正极接下一节段夹脊穴和后溪穴。采用脉冲电流,疏密波,频率为 2Hz/100Hz,2～5mA,强度以患者能耐受为度。通电 30 分钟后出针,1 次/日。10 日为 1 个疗程,共计 1 个疗程。③叩刺拔罐:梅花针叩阿是穴(各簇水疱群间皮肤),以局部微渗血为度,在刺络部位及病损两端拔罐,留罐 5～10 分钟,出血 3～5ml,取罐后用活力碘消毒患处。10 天 1 个疗程,共计 1 个疗程。

疗效说明 治疗后第 7 天,在疼痛改善方面电针加叩刺拔罐疗法(38.20±0.79)优于西药治疗(口服盐酸伐昔洛韦、维生素 B_1),两组比较综合疗效评分改善程度,差异具有统计学意义($P<0.05$);且在缩短疼痛持续的时间、两组疼痛完全消失时间[(16.39±11.97、29.87±24.22)天]等方面,差异具有统计学意义($P<0.01$)。治疗第 90 天后,后遗神经痛发生率(5.6%、29.0%)具有

统计学意义($P<0.01$)。

● **铺棉灸、围刺加电针法**[14]（1b 级证据）★★★★★

『穴位』阿是穴(病变皮损处)、支沟、后溪、与皮损相应神经节段及其上下各一节段的患侧夹脊。

『操作』①铺棉灸:棉片铺在阿是穴上,点燃令其迅速燃尽,如法施灸 3 遍为 1 次,1 次/日。②围针刺:铺棉灸后,在距皮损边缘 0.2cm 处,用 1~2 寸毫针沿皮下向皮损中心围刺,针距约为 1~2cm。每簇针数与皮损范围成正比。③电针:围针刺同时,在双侧支沟、后溪及皮损相应神经节段及其上下各一节段的患侧夹脊穴处,用 1~2 寸毫针实施针刺。得气后,接电针仪,负极接上一节段夹脊穴和支沟穴,正极接下一节段夹脊穴和后溪穴。采用直流电,疏密波,频率为 2Hz/100Hz,2~5mA,强度以患者能耐受为度。通电 30 分钟后出针,1 次/日。10 日为 1 个疗程,共计 1 个疗程。

疗效说明　综合疗效评价参考《中医病证诊断疗效标准》,1 个疗程后,治疗组总有效率为 91.7%。在促进结痂、缩短结痂时间,缩短疼痛持续时间方面,优于常规西药疗法(盐酸伐昔洛韦)。第 30 天随访,两组比较后遗神经痛发生率(5.56%、77.77%)具有统计学差异。

● **围刺结合电针法**[15]（1b 级证据）★★★★★

『穴位』皮损局部、夹脊、支沟、后溪。

『操作』①围刺:在距皮损边缘 0.2cm 处进针,针尖朝向皮损区中心,呈 15°角,沿皮下围刺,针距约为 1~2cm(每簇针数多少与皮损范围大小成正比,皮损范围直径 3cm 以下,按周围神经走向前后各 1 针,直径 3~5cm 可 6~8 针,直径 5cm 以上则 10~16 针为宜)。留针 30 分钟,每天 1 次。②电针:夹脊穴斜刺,向脊柱方向进针深度 0.8~1 寸,支沟穴、后溪穴直刺,进针深度 0.8 寸,得气后接电针,负极接上一节段夹脊穴和支沟穴,正极接下一节段夹脊穴和后溪穴。采用脉冲电流,疏密波,频率为 2Hz/100Hz,2~5mA,强度以患者能耐受为度,留针 30 分钟。每天 1 次,10 次为 1 个疗程,共计 1 个疗程。

疗效说明　对照西药治疗(盐酸伐昔洛韦),治疗组在止疱时间[(5.63±1.73)天]、结痂时间[(6.83±1.95)天]、脱痂时间[(15.53±6.03)天],综合疗效评分改善值[(11.43)分]方面很可能优于对照组。

● **火针赞刺法**[16]（1b 级证据）★★★★★

『穴位』最早出现皮疹部位即发疹的始端"蛇头",后发疱疹的中间部"蛇腰"与尾端"蛇尾"。

『操作』①先刺"蛇头",再刺"蛇腰"与"蛇尾"。若面积大,疱疹多,可分批治疗。以每簇中疱疹数量的 1/3~1/2 为宜。火针烧针,使火焰靠近患者皮损部位并距先前选定的针刺部位约 10~15cm。火针点刺:烧针后以疱疹簇为单位呈"品"字形点刺,直入直出。水疱、丘疹或红斑区采用中、粗火针点刺,进针深度以针尖刺破疱疹,达到其基底部为度。对于较大的脓疱或血疱即直径0.5cm 以上者,用粗火针点刺,刺后用消毒脱脂棉球挤净疱液。②受针局部拔火罐,留罐时间 5~10 分钟,以局部皮肤轻度瘀血为度。若起罐后局部出现血疱,可再用火针点刺。

疗效说明　参照《中医病证诊断疗效标准》,治疗组临床痊愈率为90.9％,总有效率为 100％,与对照组疗效相当。在疼痛、疱疹皮损积分疗效,疼痛缓解时间(2.22 天)、神经痛消除时间(4.69 天)、皮损结痂时间(1.82 天)、脱痂时间(4.93 天),后遗神经痛发生率(7.3％)等方面,优于对照组(口服阿昔洛韦)。

● **针刺联合西药**[17]**(1b 级证据)**★★★★★

『**主穴**』局部皮损周围、病灶相应夹脊穴、曲池、合谷、阳陵泉、太冲。

『**配穴**』皮损在头面部者加风池、太阳;便秘者加支沟。

『**操作**』皮损局部围刺,头尾各刺 1 针,再根据病变范围大小每隔 2cm 从皮损边缘向中央沿皮透刺 0.5~1cm。病灶相应夹脊穴针刺得气后接电针,采用 2Hz/100Hz 疏密波。体穴直刺,采用提插捻转泻法,留针 30 分钟。

『**联合治疗**』阿昔洛韦针每次 250mg,静脉滴注,2 次/天,连用 10 天;口服呋喃硫胺片每次 50mg 及甲钴胺片每次 0.5mg,3 次/天,疗程 1~2 个月;同时根据病情需要适当给予去痛片口服;水疱未破者外用炉甘石洗剂,水疱已破有渗液者外用 3％硼酸溶液湿敷。

疗效说明　治疗后在 VAS 指数下降(5.99±2.00)、止疱时间[(1.5±0.5)天]、结痂时间[(5.8±1.7)天]、皮损痊愈时间[(12.6±1.8)天]、外周血浆 P 物质含量下降(38.61±0.26)及不良反应率(6.66％)上均优于单用西药治疗(2.40±2.07、2.5±1.1、8.2±2.7、16.6±4.7、18.13±2.26、10％)。

2. 带状疱疹急性期治疗方案

● **鼠爪刺针法**[18]**(2a 级证据)**★★★

『**穴位**』大椎、身柱、灵台、筋缩、脊中、腰阳关、腰俞。

『**操作**』取 5 根 1 寸毫针,将针柄缠成一束,用舒张押手法,以大椎作为针刺起点,依次按穴位顺序从大椎至腰俞垂直进针约 3~5 分深,患者得气后即缓慢出针,出针后不按压针孔,使之轻微出血。隔日 1 次。5 次为 1 个疗程,共计 1 个疗程。

疗效说明　对照西药治疗(口服盐酸伐昔洛韦、维生素 B_1),在总有效率(90.％、80％)、止疱时间[(5.12±2.65、4.89±2.35)天]方面疗效相当,在综合疗效评分(10.91±2.31、9.78±2.04)、疼痛开始缓解时间[(6.84±2.33)天、(9.72±2.53)天]、疼痛持续时间[(15.45±3.98)天、(24.26±7.66)天]、疼痛强度 VAS 评分改变(3.59±1.64、2.63±1.91)、结痂时间[(8.24±1.63)天、(9.63±3.35)天]及脱痂时间[(18.25±5.72)天、(23.12±6.63)天]等方面优于对照组。

● 火针法[19](2a 级证据)★★★

『穴位』夹脊、后溪、支沟。

『操作』消毒后涂一层万花油,持笔式持火针,针尖和部分针体插入火焰中,将针体下 3 分烧至通红为度,趁着针红,迅速直刺疱疹中央约 0.2～0.3cm,每个疱疹针刺 2 次;轻刺夹脊、支沟、后溪穴约 0.1cm。点刺后用棉球按压针孔片刻,并再涂上万花油。10 天为 1 个疗程,共计 1 个疗程。

『疗效说明』　对照西药治疗(口服盐酸伐昔洛韦、维生素 B_1),在疼痛缓解≥30%的时间[(7.57±4.36、11.10±7.20)天],两组疼痛完全消失时间[(16.37±8.86、25.50±12.24)天]、疼痛完全消失人数比率(56.7%、23.3%)、止疱时间[(3.73±1.60、4.83±2.52)天]、结痂≥50%时间[(6.90±2.32、10.57±2.57)天]、脱痂时间[(16.73±4.65、21.93±7.35)天],以及带状疱疹后遗神经痛发生率在初诊后 30 天(6.67%、33.33%)、初诊后 60 天(0、13.33%)及 90天(0、13.33%)方面均有疗效优势。

3. 带状疱疹后遗神经痛期治疗方案

● 火针配合温和灸[20](2a 级证据)★★★

『穴位』局部阿是穴。

『操作』　持 3 支毫针烧至通红,迅速刺入阿是穴,进针深度约 0.2～0.5cm,并迅速拔出,再在其周围连续进针 3～5 下,并在局部做温和灸 15 分钟。每天或隔天治疗 1 次,6 次为 1 个疗程,共 2 个疗程。

『疗效说明』　对照西药(口服加巴喷丁胶囊)和假针刺(病灶远端非穴点浅刺)治疗,针刺后即刻疼痛程度在第 1 次、第 2 次治疗后有统计学差异(5.740±2.155、6.540±1.595;5.404±2.382、6.302±1.533),治疗 2 小时后疼痛在第 1 次、第 2 次、第 3 次治疗后有统计学差异(5.854±2.255、6.417±1.565;5.404±2.382、6.268±1.543;4.929±2.370、5.522±1.372),治疗 6 小时后疼痛在第 1 次、第 2 次治疗后有统计学差异(5.918±2.250、6.463±1.576;5.406±2.321、6.225±1.562),且治疗组在对于疼痛面积的改善、止痛方面的远期疗效等方面优于对照组。

● 头针、电针夹脊穴法[21](2b 级证据)★★

『穴位』夹脊穴、疼痛局部、头部(病灶的对侧感觉区和运动区)。

『操作』①先针刺病变对应神经节段的夹脊穴,直刺 0.5～1.5 寸,捻转得气后留针。之后在疼痛区域,轻缓进针到皮下后沿神经走向透刺 1.0～2.0寸,不强求得气。透刺针数视疼痛范围而定。针刺后在夹脊穴上 1 组电针,采用疏密波(频率约 10～50 次/秒),强度以患者能忍受为度,留针 30 分钟。②头穴 30°斜刺,使针与头皮平行刺入 0.5～1.5 寸,施以快速连续捻转,每分钟 200 次左右,每次可连续捻转 2～3 分钟,留针 3～4 小时。留针期间每 5 分钟捻转 1 次,共 10 次左右。每日 1 次,6 次为 1 个疗程。每疗程后休息 2 天,连续治疗 3 个疗程。

疗效说明　治疗前后对照神经阻断,电针拔罐治疗,在疼痛 VAS 评分减少(4.73±0.45、1.14±0.44、1.78±0.51)、睡眠 VAS 评分改善(4.14±0.57、0.77±0.67、1.80±0.07)、疼痛起效时间[(1.714±0.805、2.905±1.246、2.658±1.047)天]、疼痛完全终止时间[(12.690±2.030、28.762±3.413、19.921±1.715)天]、心理状态评分改善(10.16±1.17、4±2.07、3.94±1.56)等方面有疗效优势。

4. 其他针灸疗法推荐方案

● 闪火灸法[22](2b 级证据)★★

『穴位』病灶局部。

『操作』持点燃的酒精棉球将火苗甩至病灶局部,重复多次,直至皮肤干燥、变色。1 次/天,共 7 次。配合药物:泛昔洛韦片,每次口服 250mg(饭前服),3 次/天,共 7 天。

疗效说明　参照《中药新药临床研究指导原则》制定疗效标准,治疗 1、2、3 周后,愈显率分别为 80.0%、91%、100%,在疱疹止疱时间[(3.6±1.5)天],结痂时间[(4.1±1.8)天],止痛时间[(5.3±4.7)天]、显效时间[(5.1±1.3)天]、痊愈时间[(6.1±1.1)天]等方面均优于单纯西药治疗(泛昔洛韦片)。

● 热敏化艾灸法[23](2b 级证据)★★

『穴位』病灶局部或同节段背俞穴、至阳、手三里、阳陵泉等区域。

『操作』每次选取两个热敏化腧穴,分别依序进行回旋、雀啄、往返、温和灸四步法。每次的施灸时间以热敏化腧穴感传消失所需时间为度,1 次/天。热敏化腧穴消失后再换其他部位的热敏化腧穴艾灸,疗程 10～20 天。

疗效说明　治疗组总有效率为 90.1%,疗效或许优于针刺＋TDP＋拔罐治疗(疼痛、麻木、烧灼感减轻,病发区域异常感觉存在,VAS 评级Ⅱ级)。

● 经络三联疗法[24](2b 级证据)★★

『主穴』大杼、肺俞、心俞、肝俞、脾俞、耳背经脉、耳穴敏感点。

『配穴』曲池、足三里、环跳。

『操作』①穴位埋线法:上述诸穴每次选 2～4 穴,采用腰穿针将 2cm 医用羊肠线注入穴位中。②耳背刺络放血法:在耳背 3 个大静脉中选择 1 个充分怒张的静脉,用三棱针或 5 号注射针头点刺放血 2~3ml 为度,双耳同时施术;术毕用棉球按压止血。③耳穴贴压法:耳穴找出最敏感的痛、麻、胀点,双侧同时施术,每次 4~6 穴,用特制穴贴贴压王不留行,每日穴位按压 100~200 下。

疗效说明 总有效率为 74.0%(局部皮肤疼痛减轻,但时有加重),或许优于西药治疗(转移因子胶囊、潘生丁、维生素 B₁)。

影响针灸疗效因素

1. 病情和部位 皮损常发生于身体的一侧,沿某一周围神经分布区排列,一般不超过中线。发病以胸段(肋间神经)最为多见,约占 57%;其他为腰段、颈段及三叉神经分布区。一般而言,发生于躯干部的带状疱疹针灸疗效优于头面部。尤其是有一部分 Ramsay Hunt 综合征患者或因病程较长,或因病情较重,或因神经受损,或素患糖尿病等因素,以致不能完全恢复,留下不同程度的后遗症。时间长,缠绵难愈,遗留面瘫,针灸疗效较差。

2. 年龄 机体的免疫力下降是造成或诱发带状疱疹病毒感染的主要因素。60 岁以上的老年带状疱疹患者中,50%~75% 会发生带状疱疹后遗神经痛。老年人的免疫力低下,神经组织修复过程较慢,疼痛也较持久,有的可持续数月甚至数年,严重影响患者的生活质量。因此,一般而言,针灸治疗年轻者的疗效优于年龄大者。

3. 刺法 本病的治疗应首选刺络拔罐法,这已被针灸临床所证实。因此,刺法的合理选择对影响本病的针灸疗效具有重要意义。

针灸治疗的环节和机制

水痘-带状疱疹病毒属 DNA 病毒,有亲神经和皮肤的特性。原发感染后大约 70% 的人在临床上表现为水痘,约 30% 的人为隐性感染。病毒进入皮肤的感觉神经末梢,沿神经纤维向中心移动,可长期潜伏于脊髓神经后根或脑神经节的神经元内(带病毒者)。一旦机体的抵抗力下降或细胞免疫功能减弱,病毒可被再次激活,使受侵犯的神经节发炎、肿胀、坏死,产生神经痛;同时,使沿其周围神经转移到支配区域的皮肤发为群集性丘疹、水疱。因此,针灸治疗的环节和机制主要有:

1. 抑制炎症反应 针刺兴奋局部感受器。神经冲动沿传入神经纤维经脊神经背根进入中枢神经系统。经整合后的神经冲动通过交感神经节后纤维到达肾上腺髓质刺激组织释放儿茶酚胺,抑制血管的通透性,从而达到抑制炎症渗出的目的。另外,针刺能调动下丘脑-垂体-肾上腺皮质系统的活动释放肾上腺皮质激素,抑制炎症灶的血管壁通透性、白细胞的游出和肉芽组织增生等炎症反应。

2. 促进炎症的吸收　针灸可以改善炎症局部微循环和淋巴循环,以减少血液和淋巴的淤滞。循环的改善可促进炎性渗出物的吸收,减轻或消除炎性水肿。

3. 止痛作用　现代神经解剖已证实,夹脊穴附近均有脊神经后支分布。其深层有交感神经干,交感神经椎旁节及其与脊神经相联系的灰、白交通支分布。针刺疱疹相应神经节段分布区域之夹脊穴,可刺激以上结构及其周围组织,可使神经中的痛觉纤维传导阻滞。同时,针刺还能提高机体痛阈,增强机体对疼痛的耐受。针刺过程中,针刺信号可以到达许多脑区,激发多种中枢递质的释放。这些递质中的 5-羟色胺、吗啡类物质、乙酰胆碱等能够发挥镇痛作用。针刺刺激、激活了机体自身的阿片系统,阿片样物质可能在中枢和外周均参与发挥镇痛效应。

4. 免疫调节　针灸可提高机体的免疫力,增强人体抗御病邪和自我修复的能力,这对本病的康复具有重要意义。由于免疫力低下,许多患者可能发生痛苦的后遗神经痛。因此,针灸提高机体免疫力,无疑对促进疾病尽早康复和减少后遗神经痛的发生率具有重要意义。

预　后

带状疱疹有自限性,该病一般在发病初期常伴有全身不适,发热;3～5天后,在神经痛部位出现疱疹。一般经过 7～10 天即停止发作,3～6 周而愈。大部分患者预后良好,愈后一般不再复发。但部分病人尤其是老年人机体抵抗力较低,可留下顽固的后遗神经痛,可持续数月甚至更长时间。头面部的三叉神经受累时,以眼支最为常见,占三叉神经受累的半数以上。尤多见于老年人,症状较严重,疼痛剧烈,可合并角、结膜炎,甚至可损害眼球各部分而引起全眼球炎,以致失明。上颌支被累及时,悬雍垂和扁桃体区可产生水疱;下颌支被累及时,舌前部、颊黏膜等处出现水疱。如累及膝状神经节(面神经的运动及感觉纤维通过该神经节)而产生外耳道疱疹、耳痛、面瘫、眩晕等(Ramsey-Hunt 综合征),一般会遗留后遗症。因此,一般而言,头面部带状疱疹的预后要比躯体部差,后果严重。部分患者病毒感染可涉及前角运动神经元,引起肌无力或相应部位的皮肤发生麻痹,可持续数周至数月,大部分皆可恢复。治疗期间患者要注意休息,恢复体力,避免局部感染,不宜食辛辣食品和鱼虾蟹等发物(即引起过敏的食品)。

表 14-70-2　针灸治疗带状疱疹的代表性临床试验

试验观察方案	试验设计	治疗组/对照组	结　　果
电针结合叩刺拔罐治疗方案[13]	70 例的多中心 RCT	治疗组($n=37$,予电针治疗,并于皮疹局部予叩刺拔罐治疗,每天 1 次)/对照组[$n=33$,予盐酸伐昔洛韦(每次 300mg,2 次/日)及维生素 B_1(10mg,3 次/日)口服]。10 天为 1 个疗程,两组均治疗 1 个疗程	①治疗第 7 天,两组比较疼痛改善情况差异有统计学意义[$WMD=7.17$,95% CI (6.36,7.98),$P<0.00001$]。②随访第 90 天,两组比较疼痛完全消失时间,差异有统计学意义[$WMD=-11.77$,$95\%CI(-14.95,-8.59)$,$P<0.00001$]。两组比较疼痛完全消失人数差异有统计学意义[$RR=2.58$,95% CI (1.36,4.90),$P=0.004$]。③两组在止疱时间、结痂时间及脱痂时间上无明显差异($P>0.05$),电针加叩刺拔罐疗法与西药治疗相当。④两组比较减少急性期带状疱疹的皮损面积上无显著差异[$WMD=14.06$,$95\%CI(-1.59,29.71)$,$P=0.08$]
铺棉灸为主治疗方案[14]	110 例的多中心 RCT	治疗组($n=60$,铺棉灸为主,辅以针刺治疗)/对照组($n=50$,常规西药治疗)	①治疗组总有效率91.7%,治疗前后综合疗效评分有显著改善,但组间比较 $RR=0.98$,95% CI (0.88,1.08),$P=0.63$。②第30天随访后遗神经痛发生率 $RR=0.06$,95% $CI(0.01,0.44)$,$P=0.006$
围刺加电针治疗方案[15]	60 例的多中心 RCT	治疗组($n=30$,围刺皮损局部,电针夹脊穴、支沟、后溪)/对照组($n=30$,盐酸伐昔洛韦,每次 300mg,每日 2 次;维生素 B_1,10mg,每日 3 次)	两组比较疼痛开始缓解时间、疼痛持续时间及疼痛强度改变上均有显著差异[$WMD=4.20$,95%$CI(2.39,6.01)$,$P<0.00001$]、[$WMD=12.70$,95% $CI(9.82,15.58)$,$P<0.00001$]、[$WMD=11.83$,$95\%CI(0.51,23.15)$,$P=0.04$]

续表

试验观察方案	试验设计	治疗组/对照组	结　　果
针刺联合西药治疗方案[17]	58 例的多中心 RCT	治疗组($n=28$,针刺局部皮损周围、病灶相应夹脊穴、曲池、合谷、阳陵泉、太冲;配合药物)/药物组($n=30$,静点阿昔洛韦针每次 250mg,口服呋喃硫胺片每次 50mg 及甲钴胺片每次 0.5mg,3 次/天,疗程 1~2 个月)	比较两组在 VAS 指数下降[$WMD=-3.59,95\%CI(-3.97,-3.21),P<0.00001$]、止疱时间[$WMD=1.00,95\%CI(0.56,1.44),P<0.00001$]、结痂时间[$WMD=6.70,95\%CI(5.72,7.68),P<0.00001$]、皮损痊愈时间[$WMD=4.00,95\%CI(2.19,5.81),P<0.00001$]及外周血浆 P 物质含量下降[$WMD=20.48,95\%CI(19.67,21.29),P<0.00001$]。不良反应率为 6.66%,低于单纯西药治疗
夹脊穴电针治疗后遗神经痛方案[21]	30 例的 RCT	治疗组($n=15$,疼痛局部、夹脊穴电针 30min/d,10 天为 1 个疗程)/西药组($n=15$,卡马西平 100mg/d,10 天为 1 个疗程)	①两组比较总有效率[$RR=1.17,95\%CI(0.88,1.55),P=0.29$];②两组比较 VAS 评分、McGill 计分和 SDS 评分[$WMD=3.40,95\%CI(1.66,5.14),P=0.0001$],[$WMD=5.93,95\%CI(2.88,8.98),p=0.0001$],[$WMD=6.53,95\%CI(3.15,9.91),P=0.0001$]

附　　表

表 14-70-3　带状疱疹综合疗效评分

序号	症状	评分标准(分)
1	局部痛	无 0;微痛 1;较痛,能忍受 2;痛,难忍受 3
2	局部痒	无 0;微痒 1;较明显,能忍受 2;痒甚,难忍受 3
3	烧灼感	无 0;微热感 1;烧灼感,能忍受 2;烧灼感,难忍受 3
4	发热	无 0;低热≤38℃ 1;中等发热≤39℃ 2;高热≥39℃ 3

续表

序号	症状	评分标准(分)
5	局部淋巴结肿大	无 0;＜0.5cm 1;0.5~1cm 2;＞1cm 3
6	水疱数目	无水疱 0;1~10 个 1;11~25 个 2;＞25 个 3
7	水疱簇数	无或痂脱落 0;1~2 簇 1;3~4 簇 2;≥5 簇 3
8	疱疹性状	痂脱落 0;结痂 1;水疱 2;脓疱或水疱 3
9	溃疡	无 0;糜烂 1;浅溃疡 2;深溃疡 3
10	丘疹	无 0;淡红 1;红,无水肿 2;鲜红,水肿 3
11	皮损面积	总面积( )cm², 以后:完全消失 0;减少 60% 以上 1;减少 30% 以上 2;减少 30% 以下或增加 3

参 考 文 献

[1] G. Gross. 带状疱疹——皮肤表现型、并发症和治疗[J]. 德国医学,1995,15(2): 108-110.

[2] Rowbotham MC,Petersen KL. Zoster-associated pain and neural dysfunction[J]. Pain, 2001,93(1):1-5.

[3] Goh CL,Khoo L. A retrospective study of the clinical presentation and outcome of herpes zoster in a tertiary dermatology outpatient referral clinic[J]. Int J Dermatol,1997, 36(9):667-672.

[4] 龙剑文,王玉英. 炎琥宁联合阿昔洛韦治疗老年带状疱疹 40 例临床观察[J]. 中国皮肤性病学杂志,2007,21(6):375-376.

[5] 陈敬毅,刘慧卿. 老年人带状疱疹 70 例临床诊治分析[J]. 实用全科医学,2007,5(9): 781-782.

[6] 杨蓉,陈德智,孔双艳,等. 带状疱疹后遗神经痛相关因素的分析及护理[J]. 中国实用护理杂志:上旬版,2007,23(3):38-40.

[7] 赵志强,苏圣虎,包世华. 微波治疗带状疱疹后遗神经痛的疗效观察[J]. 中国临床康复,2002,6(6):849-849.

[8] 苏腾良,张佳贞. 带状疱疹后遗神经痛临床研究进展[J]. 华夏医学,2003,16(4): 602-604.

[9] 薛志兴,樊碧发. 带状疱疹后遗神经痛的诊疗现状[J]. 中日友好医院学报,2006,20 (3):187-189.

[10] Ozawa A,Sasao Y,Iwashita K,et al. HLA-A33and-B44 and susceptibility to postherpetic neuralgia(PHN)[J]. Tissue Antigens,1999,53(3):263-268.

[11] Kanazi GE,Johnson RW,Dworkin RH. Treatment of postherpetic neuralgia:an update [J]. Drugs,2000,59(5):1113-1126.

[12] 杨惠妮. 带状疱疹中西医学疾病特征及相关资料横断面研究[D]. 广州:广州中医药大学,2010.

[13] 李茜. 电针加叩刺拔罐疗法治疗急性期带状疱疹的临床研究[D]. 广州：广州中医药大学，2010.

[14] 杨运宽，路永红，黄蜀，等. 铺棉灸为主治疗带状疱疹[C]//中国针灸学会 2009 学术年会论文集(下集). 杭州：中国针灸学会，2009.

[15] 林国华，李丽霞，刘悦. 电针对带状疱疹患者疱疹情况的影响[C]//广东省针灸学会第十一次学术研讨会论文汇编. 广州：广东省针灸学会，2010.

[16] 王映辉，黄石玺，刘保延. 火针赞刺法治疗带状疱疹的临床疗效评价研究[J]. 中国中医基础医学杂志，2009(10)：774-777.

[17] 童晓云，陈益丹，吴小萍. 针刺联合西药治疗带状疱疹的临床观察及其对血浆 P 物质的影响[J]. 中国中西医结合皮肤性病学杂志，2010,9(4)：225-227.

[18] 李乃奇. 鼠爪刺针法治疗急性期带状疱疹的临床观察[D]. 广州：广州中医药大学，2012.

[19] 孔美君. 火针"火郁发之"法治疗急性期带状疱疹的临床研究[D]. 广州：广州中医药大学，2012.

[20] 邓霖. 毫火针配合温和灸缓解带状疱疹后神经痛的临床疗效对照研究[D]. 北京：北京中医药大学，2012.

[21] 陈映霞. 头针并电针夹脊穴治疗带状疱疹后遗神经痛的临床观察[D]. 武汉：湖北中医院，2009.

[22] 岳增辉，何新群，姜京明. 闪火灸法治疗带状疱疹的临床研究[J]. 湖南中医药大学学报，2009,29(5)：70-71,74.

[23] 阮永队，魏文著，谢炎烽，等. 腧穴热敏化艾灸治疗带状疱疹后遗神经痛临床观察[C]//针灸治疗痛症国际学术研讨会论文汇编. 中国香港，2009.

[24] 汤保玉，田元生，庆慧. 经络三联法治疗带状疱疹后遗神经痛 50 例[J]. 中医研究，2005,18(3)：42-43.

第 71 节　流行性腮腺炎

（检索时间：2012 年 6 月 30 日）

针灸治疗方案推荐意见

基于 II 级证据的建议性意见

△ **弱度建议**　以下方案可试用于流行性腮腺炎的治疗

　　针刺结合刺络法——①针刺法(颊车、合谷、外关、足三里、肾上腺)＋刺络放血法(翳风、角孙)；②针刺法(翳风、颊车、外关、合谷)＋刺络放血法(少商)

　　电针法——曲池、合谷

　　耳穴刺络配合针刺及磁珠贴压法——刺络放血法(耳尖、耳背静脉)＋梅花针叩刺出血法(腮腺区、面颊区)＋磁珠贴压法(内分泌、皮质下、神门、肾上腺)

　　针灸联合普济消毒饮——翳风、颊车、外关、关冲、合谷＋普济消毒饮流行性腮腺炎(mumps)是由腮腺炎病毒引起的急性呼吸道传染病,好发于儿童和青少年,临床以腮腺非化脓性肿胀、疼痛伴发热为主要症状。

腮腺炎病毒主要通过空气传播,传染性仅次于麻疹和水痘,是一种在全球流行的急性传染病,美国一项研究预测,腮腺炎的发病率为 2000/10 万,约是被动监测资料的 10 倍[1],而发展中国家目前几乎还无确切数据来评估腮腺炎的发病率。中国(未包括香港、澳门特别行政区和台湾地区)的腮腺炎发病主要集中在 4～15 岁人群,占总病例数 80％以上,腮腺炎暴发占公共卫生事件的20％左右[1,2]。

流行性腮腺炎临床评估

1. 临床表现及流行病学史 主要根据有发热和腮腺或颌下腺肿大,结合当地有流行性腮腺炎流行或发病前 2～3 周有流行性腮腺炎病人接触史,即可作出临床诊断。①传染源:病人(发病前 3 天至腮腺肿胀后 9 天均有高度传染性)和隐性感染者均为传染源;②传播途径:经呼吸道飞沫传播,传染性很强;③人群易感性:人群普遍易感,主要侵犯儿童和青少年(90％为 5～15 岁),1 岁以内的婴儿已获得先天性被动免疫(可维持 9～12 个月)而很少感染,成人没有免疫力也可发病,但多数人已有中和抗体,病后的免疫力比较持久,流行以冬春季节多见;④潜伏期 15～25 天,平均 18 天。

2. 实验室检查 90％的患者发病早期有血清和尿淀粉酶升高。应用ELISA 法检测血清中腮腺炎病毒的 IgM 抗体,可作出近期感染的诊断。亦可采用补体结合试验和血凝抑制试验检测抗体,如恢复期抗体效价较急性期增高 4 倍或 4 倍以上,亦可诊断。此外,应用特异性抗体或单克隆抗体检测腮腺炎病毒抗原或 RT-PCR 法检测腮腺炎病毒 RNA,可大大提高诊断的阳性率,并可用作早期诊断。

3. 鉴别诊断 需与化脓性腮腺炎、慢性病引起的非特异性腮腺肿大,以及流感病毒、副流感病毒、柯萨奇 A 组病毒和淋巴细胞脉络丛脑膜炎病毒等引起的腮腺炎、其他病因引起的胰腺炎、病毒性脑膜炎和脑炎等相鉴别。

流行性腮腺炎的诊断标准

1. 症状和体征 发病时可有发热、头痛、无力和食欲不振等症状,发病1～2 天后出现耳部疼痛,然后出现腮腺肿大,体温呈轻、中度升高,亦可达 40℃,腮腺肿大由一侧开始,2～4 天后可累及对侧。腮腺肿大以耳垂为中心,向前、后、下发展,因腮腺管的阻塞。当进食酸性食物时疼痛加剧。颌下腺或舌下腺可同时或单独受累,颌下腺受累时颈前下颌处明显肿胀,可触及椭圆形腺体。

舌下腺肿大时,可见舌下肿胀。有时可出现吞咽困难。

2. 常见的并发症

(1)脑膜炎:一般发生在腮腺炎发病后 5 天。少数患者脑膜炎先于腮腺炎或无腮腺炎。多见于儿童。可出现头痛、嗜睡和脑膜刺激征。症状一般在 1 周内消失。脑炎或脑膜脑炎患者常有高热、谵妄,重症者可有抽搐、昏迷甚至死亡。但较少见。

(2)睾丸炎:发生于青春期后的青年病人,常见于腮腺肿大开始消退时,病人又出现发热、睾丸明显肿胀和疼痛,可并发附睾炎、鞘膜积液和阴囊水肿。睾丸炎多为单侧,少数病例为双侧受累。10 天内逐渐好转。部分患者睾丸炎后发生不同程度的睾丸萎缩,但很少引起不育症。

(3)卵巢炎:发生于成年妇女,可出现下腹疼痛,右侧卵巢炎患者酷似阑尾炎,须与之鉴别。

(4)胰腺炎:常于腮腺肿大数日后发生,可有恶心、呕吐,中上腹疼痛和压痛。由于单纯腮腺炎即可引起血、尿淀粉酶增高,因此需做脂肪酶检查,若升高则有助于诊断。

(5)其他:如心肌炎、乳腺炎和甲状腺炎均可在腮腺炎前后发生。

针灸治疗效能等级与治疗目标

1. 效能等级　一般而言,针灸主要适宜于本病初发时,此时主要表现为腮腺的非化脓性肿胀,全身症状较轻,无并发症出现,应用针灸可较快见效,迅速改善症状,达到临床治愈。本病大部分预后较好,一次发病具有终身免疫。但是在针灸治疗时要严格把握适应证,应重视可能出现的严重并发症,如重型脑膜脑炎及心肌炎、肾炎,尤其是睾丸炎,必须慎重处理,及时治疗,非针灸所能解决。

2. 治疗目标　促进腮腺尽快恢复,缓解疼痛及高热,降低并发症的发生。

针灸治疗流程与推荐方案

针灸治疗流行性腮腺炎流程(图 14-71-1)

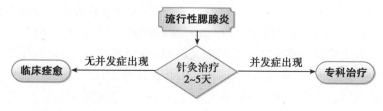

图 14-71-1　针灸治疗流行性腮腺炎流程

针灸治疗流行性腮腺炎推荐方案

1. 针刺结合刺络治疗方案

● **点刺放血结合针刺方案 1**[3]**（2c 级证据）★**

『穴位』翳风、颊车、合谷、外关、角孙、足三里、肾上腺。

『操作』三棱针对准翳风、角孙穴位点刺，挤压针孔周围，出血 3～5 滴，压迫止血。毫针针刺颊车、合谷、外关、足三里、耳针及局部腮腺肿胀处，时间为 15～25 分钟，采用捻转手法，以泻为主，每日 1 次，共治疗 5 天。

　　疗效说明　临床痊愈率（体温正常，疼痛消失，腮腺肿大消退，腮腺管口无红肿）为 80%，或许优于药物组［口服利巴韦林冲剂，10～15mg/(kg·d)，最大量≤300mg/d，连服 5 天］；在改善患儿体温、疼痛缓解、腮腺肿胀消退情况等方面均优于药物组，1～3 天的症状缓解率高达 90% 以上，腮腺消肿率为 76.0%，大于药物组的 0.9%。

● **点刺放血结合针刺方案 2**[4]**（2c 级证据）★**

『穴位』翳风、颊车、外关、合谷、少商。

『操作』用 1 寸针刺入，行捻转之右转泻法，留针 5 分钟。起针后，用三棱针少商穴点刺放血。1 次/天。

　　疗效说明　痊愈平均时间 2.49 天，或许优于常规西药抗病毒治疗 4.82 天。

2. 电针法[5]**（2c 级证据）★**

『穴位』曲池、合谷。

『操作』电针选用疏密波（8～80Hz，疏密波转换 14 次/分钟，电压 1.5V，强度 1mA），每天治疗 1 次，进行 10 分钟电针治疗。留针 15 分钟。

　　疗效说明　临床显效率（治疗 3 天，临床症状及腮腺肿胀消失）为 90.62%，或许优于药物治疗（青霉素 640 万～800 万 U，静脉注射，每天 1 次；或红霉素每天 1～2g，分 3～4 次服用）。

3. 耳穴刺络结合针刺及磁珠贴压法治疗方案[6]**（2c 级证据）★**

『穴位』腮腺区、面颊区、耳尖、内分泌、皮质下、神门、肾上腺、耳背静脉。

『操作』耳尖穴用三棱针点刺放血 6～10 滴，双侧，间日 1 次。耳背静脉用刀片划刺放血 6～10 滴（双侧），间日 1 次。耳尖和耳背静脉放血交替进行。腮腺区、面颊区用梅花针点刺，以出血为度（双侧），每日 1 次。内分泌、皮质下、神门、肾上腺穴用磁珠压迫并用胶布固定，嘱患者 3～4 小时按压 1 次，每次每穴 1～2 分钟。磁珠压迫 1 日 1 侧，两耳交替施治。

　　疗效说明　最少治疗 2 日，最多治疗 4 日，平均治疗 2.6 日，均获痊愈。体温恢复正常平均 2 日，腮腺肿胀消退平均 3 日。或许优于常规西药抗病毒治疗。

4. 针灸联合普济消毒饮[7]**（2c 级证据）★**

『**主穴**』翳风、颊车、外关、关冲、合谷。

『**配穴**』温毒在表，配风池、少商；热毒蕴结，配商阳、曲池；睾丸肿痛者，配太冲、曲泉。

『**操作**』关冲用三棱针点刺出血，其余穴位用毫针刺，泻法，日 1 次。如腮部肿痛明显，可选用角孙穴，用灯心草蘸取植物油点燃，迅速触点本穴，并立即提起可闻及"叭"的一声，一般灸 1 次即可，若肿势不退，次日再灸 1 次。

『**中药方剂**』黄芩 12g，黄连 12g，陈皮 6g，甘草 6g，玄参 9g，连翘 10g，柴胡 9g，桔梗 10g，僵蚕 9g，升麻 5g，牛蒡子 9g，马勃 10g，板蓝根 10g。日 1 剂，水煎 400ml，早晚分服（12 岁以下儿童减量服用）。

疗效说明　治疗组（普济消毒饮联合针灸组）有效率（依据《中医病症诊断与方剂选用》，治愈：体温正常，腮肿完全消退，无并发症；好转：腮肿及其他症状减轻）为 95.56%，或许优于对照组（利巴韦林注射液）；治疗 1 周后，治疗组的有效率为 100%，或许优于对照组（利巴韦林注射液）。

影响针灸疗效因素

1. 患者的敏感性　本病多见于儿童与青少年，其机体对针灸的感觉敏感，针灸起效快，疗效好。相对而言，成人的敏感性要稍差，针灸疗程稍长。

2. 病程和病情　一般而言，针灸在本病的初期疗效最好，如果患者局部重度肿大，全身症状严重，应结合药物治疗。

3. 心理因素　因为患者年龄偏小，其接受针灸的心理素质较差，医者要尽量态度和蔼可亲，使其减少及克服恐惧心理，接受针灸治疗。进针的疼痛首先是由于刺激皮肤表面的疼痛神经末梢引起的，要尽量减少进针时的疼痛感，使患者易于接受针刺治疗，并坚持治疗。这就要求医者加强自身指力的提高，以加快进针速度减轻疼痛，同时利用押手或循按等刺激手法以转移患者的注意力。

4. 刺灸法　针刺深度和角度因穴因人往往不同，针对本病而言，针刺颊腮局部肿胀处时，其针刺角度和深度要以针至病所为准，即肿胀之腮腺中点处，以达消肿止痛目的。灯草灸被认为是治疗本病的有效方法。

针灸治疗的环节和机制

1. 止痛作用　通过针刺相应穴位，深刺达到肌肉层，当针刺激发的感受器以肌梭为主时，经粗纤维传入的针刺信号可以在脊髓后角部位就开始抑制以细纤维传入的疼痛信号，来抑制痛觉冲动的传递。针刺具有对局部敏感性和痛阈的调节，直接刺激肿胀局部穴位或阿是穴，可使敏感性立即下降，而有效缓解颊腮部的红肿热痛。另外,针刺促进人体释放内源性镇痛物质也是镇痛的环节之一。

2. 免疫调节　针灸对人体内环境的整体改善,通过针刺治疗可以提高人体免疫功能和自身修复功能,有利于局部炎症的缓解和消除。

预　　后

流行性腮腺炎为常见的传染病,全年皆可发生,但以冬春季节多见,通过飞沫经呼吸道感染,人群对本病有普遍易感性,又因其隐性感染病例多且早期无明显症状,故易被忽略而不予隔离,具有流行性和传染性。因此对于患者,早发现并隔离直至腮腺肿胀完全消退为止。感染腮腺病毒后,无论发病与否都能产生一定的特异性抗体,一次得病后可有持久免疫力,再发病者极少见。因此,本病预后较好,但应重视的是本病可出现严重的并发症,如重型脑膜脑炎及心肌炎、肾炎,尤其是睾丸炎,必须慎重处理,及时治疗。

代表性临床试验

表 14-71-1　针灸治疗流行性腮腺炎的代表性临床试验

试验观察方案	试验设计	试验组/对照组	结　　果
耳穴刺络结合针刺及磁珠贴压法[6]	300 例 RCT	耳穴刺络结合针刺及磁珠贴压法组($n=150$)/中西药抗病毒组:病毒唑 10mg/kg,肌内注射;病毒灵 10mg/kg,口服;板蓝根口服 3 次/日($n=150$)	治疗 7 天后,两组治愈率 $RR=1.07,95\%CI(1.02,1.12),P=0.002$
普济消毒饮联合针灸治疗方案[7]	90 例 RCT	普济消毒饮联合针灸治疗方案组($n=45$)/药物组:0.1g 利巴韦林注射液($n=45$)	经治 4 天后,2 组疗效比较,总有效率比较 $RR=1.26,95\%CI(1.06,1.51),P=0.010$;经治 1 周后,2 组疗效比较,总有效率比较 $RR=1.25,95\%CI(1.07,1.45),P=0.004$

参 考 文 献

[1] 殷大鹏,樊春祥,曹玲生,等.中国 2004—2006 年流行性腮腺炎流行病学简析[J].疾病监测,2007,22(5):310-311.

[2] 金奇.医学分子病毒学[M].北京:科学出版社,2001:449-460.

［3］孙子梅.针法治疗单纯性流行性腮腺炎 105 例临床分析［J］.中国当代医药,2011,18
　　（16）:107-138.

［4］李林华.针刺与放血治疗流行性腮腺炎 78 例临床观察［J］.四川医学,2005,26
　　（10）:1161.

［5］鲁亦斌,程井军.电针治疗流行性腮腺炎的临床观察［J］.湖北中医杂志,2008,30
　　（3）:53.

［6］裴良才.耳穴刺血配合耳穴磁珠压迫法治疗流行性腮腺炎 150 例疗效观察［J］.针灸临
　　床杂志,1996,12(7):60.

［7］卢军占,张海璐.普济消毒饮联合针灸治疗流行性腮腺炎 45 例［J］.中国中医药现代远
　　程教育,2012,10(9):36-37.

第 15 章

肿瘤放化疗后毒副反应

第 72 节　放化疗后白细胞减少症

（检索时间：2012 年 6 月 30 日）

针灸治疗方案推荐意见

基于Ⅰ级证据的推荐性意见

◎ **较强推荐**　以下方案可应用于放化疗后白细胞减少症的治疗

　　隔姜灸法——大椎、膈俞、脾俞、胃俞、肾俞

基于Ⅱ级证据的建议性意见

△ **弱度建议**　以下方案可试用于放化疗后白细胞减少症的治疗

　　温针灸法——足三里、三阴交

临床流行病学资料

　　白细胞减少症（leucopenia）是指循环血液中的白细胞计数持续低于 $4.0 \times 10^9/\text{L}$，可分为原发性和继发性两类。多由理化因素、感染以及相关疾病，通过人体变态反应和对造血细胞的直接毒性作用，或抑制骨髓的造血功能，或破坏周围血液的白细胞而引起。原因不明的慢性白细胞减少症即为原发性，病性也多为良性，但应认真检查，排除其他疾病。再生障碍性贫血、低增生性白血病、肿瘤化疗等原因导致的骨髓造血功能受抑者，均可引起白细胞减少。临床上最常见者为肿瘤患者放化疗所引起的白细胞减少症。

临床评估与诊断

　　放化疗后白细胞减少症临床评估（表 15-72-1）

　　临床评估应详细了解病史，全面进行体格检查，相关实验室检查，重点评估白细胞计数，以作为本次诊断评估及制订治疗方案的重要参考。

表 15-72-1　白细胞减少症临床评估要点简表

评估项目		要　点
病史	发病特点	发热、极度乏力、咽痛,以及肺部、口腔、皮肤、阴道和肠道的感染症状
	用药情况	尤其是抗癌药、氯霉素、磺胺、硫氧嘧啶类、巴比妥类、氯丙嗪、苯妥英钠、安乃近和消炎痛等
	理化因素	X 线、放射性物质、苯、二甲苯等接触情况
体格检查		特别是口咽部、呼吸道、肛周、皮肤的潜在病灶;全身淋巴结和肝脾肿大情况
实验室检查	血常规	白细胞数成人低于 4.0×10^9/L

白细胞减少症的诊断与 WHO 标准分度

1. 白细胞减少症的诊断标准　①外周血液中白细胞计数:成人低于 4.0×10^9/L。儿童≥10 岁,低于 4.5×10^9/L;<10 岁,低于 5.0×10^9/L。②伴有不同程度中性粒细胞减少,粒细胞胞浆内常有中毒性颗粒和空泡,单核细胞呈代偿性增多。③骨髓象除粒系可有左移或核分叶过多外,其余多无变化。

2. 白细胞减少症的 WHO 标准分度　0 度:WBC>4.0×10^9/L;Ⅰ度:WBC<$(3.0 \sim 3.9) \times 10^9$/L;Ⅱ度:WBC<$(2.0 \sim 2.9) \times 10^9$/L;Ⅲ度:WBC<$(1.0 \sim 1.9) \times 10^9$/L;Ⅳ度:WBC<$1.0 \times 10^9$/L。

针灸治疗效能等级与治疗目标

1. 效能等级　目前白细胞减少症的治疗西医采用升白细胞药治疗有一定疗效,但由于长期应用可出现毒副作用,因此,也限制了其临床疗效。近年来,大量的临床报道证实,针灸对放化疗后白细胞减少症有显著的治疗作用。针灸治疗以获得部分症状缓解结局为主要趋势,属于针灸效能等级Ⅲ级病谱。

2. 治疗目标　使白细胞数值升至正常水平,改善免疫功能。

针灸治疗流程与推荐方案

针灸治疗放化疗后白细胞减少症流程(图 15-72-1)

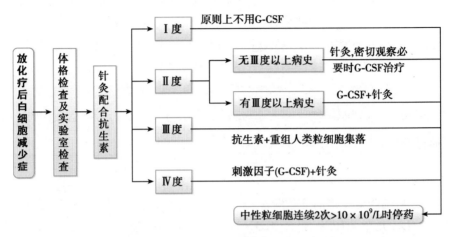

图 15-72-1 针灸治疗白细胞减少症流程

针灸治疗放化疗后白细胞减少症推荐方案

1. 隔姜灸法[1](1b 级证据)★★★★★

『穴位』大椎、膈俞、脾俞、胃俞、肾俞。

『操作』姜片置于病人背部腧穴上,点燃 9 个艾炷施灸。当病人感觉到灸痛时,开始点燃第 2 组 9 个艾炷,以准备第 2 轮施灸。医者一手持镊子,一手端装有水的烧杯在病人感到灸痛时,夹起在病人背部腧穴处燃烧的艾炷放入瓶子中淹灭,姜片不动,即刻放上第 2 组刚点燃的艾炷。每个穴位连续 4 壮,以被灸腧穴处出现 4~6cm 直径大的红晕、但不起疱为佳。灸完后,用白棉布将被灸部位盖上,再盖上被子(单),医者隔着被子轻轻按摩被灸部位,直到病人不感姜片温热时,即结束治疗。每天治疗 1 次,10 次为 1 个疗程。

疗效说明 治疗组治疗 10 天、15 天治愈率(治愈:治疗后检测,外周血白细胞总数上升至 $4.0×10^9/L$ 以上者)分别为 84.1% 和 85%,有效率(治疗后检测,外周血白细胞总数比纳入时提高 $1.5×10^9/L$ 以上者)分别为 66.4% 和 77%。症状改善方面,治疗 10 天、15 天后,治疗组体力改善差值分别为 0.74±0.289、0.84±0.437;恶心呕吐改善差值分别为 0.16±0.532、1.26±0.013;大便改善差值分别为 0.83±0.886、0.9±1.004。患者安全指标方面,治疗 10 天、15 天后,治疗组肺功能改善为 0.55±0.403、0.62±0.458;心功能改善为 0.06±0.052、0.05±0.033。

治疗组疗效很可能优于对照组。

2. 温针灸法[2]（2c 级证据）★

『主穴』足三里、三阴交（双侧）。

『配穴』内关、阴陵泉、关元、气海、血海。

『操作』足三里穴用 1.5 寸或 2 寸毫针针刺，于针柄上插置一段长约 2～3cm 的艾条，点燃施灸。三阴交施以提插与捻转结合的补法。根据患者临床症状每次取配穴 2～3 个，施以相应的提插捻转补泻手法；每日治疗 1 次，共治疗 9 天。

疗效说明 治疗组总有效率[有效：治疗 7～9 天白细胞值上升至 $4\times10^9/L$ 以上者]为 88.2%，或许优于对照组（鲨肝醇＋利血平组）。

影响针灸疗效因素

1. 病因 对于继发性白细胞减少症，药物引起者停药后针灸疗效最佳，包括放化疗所致，停止放化疗后针灸升白细胞的疗效较好；感染因素所致者，针灸也有较好疗效；某些疾病所引起者，如脾功能亢进、全身性红斑狼疮等所致者，针灸疗效差。另外，单纯性白细胞减少症不伴有粒细胞渐少者，针灸疗效优于伴有粒细胞减少。

2. 治疗时机 在治疗过程中，及早采取有效的免疫治疗是很重要的。一般而言，强力放、化疗后，许多患者的免疫机制被破坏，机体完全限于所谓免疫无能或免疫麻痹状态中，在这种情况下，患者接受免疫治疗越早，临床出现的症状就越轻，疗程短，疗效显著。晚期的癌症患者，尤其是白细胞低于 $2.0\times10^9/L$ 的，疗效不理想。因此，治疗时机是协助抗癌成功的关键。

3. 患者的自身状态 对针灸作用比较敏感者，针灸升白作用比较好；另外，临床发现白细胞减少症患者，针灸对免疫指标与正常值相差较大者更为明显。有研究认为，白细胞在 2.0×10^9 以下时，针灸的疗效不及在此水平以上者。

4. 刺灸法 有研究认为，艾灸的升白作用明显优于针刺，这可能与艾灸调节免疫功能较强有关。每天艾灸 2 次的效果优于 1 次；1 次重剂量施灸的效果优于间断性弱灸的效果。

针灸治疗的环节和机制

针灸对免疫反应的影响，主要是对白细胞吞噬作用及抗体形成，具有提升 IgA、IgM 作用，使白细胞总数上升。针刺可能通过神经-体液调节，增强机体自身的生理性防御免疫水平,可促进分泌血管活性物质,调节骨髓内压力,增加骨髓血流量,促进白细胞的生成、释放和分布。针灸可增加外周血白细胞的数量,且以中性粒细胞数增加较明显,可能与减轻白细胞的破坏有关。

预　　后

继发性白细胞减少如能及时发现,祛除病因,采用适当措施,多能恢复。原因不明的慢性白细胞减少症,病性也多为良性,但应认真检查,排除其他疾病。循环池内白细胞减少者对机体亦无影响。在再生障碍性贫血、低增生性白血病、肿瘤化疗等原因导致的骨髓造血功能受抑者,预后与原发病的治疗有关。由于白细胞减少症患者,免疫功能低下,要注意气候的变化,及时增减衣被,防止感受外邪而发病。平素慎重接触可能引起骨髓抑制的各种理化因素(放射线、烷化剂等)。避免过度劳累。

代表性临床试验

表 15-72-2　针灸治疗放化疗后白细胞减少症的代表性临床试验

试验观察方案	试验设计	试验组/对照组	结　果
隔姜灸方案[1]	221 例多中心大样本	隔姜灸组($n=113$)/参芪片、强力升白片($n=108$)	10 天后两组总有效率 $RR=1.99$,$95\% \ CI$(1.48,2.68),$P<0.00001$;改善体力方面 $WMD=0.48$,$95\% \ CI$(0.42,0.54),$P<0.00001$;缓解恶心呕吐症状方面 $WMD=0.21$,$95\% \ CI$(0.02,0.40),$P=0.03$
温针灸方案[2]	379 例 RCT	温针灸组($n=121$)/鲨肝醇＋利血生组($n=34$)	治疗 9 天后,与西药组总有效率比较 $RR=2.31$,$95\% \ CI$(1.50,3.56),$P<0.00001$

参 考 文 献

[1] 赵喜新,路玫,朱霞,等.隔姜灸治疗化疗所致白细胞减少症:多中心随机对照研究[J].中国针灸,2007,27(10):715-720.
[2] 陈惠玲,王黎邵,梦阳,等.针灸治疗化疗引起白细胞减少症 376 例疗效观察[J].中西医结合杂志,1991,11(6):350-351.

第 73 节　放化疗后消化道不良反应

（检索时间：2012 年 6 月 30 日）

针灸治疗方案推荐意见

基于Ⅰ级证据的推荐性意见

◎ **较强推荐**　以下方案可应用于放化疗后胃肠道不良反应的治疗

　　电针法——足三里

○ **弱度推荐**　以下方案可应用于放化疗后胃肠道不良反应的治疗

　　艾灸联合药物方案——灸法（神阙、中脘、内关、足三里）＋药物（化疗前后各以盐酸格拉司琼宁注射液静脉推注）

临床流行病学资料

　　肿瘤放化疗治疗后最常见的消化道不良反应是恶心、呕吐。呕吐可使患者抵抗力下降，体内电解质、酸碱平衡紊乱，影响治疗效果，加剧患者恐惧心理，甚至中断治疗。有资料显示，70%～80%的患者在接受化疗后，会出现恶心、呕吐等消化道症状[1]，严重影响了患者生活质量和治疗效果。

临床评估与诊断

放化疗后消化道不良反应临床评估

　　采集病史，对患者个体差异和化疗方案的致吐可能进行评估，了解呕吐对患者生活质量的影响程度，以及与精神心理、体能耐受力、睡眠饮食的相关性等，以作为本次诊断评估及制订治疗方案的重要参考（表 15-73-1）。

表 15-73-1　放化疗后消化道不良反应的临床评估要点简表

评估项目	评估内容	要　　点
病史	年龄性别	个体差异：年龄较大、体弱的女性患者易发生恶心、呕吐
	症状程度	Ⅰ级：恶心，不影响进食；Ⅱ级：一过性呕吐，影响进食及正常生活，可控制；Ⅲ级：频繁恶心、呕吐、难以忍受，需治疗；Ⅳ：顽固性恶心、呕吐，难以控制
	饮食睡眠	化疗前食物摄取及睡眠情况

续表

评估项目	评估内容	要　　点
	既往史及个人史	酒精史、晕动病、体力状况、既往化疗的呕吐控制
	初治与复治	初次治疗的患者,一般身体状况较好,耐受力强,发生呕吐的概率也较低;反复多次治疗的患者,一般身体状况较差,耐受力也弱,发生呕吐的概率也较大
	社会心理因素	焦虑活动水平、恐惧心理等
生活质量	化疗对生活质量的影响	轻微:不适感;严重:脱水、电解质紊乱、营养不良、胃肠道黏膜撕裂出血
化疗方案	化疗方案的致吐能力	药物种类、剂量、使用方法,使用途径、输注速度

放化疗后消化道不良反应的诊断分类与分级标准

1. 通常根据呕吐出现的时间分为 3 类　即给予化疗药物后 24 小时内的急性恶心、呕吐;24 小时后出现的延迟性恶心、呕吐和化疗前出现的预期性恶心、呕吐。

2. 化疗后消化道不良反应的 WHO 分级诊断标准　0 级:无恶心、呕吐。Ⅰ级:恶心,不影响进食。Ⅱ级:一过性呕吐,影响进食及正常生活,可控制。Ⅲ级:频繁恶心、呕吐、难以忍受,需治疗。Ⅳ级:顽固性恶心、呕吐,难以控制。

针灸治疗效能等级与治疗目标

1. 效能等级　恶性肿瘤放化疗后出现消化道不良反应较为常见。大量的临床报道表明,针灸在缓解放化疗后消化道不良反应方面有较好疗效,可作为主要治疗方法,但此种病人一般体质较弱,临床上配合药物是必要的,因此,以针灸为主配合药物治疗的综合方案是符合临床实际情况的,故将本病归入针灸Ⅱ级病谱。尽管这种治疗是一种症状性治疗,对肿瘤本身治疗没有实质意义,但在这种情况下,针灸针对的不是肿瘤本身,而是放化疗后的副反应,因此,有别于Ⅲ级病谱的概念。

2. 治疗目标　预防消化道不良反应的发生,或者缓解症状,将呕吐反应降到最低程度,提高患者的生活质量。

针灸治疗放化疗后消化道不良反应流程(图 15-73-1)

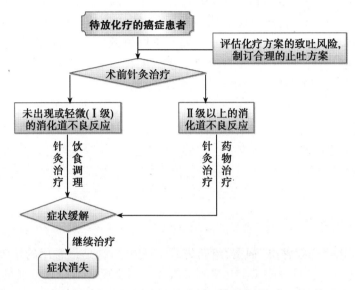

图 15-73-1 针灸治疗放化疗后消化道不良反应流程

针灸治疗放化疗后消化道不良反应推荐方案

1. 艾灸联合药物[2]**(1c 级证据)★★★★**

『主穴』神阙、中脘、内关、足三里。

『操作』采用温和悬灸法,以患者能耐受局部皮肤红晕为度。从化疗前 1 天开始,每日早上 7~9 点施灸 1 次,每个穴各灸 10 分钟,灸毕各穴位轻轻按摩 3~5 分钟,3 次为 1 个疗程。

『联合药物』化疗前后各以盐酸格拉司琼宁注射液 3mg 静脉推注。

疗效说明 治疗第 1 天恶心症状的完全缓解率(指进食正常,且无恶心、呕吐发生的病例占总人数的比率)为 82.8%,有效率(指分别以无恶心及轻微恶心、不影响进食,呕吐完全缓解及部分缓解病例占总人数的比率)达 96.6%,与对照组(西药组)疗效相当;治疗的第 2 天恶心症状的完全缓解率为 96.6%,有效率达 100%,与对照组相比有显著优势;提示艾灸治疗可明显缓解化疗后恶心的发生,缩短恶心持续天数。在急性呕吐(指化疗后 24 小时内出现的呕吐)方面,治疗组完全没有发生呕吐的例数占总人数的 82.8%,有效率达 96.6%;在慢性呕吐方面,化疗第 2 天,治疗组完全缓解率为 96%;在食欲减退症状方面,治疗第 1、3、4、5 天食欲减退症状的完全改善率分别为 55.2%、

72.4％、75.9％、82.8％,治疗组疗效很可能优于对照组。

2. 电针法[3](1b 级证据)★★★★★

『主穴』足三里。

『操作』采用 0.30mm×40mm 毫针于化疗前 30 分钟开始针刺,垂直进针,刺入 2.5～3cm,行小幅度的捻转补法,行针 3 分钟,使患者出现酸胀感且针感向足趾放射。接电针,另一电极固定于同侧踝部,使用疏密波,强度以患者耐受为度;留针 30 分钟,每日治疗 1 次。配合盐酸格拉司琼氯化钠注射液 50ml,每日 1 次静脉滴注。10 天为 1 个疗程,治疗 1 个疗程。

疗效说明　治疗组恶心呕吐症状总有效率(显效:积分下降≥70％;有效:积分下降≥30％且<70％)为 90.5％;治疗组恶心呕吐积分改善 2.38±1.11;T 淋巴细胞 Ag-NORs 改善(0.67±0.90)I. S％;治疗前后血红蛋白改善(9.81±11.5)g;WBC 计数改善(1.02±2.3)×10^9/L;治疗前后血小板计数改善(38.57±60.75)×10^9/L;治疗组疗效很可能优于对照组。

影响针灸疗效因素

1. 放化疗药物种类、剂型、给药方式　铂类药物是最常用的抗癌化疗药物,其消化道不良反应临床上几乎不可避免。不良反应与疗效呈剂量相关,增大药物剂量和强度可以提高疗效,但毒性及不良反应亦随之加重,故化疗能否顺利进行很大程度上决定于如何平衡疗效与毒效间的关系。化疗导致的严重消化道不良反应可使肺癌患者无法耐受而放弃化疗治疗,所以最大程度降低消化道不良反应,同时最低限度减轻患者经济负担是肿瘤患者能否坚持化疗的关键。

2. 患者的自身因素　既往有难以控制的呕吐病史、酒精中毒病史和晕动病病史的患者,消化道不良反应表现较为显著。

3. 术前预防　在可能会发生或已经发生预料中的与化疗相关的消化道不良反应患者,在放化疗前即进行预防性的治疗可大大降低消化道不良反应的程度。

针灸治疗的环节和机制

针灸治疗恶心呕吐是通过对自主神经兴奋的调节,进而调整胃肠运动状态而发挥作用的。呕吐发生的传入冲动只要是通过自主神经系统,无论是交感神经还是副交感神经,皆有异常兴奋症状。大量研究表明,针灸对机体自主神经功能具有双向调节的作用,对恶心呕吐的治疗也是通过抑制异常兴奋的自主神经功能状态而实现的,针灸刺激穴位区的感受器和传入神经,引起的神经冲动沿着脊髓传至呕吐中枢,抑制了呕吐中枢的异常放电,再通过传出神经对呕吐过程进行调节。亦可直接循血液传入中枢神经系统的呕吐中枢,通过迷走神经、交感神经、膈神经及支配咽喉的脊神经引起恶心、呕吐。此外,针灸可以调节胃肠道功能和保护胃黏膜,降低药物对胃的毒性刺激作用,缓解胃部不适症状。

代表性临床试验

表 15-73-2　针灸治疗放化疗后消化道不良反应的代表性临床试验

试验观察方案	试验设计	治疗组/对照组	结　果
艾灸联合药物方案[2]	58 例 RCT	艾灸＋盐酸格拉司琼组($n＝29$)/对照组($n＝29$):化疗前后各以枢星(盐酸格拉司琼注射液)3mg 静脉注射	2 组恶心症状完全改善率 $RR＝1.56,95\%CI(1.16,2.08)P＝0.003$。食欲完全改善率在治疗第 1 天 $RR＝2.29,95\%CI(1.11,4.71),P＝0.03$;第 3 天 $RR＝3.50,95\%CI(1.66,7.39),P＝0.001$;第 4 天 $RR＝2.44,95\%CI(1.37,4.37),P＝0.003$;第 5 天 $RR＝3.00,95\%CI(1.63,5.54),P＝0.0004$
电针法方案[3]	246 例单盲多中心 RCT	电针足三里穴($n＝127$)/盐酸格拉司琼注射液($n＝119$)50ml	两组显效率 $RR＝1.64,95\%CI(1.28,2.11),P＝0.0001$。症状积分 $WMD＝1.00,95\%CI(0.74,1.26),P<0.00001$

参 考 文 献

[1] Wiser W,Berger A. Practical management of chemotherapy-induced nausea and vomiting[J]. Oncology (Williston Park),2005,19(5):637-645.
[2] 许素文. 艾灸防治乳腺癌化疗所致恶心呕吐的临床研究[D]. 广州:广州中医药大学,2010.
[3] 杨焱,张越,景年才,等. 电针足三里穴治疗恶性肿瘤化疗所致恶心呕吐:多中心随机对照研究[J]. 中国针灸,2009,29(12):955-958.

第16章

耳 部 疾 病

第74节 梅尼埃病

（检索时间:2012年6月30日）

针灸治疗方案推荐意见

基于Ⅱ级证据的建议性意见

◇ **较强建议** 以下方案可试用于梅尼埃病的治疗

　　针刺法——开窍聪耳方(风池、百会、翳风、头窍阴、听宫、支沟、内关、中脘、丰隆)

△ **弱度建议** 以下方案可试用于梅尼埃病的治疗

　　发作期方案——针刺法(风池、太阳、百会、上星、足三里、太冲、内关)

　　间歇期方案——①头皮针法(足运感区、晕听区、感觉区、平衡区)+西药(意速200mg+盐酸培他啶500ml+丹参20ml,静脉点滴,维生素 B_1 100mg,维生素 B_{12} 250μg肌内注射);②针刺法(百会、风池、供血、听宫、翳风/随症配穴)+西药(静点盐酸倍他司汀氯化钠注射液500ml,丹参注射液20ml;口服西比灵胶囊10mg,山莨菪碱10mg,氢氯噻嗪50mg)

临床流行病学资料

　　梅尼埃病(ménière's disease,MD),又称美尼尔综合征,是一种特发性膜迷路积水内耳疾病,可不同程度上影响听力及平衡。典型症状为发作性眩晕、耳鸣及波动性听力丧失。

　　梅尼埃病是耳科的一种常见病,发病年龄高峰为40～60岁,无明显性别差异。单耳发病较多见,约10%～20%的患者两耳相继受累发病。在美国每10万人中就有200人患病。日本学者在1997年做的流行病学调查显示,其患病人数在每10万人中21～37人[1]。我国北京市统计本病占耳源性眩晕的61%～64%[2],严重影响患者日常生活。

临床评估与诊断

梅尼埃病临床评估(表 16-74-1)

表 16-74-1 梅尼埃病临床评估要点简表

评估项目	评估内容		评估要点
病史	现病史	眩晕 强度	轻度——可继续活动 中度——必须停止活动 严重——必须躺下 非常严重——躺下并感眩晕
		频率	1~2 次/年;3~12 次/年;1~4 次/月;2~7 次/月;持续发作
		持续时间	1~15 秒;15 秒~5 分钟;5 分钟~4 小时;4~24 小时
			发作前是否有耳鸣、耳胀闷
			伴随症状:疲劳、抑郁、焦虑、失眠
	既往史		是否有过敏、中耳炎、上呼吸道感染史、腮腺炎、梅毒
	个人史		抽烟史、食盐及味精摄入量、咖啡因
	家族史		家族成员是否罹患此病
体格检查	眼震及前庭功能检查		
实验室检查	CT、MRI、甘油试验、耳蜗电图、听力学检查、前庭功能检查		

梅尼埃病的诊断标准与分类

1. 梅尼埃病的诊断标准(中华医学会耳鼻咽喉科学分会 2006 年制定) ①发作性旋转性眩晕 2 次或 2 次以上,每次持续 20 分钟至数小时。常伴自主神经功能紊乱和平衡障碍。无意识丧失。②波动性听力损失,早期多为低频听力损失,随病情进展听力损失逐渐加重。至少 1 次纯音测听为感音神经性听力损失,可出现听觉重振现象。③伴有耳鸣和(或)耳胀满感。④排除其他疾病引起的眩晕,如良性阵发性位置性眩晕、迷路炎、前庭神经元炎、中毒性眩晕、突发性聋、椎-基底动脉供血不足和颅内占位性病变等。

2. 梅尼埃病的可疑诊断(中华医学会耳鼻咽喉科学分会 2006 年制定) ①仅有 1 次眩晕发作,纯音测听为感音神经性听力损失,伴耳鸣和耳胀满感。②发作性眩晕 2 次或 2 次以上,每次持续 20 分钟至数小时。听力正常,不伴耳鸣及耳胀满感。③波动性低频感音神经性听力损失。可出现重振现象。无明显眩晕发作。符合以上任何 1 条为可疑诊断。对于可疑诊断者根据条件可进一步行甘油实验、耳蜗电图、耳声发射及前庭功能检查。

3. 临床分类(中华医学会耳鼻咽喉科学分会 2006 年制定) ①早期:间歇期听力正常或有轻度低频听力损失。②中期:间歇期低、高频率均有听力损失。③晚期：全频听力损失达中重度以上，无听力波动。

针灸治疗效能等级与治疗目标

1. 效能等级　目前西医治疗梅尼埃病的药物主要有抗眩晕药、止呕剂及脱水剂等，但其副作用也限制了长期应用。而研究表明，针刺可改善血管痉挛及呕吐等症状，从而对本病产生较好治疗作用。梅尼埃病（发作期、间歇期）属于效能等级Ⅱ级病谱。

2. 治疗目标　减少发作的次数及眩晕的严重程度；改善听觉丧失、耳鸣及平衡障碍等症状；防止疾病的进展。

针灸治疗流程与推荐方案

针灸治疗梅尼埃病流程(图 16-74-1)

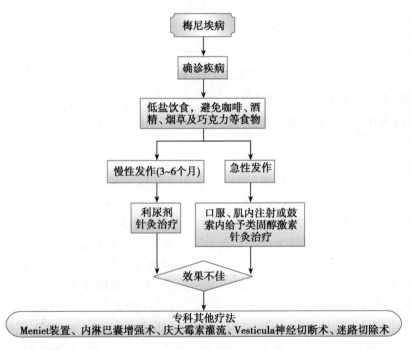

图 16-74-1　针灸治疗梅尼埃病流程

针灸治疗梅尼埃病推荐方案

1. 针灸治疗梅尼埃病一般方案

● 开窍聪耳针刺法[3]（2b 级证据）★★

『穴位』风池、百会、翳风、头窍阴、听宫、支沟、内关、中脘、丰隆。

『操作』患者先取坐位，用 1 寸毫针于两侧风池穴垂直快速进针，针尖向鼻尖方向,得气后于某一固定深度使用平补平泻手法,使针感传向耳区,不留针;然后患者再取仰卧位,分别于百会穴及双侧头窍阴穴用 1 寸毫针,针尖向头部后方,与头皮呈 30°角快速进针,达到一定深度后使用平补平泻的手法,使耳区有酸胀感,双侧听宫穴在嘱患者张口后取穴,用 1 寸毫针垂直入针,得气后使用平补平泻手法,再嘱患者缓慢闭口;双侧翳风、支沟、内关均使用 1 寸毫针于穴位上垂直快速进针,之后缓慢向内纳针,得气后固定某一深度,使用平补平泻手法,使耳区、上肢有酸胀感;中脘穴及双侧丰隆穴用 1.5 寸毫针,使用快速进针法破皮,再缓慢向内纳针,得气后使用平补平泻手法,除风池穴以外其他穴位均留针 30 分钟,每 10 分钟行针 1 次。针刺用毫针均使用 0.25mm×30mm 毫针及 0.25mm×40mm 毫针,每天治疗 1 次,7 次为 1 个疗程,共治疗 2 个疗程。

疗效说明 两组间眩晕障碍评分(DHI 量表评分)改善分值情况,治疗 1 个疗程后,治疗组(郑氏开窍聪耳方)疗效可能优于对照组(常规针刺组),治疗 2 个疗程后,疗效优势可能相当;另外,两组均可改善患者眩晕、耳堵塞感、耳鸣、听力下降症状,但治疗组在改善耳鸣、听力下降方面的疗效优势可能优于对照组;比较两组间痊愈患者在四联征好转天数的差异发现,两组在眩晕好转天数、听力下降情况好转天数方面可能疗效相当;但治疗组在耳堵感好转天数及耳鸣好转天数方面可能优于对照组(常规针刺组)。

2. 发作期治疗方案

● **毫针针刺法**[4](2c 级证据)★

『穴位』 风池、太阳、百会、上星、足三里、太冲、内关。

『操作』 毫针直刺,平补平泻,留针 0.5~1 小时,每日 1 次,2~3 天症状减轻后,隔天治疗。

疗效说明 治疗组临床症状控制率(自拟疗效标准:治疗后发作停止,眩晕消失、恢复正常生活)为 69.23%,总有效率(治疗后症状改善,仅留少许头眩或仍有 1~2 次小发作)为 74.4%,总体疗效或许优于对照组(培他啶、烟酸及维生素合用);针刺在改善眩晕、眼震、恶心、呕吐等症状方面的即时疗效明显,但针刺组在改善患者听力、耳鸣、双耳前庭功能减退等方面与对照组疗效相当。

3. 间歇期治疗方案

● **头皮针联合药物**[5](2c 级证据)★

『穴位』 足运感区、晕听区、感觉区、平衡区。

『操作』 晕听区横刺,足运感区由后向前刺,平衡区和感觉区由上向下刺,用 1.5~2 寸毫针,以 25°角快速刺入皮下,刺入约 1~1.5 寸,快速捻转,平补平泻,持续 3 分钟后停针。留针时间 60 分钟,每日 1 次,10 天为 1 个疗程,共治疗 3 个疗程。

『联合治疗』采用生理盐水 500ml＋意速 200mg＋盐酸培他啶 500ml＋丹参 20ml,静脉点滴,1 日 1 次,10 天为 1 个疗程,共 3 个疗程。维生素 B_1 100mg,维生素 B_{12} 250μg 肌内注射,1 日 1 次,连用 10 天。

疗效说明　治疗组与对照组,眩晕分级评定比较,完全控制率〔根据中华医学会疗效分级判定,即用治疗后 2 年的最后半年每月平均眩晕发作次数与治疗前半年每月平均发作次数进行比较:分值＝(治疗后每月发作次数÷治疗前每月发作次数)×100。A 级:完全控制〕为 87.9%;梅尼埃病听力疗效分级评定比较,完全控制率(以治疗前 6 个月内最差 1 次的 0.25、0.5、1、2 和 3kHz 级听阈平均值减去治疗后 18～24 个月最差的 1 次相应频率听阈平均值进行评定。A 级:改善＞30dB 或各频率听阈＜20dB HL)为 84.4%;治疗组在改善患者眩晕、听力疗效方面或许优于对照组(意速、盐酸培他啶、丹参注射液静点,维生素 B_1 100mg,维生素 B_{12} 250μg 肌内注射合用)。

● 针刺联合药物[6](2c 级证据)★

『主穴』百会、风池、供血(风池直下 1.5 寸,平口唇)、听宫、翳风。

『配穴』风阳上扰加太冲;痰浊上蒙加丰隆;气血虚弱加足三里。

『操作』毫针直刺得气,平补平泻,留针时间 30 分钟,期间行针 2 次,每次 1～2 分钟。每日 1 次,1 周为 1 个疗程,治疗 6 个疗程。

『联合治疗』静点盐酸倍他司汀氯化钠注射液 500ml、丹参注射液 20ml,每日 1 次。口服西比灵胶囊 10mg,每晚睡前 1 次。口服山莨菪碱 10mg,每日 3 次。口服氢氯噻嗪 50mg,每日 1 次。

疗效说明　针药联合治疗组临床治愈率(眩晕等症状消失)为 47.5%,总有效率(头昏或眩晕减轻,仅伴有轻微的自身或景物的旋转,但生活和工作受到影响)为 97.5%。

代表性临床试验

表 16-74-2　针灸治疗梅尼埃病的代表性临床试验

试验观察方案	试验设计	结　果
发作期针刺方案[4]	65 例的 RCT 分为针刺组(n=33,风池、太阳、百会、上星、足三里、太冲、内关)与西药组(n=24,培他啶 8mg、烟酸 25～50mg、维生素 B_1 20mg)	在总有效率方面:RR=1.45,95% CI (1.03, 2.05),P=0.03。在显效率方面:RR=1.58,95% CI (1.07, 2.33),P=0.02

续表

试验观察方案	试验设计	结　果
头皮针配合西药方案[5]	132 例的 RCT 分为微针疗法配合西药组($n=58$,头针配合采用生理盐水 500ml＋意速 200mg＋盐酸培他啶 500ml＋丹参 20ml,静脉点滴)与西药组($n=74$,采用生理盐水 500ml＋意速 200mg＋盐酸培他啶 500ml＋丹参 20ml,静脉点滴)	眩晕分级评定比较:在总有效率方面:$RR=1.14,95\%\ CI$ $(1.03,1.25),P=0.009$;在治愈率方面:$RR=1.10,95\%$ $CI(1.01,1.20),P=0.03$

附　表

梅尼埃病疗效分级(中华医学会耳鼻咽喉科学会,2006 年)

1. 眩晕的评定　用治疗后 2 年的最后半年每月平均眩晕发作次数与治疗前半年每月平均发作次数进行比较,即

$$分值＝治疗后每月发作次数/治疗前每月发作次数×100$$

按所得分值可分 5 级:

A 级:0(完全控制,不可理解为"治愈")

B 级:1～40(基本控制)

C 级:41～80(部分控制)

D 级:81～120(未控制)

E 级:>120(加重)

2. 听力评定　以治疗前 6 个月内最差一次的 0.25、0.5、1、2 和 3kHz 听阈平均值减去治疗后 18～24 个月最差的一次相应频率听阈平均值进行评定。

A 级:改善>30dB 或各频率听阈<20dB HL

B 级:改善 15～30dB

C 级:改善 0～14dB(无效)

D 级:改善<0(恶化)

显效:症状及体征消失或明显减轻,半年以上未复发。

有效:自觉症状改善。

无效:治疗后症状体征无改善,病情反复。

如诊断为双侧梅尼埃病,应分别评定。不对眩晕和听力作综合评定,也不用于工作能力的评估。

参 考 文 献

[1] James A,Burton MJ. Betahistine for Ménière's disease or syndrome[J]. Cochrane Database of Systematic Reviews,2001,Issue 1.

[2] 崔志汉. 梅尼埃病的诊断治疗近况[J]. 实用医药杂志,2006,23(7):866.

[3] 姜好杰. 郑氏开窍聪耳方为主治疗痰浊中阻型梅尼埃病的临床观察[D]. 广州:广州中医药大学,2012.

[4] 张仲芳,薛福林,何宗德. 针刺治疗美尼尔氏病急性发作期的临床研究[J]. 上海针灸杂志,1983(4):28.

[5] 高雪平,倪海红. 头皮针为主治疗美尼埃病的疗效观察[J]. 中国针灸,2002,22(9):583.

[6] 王鑫,夏道宽,崔艳雷,等. 针药配合治疗梅尼埃病的临床观察[J]. 针灸临床杂志,2011,27(5):32.

第 75 节　耳聋(感音神经性听力损失)

(检索时间:2012 年 6 月 30 日)

针灸治疗方案推荐意见

基于Ⅰ级证据的推荐性意见

◎ **较强推荐**　以下方案可应用于突发性耳聋的治疗

针灸联合药物方案——针刺法(翳风、耳门、听宫、听会、外关、合谷、足三里、三阴交、太溪、太冲、足窍阴)+中药汤剂(银翘散加减、龙胆泻肝汤加减或通窍活血汤加减)+血塞通注射液

基于Ⅱ级证据的建议性意见

□ **强力建议**　以下方案可试用于突发性耳聋的治疗

虚实辨证针刺法——百会、神庭、听宫、翳风/实证:外关、丘墟、足临泣、行间;虚证:内关、筑宾、太溪、太冲

◇ **较强建议**　以下方案可试用于耳聋的治疗

突发性耳聋方案——①针刺联合穴位注射法、药物:电针法结合穴位注射法(耳门、听宫、翳风、风池/腺苷钴胺)+针刺法(听会、上星、百会、四神聪、合谷、外关、中渚、阳陵泉、三阴交、丘墟、太冲)+药物(舒血宁注射液、尼莫地平);②电针法(听会、翳风、合谷、侠溪、中渚/随证配穴);③缪刺法治疗方案(商阳、关冲)

感音神经性耳聋方案——针刺百会大椎法(百会、大椎/听宫、听会、外关、侠溪及随证配穴)。

中毒性耳聋(抗生素)方案——针刺法(前顶、百会、后顶、承光、通天、络却、下关前、治聋穴、中脘、大椎、契脉、翳风/辨证配穴)

△ **弱度建议**　以下方案可试用于耳聋的治疗

突发性耳聋方案——①电针法(翳风、听会/侠溪、中渚、太冲、太溪)+

针灸治疗方案推荐意见

高压氧疗法＋药物(丹参注射液)；②针刺结合灸法治疗方案(涌泉/听宫、听会、耳门)；③管灸法为主治疗方案

感音神经性耳聋方案——①复聪开窍针刺法(听宫、翳风、角孙、瘈脉、百会、四神聪、神庭/辨证配穴)＋药物(舒血宁)；②电项针与耳周腧穴(风池、供血、完骨、听会、听宫)＋药物(凯时、维生素 B_1、维生素 B_{12}、西比灵)

脑外伤后重度感音神经性耳聋方案——电针、头针(听宫、听会、翳风、完骨，颞前线、颞后线)

临床流行病学资料

耳聋(deafness)是耳的传音和感音系统发生病变所致的听力障碍。听力发生不同程度的障碍但未丧失者称重听或难听；听力严重减退,当听不到声音时称为聋。感音神经性听力损失为内耳、蜗神经、中枢通路及听觉中枢的病变致使不能或难以感受声音引起听力损失者。

世界卫生组织于 1985 年估计全球听力残疾人数为 4200 万,1995 年估计为 1.2 亿,2001 年增加到 2.5 亿,16 年中增长了 16 倍。成年人听力损失现已位居所有可造成全球负担的疾病前 20 位之内。根据 1987 年我国残疾人抽样调查结果,有听力语言残疾约 1770 万人,占全国各类残疾人总数的 34.3％,其中归因于感音神经性听力损失的为 63％,传音性听力损失约为 14％(中耳炎),其他约 6％,原因不详的 17％。

学龄儿童感音神经性耳聋中遗传性耳聋最多,约占 50％,胚胎期、围产期和出生后的环境因素如病毒感染等引起的耳聋居次,约占 20％～25％,其他25％～30％为不明原因。据美国卫生中心统计(1975),65 岁以上居民中,听力减退者占72％。历次统计结果不尽相同,发病年龄与进展速度也因人而异。英国及丹麦(1991)根据年龄、性别与噪声暴露情况分组进行听力下降的纵向研究,发现 97％的人经历了伴随年龄增长而逐步听力下降。听力下降程度随年龄变化情况如下：低于 55 岁者每 10 年听力下降 3dB,超过 55 岁者每 10 年听力下降 8dB。结果表明,随着时间推移,人群中听力下降的比例不断加大,到高龄阶段有加速趋势。关于病毒性聋的流行病学资料较少。美国每年至少数千名婴儿生后即有耳聋或听力障碍,其中至少有 18％的患者已证实是由先天性病毒感染所致。国内进行的一项新生儿听力筛查研究表明,新生儿听力损伤发病率达 0.1％～0.3％。突发性耳聋男女性别无差异,中年人发病率较高。国人每年的发病率为(5～20)/10 万,约占所有感音神经性听力损失疾病的 1％。在我国报道的 2057 万聋哑儿童中,药物性耳聋占 70％,且以每年 3 万人递增[1]。

临床评估与诊断

耳聋临床评估(表 16-75-1)

表 16-75-1　感音神经性听力损失临床评估要点简表[2]

类型	病史及诱因	特点	特殊检查
老年性	60 岁以上老年人	双耳渐进性听力下降,耳鸣以高调为主;少数患者可有眩晕	纯音测听为感音性耳聋或混合聋,但以感音聋为主,高频下降多见;与言语测听结果不成比例,以语言听力损失为著。耳镜检查鼓膜无特征性改变
病毒性	是否有病毒感染引起的疾病(腮腺炎、麻疹或水痘等传染病史)	发病较突然,伴耳鸣、眩晕等前庭症状	耳镜检查未发现异常;纯音测试单耳或双耳感音神经性聋,以高频听力下降为主
突发性	原因不明	突然发生的非波动性感音神经性听力损失,常为中或重度;可伴耳鸣。可伴眩晕、恶心、呕吐,但不反复发作	耳镜检查未发现异常。纯音测听气骨导阈值上升,一般在 50dB 以上
中毒性	应用耳毒性药物或患某些疾病后,出现双耳听力下降	早期为间歇性,逐渐变为持续性、高调耳鸣	耳镜检查未发现异常
爆震性	有近期或远期爆震接触史	爆震后立即出现,程度轻者可逐渐恢复;常伴有耳鸣、耳痛、耳闷、头晕等症状	耳镜下可见鼓膜充血,或外伤性穿孔及出血。纯音测听曲线多呈双侧对称性感音神经性耳聋。在 3000～6000Hz 处出现 V 型曲线。仅有鼓膜穿孔等中耳损伤时表现为传导性耳聋
噪声性	有明确噪声暴露史。排除其他原因造成的听觉损害	双耳渐进性听觉减退。双耳高调耳鸣	耳道及鼓膜正常。纯音测听多呈双侧对称性感音神经性耳聋。在 3000～6000Hz 处出现 V 型曲线
自身免疫性	女性多见。首次发作年龄多在 20～50 岁	双侧感音神经性耳聋,偶有先一侧发病,对侧听力随后减退	在任何频率>30dB。3 个月内连续 2 次测听结果至少有一耳表现出进行性下降:在 2 个频率阈移≥15dB,在 2 个或更多的连续频率≥10dB,或言语识别率显著变化。双侧听力减退可以是对称性的,也可为非对称性

类型	病史及诱因	特点	特殊检查
蜗后性	除听力下降外,应注意神经系统和其他脑神经病变症状	听力下降,常诉听到声音,听不清说话,语言辨别能力下降明显,可有中枢性眩晕	听力学检查、CT/MRI、前庭功能检查,神经学检查如脑神经和外周神经检查
某些慢性病	慢性病史(高脂血症、肾脏疾病、糖尿病、甲状腺功能亢进症)	双侧感音性听力损失	排除其他因素导致的感音性听力损失

1. 病史　感音神经性听力损失的诊断依赖于病史采集及各种检查结果的综合分析,以便对听力损失的原因、部位、程度及性质做出合理正确的判断。

(1) 发病过程及特点的询问:包括发病时间、过程及可能诱发的因素。

(2) 听力损失的特点:包括突发性、进行性、急进性、波动性。

(3) 有无伴发症状:如耳聋伴发眩晕、耳鸣、耳闷、耳胀、头痛、恶心等前庭症状。

(4) 病毒感染致聋:发病前,有无罹患流感、感冒、上呼吸道感染、鼻塞、流涕、咽痛、鼻窦炎、腮腺炎、麻疹、风疹等或与病毒感染者的接触史等。

(5) 血管性病变:包括心脏病、高血压、糖尿病、动脉硬化、高脂血症等影响内耳微循环障碍性疾病。

(6) 双窗膜破裂史:发病前有无因剧烈咳嗽、打喷嚏、高空飞行或游泳,用力排便或排尿引起中耳内外气压骤变,或因耳外伤及耳科手术致双窗膜(圆窗或卵圆窗)破裂者。

(7) 其他:包括头部外伤、过去及现在有无使用耳中毒药物等。

2. 寻找致聋原因　在病史询问中应着重注意以下几点:

(1) 先天性或后天性:先天性者常为内耳螺旋器及有关结构未发育或发育不全所致,因而为非进行性聋;后天性者乃与感音器官病变有关,则为进行性聋。

(2) 有无遗传因素:在小儿的严重耳聋中,属遗传性者约占 50%。

(3) 耳聋有无伴发其他器官(系统)异常:耳聋伴发其他器官(系统)异常者,多为先天性或遗传性因素所致。

(4) 感音神经性听力损失的主要原因:病史询问时应注意下列主要原因:

①先天性因素;②脑膜炎;③腮腺炎;④中毒性因素;⑤突发性聋;⑥噪声暴露;⑦波动性听力损失(内耳积水);⑧先天性或后天性梅毒;⑨耳蜗性耳硬化症;⑩老年聋可能。

3. 听力学检查 本检查应包括主观测听法及客观测听法 2 种测听方法。其测听内容,如音叉试验、纯音测听、声导抗测听、言语测听、电反应测听等检查。

(1) 音叉试验:本法简便易行,结果可靠,可以初步鉴别耳聋的性质,是临床上常用的听力测验方法。常用 256Hz 或 512Hz 音叉。

(2) 纯音测听法:纯音听阈曲线图的性状可供耳聋鉴别诊断的重要参考。单纯感音神经性聋的纯音听力图示气骨导均下降,下降的幅度代表听力损失的程度,气骨导之间无差距,多以高频听力减退较明显,其听力图多呈高频缓降型。

(3) 其他方法:Bekesy 测听法、声导抗测听法、言语测听法、电反应测听法等。

4. 前庭功能检查 应包括自发性眼震、凝视眼震、位置性眼震、瘘管试验、昂白试验、眼震电图等检查,以进一步了解前庭功能。

5. 影像学检查 CT 及 MRI 检查对内耳、岩锥及桥小脑角病变的耳聋鉴别诊断起着重要的作用。

6. 全身检查 与耳聋病变相关的检查,包括神经系统、心血管系统、凝血系统、代谢系统、内分泌系统及免疫系统的检查。

7. 实验室检查 应包括常规检查及血液学检查,如电解质、血糖、血脂、甲状腺功能、血清学和各种元素及酶学检查,各种病毒抗体测定以及梅毒血清试验,免疫学 DNA 与遗传学检查等。

耳聋的临床分类及诊断标准

1. 耳聋的临床分类

(1) 传导性聋:指外耳、中耳传音机构发生病变,使音波传入内耳发生障碍,例如耵聍栓塞、中耳炎等所致的耳聋。

(2) 感音神经性聋:指耳蜗螺旋器病变不能将音波变为神经兴奋,或神经及其中枢发生障碍不能将神经兴奋传入,或大脑中枢病变不能分辨语言,统称感音神经性聋。如梅尼埃病、耳药物中毒、病毒性迷路炎、噪声损伤、听神经瘤等。可分为先天性、后天性,其中后天有以下原因:

1) 老年性聋:因听觉系统老化而引起的耳聋。随年龄增长,听力有不同程度的缓进性减退。可分为感音性、神经性、代谢性和机械性 4 型。①老年性聋属感音神经性聋,发病年龄常在 60 岁左右,性别差异不明显。②进行性听力下降一般双耳同时受累,或一侧较重。③耳鸣呈间歇性或持续终日,多为高调如蝉鸣。少数患者诉搏动性耳鸣。④可伴眩晕,可能与前庭系统老化或椎-基底动脉供血不足有关。⑤老年性聋常有重振现象,表现为低声听不到,高声嫌人吵。

2) 病毒性聋:病毒直接或间接引起内耳病损,导致双耳或单耳程度不同的感音神经性聋。①听力损失程度轻重不一,单耳或双耳也可为全聋;②耳鸣与耳聋同时存在;③部分患者可伴眩晕等前庭症状,前庭功能减退或丧失。

3) 突发性聋:突然发生的,可在数分钟、数小时或 3 天以内,原因不明的感音神经性听力损失,至少在相连的 2 个频率听力下降 20dB HL 以上。①听力下降呈感音神经性聋,可在瞬间、几小时或几天内发生。其程度从轻度至全聋,多为单耳,偶有双耳先后或同时耳聋。②眩晕常为旋转性,多数患者伴恶心、呕吐、出冷汗。③耳鸣多数为嗡嗡声或蝉鸣,可为首发症状。④部分患者可有耳内堵塞闷胀感。

4) 中毒性聋:内源性和外源性病因均可致中毒性聋。内源性指体内某些疾病如中毒性肺炎、某些传染病产生的内毒素致聋。外源性指药物和化学制剂的毒性引起耳蜗中毒性损害造成耳聋,以氨基苷类抗生素引起者多见。①应用耳毒性药物或患某些疾病后,出现双耳听力下降。②听力损失开始于高频区,继之波及语频区,常为中度或重度耳聋。耳聋多为双侧,对称性感音神经性耳聋。③耳鸣多属高音调,早期间歇性,逐渐发展为持续性。④可伴眩晕、恶心、呕吐、平衡失调等前庭症状。⑤中毒早期可出现食欲下降,面部及手足麻木感等。

5) 爆震性聋:系由于突然发生的强大压力波和强脉冲噪声引起的鼓膜和耳蜗等听器官急性损伤。当人员暴露于 90dB 以上噪声,即可发生耳蜗损伤,若强度超过 120dB 以上,则可引起永久性聋。①双耳非对称性的(暂时性或永久性)听力下降。爆震后立即出现。程度轻者可逐渐恢复。②常伴有耳鸣、耳痛、耳闷、头晕等症状。③有鼓膜破裂者,可有少量耳内出血。继发感染可成为中耳炎。

6) 噪声性聋:是由于长期遭受 85dB 以上噪声刺激所引起的一种缓慢进行的听觉损害。①双耳渐进性听觉减退;②双耳高调耳鸣。

7) 自身免疫性内耳病:是一种进行性、双侧感音神经性耳聋。在数周至数月内影响双耳的听力,并常常累及前庭功能。女性多见。首次发作年龄多在 20～50 岁。①双侧感音神经性耳聋,至少在一耳表现为进行性;②言语识别率较差;③可伴耳鸣及耳内闷胀感,可为波动性;④约一半的患者有前庭失调症状;⑤可有系统性自身免疫性疾病,如风湿性关节炎、系统性红斑狼疮、结节性多动脉等。

8)蜗后性聋:是指耳蜗以后的病变,即从听神经、耳蜗核到听觉皮质通路的任何病变所引起的听力损失的总称。如果将耳蜗病变引起的听力损失称为感音性聋,则蜗后性聋即为神经性聋。①突发或缓慢进行性的听力下降;②常有听觉疲劳现象;③多伴耳鸣,耳鸣常是高频性的;④可伴眩晕;⑤其他神经系统的症状和体征。

(3)混合性聋:传音和感音机构同时有病变存在。如长期慢性化脓性中耳炎、耳硬化症晚期等。

2. 病情严重程度分级标准 根据 WHO 预防聋和听力减退项目报告(1997 年,日内瓦):

(1)极度听力障碍:大于 81dB,不能听到和听懂叫喊声,需要靠助听器的辅助才能感受到声音的振动。

(2)重度听力障碍:61～80dB,当叫喊时,可听到某些词,助听器帮助较大。

(3)中度听力障碍:41～60dB,可听到和重复 1m 处提高了的语声,开始需要借助助听器的帮助。

(4)轻度听力障碍:26～40dB。可以听到和重复 1m 处的正常语声。

针灸治疗效能等级与治疗目标

1. 效能等级 根据导致听力障碍的不同病因,感音神经性耳聋可分为 3 类,即遗传性耳聋、非遗传性先天性耳聋及非遗传性获得性感音神经性耳聋。目前尚无特效药物和手术疗法能使感音神经性耳聋病人完全恢复听力。治疗原则是早期发现、早期诊断、早期治疗,争取恢复或部分恢复已丧失的听力,尽量保存并利用残余的听力,适时进行听觉语言训练,适当应用人工听觉。针刺在改善听力方面有一定意义,但也难以使患者听力完全恢复,因此,以针灸为主配合其他方法的综合治疗是目前临床的实践情况,故将本病归入针灸Ⅱ级病谱比较合理。

2. 治疗目标 提高听力,改善耳鸣,提高生活质量。

针灸治疗流程与推荐方案

针灸治疗耳聋流程(图 16-75-1)

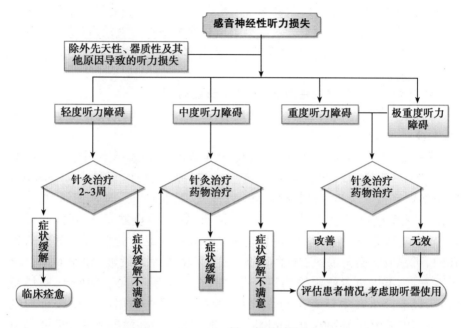

图 16-75-1 针灸治疗耳聋(感音神经听力损失)流程

针灸治疗耳聋推荐方案

1. 突发性耳聋针灸治疗方案

● 针刺联合药物[3](1b 级证据)★★★★★

『穴位』翳风、耳门、听宫、听会、外关、合谷、足三里、三阴交、太溪、太冲、足窍阴。

『操作』行针手法:发病早期用泻法,发病后期用平补平泻法。每次留针 30 分钟,隔日针刺 1 次。14 天为 1 个疗程。

『联合治疗』中药汤剂:风邪外犯证用银翘散加减,金银花 15g、连翘 15g、桔梗 10g、防风 10g、柴胡 10g、香附 15g、川芎 10g、芦根 15g、赤芍 10g、葛根 15g、生甘草 6g、石菖蒲 10g;肝火上炎证用龙胆泻肝汤加减,龙胆草 12g、栀子 12g、黄芩 15g、当归 15g、柴胡 10g、生地 15g、泽泻 10g、车前子 10g、郁金 10g、石菖蒲 10g、甘草 6g、菊花 12g、薄荷 10g;气滞血瘀证用通窍活血汤加减,赤芍 10g、川芎 10g、丹参 10g、石菖蒲 10g、柴胡 10g、红花 6g、连翘 10g、当归 10g、香附 9g、郁金 9g、路路通 9g、葛根 10g、枳壳 10g、佛手 10g、甘草 6g。中药煎剂口服,1 日 2 次,14 天为 1 个疗程。血塞通注射剂,每次用 400mg,用 0.9%氯化钠注射液 250ml 稀释后缓慢静脉滴注,1 日 1 次,14 天为 1 个疗程。

疗效说明 治疗组听力症状痊愈率(0.25～4kHz 各频率听阈恢复正常或达健耳水平,或达此次患病前水平)为 50%,临床总有效率(均听力提高 15～30dB 以上)为 91%,耳鸣症状痊愈率(耳鸣消失)为 55%,临床总有效率为 94.85%,改善风邪外犯证听力及耳鸣的有效率明显高于对照组(凯时及口服扩血管药)。其他证型显示听力及耳鸣治疗组疗效好于对照组,治疗组疗效很可能优于对照组。

● **针刺联合穴位注射法及药物**[4]**(2b 级证据)★★**

『穴位』 耳门、听宫、听会、翳风、风池、上星、百会、四神聪、合谷、外关、中渚、阳陵泉、三阴交、丘墟、太冲。

『操作』 嘱患者取仰卧位,根据患者胖瘦不同而选择不同毫针。针刺耳门、听宫、听会、翳风穴时,令患者张大口,垂直进针,深度 20～30mm,以局部重胀得气为度,不提插捻转;风池穴,针尖微下,向鼻尖斜刺 20～30mm,采用捻转泻法;上星、百会、四神聪,针柄与皮肤呈 15°角,向后进针,患者有沉紧感;余穴均为垂直进针,采用提插或捻转泻法。每次选用耳门、听宫或听会与翳风、风池两组穴位,采用电针连续波,频率 60 次/分钟左右,强度以患者能耐受为度。每次起针后,选取耳门或听会、翳风与听宫、风池两组穴中任意 1 组做穴位注射。选用注射用腺苷钴胺干粉剂 0.5mg,用灭菌注射用水 0.5ml 将其溶解,吸入 1ml 注射器中,经局部皮肤消毒后,将注射器针头刺入穴位,刺入深度为 4mm,回抽无血后注入药液,局部按压 2 分钟。每天治疗 1 次,每次治疗 30 分钟,每周治疗 5 次,休息 2 天,共治疗 8 周。

『联合治疗』 舒血宁注射液 25ml 加入 5% 葡萄糖注射液 250ml 中静脉点注,每日 1 次,共治疗 10 天;并配合口服尼莫地平每次 10mg,每日 3 次。

疗效说明 治疗组(电针加穴位注射)临床痊愈率(0.25～4kHz 各频率听阈恢复正常或达健耳水平,或达此次患病前水平)为 49.57%,临床总有效率(平均听力提高 15～30dB 以上)为 94%,发病 2 周之内针刺痊愈率为 51.95%,发病 2 周～1 个月针刺痊愈率为 45%,轻度耳聋(26～40dB)痊愈率为 94.28%,中度耳聋(中度耳聋 41～70dB)患者痊愈率为 53.19%,重度耳聋(重度耳聋 71dB 以上)患者总有效率为 82.9%。50 岁以下的患者痊愈率为 59.52%,50 岁以上为 24.24%。治疗组疗效或许优于对照组(针刺组、电针组、针刺加穴位注射组)。

注意事项 翳风针刺后易出现局部血肿,因而影响患者进食,张口时出现疼痛,嘱患者当日冷敷,次日热敷,此穴可休息 2 日再行操作,局部可外用扶他林乳胶剂,以加速局部瘀血的吸收。

● 电针联合高压氧[5](2c 级证据)★

『主穴』翳风、听会。

『配穴』侠溪、中渚、太冲、太溪。

『操作』取翳风、听会,毫针直刺,进针深度为 0.8~1.2 寸,针刺得气后接电针仪,用连续波,频率 5Hz,中等量刺激,留针 30 分钟,得气后留针 30 分钟。每日 1 次,10 次为 1 个疗程,一般治疗 2~3 个疗程。

『联合治疗』高压氧压力 0.25MPa,吸氧 120 分钟(其中加压 20 分钟,减压 20 分钟,稳压 80 分钟),戴面罩吸纯氧,每日 1 次,10 次为 1 个疗程,共 20 次。丹参注射液 20ml 加入生理盐水 500ml 静脉滴注,每日 1 次,共 20 次。

疗效说明　治疗组临床总有效率(上述频率平均听力提高 15~30dB 以上)为 84.6%,疗效或许优于对照组(单纯使用高压氧与静脉滴注治疗)。

● 电针法[6](2b 级证据)★★

『主穴』听会、翳风、合谷、侠溪、中渚。

『配穴』肝胆火盛者,加太冲;气滞血瘀者,加血海、膈俞;痰火郁结者,加丰隆、太冲;脾胃虚弱者,加足三里;肾阴不足者,加肾俞、太溪。

『操作』快速进针,针刺得气后接电针仪,采用连续波,强度以患者能耐受为度,留针 30 分钟,每日 1 次,治疗 10 天为 1 个疗程。

疗效说明　临床痊愈率(0.25~4kHz 各频率听阈恢复正常或达健耳水平,或达此次患病前水平)为 26.7%,临床总有效率(上述频率平均听力提高 15~30dB 以上)为 86.7%。疗效或许优于药物治疗(6% 低分子右旋糖苷 500ml 加 ATP40mg,辅酶 A 100U,静脉点注,每日 1 次;口服尼莫地平片每次 20mg,每日 3 次;1 片/次,10 天为 1 个疗程)。

● 虚实辨证针刺法[7](2a 级证据)★★★

『主穴』百会、神庭、听宫、翳风。

『配穴』实证:外关、丘墟、足临泣、行间;虚证:内关、筑宾、太溪、太冲。

『操作』百会:实证,向后斜刺,施以捻转泻法;虚证,向前斜刺,施以捻转补法。神庭、听宫施以平补平泻法,刺听宫时张口进针,深 0.5~1 寸,以耳内有麻胀痒感为得气,听宫、翳风行平补平泻法;外关、丘墟、足临泣、行间采用提插、捻转泻法。内关、筑宾、太溪、太冲采用提插、捻转补法。听宫、翳风为患侧取穴,四肢部位为双侧取穴。

疗效说明　临床痊愈率(0.25~4kHz 各频率听阈恢复正常或达健耳水平,或达此次患病前水平)为 20%,临床总有效率(上述频率平均听力提高 15~30dB 以上)为 86.67%,疗效可能优于药物治疗(复方丹参注射液 16ml 加入生理盐水 500ml 中静点;维生素 B_1 100mg,维生素 B_{12} 500μg 肌内注射;

西比灵 10mg 睡前口服。同时选用以上药物,每日 1 次,10 次为 1 个疗程,疗程间休息 3 天,连续治疗 3 个疗程)。针灸对于实证的疗效明显优于虚证,对耳聋辨证属实证的患者所伴随的耳鸣、头痛的症状改善最为明显,对烦躁、不寐、胁痛的改善较为明显;对于虚证患者,耳鸣、眩晕、不寐改善较为明显。

● 针刺配合灸法[8](2c 级证据)★

『主穴』涌泉。

『配穴』听宫、听会、耳门。

『操作』涌泉穴直刺 8～15mm,施以泻法,手法稍重;听宫、听会、耳门穴张口进针,直刺 15～25mm,均施以平补平泻法轻刺激。涌泉穴每次针刺一侧,两侧交替;听宫、听会、耳门穴针患耳,每次按顺序选其中一个穴位,留针 30 分钟,每 10 分钟行针 1 次,同时配合艾条热敏化悬灸针刺侧涌泉穴。艾条热敏化悬灸按下述步骤分别进行回旋、雀啄、往返、温和灸四步法施灸操作:先行回旋灸 1 分钟,温热局部气血,继以雀啄灸 1 分钟加强敏化,循经往返灸 1 分钟激发经气,再施以温和灸发动感传、开通经络。此时在穴位处出现的透热、扩热、传热、局部不热(或微热)远部热、表面不热(或微热)深部热,或其他非热感(如酸、胀、压、重等)等感传时,即是腧穴热敏化,施灸至感传消失、皮肤灼热为度,每次施灸不少于 30 分钟。每日 1 次,7 次为 1 个疗程,疗程间休息 3 天,连续治疗 3 个疗程。

疗效说明 临床痊愈率(0.25～4kHz 各频率听阈恢复正常或达健耳水平,或达此次患病前水平)为 30%,临床总有效率(上述频率平均听力提高15～30dB 以上)为 80%,听力损失改善 18.39±2.1,疗效或许优于药物治疗(复方丹参注射液 16ml 加入 0.9%氯化钠注射液 500ml 中静脉点注;维生素 B_1 100mg、维生素 B_{12} 0.1mg 肌内注射;西比灵 10mg 睡前口服。每日 1 次,7 天为 1 个疗程,治疗 3 个疗程)。

● 管灸法[9](2c 级证据)★

『操作』管灸器由套合在一起的上下两节构成,上节为顶端封口的中空木管,侧面有 3 个圆形开口,直径约 0.8cm,其中 2 个为通气孔以保证艾绒有氧燃烧,另一个为灸疗孔连接纸管;下节为两端开口的中空木管,内有铁钉形成托物架。将 2g 艾绒用纸裹紧放入下节管灸器托物架上,点燃管灸器中的艾绒后将上下两节管灸器套合在一起将纸管一端接入灸疗孔,另一端插入病侧外耳道中约 1cm;最后嘱患者固定管灸器下节,待艾绒燃尽为度。每次装 2g 艾绒,燃烧约 18 分钟。

『配合治疗』①一般治疗:注意休息,适当镇静,积极治疗相关疾病,如高血压、糖尿病等;②改善内耳微循环药物;③糖皮质激素类药物;④降低血液黏稠度和抗凝药物;⑤神经营养类药物;⑥其他治疗,如混合氧、高压氧等治疗。

疗效说明 治疗组临床总有效率(受损频率平均听力提高 15dB 以上)为 91.7%,病程 15 天以内的总有效率为 100%,病程 15～30 天的总有效率为 95.8%,病程 30～60 天的总有效率为 62.5%,对轻度患者总有效率为 100%,中重度患者总有效率为 92%,重度患者总有效率为 84.6%,提示突发性耳聋的治疗越早疗效越好,而配以管灸治疗有效率高于常规治疗,越轻治疗效果越好,而管灸治疗对不同病情程度的突发性耳聋均有较好的疗效,疗效或许优于对照组(同配合治疗)。

● 缪刺法[10](2b 级证据)★★

『主穴』四神聪、百会、翳风、耳门、听宫、听会、外关、阳陵泉、三阴交、太冲、商阳、关冲。

『配穴』肾虚者,酌加绝骨、太溪;风邪外袭者,酌加风池;痰湿壅盛者,酌加丰隆;肝胆火盛者,酌加足临泣、行间;气血不足者,酌加足三里。

『操作』四神聪、百会平刺 0.3～0.5 寸;听会、耳门、听宫每次选 1 穴,刺 0.5～1 寸,使针感向耳内放射;翳风、外关、阳陵泉、三阴交、太冲直刺 0.5～1.5 寸,平补平泻手法;留针 30 分钟,选其健侧的商阳、关冲进行缪刺放血。采用一次性采血针在患者相应穴位上点刺,挤出 10 滴血。每日 1 次,14 天为 1 个疗程。

『配合治疗』西医常规神经营养及扩张血管治疗。

疗效说明 临床总有效率(参照中华医学会耳鼻咽喉头颈外科学分会 2005 年制定的突聋疗效分级标准)为 86.7%。治疗前后血浆黏度改善差值为 (0.29 ± 0.01)mPa·s;纤维蛋白原改善差值为 (0.67 ± 0.39)g/L;血细胞比容改善差值为 (4.00 ± 0.34)%;疗效或许优于对照组(西医常规神经营养及扩张血管)。

2. 感音神经性耳聋针刺治疗方案

● 针刺百会大椎法[11](2b 级证据)★★

『主穴』百会、大椎。

『配穴』听宫、听会、外关、侠溪;实证配太冲、合谷、丰隆、内庭;虚证配太溪、照海。

『操作』百会穴平刺 0.5～0.8 寸,待针下出现麻胀样针感时,以 200 转/分钟幅度快速捻转,使针感缓缓扩散,行针半分钟;大椎穴斜刺 0.5～1 寸,行捻转轻提插,使针感向后枕部传导,听宫、听会穴需采用张口取穴法,常规消毒后,选用 28 号 1.5 寸(儿童用 1 寸)毫针直刺,以耳内有酸胀感为宜,约进针 0.8～1.2 寸时留针。外关针尖向上(指由肢体远端向近端方向)斜刺,使针感

向上传导。余穴直刺以局部有针感为度。每次留针 30 分钟,10～15 分钟行针
1 次,治疗 5 天休息 2 天,10 次为 1 个疗程,治疗 3 个疗程。

疗效说明　治疗组临床总有效率(上述频率平均听力提高 15～30dB 以
上)为 80.91%,发病 6 个月以上治疗组疗效或许优于对照组,轻中度耳聋疗效
优于中重度。

● **复聪开窍针刺法**[12]**(2c 级证据)★**

『主穴』听宫、翳风、角孙、瘈脉、百会、四神聪、神庭。

『配穴』肝胆火盛型,加行间、侠溪;痰火郁结型,加丰隆、内庭;脾胃虚弱
型,加血海、足三里;心肾不交型,加复溜、神门;外感风热者,加合谷、外关;气
滞血瘀者,加梁丘、地机。

『操作』头部腧穴平刺进针 1～1.5 寸,施以提插捻转泻法;听宫与翳风直
刺进针 1 寸,角孙与瘈脉平刺 0.5 寸,均行捻转泻法;随证配穴体针各穴直刺
0.8～1.5 寸,心肾不交型补复溜泻神门,其余,实证施提插捻转泻法,虚证施提
插捻转补法,得气后留针 50 分钟,每 10 分钟行补泻操作 1 次,每天针刺 1 次,
连续治疗 28 天。

『配合治疗』舒血宁 20ml 加入 0.9%氯化钠注射液 250ml。日 1 次静点,
连续治疗 28 天。

疗效说明　临床痊愈率(0.25～4kHz 各频率听阈恢复正常或达健耳水
平)为 23.07%,临床总有效率(上述频率平均听力提高 15～30dB 以上)为
90.38%,疗效或许优于对照组(舒血宁 20ml 加入 0.9%氯化钠注射液 250ml;
滴注 28 天)。

◆ **电项针及耳周腧穴法**[13]**(2c 级证据)★**

『主穴』风池、供血(风池直下 1.5 寸,平下口唇处)。

『配穴』完骨、听会、听宫;伴眩晕者,加晕听区及平衡区。

『操作』毫针刺入 1.5 寸,连接脉冲电针仪,正极连接风池穴,负极连接供
血穴,选择疏波,电流量达到头部轻度摆动且患者能耐受为度。取患侧完骨、
听会、听宫穴;毫针刺入 0.8～1.2 寸后留针,每隔 10 分钟捻转行针 1 次,每次
治疗 30 分钟,每日 1 次,每 6 天为 1 个疗程。

『配合治疗』①凯时 10μg 加入 0.9%氯化钠注射液 10ml(或 5%葡萄糖溶
液 10ml),每日 2 次缓慢静脉注射,每 7 日为 1 个疗程;②维生素 B₁ 100mg,维
生素 B₁₂ 500μg,日 1 次,肌内注射;③抗病毒口服液 10ml,西比灵 5mg,每日 1
次,口服。

疗效说明　治疗组痊愈率(受损频率听阈恢复至正常,或达健耳水平,或
达此次患病前水平)为 21.73%,临床总有效率(受损频率平均听力改善大于
15dB)为 95.65%,疗效或许优于对照组(单纯药物治疗)。治疗组轻、中度痊

愈率较高(54.55%、41.67%),中重度、重度显效率改善较明显(50%、53%)。

3. 中毒性耳聋(抗生素所致)方案[14](2b 级证据)★★

『主穴』前顶、百会、后顶、承光、通天、络却、下关前(即下关穴前 0.5 寸)、治聋穴(耳门与听宫连线的中点)、中脘、大椎、瘈脉、翳风。

『配穴』气滞血瘀,加气海、膈俞;痰火郁结,加丰隆、太白、侠溪;气血两虚,加足三里、膈俞;肾精不足,加肾俞、太溪。

『操作』常规消毒后用皮肤针先从脑聪三线穴(即督脉前顶、百会、后顶三穴,膀胱经承光、通天、络却)叩刺(从上至下、从左至右的顺序),要求快速整齐、密度均匀、呈条状,少许渗血为宜;其余腧穴取双侧,用毫针速刺法,实证用泻法,虚证用补法,均强调得气和深度,务使气至病所方能见效。耳周局部穴位应用时的关键之一是掌握好针刺深度,本法所针深度一般较深,进针至 1～1.2 寸,耳内有嗡嗡作响时即应停止进针,有此种感应方可获得较好疗效。隔日 1 次,留针 20～30 分钟(儿童用快针速刺不留针),12 次为 1 个疗程,连续治疗 4 个疗程。

疗效说明 临床痊愈率(听力恢复正常听力曲线回升到正常范围以内,眩晕、耳鸣消失)为 8.7%,临床总有效率(听力提高 10dB 以上,眩晕、耳鸣由持续性发作转为间断性发作,耳中不适感减轻)为 88.7%。疗效或许优于穴位注射法(药物选用维生素 B_1、维生素 B_{12}、复方丹参注射液,穴取双侧听宫、翳风、足三里。穴位皮肤常规消毒后,用注射器分别抽取药液,刺入穴位得气后每穴注入 0.5～1ml,隔日 1 次,12 次为 1 个疗程,连续治疗 4 个疗程)。

4. 脑外伤后重度感音神经性耳聋

● 电针、头针方案[15](2c 级证据)★

『主穴』听宫、听会、翳风、完骨、颞前线(头的颞部,胆经颔厌穴与悬厘穴的连线)、颞后线(头的颞部,胆经率谷穴与曲鬓穴的连线)。

『配穴』耳鸣者,选用耳门、天容、外关、合谷、中渚、四渎;眩晕者,选用风池、天柱、百会、四神聪;面神经损伤者,选用颊车、承泣、四白、阳白、下关、合谷。

『操作』头针颔厌穴透悬厘穴,行捻转手法,频率 300 次/分钟,连续捻转 1 分钟后休息 4 分钟,重复 3 次后起针,率谷穴透曲鬓穴操作方法同上;押手按定听宫穴,刺手执 1.5 寸针快速捻转刺入 0.5 寸后,将针徐徐按入 1.2 寸深,令患者感到局部有酸麻胀感,并向周围扩散,使气至病所,其余主穴操作方法同上,针刺得气后主穴接入电针仪,选用连续波,频率选用 1～2Hz,输出强度依患者耐受情况而定,对于配穴,属于虚证者用提插捻转补法,实证用泻法,留针 40～60 分钟,每 10 分钟行针 1 次。上述治疗每天 1 次,10 天为 1 个疗程,共治疗 4 个疗程。

疗效说明　治疗组痊愈率(受损频率听阈恢复至正常,或达健耳水平,或达此次患病前水平)为 21.2%,临床总有效率(受损频率平均听力改善大于15dB)为 81.8%,平均听阈改善(217.74±0.68),总体疗效或许优于对照组(单纯西药治疗);治疗组病程 5～15 天的总有效率为 88.24%,病程 25～30 天的总有效率为 81.82%,病程 30～45 天的总有效率为 60.00%,提示治疗效果与病程长短有关,病程短,恢复快,反之疗效差、恢复慢。

影响针灸疗效因素

1. 类型　一般而言,耳聋如果是功能性,其针灸疗效要优于器质性原因所致的耳聋。耳聋分为传导性、感音性和精神性,针灸疗效对精神性耳聋疗效最好,感音性次之,传导性最差,传导性一般要通过手术治疗。在感音性耳聋中,针灸疗效以突发性聋疗效最好,后天性疗效优于先天性耳聋,听力损失程度越轻,恢复的可能性越大,针灸对轻中度耳聋优于重度耳聋。如由耳内微血管痉挛导致缺血所致或听神经的轻中度损伤,针灸一般可取得一定疗效。

2. 针刺介入时间　病程越短,症状越轻,针刺疗效往往越好。对于病程较长的患者,只要不是完全丧失听力,经过治疗多数患者症状明显减轻或达到不影响工作和正常生活的疗效。有研究发现,暴聋患者,发病 1 周内开始治疗,约 72% 以上可获得痊愈或听力部分恢复;8～12 天开始治疗者为 50%;20～30 天开始治疗者为 20%,超过 2 个月则恢复较少(9%)。因此,针灸应尽早介入治疗,可提高疗效。

3. 年龄　临床观察表明,针刺耳聋耳鸣,一般以 25 岁以下疗效较好,26～40 岁疗效次之,超过 40 岁的患者疗效较差。

4. 耳区穴位的刺法　耳部穴位深刺较一般穴位困难,如不能正确掌握进针的方向,易碰到骨壁,因此在进针时遇到阻力,可以略向外提,稍改变一下角度,然后再行刺入,这样就能达到深刺的目的,治疗时一定要强调针感向耳内放射,否则,针刺疗效将受影响。

针灸治疗的环节和机制

内耳微循环解剖形态的特点易受缺氧、药物、噪声等刺激影响而发生内耳微循环障碍,从而影响耳部的供血,听神经受损,导致耳鸣耳聋。因此,针灸治疗耳鸣耳聋的环节和机制主要包括:

1. 改善局部血液循环　针刺治疗耳聋的机制可能是通过针灸刺激耳周穴位,改善微循环,促进血液与迷路之间的物质交换,使尚未完全坏死的内耳细胞及听神经得到修复和再生。

2. 促进神经传导　神经性耳鸣耳聋主要由于内耳动脉痉挛,局部组织缺血、缺氧或病毒感染损伤内耳听神经、耳蜗毛细胞所致。针刺可反射性引起内耳神经的兴奋,改善神经传导,促进听力的恢复。

3. 刺激听觉中枢 针刺可对大脑皮质的功能产生调节作用,可增强大脑皮质对声音信息的感受和分析能力,从而改善患者的听力水平。

预 后

影响预后的因素很多,年龄愈大预后愈差;初诊时听力障碍轻者预后好,反之预后差;低频听力障碍为主预后良好,而高频听力障碍为主者预后差;治疗效果与就诊时间长短有关,愈早治疗,痊愈的可能性越大,临床经验证明,就诊时间在 2 周以内治疗者有效率优于 2 周以上者;有眩晕者预后差[16],耳鸣的有无对判断预后无明显价值;性别差异为治疗突发性耳聋的改善率有显著的相关性[17],男性平均改善率为 41%,女性为 30%,其机制尚有待阐明。

代表性临床试验

表 16-75-2　针灸治疗突发性耳聋(感音神经性听力损失)的代表性临床试验

试验观察方案	试验设计	结　果
针灸药物联合方案[3]	199 例多中心 RCT。治疗组(n=100)针刺+中药汤剂+血塞通注射液;对照组(n=99)凯时注射液(前列腺素 E_1)10μg,甲钴胺片 500μg	在听力症状改善痊愈率方面:RR=2.09,95%CI(1.18,3.72),P=0.01。在总有效率方面:RR=4.40,95%CI(1.96,9.86),P=0.0003
电针联合穴位注射方案[4]	187 例 RCT。A 组(n=21)常规针刺治疗,B 组(n=24)常规针刺治疗配合电针,C 组(n=25)常规针刺配合穴位注射,D 组(n=117)常规针刺治疗配合电针及穴位注射	临床总有效率 D/A RR=1.97,95%CI(1.26,3.10),P=0.003;D/B RR=1.33,95% CI(1.02,1.72),P=0.03;D/C RR=1.31,95%CI(1.02,1.67),P=0.04

参 考 文 献

[1] 钱永忠,李培华,乔月华,等. 感音神经性听力损失眩晕及耳鸣诊疗指南[M]. 上海:第二军医大学出版社,2005.

[2] 中华医学会. 临床诊疗指南——耳鼻咽喉头颈外科分册[M]. 北京:人民卫生出版社,2009.

[3] 李漫,沈红强,白桦,等. 中药及针灸治疗突发性耳聋 100 例疗效观察[J]. 世界中西医结合杂志,2011,6(10):853-856.

［4］ 张晓哲，王茹敏，钱军.不同疗法治疗突发性耳聋疗效观察［J］.中国针灸，2009，29（7）：525-528.

［5］ 乐旭华，傅莉萍，王瑞华.电针结合高压氧治疗突发性耳聋临床观察［J］.上海针灸杂志，2003，22（4）：22-23.

［6］ 罗仁瀚，周杰，黄云声，等.电针治疗突发性耳聋疗效对照观察［J］.中国针灸，2009，29（3）：185-187.

［7］ 孙敬青.针刺治疗突发性耳聋的临床疗效观察［D］.北京：北京中医药大学，2004.

［8］ 范新华，丁亚南，常向辉，等.针灸与药物治疗突发性耳聋疗效对比观察［J］.中国针灸，2010，30（8）：630-632.

［9］ 田丰玮，杨金蓉.管灸疗法为主治疗突发性耳聋的临床研究［J］.成都中医药大学学报，2011，34（1）：27-29.

［10］ 刘元献，曹雪梅，李浩，等.缪刺对突发性耳聋临床及血液流变学的影响［J］.中医药学报，2011，39（3）：111-113.

［11］ 李滋平，吴兵，张海龙.针刺百会大椎为主治疗感音神经性耳聋110例［J］.辽宁中医杂志，2008，35（6）：921-922.

［12］ 宿健.复聪开窍针刺法治疗感音神经性耳聋临床研究［D］.哈尔滨：黑龙江中医药大学，2010.

［13］ 吴迪，高维滨.电项针及耳周腧穴针刺治疗突发性感音神经性耳聋［J］.针灸临床杂志，2010，26（3）：30-32.

［14］ 张振伟，李文雪，薛维华.针刺治疗抗生素中毒性耳聋230例［J］.四川中医，2005，23（2）：90-91.

［15］ 张银娟，李静茁.电针与头针联用治疗脑外伤后重度感音神经性耳聋19例［J］.中国中西医结合杂志，2011，31（10）：1427-1428.

［16］ 尚泽.影响突发性聋听力恢复因素的分析［J］.中华耳鼻咽喉科杂志，1999，8（6）：366.

［17］ 吕晓飞，李正廷，王洵.突发性聋的伴随症状对判断预后的价值［J］.听力学及言语疾病杂志，2001，9（2）：99，110.

第 17 章

血液及造血器官疾病

第 76 节　血小板减少性紫癜

（检索时间：2012 年 6 月 30 日）

针灸治疗方案推荐意见

基于 II 级证据的建议性意见

△ **弱度建议**　以下方案可试用于特发性血小板减少性紫癜的治疗

　　针刺法——关元、气海、血海、三阴交、足三里、膈俞、命门

　　针刺法——大椎、足三里、三阴交、太溪

临床流行病学资料

特发性血小板减少性紫癜（idiopathic thrombocytopenic purpura，ITP）是小儿最常见的出血性疾病，以自发性出血，血小板减少，出血时间延长和血块收缩不良，骨髓中巨核细胞成熟障碍为临床特点。该病的年发病率约为 4/10 万，半数以上是儿童，发病年龄高峰为 2～5 岁，无明显男女性别差异，部分患者有前驱感染史或疫苗接种史[1,2]。成人 ITP 通常呈慢性隐性发作，而未发现前驱感染史，以女性多见，但此类患者仍有 50%～60% 可自行缓解[3]。

临床评估与诊断

血小板减少性紫癜临床评估

1. 病史询问　①现病史：独立的出血症状（包括皮肤、眼底、胃肠道出血、颅内出血），是否有全身症状（如体重减轻、骨痛、盗汗）；②既往史：病毒感染史（水痘、HIV 或其他自身免疫性疾病）、用药史（肝素、阿司匹林、奎宁）；③家族史：家族成员是否罹患此病。

2. 体格检查　肝、脾、淋巴结是否肿大。

3. 实验室检查

（1）血细胞计数试验（PLT）：一般 $<100\times10^9$/L。

（2）外周血液涂片：血小板形态大致正常或增大。红、白细胞形态正常。

（3）骨髓细胞学检查：巨核细胞系增多。若有典型的临床症状，则无论患

者年龄,可免去骨髓细胞学检查;若有皮质类固醇和免疫球蛋白等用药史及行脾切除术病史的患儿,可免去骨髓细胞学检查[4]。

4. 附加检查　所有新近确诊的成年患者均应进行丙肝病毒标志物检测及艾滋病病毒抗体检测[4]。

5. 应排除的疾病　再生性障碍性贫血、Fanconi 综合征、Wiskott-Aldrich综合征、Alport 综合征、巨大血小板综合征、遗传性血小板减少症、灰色血小板综合征。

6. 疗效判定[4]

(1) 完全有效:PLT≥$100×10^9$/L(连续 2 次测量,时间间隔大于 7 天),无出血症状。

(2) 有效:PLT≥$30×10^9$/L,并且血小板数目至少是治疗前的 2 倍(连续2 次测量,时间间隔大于 7 天),无出血症状。

(3) 无效:PLT<$30×10^9$/L,或血小板数目不多于治疗前的 2 倍(连续 2次测量,时间间隔大于 1 天),或仍存在出血症状。

　　血小板减少性紫癜的诊断标准与分类

1. 血小板减少性紫癜的诊断标准(中华医学会编著《临床诊疗指南・血液病分册》2004)

(1) 多次实验室检查血小板计数减少。

(2) 脾脏不肿大或仅轻度肿大。

(3) 骨髓检查巨核细胞数增多或正常,有成熟障碍。但个别患者骨髓表现为低巨核细胞性。骨髓检查的目的是排除再生障碍与造血异常。

(4) 以下 4 项中应具有其中 1 项:①肾上腺糖皮质激素治疗有效;②脾切除治疗有效;③抗血小板膜特异性抗体阳性;④血小板寿命缩短。

(5) 排除继发性血小板减少症、EDTA 依赖性假性血小板减少症及其他免疫性疾病(如 SLE 与抗磷脂综合征)。

(6) 重型 ITP 的标准:①有 3 个以上出血部位;②血小板计数<$10×10^9$/L。

2. 临床分型(中华医学会编著《临床诊疗指南・血液病分册》2004)

(1) 急性型:常见于儿童,以往可无出血史,常于感染、服药、接种疫苗后突然发病。可有畏寒、发热,继之出现出血表现。血小板计数大多低于 $20×10^9$/L。骨髓中巨核细胞数增多或正常。分类以未成熟者居多,体积小,无颗粒,血小板形成显著减少或无血小板形成。

(2) 慢性型:以女性居多,女性发病率约为男性的 3 倍,各年龄段均可发病,但多见于 20~40 岁成人。起病一般较隐袭,很少有前驱感染等病史,病程一般在半年以上,缓解和发作交替出现。血小板计数大多为(20~80)×10^9/L。典型者骨髓中巨核细胞增多或正常,以无血小板形成的颗粒型巨核细胞为主,血小板形成明显减少。

1. 效能等级　急慢性血小板减少性紫癜,针灸效能等级尚不明确。目前,西医对此病的治疗方案主要为美国血液病学会(ASH)所提供的皮质类固醇疗法或静脉注射免疫球蛋白疗法[4],虽然疗效显著,但药物的副反应也限制了其长期应用。而针灸与西药联合应用是否会起到减毒增效的作用也就成为针灸治疗此病的突破点之一。

2. 治疗目标　提高血小板计数以止血为主要目标。

针灸治疗血小板减少性紫癜流程(图 17-76-1)

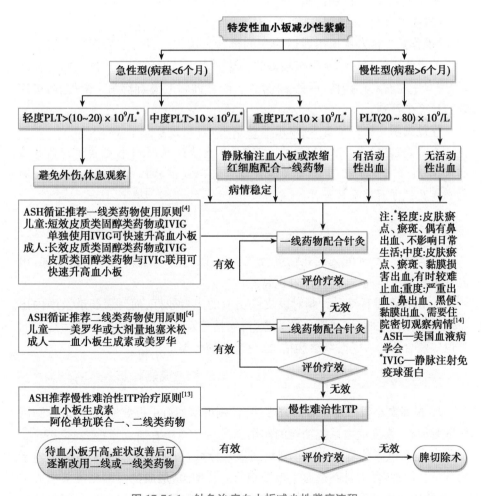

图 17-76-1　针灸治疗血小板减少性紫癜流程

针灸治疗特发性血小板减少性紫癜推荐方案

● 针刺法 1[5]（2c 级证据）★

『穴位』关元、气海、血海、三阴交、足三里、膈俞、命门。

『操作』膈俞斜刺 0.5～0.8 寸,命门向上斜刺 0.5～1 寸,其余穴位直刺约 1.0～1.2 寸,行拇指向前为主的捻转结合重按轻提的补法。每 1 周治疗 3 次,4 周为 1 个疗程,连续治疗 3 个疗程。

疗效说明　临床显效率(出血症状消失,血小板数恢复正常,持续 3 个月以上)为 13.33%,总有效率(血小板数有所上升,出血症状改善,至少持续 2 周以上)为 90.00%,与温针灸总体疗效相当,但在提高血小板数目及产板型巨核细胞比例,降低骨髓巨核细胞数量方面效果显著。

● 针刺法 2[6]（2c 级证据）★

『穴位』大椎、足三里、三阴交、太溪。

『操作』大椎穴用拇指后退为主的捻转泻法;足三里、三阴交和太溪穴用拇指前进为主的捻转结合重按轻提的补法。在下肢两侧同一穴位上施行补泻时,用双手左右对称操作,留针 30 分钟。隔日针刺 1 次,5 周为 1 个疗程,可连续治疗 2 个疗程。

疗效说明　临床治愈率(临床症状消失,血小板数高于 $100 \times 10^9/L$,并维持 3 个月或以上)为 25.8%,总有效率(临床症状改善,血小板数较治疗前升高 $20 \times 10^9/L$ 以上)为 83.9%,与艾灸及西药茜草双酯总体疗效相当,但在提高血小板数目方面效果显著。

影响针灸疗效因素

1. 年龄　大约 96% 的死亡患者在 45 岁以上[7],并且随着年龄的增加,出血性致死率也越高[8],针灸疗效也越差。

2. 病情严重程度　针刺对以皮肤出血的患者较好,而对胃肠道及颅内出血效果较差,往往应以西医急救为主,待病情稳定后可施以针灸。而治疗的同时也应配合西药。随时观察病情,已更改药物种类。

针灸治疗的环节和机制

1. 提高血小板数量　有研究表明,针刺可增加血小板数量,有促进骨髓巨核细胞成熟,恢复造血系统功能的作用[9]。

2. 提高机体免疫力　在针刺足三里穴位后,可提高血清中集落刺激因子的含量和活性,促进骨髓造血干祖细胞的分裂增殖,从而使白细胞集落生成增多,骨髓中幼稚粒细胞和成熟粒细胞显著增加,最终促使外周血中白细胞计数增加以提高免疫力[10]。

大部分儿童 ITP 病程呈急性自限性经过,一般在数周至 6 个月内恢复,而由于血小板低于 $20 \times 10^9 / L$ 导致的颅内出血风险不到 1%,因此儿童 ITP 一直被认为是预后良好的出血性疾病[11]。60%~90% 的成年患者在应用皮质类固醇药物或免疫球蛋白疗法后,血小板计数显著增加[12]。有 70%~80% 的患者可以痊愈,20%~30% 则可能发展为慢性 ITP[2]。

代表性临床试验

表 17-76-1　针灸治疗特发性血小板减少性紫癜的代表性临床试验

试验观察方案	试验设计	治疗组/对照组	结　　果
温针灸疗法方案[5]	60 例 RCT	针刺组($n=30$)/温针灸组($n=30$,取穴、针法、留针时间、疗程均同治疗组,只是关元、气海、足三里、膈俞、命门穴加温针灸)	临床显效率:$RR=0.75, 95\% CI$ $(0.18, 3.07)$,$P=0.69$;临床总有效率 $RR=0.89, 95\% CI (0.74, 1.08)$,$P=0.23$。治疗后血小板数目比较:$WMD=21.2, 95\% CI$ $(35.66, 6.74)$,$P=0.004$;巨核细胞数:$WMD=-31.76, 95\% CI$ $(-47.81, -15.71)$,$P=0.0001$;产板型巨核细胞数:$WMD=9.10, 95\% CI (7.24, 10.96)$,$P< 0.00001$
艾灸疗法方案[6]	81 例 RCT	针刺组($n=31$)/艾灸组[$n=25$,取命门、次髎。在上述穴位上敷以丁桂散干粉,将直径 3.0cm、厚 1.0cm 的 3 枚附子饼置于干粉上,药饼上放以大艾炷(每炷 1.2g),连灸 5 壮。隔日 1 次,5 周为 1 个疗程。连续治疗 2 个疗程]/西药组($n=25$,茜草双酯 400mg,口服,每日 2 次,5 周为 1 个疗程,连续治疗 2 个疗程)	与艾灸组、西药组相比:治愈率分别为:$RR=1.08, 95\% CI (0.43, 2.69)$,$P=0.88$;$RR=1.61, 95\% CI (0.55, 4.74)$,$P=0.38$;临床总有效率分别为 $RR=1.10$,$95\% CI (0.84, 1.44)$,$P=0.47$;$RR=1.31, 95\% CI (0.94, 1.83)$,$P=0.11$;治疗后血小板数目比较分别为:$WMD=12.20, 95\% CI (9.70, 14.70)$,$P< 0.00001$;$WMD=21.3, 95\% CI (19.02, 23.58)$,$P< 0.00001$

参 考 文 献

[1] Yetman RJ. Evaluation and management of childhood idiopathie(immune) thrombocy-topenia[J]. J Pediatr Health Care,2003,17(5):261-263.

[2] Imbach P,Kulme T,Blanchette V. Overview of the State of the Art Expert Meeting of the Intercontinental Childhood ITP Study GrouP(ICIS)[J]. J Pediatr Hematol Oncol, 2003,25(Suppl1):S1-6.

[3] Stasi R,Stipa E. Masi M. et al. Long-term observation of 208 adults with chronic idio-pathic thrombocytopenic purpura[J]. Am J Med,1995,98(5):436-442.

[4] Cindy Neunert, Wendy Lim, Mark Crowther. et al. The American Society of Hema-tology 2011 evidence-based practice guideline for immune thrombocytopenia[J]. Blood, 2011,117(16):4190-4207.

[5] 黄乐春,曾岚. 温针灸与针刺治疗特发性血小板减少性紫癜疗效对比[J]. 中医外治杂志,2008,17(6):39-40.

[6] 殷之放,翟道荡. 针刺与艾灸治疗血小板减少性紫癜疗效比较[J]. 上海针灸杂志, 2001,20(4):14-15.

[7] Schoonen WM,Kucera G,Coalson J,et al. Epidemiology of immune thrombocytopenic purpura in the General Practice Research Database[J]. Br J Haematol,2009,145(2): 235-244.

[8] Francesco Rodeghiero, Roberto Stasi, Terry Gernsheimer,et al. Standardization of ter-minology,definitions and outcome criteria in an international working group immune thrombocytopenic purpura of adults and children:report from an international working group[J]. Blood,2009,113(11):2386-2393.

[9] 杜元灏. 中华针灸临床诊疗规范[M]. 南京:江苏科学技术出版社,2007.

[10] 路玫. 针灸治疗肿瘤患者化疗致白细胞减少症疗效及机理研究[J]. 中国针灸,1997 (10):585.

[11] 白燕. 儿童特发性血小板减少性紫癜发病相关因素的研究[D]. 武汉:华中科技大学,2008.

[12] Douglas BC,Victors B,Chir B. Immune thrombocytopenic purpura[J]. N Engl J Med, 2002,346(13):995-1007.

[13] Drew Provan, Roberto Stasi, Adrian C Newland, et al. International consensus report on the investigation and management of primary immune thrombocytopenia[J]. Blood,2010,115(2):168-186.

[14] Buchanan GR,Adix L. Grading of hemorrhage in children with idiopathic thrombocy-topenic purpura[J]. J Pediatr Hematol Oncol,2002,141(5):683-688.